Pronto-Socorro de PEDIATRIA

**PRONTO-SOCORRO
DE PEDIATRIA**
Samuel Schvartsman
Cláudio Schvartsman
Sarvier, 2ª edição, setembro de 1999

Projeto Gráfico/Capa
CLR Balieiro Editores Ltda.

Fotolitos
Bureau Bandeirante de Pré-Impressão

Impressão/Acabamento
Hamburg Donnelley Gráfica Editora S.A.

Direitos Reservados
Nenhuma parte pode ser duplicada ou
reproduzida sem expressa autorização do Editor.

sarvier
Sarvier Editora de Livros Médicos Ltda.
Rua Dr. Amâncio de Carvalho nº 459
CEP 04012-090 Telefax (11) 571-3439
e-mail sarvier@uol.com.br
São Paulo – Brasil

ISBN 85-7378-097-5

Dados Internacionais de Catalogação na Publicação (CIP)
(Câmara Brasileira do Livro, SP, Brasil)

Schvartsman, Samuel, 1926-
   Pronto-socorro de pediatria / Samuel Schvartsman, Cláudio Schvartsman. -- 2. ed. rev. e ampl. -- São Paulo : SARVIER, 1999.

   Vários colaboradores.
   Bibliografia.

   1. Pediatria de urgência I. Schvartsman, Samuel, 1926-. II. Schvartsman, Cláudio. III. Título.

99-3446
CDD-618.920025
NLM-WS 100

Índices para catálogo sistemático:

1. Emergências pediátricas : Medicina   618.920025
2. Pediatria de urgência : Medicina   618.920025
3. Pronto-socorro : Pediatria   618.920025

Pronto-Socorro de PEDIATRIA

SAMUEL SCHVARTSMAN
CLÁUDIO SCHVARTSMAN

2ª Edição
Revista e Ampliada

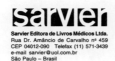

Sarvier Editora de Livros Médicos Ltda.
Rua Dr. Amâncio de Carvalho nº 459
CEP 04012-090 Telefax (11) 571-3439
e-mail sarvier@uol.com.br
São Paulo – Brasil

São Paulo – 1999 – Brasil

Colaboradores*

Adriana P. Eisencraft
Mestre em Pediatria pela FMUSP. Médica Assistente do Pronto-Socorro do ICr-HCFMUSP.

Adriana Vada de Souza Ferreira
Médica Assistente do Pronto-Socorro do ICr-HC-FMUSP. Médica Pediatra da Unidade de Primeiro Atendimento do Hospital Israelita Albert Einstein.

Amélia Gorete A.C. Reis
Doutora em Pediatria pela FMUSP. Médica Assistente do Pronto-Socorro do ICr-HCFMUSP. Médica Pediatra da Unidade de Primeiro Atendimento do Hospital Israelita Albert Einstein.

Ana Lúcia Schneider Marioni
Médica Endoscopista da Santa Casa de São Paulo.

Ana Maria de Ulhôa Escobar
Doutora em Pediatria pela FMUSP. Chefe do Pronto-Socorro do ICr-HCFMUSP.

André Alexandre Osmo
Diretor do Instituto Central do HCFMUSP.

André Luís Albiero
Médico Chefe da Agência Transfusional do ICr-HC-FMUSP.

Anete Sevciovic Grumach
Doutora em Pediatria pela FMUSP. Médica Assistente da Unidade de Alergia e Imunologia ICr-HCFMUSP.

Angelina M.F. Gonçalves
Médica Assistente do Hospital Auxiliar de Cotoxó do HCFMUSP.

Antonio Carlos Alves Cardoso
Médico Assistente do Hospital Auxiliar de Cotoxó do HCFMUSP.

Antonio Carlos Pastorino
Mestre em Pediatria pela FMUSP. Médico Assistente da Unidade de Alergia e Imunologia do ICr-HCFMUSP.

Artur Figueiredo Delgado
Mestre em Pediatria pela FMUSP. Médico Assistente da Unidade de Terapia Intensiva do ICr-HCFMUSP.

Benita G. Soares Schvartsman
Doutora em Pediatria pela FMUSP. Médica Assistente da Unidade de Nefrologia do ICr-HCFMUSP.

Carlos Alberto Rodrigues-Alves
Professor Associado e Chefe do Serviço Neuro-Oftálmico do Departamento de Oftalmologia e Otorrinolaringologia da FMUSP.

Carlos Roberto Jorge
Médico Assistente da Fundação Pró-Sangue – Hemocentro de São Paulo.

Celso de Moraes Terra
Ex-Médico da UTI Pediátrica do HU-USP.

Claudia de Brito Fonseca
Mestre em Pediatria pela FMUSP. Médica Assistente do Hospital Auxiliar de Cotoxó do HCFMUSP.

Cláudio Schvartsman
Doutor em Pediatria pela FMUSP. Coordenador do Departamento de Pediatria do Hospital Israelita Albert Einstein. Médico Assistente do ICr-HCFMUSP.

---

*FMUSP – Faculdade de Medicina da Universidade de São Paulo.
   HCFMUSP – Hospital das Clínicas da Faculdade de Medicina da Universidade de São Paulo.
   HU-USP – Hospital Universitário da Universidade de São Paulo.
   ICr-HCFMUSP – Instituto da Criança do Hospital das Clínicas da Faculdade de Medicina da Universidade de São Paulo.

Cléa Rodrigues Leone
Livre-Docente de Pediatria pela FMUSP. Chefe do Berçário Anexo à Maternidade do HCFMUSP.

Cristina Miuki Abe Jacob
Doutora em Pediatria pela FMUSP. Chefe da Unidade de Alergia e Imunologia do ICr-HCFMUSP.

Daniel Katayama
Médico Assistente da Unidade de Cuidados Semi-Intensivos do ICr-HCFMUSP.

Denise Ballester
Médica Assistente do Pronto-Socorro do ICr-HCFMUSP.

Durval Damiani
Doutor em Pediatria pela FMUSP. Médico Assistente da Unidade de Endocrinologia do ICr-HCFMUSP.

Edison Ferreira de Paiva
Médico Clínico da Unidade de Primeiro Atendimento do Hospital Israelita Albert Einstein.

Edmar Atik
Livre-Docente de Cardiologia pela FMUSP. Médico Assistente da Unidade Clínica de Cardiologia Pediátrica e Cardiopatias Congênitas do Adulto do INCOR-HCFMUSP.

Eduardo Juan Troster
Doutor em Pediatria pela FMUSP. Chefe das Unidades de Terapia Intensiva do ICr-HCFMUSP e do Hospital Israelita Albert Einstein.

Élbio Antonio D'Amico
Doutor em Hematologia pela FMUSP. Chefe da Divisão de Doenças Trombo-Hemorrágicas da Fundação Pró-Sangue – Hemocentro de São Paulo.

Erica Santos
Médica Assistente do Pronto-Socorro do ICr-HCFMUSP. Médica do Programa "Einstein na Comunidade" do Hospital Israelita Albert Einstein.

Fábio Linneu Pileggi
Médico Assistente do ICr-HCFMUSP.

Fabio Ricardo Picchi Martins
Médico da UTI do Instituto de Pediatria Sabará e da Equipe de Neonatologia do Hospital e Maternidade Santa Catarina.

Fausto Celso Trigo
Médico Estagiário em Regime de Complementação Especializada da Unidade de Onco-Hematologia do ICr-HCFMUSP.

Fernanda M. Ferreira Guimarães
Médica Supervisora do Pronto-Socorro de Pediatria da Casa de Saúde Santa Marcelina.

Fernando Kok
Doutor em Pediatria pela FMUSP. Médico Assistente do Serviço de Neurologia Infantil do HCFMUSP.

Flávia Dias Gal Vadaf
Médica Assistente do Pronto Atendimento Pediátrico do HU-USP com especialização em Hematologia Infantil.

Flávio Adolfo Costa Vaz
Professor Titular de Pediatria da FMUSP.

Gilda Porta
Livre-Docente de Pediatria pela FMUSP. Chefe da Unidade de Hepatologia do ICr-HCFMUSP.

Giuseppe Sperotto
Professor Titular de Pediatria da Faculdade de Medicina da UNICAMP.

Hany Simon Jr.
Médico Assistente do Pronto-Socorro do ICr-HCFMUSP. Médico Pediatra da Unidade de Primeiro Atendimento do Hospital Israelita Albert Einstein.

Helio Massaharo Kimura
Mestre em Pediatria pela FMUSP. Médico Assistente da Unidade de Terapia Intensiva do ICr-HCFMUSP.

Heloisa Helena de Sousa Marques
Médica Assistente da Unidade de Infectologia do ICr-HCFMUSP. Coordenadora dos Departamentos Científicos da Sociedade de Pediatria de São Paulo.

Jaques Sztajnbok
Médico Assistente da UTI do ICr-HCFMUSP.

João Gilberto Maksoud
Professor Titular de Cirurgia Pediátrica da FMUSP.

Joaquim Carlos Rodrigues
Doutor em Pediatria pela FMUSP. Chefe da Unidade de Pneumologia do ICr-HCFMUSP. Coordenador das Clínicas de Especialidades Pediátricas do Hospital Israelita Albert Einstein.

Jorge David Aivazoglou Carneiro
Médico Assistente da Unidade de Onco-Hematologia do ICr-HCFMUSP. Hematologista do Centro de Hemofilia da Fundação Pró-Sangue do Hemocentro de São Paulo.

José Lauro Araújo Ramos
Professor Titular de Pediatria da FMUSP.

José Moura Magalhães Gomes Filho
Mestre em Hematologia e Hemoterapia pela FMUSP.

José Nélio Cavinatto
Doutor em Pediatria pela FMUSP. Médico Assistente do Hospital Auxiliar de Cotoxó do HCFMUSP.

Joselina Magalhães Andrade Cardieri
Médica Assistente da Unidade de Pneumologia do ICr-HCFMUSP.

Juan Horng Jyh
Mestre em Farmacologia pela UNESP. Auxiliar de Ensino do Departamento de Pediatria da Faculdade de Medicina do ABC.

Katiací Janice Chaves Araújo
Chefe do Berçário do Hospital Aliança – Salvador.

Laudelino de Oliveira Ramos
Professor Associado de Ginecologia do Departamento de Obstetrícia e Ginecologia da FMUSP.

Lilian dos Santos Rodrigues Sadeck
Médica Assistente do Berçário Anexo à Maternidade do HCFMUSP.

Luiz Bellizia Neto
Doutor em Pediatria pela FMUSP. Chefe do Hospital Auxiliar de Cotoxó do HCFMUSP.

Manoel Ernesto P. Gonçalves
Médico Assistente da Unidade de Cirurgia Pediátrica do ICr-HCFMUSP.

Marcelo Genofre Vallada
Mestre em Pediatria pela FMUSP. Médico Assistente da Unidade de Infectologia do ICr-HCFMUSP.

Marcia Kodaira
Médica da Equipe de Pediatria do Hospital e Maternidade Santa Catarina.

Maria Amparo M.D. de Menezes
Médica da Equipe de Pediatria do Hospital e Maternidade Santa Catarina.

Maria Angélica de Macedo Orione
Médica da Unidade de Terapia Intensiva Pediátrica da Santa Casa de Misericórdia de Cuiabá.

Maria Danisi Fujimura
Doutora em Pediatria pela FMUSP. Médica Assistente da Unidade de Nefrologia do ICr-HCFMUSP.

Maria Esther J.R. Ceccon
Doutora em Pediatria pela FMUSP. Médica Assistente da Unidade de Cuidados Intensivos Neonatais do ICr-HCFMUSP.

Maria Fernanda Ramos
Médica Estagiária em Regime de Complementação Especializada na Unidade de Nefrologia Pediátrica do ICr-HCFMUSP.

Marina E. Ivamoto Petlik
Doutora em Pediatria pela FMUSP. Médica Assistente da Unidade de Onco-Hematologia do ICr-HCFMUSP.

Mário Cícero Falcão
Doutor em Pediatria pela FMUSP. Médico Assistente do Berçário Anexo à Maternidade do HCFMUSP.

Mário Roberto Hirschheimer
Médico Pediatra da Unidade de Primeiro Atendimento do Hospital Israelita Albert Einstein. Médico da Enfermaria e UTI do Hospital do Servidor Público Municipal.

Massayuki Yamamoto
Mestre em Pediatria pela FMUSP. Gerente Executivo de Suprimentos do Hospital Israelita Albert Einstein.

Mina Halsman
Doutora em Pediatria pela FMUSP. Médica Assistente da Unidade de Onco-Hematologia do ICr-HCFMUSP.

Munir Ebaid
Professor Associado de Cardiologia da FMUSP. Chefe da Unidade Clínica de Cardiologia Pediátrica e Cardiopatias Congênitas do Adulto do INCOR-HCFMUSP.

Nana Miura Ikari
Doutora em Cardiologia pela FMUSP. Médica Assistente da Unidade Clínica de Cardiologia Pediátrica e Cardiopatias Congênitas do Adulto do INCOR-HCFMUSP.

Nelson Nakazato
Médico Assistente do Pronto-Socorro do ICr-HC-FMUSP.

Norberto Antonio Freddi
Chefe da UTI Pediátrica do Hospital e Maternidade Santa Catarina. Supervisor Técnico da Equipe de Pediatria e Residência Médica do Hospital Brigadeiro. Vice-Presidente da Associação de Medicina Intensiva Brasileira.

Nuvarte Setian
Professora Associada de Pediatria da FMUSP. Chefe da Unidade de Endocrinologia do ICr-HCFMUSP.

Orlando César de Oliveira Pereira Barreto
Livre-Docente de Hematologia pela FMUSP.

Paulo Roberto Camargo
Doutor em Cardiologia pela FMUSP. Médico Assistente da Unidade Clínica de Cardiologia Pediátrica e Cardiopatias Congênitas do Adulto do INCOR-HCFMUSP.

Paulo Sérgio Sucasas da Costa
Mestre em Pediatria pela FMUSP. Professor Assistente da Universidade Federal de Goiás.

Pedro Takanori Sakane
Presidente da Subcomissão de Infecção Hospitalar do ICr-HCFMUSP. Encarregado do Serviço de Doenças Transmissíveis do Hospital do Servidor Público Estadual.

Radi Macruz
Ex-Professor Associado de Cardiologia da FMUSP. Diretor do InterCor – Instituto Interestadual de Cardiologia.

Regina M. Rodrigues
Médica Assistente do Pronto-Socorro do ICr-HC-FMUSP.

Renata Dejtiar Waksman
Doutora em Pediatria pela FMUSP. Médica Pediatra da Unidade de Primeiro Atendimento do Hospital Israelita Albert Einstein.

Ricardo Iunis C. de Paula
Médico Assistente do Hospital Auxiliar de Cotoxó do HCFMUSP. Médico da Equipe de Pediatria do Hospital e Maternidade Santa Catarina.

Ricardo Mazzieri
Doutor em Cardiologia pela FMUSP.

Roberto Guarniero
Livre-Docente de Ortopedia pela FMUSP. Chefe do Grupo de Síndromes Pediátricas do Instituto de Ortopedia e Traumatologia do HCFMUSP.

Rosemary de Arruda Pozzi
Ex-Médica Assistente da Unidade de Nefrologia do ICr-HCFMUSP.

Rubens Feferbaum
Doutor em Pediatria pela FMUSP. Médico Assistente da Unidade de Cuidados Intensivos Neonatais do ICr-HCFMUSP.

Samuel Saiovici
Mestre em Urologia pela FMUSP. Médico Urologista do Hospital Prof. Edmundo Vasconcelos.

Samuel Schvartsman
Professor Associado de Pediatria da FMUSP.

Sandra J.F.E. Grisi
Livre-Docente de Pediatria pela FMUSP.

Sergio Massaru Horita
Médico das UTI Pediátricas do Instituto de Pediatria Sabará e do Hospital e Maternidade Leão XIII.

Sidney Glina
Chefe do Serviço de Urologia do Hospital do Ipiranga. Coordenador da Unidade Reprodução Humana do Hospital Israelita Albert Einstein.

Sílvia Maria de Macedo Barbosa
Médica Assistente do Pronto-Socorro do ICr-HC-FMUSP.

Solange S. Rocha
Ex-Médica da UTI do ICr-HCFMUSP.

Sonia Regina Testa da Silva Ramos
Doutora em Pediatria pela FMUSP. Assessora Técnica de Saúde do Grupo de Epidemiologia do ICr-HC-FMUSP.

Sulim Abramovici
Chefe do Pronto-Socorro do Hospital Santa Marcelina. Médico Pediatra da Unidade de Primeiro Atendimento do Hospital Israelita Albert Einstein.

Sylvia Costa Lima
Médica Assistente do Pronto-Socorro do ICr-HCFMUSP.

Tania Maria R. Zamataro
Pediatra do Hospital Infantil Menino Jesus.

Tarcisio Eloy Pessoa de Barros Filho
Professor Associado de Ortopedia da FMUSP.

Toshio Matsumoto
Médico da UTI do Instituto de Pediatria Sabará. Médico Responsável pela UTI do Hospital e Maternidade Leão XIII.

Uenis Tannuri
Professor Associado de Cirurgia Pediátrica da FMUSP.

Ulysses Doria Filho
Doutor em Pediatria pela FMUSP. Diretor de Informática do ICr-HCFMUSP. Chefe do Serviço de Pediatria da Casa de Saúde Santa Marcelina.

Vaê Dichtchekenian
Doutor em Pediatria pela FMUSP. Médico Assistente da Unidade de Endocrinologia do ICr-HCFMUSP.

Valdenise M.L. Tuma Calil
Doutora em Pediatria pela FMUSP. Médica Assistente do Berçário Anexo à Maternidade do HCFMUSP.

Vera Lúcia Jornada Krebs
Doutora em Pediatria pela FMUSP. Médica Assistente da Unidade de Cuidados Intensivos Neonatais do ICr-HCFMUSP.

Vicente Odone Filho
Professor Associado de Pediatria da FMUSP. Chefe da Unidade de Onco-Hematologia do ICr-HCFMUSP.

Werther Brunow de Carvalho
Professor Adjunto de Pediatria da Universidade Federal de São Paulo. Chefe da UTI Pediátrica do Hospital São Paulo.

W. Jorge Kalil Filho
Médico Assistente da UTI do ICr-HCFMUSP.

Yassuhiko Okay
Professor Titular de Pediatria da FMUSP.

Apresentação da Segunda Edição

Em sua segunda edição o livro continua seguindo o planejamento inicialmente proposto. Em essência, é o de valorizar o pediatra que exerce suas atividades em serviços de emergência. Esse profissional quer ter informações atualizadas e detalhadas sobre as inúmeras afecções que atende, mas, baseado nelas, quer tomar suas próprias decisões.

A capacitação clínica adquirida no atendimento de pacientes em situações geralmente tensas, nas quais rapidez e precisão são indispensáveis, irá permitir tomadas de decisões adequadas, mesmo que, às vezes, as informações sejam inconclusivas ou conflitantes.

A maior parte dos capítulos foi significativamente modificada, visando primordialmente a atualização. Alguns foram suprimidos, outros, acrescentados. Refletem, evidentemente, a evolução e os progressos no amplo e importante campo das emergências pediátricas.

Especial agradecimento aos colaboradores. Foi gratificante constatar seu entusiasmo e boa vontade em compartilhar sua experiência e seus conhecimentos. Apesar das intensas e exaustivas atividades, ainda encontraram tempo para revisar e atualizar seus capítulos.

SAMUEL SCHVARTSMAN
CLÁUDIO SCHVARTSMAN

Apresentação da Primeira Edição

O principal cuidado no planejamento deste livro foi o de considerar o profissional para o qual se dirige – o médico que exerce suas atividades em serviços de emergência pediátrica – um profissional de alto nível pois, de um modo geral, ele deve realizar julgamentos e tomar decisões rápidas e corretas. Ora, estas somente poderão ser realizadas adequadamente se houver um sólido embasamento científico, aliado a uma boa experiência.

É de alguma forma frustrante verificar que grande parte das publicações específicas dirige-se a esse tipo de pediatria, que poderíamos chamar de "emergencista", de um modo imperativo, simplificado e esquemático, informando apenas "faça isto" ou "não faça aquilo". Evita-se comentar as controvérsias de conduta, ou informar sobre novas hipóteses fisiopatológicas, ou sobre as várias alternativas de atendimento, como que considerando-o incapaz de tomar suas próprias decisões baseadas em informações atualizadas.

Por essas razões, nos numerosos e diversificados capítulos incluídos neste livro, foram descritos com a devida ênfase os aspectos relacionados à fisiopatologia, quadro clínico e novos recursos diagnósticos e terapêuticos. No entanto, para sua maior praticidade, encontra-se, quando pertinente, ao final de cada capítulo, uma sinopse resumindo os principais aspectos, particularmente os relacionados à conduta.

É de justiça destacar a valiosa colaboração da equipe médica do Instituto da Criança "Prof. Pedro de Alcantara" e, em especial, da sua equipe do Pronto Socorro, que além de contribuir com sua elevada experiência profissional mostrou um gratificante interesse e dedicação.

SAMUEL SCHVARTSMAN

CONTEÚDO

PARTE A
AVALIAÇÃO E CONDUTA

1. Avaliação Respiratória 3
   Amélia Gorete A.C. Reis
2. Alterações do Padrão Respiratório 6
   Celso de Moraes Terra
3. Cianose Aguda 11
   Ulysses Doria Filho
4. Avaliação Neurológica 14
   Fernando Kok
5. Controle da Dor e da Febre 19
   Cláudio Schvartsman
6. Bloqueio Neuromuscular – Curarização 29
   W. Jorge Kalil Filho e Cláudio Schvartsman
7. Parada Cardiorrespiratória 36
   Norberto Antonio Freddi e Toshio Matsumoto
8. Atendimento do Acidentado no Local do Acidente 49
   Ulysses Doria Filho
9. Transporte de Vítimas de Acidentes 54
   Ulysses Doria Filho
10. Transporte da Criança Gravemente Enferma 57
    Cláudio Schvartsman
11. Conduta nas Afecções que exigem Isolamento e Higienização do Ambiente 64
    Heloisa Helena de Sousa Marques e Marcelo Genofre Vallada

PARTE B
ACIDENTES

12. Acidentes por Submersão 71
    Sulim Abramovici e Fernanda M. Ferreira Guimarães
13. Queimaduras 75
    Renata Dejtiar Waksman e Juang Horng Jyh
14. Choque Elétrico 83
    Sulim Abramovici e José Nélio Cavinatto
15. Intoxicação Aguda 87
    Cláudio Schvartsman
16. Intoxicações Alimentares Bacterianas 96
    Samuel Schvartsman
17. Animais Peçonhentos – Aranhas 100
    Samuel Schvartsman
18. Animais Peçonhentos – Cobras 103
    Samuel Schvartsman
19. Animais Peçonhentos – Escorpiões 110
    Samuel Schvartsman
20. Outros Animais Peçonhentos 112
    Samuel Schvartsman
21. Corpos Estranhos nas Vias Aéreas 115
    Manoel Ernesto P. Gonçalves e Ana Lúcia Schneider Marioni
22. Corpos Estranhos nas Vias Digestivas 120
    Manoel Ernesto P. Gonçalves e Ana Lúcia Schneider Marioni

PARTE C
URGÊNCIAS E EMERGÊNCIAS

SEÇÃO I – EMERGÊNCIAS PSICOSSOCIAIS

23. Vitimização Sexual 129
    Sulim Abramovici e Laudelino de Oliveira Ramos
24. Maus-Tratos Infantis (Abuso Infantil) 133
    Antonio Carlos Alves Cardoso e Luiz Bellizia Neto

SEÇÃO II – EMERGÊNCIAS INFECCIOSAS

25. Doenças Infecciosas Emergentes 139
    Pedro Takanori Sakane e Heloisa Helena de Sousa Marques

26. Síndrome Séptica 147
    Adriana P. Eisencraft e
    Ricardo Iunis C. de Paula

27. Infecção por *Staphylococcus* 154
    Angelina M.F. Gonçalves e
    Maria Amparo M.D. de Menezes

28. Emergências Infecciosas no Paciente
    Imunodeprimido 159
    Cristina Miuki Abe Jacob, Antonio Carlos
    Pastorino e Heloisa Helena de Sousa Marques

29. Emergências em Crianças com AIDS 164
    Heloisa Helena de Sousa Marques e
    Pedro Takanori Sakane

30. Granulocitopenia e Febre no Paciente com
    Doença Neoplásica 172
    Heloisa Helena de Sousa Marques, Massayuki
    Yamamoto e Vicente Odone Filho

31. Antibacterianos em Emergência Pediátrica .. 175
    Samuel Schvartsman

32. Antifúngicos e Antivirais em Emergências
    Pediátricas 185
    Samuel Schvartsman

SEÇÃO III – EMERGÊNCIAS ALÉRGICAS

33. Anafilaxia 191
    Ulysses Doria Filho

34. Urticária e Angioedema 194
    Ulysses Doria Filho

SEÇÃO IV – EMERGÊNCIAS NEUROLÓGICAS

35. Meningites 199
    Heloisa Helena de Sousa Marques e
    Paulo Sérgio Sucasas da Costa

36. Ataxias Agudas 206
    Fernando Kok

37. Déficits Motores de Instalação Aguda 209
    Fernando Kok

38. Convulsões 215
    Samuel Schvartsman

39. Síndrome de Reye 221
    Renata Dejtiar Waksman e
    Artur Figueiredo Delgado

40. Distúrbios Paroxísticos de Origem
    Não-Epiléptica 226
    Fernando Kok

41. Coma 228
    Katiací Janice Chaves Araújo,
    Daniel Katayama e Fábio Linneu Pileggi

SEÇÃO V – EMERGÊNCIAS RESPIRATÓRIAS

42. Sinusite Aguda 241
    Sylvia Costa Lima e
    Maria Angélica de Macedo Orione

43. Otite Média Aguda 244
    Claudia de Brito Fonseca e
    Sílvia Maria de Macedo Barbosa

44. Laringotraqueobronquite (Crupe) 248
    Erica Santos e Hany Simon Jr.

45. Bronquite Aguda 257
    Nelson Nakazato e Regina M. Rodrigues

46. Bronquiolite 259
    André Alexandre Osmo

47. Asma 264
    Anete Sevciovic Grumach e
    Joaquim Carlos Rodrigues

48. Pneumonias Agudas 276
    Joaquim Carlos Rodrigues e
    Claudia de Brito Fonseca

49. Derrames Pleurais 286
    Joselina Magalhães Andrade Cardieri e
    Joaquim Carlos Rodrigues

50. Pneumotórax 293
    Toshio Matsumoto e Uenis Tannuri

51. Embolia Pulmonar 298
    Helio Massaharo Kimura

52. Insuficiência Respiratória Aguda 303
    Helio Massaharo Kimura

53. Tosse 310
    Joaquim Carlos Rodrigues

SEÇÃO VI – EMERGÊNCIAS CARDIOCIRCULATÓRIAS

54. Insuficiência Cardíaca 317
    Edmar Atik e Munir Ebaid

55. Crises Hipoxêmicas 329
    Edmar Atik e Radi Macruz

56. Disritmias Cardíacas 334
    Edmar Atik e Nana Miura Ikari

57. Miocardites 340
    Paulo Roberto Camargo e Ricardo Mazzieri

58. Pericardite Aguda 346
    Ricardo Mazzieri e Paulo Roberto Camargo

59. Derrame Pericárdico 349
    Ricardo Mazzieri e Paulo Roberto Camargo

60. Tamponamento Cardíaco 352
    Ricardo Mazzieri e Paulo Roberto Camargo

61. Crise Hipertensiva 354
    Benita G. Soares Schvartsman e
    Maria Danisi Fujimura

62. Choque 370
    Adriana Vada Souza Ferreira, Amélia Gorete A.C. Reis e Edison Ferreira de Paiva

Seção VII – EMERGÊNCIAS HEMATOLÓGICAS

63. Anemias Hemolíticas Auto-Imunes 387
    Mina Halsman e Fausto Celso Trigo
64. Eritroenzimopatias Hemólise por Deficiências Enzimáticas dos Glóbulos Vermelhos (Abordagem para anemias hemolíticas não-esferocíticas) 391
    Orlando César de Oliveira Pereira Barreto e José Moura Magalhães Gomes Filho
65. Hemoglobinopatias 395
    Flávia Dias Gal Vadaf e Marina E. Ivamoto Petlik
66. Aplasia Medular 403
    Jorge David Aivazoglou Carneiro
67. Hemofilia 409
    Élbio Antonio D'Amico e Jorge David Aivazoglou Carneiro
68. Coagulação Intravascular Disseminada 414
    Artur Figueiredo Delgado, José Nélio Cavinatto e Pedro Takanori Sakane
69. Recursos Hemoterápicos 420
    André Luís Albiero, Carlos Roberto Jorge e José Nélio Cavinatto

Seção VIII – EMERGÊNCIAS DO APARELHO DIGESTIVO

70. Vômitos 429
    Amélia Gorete A.C. Reis e Tania Maria R. Zamataro
71. Diarréia Aguda 436
    Luiz Bellizia Neto, Sandra J.F.E. Grisi e Ana Maria de Ulhôa Escobar
72. Insuficiência Hepática Aguda 440
    Gilda Porta

Seção IX – EMERGÊNCIAS NEFROUROLÓGICAS

73. Pielonefrite Aguda 455
    Benita G. Soares Schvartsman e Maria Fernanda Ramos
74. Complicações Relacionadas à Síndrome Nefrótica 461
    Maria Danisi Fujimura e Rosemary de Arruda Pozzi

75. Insuficiência Renal Aguda 464
    Benita G. Soares Schvartsman e Yassuhiko Okay
76. Traumatismo de Uretra e Parafimose 476
    Sidney Glina e Samuel Saiovici
77. Escroto Agudo 480
    Sidney Glina

Seção X – EMERGÊNCIAS ENDÓCRINAS E METABÓLICAS

78. Cetoacidose Diabética 485
    Sulim Abramovici
79. Hipoglicemia 490
    Durval Damiani, Vaê Dichtchekenian e Nuvarte Setian
80. Diabete Insípido 499
    Mário Roberto Hirschheimer
81. Síndrome da Secreção Inapropriada do Hormônio Antidiurético 508
    Benita G. Soares Schvartsman, Jaques Sztajnbok e Cláudio Schvartsman
82. Desidratação 514
    Sandra J.F.E. Grisi, Giuseppe Sperotto e Ana Maria de Ulhôa Escobar
83. Distúrbios Eletrolíticos 520
    Ana Maria de Ulhôa Escobar, Sandra J.F.E. Grisi e Giuseppe Sperotto
84. Distúrbios Ácido-Básicos 529
    Hélio Massaharo Kimura e Sergio Massaru Horita

Seção XI – EMERGÊNCIAS NO PERÍODO NEONATAL

85. Efeitos Adversos de Drogas sobre o Recém-Nascido 537
    Cléa Rodrigues Leone, Lilian dos Santos Rodrigues Sadeck e José Lauro Araújo Ramos
86. Hipoglicemia e Hiperglicemia no Período Neonatal 546
    José Lauro Araújo Ramos e Valdenise M.L. Tuma Calil
87. Hipocalcemia, Hipomagnesemia e Hipermagnesemia no Período Neonatal 550
    Valdenise M.L. Tuma Calil e José Lauro Araújo Ramos
88. Hiponatremia e Hipernatremia Neonatais . 555
    Valdenise M.L. Tuma Calil e José Lauro Araújo Ramos

89. Anemia no Período Neonatal 560
    Flávio Adolfo Costa Vaz

90. Doença Hemolítica do Recém-Nascido 569
    Flávio Adolfo Costa Vaz e
    Vera Lúcia Jornada Krebs

91. Síndrome Hemorrágica no Recém-Nascido 575
    Cléa Rodrigues Leone

92. Policitemia Neonatal 579
    José Lauro Araújo Ramos e
    Mário Cícero Falcão

93. Doenças de Membranas Hialinas 581
    Eduardo Juan Troster

94. Meningite Bacteriana no Recém-Nascido .. 586
    Sonia Regina Testa da Silva Ramos e
    Flávio Adolfo Costa Vaz

95. Osteomielite e Pioartrite no Período
    Neonatal 595
    Maria Esther J.R. Ceccon e
    Flávio Adolfo Costa Vaz

96. Tétano Neonatal 598
    Maria Esther J.R. Ceccon e
    Flávio Adolfo Costa Vaz

97. Sepse no Período Neonatal 601
    Rubens Feferbaum, Vera Lúcia Jornada
    Krebs e Flávio Adolfo Costa Vaz

Seção XII – EMERGÊNCIAS CIRÚRGICAS

98. Conduta Genérica na Suspeita de
    Emergência Cirúrgica 609
    João Gilberto Maksoud

99. Apendicite Aguda e Hérnia Inguinal
    Encarcerada 611
    João Gilberto Maksoud

100. Enterocolite Necrotizante 613
    João Gilberto Maksoud

101. Emergências Cirúrgicas no Período
    Neonatal 616
    João Gilberto Maksoud

Seção XIII – EMERGÊNCIAS ORTOPÉDICAS

102. Artrite Séptica 621
    Denise Ballester e Marcia Kodaira

103. Pronação Dolorosa 624
    Roberto Guarniero

104. Lesões Traumáticas da Coluna em
    Crianças 626
    Tarcisio Eloy Pessoa de Barros Filho

105. Fraturas e Luxações 630
    Roberto Guarniero

Seção XIV – EMERGÊNCIAS GINECOLÓGICAS

106. Vulvovaginites 639
    Laudelino de Oliveira Ramos e
    Amélia Gorete A.C. Reis

107. Hemorragias Vaginais 642
    Laudelino de Oliveira Ramos e
    Ulysses Doria Filho

Seção XV – EMERGÊNCIAS OFTALMOLÓGICAS

108. Infecções e Inflamações Oftálmicas 647
    Carlos Alberto Rodrigues-Alves

109. Traumatismos Mecânicos Oftálmicos 652
    Carlos Alberto Rodrigues-Alves

110. Exame de Fundo de Olho no Diagnóstico
    Diferencial dos Comas 655
    Carlos Alberto Rodrigues-Alves

Parte D
PROCEDIMENTOS

111. Ventilação Mecânica 659
    Werther Brunow de Carvalho

112. Cateterização Venosa Percutânea 666
    Toshio Matsumoto e
    Fabio Ricardo Picchi Martins

113. Lavagem Gástrica 670
    Cláudio Schvartsman

114. Pericardiocentese 673
    Helio Massaharo Kimura

115. Paracentese Abdominal 674
    Solange S. Rocha

116. Punção Suprapúbica da Bexiga 675
    Benita G. Soares Schvartsman

117. Exsangüineotransfusão 677
    Sergio Massaru Horita

118. Administração Contínua de Drogas 679
    Ulysses Doria Filho

119. Medicamentos de Urgência mais
    Utilizados em Pediatria 681
    Cláudio Schvartsman

120. Informática na Emergência Médica 687
    Ulysses Doria Filho

ÍNDICE REMISSIVO 689

Parte A

AVALIAÇÃO E CONDUTA

1
AVALIAÇÃO RESPIRATÓRIA

Amélia Gorete A.C. Reis

Distúrbios respiratórios são extremamente comuns na faixa etária pediátrica e constituem a principal causa de parada cardiorrespiratória nesta idade. As etiologias dos distúrbios respiratórios são numerosas e a apresentação clínica varia de quadros leves e passageiros a graus variados de falência respiratória (Quadro 1.1) com risco iminente de vida. A falência respiratória pode resultar de doenças que prejudicam a oxigenação ou a eliminação de gás carbônico: doenças das vias aéreas, pulmonares ou neuromusculares.

Quadro 1.1 – Principais causas de falência respiratória em criança.

Obstrução de vias aéreas superiores: laringite, epiglotite, estenose subglótica congênita, corpo estranho, paralisia das cordas vocais, anel vascular, granuloma, queimaduras
Obstrução de vias aéreas inferiores: asma, pneumonia, bronquiolite, inalação de fumaça, fibrose cística, síndrome aspirativa, enfisema lobar
Desordens alveolares: pneumonia infecciosa, pneumonia química, edema pulmonar, hemorragia pulmonar, trauma, toxicidade pelo oxigênio
Outras: acidose metabólica, sepse, cardiopatia congênita, pneumotórax, hemotórax, eventração diafragmática, pneumomediastino, escoliose grave

No pronto-socorro deve-se dar ênfase na avaliação clínica da criança com risco de falência respiratória potencial ou instalada. Avaliação laboratorial (gasometria) não deve ser supervalorizada na abordagem inicial, pode não ser viável, atrasa, a terapia, e a interpretação dos resultados depende da doença de base e da aparência clínica.

Crianças em risco de desenvolver falência respiratória podem apresentar-se, na fase inicial, com:
- aumento da freqüência respiratória e do esforço respiratório ou diminuição dos sons respiratórios;
- diminuição do nível de consciência ou da resposta à dor ou ao chamado dos pais;
- diminuição do tônus muscular;
- cianose.

Nestas situações, a função respiratória deve ser avaliada de forma rápida e os principais sinais a serem observados são referentes a: freqüência respiratória, mecânica respiratória e entrada de ar nos pulmões. Outros sinais como cianose, nível de consciência rebaixado e hipotonia muscular são indicativos de risco de parada respiratória.

FREQÜÊNCIA RESPIRATÓRIA

A respiração espontânea normal é silenciosa, e o trabalho respiratório, mínimo. A freqüência respiratória é inversamente relacionada com a idade:
- recém-nascido: 30 a 60 movimentos por minuto (mpm)
- 6 meses: 25 a 40mpm
- 1 ano: 20 a 30mpm
- 3 anos: 20 a 25mpm
- 6 anos: 12 a 25mpm
- 10 anos: 12 a 20mpm
- 18 anos: 12mpm

A respiração anormal é observada por alteração na freqüência ou no aumento do trabalho executado durante a respiração. A freqüência respiratória pode estar aumentada (taquipnéia), diminuída (bradipnéia) ou ausente (apnéia).

O aumento da freqüência sem aumento do esforço respiratório ocorre, em geral, em distúrbios não-pulmonares (febre, ansiedade) e na acidose metabólica como mecanismo para manter o pH na faixa normal (choque, cetoacidose, doença cardíaca, erros inatos do metabolismo, desidratação, intoxicações etc.). Bradipnéia ou respiração irregular são menos comuns e observadas em casos de grave comprometimento cerebral, pulmonar ou cardíaco.

A observação do ritmo respiratório também oferece dados valiosos a respeito da gravidade e da doença em questão. Na respiração normal, o ritmo e a profundidade não são absolutamente regulares, mas é preciso saber diferenciar dos estados patológicos.

Respiração periódica aparece normalmente em recém-nascidos prematuros. Quando os períodos de apnéia ultrapassam 20 segundos, podem ocorrer bradicardia e cianose, denotando crises hipóxicas com risco de vida.

Respiração de Cheyne-Stokes e respiração de Biot são indicativas de doenças graves do sistema nervoso central; a primeira também surge em casos graves de insuficiência cardíaca.

MECÂNICA RESPIRATÓRIA

A dificuldade ou esforço respiratório (dispnéia) traduz o trabalho dos músculos da respiração para manter a ventilação alveolar normal. O aumento do trabalho respiratório é observado em obstruções ao fluxo de ar (aspiração de corpo estranho, laringite, epiglotite, bronquiolite, asma) ou em doença alveolar (pneumonia) e é traduzido por batimento das asas do nariz e retrações intercostal e subdiafragmática.

São sinais de maior gravidade: balanço da cabeça, respiração abdominal, gemido, estridor e expiração prolongada.

– Balanço da cabeça é freqüentemente sinal de esforço respiratório e é acompanhado por retrações torácicas.

– Respiração abdominal é causada pela retração da caixa torácica associada à expansão do abdômen quando o diafragma se contrai. Esta respiração é ineficaz e a fadiga ocorre rapidamente.

– Gemido é produzido pelo fechamento prematuro da glote acompanhado por contração do diafragma na fase final da expiração; esse mecanismo tem por objetivo aumentar a capacidade residual funcional. É freqüentemente observado em crianças que têm colapso de alvéolos e perda de volume pulmonar por edema pulmonar, pneumonia ou atelectasia.

– Estridor é sinal de obstrução extratorácica ao fluxo de ar: anormalidades congênitas (laringomalácia, paralisia de cordas vocais, hemangioma), infecções (epiglotite, crupe), edema de vias aéreas superiores (alérgico, pós-intubação) e aspiração de corpo estranho.

– Expiração prolongada, em geral associada a sibilos, é sinal de obstrução intratorácica. É observada em bronquiolite, asma, edema pulmonar e corpo estranho.

ENTRADA DE AR NOS PULMÕES

A expansibilidade torácica e a ausculta do tórax avaliam o volume corrente e a efetividade da ventilação. Durante a inspiração, a expansibilidade do tórax deve ser bilateral. Expansibilidade diminuída resulta de hipoventilação, obstrução aérea, atelectasia, pneumotórax, hemotórax, derrame pleural, rolha de secreção ou aspiração de corpo estranho.

A parede torácica da criança é fina, o que facilita a transmissão e a ausculta dos sons respiratórios, portanto, em condições normais, o murmúrio vesicular deve ser audível bilateralmente. Diminuição na intensidade dos sons respiratórios causada por atelectasias, pneumotórax ou derrame pleural pode ser difícil de ser observada devido à transmissão de sons respiratórios de outros locais do pulmão. Assim, a intensidade do murmúrio vesicular deve ser uniforme e avaliada nas regiões axilares e em toda a face anterior e posterior do tórax.

Outros sinais indicativos de doença do trato respiratório devem ser observados proporcionando raciocínio diagnóstico correto:

TOSSE – é induzida pela estimulação do epitélio da faringe, laringe, traquéia, brônquios e pleura parietal. Irritação da mucosa da faringe e da laringe por inflamação ou secreção origina a tosse seca, áspera, estridente, semelhante a "latido de cachorro". O envolvimento somente da traquéia produz inicialmente tosse seca, estridente e dolorosa, tornando-se "solta" e produtiva posteriormente. Inflamação brônquica origina tosse semelhante acompanhada muitas vezes de sibilos; pode ser prolongada e paroxística como na coqueluche e em outras condições com grave acometimento da mucosa. Tosse crônica produtiva sugere doença broncopulmonar importante como tuberculose, bronquiectasia, corpo estranho, asma etc. Quando associada à alimentação, pode indicar incoordenação à deglutição ou fístula traqueoesofágica. Tosse seca e noturna relaciona-se com processo viral ou alérgico.

ROUQUIDÃO – é um sinal indicativo de processo laríngeo (laringe viral, neoplasias, granulomas e compressões). Voz abafada, salivação, rouquidão e dificuldade respiratória rapidamente progressiva sugerem epiglotite.

DOR TORÁCICA – em crianças maiores pode ser um sintoma referido. Os órgãos torácicos que causam dor são: esôfago, pericárdio, diafragma, pleura parietal e parede torácica. Deve-se ressaltar que inflamação pleural causa dor, que se acentua com a inspiração e com a tosse; a respiração fica superficial e rápida.

EXPECTORAÇÃO – geralmente é informação obtida pelos pais e é importante sua caracterização quanto a quantidade, cor, presença de sangue e odor (fétida faz pensar em infecção por anaeróbio). Hemoptise sugere lesão importante no trato respiratório conseqüente a trauma, doença broncopulmonar (bronquite, bronquiectasia, broncopneumonia, insuficiência cardíaca e tuberculose) ou doença sistêmica.

EXAMES LABORATORIAIS

A avaliação clínica da função respiratória deve ser seguida pela avaliação laboratorial. A radiografia do tórax é fundamental e muitas vezes a chave para o diagnóstico. No entanto, não substitui de forma alguma uma propedêutica torácica bem feita. Radiografia de tórax aparentemente normal não exclui doença pulmonar e, por outro lado, radiografia anormal pode ser encontrada em crianças sem queixa respiratória atual.

A análise dos gases sangüíneos por meio da gasometria arterial também merece destaque por ser essencial nos casos graves e muitas vezes dita a conduta imediata; na falência respiratória encontram-se níveis de paO_2 invariavelmente baixos, a $paCO_2$ nos estágios iniciais encontra-se diminuída e aumenta progressivamente à medida que piora o quadro clínico. Outros exames devem ser feitos dependendo da necessidade exigida por cada caso: hemograma, leucograma, dosagem de eletrólitos, glicemia, culturas etc.

BIBLIOGRAFIA

SEIDEL, J.S. – Respiratory emergencies and cardiopulmonary arrest. In *Pediatric Emergency Medicine*, 1992.
CHAMEIDES, L.; HAZINSKI, M.F. – Recognition of respiratory failure and shock. In *Pediatric Advanced Life Support*. American Heart Association & American Academy of Pediatrics, 1994.
PASTERKAMP, H. – The history and physical examination. In *Kendig's Disorders of the Respiratory Tract in Children*, 1990.

SINOPSE
AVALIAÇÃO RESPIRATÓRIA

1. **Avaliação da gravidade do comprometimento respiratório:**
   – freqüência respiratória: taquipnéia, bradipnéia, apnéia, respiração irregular;
   – mecânica respiratória: retrações torácicas, batimento das asas do nariz, balanço da cabeça, gemido, estridor, expiração prolongada;
   – entrada de ar nos pulmões: expansibilidade e ausculta;
   – diminuição do nível de consciência ou da resposta à dor ou ao chamado dos pais;
   – diminuição do tônus muscular;
   – cianose.

2. **Outros sinais e sintomas respiratórios:**
   – tosse;
   – rouquidão;
   – dor torácica;
   – expectoração.

3. **Freqüência respiratória normal:**
   – recém-nascido: 30 a 60 movimentos por minuto (mpm);
   – 1 ano: 20 a 30mpm;
   – 3 anos: 20 a 25mpm;
   – 6 anos: 12 a 25mpm;
   – 10 anos: 12 a 20mpm;
   – 18 anos: 12mpm.

2

ALTERAÇÕES DO PADRÃO RESPIRATÓRIO

Celso de Moraes Terra

CONTROLE DA RESPIRAÇÃO

O sistema nervoso por meio do centro respiratório, localizado no tronco cerebral, exerce um controle automático sobre a respiração. A atividade do centro respiratório, determinando as variações da ventilação alveolar, depende do automatismo de seus neurônios inspiratórios, do controle voluntário proveniente do córtex cerebral, dos reflexos originados na árvore traqueobrônquica e das variações da composição química do sangue, especialmente da concentração de gás carbônico, oxigênio e íons hidrogênio (Fig. 2.1).

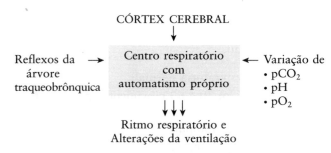

Figura 2.1 – Fatores que influenciam as variações da ventilação alveolar.

A partir dessas alterações, o organismo consegue adaptar-se às alterações de seu metabolismo, mantendo adequadas as pressões parciais de oxigênio, o gás carbônico e o pH sangüíneo.

CENTRO RESPIRATÓRIO

Compreende um agrupamento de neurônios, localizados na medula ablonga e ponte, subdivididos, segundo os estudos clássicos de Lumsden (Fig. 2.2), em centro pneumotáxico, centro apnêustico e centro bulbar. O centro bulbar compreende dois grupos de neurônios: respiratório ventral (zona expiratória) e respiratório dorsal (zona inspiratória).

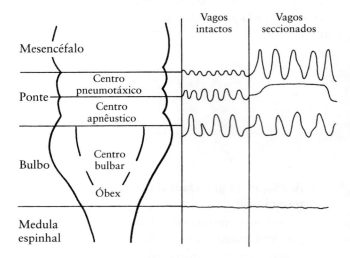

Figura 2.2 – Centro respiratório.

Em seus estudos, Lumsden observou as alterações do padrão respiratório após secções em vários níveis do tronco cerebral, associados ou não à vagotomia.

Embora estes estudos tenham sido desenvolvidos em animais e, portanto, de extrapolação duvidosa para os humanos, ainda hoje são utilizados como base para outros estudos de neurofisiologia respiratória.

Zona inspiratória do centro bulbar – este agrupamento de neurônios é responsável pelo ritmo respiratório básico, devido ao seu automatismo próprio, mesmo quando todas as suas conexões aferentes estão bloqueadas. Durante a fase expiratória, eles permanecem em repouso. A zona inspiratória recebe aferências corticais do centro pneumotáxico, do centro apnêustico e dos receptores das vias aéreas e pulmonares (mecanorreceptores).

Centro pneumotáxico – este centro localizado na porção superior da ponte, quando estimulado, faz cessar a inspiração. Dessa forma, sua função básica consiste em limitar a inspiração, mas, com isso, leva a um aumento da freqüência respiratória secundária, pois um novo ciclo inspiratório pode iniciar-se mais precocemente.

CENTRO APNÊUSTICO – localizado na porção inferior da ponte, estimula a zona inspiratória, impedindo o bloqueio do impulso inspiratório, levando à apnéia em inspiração mantida, principalmente e quando associada à vagotomia e, portanto, não ocorre a inibição da inspiração pelo reflexo de Hering-Breuer.

Em condições normais, o centro pneumotáxico supera o centro apnêustico e sua atividade não se desenvolve, portanto não é considerado na ilustração da organização do centro respiratório – figura 2.3.

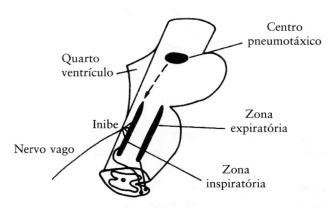

Figura 2.3 – Organização do centro respiratório.

RECEPTORES DAS VIAS AÉREAS SUPERIORES E PULMONARES NO CONTROLE DA RESPIRAÇÃO

Vários receptores existentes nas vias aéreas superiores e nos pulmões parecem exercer atividade importante no controle da respiração. Diversos estudos foram realizados em animais, portanto ainda dependentes de maior investigação quanto à sua validade em humanos.

REFLEXOS TRIGEMINAIS – a estimulação cutânea ou cutaneomucosa de áreas inervadas pelo nervo trigêmeo, tais como face, mucosa nasal e região da nasofaringe, leva a importantes alterações na respiração, tais como diminuição da freqüência respiratória e longas pausas respiratórias, além de queda na freqüência cardíaca e aumento da pressão arterial sistêmica. Esses efeitos são de menor magnitude em homens adultos do que em animais.

REFLEXOS DA LARINGE E DA TRAQUÉIA – os receptores laríngeos são estimulados por substâncias químicas ou por estímulos mecânicos, levando a tosse, hipertensão e broncoconstrição de longa duração.

Os receptores traqueais são mais sensíveis à insuflação e à deflação dos pulmões e menos sensíveis aos estímulos químicos. Quando estimulados, também levam a tosse, broncoespasmo e broncoconstrição.

REFLEXO DE HERING-BREUER – consiste no prolongamento da fase expiratória e conseqüente lentificação da respiração em resposta à insuflação pulmonar mantida. Os estímulos são mediados pelo nervo vago, sendo que os receptores de estiramento estão localizados no interior da musculatura das pequenas vias aéreas.

Esse reflexo foi demonstrado em recém-nascidos prematuros, de 32 a 38 semanas de gestação, e torna-se menos importante à medida que ocorre o processo de maturação do SNC. No adulto, parece exercer apenas papel protetor, no sentido de evitar insuflação pulmonar excessiva, não sendo importante no controle da ventilação normal.

RECEPTORES JUSTACAPILARES PULMONARES OU RECEPTORES J – localizam-se nas paredes dos capilares pulmonares. Sua ativação é devida à distensão da parede alveolar por edema ou embolia pulmonar e por outras alterações restritivas do pulmão. Sua resposta à estimulação consiste em hiperpnéia e hiperventilação. Seu papel específico no homem ainda não está bem estabelecido.

Concluindo, extrapolando-se os dados obtidos de experimentos com animais e nos poucos estudos realizados com a faixa etária pediátrica, os receptores das vias aéreas superiores e pulmonares parecem influenciar de maneira importante a respiração, e essas influências parecem diminuir com o aumento da idade.

CONTROLE QUÍMICO DA RESPIRAÇÃO

O objetivo da respiração é manter em concentrações adequadas o oxigênio, o dióxido de carbono e o hidrogênio nos líquidos orgânicos. Portanto, o organismo deve adequar seu ritmo respiratório a suas demandas metabólicas. Isso é conseguido por meio de um mecanismo de retroalimentação do centro respiratório em resposta às alterações nas concentrações sangüíneas do dióxido de carbono, oxigênio e íons hidrogênio.

Qualquer elevação do nível sérico do dióxido de carbono ou da concentração hidrogeniônica acarretará aumento da ventilação por estimulação direta do centro respiratório, fazendo com que seus níveis séricos voltem ao normal (Fig. 2.4).

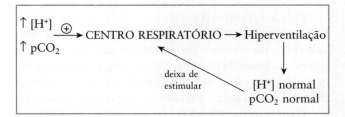

Figura 2.4 – Mecanismo de retroalimentação do centro respiratório por meio de estímulos químicos.

O oxigênio exerce seu papel regulador da ventilação por meio de estímulos gerados nos quimiorreceptores dos corpos carotídeos e aórticos.

O local do centro respiratório sensível às alterações da pressão parcial de dióxido de carbono e da concentração hidrogeniônica denomina-se de área quimiossensível e localiza-se no bulbo, pouco abaixo do local de entrada dos nervos glossofaríngeo e vago.

Uma vez estimulada esta área, o centro respiratório responde com aumento da freqüência respiratória e, portanto, da ventilação pulmonar. Acredita-se que a estimulação direta da área quimiossensível seja feita primariamente apenas pelos íons hidrogênio quando aumentados. Infelizmente, esses íons atravessam pouco a barreira hematoencefálica, de tal forma que a estimulação do centro respiratório pelo aumento da concentração hidrogeniônica sangüínea é menor do que a devida ao aumento da concentração hidrogeniônica do interstício neuronal e do líquor.

Como o dióxido de carbono é muito difusível, qualquer aumento de sua concentração sangüínea levará ao aumento de sua concentração no interstício e no líquor. Combinando-se com a água, forma o ácido carbônico, que gerará, por sua vez, íons hidrogênio e bicarbonato.

Este aumento dos íons hidrogênio é, portanto, secundário ao aumento do dióxido de carbono sangüíneo e não devido a uma acidemia, já que os íons hidrogênio não ultrapassam a barreira hematoencefálica (Fig. 2.5).

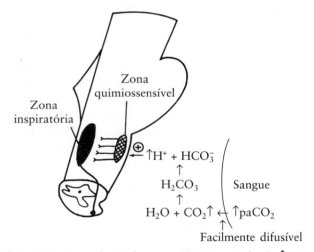

Figura 2.5 – Estimulação da zona quimiossensível pelo ↑ [H⁺], decorrente da ↑paCO₂ sangüínea.

Paradoxalmente, o aumento da concentração de íons hidrogênio que estimula a zona quimiossensível é derivado mais do aumento do dióxido de carbono sérico do que do aumento da concentração hidrogeniônica sangüínea, devido ao fato de o dióxido de carbono ser muito difusível para o líquor e o interstício, e o hidrogênio não.

Com o passar dos dias (após as primeiras 48h), vai decaindo o poder estimulador da área quimiossensível por parte da concentração de dióxido de carbono, caso esta se mantenha elevada. A causa exata não é conhecida e, quando existe elevação da concentração do dióxido de carbono crônica, o pH passa a ser mais importante na estimulação da área quimiossensível, porque, provavelmente, após este período, apesar de o íon hidrogênio ser pouco difusível, já houve um novo equilíbrio com a concentração sangüínea elevada de hidrogênio (Fig. 2.6).

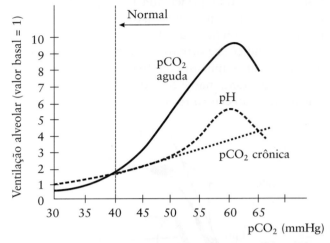

Figura 2.6 – Efeitos da pCO₂ arterial aumentada (aguda e crônica) e do pH diminuído na freqüência da ventilação.

PAPEL DO OXIGÊNIO NO CONTROLE DA RESPIRAÇÃO

O oxigênio participa do controle da respiração via quimiorreceptores existentes nos corpos carotídeos e aórticos. A ação do dióxido de carbono e a do pH são praticamente desprezíveis. Nesses receptores periféricos, a estimulação pelo oxigênio só é importante quando sua pressão parcial no sangue arterial cai a níveis de 40-60mmHg. Portanto, em condições normais, o oxigênio tem um papel muito pequeno no controle da respiração (Fig. 2.7).

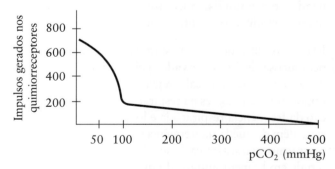

Figura 2.7 – Efeito da pCO₂ nos impulsos cardíacos e aórticos.

Mesmo quando a hipoxemia é acentuada, o aumento da ventilação devido a esta pode ser menor do que o esperado, comparando-se com a estimulação direta devido à retenção do dióxido de carbono e ao aumento da concentração hidrogeniônica. Isto porque estes últimos podem exercer um mecanismo "frenador" ao aumento da ventilação.

Exemplificando, um indivíduo com hipoxemia acentuada teria um aumento muito grande de sua ventilação, mas esta levaria a uma diminuição da concentração de dióxido de carbono e, conseqüentemente, da concentração hidrogeniônica, que passariam a impedir um aumento ainda maior da ventilação, que seria esperada para este grau de hipoxemia.

Nos casos em que ocorrem hipoxemia associada com retenção de dióxido de carbono, os efeitos sobre a ventilação são potencializados, como podemos ver na figura 2.8. Isto ocorre, por exemplo, nos processos pneumônicos bilaterais com comprometimento da ventilação e nos quadros de broncoespasmo grave.

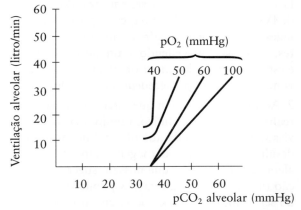

Figura 2.8 – Inter-relações entre pCO_2 e pO_2 e ventilação alveolar.

ANORMALIDADES DO CONTROLE RESPIRATÓRIO

Resumindo, todos os processos que causam anormalidades do centro respiratório podem estar envolvidos com uma ou mais das seguintes causas:

1. Estimulação direta do centro respiratório, tal como no caso de drogas, infecções do SNC, alterações na pressão intracraniana e outras doenças.
2. Estimulação reflexa dos quimiorreceptores periféricos, tal como na anoxia ou pelo aumento dos ácidos fixos na cetoacidose diabética.
3. Ação direta do próprio CO_2, como nos quadros espásticos graves, processos broncopneumônicos extensos etc.
4. Estímulos ou impulsos aferentes de quadros dolorosos provenientes da região abdominal ou periférica. Por exemplo, alterações do ritmo respiratório envolvidas com quadros dolorosos: cólica nefrética, abdômen agudo etc.
5. Hipersensibilidade do reflexo de Hering-Breuer, levando à inibição precoce da fase inspiratória e da insuflação pulmonar e à taquipnéia com pequeno volume corrente. Por exemplo, processos intersticiais pulmonares e quadros degenerativos restritivos do parênquima pulmonar.

RESPIRAÇÃO PERIÓDICA

Em condições normais, durante o sono da criança, e em vários processos patológicos pode ocorrer anormalidade da respiração, denominada respiração periódica.

O tipo mais comum corresponde à respiração de Cheyne-Stokes. Nesse tipo de respiração, o indivíduo apresenta-se com inspirações que tendem a ser cada vez mais amplas e depois essa amplitude vai diminuindo gradativamente, vindo então o período variável de apnéia (Fig. 2.9).

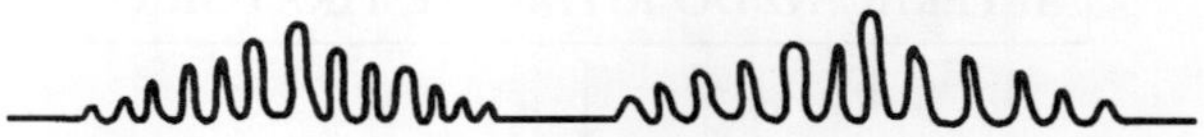

Figura 2.9 – Respiração de Cheyne-Stokes.

MECANISMO DA RESPIRAÇÃO DE CHEYNE-STOKES

Os mecanismos básicos envolvidos na respiração periódica de Cheyne-Stokes são:
- Retardo no fluxo sangüíneo dos pulmões para o cérebro (por exemplo, ICC).
- Hiperexcitabilidade do mecanismo de retroalimentação do centro respiratório às variações das concentrações séricas de íons hidrogênio, oxigênio e dióxido de carbono (por exemplo, pacientes com lesão cerebral).

Exemplificando, imaginemos que um paciente se apresente em insuficiência cardíaca congestiva e que sua respiração se torne mais rápida e profunda. Isso acarretará queda da pressão parcial de CO_2 no sangue arterial pulmonar, e esta, quando chegar ao cérebro, bloqueará o centro respiratório (apnéia). Esse bloqueio levará, após poucos segundos, ao aumento da pressão parcial de CO_2 no sangue arterial pulmonar, e este, quando chegar ao cérebro, determinará aumento importante da ventilação, que levará à queda da pressão parcial de CO_2 do sangue arterial pulmonar. A partir daí, novo ciclo começará.

O que ocorre nessa doença (ICC) é uma defasagem de tempo entre as variações da pressão parcial de CO_2 no sangue arterial pulmonar e sua conseqüente estimulação ou inibição do centro respiratório (Fig. 2.10).

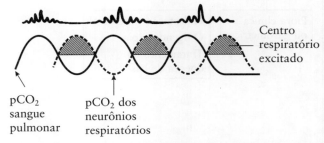

Figura 2.10 – Respiração de Cheyne-Stokes mostrando uma defasagem de tempo entre a pCO_2 do sangue pulmonar e a pCO_2 dos neurônios respiratórios.

BIBLIOGRAFIA

CHERNIAK, N.S. et al. – Cheyne-Stokes breathing. An instability in physiologic control. *N. Engl. J. Med.*, 288:952, 1973.

LEUSEN, I. – Regulation of cerebrospinal fluid composition with reference to breathing. *Physiol. Rev.*, 52:1, 1972.

SINOPSE
ALTERAÇÕES DO PADRÃO RESPIRATÓRIO

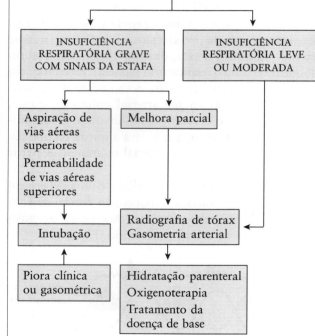

1. Quando o emergencista estiver atendendo uma criança com alteração do ritmo respiratório (apnéia, bradipnéia, taquidispnéia, respiração de Kussmaul ou ritmo de Cheyne-Stokes), deve primeiramente fazer uma rápida anamnese, enfatizando: história de IVAS, tosse ou febre pregressa, possibilidade de ingestão de drogas, quadros asmatiformes anteriores, "engasgo" precedendo a alteração respiratória e estado neurológico anterior, além de toxemia, vômitos ou cefaléia precedentes ao quadro.

2. Ao mesmo tempo em que interroga, deve ir realizando o exame clínico, rápido, mas completo, visando: alterações da ausculta pulmonar, sinais de desidratação intensa, cornagem, cianose, agitação, além de outros sinais que possam sugerir intoxicação (início abrupto, alterações pupilares, alterações do sensório, rubor facial ou retenção vesical).

3. Após esta avaliação rápida, deverá estar apto para definir se a criança está em insuficiência respiratória *grave* ou não. Neste caso, deverá iniciar aspiração das vias aéreas superiores e sua permeabilização. Caso não ocorra melhora, deverá proceder à *intubação orotraqueal*. Após isto, colheita de exames na dependência da suspeita diagnóstica a este momento, *radiografia de tórax* e *gasometria arterial* quando possível.

Caso o paciente apresente insuficiência respiratória leve ou moderada, deve-se solicitar *radiografia de tórax* e *gasometria arterial* e, enquanto se aguarda estes resultados, inicia-se hidratação parenteral e oxigenoterapia nas suas mais variadas formas, dependendo da idade da criança e de seu estado geral (incubadora com O_2, oxitenda, tenda ou máscara).

4. Após estes procedimentos, colhem-se os outros exames que serão determinados pela hipótese diagnóstica inicial e, com isso, inicia-se o tratamento específico (antibióticos, hidratação e insulinoterapia, fisioterapia respiratória, lavagem gástrica, antídotos, métodos dialíticos etc.).

Caso ocorra, a qualquer momento, piora clínica e/ou gasométrica, estará indicada a intubação orotraqueal e posterior transferência a uma unidade de terapia intensiva.

3

CIANOSE AGUDA

Ulysses Doria Filho

CONCEITO

Cianose aguda é o aparecimento súbito de cor azulada da pele, mais evidente nas áreas em que a epiderme é fina e ricamente vascularizada (leito ungueal, lóbulo das orelhas, lábios e língua).

ETIOPATOGENIA

Existirá cianose toda vez que 5g de hemoglobina reduzida por 100ml de sangue estiverem presentes na circulação periférica. Quando é causada pela presença de metemoglobina, 1,5 a 2g% são suficientes.

A interpretação do significado fisiológico da cianose deve ser feita com cuidado, pois pacientes com anemia grave poderão ter hipoxia tecidual importante sem cianose, ocorrendo o inverso em pacientes poliglobulínicos. De um modo geral, poderão causar cianose, isoladamente ou em associação, diversos fatores:
- levando à diminuição da pressão alveolar do oxigênio ou da superfície de troca;
- constituindo obstáculo à difusão gasosa;
- permitindo passagem de sangue do coração direito para o esquerdo, sem participar da hematose ("shunt"), ou levando a uma desproporção ventilação-perfusão (efeito "shunt");
- levando ao aumento do conteúdo venoso central de oxigênio, com o aumento do metabolismo, diminuição do débito cardíaco, acidose, hipotermia e choque;
- levando ao aparecimento de formas anômalas de hemoglobina.

As principais causas de cianose aguda de origem central são:

1. Devidas à presença de formas anômalas de hemoglobina

Metemoglobina* – intoxicação por aminas aromáticas (toluidina, fenilidroxilamina, fenilidrazina etc.), nitroderivados aromáticos (nitrobenzeno, dinitrobenzeno, "crayons" vermelho e laranja etc.), azul-de-metileno, fenotiazina, nitrato de etila, nitroglicerina, naftaleno, nitratos e nitritos, cloratos, arsina, nitrofuranos etc.

Sulfemoglobina – intoxicação por diamino-difenil-sulfona e derivados.

Carboxiemoglobina – intoxicação pelo monóxido de carbono.

2. Devidas à hipoventilação

Por obstrução das vias aéreas superiores ou inferiores:

Congênitas: macroglossia, síndrome de Pierre-Robin, traqueomalacia, estenose de traquéia.

Adquiridas: abscesso retrofaríngeo, laringotraqueobronquites, edema laríngeo (angioneurótico, nefrose, doença do soro, traumático), neoplasias laríngeas, corpos estranhos, compressões extrínsecas (pneumomediastino, higroma cístico), asma, bronquiolite.

Por lesões neuromusculares – paralisia diafragmática, paralisia da musculatura intercostal, polirradiculoneurite, *miastenia gravis,* amiotonia congênita, neurite diftérica, tétano.

Por depressão do centro respiratório – opiáceos, barbitúricos, anestésicos, hemorragias e processos expansivos intracranianos, meningoencefalites, traumatismos cranioencefálicos, narcose pelo CO_2.

3. Devidas a comprometimento da superfície de troca

Por lesões estruturais dos pulmões – pneumonias, broncopneumonias, atelectasias, tumores, membrana hialina, mucoviscidose.

Por compressão parenquimatosa – cistos, pneumatoceles, enfisema lobar congênito, tumores, pneumotórax, derrames pleurais, hérnias diafragmáticas, eventrações, distensão abdominal, deformidades torácicas, agenesia diafragmática.

---
*Existem formas congênitas de metemoglobinemia devidas a deficiências enzimáticas nos eritrócitos.

Por obstáculo à difusão gasosa – fibroses pulmonares, pneumonias intersticiais, ventilação mecânica prolongada, toxicidade pelo O_2, pulmão de choque.

4. Devidas à presença de "shunt" venoarterial sistêmico ou arteriovenoso pulmonar

Cardiopatias congênitas – atresia tricúspide, atresia pulmonar, tetralogia de Fallot, drenagem anômala das veias pulmonares, persistência do canal arterial, comunicações interauriculares e interventriculares com hipertensão pulmonar.

"Shunts" arteriovenosos pulmonares – ocorrem na maioria das doenças pulmonares.

As causas periféricas de cianose aguda estão relacionadas a seguir:

Cianose localizada – cianose de face e extremidades após o nascimento, aplicação de garrote, síndrome da cava superior, reação ao frio, estase venosa.

Cianose generalizada – insuficiência cardíaca direita, pericardite, cianose da crise de choro e da convulsão tônica, policitemia, desidratação, choque.

DIAGNÓSTICO DIFERENCIAL

A diferenciação entre causa central e periférica é muito importante. Fisiologicamente, as crianças com cianose periférica têm saturação arterial de O_2 normal e uma grande diferença arteriovenosa no conteúdo de oxigênio associada a débito cardíaco baixo. Como as arteríolas do plexo cutâneo contêm sangue normalmente saturado de oxigênio, ao se comprimir a área cianótica (geralmente fria), nota-se o aparecimento de manchas avermelhadas ou róseas.

As crianças com cianose central mostram saturação arterial de oxigênio diminuída, diferença arteriovenosa normal e débito cardíaco elevado ou normal; a intensidade da cianose é maior, e a temperatura da pele, normal.

As várias causas de cianose central podem ser, algumas vezes, difíceis de serem diferenciadas, especialmente em recém-nascidos, nos quais, devido à maior afinidade da hemoglobina fetal pelo oxigênio, pode ocorrer hipoxia tecidual grave com cianose discreta.

Fisiologicamente, a cianose de origem cardíaca está associada à paO_2 diminuída e à $paCO_2$ normal no sangue periférico. Quando se administra oxigênio puro, raramente a paO_2 se eleva a mais de 100mmHg; há melhora, mas não desaparecimento da cianose, que habitualmente piora com o choro.

Nos pacientes com cianose de causa pulmonar, a $paCO_2$ está diminuída e a $paCO_2$ geralmente elevada; em geral, há melhora com o choro e com a administração de O_2.

Quando a cianose é causada pela presença de hemoglobinas anômalas, a paO_2 e a $paCO_2$ são normais e os sinais de insuficiência respiratória só aparecem quando os processos são intensos. Nas intoxicações pelo monóxido de carbono, a pele adquire um tom discretamente avermelhado.

Em pacientes com respiração irregular e superficial associada a prostração e/ou convulsões, provavelmente a cianose é devida a afecções do sistema nervoso central.

O quadro 3.1 apresenta uma sinopse do diagnóstico diferencial das cianoses de causa central.

Quadro 3.1 – Diagnóstico diferencial das cianoses centrais.

	Cardíaca	Pulmonar	Hematológica
Fisiológico			
paO_2	Diminuída	Diminuída	Normal
$paCO_2$	Normal	Elevada	Normal
Clínico			
Choro	Aumenta a cianose	Diminui a cianose	Não altera a cianose
100% de O_2	Diminui a cianose	Desaparece a cianose	Não altera a cianose

O uso de meios auxiliares de diagnóstico quase sempre é indispensável para o diagnóstico e a avaliação das cianoses agudas, e sua indicação naturalmente dependerá da suspeita clínica.

TRATAMENTO

O diagnóstico etiológico preciso sempre deve ser feito, uma vez que haverá um procedimento específico para cada caso, por exemplo, a digitalização de um paciente com insuficiência cardíaca, ou a fixação da língua naquele com síndrome de Pierre-Robin. Medidas de caráter geral também devem ser ponderadas.

OXIGENOTERAPIA

Está indicada para a manutenção da $paCO_2$ em níveis seguros (entre 65 e 85mmHg), e o modo de administração variará de acordo com a fração de oxigênio necessária no ar inspirado (cateter nasal, máscara, tenda ou respiradores nos casos mais graves).

SEDAÇÃO

Está indicada quando o paciente se apresenta agitado e incapaz de colaborar, com conseqüente aumento do consumo de oxigênio, sobrecarga cardíaca e agravamento da cianose. Devem-se utilizar drogas que não deprimam o sistema nervoso central (hidrato de cloral, na dose de 30 a 50mg/kg/dia, fracionado em 4 administrações, VO ou VR).

POSICIONAMENTO DO PACIENTE

É particularmente importante nas cianoses de causa pulmonar e nos casos de insuficiência cardíaca congestiva. O decúbito elevado contribui para melhorar a estase pulmonar e facilita a excursão diafragmática; a perfusão pulmonar é influenciada pela gravidade e, assim, o mau posicionamento do doente poderá favorecer a perfusão pelas áreas mais comprometidas do pulmão.

REMOÇÃO DE SECREÇÕES

O uso de fluidificantes de secreção associado com drenagem de decúbito é útil nos pacientes com secreção pulmonar espessa e/ou abundante. Uma boa hidratação e fisioterapia intensa por meio de tapotagens e vibrações constituem os métodos de escolha.

CONTROLE DA TEMPERATURA

É importante manter o paciente sem febre, devido ao aumento do consumo de oxigênio que ocorre nesta situação. Métodos físicos e/ou químicos podem ser utilizados para este fim, de acordo com a causa determinante.

BIBLIOGRAFIA

DORIA Fº, U.; RODRIGUES, J.C. – Cianose e dispnéia. In Marcondes, E. (Coord.). *Pediatria Básica*. 7ª ed., São Paulo, Sarvier, 1985.

HERTL, M. – *Pediatria: Diagnóstico Diferencial*. Rio de Janeiro, Cultura Médica, 1980.

SCHVARTSMAN, S. – *Intoxicações Agudas*. 4ª ed., São Paulo, Sarvier, 1991.

SINOPSE
CIANOSE AGUDA

1. Ocorre cianose quando houver 5g de hemoglobina reduzida por 100ml de sangue, ou 1,5-2% de metemoglobina no sangue.

2. **Causas centrais de cianose:**
   Formas anômalas de hemoglobina
   - metemoglobina
   - sulfemoglobina
   - carboxiemoglobina

   Hipoventilação
   - obstrução das vias aéreas:
      congênitas
      adquiridas
   - lesões neuromusculares
   - depressão do centro respiratório

   Comprometimento da superfície de troca
   - lesões pulmonares estruturais
   - compressão parenquimatosa
   - obstáculo à difusão gasosa

   "Shunt" venoarterial sistêmico ou arteriovenoso pulmonar

3. **Causas periféricas de cianose:**
   Cianose localizada: após o nascimento, aplicação de garrote, síndrome da cava superior, reação ao frio, estase venosa.

   Cianose generalizada: insuficiência cardíaca direita, pericardite, crise de choro, convulsão tônica, policitemia, desidratação, choque.

4. **Diagnóstico diferencial:**
   Cianose periférica
   - saturação arterial de O_2 normal
   - grande diferença arteriovenosa no conteúdo de oxigênio
   - débito cardíaco baixo

   Cianose central
   - saturação arterial de O_2 diminuída
   - diferença arteriovenosa normal
   - débito cardíaco elevado ou normal

   Cianose de origem cardíaca
   - paO_2 diminuída
   - $paCO_2$ normal
   - piora com o choro
   - melhora mas não desaparece com O_2

   Cianose de origem pulmonar
   - paO_2 diminuída
   - $paCO_2$ elevada
   - melhora com o choro
   - melhora com O_2

5. **Tratamento:**
   - Específico, de acordo com a etiologia
   - Oxigênio, para manter a paO_2 entre 65 e 85mmHg
   - Sedação, com drogas que não deprimem o sistema nervoso central
   - Posicionamento adequado do paciente
   - Remoção de secreção
   - Controle da temperatura

4

AVALIAÇÃO NEUROLÓGICA

Fernando Kok

O presente capítulo tem por objetivo oferecer informações para o pediatra poder avaliar crianças que apresentam distúrbios neurológicos de instalação aguda. É dada ênfase a avaliação da consciência, do equilíbrio, da coordenação, da motricidade, da sensibilidade e de alguns nervos cranianos. Aspectos outros da semiotécnica neurológica devem ser procurados em publicações especializadas.

AVALIAÇÃO DA CONSCIÊNCIA

Por consciência entende-se o estado de conhecimento de si mesmo e do mundo externo. O comportamento consciente possui dois componentes fisiológicos, o conteúdo e o despertar. O conteúdo da consciência representa uma soma de componentes mentais cognitivos e afetivos. O despertar, por sua vez, é um pré-requisito para se avaliar o conteúdo da consciência, e existem situações em que pode estar isoladamente preservado (como no chamado estado vegetativo persistente).

Uma pessoa que não pode ser despertada por meios usuais, encontra-se em coma. Entre o coma e a consciência plena existem estados intermediários (sonolência, torpor) dependentes da intensidade, da localização e da velocidade de instalação da alteração neurológica. Quando ocorre deterioração progressiva e lenta das funções cognitivas, sem afetar estruturas responsáveis pela reação de despertar, temos a instalação de um quadro demencial.

A sistemática internacionalmente mais empregada na avaliação de distúrbios da consciência e instalação aguda foi introduzida, em 1974, por Teasdele e Jennett, e ficou conhecida como escala de Glasgow (Tabela 4.1).

A escala de Glasgow permite uma avaliação rápida e objetiva da consciência. Nela, o indivíduo perfeitamente lúcido terá 15 pontos e, à medida que a consciência se mostra comprometida, vai reduzindo-se o número de pontos.

Tabela 4.1 – Escala de Glasgow para avaliação de distúrbios da consciência.

Item	Pontos
Abertura ocular	
Espontânea	4
Ao chamado	3
À dor	2
Ausente	1
Melhor resposta verbal	
Orientado	5
Confuso	4
Palavras inadequadas	3
Palavras incompreensíveis	2
Nenhuma	1
Melhor resposta motora	
Obedece a comandos	6
Localiza a dor	5
Retirada inespecífica à dor	4
Flexão à dor	3
Extensão à dor	2
Nenhuma	1

AVALIAÇÃO DO EQUILÍBRIO

ESTÁTICO

É avaliado com o paciente parado, sentado ou em pé. Com o paciente em pé, realiza-se a prova de Romberg, que consiste em solicitar que se permaneça com os pés juntos e com os membros superiores colados ao corpo ou em extensão de 90º para a frente. Na existência de alteração do equilíbrio, ocorrerá distúrbio na coordenação dos movimentos do corpo (ataxia). Existem três tipos principais de ataxias que podem ser avaliados por esta prova:

1. Ataxia cerebelar por comprometimento de regiões do cerebelo responsáveis pelo equilíbrio. Durante a prova de Romberg, há oscilações com tendência à queda sem lado preferencial e alargamento da base de sustentação. Pode haver ligeira piora com o fechamento dos olhos.

2. Ataxia sensitiva que ocorre por comprometimento da percepção proveniente de músculos, tendões e articulações (propriocepção). Na prova de Romberg, há oscilações, alargamento da base de sustentação e tendência a queda, que se tornam muito mais acentuados com o fechamento dos olhos (sinal de Romberg positivo).
3. Ataxia vestibular por comprometimento do labirinto, determinando tendência a queda sempre para um mesmo lado durante a prova de Romberg. A modificação da posição da cabeça pode determinar mudança na direção da queda.

Em formas graves de ataxia, pode ser impossível o paciente permanecer em pé. Nestes casos, ao ser colocado sentado, o paciente refere tendência a queda em uma mesma direção em casos de ataxia vestibular, ou sem direção preferencial com oscilações do tronco em casos de ataxia cerebelar.

DINÂMICO

Consiste na avaliação das características da marcha. Em casos de ataxia cerebelar, a marcha é ebriosa, com desvios sem lado preferencial e com a base alargada. Nos pacientes com ataxia vestibular, existe tendência a desvio da marcha sempre para um mesmo lado. Quando a ataxia é sensitiva, a marcha é dita talonante, com o paciente batendo com força os calcanhares contra o solo e tendo piora acentuada ao se retirar o auxílio da visão.

AVALIAÇÃO DA COORDENAÇÃO DOS MEMBROS

Os distúrbios que afetam a coordenação dos membros são conhecidos como ataxia apendicular. Para avaliar a coordenação dos membros superiores, recorre-se às provas índex-nariz, índex-índex e índex-objetivo. Durante estas provas, solicita-se que o paciente execute movimentos, procurando levar o dedo indicador de encontro ao nariz, ao outro indicador ou a um objeto apresentado pelo examinador. Os movimentos devem ser amplos e realizados repetidamente. Em casos de comprometimento cerebelar, há aparecimento de decomposição do movimento de forma mais acentuada no seu início e no seu fim. Existe tendência também a se colidir ou não se atingir o alvo (dismetria).

Quando há ataxia sensitiva, existe principalmente erro na direção do movimento, que se torna muito acentuado com a oclusão dos olhos.

AVALIAÇÃO DA MOTRICIDADE

FORÇA MUSCULAR

Manobras deficitárias – procuram quantificar a capacidade de o paciente manter segmentos corporais contra a força da gravidade. Solicita-se que os membros sejam mantidos em determinadas posições, por 2 minutos, para que se observe o tempo de permanência e o tipo de queda, com ou sem simetria, proximal ou distal. As figuras 4.1 e 4.2 mostram o posicionamento do paciente para se realizar duas manobras deficitárias.

Provas que podem ser realizadas quando não houver colaboração da criança

1. Para avaliação do MMSS (membros superiores):
   - Retirada de um pano do rosto – com o paciente em decúbito dorsal, coloca-se um pano cobrindo-lhe a face e observa-se como ele o retira.
   - Prova do pára-quedista – observa-se o posicionamento dos MMSS quando a criança for colocada conforme mostra a figura 4.3.
2. Para avaliação dos MMII (membros inferiores):
   - Prova do rechaço – realiza-se posicionando os MMII na forma em que é demonstrada na figura 4.4 e solte-os subitamente. Isto fará com que o membro com deficiência motora seja projetado mais longe, em extensão.

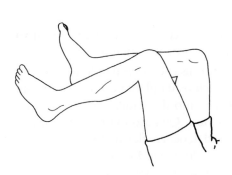

Figura 4.1 – Manobra de Mingazzini com o paciente em decúbito dorsal.

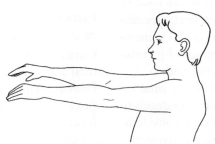

Figura 4.2 – Manobra dos braços estendidos com o paciente em pé ou sentado.

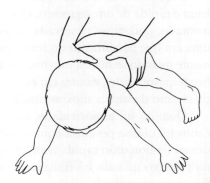

Figura 4.3 – Prova do pára-quedista.

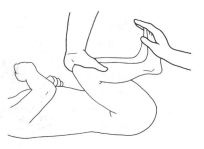 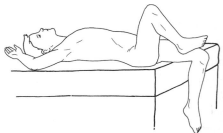 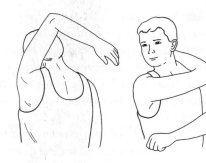

Figura 4.4 – Posicionamento inicial para a prova do rechaço.

Figura 4.5 – Prova da beira do leito mostrando queda assimétrica dos membros.

Figura 4.6 – Provas utilizadas para avaliação da extensibilidade.

- Prova da beira do leito – coloca-se a criança deitada no leito, com as pernas para fora dele. Há, normalmente, tendência em se manter os MMII recolhidos sobre o abdômen; quando há déficit motor, o membro tende a ficar caído, conforme mostra a figura 4.5. Se necessário, estimula-se a planta do pé.

MANOBRAS DE OPOSIÇÃO – o examinador se opõe a um movimento executado pelo paciente, procurando avaliar e comparar a força muscular do lado direito com a do lado esquerdo, em diferentes grupos musculares. Praticamente todos os grupos musculares podem ser pesquisados desta forma.

TÔNUS

É o estado de tensão que o músculo apresenta. Possui dois componentes:
1. Consistência – avaliada pela palpação dos músculos e pelo deslocamento dos segmentos ao se imprimir um balanço a eles (balanço passivo).
2. Extensibilidade – avaliada pela máxima separação forçada que se pode impor entre os pontos de inserção de um músculo. A figura 4.6 mostra duas manobras que podem ser utilizadas para se avaliar a extensibilidade.

Deve-se avaliar o tônus por meio da movimentação lenta e rápida de um segmento. Quando se encontra aumentado, podem ser observadas duas situações básicas: uma em que há aumento do tônus perceptível, especialmente quando se realiza movimentação rápida do membro (espasticidade), e outra em que a alteração é percebida mesmo durante a movimentação lenta (rigidez).

Quando há espasticidade, encontra-se o sinal do canivete, que se pesquisa com o paciente em decúbito dorsal flexionando rapidamente o joelho. É considerado positivo quando há resistência brusca e involuntária ao movimento.

Quando há rigidez do tipo parkinsoniana, encontra-se o sinal da roda denteada, que se caracteriza por resistência intermitente à movimentação, especialmente do cotovelo e do punho.

REFLEXOS

MIOTÁTICOS OU PROFUNDOS – permitem avaliar a integridade e o grau de ativação do arco reflexo. A interrupção do arco, seja por alteração da alça motora, seja por alteração da sensitiva, pode determinar a abolição do reflexo.

Para a obtenção de um reflexo, é importante posicionar o membro de forma adequada e estimular o local correto com o martelo de percussão.

Os reflexos rotineiramente mais pesquisados são:

Aquileu – local de percussão: tendão de Aquiles, com o pé formando um ângulo de 90° com a perna. Resposta: extensão do pé. O posicionamento é mostrado na figura 4.7.

Patelar – local de percussão: inserção do quadríceps na tíbia, logo abaixo da rótula. Resposta: extensão da perna. O posicionamento é mostrado na figura 4.8.

Bicipital – local de percussão: tendão do bíceps, em sua inserção no antebraço. Resposta: extensão do antebraço. O posicionamento do paciente é mostrado na figura 4.9.

Tricipital – local de percussão: porção distal do tríceps, logo acima do cotovelo. Resposta: extensão do antebraço. O posicionamento do paciente é mostrado na figura 4.10.

CUTÂNEOS – são obtidos com a estimulação sensitiva de determinadas porções de tegumento.

Cutaneoplantar – pesquisa-se estimulando a borda lateral e a base dos artelhos da planta do pé. A resposta normal, acima de um ano de idade, é a obtenção da flexão plantar do hálux. Quando existe lesão ou disfunção da via piramidal, ocorre flexão dorsal (que convencionou-se chamar de *extensão*) de hálux, com ou sem abertura e extensão dos artelhos. A resposta extensora à pesquisa do cutaneoplantar é o que se chama de *sinal de Babinski* (Fig. 4.11).

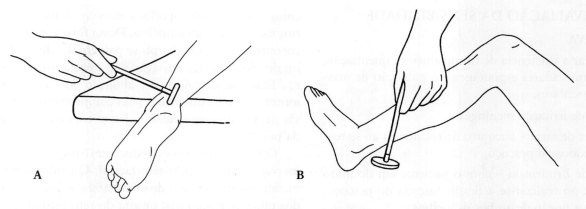

Figura 4.7 – Pesquisa do reflexo Aquileu. **A)** Com o paciente ajoelhado na cadeira. **B)** Com o paciente deitado.

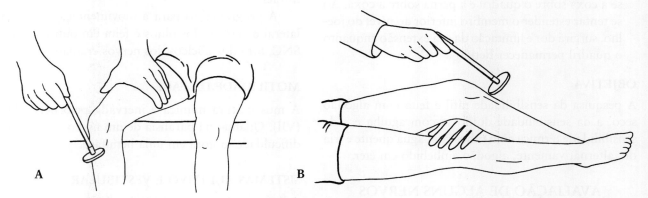

Figura 4.8 – Pesquisa do reflexo patelar. **A)** Paciente sentado. **B)** Paciente deitado.

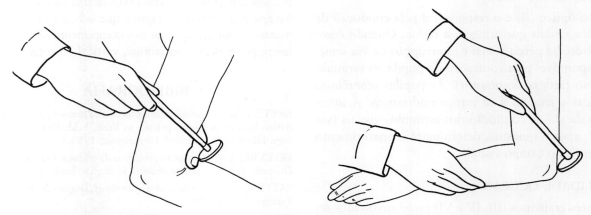

Figura 4.9 – Pesquisa do reflexo bicipital.

Figura 4.10 – Pesquisa do reflexo tricipital.

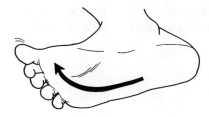

Figura 4.11 – Local de pesquisa e resposta extensora do hálux à pesquisa do cutaneoplantar (sinal de Babinski).

AVALIAÇÃO DA SENSIBILIDADE

SUBJETIVA

1. Verificar a existência de formigamento, queimação, dores musculares espontânea e à palpação de massas musculares.
2. Sinais de irritação meníngea:

    Rigidez de nuca – encontro de resistência ao se tentar flexionar o pescoço.

    Sinal de Brudzinski – com o paciente em decúbito dorsal, ao realizar-se a flexão forçada do pescoço, ocorre a flexão de ambos os joelhos.

    Sinal de Kernig – paciente em decúbito dorsal, flete-se a coxa sobre o quadril e a perna sobre a coxa. Ao se tentar estender o membro inferior ao nível do joelho, surgirá dor e limitação da sua extensão enquanto o quadril permanecer fletido a 90°.

OBJETIVA

A pesquisa da sensibilidade tátil é feita com algodão seco, a da sensibilidade dolorosa com agulha e a da sensibilidade térmica com tubos com água quente e fria ou, alternativamente, algodão embebido em éter.

AVALIAÇÃO DE ALGUNS NERVOS CRANIANOS

AVALIAÇÃO DA VISÃO

O nervo óptico (II) é o responsável pela condução de estímulos visuais que atingem a retina. Quando comprometido, há perda visual e interrupção da via sensitiva responsável pela contração da pupila ao estímulo luminoso (reflexo fotomotor). As pupilas mantêm-se isocóricas e tendem a se tornar midriáticas. A interrupção da via de condução dos estímulos visuais (via óptica), após o quiasma, determinará o aparecimento de defeitos do campo visual.

MOTILIDADE OCULAR

Três pares cranianos (III, IV e VI) estão envolvidos no controle da motilidade ocular extrínseca; e o III nervo e o sistema nervoso simpático, na motilidade das pupilas.

O III nervo (ou nervo oculomotor) é responsável pela inervação parassimpática da pupila, sendo responsável por sua dilatação. Além disso, inerva os músculos retos medial, superior e inferior, o oblíquo inferior e o elevador da pálpebra. Dessa forma, quando se encontra paralisado, há ptose palpebral e desvio lateral do globo ocular por ação não oposta do reto lateral. Existe ainda midríase e abolição do reflexo fotomotor direto e consensual pelo comprometimento da via parassimpática ocular – alça efetora da contração da pupila.

O VI nervo (ou nervo abducente) é responsável pela inervação do músculo reto lateral. Quando comprometido, existe paralisia do olhar lateral e desvio medial dos olhos por ação não oposta do reto medial. É freqüentemente comprometido quando há hipertensão intracraniana.

A programação para a movimentação conjugada lateral e vertical dos olhos é feita em outras áreas do SNC, fora dos núcleos dos nervos cranianos.

MOTILIDADE DA FACE

A musculatura mímica é inervada pelo nervo facial (VII). Quando há paralisia de um nervo facial, ocorre dificuldade motora em uma hemiface.

SISTEMAS AUDITIVO E VESTIBULAR

As informações provenientes dos sistemas auditivo e vestibular atingem o sistema nervoso através do nervo vestibulococlear (VIII). Um dos sinais de disfunção vestibular é o aparecimento de nistagmo, que se constitui em movimento ocular que possui um componente rápido e um lento, podendo ser horizontal, vertical ou rotatório.

BIBLIOGRAFIA

BRETT, E.M. – Normal development and neurological + examination beyond newborn period. In Brett, E.M. *Pediatric Neurology*. Edinburgh, Churchill Livingstone, 1983.

LEFÈVRE, A.B. – Exame neurológico da criança. In Lefèvre, A.B.; Diament, A.J. *Neurologia Infantil*. 1ª ed., São Paulo, Sarvier, 1980.

PATTEN, J. – *Neurological Differential Diagnosis*. New York, Springer-Verlag, 1977.

PLUM, F.; POSNER, J.B. – *The Diagnosis of Stupor and Coma*. 3th ed., Philadelphia, F.A. Davis Co., 1982.

TEASDELE, G.; JENNETT, B. – Assesment of coma and impaired consciousness. A pratical scale. *Lancet,* 11:81-84, 1974.

TOLOSA, A.P.M.; CANELAS, H.M. – *Propedêutica Neurológica*. 2ª ed., São Paulo, Sarvier, 1971.

5

CONTROLE DA DOR E DA FEBRE

CLÁUDIO SCHVARTSMAN

ANALGESIA

A dor é uma experiência sensorial e emocional que ocorre com grande freqüência na criança que se apresenta no pronto-socorro ou à unidade de terapia intensiva, provocada tanto pela doença que motivou a procura do atendimento médico, como pelos procedimentos que se fazem necessários nas diversas situações críticas. Compete evidentemente ao pediatra enfrentar corretamente estas situações por meio de manipulação adequada do elenco de analgésicos atualmente disponíveis, jamais permitindo que um paciente sofra por insegurança ou desconhecimento das propriedades dos agentes farmacológicos mais importantes, principalmente se este paciente for uma criança que, apesar de ter menor capacidade de expressão da dor, sofre tanto ou mais do que um adulto, pois não tem estrutura emocional para enfrentá-la adequadamente.

A dor inadequadamente tratada causa ansiedade e interfere no sono, dificultando a respiração e a tosse, favorecendo atelectasias, acúmulo de secreção pulmonar e pneumonias, aumentando o tônus vagal, com diminuição da motilidade intestinal e aumento de regurgitação e vômitos, secreção não apropriada do hormônio antidiurético, retenção de sódio e hipoglicemia (por aumento de aldosterona, cortisol e adrenalina), além de predispor o paciente a uma imobilização mais prolongada.

O pediatra deve sempre antes de cogitar do uso de um agente analgésico procurar descartar uma causa removível ou tratável para a dor que o paciente está apresentando, tais como abscessos (que devem ser drenados), fraturas (que devem ser reduzidas e o membro acometido imobilizado), hematomas, problemas dentários, processos abdominais cirúrgicos, crise dolorosa de anemia falciforme e muitas outras.

As situações que necessitam de uso de analgésicos são apresentadas no quadro 5.1; enquanto os analgésicos recomendados, no quadro 5.2.

Quadro 5.1 – Situações que comumente causam dor em crianças.

Dor leve	Dor moderada/intensa
• Cefaléia	• Crise de falcização
• Cistite	• Dor associada a doenças neoplásicas
• Cólicas intestinais	• Fraturas
• Mialgias	• Litíase renal
• Odontalgias	• Pós-operatório
• Otalgias	• Procedimentos invasivos
• Sinusite	
• Traumatismos	

Quadro 5.2 – Analgésicos indicados conforme a intensidade da dor.

Dor leve	Dor moderada	Dor intensa
• Acetaminofeno	• Aspirina	• Morfina
• Aspirina	• Derivados do ácido propiônico	• Meperidina
• Dipirona	• Diclofenaco	• Associação de opiáceo e fenotiazínico
	• Codeína	
	• Dipirona	
	• Piroxicam	

CONTROLE DA FEBRE

O controle da temperatura corpórea é regulado no hipotálamo através de um sistema que recebe informações do meio ambiente, monitoriza a temperatura do sangue que penetra o cérebro e envia estímulos que regulam o ganho e a perda de calor. Toda esta informação é aparentemente processada na área pré-óptica do hipotálamo, chamada de área do "set-point".

Existem três mecanismos diferentes responsáveis pela elevação da temperatura:

1. Aumento do "set point" (por exemplo: infecção e inflamação), quando o tratamento adequado consiste na utilização de drogas que o normalizem como,

por exemplo, os antiinflamatórios não-hormonais que atuam por meio do bloqueio da síntese de prostaglandinas intimamente relacionadas com o controle da temperatura pelo hipotálamo. A utilização de métodos físicos de perda de calor, como banhos mornos, tem, portanto, um efeito muito fugaz, pois não influencia o "set point", que permanece elevado, e a criança sofrerá o desconforto de ter sua temperatura aumentada novamente.

2. Produção excessiva de calor com "set point" normal (por exemplo: tireotoxicose e intoxicação por aspirina), caso em que as drogas reguladoras do "set point" não têm eficácia nenhuma.

3. Diminuição da perda de calor com "set point" normal (por exemplo: insolação), caso em que os métodos físicos de perda de calor têm grande eficácia, e as drogas reguladoras do "set point" são desprovidas de eficácia.

ANTIINFLAMATÓRIOS NÃO-HORMONAIS

Este grande grupo de drogas (Fig. 5.1) que possui, além do efeito antiinflamatório, ação antitérmica e analgésica, atua por meio de interferência no metabolismo das prostaglandinas e, portanto, torna-se necessária para uma melhor compreensão de suas características uma abordagem inicial deste metabolismo.

PROSTAGLANDINAS E LEUCOTRIENOS

As prostaglandinas são o grupo mais prevalente de autacóides no organismo, podendo ser encontradas praticamente em todos os órgãos, participando de quase todas as atividades biológicas conhecidas.

Seu nome genérico inclui uma série de compostos diferentes, todos sintetizados a partir de ácidos graxos essenciais de 20 carbonos, principalmente o ácido araquidônico na espécie humana. Este sofre a ação de dois grupos de enzimas, as cicloxigenases, que produzem prostaglandinas (PG), prostaciclinas (PGI) e tromboxanos (TXA), e as lipoxigenases, que produzem leucotrienos (LT) (Fig. 5.2).

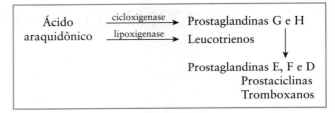

Figura 5.2 – Síntese de leucotrienos e prostaglandinas.

A produção de um ou outro composto dependerá da presença das enzimas responsáveis nos diversos tecidos. Enquanto o baço e os pulmões produzem todos eles, as plaquetas sintetizam principalmente os tromboxanos; e os vasos sangüíneos, as prostaciclinas.

Suas ações são extremamente complexas, variando conforme a espécie, o tecido e o composto estudado:

Sistema cardiovascular – as prostaglandinas E e F têm ação vasodilatadora tanto arterial quanto venosa, provocando queda da pressão arterial e aumento do débito cardíaco. O efeito vasodilatador é bem mais acentuado com as PGI, que agem em territórios coronariano, renal, mesentérico, muscular e pulmonar. Os tromboxanos, por outro lado, provocam contração vascular intensa. Os leucotrienos agem sobre a microvasculatura, provocando exsudação do plasma.

Plaquetas – as prostaciclinas inibem a agregação plaquetária, enquanto os tromboxanos a estimulam.

Leucócitos – os leucotrienos apresentam potente ação quimiotática para leucócitos.

Musculatura lisa – as prostaglandinas E e as prostaciclinas são broncodilatadoras, enquanto as prostaglandinas F, os tromboxanos e os leucotrienos são broncoconstritores. Todos provocam contração da musculatura lisa intestinal, podendo causar náuseas, vômitos, diarréia e cólicas.

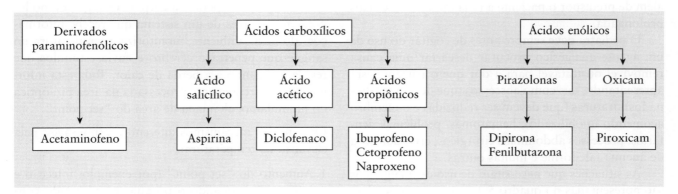

Figura 5.1 – Agentes antiinflamatórios e analgésicos não-esteróides.

Secreção gástrica – as PGE e I inibem a secreção ácida estimulada por histamina, gastrina e alimentação.

Rins – as PGE e I diminuem a ação do hormônio antidiurético e provocam diurese e aumento da excreção de sódio e potássio. Os tromboxanos diminuem o fluxo sangüíneo renal e o ritmo de filtração glomerular.

Suas ações nas respostas específicas do organismo como inflamação, dor e febre são descritas a seguir:

Inflamação – as prostaglandinas E e I promovem ação vasodilatadora importante tanto nos vasos cutâneos e superficiais quanto em outros leitos vasculares, provocando eritema e aumento do fluxo sangüíneo sempre que injetadas na pele. Provocam também, embora não com a mesma intensidade, aumento da permeabilidade capilar. Não têm ação direta sobre a migração de leucócitos, ação esta que é exercida pelos leucotrienos que são produtos da lipoxigenase.

Dor – as prostaglandinas E e F podem provocar hiperalgesia em baixas concentrações (promovendo diminuição do limiar da dor) e dor intensa quando em altas concentrações. Estão associadas ao desenvolvimento da dor que acompanha lesões ou inflamação. Quando administradas por via subcutânea, intramuscular ou intravenosa, podem causar intensa dor local, vascular ou cefaléia. Em pequenas doses, induzem a um estado de hiperalgesia, ou seja, fazem com que estímulos normalmente indolores provoquem dor. A ação direta da prostaglandina injetada não é afetada pelos agentes antiinflamatórios não-hormonais, o que confirma sua ação na síntese de prostaglandinas.

Febre – há evidências de que as prostaglandinas sejam os mediadores entre o pirógeno endógeno e o centro hipotalâmico e, portanto, a inibição da síntese de prostaglandinas promove o retorno da temperatura ao normal.

MECANISMO DE AÇÃO DA ASPIRINA E AGENTES ANTIINFLAMATÓRIOS NÃO-HORMONAIS

Estas drogas atuam inibindo a enzima cicloxigenase, impedindo, portanto, a conversão do ácido araquidônico em prostaglandina G (ver Fig. 5.2). Não agem sobre a lipoxigenase, de forma que os produtos sintetizados a partir da ação desta enzima, principalmente os leucotrienos, não são afetados. Alguns sítios como, por exemplo, as plaquetas, não têm capacidade de sintetizar cicloxigenase e, portanto, a inibição da enzima pelo antiinflamatório será definitiva por toda vida útil desta plaqueta (cerca de 10 dias).

ACETAMINOFENO

Acetaminofeno, N-acetil-paraminofenol ou paracetamol é analgésico e antitérmico moderado sem quase nenhuma ação antiinflamatória. Parece constituir o derivado ativo de outros medicamentos agora menos utilizados, como a acetanilida (em desuso devido a suas propriedades metemoglobinizantes e hemolisantes) e a fenacetina (geralmente utilizada em associação com outras drogas). Por ser muito bem tolerado e não apresentar a maioria dos efeitos colaterais da aspirina, vem ganhando grande popularidade em muitos países. Sua eficácia analgésica e antitérmica parece ser semelhante à da aspirina, mas, conforme já referido, sua ação antiinflamatória é muito pouco intensa. Seu mecanismo de ação não é perfeitamente conhecido, pois o paracetamol é um fraco inibidor da síntese de prostaglandinas. Existem evidências de que possui uma ação sinergística com a codeína, de forma que sua associação com esta pode permitir uma redução na dosagem de ambas.

Farmacocinética – é rápida e quase que completamente absorvido pelo tubo digestivo, atingindo pico plasmático em cerca de 1 hora, com meia-vida de cerca de 2 horas. Sua metabolização se faz no fígado, principalmente à custa de conjugação, mas também de hidroxilação e desacetilação. Quando é ingerido em altas doses, a via de hidroxilação torna-se a mais importante, produzindo um radical hepatotóxico, a N-acetilbenzoquina, que normalmente é inativado pela glutationa hepática. Quando esta se esgota, aquele radical reage com o hepatócito e surge necrose hepática, o efeito mais temível da intoxicação aguda pelo acetaminofeno. A droga metabolizada é excretada quase que totalmente pelos rins. Não há nenhuma apresentação que se preste ao uso parenteral.

Dosagem – 10mg/kg/dose, VO, a cada 4-6 horas, até um máximo de 2,5g/dia.

Efeitos colaterais – quase não se descrevem efeitos colaterais com as doses terapêuticas usuais. Ocasionalmente ocorrem erupções cutâneas e raramente neutropenia e pancitopenia. Apesar de ser um metabólito da fenacetina, raramente determina lesão renal, metemoglobinemia e anemia hemolítica, embora já tenha sido envolvido na síndrome do abuso de analgésico, com a lesão renal crônica característica. Seu grande risco é, sem dúvida nenhuma, a hepatotoxicidade que acompanha a intoxicação aguda.

ASPIRINA

A aspirina, apesar da introdução cada vez maior de novos agentes analgésicos e antiinflamatórios, é uma das drogas mais bem estudadas e utilizadas dentro do elenco disponível, servindo inclusive de padrão para comparação de efeito analgésico, antitérmico e antiinflamatório de outras drogas. Tem ação periférica, impedindo a sensibilização de receptores de dor pelas prostaglandinas, agindo mal, portanto, em dor provocada por estimulação direta dos receptores. Seu uso em pacientes graves é limitado por não existirem apresentações estáveis para uso parenteral.

Farmacocinética – a aspirina, ou ácido acetilsalicílico (AAS), é rapidamente absorvida por via oral. Atinge picos plasmáticos em cerca de 2 horas, mas as ações analgésica e antitérmica já se fazem sentir 15 minutos após a administração, podendo-se esperar uma queda de cerca de 2°C na temperatura do paciente febril. A via oral, praticamente a única utilizada, pode provocar irritação gástrica, que pode ser diminuída quando se ingere o medicamento com grandes quantidades de líquidos e, aparentemente, quando se associa aspirina a antiácidos. Tal associação não parece afetar sua absorção, mas a pequena alcalinização da urina pode aumentar sua excreção e diminuir os níveis séricos. Os estudos deste tipo de associação são ainda escassos em pediatria. A absorção por via retal é muito irregular e, portanto, não deve ser utilizada. Sua transferência placentária é muito rápida, e a relação da concentração sangüínea mãe/feto chega a 1,0 após 70 minutos, podendo atingir 1,5, o que explica a maior incidência de doença hemorrágica no recém-nascido cuja mãe tenha recebido aspirina.

Apresenta extensa ligação protéica (cerca de 80-90%) e compete com uma série de substâncias, como fenitoína, barbitúricos, penicilina, bilirrubinas e outras. A metabolização faz-se no fígado por meio de conjugação principalmente com o ácido glicurônico; e a excreção, pela urina. Essa excreção é altamente dependente do pH urinário, sendo que um aumento de 2 unidades neste pH pode aumentar até 10 vezes sua excreção urinária.

Dosagem
- Como analgésico e antitérmico: 30-65mg/kg/dia, em doses divididas a cada 4-6 horas, sem ultrapassar 3,5g/dia.
- Como antiinflamatório: 65-100mg/kg/dia, dividido a cada 6 horas e acompanhado de monitorização do nível sérico (nível terapêutico: 15-30mg/dl).

A dose máxima diária poderá ser ultrapassada naqueles pacientes que não atingirem o nível sérico terapêutico.

Efeitos colaterais – a aspirina, talvez por ser um dos medicamentos mais bem estudados em Medicina, apresenta um grande número de efeitos colaterais, dos quais os distúrbios gastrintestinais são os mais importantes, incluindo náuseas e vômitos, dor epigástrica, gastrite erosiva aguda e reativação de úlcera duodenal. Provoca ainda reações de hipersensibilidade e alérgicas, desencadeamento de crise asmática e distúrbios hematológicos, tais como diminuição da adesividade e agregação plaquetária. Este efeito decorre da inibição da cicloxigenase plaquetária, com diminuição da síntese de tromboxanos, e é irreversível para a plaqueta afetada, ou seja, perdurará durante toda a vida desta plaqueta (8 a 10 dias). Seu uso crônico pode provocar um quadro clínico conhecido como salicilismo, composto de cefaléia, tontura, zumbidos, diminuição da acuidade auditiva, confusão mental, náuseas e vômitos. Pode ainda provocar alterações nas transaminases e, por sua ação de inibição de síntese de prostaglandinas, alterações na fertilidade masculina.

Síndrome de Reye – esta síndrome, característica de criança, é constituída por encefalopatia combinada com degeneração gordurosa do fígado, aparentemente secundária a anormalidades mitocondriais tanto em hepatócitos como em neurônios cerebrais, parecendo ter um vínculo epidemiológico com a utilização prévia de aspirina. Desde 1980, surgiram na literatura seis estudos sucessivos (cinco nos Estados Unidos e um na Inglaterra) que apontam para um uso prévio significativamente maior de aspirina em pacientes com síndrome de Reye do que em pacientes pertencentes a um grupo controle. Este vínculo era aparentemente maior quando o uso da aspirina fora para doenças febris provocadas por influenza ou varicela. De posse destes dados, a Food and Drug Administration (FDA) americana recomendou a não-utilização da aspirina nestas situações em crianças e o Committee on Safety of Medicines da Inglaterra contra-indicou seu uso em crianças abaixo de 12 anos de idade. Nos Estados Unidos, coincidindo com a diminuição do uso de AAS na faixa etária pediátrica, houve queda de 204 casos de síndrome de Reye em 1984 para 91 em 1985. Dessa forma, até que a controvérsia seja mais bem esclarecida, parece oportuno recomendar cautela na utilização de AAS em crianças.

As intoxicações agudas podem ser bastante graves, determinando um quadro metabólico complexo.

DIPIRONA

A dipirona é um derivado pirazolônico muito utilizado em nosso meio como analgésico e antitérmico, embora, em outros países, seu uso seja restrito ou mesmo proibido em virtude de possíveis e graves efeitos colaterais. Sua eficácia analgésica e antitérmica é muito boa, sendo provavelmente uma das melhores dentro do elenco de antitérmicos e analgésicos menores. Apresenta ainda a grande vantagem de ser compatível para apresentações tanto para uso intramuscular como intravenoso.

Farmacocinética – é rapidamente absorvida por via oral e sua meia-vida plasmática é de 1 a 4 horas, atingindo pico plasmático em 1 a 2 horas. A metabolização ocorre no fígado por meio de conjugação com ácido glicurônico e a excreção dos metabólitos é feita pela urina.

Dosagem – 6-15mg/kg/dose, por VO, IM (muito dolorosa) e IV, para um máximo de 3g/dia.

Efeitos colaterais – o principal efeito colateral relacionado com a dipirona é, sem dúvida nenhuma, a agranulocitose, que pode ser fatal por predispor a infecções graves. A destruição periférica dos granulócitos que caracteriza esta condição é uma reação de hipersensibilidade ao uso da dipirona. A grande dúvida entre os pesquisadores é sobre a incidência deste efeito. Huguley, em 1964, utilizando-se de casuística pouco uniforme de outros autores, calculou incidência de 0,79% e taxa de mortalidade de 0,57% e, baseada nestes dados, a FDA americana restringiu bastante o uso da droga nos Estados Unidos. Esta alta incidência não foi confirmada em outros países e, recentemente, um estudo multicêntrico estimou incidência máxima de 0,0003%, enquanto no Brasil um estudo de Sollero apontou valores inferiores a 0,002%. De qualquer modo, em virtude da polêmica relacionada com estes resultados, é preciso cautela ao se optar pelo analgésico ou antitérmico, devendo-se sempre ter em mente a relação risco/benefício. São descritos ainda outros efeitos colaterais, tais como reações anafiláticas, erupções cutâneas de vários tipos, inclusive síndrome de Stevens-Johnson, náuseas, vômitos, desconforto abdominal e diarréia. A intoxicação aguda é de natureza relativamente benigna, necessitando apenas de tratamento de manutenção.

DERIVADOS DO ÁCIDO PROPIÔNICO

São um grupo de drogas de introdução relativamente recente, com ações analgésica, antitérmica e antiinflamatória semelhantes às da aspirina. Suas propriedades farmacológicas não diferem significativamente, sendo todos eficazes inibidores da síntese de prostaglandinas. Embora venha surgindo rapidamente um número cada vez maior de agentes, deve-se ressaltar que todos apresentam características semelhantes, não havendo vantagens significativas de uns sobre os outros, com exceção do naproxeno que, por sua meia-vida plasmática mais prolongada, pode ser administrado em apenas 2 doses diárias. Apesar de terem sido utilizados por serem mais bem tolerados do que a aspirina, podem apresentar os mesmos efeitos colaterais desta.

Seu uso em crianças está indicado nas doenças reumáticas como alternativa à aspirina. Embora possuam ação analgésica e antitérmica, sua utilização, nestas situações, em crianças ainda não pode ser recomendada, uma vez que ainda não está bem estabelecida sua tolerabilidade na faixa etária pediátrica.

IBUPROFENO

É o mais antigo agente desse grupo, tendo sido, inclusive recentemente, liberado para venda livre nos Estados Unidos.

Farmacocinética – é absorvido por via oral, atingindo pico de concentração plasmática 1 a 2 horas após a ingestão, apresentando meia-vida de cerca de 2 horas e volume de distribuição de 0,11 a 0,13 litro/kg. Apresenta extensa ligação protéica (99%), sofre biotransformação hepática e seus metabólitos são eliminados na urina.

Dosagem
- Crianças abaixo de 12 anos: 30-70mg/kg/dia, divididos em 3-4 vezes ao dia.
- Crianças acima de 12 anos: 300-600mg/dose, 3-4 vezes ao dia.

Efeitos colaterais – os mais freqüentes são distúrbios gastrintestinais, incluindo gastrite erosiva aguda, úlcera péptica, náuseas e vômitos. A incidência desses efeitos parece ser, entretanto, inferior à provocada pela aspirina. Outros efeitos colaterais incluem reações de hipersensibilidade, alterações de função hepática, cefaléia, zumbido, ambliopia tóxica, edema, agranulocitose, distúrbios de agregação plaquetária e diminuição da função renal. Como age de maneira semelhante à da aspirina, pode também provocar reações nos pacientes intolerantes àquela droga.

Intoxicação aguda – à medida que estes agentes são mais utilizados, é provável que surja um número progressivamente maior de casos de intoxicação aguda em crianças. Os casos descritos na literatura incluem nistagmo, diplopia, cefaléia, zumbido, surdez transitória, insuficiência renal aguda e, principalmente, coma e apnéia. A gravidade do quadro clínico parece apresentar correlação com o nível sérico da droga, tendo sido inclusive elaborado um nomograma que correlaciona o nível sérico com o tempo decorrido após a ingestão e possível toxicidade. O tratamento é fundamentalmente sintomático e de manutenção e, nos casos graves, graças ao baixo volume de distribuição, pode ser útil hemoperfusão.

CETOPROFENO

Farmacocinética – é bem absorvido por via oral, atingindo pico de concentração plasmática em 0,5 a 2 horas. Sua meia-vida é de 1-4 horas, apresentando extensa ligação protéica (99%) e baixo volume de distribuição (0,1 litro/kg). Sofre conjugação hepática e os metabólitos são eliminados pela urina.

Dosagem
- Crianças abaixo de 12 anos: não recomendado.
- Crianças acima de 12 anos: 150-200mg/dia, dividido em 2-3 doses.

Efeitos colaterais – são semelhantes aos descritos para o ibuprofeno.

Intoxicação aguda – são descritos sonolência, dor abdominal e vômitos, com melhora espontânea, necessitando apenas de tratamento sintomático e de manutenção.

NAPROXENO

O naproxeno destaca-se entre os derivados do ácido propiônico por apresentar meia-vida plasmática mais prolongada, permitindo, portanto, administração em até 2 doses diárias.

Farmacocinética – é rapidamente absorvido por via oral, sendo que a absorção do sal sódico parece ser mais rápida. O pico plasmático é atingido após 2-4 horas, a ligação protéica é superior a 99%, a meia-vida é de 12-15 horas e o volume de distribuição é de cerca de 0,1 litro/kg. É metabolizado no fígado, principalmente por meio de glicuronidação e os metabólitos são excretados pela urina.

Dosagem – 10mg/kg/dia, dividido em 2 doses, até um máximo de 500-750mg/dia ou 15mg/kg/dia.

Efeitos colaterais – são semelhantes aos descritos para o ibuprofeno.

Intoxicação aguda – os relatos de ingestão de superdoses são ainda muito escassos na literatura e, nos casos reportados, foram descritos náuseas e vômitos em um paciente e hipoprotrombinemia em outro. Em um estudo em voluntários sadios, observou-se que a ingestão de até 4g de naproxeno era bem tolerada, sem alteração da meia-vida plasmática de 14 horas e sem sinais de saturação de nenhum dos mecanismos de eliminação.

DICLOFENACO

É um derivado fenilacético que apresenta ação analgésica, antitérmica e antiinflamatória, usado principalmente em doenças reumáticas e, mais recentemente, como analgésico em situações como mialgias traumáticas, fraturas, litíase renal etc. Sua eficácia antitérmica faz com que venha sendo testado como alternativa aos antitérmicos clássicos, embora na faixa etária pediátrica os estudos sobre sua eficácia e tolerabilidade ainda sejam poucos e não permitem a recomendação de seu uso rotineiro para este tipo de indicação.

Farmacocinética – é bem absorvido pelo trato gastrintestinal, com pico de concentração plasmática em cerca de 2 horas, ligação protéica superior a 99%, meia-vida de 3,5 horas e volume de distribuição de 0,10 litro/kg. Sua metabolização se faz no fígado e sua excreção pela urina.

Dosagem – 0,5-2mg/kg/dia, em 2 a 3 doses divididas, não ultrapassando 50mg/dose.

Efeitos colaterais – as reações adversas mais importantes incluem distúrbios gastrintestinais, edema, erupções cutâneas, prurido, cefaléia, tontura, reações alérgicas (rinite e chiado) em pacientes asmáticos sensíveis à aspirina, disfunção hepática e distúrbios hematológicos, incluindo possível risco de anemia aplástica, segundo o estudo colaborativo sobre risco de agranulocitose e anemia aplástica relacionado ao uso de drogas, de outubro de 1986.

Intoxicação aguda – os dados até o momento são escassos, havendo poucos casos relatados na literatura, consistindo de confusão, torpor, hipotonia, zumbido e alucinações auditivas. O tratamento até o presente momento consiste em medidas sintomáticas e de manutenção.

PIROXICAM

É um derivado do ácido enólico, com ações analgésica, antitérmica e antiinflamatória equivalentes às da aspirina e dos derivados do ácido propiônico. Como estes, age também por meio de inibição da síntese de prostaglandinas. Da mesma forma que o diclofenaco e os derivados do ácido propiônico, parece ser mais bem tolerado do que a aspirina. Apresenta a vantagem de ter uma meia-vida longa, permitindo seu uso em até uma única dose diária.

Seus estudos na faixa etária pediátrica são ainda escassos e suas indicações devem ser restritas às doenças reumáticas, não podendo ser recomendado seu uso como analgésico ou antitérmico, pois sua tolerabilidade em crianças não está bem estabelecida.

Farmacocinética – é bem absorvido por via oral, apresentando intensa ligação protéica (cerca de 99%), longa meia-vida plasmática (cerca de 35 a 45 horas) e volume de distribuição de 0,14 litro/kg. Sua metabolização se faz no fígado e menos de 5% de uma dose é excretada inalterada na urina.

Dosagem – 0,4mg/kg/dia, administrado em 1 ou 2 doses diárias, para um máximo de 20mg/dia.

Efeitos colaterais – os distúrbios gastrintestinais são os efeitos adversos mais comuns, incluindo úlcera péptica e sangramento gastrintestinal. Relata-se também diminuição da agregação plaquetária, alterações da função hepática, edema e cefaléia, cansaço e tontura.

Intoxicação aguda – as características clínicas incluem náuseas, vômitos, diarréia, dor abdominal, sangramento digestivo, tontura, coma, convulsões, visão borrada e insuficiência renal aguda. Não há tratamento específico e as medidas são apenas sintomáticas e de manutenção.

BENZIDAMINA

O hidrocloreto de benzidamina possui ação analgésica, antitérmica e antiinflamatória, sendo utilizado mais comumente em lesões de tecidos moles e musculares, sendo também usado topicamente como cremes ou colutórios.

Dosagem
- Até 6 anos de idade: 1-1,5mg/kg/dose, 3-4 vezes/dia.
- De 6 a 14 anos de idade: 30mg/dose, 2-3 vezes/dia.
- Mais de 14 anos de idade: 50mg/dose, 3 vezes/dia.

Efeitos colaterais – incluem principalmente os distúrbios gastrintestinais, como desconforto gástrico, dores abdominais, náuseas e vômitos, sendo também descritos tontura, distúrbios visuais e do sono. A ingestão de doses excessivas pode determinar alucinações, agitação, hiperexcitabilidade, movimentos incoordenados, convulsões e coma. Não existe tratamento específico e as medidas são sintomáticas e de manutenção.

INDOMETACINA

Trata-se de um composto com propriedades analgésicas, antitérmicas e antiinflamatórias, mas que, devido a seus efeitos colaterais, é utilizado na faixa etária pediátrica apenas em casos de doenças reumáticas. Como os demais agentes deste grupo, age por meio da inibição da síntese de prostaglandinas.

Farmacocinética – é bem absorvida pelo trato gastrintestinal, atingindo pico plasmático em 0,5 a 2 horas, com ligação protéica superior a 90% e meia-vida entre 2,5 e 11 horas. Sofre glicuronidação no fígado e os metabólitos são excretados pela urina.

Dosagem
- Crianças com idade inferior a 14 anos: não recomendado.
- Crianças com idade superior a 14 anos: 1-3mg/kg/dia, até 100mg/dia, dividida em 3-4 doses.

Efeitos colaterais – distúrbios gastrintestinais ocorrem em 5 a 10% dos pacientes e incluem náuseas e vômitos, pirose, estomatite, perda de sangue oculto nas fezes, anorexia e diarréia, que podem ser diminuídos pela administração concomitante de alimentos. Provoca ainda cefaléia, zumbido, sonolência, vertigem, distúrbios de comportamento, complicações oculares, como visão borrada, e surdez. Raramente se observa leucopenia, anemia hemolítica, depressão medular, reações de hipersensibilidade e hepatite tóxica. Como os demais membros deste grupo de drogas, aumenta o tempo de sangramento por diminuir a agregação plaquetária.

ANALGÉSICOS NARCÓTICOS

O grupo inclui uma série de agentes que agem sobre os receptores opiáceos. Estas substâncias não são necessariamente relacionadas quimicamente entre si e incluem os alcalóides do ópio, os peptídeos opióides endógenos e vários medicamentos sintéticos, sendo chamados genericamente de substâncias opióides.

Os estudos com a ligação destes agentes permitiram identificar uma série de receptores opióides endógenos, dos quais os principais foram denominados com as letras gregas μ, κ e σ. A estimulação de cada um destes receptores induz efeitos característicos que estão descritos no quadro 5.3.

Quadro 5.3 – Efeitos da estimulação dos receptores opióides.

μ – analgesia central, depressão respiratória, euforia e dependência física
κ – analgesia espinal, miose e sedação
σ – disforia, alucinações e estimulação respiratória e vasomotora

Os diferentes agentes opióides, os antagonistas parciais, como a nalorfina, e os antagonistas puros, como a naloxona, têm ação diferente sobre os vários receptores (Quadro 5.4).

Quadro 5.4 – Ação dos opióides e seus antagonistas sobre os receptores opióides.

	μ	κ	σ
Morfina	ag	ag	–
Codeína	ag	ag	–
Nalorfina	ant	ag	ag
Naloxona	ant	ant	ant

ag = agonista; ant = antagonista

MORFINA

É o principal alcalóide do ópio, obtido do extrato de sementes de *Papaver somniferum*. Apresenta potente ação analgésica, relativamente seletiva, pois poupa os demais sentidos, provocando, entretanto, sedação e alterações do humor. Sua ação analgésica é complexa, agindo sobre a dor como sensação primária, bem como sobre as reações a esta sensação. Além da ação analgésica, promove miose por estimulação do nervo oculomotor que, em doses exageradas, é caracteristicamente puntiforme; pode provocar ainda convulsões de difícil controle.

A morfina e os demais opióides deprimem a respiração por ação central. Tal efeito ocorre mesmo com doses muito pequenas e acentua-se à medida que estas são aumentadas. É importante frisar que *em doses equi-*

analgésicas todos os opióides têm o mesmo efeito depressor da respiração. Doses terapêuticas de morfina promovem um máximo de depressão respiratória em 7 minutos quando por via IV, 30 minutos quando por via IM e 90 minutos por via SC, durando até 4 a 5 horas. Diminui o reflexo da tosse e, por liberar histamina, pode determinar broncoespasmo. Todos estes efeitos contra-indicam seu uso como sedativo e/ou analgésico em pacientes com insuficiência respiratória. A liberação de histamina também colabora na promoção de vasodilatação arteriolar e venosa produzida pelos opióides. No aparelho digestivo, promove diminuição importante do peristaltismo intestinal (o que permite inclusive o uso de alguns derivados opióides como antidiarréicos), além de predispor a náuseas e vômitos (um derivado da morfina, a apomorfina, é usado como agente emetizante). Na vesícula biliar, no ureter e na bexiga, pode provocar aumento do tônus e da pressão, podendo piorar quadros de cólicas biliar e nefrética.

Farmacocinética – a morfina é rapidamente absorvida por via oral, mas sofre intensa metabolização de primeiro passo pelo fígado, de modo que, por esta via, sua ação analgésica é equivalente a apenas ⅙ daquela obtida quando administrada por via parenteral. Quando administrada por via IV, a ação analgésica inicia-se quase que imediatamente. A metabolização pelo fígado ocorre por conjugação e a meia-vida plasmática é de 2-3 horas. Os metabólitos produzidos são excretados pela urina.

Dosagem
- IM ou IV: crianças com menos de 12 anos, 0,1-0,2mg/kg/dose a cada 2-6 horas, conforme necessário, até um máximo de 15mg/dose.
- VO: não recomendada.

Morfina é produto oficial e seu uso é legalmente controlado.

CODEÍNA

Também é um alcalóide do ópio, apresentando características muito semelhantes às da morfina. Destingue-a o fato de apresentar boa potência por via oral, equivalente a ⅔ da apresentada por via parenteral, potência esta que é igualada por poucos opióides. Por via parenteral não apresenta nenhuma vantagem significativa sobre a morfina, acreditando-se inclusive que seu efeito analgésico decorre de sua conversão em morfina. Estudos controlados demonstram que seu efeito é potencializado quando associada a aspirina ou acetaminofeno. Exemplificando, 30mg de codeína e 325mg de aspirina têm efeito analgésico equivalente a 60mg de codeína.

Farmacocinética – a absorção por via oral é completa e produz pico plasmático de codeína em cerca de 1 hora. A metabolização faz-se no fígado por demetilação para morfina e norcodeína, e a excreção dos metabólitos é feita pela urina, principalmente como conjugados com o ácido glicurônico. Sua ligação protéica é pequena, situando-se ao redor de 25%.

Dosagem
- Crianças com idade inferior a 14 anos: 0,5mg/kg/dose, VO, a cada 4-6 horas, conforme necessário.
- Crianças com idade superior a 14 anos: 30-60mg/dose, VO, a cada 4-6 horas, conforme necessário.

MEPERIDINA

É um agente opióide sintético que, embora quimicamente diferente da morfina, liga-se aos receptores opióides e exerce todos os efeitos farmacológicos já discutidos. Sua ação analgésica por via IM inicia-se em 10 minutos, atinge um máximo em 1 hora, durando de 2 a 4 horas. Por via IV, o efeito é de início quase que imediato, com menor duração. Quando administrada por VO, o efeito analgésico total é inferior à metade do efeito obtido pela administração parenteral, devido à metabolização de primeiro passo pelo fígado. Por esta via, começa a agir em 15 minutos, com pico em 2 horas e duração de várias horas. Em doses equianalgésicas, conforme já referido, seu efeito depressor da respiração é semelhante ao da morfina, atingindo o pico 1 hora após a administração e voltando ao normal em 2 a 4 horas. Todos os demais efeitos citados para a morfina também ocorrem com a meperidina.

Farmacocinética – a absorção por VO é rápida e a metabolização é hepática e em grande parte de primeiro passo. A excreção dos metabólitos faz-se pela urina. Sua meia-vida plasmática é de cerca de 3 horas.

Dosagem – 1-1,5mg/kg/dose, IM ou IV, a cada 3-6 horas, conforme necessário, para um máximo de 100mg/dose ou 6mg/kg/dia.

PROPOXIFENO

Trata-se de um analgésico opióide sintético de média potência, relacionado estruturalmente à metadona. Sua eficácia analgésica é inferior à dos demais opióides, sendo que 65mg de cloridrato de propoxifeno têm a mesma ação que 650mg de aspirina. Da mesma forma que a codeína, apresenta sinergismo quando associado à aspirina. É apresentado sob a forma de napsilato e de cloridrato, sendo que o primeiro é menos solúvel em água e exige doses relativamente maiores para a obtenção de níveis sangüíneos. Seu uso em pediatria é, entretanto, muito restrito, especialmente na forma injetável.

Farmacocinética – é bem absorvido por VO, mas, como os demais, está sujeito a metabolismo de primeiro passo pelo fígado. O pico plasmático ocorre em 1-2 horas após a administração, e a metabolização hepática consiste em demetilação, e a excreção dos metabólitos faz-se pela urina.

Dosagem
- Crianças com idade inferior a 12 anos:
  não recomendado.
- Crianças com idade superior a 12 anos:
  cloridrato: 65mg a cada 4-6 horas;
  napsilato: 100mg a cada 4-6 horas.

A via parenteral não é recomendada para crianças.

PENTAZOCINA

Trata-se de um agente que apresenta ação opióide agonista, bem como fraca atividade antagonista do tipo nalorfina. Seu padrão de ação sobre o sistema nervoso central é semelhante ao da morfina, incluindo analgesia, sedação e depressão respiratória (antagonizada pela naloxona). Seu efeito analgésico por via intramuscular inicia-se rapidamente, atingindo um máximo em 30-60 minutos, com duração de 2-3 horas. Por via oral, o efeito máximo ocorre em 1-3 horas e dura cerca de 3-4 horas.

Farmacocinética – é bem absorvida por VO, atingindo pico plasmático em 1-3 horas; após administração IM, o pico é atingido em 15 minutos a 1 hora. A metabolização é hepática e a excreção dos metabólitos é feita pela urina.

Dosagem
- Crianças com idade inferior a 12 anos:
  não recomendado.
- Crianças com idade superior a 12 anos:
  IM: 30mg/dose, a cada 4 horas, até um máximo de 360mg/dia;
  VO: 50-100mg/dose, a cada 4 horas, até um máximo de 600mg/dia.

FENTANIL

É um narcótico sintético de ação analgésica muito potente (cerca de 100 vezes maior do que a da morfina), de início rápido e curta duração de ação. Bloqueia os estímulos nociceptivos, sem comprometer as condições hemodinâmicas do paciente. Deve ser usado apenas em serviços bem equipados, com pessoal experiente. Depressão respiratória pode ser observada, mesmo com o uso de doses farmacologicamente corretas. Outros efeitos colaterais descritos incluem rigidez da parede torácica, hipotensão, tontura, visão borrada, vômitos e sudorese.

Farmacocinética – tem um tempo de distribuição de 1,7 minuto e meia-vida de eliminação de quase 4 horas. Em crianças com menos de 3 anos de idade sua meia-vida é prolongada. É metabolizado no fígado e excretado pela urina, na maior parte sob a forma de metabólitos e apenas 10% inalterado. Quando administrado por via IV seu efeito é quase imediato. A analgesia é notada em alguns minutos e dura, conforme a dose, menos de 1 hora. Após administração intramuscular, o início de ação é mais lento e a duração é de 1-2 horas.

Dosagem – crianças com idade superior a 3 meses: 1-2µg/kg, por via IV ou IM.

TOXICIDADE

A toxicidade dos agentes opióides é, de maneira geral, semelhante e já foi em parte abordada durante a discussão das características de cada agente. O principal efeito colateral é, sem dúvida nenhuma, a depressão respiratória que, associada à liberação de histamina, pode ser bastante perigosa em pacientes com doenças respiratórias. Essa depressão respiratória pode também ocasionar retenção de CO_2, aumentando a pressão intracraniana e, portanto, contra-indicando seu uso em pacientes com hipertensão intracraniana. A administração conjunta de fenotiazínicos ou de antidepressores tricíclicos pode intensificar a depressão respiratória. De maneira geral, a administração IV deve ser cautelosa, pois provoca queda na resistência periférica, podendo causar hipotensão e taquicardia. Podem provocar ainda náuseas, vômitos, obstipação intestinal, retenção urinária, miose e fenômenos alérgicos. Todos provocam dependência física e psíquica e são drogas de abuso.

A intoxicação aguda caracteriza-se pela clássica tríade de depressão respiratória, depressão do sistema nervoso central e miose puntiforme bilateral, e seu tratamento de escolha consiste na administração de naloxona.

ANALGESIA CONTROLADA PELO PACIENTE

Procedimento que está começando a ser utilizado em pediatria. O equipamento consiste em uma bomba de infusão programável, permitindo que o paciente libere analgésicos por via IV, de acordo com a necessidade. Em geral, as doses e os efeitos colaterais são menores quando comparados com injeções intermitentes por via IM ou IV. Pode ser indicada nas crises dolorosas muito intensas, como as que ocorrem em crianças com câncer ou com crises falciformes.

BIBLIOGRAFIA

American Pain Society – Principles of analgesic use in the treatment of acute pain and chronic cancer pain. *Clin. Pharmacol.*, 9:601, 1990.

GRAHAN, G.G.; DAY, R.O.; CHAMPION, G.D.; LEE, E.; NEWTON, K. – Aspects of the clinical pharmacology of non-steroidal anti-inflammatory drugs. *Clin. Rheumat. Dis.*, 10:229, 1984.

HUGULEY, C.M. – Agranulocytosis induced by dipirone, a hazardous antipyretic and analgesic. *JAMA*, 189:162, 1964.

LOVEJOY, F.H.; DONE, A.K. – The use of antipyretics. In Yaffe, S.J. *Pediatric Pharmacology*. New York, Grunne & Stratton, 1980.

LLOYD-THOMAS, A.R. – Pain management in pediatric patients. *Br. J. Anaesthesiol.*, 64:185, 1990.

Martindale the Extra Pharmacopoeia, 28th ed., London, The Pharmaceutical Press, 1982.

MICHA, L. et al. – Risks of agranulocytosis and aplastic anemia. A first report of their relation to drug usage with special reference to analgesics. *JAMA*, 256:1749, 1986.

SCHVARTSMAN, C.; SCHVARTSMAN, S. – Antitérmicos, analgésicos e antiinflamatórios. In Schvartsman, S. *Medicamentos em Pediatria*. 3ª ed., São Paulo, Sarvier, 1986.

SHAFFE, J.H.; MARTIN, W.R. – Opioid analgesics and antagonists. In Goodman G.A. et al. (eds.). *The Pharmacological Basis of Therapeutics*. 7th ed., New York, Macmillan Pub. Co., 1985.

SOLLERO, L. – Incidence of agranulocytosis and the use of dipirone in Brazil. *Rev. Bras. Pesquisas Med. e Biol.*, 9:79, 1976.

VALE, J.A.; MEREDITH, T.J. – Acute poisoning due to non-steroidal anti-inflammatory drugs. *Med. Toxicol.*, 1:12, 1986.

VANE, J.R. et al. – Analgesic, antipyretics and anti-inflamatory agents. In Goodman G.A. et al. (eds.). *The Pharmacological Basis of Terapeutics*. 7th ed., New York, Macmillan Pub. Co., 1985.

SINOPSE

Analgésicos usados em Pediatria

Não-narcóticos	Dose	Intervalo	Via	Máximo
Acetaminofeno	10mg/kg/dose	4-6 horas	VO	2,5g/dia
Aspirina	30-65mg/kg/dia	4-6 horas	VO	3,5g/dia
Benzidamina	1-1,5mg/kg/dose (< 6 anos)	6-8 horas	VO	
Cetoprofeno	Não recomendado para crianças < 12 anos			
Diclofenaco	0,5-2mg/kg/dia (> 14 anos)	9-12 horas	VO, VR, IM	50mg/dose
Dipirona	6-15mg/kg/dose	4-6 horas	VO, IM, IV	3g/dia
Ibuprofeno	30-70mg/kg/dia	6-8 horas	VO, VR	
Naproxeno	10mg/kg/dia	12 horas	VO	500-750mg/dia
Piroxicam	0,4mg/kg/dia	12-24 horas	VO, VR, IM	20mg/dia
Narcóticos	**Dose**	**Intervalo**	**Via**	**Máximo**
Codeína	0,5mg/kg/dose	4-6 horas	VO	
Fentanil	1-2µg/kg/dose		IV, IM	
Morfina	0,1-0,2mg/kg/dose	2-6 horas	IM, IV	15mg/dose
Meperidina	1-1,5mg/kg/dose	3-6 horas	IM, IV	6mg/kg/dia
Pentazocina	Não recomendado para crianças < 12 anos			
Propoxifeno	Não recomendado para crianças < 12 anos			

VO = via oral; VR = via retal; IM = intramuscular; IV = intravenoso

6

BLOQUEIO NEUROMUSCULAR CURARIZAÇÃO

W. Jorge Kalil Filho
Cláudio Schvartsman

INTRODUÇÃO

Os agentes bloqueadores neuromusculares (BNM) ou agentes curarizantes incluem uma série de compostos com ação semelhante à do curare, denominação genérica de venenos sul-americanos para flechas, obtidos principalmente das espécies da planta amazônica *Strychnos*. Seu uso clínico se iniciou na década de 30 no tratamento de pacientes com tétano e a seguir como coadjuvante em anestesia geral, permitindo relaxamento muscular antes possível apenas com altas doses do anestésico.

Os BNM têm sido utilizados para controlar pacientes criticamente enfermos que ofereçam resistência à ventilação mecânica (apesar da sedação profunda e das tentativas de sincronizar o ventilador ao paciente) ou aos procedimentos invasivos que necessitem o máximo de imobilidade. Durante muitos anos, a droga de escolha em cuidados intensivos foi o brometo de pancurônio. A partir de então, foram desenvolvidos inúmeros BNM que, progressivamente, têm correspondido às diversas necessidades em anestesia e/ou terapia intensiva, minimizando seus efeitos colaterais.

A paralisia induzida através do bloqueio neuromuscular exige obviamente um suporte ventilatório mecânico, associado preferencialmente a sedativos, já que a paralisação neuromuscular pode ser extremamente angustiante para o paciente consciente.

Os BNM estão estruturalmente relacionados à acetilcolina (AcC), tendo como sítio condutor de ação seus receptores nicotínicos pós-juncionais, embora a interação pós-juncional deva ser um componente importante de sua atividade total. Agem pela sustentação de uma despolarização pós-juncional (succinilcolina) ou pela inibição da transmissão por um mecanismo competitivo (não despolarizante) de bloqueio.

DEFINIÇÃO

Trata-se da interrupção reversível da transmissão neuromuscular nos receptores nicotínicos da acetilcolina, destituída completamente de ação analgésica, sedativa ou amnésica.

FISIOLOGIA E AÇÃO DO BLOQUEIO

A transmissão neuromuscular normal está ligada à estimulação de receptores nicotínicos pós-juncionais da AcC, que desencadeiam a despolarização e subseqüente contração muscular.

Os agentes bloqueadores interrompem a transmissão desses receptores, agrupados nas junções neuromusculares dos músculos esqueléticos.

Os receptores nicotínicos da AcC são transmissores que convertem sinais químicos em elétricos (mudança transitória da permeabilidade e despolarização pós-sináptica da musculatura estriada). Encontram-se agrupados em placas nas porções terminais dos músculos (cada placa possui de 1-10 milhões de receptores), concentrados em grupamentos pós-juncionais (Fig. 6.1). Quando estimulados continuamente por duas moléculas de AcC, o canal sofre transformação e abre-se por 1ms (milissegundo), permitindo passagem não-seletiva de íons positivos, conduzindo sódio, potássio e alguns íons cálcio. Este influxo de sódio despolariza a membrana muscular, desencadeando localmente a abertura dos canais de Na^+, desenvolvendo, dessa forma, uma autopropagação despolarizante (ação potencial). Ocorre excitação-contração, resultando na contração muscular. Subseqüentemente, os canais receptores nicotínicos da AcC abrem-se, dessintetizando e fechando o estado de reciclagem para o próximo impulso nervoso.

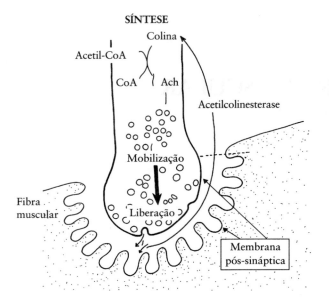

Figura 6.1 – Diagrama da junção neuromuscular: 1-10 milhões de receptores nicotínicos da acetilcolina, concentrados no envoltório juncional do músculo e da placa. O cérebro envia um sinal para o nervo, concluindo a transferência de AcC por meio da junção. A AcC loca-se no sítio receptor da placa final do músculo, provocando sua movimentação. Os BNM não despolarizantes agem em sua função primária, bloqueando os receptores e evitando o movimento muscular.

CONSIDERAÇÕES GERAIS

O BNM considerado ideal deve possuir rapidez de ação e facilidade de reversão ou possuir antagonista. Sua toxicidade deve ser a menor possível, com efeitos autonômicos e cardiovasculares mínimos; o metabolismo e a excreção devem ser preferencialmente independentes e inexpressivos diante da função orgânica final. O menor custo possível também qualifica o BNM.

CLASSIFICAÇÃO

Os BNM são tradicionalmente classificados pelo modo e duração da ação. Ocorrem por meio de dois diferentes mecanismos: 1. a via clássica, **despolarizante**, age como agonista e mimético da AcC, mantendo a despolarização da junção neuromuscular e a transmissão bloqueada; 2. o outro grupo, **não-despolarizante**, liga-se de maneira não-covalente e não-competitiva aos receptores nicotínicos da AcC, com consequente bloqueio dos mediadores da AcC na transmissão neuromuscular, sendo clinicamente dividido em duas estruturas básicas: derivados da benzilisoquinilona e componentes aminoesteróides.

Os BNM são classificados de acordo com seu **tempo de ação** em:
– Ação curta.
– Ação intermediária.
– Ação longa.

DROGA DE AÇÃO CURTA

SUCCINILCOLINA – agente despolarizante de **ação ultra-curta**. É o único em uso clínico. Apesar de seus efeitos colaterais, permanece em uso devido ao seu poder de rápida paralisação neuromuscular, além da rápida reversão em pacientes que possuem níveis plasmáticos normais de colinesterase sintetizada no fígado (também chamada de pseudocolinesterase), fator relevante para o metabolismo adequado da succinilcolina.

A succinilcolina estimula os receptores colinérgicos presentes no músculo esquelético e nos gânglios simpáticos e parassimpáticos. Seus efeitos cardiovasculares se encontram relacionados à freqüência cardíaca, produzindo, em geral, bradicardia nas crianças e taquicardia nos adultos, o que justifica a utilização geralmente concomitante da atropina em pacientes pediátricos.

Produz ativação da junção neuromuscular e despolarização do músculo, causando inicialmente contração muscular. Ocorre aumento da tensão no masseter com dificuldade para a abertura da boca (há controvérsias se o espasmo do masseter ou trismo estaria ou não associado à hipertermia maligna).

O BNM típico da AcC (usualmente conhecido como "bloqueio de fase I") é obtido após uma dose de 1-1,5mg/kg. A ação ocorre entre 30 e 60 segundos e é clinicamente precedida por fasciculações musculares, particularmente nas mãos, pés e face. Portanto, fasciculações neuromusculares seguidas de paralisia muscular flácida caracterizam o BNM despolarizante. Seu limite de ação é de 4 a 6 minutos.

Doses cumulativas de succinilcolina maiores que 2-4mg/kg alteram a característica do BNM de **despolarizante** para **não-despolarizante** (ou competitiva) – é o "bloqueio de fase II", que ocorre após múltiplas doses. Os efeitos adversos observados são: arritmias cardíacas (ritmos juncionais, parada sinusal, bradicardia); mialgia difusa; mioglobinúria; hipertermia maligna; aumento da pressão intra-ocular, intragástrica ou pressão intracraniana; aumento do potássio sérico.

A succinilcolina é **contra-indicada** em: queimados (↑ do K^+), secção de medula, lesões neuronais motoras altas e baixas, certas distrofias musculares (miotonia congênita e distrófica), infecções prolongadas e graves, principalmente peritonites, recém-nascidos e lactentes jovens (laringoespasmo pode ocorrer 30 segundos após sua administração).

É a droga de escolha nas situações em que há necessidade de rápido BNM com curto período de ação, exceto em condições patológicas que possam causar diminuição da pseudocolinesterase plasmática (Quadro 6.1) e provocar redução quantitativa dessa enzima, levando, dessa forma, à prolongação do efeito de 50 a 100% no BNM.

Quadro 6.1 – Causas de diminuição da atividade plasmática da colinesterase.

- Hepatopatias graves
- Lactentes nos 2 primeiros meses de vida
- Grande perda protéica intravascular (grandes queimados)
- Circulação extracorpórea
- Uremia
- Organofosforados
- Ciclofosfamida
- Neostigmina
- Desnutrição
- Plasmaférese

Contra-indicações estritas – arritmias cardíacas, doenças neurológicas como paraplegia, acidente vascular cerebral, distrofias musculares, miotonia, queimados, hipertermia maligna, insuficiência hepática, hipertensão intra-ocular ou intracraniana, lesões neuronais motoras baixas e altas, infecções graves prolongadas, principalmente peritonite persistente.

Sendo a succinilcolina o único curare despolarizante em uso clínico na atualidade, pode-se concluir que todos os outros BNM são da ordem dos **não-despolarizantes** (Tabela 6.1).

DROGAS DE AÇÃO INTERMEDIÁRIA

ATRACÚRIO – é um curare biquaternário intermediário (amônio benzilisoquinolínio). A liberação de histamina e a hipotensão podem acompanhar a rápida administração do atracúrio, podendo ser evitadas por meio de infusão mais lenta da droga. Seu metabolismo consiste na degradação espontânea pela via de Hofmann, uma separação não-enzimática que ocorre sob temperatura corpórea e pH normais. Os metabólitos não são ativos como os BNM, entretanto, há toxicidade potencial para o SNC secundária ao acúmulo de seu maior metabólito, a laudanosina, que tem demonstrado capacidade de estimulação do SNC além de provocar crises. A laudanosina é excretada pelos rins e acumula-se de forma imprevisível quando infundida por períodos prolongados em pacientes criticamente enfermos com insuficiência renal. Alguns estudos mostraram que os níveis séricos e o "clearance" de atracúrio são mais elevados em lactentes que receberam esse BNM. Sua farmacologia com ano de introdução no mercado e até o custo estimado estão relatados na tabela 6.1.

VECURÔNIO – aminoesteróide que difere do pancurônio pela alteração da posição molecular do metil-2-N-piperidina. Esta substituição quase que elimina o efeito vagolítico (taquicardia e hipertensão) observado com o pancurônio, propiciando maior estabilidade hemodinâmica. O vecurônio sofre hidrólise hepática em três diferentes metabólitos que variam em sua atividade de BNM. Estes metabólitos são excretados pelos rins, acumulando-se, portanto, nos pacientes com insuficiência renal, o que poderia explicar um dos mecanismos do BNM prolongado. Apesar de ser classificado como curare de ação intermediária, seu tempo de ação é longo para crianças menores de 1 ano de idade, apesar de alguns estudos não terem conseguido notar di-

Tabela 6.1 – Farmacologia dos BNM não-despolarizantes.

	Pancurônio (Pavulon®)	Atracúrio (Tracrium®)	Vecurônio (Norcuron®)	Doxacúrio (Nuromax®)
Ano de introdução	1972	1983	1984	1991
Dose efetiva (mg/kg)	0,07	0,25	0,05	0,025-0,030
Dose inicial (mg/kg)	0,1	0,4-0,5	0,1	> 0,1
Duração (min)	90-100	25-35	35-45	120-150
Contínuo (µg/kg/min)	1-2	4-12	1-2	Indeterminado
Reversão (min)	120-180	40-60	45-60	120-180
% excreção renal	45-70	5-10	30-50	70
Disfunção renal	↑-↑↑	Não	↑	↑-↑↑
% excreção biliar	10-15	Mínima	35-50	?
Disfunção hepática	↑	Ausente/mínima	Variável	?
Liberação histamina (hipotensão)	Nenhuma	Mínima, mas dose-dependente	Nenhuma	Nenhuma
Bloqueio vagal (taquicardia)	Leve até importante	Não	Não	Não
Bloqueio ganglionar (hipotensão)	Não	Mínimo ou nenhum	Não	Não
Prolongação do BNM	Sim	Raro	Sim	?
Custo	Baixo	Alto	Alto	Alto

ferença de "clearance" com relação à idade. A dose para intubação é de 0,1-0,15mg/kg, podendo manter um BNM de 90% por ± 59min em recém-nascidos e lactentes e de apenas 18min nas crianças maiores. Doses maiores que 0,1mg/kg podem causar BNM prolongado (ver Tabela 6.1).

MIVACÚRIO – BNM recentemente desenvolvido, o benzilisoquinolônio, metabolizado pela colinesterase plasmática, faz com que bloqueios prolongados do sistema neuromuscular possam ocorrer quando as mesmas situações clínicas descritas com a succinilcolina forem observadas. É o curare de ação mais curta entre as drogas **não-despolarizantes**, apesar de ser usualmente classificado entre os BNM de **ação intermediária**. A liberação de histamina pode ser observada diante de infusões rápidas desse medicamento. Seu tempo de ação é de 15-30 minutos. Os três maiores metabólitos do mivacúrio são eliminados pelos rins e, mesmo possuindo um efeito mínimo no BNM, podem teoricamente prolongar o efeito bloqueador se utilizados em pacientes com insuficiência renal.

ROCURÔNIO – aminoesteróide miorrelaxante de ação curta intermediária. É o BNM mais recentemente aprovado pela FDA (Food and Drug Admnistration). Possui um tempo de ação rápida, 60-90 segundos, com duração intermediária; foram observados efeitos cardiovasculares mínimos ou mesmo ausentes, além de não alterar o "clearance" de creatinina nos pacientes com insuficiência renal. Seu uso em terapia intensiva ainda não foi bem determinado.

DROGAS DE AÇÃO LONGA

PANCURÔNIO – aminoesteróide biquaternário sintético, metabolizado em vários derivados hidroxilados, todos excretados pelos rins. A utilização do pancurônio está associada à taquicardia e ao aumento da pressão arterial e do débito cardíaco. Esses efeitos podem ser minimizados com a redução das doses.

PIPECURÔNIO – aminoesteróide relaxante também recentemente liberado pela FDA. Possui tempo de ação mais prolongado que o pancurônio, sem possuir os efeitos colaterais associados aos distúrbios cardiovasculares ou liberação de histamina. É metabolizado pelo fígado e excretado pelos rins. Ainda não existem estudos publicados sobre o uso prolongado dessa droga.

DOXACÚRIO – trata-se do benzilisoquinolônio mais recente que está sendo considerado o BNM mais potente, com ação relativamente lenta à dose de ataque. É um composto biquaternário que não produz liberação de histamina ou efeitos deletérios para o sistema cardiovascular. É minimamente metabolizado, sendo excretado de forma quase inalterada pela via renal. Sua excreção hepática é mínima. Quase não são observados efeitos colaterais após infusão de doses repetidas em pacientes normais. Alguns autores demonstraram prolongação do BNM em pacientes com insuficiência hepática ou renal.

INDICAÇÕES E SELEÇÃO DE DROGAS

As informações disponíveis dificultam, de certo modo, a avaliação apropriada das indicações para o uso dos BNM.

A escolha do melhor agente bloqueador torna-se difícil e dependente do grau e da necessidade de miorrelaxamento requisitado pelo procedimento planejado, bem como deve-se levar em consideração alguns critérios básicos na utilização dessas drogas: idade do paciente, tempo de ação e duração em função do objetivo do bloqueio, presença ou não de instabilidade hemodinâmica, associação com outras eventuais drogas em uso, presença de disfunções orgânicas diretamente relacionadas ao metabolismo e/ou excreção do curare, risco potencial de complicações após uso a médio e longo prazos (miopatias, tetraparesias, tetraplegia etc.), doenças previamente existentes e, finalmente, custo da droga. Dentre as recomendações mais específicas, as indicações podem ser encontradas em ordem decrescente no quadro 6.2, enquanto a farmacocinética e a farmacodinâmica estão resumidas na tabela 6.1.

Quadro 6.2 – Indicações na utilização dos bloqueadores neuromusculares.

Indicações mais freqüentes
- Auxiliar na ventilação mecânica
- Eliminar tremores e contraturas musculares graves
- ↓ Consumo de O_2 – intubação traqueal
- Agitação com ventilação mecânica difícil
- Facilitar procedimentos ou estudos diagnósticos

Indicações menos freqüentes
- Terapia de suporte para o tétano
- Síndrome neuroléptica maligna
- Pacientes selecionados que devam ser mantidos imóveis (proteção em procedimentos cirúrgicos, facilitar acesso vascular na sedação difícil)

É fundamental maximizar a sedação e a analgesia antes da instituição dos bloqueadores. A maioria dos pacientes devem ser adequadamente ventilados e manuseados, sem o seu uso. Os efeitos adversos estão resumidos no quadro 6.3, enquanto as eventuais interações medicamentosas e alterações na ação, no quadro 6.4.

Quadro 6.3 – Efeitos adversos dos agentes utilizados no bloqueio neuromuscular.

• Risco aumentado de desconexão do ventilador	• Risco específico de fraqueza muscular
• Taquicardia ou bradicardia	• Síndrome pós-paralítica
• Hipotensão ou hipertensão	• Toxicidade do SNC devido ao uso prolongado do BNM
• Acúmulo de compostos ou metabólitos: laudanosina, metabólitos ativos	• Diminuição do fluxo linfático
• Interações autonômicas e cardiovasculares	

Quadro 6.4 – Drogas e condições que alteram a ação dos bloqueadores neuromusculares (BNM) – não-despolarizantes (ND).

Drogas que potencializam a ação dos BNM-ND	Condições que potencializam as ações dos BNM-ND	Condições antagonistas da ação ND	Drogas antagonistas da ação BNM-ND
Anestésicos halogenados e locais	Distúrbios eletrolíticos: ↓ Na^+, K^+, Mg^+	Hipercalcemia	Fenitoína
Antibióticos: aminoglicosídeos, polipeptídeos, clindamicina, tetraciclina	Miopatias: *miastenia gravis*, Duchenne, síndrome miotônica	Grandes queimados	Exposição crônica ao BNM não-despolarizantes
Antiarrítmicos: procainamida, quinidina, magnésio	Esclerose amiotrófica lateral, esclerose múltipla	Politraumatismo	Carbamazepina
Bloqueadores dos canais de cálcio	Neurofibromatose	Falência hepática	Teofilina
Bloqueadores beta-adrenérgicos	Síndromes neoplásicas	Diabetes	Simpaticomiméticos
Ciclosporina e ciclofosfamida	Porfiria aguda intermitente	Endotoxinas	Corticosteróides
Diuréticos: furosemida, tiazídicos	Acidose respiratória	Hemiplegia	
	Hipotermia		

MONITORIZAÇÃO DO BLOQUEIO NEUROMUSCULAR

A monitorização do BNM tem dois objetivos:

1. Documentar a presença de paralisia profunda, certificando-se da incapacidade de movimentos musculares que possam eventualmente causar algum prejuízo aos objetivos propostos.
2. Observar a reversão espontânea do bloqueio.

É normalmente realizada pela estimulação do nervo ulnar, observando-se a resposta evocada no músculo adutor monitorizado, realizada por meio de três métodos básicos:

1. Monitorização mecânica da força por meio de um transdutor de força.
2. Monitorização da resposta elétrica do adutor por meio de eletromiografia.
3. Inspeção visual da resposta de adução (mais utilizada).

Há três formas de se realizar a monitorização:

Estímulos simples – de 0,1 a 0,15Hz.

Série de quatro – de 2Hz por 4 segundos ou 4 impulsos de 0,5 segundo, repetidos a cada 10 ou 12 segundos.

Estímulo tetânico – de 50 a 100Hz por 5 segundos. Realiza-se um estímulo simples imediatamente após o tetânico. A resposta deve ser observada sob estas condições, quando não há resposta para o estímulo tetânico, já que ele produz mobilização dos estoques de acetilcolina no nervo motor terminal. O estímulo simples, posterior ao tetânico, induzirá maior liberação de acetilcolina. Caso não ocorra a resposta pós-tetânica após a estimulação do nervo ulnar, conclui-se que o paciente se encontra sob BNM satisfatório.

A observação da resposta pós-tetânica deve ser utilizada para prever o tempo de duração do BNM e/ou para indicar a utilização de anticolinesterásicos.

EFEITOS ADVERSOS

A duração da paralisia varia consideravelmente de acordo com os agentes utilizados. O término do BNM é influenciado primariamente pela redistribuição da droga para outros tecidos, e não necessariamente devido ao metabolismo e/ou excreção do curare utilizado. Dessa forma, a meia-vida da droga não é um bom indicador para a avaliação da duração absoluta do bloqueio.

Recentemente, vários estudos têm descrito o BNM prolongado, com suas respectivas implicações fisiopatológicas e econômicas. Não se deve avaliar apenas o equipamento necessário para o suporte do paciente na UTI (ventilador mecânico, monitores etc.), mas também os custos adicionais para a manutenção da sedação, analgesia e os potenciais efeitos físicos do BNM prolongado. Há certos cuidados que devem ser observados rigorosamente nos pacientes sob bloqueio neuromuscular (Quadro 6.5).

Quadro 6.5 – Plano de cuidados durante o bloqueio neuromuscular (Davidson).

Problemas	Objetivo	Intervenção
Imobilidade	Prevenção de contraturas; complicações limitantes da imobilidade; prevenção da embolia de estase; prevenção de atelectasias e broncopneumonia de imobilidade	Mudança de decúbito a cada hora; mobilização 2/2 horas; suporte para os quadris; inspeção de pele com verificação da perfusão; meias antiembólicas ou elásticas; anticoagulação se possível; aspiração de vias aéreas a cada hora; monitor de temperatura
Manutenção constante da paralisia utilizando-se a menor quantidade possível de curare	Ventilação e oxigenação adequadas evidenciadas por gasometria Objetivo de movimentos: • sem movimentos • sem assincronia ventilatória • sem respiração espontânea Objetivos de estimulação nervosa periférica: • uma contração • duas contrações • três contrações	Monitorização gasométrica Monitorização de ondas pressóricas de vias aéreas para evidenciar esforço respiratório espontâneo e assincronia ventilatória
Segurança	Minimizar risco de extubação acidental	Alarmes ativados e audíveis todo o tempo Carrinho de reanimação (urgências) ao lado do paciente todo o tempo
Ansiedade e apreensão devido à paralisia induzida	Ansiolíticos Monitorização de ondas cerebrais para evidenciar ↓ da atividade de alta freqüência	Ajuste das doses sedativas Retirada das causas de estresse Rever curare em uso
Dor devido a processos invasivos ou doença de base	Adequar analgesia e eliminar possibilidade de alterações cardiovasculares devido à dor	Administrar analgésicos antes de procedimentos dolorosos
Secura de córnea e risco de lesões devido à incapacidade lubrificante	Ausência de lesões e/ou infecção de córnea	Uso de lubrificantes oftálmicos e proteção ocular com fita adesiva, evitar compressões oculares

Vários autores têm sugerido a utilização de rotina de monitorização utilizando a **série de quatro** ou outros tipos de seguimento, via estimulação do nervo periférico, podendo, dessa forma, adequar a dosagem. Apesar de não haver estudos demonstrando benefícios financeiros ou econômicos com a monitorização de nervo periférico, parece óbvio que esta técnica reduz a superdosagem e a paralisia indesejável ou prolongada.

Alguns dos BNM de custo elevado oferecem algumas vantagens com relação ao único e/ou diferentes mecanismos de "clearance". Atracúrio e mivacúrio são alguns exemplos de curares de custo elevado, porém não requerem os mesmos cuidados que os outros quando a disfunção hepática e/ou renal está presente.

A seleção adequada do BNM deve abordar também a faixa etária do paciente. A transmissão ainda é imatura nos recém-nascidos e lactentes jovens (menores de 2 meses). A grande variação de respostas observada nos pacientes muito jovens existe provavelmente devido a essa diferença. Adicionalmente, a distribuição das fibras musculares altera-se em vários órgãos, podendo influenciar significativamente a resposta. O músculo diafragmático do recém-nascido possui 14% de fibras do tipo I (contração lenta), enquanto no adulto a proporção é de 55%, o que explica por que as crianças mais velhas necessitam de doses maiores para manter a paralisia diafragmática. Em geral, as doses de BNM **não-despolarizantes** são similares para os recém-nascidos, lactentes e adolescentes. Entretanto, crianças entre 3 e 10 anos de idade necessitam de doses mais altas para a obtenção dos mesmos efeitos, em virtude da maior massa muscular, além do maior número de receptores.

PROLONGAÇÃO DO EFEITO BLOQUEADOR

Estudos recentes têm demonstrado o perigo para pacientes que recebem curare sob infusão contínua por mais de 48 horas. Em casos extremos, a paralisia muscular persiste e, como os pacientes apresentam o sistema neuromuscular bloqueado, caso não sejam realizados testes clínicos e/ou eletromiográficos, a má interpretação pode levar a conclusões precipitadas quanto ao estado neurológico desses pacientes. Geralmente, movimentos de língua e olhos devem ser observados.

Estudos recentes têm demonstrado que aproximadamente 70% dos pacientes submetidos ao BNM apresentam certas características de fraqueza muscular após a utilização prolongada (> 48 horas) dos curares (pancurônio ou vecurônio), além da presença de uma variedade de enfermidades que atingem desde o prematuro até os mais idosos.

Exames neurológicos, estudos eletrofisiológicos e biópsias musculares têm documentado diversas anormalidades, com padrões diferentes de disfunção. O bloqueio persistente da junção neuromuscular (observado principalmente nos casos com disfunção renal) é o que apresenta maior destaque clínico e deve-se provavelmente ao acúmulo da droga e/ou persistência de metabólitos ativos nos tecidos. A miopatia aguda é o segundo destaque dentre as anormalidades clínicas já observadas. Foram descritos aproximadamente 60 casos de paralisia muscular prolongada e acredita-se que sejam decorrentes de miopatia aguda generalizada e não devido ao atraso na recuperação das junções neuromusculares. O exame neurológico desses pacientes revelou paresias ou paralisia flácida muscular distal, bem como proximal. A fraqueza e o esforço respiratório sugerem envolvimento diafragmático. Os músculos das extremidades mostravam atrofia e os reflexos tendíneos encontravam-se diminuídos ou mesmo ausentes, porém a sensibilidade periférica encontrava-se presente. O nível sérico da creatininoquinase pode encontrar-se nos limites da normalidade ou aumentado.

Analisando-se as causas do desenvolvimento das miopatias agudas, há evidências indiretas que possam estar associadas a uma interação medicamentosa dos BNM com corticosteróides, já que grande número de casos foi registrado quando houve esse tipo de associação (asmáticos sob ventilação mecânica com o uso de BNM + corticóides desenvolveram tetraparesia por vários dias ou semanas) sem haver fatores de risco concomitantes, contradizendo as observações constatadas.

A diferença existente entre o atracúrio e o pancurônio encontra-se no tipo de degradação. O atracúrio degrada-se de forma não enzimática pela reação de Hoffman, não sofrendo acúmulo na administração prolongada mesmo na presença de disfunção hepática.

Estudos adicionais são necessários para determinar mais precisamente se as drogas não-despolarizantes ou seus metabólitos exercem efeito direto na função muscular ou até mesmo se os BNM potencializam os efeitos musculares, quando associados aos corticosteróides, por meio de outros mecanismos que não sejam a desnervação. Novos estudos também seriam necessários para a determinação da restituição da força muscular perante a infusão contínua do atracúrio.

Diante desses resultados é que se preconiza uma utilização mais criteriosa dos BNM sob infusão contínua, dando-se lugar, sempre que possível, à sedação e à analgesia profundas.

BIBLIOGRAFIA

BASTA, S.J. – Modulation of histamine release by neuromuscular blocking drugs. *Curr. Opin. Anaesthesiol.*, 5:572, 1992.

BELMONT, M.R.; MAEHR, R.B.; WASTILA, W.B. et al. – Pharmacodinamics and pharmacokinetics of benzylisoquinolinium (curare-like) neuromuscular blocking drugs. *Anesth. Clin. North Am.*, 11:251, 1993.

DAVIDSON, J.E. – Neuromuscular blockade: indications, peripheral nerve stimulation, and other concurrent interventions. *New Horizons*, 2:75, 1994.

DUCHARME, J.; DONATI, F. – Pharmacokinetics and pharmacodynamics of steroidal muscle relaxants. *Anesth. Clin. North Am.*, 11:283, 1993.

FLASCHEN, J.H.; COWEN, J.; RAPS, E.C. – Neuromuscular blockade in the intensive care unit. *Am. Rev. Respir. Dis.*, 147:234, 1993.

GRONERT, B.J.; BRANDOM, B.W. – Neuromuscular blocking drugs in infants and children. *Pediatr. Anesthesia*, 41:73, 1994.

MARTYN, J.A.J.; WHITE, D.A.; GRONERT, G.A. et al. – Up-and-down regulation of skeletal muscle acetylcholine receptors. *Anesthesiology*, 76:822, 1992.

MIRAKUR, R.K. – Neuwer neuromuscular blocking drugs: an overview of their clinical pharmacology and therapeutic use. *Drugs*, 44:182, 1992.

PRIELIPP, R.C.; COURSAN, D.B. – Applied pharmacology of common neuromuscular blocking agents in critical care. *New Horizons*, 2:34, 1994.

RAMSEY, F.M. – Basic pharmacology of neuromuscular blocking agents. *Anesth. Clin. North Am.*, 11:219, 1993.

SEGREDO, V.; CALDWELL, J.E.; MATHAY, M.A. et al. – Persistent paralysis in critically ill patients after long term administration of vecuronium. *N. Engl. J. Med.*, 327:524, 1992.

SHARPE, M.D. – The use of muscle relaxants in the intensive care unit. *Can. J. Anaesth.*, 39:949, 1992.

TOPULOS, G.P. – Neuromuscular blockade in adult intensive care. *New Horizons*, 1:447, 1993.

7

PARADA CARDIORRESPIRATÓRIA

Norberto Antonio Freddi
Toshio Matsumoto

CONCEITO

Parada cardíaca é um estado de morte aparente, em que há um bloqueio súbito do sangue oxigenado para o cérebro que o torna progressivamente inviável. Jude acrescenta tempo de parada do sangue oxigenado (4-6min) na definição, porém há relatos de ressuscitação bem-sucedida com tempos superiores ao descrito. Outros autores acrescentam o caráter de evento não-esperado e ainda que não esteja em fase final de moléstia incurável.

Em pronto-socorro, não se conhecendo a causa que levou o paciente à parada, deve-se proceder às manobras de ressuscitação de imediato.

ETIOPATOGENIA

As causas de parada cardiorrespiratória (PCR) em criança são inúmeras (Quadro 7.1), prevalecendo as respiratórias, distintamente do adulto, em que prevalecem as causas cardiocirculatórias (fibrilação ventricular, infarto do miocárdio, arritmias). Este fato tem mudado o otimismo diante da criança em parada cardíaca. A insuficiência respiratória pregressa gera um ciclo de hipoxemia, hipercapnia e acidose respiratória. A acidose metabólica sobrevém quando a oferta de oxigênio e glicose aos tecidos se torna escassa.

Nessa situação, agrava-se a função miocárdica e há declínio do volume sistólico ejetado, débito cardíaco, comprometendo finalmente os mecanismos de compensação. O resultado é em geral assistolia e raramente fibrilação ventricular.

Se, como no adulto, ocorre parada cardíaca primária (por ex.: fibrilação ventricular), a hipercapnia, a hipoxemia e a acidose respiratória serão posteriores ao evento e, portanto, os agravos são a princípio menores.

Quadro 7.1 – Causas de parada cardiorrespiratória.

Respiratória	Pneumonia
	Bronquiolite
	Apnéia
	Aspiração
	Asma
	Epiglotite
	Quase-afogamento
Cardiovascular	Choque séptico
	Cardiopatia congênita
	Desidratação grave
	Insuficiência cardíaca congestiva
Sistema nervoso central	Meningite
	Convulsões
	Tumores
	Hidrocefalias
	Hemorragias
	Encefalite
Gastrintestinal	Enterite necrotizante
	Apendicite
	Megacólon
	Fístula traqueoesofágica
Distúrbios metabólico	
Politraumatismos	
Intoxicações	
Morte súbita	
Eletrocução	

A assistolia como atividade elétrica terminal indica, por si só, sinal de mau prognóstico tanto no adulto como na criança.

DIAGNÓSTICO

O diagnóstico da parada cardiorrespiratória no paciente em apnéia e assistolia é simples, porém poderá ser tardio. Alguns sinais clínicos e eletrocardiográficos poderão ser de auxílio para um rápido diagnóstico (Quadro 7.2).

Quadro 7.2 – Sinais clínicos e eletrocardiográficos de auxílio ao diagnóstico de parada cardiorrespiratória.

Clínico	Ausência de pulsos em grandes vasos
	Sons cardíacos inaudíveis ou muito baixos
	Cianose
	Palidez cutânea
	Apnéia ou respiração inadequada ("gasping")
ECG	Assistolia
	Fibrilação ventricular
	Bradicardia grave
	Complexos bizarros
	Ritmo "agonal"

O reconhecimento da causa básica que culminou com a parada pode contribuir para decisões terapêuticas imediatas, evitando-se a recorrência.

A ressuscitação cardiorrespiratória já foi descrita por Kaye et al. como "caos", o que não deixa de ser verdadeiro. Por vezes, deparamos com um atendimento confuso, em clima de total insegurança dos membros responsáveis pelo atendimento.

A ressuscitação deve por princípio ser organizada. Os membros que dela participam devem conhecer suas funções e estar adequadamente preparados e estimulados. A coordenação e a liderança desta equipe será geralmente da responsabilidade do membro de maior experiência e com capacitação para tal.

Divide-se a ressuscitação em três etapas:
 I – suporte vital básico;
 II – suporte vital avançado;
III – suporte vital pós-parada ou ressuscitação cerebral.

Esta divisão facilita não só o atendimento, como também o treinamento e a organização da equipe. A UTI, pela sua própria concepção, é um local onde o atendimento à PCR deve ser impecável, pois possui toda infra-estrutura material ou humana para sua realização. Por esta característica, na UTI, as etapas de suporte básico e avançado podem ser realizadas conjuntamente de imediato.

I – SUPORTE BÁSICO

A etapa de suporte básico é aquela realizada imediatamente após o reconhecimento da PCR. O suporte básico não necessita de equipamentos sofisticados, mas apenas de habilidade do reanimador, podendo ser realizado em qualquer local e em condições adversas. Após o reconhecimento da PCR e a solicitação de auxílio, seguem-se três manobras fundamentais:
1. Permeabilização das vias aéreas.
2. Ventilação pulmonar.
3. Massagem cardíaca externa.

Permeabilização das vias aéreas

O menor calibre das vias aéreas da criança implica maior facilidade de obstrução pela presença de secreções, vômitos ou mesmo da língua, que na criança inconsciente, por relaxamento muscular, pode obstruir a região da faringe. Disso decorre maior resistência das vias aéreas e maior dificuldade ventilatória.

Posiciona-se o paciente em decúbito dorsal, estende-se moderadamente sua cabeça, mantendo-a em posição neutra. A hiperextensão da cabeça deve ser evitada, uma vez que em crianças pequenas pode haver obstrução por estiramento das estruturas mais maleáveis das vias aéreas. Elevando-se a mandíbula e forçando a abertura da boca, teremos uma boa posição para a permeabilização das vias aéreas (Fig. 7.1).

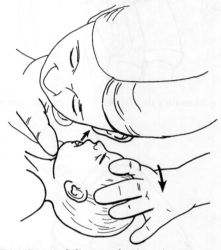

Figura 7.1 – Permeabilização de vias aéreas.

Uma causa comum de parada é a aspiração de corpo estranho, que geralmente ocorre em meio domiciliar. Caso não se promova sua retirada imediata, toda a reanimação será frustrada. Existem algumas manobras que, por meio do aumento súbito da pressão intratorácica, forçam a expulsão do corpo estranho (por ex.: manobra de Heimlich; Figs. 7.2 e 7.3). Em UTI, os corpos estranhos estão representados pela própria cânula endotraqueal (por ex.: intubação seletiva) e pela presença de "rolhas" de secreção. Porém, não há necessidade das manobras para sua retirada, apenas mobilização, aspiração e eventualmente reintubação do paciente. No lactente, coloca-se a criança de bruços com a cabeça mais baixa que o tronco e a cabeça suportada firmemente pela mandíbula. Depois, bate-se no seu dorso para a saída do corpo estranho (Fig. 7.4).

Persistindo o paciente em apnéia ou com ventilação ineficiente, apesar da manobra anterior, a ventilação pulmonar deve ser promovida. A manutenção da posição de melhor abertura das vias aéreas é fundamental para uma ventilação pulmonar eficaz. A suplementação de oxigênio está indicada, principalmente devido a hipoxia tecidual progressiva, comprometimento da oferta de oxigênio aos tecidos e do baixo débito cardíaco.

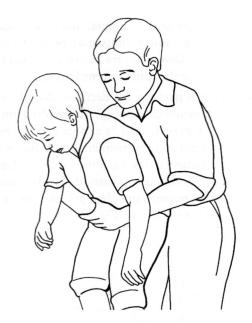

Figura 7.2 – Manobra de Heimlich com criança em pé.

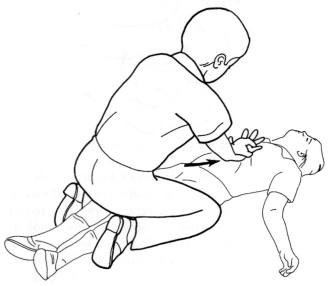

Figura 7.3 – Manobra de Heimlich com criança deitada.

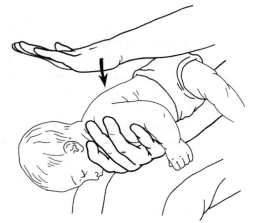

Figura 7.4 – Manobra para a retirada de corpo estranho de lactente.

A técnica mais simples e rápida é a respiração boca a boca e nariz, quando a criança for muito pequena. Força-se a insuflação pulmonar utilizando o ar expirado do reanimador. As ventilações devem ser lentas (1-1,5s) e a expansibilidade torácica sempre observada, pois o volume corrente da criança é muito menor do que o do adulto que a reanima.

O ar expirado contém baixo teor de oxigênio (17-19%), mas permite a manutenção temporária da oxigenação até que outros recursos possam ser oferecidos.

A freqüência de ventilação é de 20 por minuto em lactentes jovens e de 15 para crianças maiores.

A ventilação cuidadosa evita que haja distensão gástrica. A pressão de abertura do esôfago está ao redor de 19cmH$_2$O e pressões acima deste nível fatalmente levarão ar ao estômago. A distensão gástrica, por sua vez, prejudica a ventilação por restringir o diafragma e ainda pode provocar vômitos levando a aspiração pulmonar. A passagem de sonda nasogástrica para alívio está formalmente indicada nas manobras de ventilação.

Na UTI dificilmente será utilizada a respiração boca a boca, dando-se preferência a outras manobras que promovam melhor oxigenação. Estas técnicas, que fazem parte do suporte avançado, envolvem a utilização de alguns equipamentos e requerem, portanto, pessoal habilitado para tal.

Em nosso meio são mais utilizados:
– AMBU.
– "Baraka".
– Fonte direta de oxigênio.
– Intubação traqueal.

AMBU – é um dispositivo para ventilação dotado de válvula unidirecional. Permite oferecer frações de oxigênio, desde ar ambiente até próximo a 100% (desde que acoplado a reservatório). Deve-se escolher bolsas com volumes próprios ao tamanho do paciente e também máscaras. Atualmente existem máscaras de silicone que permitem melhor moldagem ao rosto, evitando escapes de ar.

"Baraka" ou sistema duplo T de Ayres – é uma bolsa acoplada a duas válvulas T, muito utilizada em anestesia. Uma das válvulas, preferencialmente a distal ao paciente, é conectada a uma fonte de oxigênio, que permite o enchimento da bolsa. Ao se fechar a outra válvula e comprimindo-se a bolsa, o ar é forçado aos pulmões. Liberando-se esta válvula, o ar é exalado por ela.

Fonte direta de oxigênio – esta técnica é simples, porém como se utiliza diretamente uma fonte de oxigênio que não permite um controle manual do volume de ar durante a ventilação, deve-se tomar muita precaução em relação ao fluxo de saída e ao tempo de insuflação. Utiliza-se uma extensão de borracha acoplada a um fluxômetro. O fluxo apropriado situa-se entre 3 e 5 litros/min.

Com uma das mãos forçamos o fechamento da boca com os dedos, tracionando a mandíbula e uma das narinas com o polegar. Com a outra mão conectamos a extremidade do tubo na narina pérvia e forçamos a insuflação pulmonar, sempre observando a expansibilidade torácica no intuito de se evitar barotraumas e também hipoventilação.

Intubação traqueal – a intubação é uma via aérea artificial que permite uma ventilação pulmonar eficaz, uma vez que há conexão direta com os pulmões, excluindo obstáculos e evitando desvio de ar para o estômago. Não é, portanto, uma técnica de ventilação, mas permite que ela seja realizada.

A intubação traqueal é um procedimento que, apesar de simples, não deve ser realizado de imediato, pois mesmo em mãos experimentadas pode haver demora no procedimento, estimulação vagal, traumatismos, intubação esofágica ou mesmo insucesso da intubação, que fatalmente levam a uma piora do estado do paciente. Devemos assegurar sempre uma boa permeabilização das vias aéreas e promover a ventilação pulmonar por outros métodos.

O tempo dispendido para a intubação não deve ultrapassar 15-20s. Após esse período ou na presença de cianose ou bradicardia, a tentativa será suspensa e o paciente oxigenado por pressão positiva até que suas condições permitam nova tentativa.

Em uma UTI, muitos pacientes já estão intubados quando ocorre parada, mas algumas eventualidades comuns podem prejudicar sobremaneira a ventilação. Para tanto é necessário verificar as seguintes possibilidades e saná-las de imediato:

a) Extubação ou intubação esofágica.
b) Intubação seletiva.
c) Obstrução da cânula por "rolha" de secreção.
d) Pneumotórax ou outros barotraumas.
e) Falha no aparelho de ventilação (ciclagem, desconexão, FiO_2, vazamentos etc.).

Massagem cardíaca externa

Durante a ventilação, verificamos se há ou não a presença de pulso arterial, o qual pode estar ausente mesmo na presença de impulsões precordiais e/ou de complexos cardíacos no monitor. A palpação do pulso é mais bem realizada nos grandes vasos (carótida, femoral). Se, entretanto, a palpação for dificultosa nestes vasos, o pulso braquial é de grande valia.

Havendo pulsação e débito cardíaco satisfatório (perfusão, cor, pressão arterial), o paciente será mantido com suporte ventilatório adequado e os cuidados pós-PCR. Na ausência de pulso arterial, a massagem cardíaca deve ser iniciada.

A massagem cardíaca externa (MCE) é uma manobra que permite provisoriamente que o sangue oxigenado seja oferecido aos órgãos vitais, até que haja contrações cardíacas espontâneas e eficazes. O cérebro deve receber no mínimo 20% do débito cardíaco normal para manter sua viabilidade. A MCE fornece 20-30% (em adultos).

Muito se tem discutido a respeito da gênese do fluxo sangüíneo durante a massagem. Inicialmente, o fluxo foi creditado ao gradiente pressórico entre os ventrículos e os átrios gerado pela compressão ritmada do coração entre o esterno e a coluna vertebral.

Os mecanismos do fluxo sangüíneo ainda não estão totalmente elucidados, e, como há evidências de que a pressão intratorácica é a principal responsável, vários métodos alternativos de reanimação estão sendo descritos (por ex.: ventilação-massagem simultâneas, compressão abdominal durante a massagem, uso de cinturão abdominal).

No entanto, na criança, a compressão cardíaca parece ter mais importância no fluxo sangüíneo. E a recomendação da American Heart Association (AHA) continua sendo de massagem cardíaca convencional, ou seja, massagem cardíaca alternada com ventilação pulmonar. Isto não impede porém que os métodos alternativos sejam utilizados, desde que assegurada sua eficácia.

A técnica da massagem cardíaca na criança difere de acordo com seu tamanho.

Em lactentes jovens, a compressão torácica pode ser realizada com uma das mãos. O local da compressão situa-se um dedo abaixo da intersecção de duas linhas imaginárias traçadas no tórax, uma entre os mamilos e outra na linha média esternal (Fig. 7.5).

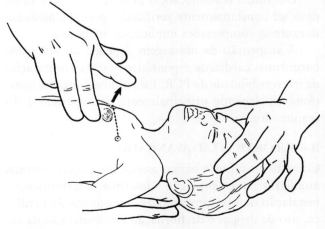

Figura 7.5 – Compressão torácica em lactentes jovens.

A compressão esternal pode ser feita com 2-3 dedos quando unimanual, ou podemos envolver o tórax com ambas as mãos, fazendo as compressões com os polegares. O esterno deve ser comprimido 1,3-2,5cm; e a freqüência da massagem, de 100 vezes por minuto.

Na criança maior, o local da compressão é facilmente obtido. Coloca-se o dedo médio no rebordo costal, deslocando até o apêndice, e o dedo indicador em cima dele. Nesse local, acima do dedo indicador na linha média esterna, colocamos a parte hipotenar da outra mão e iniciamos as compressões (Fig. 7.6). O esterno deve ser comprimido 2,5-3,8cm e nessas crianças a freqüência será de 80 vezes por minuto.

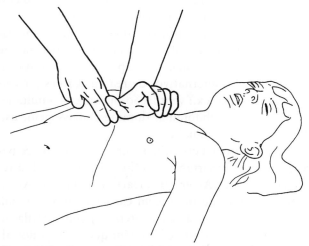

Figura 7.6 – Compressão torácica na criança maior.

Em crianças com idade superior a 8 anos, a massagem cardíaca pode ser similar à do adulto, comprimindo-se o terço inferior do esterno com ambas as mãos sobrepostas. A massagem cardíaca deve ser coordenada com a ventilação, sendo que a proporção massagem/ventilação será de 5:1, independente do número de reanimadores. Este fato é justificado pelo papel crítico desempenhado pela ventilação na reanimação da criança.

Durante a reanimação, o pulso em grandes vasos deve ser constantemente verificado, pois sua ausência durante as compressões implica sua ineficácia.

A suspensão da massagem depende da volta dos batimentos cardíacos espontâneos ou da constatação da irreversibilidade da PCR. Esta última, bastante questionável, depende principalmente da experiência do reanimador.

II – SUPORTE VITAL AVANÇADO

Consiste no suporte básico associado a equipamentos auxiliares para ventilação (descritos anteriormente), instalação de vias intravenosas, monitorização cardíaca, uso de drogas e desfibrilação e manutenção da estabilização do paciente pós-PCR.

As vias intravenosas periféricas na parada cardiorrespiratória podem consistir em grande dificuldade, pois a vasoconstrição decorrente do estado de choque não permite sua instalação. As vias intravenosas profundas, por sua vez, podem-se tornar problemáticas na vigência da reanimação. Nestas situações, a instalação de cateteres percutâneos em veia femoral ou dissecção da veia safena em região maleolar são alternativas.

A via intra-óssea (IO) é uma outra opção. O terço distal do fêmur e o terço anterior da tíbia são os locais indicados na criança. Punciona-se a medula óssea destes ossos (agulha para líquor), evitando-se a região do disco epifisário e mantendo a agulha fixa no osso. O risco de complicações é mínimo e permite que uma via intravenosa possa ser instalada com segurança. As vantagens incluem facilidade da técnica, rápida absorção, comparável à intravenosa, e por permitir o uso de expansores e drogas (adrenalina, atropina, lidocaína, bicarbonato, cálcio etc.).

Existem outras vias como a endotraqueal (ET) e a intracardíaca (IC). Pela via ET, a medicação é instilada diretamente na cânula, seguida de algumas ventilações para que a droga seja mais bem absorvida. O uso limita-se a adrenalina, atropina e lidocaína. A absorção real destas drogas não é totalmente conhecida.

A via IC é pouco utilizada e associada com complicações graves. Tem o inconveniente de necessitar a suspensão da reanimação para sua realização.

A monitorização cardíaca é imprescindível e será mantida mesmo após a volta dos batimentos cardíacos. A presença de arritmias deve ser rapidamente detectada e tratada.

Na criança, os estados hipovolêmicos que acompanham são freqüentes e a terapêutica adequada pode significar o sucesso da reanimação (ver Capítulo Choque).

As drogas utilizadas visam principalmente a aumentar as contrações miocárdicas, corrigir a acidose metabólica, aumentar a perfusão cerebral e miocárdica, e corrigir arritmias.

As principais drogas utilizadas em nosso meio são:

- Glicose.
- Adrenalina.
- Bicarbonato.
- Atropina.
- Cálcio.
- Lidocaína.
- Isoproterenol.
- Dopamina.

Glicose

Em recém-nascidos, a hipoglicemia pode preceder ou acompanhar a PCR. A baixa reserva de glicogênio e o rápido consumo são os principais motivos. A hipoglicemia pode mimetizar sinais de hipoxemia e prejudicar a contratilidade miocárdica.

A verificação da glicemia por meio de fitas reativas (Dextrostix) é de grande valia nessas crianças.

O tratamento consiste na infusão de solução glicosada a 10%, na dose de 1ml/kg. As soluções mais hipertônicas devem ser evitadas.

Adrenalina

É uma catecolamina endógena que atua sobre receptores α e β-adrenérgicos. Na parada cardíaca, a ação sobre receptores α é a mais importante. Utilizada na dose preconizada, o efeito α-adrenérgico é preponderante, caracterizado por vasoconstrição periférica e em região esplâncnica. Disto resulta maior pressão arterial, com maior perfusão coronariana e oxigenação miocárdica. Outros efeitos cardíacos que contribuem na reversão da PCR são: aumento da contratilidade e automaticidade, estimulação de contrações espontâneas e aumento da freqüência cardíaca.

Indicação – na assistolia e na bradiarritmia com ausência de pulsos arteriais.

Dose – a dose preconizada é de 0,01mg/kg ou 0,1ml/kg de uma solução 1:10.000 por via IV. A via ET poderia ser utilizada, mas, como a dose ótima é desconhecida, recomenda-se a mesma dose dada IV. Se nenhuma via for obtida, a injeção intracardíaca está autorizada. No entanto, os riscos inerentes à técnica desencorajam sua utilização. A via IO é uma opção mais segura. A adrenalina é uma droga rapidamente metabolizada e pode ser repetida a cada 5 minutos de acordo com a resposta clínica.

A acidose prejudica sua ação e isso reforça a atenção na ventilação e na oxigenação do paciente. O meio alcalino inativa parcialmente a adrenalina e a infusão em soluções mistas com bicarbonato nunca deve ser realizada.

A adrenalina induz a quadros de taquicardia e ectopia ventricular.

Bicarbonato

Na parada cardiorrespiratória, a ausência de ventilação com resultante hipercarbia e a hipoxia tecidual fatalmente levam a um estado de acidose mista. Esta situação é rapidamente agravada quando não instituídas as manobras de ressuscitação.

O tampão bicarbonato representa grande parte do tampão sangüíneo (54%) e é o mais importante no ajuste imediato do pH. Este sistema tem uma peculiaridade, o fato de ser aberto.

Os pulmões, no papel de trocas gasosas, eliminam constantemente o CO_2, mantendo a homeostase do sistema.

Um fator importante na capacidade tamponante de qualquer sistema é o seu pK. No caso do bicarbonato, o pK é de 6,1, longe portanto do pH normal do sangue. Porém, pelo fato de ser um sistema aberto, permite que o tamponamento seja eficiente graças à manipulação do CO_2 pelos pulmões e do H^+ pelos rins (Fig. 7.7).

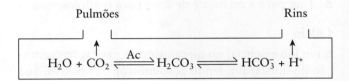

Figura 7.7 – Mecanismo de ação do sistema bicarbonato.

Indicação – a terapêutica com bicarbonato visa à correção da acidose metabólica decorrente do metabolismo anaeróbio. Quando a reanimação se inicia imediatamente após sua constatação (1-2min), provavelmente não haverá indicação, bastando manter ventilação adequada. Seu uso está indicado nos quadros em que a reanimação se prolonga ou nos casos em que há acidose metabólica pregressa. No entanto, o sucesso do tratamento depende da ventilação adequada. Lembramos que muitos dos casos são devidos à insuficiência respiratória com prejuízo da eliminação do CO_2; assim sendo, o bicarbonato não tem indicação de imediato.

Dose – a dose indicada é de 1mEq/kg de solução isosmolar (bicarbonato de sódio a 1,4%; 1ml = 0,17mEq).

A via preferencial é a IV, podendo ser utilizada a IO. O uso ET deve ser evitado pelo risco de necrose.

Os riscos da terapêutica indiscriminada incluem hiperosmolaridade, hemorragia intracraniana, alcalose metabólica e acidose paradoxal do LCR. Por esses motivos, a análise gasométrica sangüínea é a melhor segurança para indicar o uso do *bicarbonato*. No entanto, Weil et al. (1985), em relato preliminar, observaram que o sangue arterial pode ser falho para interpretar o estado ácido-básico sistêmico durante a reanimação. Assim sendo, mesmo a gasometria arterial pode não ser o melhor parâmetro na indicação do *bicarbonato*.

Atropina

É uma droga parassimpaticolítica que age acelerando o nó sinusal ou marca-passos atriais e também a condução atrioventricular.

Indicação – está indicada nos casos em que há bradicardia acompanhada de hipotensão grave (estimulação vagal, bloqueio vagal) e também pode ser útil nos casos de assistolia. A atropina provoca dilatação pupilar prejudicando a avaliação neurológica (reflexo fotomotor) do paciente.

Dose – a dose preconizada é de 0,02mg/kg. A dose mínima é de 0,1; e a máxima, de 1mg. Essa dose mínima se justifica porque a atropina em doses baixas pode induzir bradicardia paradoxal. A dose máxima total é de 1mg para a criança e de 2mg para o adolescente.

Cálcio

É um íon essencial no mecanismo de excitação-contração do miocárdio, tendo ação inotrópica positiva. Sua indicação clássica estava na dissociação eletromecânica. Recentemente, esta indicação tem sido questionada e, mais ainda, o cálcio está sendo envolvido no mecanismo de morte celular pós-isquemia. A concentração do cálcio extracelular nas células miocárdicas e neuronais chega a ser maior que 10.000 vezes a intracelular. Quando ocorre isquemia, a falha do metabolismo oxidativo leva à rápida depleção do ATP. O gradiente de cálcio não pode ser mantido e há seu influxo para as células. Este influxo desencadeia uma série de reações que culminam com a morte celular.

Novos estudos vêm acrescentando a responsabilidade de cálcio na lesão celular ulterior e sua indicação mais restrita.

Indicação – a utilização na dissociação eletromecânica está sendo abandonada, preferindo-se outras medidas (por ex.: α-adrenérgicos). As principais indicações são hipocalcemia comprovada, hipercalemia, hipermagnesemia e dose excessiva de bloqueadores de cálcio.

Dose – a dose recomendada é de 5-7mg/kg de cálcio elementar, sendo oferecido na forma de cloreto ou gluconato.
- Cloreto de cálcio a 10% –
  1ml = 27mg de cálcio elementar.
- Gluconato de cálcio a 10% –
  1ml = 9,3mg de cálcio elementar.

A infusão deve ser lenta, com monitorização da freqüência cardíaca. Em pacientes digitalizados, sua utilização pode induzir parada cardíaca.

A infusão extracelular provoca necrose tecidual. O uso associado a bicarbonato leva à precipitação do cálcio.

Lidocaína

É uma droga que, além das propriedades anestésicas, tem ações sobre o miocárdio, suprimindo focos ectópicos, aumentando o limiar de fibrilação e inibindo a formação de circuitos de reentrada que levam à taquicardia ventricular ou à fibrilação ventricular.

Indicação – as principais são: fibrilação, taquicardia ventricular e ectopia ventricular. Em crianças é pouco utilizada, pois estas arritmias estão presentes em menos de 10% das PCR.

Dose – é utilizada inicialmente em bolo de 1mg/kg, administrada preferencialmente por via IV. Pode ser repetida após 10-15min e, esta dose sendo necessária, a infusão contínua está indicada (20-50μg/kg/min).

A infusão será reduzida ou suspensa na presença de choque, insuficiência cardíaca congestiva e parada cardíaca. Se houver sinais sugestivos de intoxicação, a droga deve ser suspensa.

Isoproterenol e dopamina

São drogas simpaticomiméticas que têm indicação após a restauração dos batimentos cardíacos. O isoproterenol está indicado na bradicardia sinusal que não responde à atropina. A dopamina, por sua vez, está indicada nos casos em que há hipotensão e/ou perfusão periférica má e no choque que não melhora após o uso de expansores.

Cardioversão

Está indicada nos casos de taquicardia ventricular sintomática e na fibrilação ventricular.

Nos casos de fibrilação, a despolarização é assíncrona, para que as células miocárdicas passem a ter batimentos organizados. Nos casos de taquiarritmias, a despolarização é sincronizada, evitando assim o período vulnerável do ciclo cardíaco.

O tamanho ideal das pás ainda é desconhecido. Em recém-nascidos recomenda-se o eletrodo de 4,5cm e para crianças maiores os de 8-13cm.

A localização dos eletrodos visa à passagem da corrente pelo coração. Um eletrodo é colocado na parte superior direita do tórax e o outro ao lado do mamilo esquerdo.

A dose inicial recomendada é de 2J/kg. A dose seguinte é aumentada para o dobro. Se não houver reversão, o uso de lidocaína pode ser útil, além de assegurar ventilação e oxigenação adequadas e correção da acidose ou da hipotermia. Uma terceira dose pode ser aplicada na falha das medidas anteriores.

A ressuscitação não se encerra após o retorno dos batimentos cardíacos. Muitos pacientes não voltam imediatamente à condição anterior à PCR e continuam comatosos. Assim sendo, após o restabelecimento inicial das funções cardiocirculatórias, os cuidados seguintes – a chamada ressuscitação cerebral – devem ser iniciados. Este campo progrediu muito nos últimos anos e continua sendo cada vez mais estudado.

III – SUPORTE VITAL PÓS-PCR OU RESSUSCITAÇÃO CEREBRAL

Ressuscitação cerebral é definida como um conjunto de medidas utilizadas para o restabelecimento da função do sistema nervoso central em pacientes nos quais essa função tenha sido interrompida.

A parada cardíaca leva à disfunção transitória ou progressiva de órgãos extracerebrais, os quais podem causar ou agravar dano cerebral pós-isquêmico permanente.

Introdução

Em 1975, Peter Safar demonstrou pela primeira vez que cuidados especiais pós-ressuscitação podem melhorar o prognóstico. Mostrou sua importância já que metade dos sobreviventes imediatos de ressuscitação cardiopulmonar desenvolviam morte cerebral e 10 a 40% dos sobreviventes a longo prazo sofriam dano cerebral permanente (amostra não exclusivamente de pacientes internados).

No decorrer desses anos, muitos aspectos da ressuscitação cerebral foram aventados, sendo que uma colocação de Safar deve ser mencionada: "quando a reperfusão é iniciada ao fim de uma PCR por período de 5 minutos ou mais, alterações multifocais secundárias desenvolvem-se no cérebro, tais como hipoperfusão, hipermetabolismo, acidose tecidual, lesão de membrana e falha na neurotransmissão". Estas mudanças podem levar à necrose multifocal, a qual pode piorar em decorrência de insuficiência de outros órgãos ou sistemas ou melhorar com terapêutica adequada. Como as mudanças são multifatoriais, a terapêutica pós-insulto mais efetiva deve ser multifacetada, mais do que o uso de uma simples modalidade ou agente.

Fisiopatologia do processo que ocorre durante o evento isquêmico inicial

A parada completa do fluxo sangüíneo cerebral resulta em depleção de oxigênio em 10 segundos, glicose e glicogênio em 4 minutos e toda energia (ATP) logo após. As maiores alterações decorrem da exaustão do suprimento de ATP. A falta de ATP torna inefetiva a bomba de sódio-potássio, permitindo um influxo de sódio para a célula. Este aumento leva a edema intracelular (citotóxico) e eventual destruição neuronal. A continuidade da isquemia pode levar também à destruição da barreira hemoliquórica (Fig. 7.8).

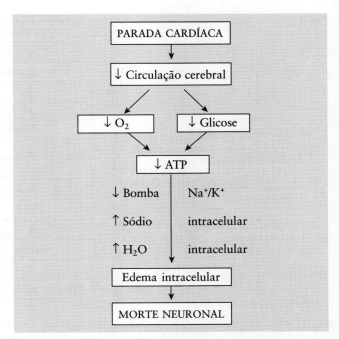

Figura 7.8 – Alterações que ocorrem na parada cardiorrespiratória após evento isquêmico inicial.

Fisiopatologia do processo que ocorre após o restabelecimento da circulação (reperfusão)

A etiologia específica do fenômeno de pós-reperfusão ainda é obscura. Fatores descritos como influentes são os seguintes: alterações no tamanho da luz dos vasos, talvez por vasoespasmo e/ou obstrução; aumento da viscosidade sangüínea; hipermetabolismo decorrente de liberação de catecolaminas; aumento do íon cálcio intracelular (Fig. 7.9).

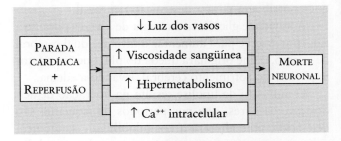

Figura 7.9 – Fisiopatologia após o processo de reperfusão.

• A diminuição do tamanho da luz dos vasos no período pós-reperfusão tem sido atribuída ao vasoespasmo, à compressão secundária, ao edema e à obstrução por coágulos. As microscopias óptica e eletrônica têm demonstrado edema por compressão vascular.

• As células vermelhas, durante o processo de isquemia, ficariam em determinados locais do sistema vascular, resultando em agregação e em aumento da viscosidade. Durante o restabelecimento da circulação, esses vasos resistem ao fluxo, resultando em áreas sem fluxo sangüíneo.

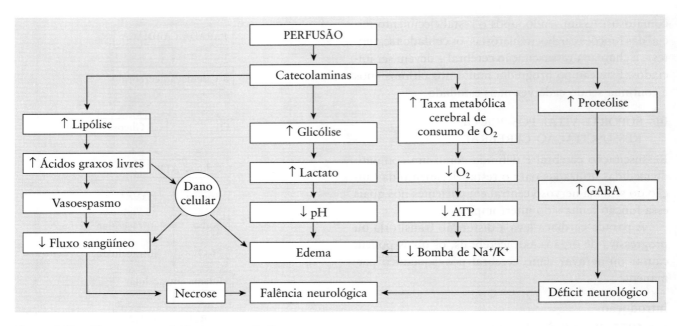

Figura 7.10 – Alterações metabólicas na reperfusão.

• Com a reperfusão acredita-se que o cérebro, com a oferta de O_2, reinicie suas atividades, mas de forma caótica ou desorganizada. O estado hipermetabólico é bastante importante na gênese do fenômeno de pós-reperfusão (Fig. 7.10).

A síntese de dopamina e noradrenalina apresenta-se aumentada no início da reperfusão. O hipermetabolismo resultante é ruim porque resultará em aumento da glicose, da lipólise, da proteólise e da taxa metabólica cerebral de consumo de oxigênio, todos os eventos que contribuem para a destruição neuronal.

A atividade glicolítica aumenta de 7 vezes durante a isquemia e serve para aumentar o nível tecidual cerebral de lactato, o que originará queda do pH, que é um fator implicado no sofrimento cerebral, levando a edema.

O aumento da lipólise resulta na liberação de ácidos graxos livres, que nos períodos de isquemia são deletérios, pois alteram a coagulabilidade sangüínea, promovem vasoespasmo e dano da membrana celular pela produção de radicais superóxidos.

A hipoxia leva a aumento de aminoácidos neuronais, tais como ácido gama-aminobutírico, e diminuição no grupo dicarboxílico, que é excitador. O ácido gama-aminobutírico com seu nível mais elevado parece ser importante nos déficits neurológicos observados.

A taxa de metabolismo cerebral de oxigênio aumenta até 3 vezes em 30 a 60 minutos após a isquemia, implicando hipermetabolismo.

• O cálcio age diretamente no desencadeamento do vasoespasmo por causar contração de musculatura vascular lisa.

O acúmulo intracelular do íon leva à produção de ácidos graxos livres que, com a produção de prostaglandinas, tromboxanos e endoperoxidases, provocam vasoespasmo. O aumento do consumo de O_2 leva à formação de radicais livres superóxidos que lesam a membrana celular e levam à morte neuronal (Fig. 7.11).

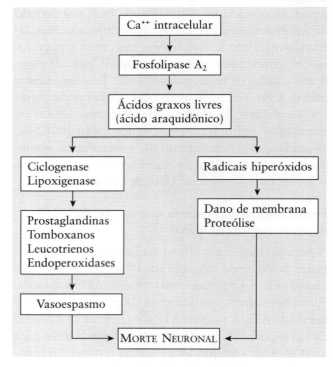

Figura 7.11 – Efeito do íon Ca^{++} quando de sua passagem para o interior da célula após episódio de anoxia-isquemia. Fisiopatologia do processo até morte neuronal.

Tratamento

Suporte vital orientado ao cérebro

1. Homeostasia extracraniana:
   a) Controle da pressão arterial média. Choque.
   b) Correção dos distúrbios do equilíbrio ácido-básico.
   c) Função renal.
   d) Equilíbrio eletrolítico.
   e) Complicações da massagem cardíaca.
   f) Antibioticoterapia.
2. Homeostasia intracraniana:
   a) Afastar lesão de massa.
   b) Controlar pressão intracraniana ≤ 15mmHg com:
   – decúbito;
   – hiperventilação;
   – oxigenação;
   – temperatura;
   – hemodiluição;
   – agentes hiperosmolares;
   – diuréticos;
   – esteróides;
   – barbitúricos;
   – bloqueadores do canal de cálcio.

1. Homeostasia extracraniana

Choque – situação de instabilidade hemodinâmica, pode-se instalar no período imediato pós-ressuscitação por hipoxia e acidose láctica, podendo levar à anoxia estagnante.

Nesta condição, um aspecto inicial a ser abordado é a fluidoterapia adequada. Em 1981, Brinkmeyer et al. realizaram estudos em cães em choque, comparando o uso de derivados plasmáticos (albumina) com solução de Ringer-lactato.

Os resultados foram adequados com albumina (sobrevida em todos animais) e ruins com Ringer-lactato. Nesse último grupo houve perda de líquido para tecidos e ascite. A reposição de volume pode ser melhor com soluções de derivados plasmáticos. Estudos em nosso meio têm demonstrado que, em choque hipovolêmico de difícil reversão só com reposição de volume, o uso de soluções hipertônicas de cloreto de sódio apresenta excelente resultado.

Na persistência de estado de má perfusão tecidual periférica deve-se fazer uso de aminas simpaticomiméticas. Pela sua conhecida ação em receptor delta (dopaminérgico), a dopamina será usada na dose de 1 a 5µg/kg/min.

Distúrbios de equilíbrio ácido-básico – pelo hipofluxo renal e pela acidose láctica podem advir neste momento. Tão logo seja possível, deve-se colher amostra de gases arteriais para a correta avaliação ácido-básica.

O uso de bicarbonato, a aspiração de secreção pulmonar e a hiperventilação serão medidas usadas conforme a necessidade.

Função renal – tanto para se evitar a insuficiência renal quanto para restabelecer a importante homeostase em relação ao estado ácido-básico adequado, deve ser monitorizada com débito urinário e provas de função renal.

Distúrbios eletrolíticos – é esperada, teoricamente, hipercalemia como resultado da acidemia com o influxo de radicais H^+ para célula e conseqüente efluxo celular do íon K^+. No entanto, tem-se descrito hipocalemia. Em 1982, Thompson e Cobb a descreveram pós-ressuscitação, sem ter relação com a ministração de bicarbonato. Foi observado, pelos autores citados, que a adrenalina injetada levaria a um breve aumento de potássio plasmático, pela saída das células hepáticas, seguindo-se depois uma hipocalemia prolongada.

Complicações da massagem cardíaca – tem-se descrito na literatura um sem-número de complicações pós-manobras de ressuscitação. Entre elas podemos citar fratura de costela, pneumotórax, pneumomediastino, enfisema subcutâneo, rupturas e lacerações (coração, estômago, fígado, aorta, traquéia, diafragma etc.) e embolias.

Antibioticoterapia – não está indicada nos procedimentos de ressuscitação e o seu uso poderá implicar maior resistência antimicrobiana dos germes prevalentes em UTI.

2. Homeostasia intracraniana

Decúbito elevado da cabeça – a 30°, em posição neutra, para não aumentar o fluxo sangüíneo cerebral. Medida que visa não agravar a pressão intracraniana.

Hiperventilação – a hiperventilação controlada com hipocapnia é considerada uma medida efetiva a curto prazo com redução do fluxo sangüíneo cerebral e diminuição da pressão intracraniana. O fluxo sangüíneo cerebral está relacionado com fatores metabólicos. Hipercapnia é um potente vasodilatador cerebral. Com uma $paCO_2$ ao redor de 80mmHg, as artérias cerebrais estão dilatadas ao máximo e o fluxo sangüíneo cerebral está dobrado. A diminuição da $paCO_2$ a 25-30mmHg diminui o fluxo sangüíneo cerebral em 40% e este é o nível normalmente preconizado. Este nível de vasoconstrição torna o pH dentro do nível normal e diminui o fluxo sangüíneo cerebral sem induzir a acidose láctica isquêmica. Devemos enfatizar, entretanto, que, embora as mudanças súbitas da $paCO_2$ produzam efeitos intensos e rápidos no fluxo cerebral, a duração desse efeito é curta.

Oxigenação – a hipoxemia leva a um aumento moderado da pressão intracraniana, quando comparamos com o potente efeito vasodilatador da hipercapnia. A paO_2 deve ser controlada e mantida acima de 100mmHg, utilizando FiO_2 elevadas, tentando-se evitar níveis tóxicos. A pressão expiratória positiva final pode ser utilizada para melhorar a paO_2, mas devemos considerar que existirá uma propensão a aumento da pressão intracraniana e diminuição da pressão arterial.

O oxigênio hiperbárico tem sido investigado à medida que aumenta a disponibilidade de oxigênio aos tecidos e diminui a pressão intracraniana. Os estudos são inconclusivos até o momento.

Temperatura – desde os anos 50 tem sido descrita a hipotermia como meio de proteção ao tecido cerebral. A diminuição da temperatura para abaixo de 35°C reduz a taxa de metabolismo cerebral de oxigênio em 50 a 75% e tem sido descrita redução do edema cerebral e da pressão intracraniana.

A hipotermia pode ser induzida por colchão térmico, acompanhada de agentes farmacológicos, tais como barbitúricos. A duração pode ser desde algumas horas até, no máximo, 3 dias. As complicações da hipotermia são: depressão miocárdica, arritmias, hipotensão e dano tecidual. O risco dessas reações aumenta dramaticamente quando a temperatura cai abaixo de 28°C. Evitar hipertermia.

Hemodiluição – durante e após o período de isquemia cerebral, a viscosidade sanguínea aumenta como resultado de desvio de água e eletrólitos do plasma para os tecidos. O aumento da viscosidade parece ter papel importante no estado de não-fluxo observado durante a reperfusão. A hemodiluição é uma medida terapêutica utilizada para diminuir a viscosidade sanguínea e melhorar a perfusão cerebral, mas experiências maiores serão necessárias para a avaliação mais adequada.

Agentes hiperosmolares – são usados para reverter a pressão intracraniana elevada e têm aplicação limitada em isquemia global aguda. Apesar desses aspectos discutíveis, no levantamento bibliográfico, analisando-se as mais diversas correntes de conduta, notar-se-á a frequente indicação dessas drogas no tratamento do edema cerebral.

Os agentes hiperosmolares funcionam elevando a osmolalidade sérica e drenando água dos compartimentos intracelular e intersticial para o intravascular e daí originando maior diurese. Ocorrerá melhora no edema pela subtração da água intracelular, mas não do Na^+, do Ca^{++}, nem melhora da síndrome de reperfusão cerebral pós-isquemia. Deve ser considerado o efeito rebote quando a osmolalidade extravascular aumentar.

Manitol, glicerol hipertônico, dextran e albumina são usados. O manitol é considerado o mais seguro e efetivo. A dose varia de 0,5 a 1,0g/kg, IV, em 15 minutos com uma solução a 20%. Sua ação se inicia em 15 minutos, com efeito total em até 6 horas. Doses menores, segundo alguns autores, são mais efetivas e, além disso, diminuem o risco de desequilíbrio osmótico e desidratação que pode ocorrer com altas doses. Esta terapêutica deve ser usada por períodos curtos, de 12 a 48 horas.

O uso de diurético parece potencializar o efeito redutor da pressão intracraniana do agente hiperosmolar pela diminuição da formação de líquor.

Diuréticos – a furosemida é o diurético mais usado para a redução do edema cerebral. Age diminuindo o volume sanguíneo, resultando em difusão do fluido de edema para o espaço intravascular.

A dose recomendada é 1mg/kg, IV, inicialmente, podendo-se usar 1mg/kg a cada 6 horas.

Esteróides – o uso dessas drogas em ressuscitação cerebral é extremamente controvertido. O mecanismo de ação é desconhecido, mas seu uso em dose terapêutica, segundo alguns autores, estabiliza a membrana celular, reduz o edema, diminui a produção de líquido-cérebro-espinal e aumenta o limiar convulsivo. A dose preconizada de metilprednisolona é de 1mg/kg, ou dexametasona, 0,2mg/kg, IV, repetida a cada 6 horas por 48 horas.

Barbitúricos – foram talvez até o fim de 1985 a terapêutica mais aceita e utilizada na ressuscitação cerebral. O princípio é de uma hibernação cerebral farmacológica, diminuindo o metabolismo cerebral no momento da pós-ressuscitação cardiopulmonar.

O mecanismo não era claro, atribuindo-se as seguintes ações: diminuição da pressão intracraniana, controle de convulsões, redução de catecolaminas, bloqueio de cálcio, imobilização e/ou redução de consumo cerebral de oxigênio.

Altas doses de barbitúricos podem produzir hipotensão, diminuir o débito cardíaco, induzir arritmias e parada cardíaca.

Até que novas investigações provem o contrário, o uso de barbitúricos não está justificado na terapêutica de dano cerebral irreversível anóxico ou isquêmico devido à parada cardiorrespiratória.

Bloqueadores do canal de cálcio – têm recentemente demonstrado resultados promissores na área de ressuscitação cerebral. Sua efetividade resulta da capacidade de diminuir o vasoespasmo e proteger a integridade celular. Com a prevenção do vasoespasmo há melhor fluxo sanguíneo cerebral e diminuição da agregação de células vermelhas observados durante o período pós-reperfusão.

Os bloqueadores de cálcio possuem diferentes modos de ação e este é mais um fator de cuidado em relação ao seu uso no futuro.

Admite-se que os bloqueadores de cálcio atuais normalmente atravessam a barreira hemoliquórica, mas durante o período pós-reperfusão a barreira pode estar rompida e então esta modalidade terapêutica pode ser mais efetiva.

Acredita-se que estes agentes devam ser usados tão logo quanto possível após o período de retorno ao batimento cardíaco normal.

Prognóstico

Em estudo retrospectivo de 30 meses, Seggern revisou 121 episódios de parada cardiorrespiratória em UTI pediátrica médico-cirúrgica de 10 leitos. Destes atendimentos, 64% foram com sucesso inicial, 48% com sobrevivência por pelo menos 24 horas e 31% receberam alta da UTI com vida. Ao contrário das paradas cardiorrespiratórias fora do hospital ou durante a internação em enfermarias pediátricas gerais, as paradas que ocorrem em UTI são freqüentemente inesperadas, não são de origem respiratória e geralmente ocorrem a despeito de terapêutica agressiva de suporte. Dos 118 óbitos na UTI, no período de estudo, 45 foram associados a parada cardiorrespiratória, nas 73 mortes restantes, as manobras de reanimação não foram ordenadas. Eram sobreviventes não-comatosos, 24 horas após terem sido submetidos a mais de 30 minutos de reanimação, 29% dos pacientes.

Em outro estudo (Nichols et al.), foram avaliadas 47 crianças após parada cardiorrespiratória. Os pacientes entravam para estudo no início do suporte avançado e eram seguidos até a morte ou alta hospitalar.

Fatores que favoreceram a alta com sobrevida foram: parada cardíaca no hospital, bradicardia extrema, ressuscitação responsiva somente à ventilação, oxigenação e massagem cardíaca externa e duração da parada por menos de 15 minutos.

Reação pupilar ou resposta motora ao início do suporte avançado de vida não se correlacionaram com sobrevida a longo prazo.

Abramson et al. verificaram em 262 pacientes, inicialmente comatosos, pós-parada cardíaca, a evolução descrita na tabela 7.1.

Tabela 7.1 – Resultado do estudo multicêntrico em relação à recuperação neurológica com a duração da isquemia.

Tempo de parada (min)	Tempo de reanimação (min)	Nº de pacientes	Porcentagem de pacientes com boa recuperação neurológica
< 6	< 30	158	50
< 6	> 30	30	3
> 6	≤ 5	8	50
> 6	6-15	32	19
> 6	> 15	34	0

BIBLIOGRAFIA

AMERICAN HEART ASSOCIATION – Standard and guidelines for cardiopulmonary resuscitation (CPR) and emergency cardiac care (ECC). *JAMA*, 255:2905, 1986.

ABRAMSON, N. et al. – Neurologic outcome of survivors of cardiac arrest. *Anesthesiology*, 57:92, 1982.

ARAI, T. et al. – Effects of mannitol on cerebral circulation after transient complete cerebral ischemia in dogs. *Crit. Care Med.*, 14:634, 1986.

BABBS, C.F. et al. – Recent advances in cardiopulmonary resuscitation. *Respiratory Care*, 25:639, 1980.

BABBS, C.F. – New versus old the rapies of blood flow during CPR. *Crit. Care Med.*, 8:191, 1980.

BASS, E. – Cardiopulmonary arrest. Pahophysiology and neurology complications. *Ann. Int. Med.*, 103:920, 1985.

BEDEL, S.E.; DELBANCO, T.L.; COOK, E.F. et al. – Survival after cardiopulmonary resuscitation in the hospital. *N. Engl. J. Med.*, 309:569, 1983.

BRINKMMEYER, S. et al. – Superiority of colloid over electrolyte solution for fluid resuscitation (severe normovolemic hemodilution). *Crit. Care Med.*, 9:369, 1981.

CHANDRA, N.; RUDIKOFF, M. – Simultaneous chest compression and ventilation at high airway pressure during cardiopulmonary resuscitation. *Lancet*, 26:175, 1980.

DANIELL, H.N. et al. – Hypokalemia after resuscitation. *JAMA*, 250:1025, 1983.

DEMBO, D.H. – Calcium in advanced life support. *Crit. Care Med.*, 9:358, 1981.

EISENBERG, M.; BERGNER, L.; HALLSTROM, A. et al. – Epidemiology of cardiac arrest and resuscitation in children. *Ann. Emerg. Med.*, 12:672, 1983.

EILERS, M. – Pharmacologic therapeutic modalities: osmotic and diuretic agents (in brain resuscitation). *Crit. Care Q.*, 5:44, 1983.

FREDDI, N.A.; MATSUMOTO, T.; HAGIO, M.A.T. – Parada cardiorrespiratória. In Woong, A. (Coord.). *Terapia Intensiva em Pediatria*. 1ª ed., São Paulo, Sarvier, 1982.

GILDEA, J. – A crisis plan for pediatric code. *Am. J. Nurs.*, 86:5557, 1986.

GRUNDLER, W.; WEIL, M.H.; RACKOW, E.C. et al. – Selective acidosis in venous blood during human cardiopulmonary resuscitation: a preliminary report. *Crit. Care Med.*, 13:886, 1985.

JAGGER, J.A. et al. – Nonpharmacologic therapeutic modalities (in brain resuscitation). *Crit. Care Q.*, 5:31, 1983.

JORDAN, R. – Pathophysiology of brain injury. *Crit. Care Q.*, 5:1, 1983.

KANTER, R.K. et al. – Pediatric emergency intravenous access. *AJDC*, 140:132, 1986.

LEWIS, J.K.; MONTER, M.G.; ESHELMAN, S.J. et al. – Outcome of pediatric resuscitation. *Ann. Emerg. Med.*, 12:297, 1983.

LUCE, J.M.; CARY, J.M.; ROSS, B.K. et al. – New developments in cardiopulmonary resuscitation. *JAMA*, 244:1366, 1980.

LUDWING, S.; KETTRICK, R.G.; PARKER, M. – Pediatric cardiopulmonary resuscitation. *Clin. Pediatr.*, 23:71, 1984.

NEWBERG, L.A. – Cerebral resuscitation: advances and controversies. *Ann. Emerg. Med.*, 13:853, 1984.

NICHOLS, D.G. et al. – Factors infuencing outcome of cardiopulmonary resuscitation in children. *Pediatr. Emerg. Care*, 2:1, 1986.

OWEN, P.; LA BRESSH, K.A.; COLE, T. – Training the cardiac arrest support team: the cardiac arrest support team program. *Heart Lung*, 15:283, 1986.

SAFAR, P. – Effects of the postresuscitation syndrome on cerebral recovery from cardiac arrest. *Crit. Care Med.,* **13**:932, 1985.

SAFAR, P. – Reanimatology – the science of resuscitation. *Crit. Care Med.,* **10**:134, 1982.

SAFAR, P. – Recent advances in cardiopulmonary-cerebral resuscitation: a review. *Ann. Emerg. Med.,* **13**:856, 1984.

SCHAIBLE, D.H. et al. – High-dose pentobarbital pharmacokinetics in hypothermic brain-injured childres. *J. Pediatr.,* **100**:655, 1982.

SEGGERM, K.V. et al. – Cardiopulmonary resuscitation in pediatric ICU. *Crit. Care Med.,* **14**:275, 1986.

TORPHY, D.E.; MORTER, M.G.; THOMPSON, B.M. – Cardiorespiratory arrest and resuscitation of children. *AJDC,* **138**:1099, 1984.

WEIL, M.H.; GRUNDLER, W.; YAMAGUCHI, M. et al. – Arterial blood gases fail to reflect acid-base status during cardiopulmonary resuscitation: a preliminary report. *Crit. Care Med.,* **13**:884, 1985.

WEIL, M.H.; RUIZ, C.E.; MICHAELS, S. et al. – Acid-base determinats of survival after cardiopulmonary resuscitation. *Crit. Care Med.,* **13**:888, 1985.

WHITE, B.C.; WIGENAR, C.D.; WILSON, R.F. et al. – Possible role of calcium blockers in cerebral resuscitation: a review of literature and synthesis for future studies. *Crit. Care Med.,* **11**:202, 1983.

YATSU, F.M. – Cardiopulmonary-cerebral resuscitation. *N. Engl. J. Med.,* **314**:440, 1986.

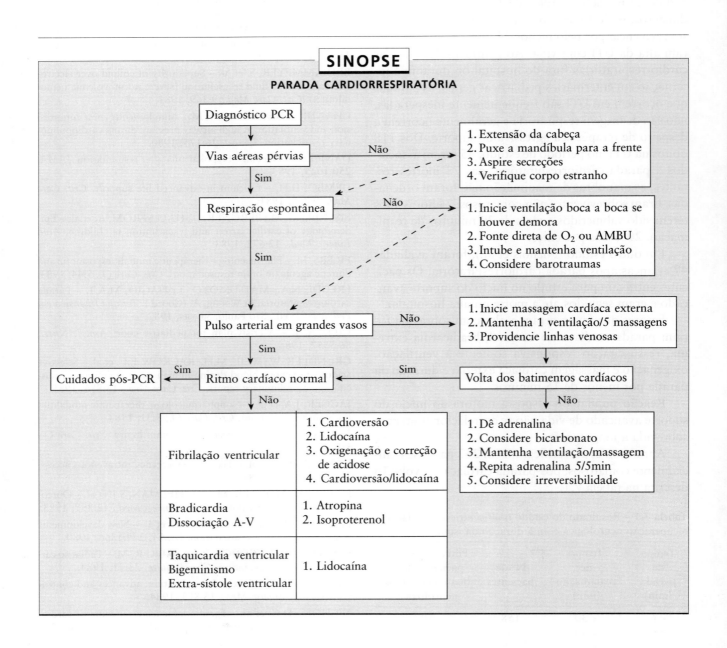

8

ATENDIMENTO DO ACIDENTADO NO LOCAL DO ACIDENTE

Ulysses Doria Filho

O atendimento de vítimas de acidente no próprio local do acidente é muito importante, podendo significar o sucesso ou a falha terapêutica ou mesmo ser causador de problemas ainda mais graves que os iniciais.

É nesta situação que o médico atendente deve aliar seus conhecimentos técnicos sobre o que deve ser feito à sua capacidade de improvisação, uma vez que deverá tomar todas as providências para dar suporte básico e avançado de vida, nem sempre contando com os recursos necessários para o fazer e, assim, deverá estar apto a improvisar macas, talas, garrotes, tipóias, imobilizações, curativos, faixas, drenos etc. Naturalmente, a qualidade da assistência prestada dependerá do que puder ser feito.

Sempre lembrar que as crianças apresentam diferenças anatômicas significativas em relação aos adultos e que são importantes naquelas vítimas de traumatismo, como a cabeça desproporcionalmente grande das crianças pequenas em relação ao seu corpo, aliada à delicadeza dos ossos que a protegem e das estruturas que a sustentam. A elasticidade e a estrutura frágil da caixa torácica proporcionam proteção reduzida aos órgãos subjacentes e os grandes vasos e o mediastino ainda não estão bem fixos, fatores estes que tornam bem mais graves os traumatismos nessa região.

Após uma rápida avaliação das condições em que se encontra a criança, devem-se estabelecer prioridades de socorro.

Primeira prioridade – consiste em restaurar e/ou manter a permeabilidade das vias respiratórias, assim como manter uma respiração efetiva. O primeiro passo consiste na remoção de possíveis obstruções da via respiratória alta, o que deve ser feito com o dedo indicador que, introduzido na boca da vítima, deverá remover tudo que possa atrapalhar o fluxo de ar (corpos estranhos, fragmentos de dentes, pontes móveis, aparelhos dentários). Se um aspirador estiver disponível, proceder-se-á, a seguir, à aspiração de eventuais secreções ou sangue. Quando há suspeita de lesão da coluna cervical ou em pacientes inconscientes, a manutenção do eixo axial (cabeça-pescoço-tronco) é indispensável.

Se a vítima não estiver respirando espontaneamente ou apresentar respiração muito superficial (ineficaz), deverá ser auxiliada por meio de um ressuscitador manual (AMBU) ou, na falta deste, por meio de respiração boca a boca, devendo, para tanto, estar em decúbito dorsal horizontal, com um calço sob o pescoço, para ajudar a mantê-lo hiperestendido, o que facilita a passagem do ar para os pulmões. Muito cuidado na mobilização do pescoço devido à possibilidade, sempre presente, de lesões da coluna (Fig. 8.1).

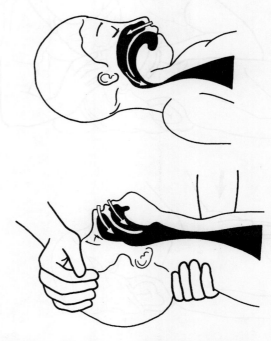

Figura 8.1 – Manobra para facilitar o fluxo aéreo.

Deve-se firmar a cabeça da criança para trás com uma das mãos, cujos dedos indicador e polegar deverão comprimir as narinas; com a outra mão deve-se elevar a mandíbula ao mesmo tempo em que sua boca é aberta.

Aplica-se a boca ao redor da boca da criança, soprando com cuidado, mas com pressão suficiente para produzir enchimento pulmonar, que deve ser controlado por inspeção da caixa torácica (no caso de uma criança de 1 mês, o conteúdo da boca cheia de ar poderá ser o suficiente).

Retira-se a boca e pare o pinçamento das narinas para que o ar possa ser exalado e, se não houver expiração espontânea, deve-se exercer discreta pressão sobre o tórax.

O procedimento deve ser repetido cerca de 15 a 20 vezes por minuto e encontra-se esquematizado na figura 8.2.

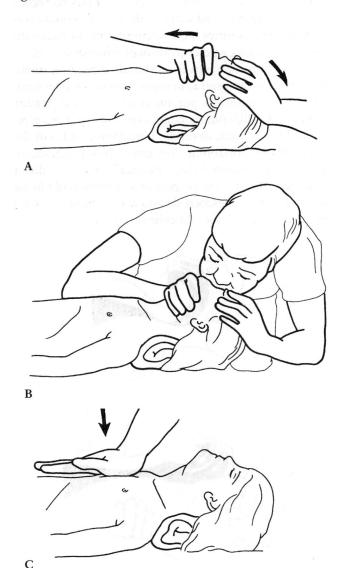

Figura 8.2 – Respiração boca a boca.

No caso de ferimentos perfurantes do tórax, estes deverão ser ocluídos no momento da inspiração máxima e, para fazê-lo, pode-se usar esparadrapo ou outro material disponível (fita adesiva ou isolante).

No caso de afundamento da caixa torácica, que deve ser suspeitado sempre que houver depressão do tórax no momento da inspiração, deve-se estabilizá-la, por exemplo, aplicando sobre o afundamento um travesseiro, fixando-o no local com uma fita adesiva (Fig. 8.3).

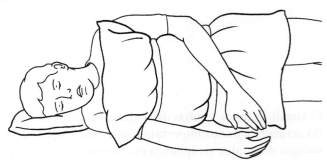

Figura 8.3 – Estabilização de afundamento torácico com travesseiro.

Segunda grande prioridade – controle rápido dos sangramentos externos importantes; a simples pressão dirigida diretamente sobre o local que sangra é usualmente eficaz até que uma providência mais definitiva possa ser tomada. A compressão torna-se mais fácil se exercida por meio de uma compressa de gaze ou mesmo um pano limpo e deve ser mantida o tempo necessário para estancar a hemorragia efetivamente; um curativo compressivo deve ser feito a seguir. Eventualmente, compressões arteriais a distância poderão ajudar, principalmente nos casos de perda parcial de membros.

O garroteamento por meio de torniquetes é o último recurso a ser empregado, pois pode comprometer definitivamente o membro garroteado. Só deve ser aplicado na falha dos procedimentos compressivos e quando se tratar de hemorragias realmente importantes (Fig. 8.4).

Terceira prioridade – consiste em assegurar boa função cardiovascular para prover oxigenação tecidual adequada, o que requer bomba eficiente e volume sangüíneo adequado.

A insuficiência da bomba em criança está relacionada a três principais problemas: pneumotórax hipertensivo, tamponamento cardíaco e contusão miocárdica, e deve ser suspeitada nas vítimas com extremidades frias úmidas e com distensão das veias do pescoço.

O pneumotórax hipertensivo (murmúrio vesicular ausente uni ou bilateralmente e timpanismo) aumenta a pressão intratorácica, desloca o mediastino para o lado oposto, diminuindo o retorno venoso e o débito

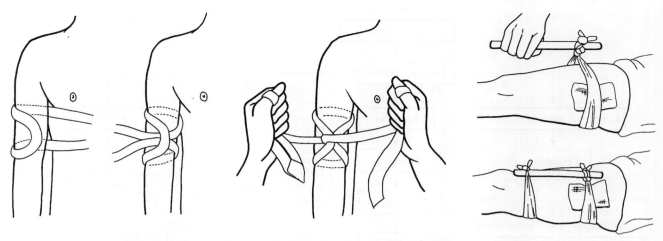

Figura 8.4 – Garroteamentos improvisados.

cardíaco. Sua drenagem é imperativa e pode ser obtida através de um cateter rígido (não colabável) introduzido na caixa torácica e ligado ao sistema fechado de drenagem sob selo d'água.

O tamponamento pericárdico pode levar à parada cardíaca e deve ser suspeitado no paciente vítima de traumatismo, que clinicamente está em choque, com distensão de veias do pescoço mas sem pneumotórax hipertensivo (murmúrio vesicular presente bilateralmente e abafamento de bulhas cardíacas).

A pericardiocentese deve ser praticada antes que sobrevenha a parada cardíaca e deve ser feita através de agulha introduzida na área subxifóidea com um ângulo de 45° em direção ao ombro esquerdo (ver Capítulo Pericardiocentese).

A contusão miocárdica decorre de traumatismo torácico fechado e pode levar a arritmias graves e precoces. Seu tratamento no local do acidente é muito difícil, a não ser que se disponha de monitores cardíacos e drogas antiarrítmicas (lidocaína).

A massagem cardíaca externa está indicada nos casos de contrações cardíacas ineficazes (pulso fraco ou ausente) e de parada cardíaca, devendo ser praticada simultaneamente à assistência respiratória.

O choque resulta de perda de sangue de 10 a 40% ou mais, devendo ser suspeitado quando o paciente se apresenta com má circulação periférica, sudorese, palidez e frio ao toque; usualmente está taquicárdico e com sensação de frio e sede.

A reposição do sangue perdido associado ao estancamento da hemorragia seria o procedimento ideal. Deve-se administrar o expansor de volume disponível no momento (soro fisiológico, plasma, soluções com albumina etc.) até que se disponha de recursos adequados. O sangue deveria ser administrado em frações de 10ml/kg, procurando-se manter o hematócrito acima de 30%. A monitorização da pressão venosa central é aconselhável durante o transporte, especialmente nos casos em que se suspeita de hemorragias internas.

Sempre que obter acesso venoso adequado for impossível ou muito demorado e as condições o exigirem, usar a via intra-óssea, de fácil instalação e muito eficiente. O cateter intra-ósseo ou agulha deve ser colocado na face interna do platô tibial anterior ou na porção distal do fêmur. Se tais métodos falharem, tentar inserir cateter na veia femoral. Em crianças com idade superior a 8 anos, a dissecção da veia safena, pouco acima do maléolo interno, constitui outra alternativa a considerar.

Atendidos os problemas que ameaçavam a vida da criança acidentada e desde que possível estabilizadas suas condições, passa-se a uma nova etapa em que o paciente deve ser reavaliado mais minuciosamente, visando detectar outros problemas: neurológicos, ortopédicos e hemorrágicos (Fig. 8.5).

A atenção aos problemas neurológicos existentes e potenciais é muito importante, embora o que se pode fazer no local do acidente seja muito pouco.

São particularmente importantes os traumatismos com lesão da coluna, sendo imprescindível manter-se o eixo cabeça-pescoço-tronco (Fig. 8.6) em qualquer mobilização do paciente.

Deve-se assumir que qualquer paciente inconsciente ou impossibilitado de falar possa ter uma lesão de coluna (fratura ou deslocamento) e como tal deve ser tratado. Lesões de nervos ou medulares devem ser suspeitadas sempre que houver perda de movimentos (sem outra explicação aparente), alterações de sensibilidade ou retenção urinária.

Nas crianças, ao contrário dos adultos, as lesões altas (acima de C_3) predominam, sendo as mais comuns a luxação atlas-áxis e a fratura do processo odontóide, situações estas em que há dificuldade para sustentar a cabeça, dor no pescoço e usualmente ausência de déficits motores associados.

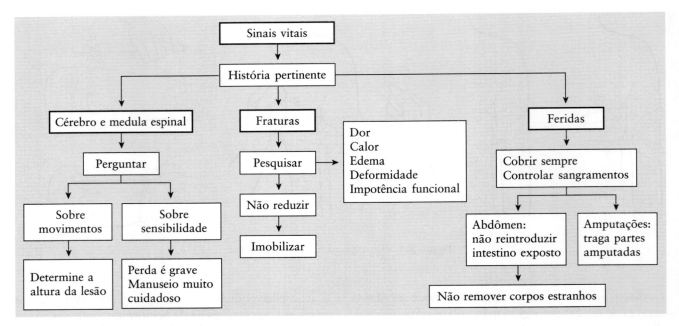

Figura 8.5 – Avaliação do acidentado.

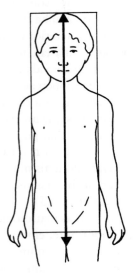

Figura 8.6 – A manutenção do eixo axial é imprescindível nas mobilizações do paciente com lesão da coluna.

Destaca-se ainda o traumatismo craniano que ocorre com muita freqüência devido ao transporte inadequado de crianças no interior dos automóveis e ao uso de motocicletas ou "skates". Lesões encefálicas importantes podem ocorrer sem fratura óssea, raramente sendo possível qualquer tratamento no local, mesmo que por meio do exame físico se possa ter uma razoável certeza diagnóstica.

Nos casos em que há afundamento ósseo ou fraturas expostas com ou sem presença de corpos estranhos, nada deve ser feito no local, devendo-se simplesmente cobrir a lesão com uma compressa de gaze ou pano limpo.

O atendimento local dos problemas ortopédicos visa simplesmente evitar novas complicações (neurovasculares) e aliviar a dor até que socorro adequado possa ser prestado. A suspeita de fratura ou luxação é feita com base nos sinais clássicos: dor, calor, edema, deformidade e impotência funcional, não obrigatoriamente todos presentes, e seu cuidado deve seguir a seguinte orientação:

- Imobilizar o osso afetado por meio de talas feitas de gesso ou improvisadas com pequenas tábuas, pedaços de papelão, revistas etc. (Fig. 8.7). A imobilização deve incluir ambas as extremidades do osso e eventualmente pode-se usar como tala um membro são do próprio paciente (Fig. 8.8).

- Não se deve tentar a redução ou o simples alinhamento no local, a menos que sinais de comprometimento vascular afetando o segmento distal estejam presentes.

- Nos casos de fraturas expostas não se deve limpar o local ou retirar corpos estranhos. Cobri-las simplesmente com um pano limpo, imobilizando a seguir.

- Nas fraturas de cotovelo, particularmente propensas a causarem problemas compressivos vasculares, deve-se imobilizar o cotovelo em extensão. A imobilização com flexão de 90°, sem a prévia redução, nunca deve ser feita.

A avaliação de hemorragias não exteriorizadas é fundamental; o médico deve estar atento para os possíveis locais "ocultos" onde possa estar ocorrendo um sangramento e estes são: tórax, abdômen, pélvis e coxa.

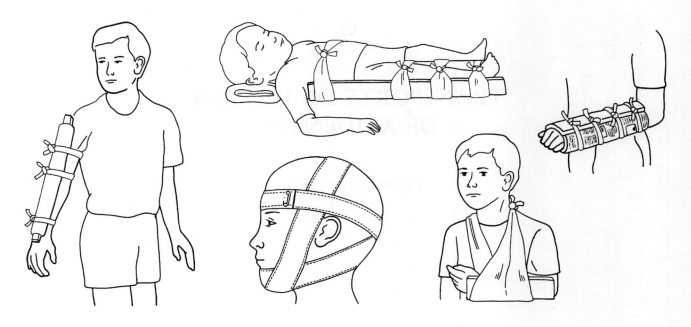

Figura 8.7 – Imobilizações improvisadas.

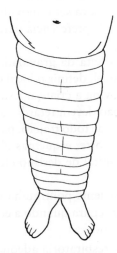

Figura 8.8 – Imobilização usando o membro são como tala.

Pouco pode ser feito para estancar uma hemorragia interna no local do acidente, mas sua detecção é muito importante, pois poderá causar morte durante o transporte feito de modo intempestivo ou inadequado.

Quando há ferimentos abdominais com exposição de vísceras, estas não devem ser reintroduzidas na cavidade, mas simplesmente cobertas com pano limpo, umedecido periodicamente.

Naqueles acidentes em que a vítima permanece com compressão prolongada (mais de ½ hora) de partes do corpo, recomenda-se a aplicação de garrote antes de aliviar a compressão, para evitar hemorragias e entrada para a circulação de subprodutos de destruição muscular porventura ocorrida.

Um cuidado importante e freqüentemente esquecido é o de manter a criança aquecida, evitando os malefícios da hipotermia que exacerba a acidose metabólica, altera a coagulação e piora a hipoxia; a proporção superfície corpórea-massa corporal das crianças é muito maior do que a do adulto, o que aumenta a perda de calor e também a perda insensível de água.

BIBLIOGRAFIA

AMERICAN ACADEMY OF ORTHOPAEDIC SURGEONS – *Emergency Care and Transportation of the Sick and Injured*. 3rd ed. Chicago, 1981.

LEVISON, M.; TRUNKEY, D.D. – Multiple trauma. **In** Pascoe D.J.; Grossman, M. *Quick Reference of Pediatric Emergencies*. 3rd ed., Philadelphia, J.B. Lippincott, 1984.

MORONT, M.L.; WILLIAMS, A.J.; EICHELBERGER, M.R. et al. – A criança traumatizada: uma abordagem assistencial. *Pediatr. Clin. North Am.*, 41(6):1225, 1994.

9

TRANSPORTE DE VÍTIMAS DE ACIDENTES

Ulysses Doria Filho

As vítimas de acidentes freqüentemente necessitam de tratamento clínico ou cirúrgico urgente mas, para recebê-los, muitas vezes e por razões diversas, devem ser transportadas por longas distâncias até centros de maior recurso.

É muito importante que as medidas de suportes básico e avançado de vida sejam realizadas no local do acidente e também durante o transporte.

Em nosso meio, inclusive em algumas capitais, o problema é muito grave, uma vez que a disponibilidade de equipes de resgate e de ambulâncias equipadas é pequena; outros meios como helicópteros e aviões são ainda mais escassos e de custo elevado e assim muitos pacientes acabam sendo transportados sem as condições mínimas de segurança e com risco de morte.

Antes de remover o paciente, ele deve ser muito bem avaliado, o que nem sempre é fácil, visto que a exteriorização clínica de hemorragias internas ou decorrentes de trauma cranioencefálico pode ser tardia.

A escala de trauma do Colégio Americano de Cirurgiões pode ajudar na avaliação de sua gravidade; ela atribui pontos a diversos parâmetros (Tabela 9.1) e valores totais inferiores a 8 sugerem que a situação seja grave e que o paciente deva ser removido para um centro de maior recurso, de preferência para um centro de trauma infantil.

A avaliação bem feita da gravidade é importante para, dentro do possível, definir o local definitivo para o qual deve ser removida a criança. Exames de laboratório e radiografias não devem retardar a transferência.

Um planejamento de todo trajeto, paradas, mudanças de meio de transporte, esquemas alternativos, reserva de vaga no hospital de destino etc. sempre deve ser feito.

A remoção de paciente politraumatizado grave só pode ser considerada segura quando a equipe de transporte tiver condições de:

a) prestar assistência respiratória adequada, o que implica a capacidade de realizar traqueotomia ou intubação endotraqueal e a disponibilidade de respiradores adequados ao tamanho da criança e, inclusive, de exames gasométricos;

Tabela 9.1 – Escala de trauma pediátrico modificada.

Valor	+2	+1	-1
Peso (kg)	> 20	10-20	< 10
Via aérea	Sem alteração	Guedel/cateter de O_2	Intubada
Consciência	Alerta	Confusa	Coma
Ferimento	Ausente	Mínimo	Extenso ou penetrante
Fratura	Ausente	Fechada	Exposta
Pressão sistólica*	> 90mmHg	50-90mmHg	< 50mmHg
Total			

* Se não se dispuser da pressão arterial adotar: pulso radial presente = + 2, pulso femoral presente = + 1 e pulsos ausentes = – 1.

b) executar procedimentos cirúrgicos relativamente simples, tais como: suturas, dissecção de veias, drenagens torácicas e pericárdicas, passar cateteres etc.;

c) controlar hemodinamicamente o paciente com monitorização do pulso, pressão arterial, freqüência cardíaca, ritmo e pressão venosa central;

d) administrar expansores de volume para o tratamento de choque;

e) tratar emergências clínicas como convulsões, disritmias cardíacas, edema cerebral, dor e choque;

f) imobilizar adequadamente fraturas, inclusive mediante o uso de trações transesqueléticas e com esparadrapo;

g) manter o paciente devidamente aquecido, ação esta particularmente importante no transporte de recém-nascidos e prematuros e em casos de acidentes por submersão.

É preciso que se pondere muito bem os recursos necessários em cada caso para se evitar problemas durante o transporte. Muitas vezes, corre-se menos risco levando o recurso até a vítima do que tentando transportá-la inadequadamente.

Cuidados especiais devem ser tomados na mobilização de vítimas suspeitas ou portadoras de lesões de coluna (todo traumatizado em coma, por exemplo), visto que procedimentos intempestivos podem levar à compressão e/ou à secção da medula espinal. A figura 9.1 mostra como deve ser feita a mobilização de uma criança com possível lesão da coluna e a figura 9.2 mostra cuidados similares para a colocação de um adolescente sobre a maca, observando-se em ambas a participação de várias pessoas e os cuidados para a manutenção do eixo axial cabeça-pescoço-tronco. A figura 9.3 mostra como fixar a cabeça durante o transporte.

No quadro 9.1 apresentamos as drogas que devem estar disponíveis durante o transporte.

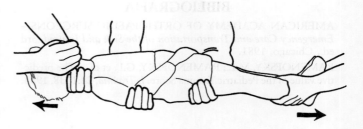

Figura 9.1 – Mobilização de vítima suspeita de lesão da coluna.

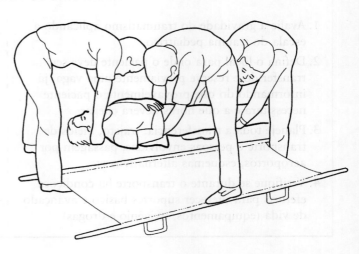

Figura 9.2 – Cuidados para a manutenção do eixo axial.

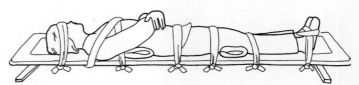

Figura 9.3 – Imobilização da cabeça durante o transporte.

Quadro 9.1 – Drogas que devem estar disponíveis durante o transporte.

Ressuscitação	Cardiovasculares	Ação no sistema nervoso	Outros
Adrenalina	Dopamina	Fenitoína	Antibióticos
Noradrenalina	Dobutamina	Fenobarbital sódico	Antitérmicos
Bicarbonato de sódio	Digoxina	Diazepam	Broncodilatadores
Atropina	Furosemida	Tiopental	Soros diversos
Glicose	Nitroprussiato de Na	Meperidina	Manitol
Gluconato de cálcio	Hidralazina	Alcurônio	Dexametasona
Naloxona	Nifedipina	Pancurônio	Prometazina
	Diazóxido	Atracúrio	Anestésicos locais
	Antiarrítmicos*	Flumazenil	Insulina*

* Quando pertinente.

BIBLIOGRAFIA

AMERICAN ACADEMY OF ORTHOPAEDIC SURGEONS – *Emergency Care and Transportation of the Sick and Injured.* 3rd ed., Chicago, 1981.

RAMENOFSKY, M.L.; RAMENOFSKY, G.L. et al. – The predictive value of the Pediatric Trauma Score. *J. Trauma,* 28:1038, 1988.

McCLOSKEY, K.A.; ORR, R.A. – Pediatric transport issues in emergency medicine. *Emerg. Med. Clin. North Am.,* 9:475, 1991.

UTIYAMA, E.M.; SCHVARTSMAN, C. – Transporte da criança politraumatizada. In Troster, E.J.; Abramovici, S.; Pinus, J.; Stape, A. (Coords.) – *A Criança Politraumatizada.* São Paulo, Roca, 1994, p. 11.

SINOPSE

TRANSPORTE DE VÍTIMAS DE ACIDENTES

1. Avalie a gravidade do traumatismo aplicando a escala do trauma pediátrico.
2. Defina o local para onde o paciente deve ser transferido e reserve previamente uma vaga, já informando do que provavelmente o paciente necessitará e a que horas deverá chegar.
3. Planeje toda a transferência: trajeto, meios de transporte e pessoas envolvidas, passagem por aeroportos, esquemas alternativos etc.
4. Verifique se durante o transporte há condições efetivas para oferecer suportes básico e avançado de vida (equipamentos, oxigênio e drogas).
5. Providencie acesso venoso eficiente e estabilize hemodinamicamente o paciente antes da remoção propriamente dita.
6. Tome especial cuidado com a remoção de pacientes com lesão de coluna ou com suspeita, mantendo o eixo axial cabeça-pescoço-tórax.
7. Tome os cuidados para prevenir broncoaspiração passando sonda gástrica sempre que necessário e escolhendo o decúbito adequado.
8. Durante o transporte monitorize cuidadosamente as funções respiratória e cardíaca e anote suas observações adequadamente.

10

TRANSPORTE DA CRIANÇA GRAVEMENTE ENFERMA

CLÁUDIO SCHVARTSMAN

O avanço dos recursos das modernas áreas de emergência hospitalares e das unidades pediátricas de tratamento intensivo teve um impacto altamente positivo nas taxas de morbimortalidade de uma série de condições clínicas graves, incluindo traumatismo. A grande complexidade e os altos custos envolvidos na criação e na manutenção destas unidades fazem com que estes recursos não estejam disponíveis em todas as unidades hospitalares, tornando necessária a elaboração de um sistema de regionalização e hierarquização do atendimento da criança gravemente enferma. A existência de um sistema nestes moldes torna evidentemente necessária a transferência de pacientes de unidades de saúde menos aparelhadas ou mesmo de cenários extra-hospitalares para hospitais com maiores recursos. Um sistema adequado de transporte pediátrico passa também a ser peça fundamental para o atendimento, podendo influenciar decisivamente o prognóstico do tratamento.

HISTÓRICO

A história do transporte de pacientes está intimamente relacionada com a história das guerras. Por muitos séculos, os feridos nas batalhas eram transportados em macas, padiolas e carroças até um local mais adequado para seu tratamento. Em 1870, durante a guerra franco-prussiana, um grupo de feridos durante o sítio a Paris pelas tropas alemãs foi evacuado por meio de balões e, na Segunda Guerra Mundial, novos conceitos de remoção e atendimento médico contribuíram para a redução da mortalidade. Na guerra da Coréia e, em especial, durante a guerra do Vietnã, os americanos introduziram o helicóptero para o transporte dos feridos, além de várias medidas para um melhor cuidado do doente durante o transporte, reduzindo significativamente o tempo de atendimento definitivo e melhorando as taxas de morbimortalidade.

A partir da segunda metade deste século, várias destas técnicas começaram a ser utilizadas para o transporte de civis, inicialmente vítimas de acidentes urbanos e a seguir para a remoção inter-hospitalar e, mais modernamente, para remoção intra-hospitalar. A partir da década de 70, começaram a surgir os serviços especializados na remoção de crianças e recém-nascidos, com o desenvolvimento de equipamentos especiais, cada vez menores, mais portáteis e de grande praticidade, incluindo incubadoras.

ORGANIZAÇÃO DE UM SISTEMA DE TRANSPORTE PEDIÁTRICO

Um sistema de transporte pediátrico, embora possa funcionar conjuntamente com um sistema de transporte de adultos, compartilhando vários componentes, como veículos e estrutura administrativa, deve ser dirigido por pediatra, bem como as equipes de transporte devem ser integradas e coordenadas pelo pediatra. A participação de profissionais especializados, segundo vários autores, diminui significativamente os riscos e melhora os índices de morbidade e mortalidade associados ao transporte. O sistema deve possuir ainda treinamento específico para o transporte pediátrico de cuidados intensivos, protocolos próprios, equipamentos e insumos apropriados para o cuidado de crianças e recém-nascidos.

Sua estrutura básica deve conter:

Centro de comunicação

É imprescindível uma central de comunicação eficaz que tenha agilidade para receber solicitações e transmitir as informações para os diversos profissionais envolvidos e permitir uma ampla comunicação entre o hospital referente, a equipe de transporte e o hospital de referência. Localiza-se em geral junto a uma unidade de emergência de um hospital terciário. Os recursos necessários dependem da área de atuação, do tipo de veículo e das interferências radiofônicas:

1. Central telefônica de fácil acesso e desimpedida, com ramais de fácil memorização.
2. Operados treinados para um atendimento cortês e compreensivo, porém rápido e objetivo, providenciando imediatamente todos os encaminhamentos necessários.
3. Equipamento de comunicação com os veículos e com os integrantes da equipe, que deve incluir telefone celular, sistema de rádio e aparelhos de radiomensagem ("pagers").
4. Sistema de controle de dados informatizado, permitindo acesso imediato a todas as informações necessárias.

Equipe

A composição da equipe pode ser variável, de acordo com o tipo de remoção que o serviço realiza. Sua composição deve ser:

1. Pediatra com formação em atendimento de urgência ou tratamento intensivo e treinamento específico para transporte pediátrico de urgência, com conhecimento dos equipamentos, habilidade para atendimento das principais situações clínicas e familiaridade com as particularidades da medicina de transporte, especialmente fisiologia da altitude para a remoção aérea.
2. Enfermeira com formação em pediatria de urgência ou terapia intensiva pediátrica e treinamento específico para transporte pediátrico, com conhecimento das características dos veículos de transporte, equipamentos e medicações utilizadas.
3. Condutores dos veículos, que devem ter um rígido treinamento para as peculiaridades do transporte da criança doente. No caso das ambulâncias, o motorista deve ser experiente e ter personalidade adequada para o serviço, estando sempre claro que o conceito do veículo bem equipado torna absolutamente desnecessários velocidade excessiva, desrespeito às leis do trânsito e manobras bruscas, que na verdade dificultam o tratamento do paciente a bordo. No caso dos veículos aéreos, especialmente aviões, o piloto deve conhecer as características do paciente transportado e de que maneira a fisiologia da altitude pode interferir na doença, integrando-se à equipe médica e adaptando o plano de vôo a estas necessidades.
4. Fisioterapeuta respiratório, para o transporte de crianças com doenças respiratórias graves e que exigem assistência respiratória complexa, especialmente nos percursos longos e na remoção aérea.

O médico do hospital referente deve estar em contato direto com o pediatra da equipe de transporte e do hospital de referência e deve fornecer informações acuradas sobre a situação clínica do paciente, incluindo sinais vitais, condição neurológica e cardiorrespiratória e informações detalhadas sobre lesões traumáticas (se for o caso), além de tratamentos e exames laboratoriais e de imagem que já tenham sido realizados. Este é um momento precioso para a orientação inicial do cuidado do doente, que pode ser feita em grande medida por via telefônica, melhorando as condições clínicas do paciente no momento da chegada da equipe de transporte e agilizando todos os passos que virão a ser necessários.

Tipos de veículo

Os veículos utilizados podem variar desde ambulâncias com equipamento básico até sofisticadas aeronaves. Devem ter espaço amplo, controle de temperatura, segurança e possuir fontes próprias de energia e variam amplamente dependendo do tipo de serviço, região geográfica e propósitos básicos.

Ambulância terrestre – suas vantagens incluem o fato de ser universalmente disponível e de acionamento imediato. Exige apenas duas transferências do paciente (hospital/ambulância e ambulância/hospital) e tem uma grande maleabilidade de uso, permitindo estacionar para atender emergência de percurso, mudar de rota se necessário e procurar hospitais alternativos. Seu espaço físico costuma ser suficiente para a instalação de todo o equipamento necessário, movimentação interna da equipe e os custos de manutenção não são elevados. É provavelmente a forma menos onerosa de remoções a distâncias inferiores a 150km, sendo também o componente fundamental para a complementação de transporte aéreo por avião.

Suas desvantagens decorrem do fato de que sua mobilidade é limitada pelas condições de tráfego e clima, além do longo tempo de trânsito em distâncias maiores. Nem todas as ambulâncias têm a estrutura necessária de energia, gases respiratórios e monitorização. Em nosso meio, boa parte dos veículos está aparelhada inadequadamente.

Helicópteros – o avanço da tecnologia permitiu o aparecimento de equipamentos médicos cada vez menores e com autonomia cada vez maior de energia própria por baterias, possibilitando equipar helicópteros com toda a estrutura necessária para os suportes básico e avançado de vida.

Suas principais vantagens decorrem de sua habilidade em atingir regiões de difícil acesso e de seu rápido tempo de trânsito. Tais facilidades tornam esta alternativa atraente para o transporte inter-hospitalar e mesmo de cenários pré-hospitalares para o hospital de referência. As instituições que possuem helipontos podem receber ou enviar pacientes com perda mínima de tempo. Sua facilidade de pousar em ruas, estradas e outros locais públicos permite ainda que o paciente seja retirado diretamente do local da emergência clínica, levado a um hospital intermediário para estabilização e, a seguir, no mesmo aparelho, transportado para o hospital terciário definitivo.

Suas desvantagens incluem o espaço físico exíguo e o nível de ruído e vibração que, muitas vezes, dificultam e, por vezes, impedem uma avaliação clínica adequada do paciente e uma intervenção de urgência. O aparelho somente pode realizar o transporte com condições climáticas favoráveis e, de maneira geral, com visibilidade adequada. Como são poucos os hospitais dotados de heliponto, necessitará com freqüência de complementação do transporte com ambulância terrestre.

Avião – o transporte por avião permite maior rapidez para longas distâncias. Sua cabina pode ser pressurizada e seu tamanho é adequado para o cuidado confortável do paciente, podendo receber respiradores de vários tipos, incubadoras e grandes cilindros para gases respiratórios. Embora com dificuldade, vários procedimentos podem ser realizados a bordo, como passagem de cateter central, intubação endotraqueal, drenagem torácica e todas as manobras de ressuscitação cardiopulmonar.

Suas desvantagens incluem o fato de que necessita de quatro transferências do paciente (hospital/ambulância/avião/ambulância/hospital). As portas das aeronaves, especialmente as pressurizadas, são pequenas, dificultando a retirada do paciente e ocasionando, por vezes, intercorrências clínicas como, por exemplo, extubação. Os aeroportos das diferentes cidades requerem diferentes configurações de aeronaves e suas distâncias aos hospitais são muitas vezes longas. Seus custos são bastante elevados, embora, para grandes distâncias, pode-se revelar mais econômico que outras formas de transporte, sendo especialmente indicado para distâncias superiores a 400km.

EFEITOS DA ALTITUDE – alterações na altitude podem ter efeitos adversos tanto para o paciente quanto para a equipe de transporte. Desta maneira, é recomendável um conhecimento básico dos princípios da fisiologia da altitude.

A atmosfera é composta de uma mistura de gases que permanece constante até cerca de 25.000 metros, formada principalmente de nitrogênio (78%) e oxigênio (21%). A pressão atmosférica é a força exercida pela atmosfera a um determinado nível e diminui à medida que aumenta a altitude. Acima de 4.000 metros começa a ocorrer uma queda brusca em seus valores, prejudicando progressivamente as funções fisiológicas, até um nível em que estas se tornam inviáveis.

O conhecimento básico de duas leis que regem o comportamento dos gases ajuda a compreender os efeitos da despressurização sobre a fisiologia respiratória.

A **Lei de Dalton das Pressões Parciais** descreve que a pressão total de uma mistura de gases é igual à soma das pressões parciais individuais de todos os componentes da mistura, ou seja, **Pt = P1 + P2 + P3 + ... + Pn**. A pressão atmosférica do ar ao nível do mar é de 760mmHg. Como sabemos, a porcentagem de oxigênio é de 21%, de forma que, ao nível do mar, a pressão parcial de oxigênio é de 760 × 21%, aproximadamente 159mmHg. À medida que a altitude aumenta, cai a pressão atmosférica, mas as porcentagens dos gases permanecem constantes até cerca de 25.000 metros. Exemplificando, a 10.000 pés, a pressão atmosférica cai para 523mmHg e a porcentagem de oxigênio permanece 21%. A pressão parcial de oxigênio cai, portanto, para 21% × 523, ou 109mmHg.

Assim, à medida que aumenta a altitude, cai a pressão atmosférica e cai a pressão parcial de oxigênio (Tabela 10.1).

Tabela 10.1 – Relação entre altitude e pressão barométrica.

Altitude (pés)	Pressão barométrica (mmHg)
Nível do mar	760
2.000	706
5.000	632
8.000	565
18.000	379
36.000	176

A **Lei de Boyle da Expansão dos Gases** descreve que a uma temperatura constante o volume de uma dada massa de gás varia inversamente com sua pressão. Desta maneira, à medida que o avião ascende, cai a pressão atmosférica e aumenta o volume do gás em um espaço fechado. Na descida, ocorre o inverso e isto pode ser facilmente percebido pela fórmula **P1V1 = P2V2**. Aplicando esta fórmula, calculamos os valores de expansão dos gases para diversas altitudes (Tabela 10.2).

Tabela 10.2 – Relação entre altitude e volume dos gases.

Altitude (m)	Volume
Nível do mar	1,0
3.500	1,5
6.000	2,0
8.000	3,0
12.000	5,4

Para minimizar os efeitos da altitude, a maioria das aeronaves comerciais é pressurizada com a introdução de ar atmosférico na cabina através de um compressor. Esta pressurização, entretanto, não atinge os valores do nível do mar e sim um diferencial de 445mmHg. À medida que a altitude aumenta, a pressão atmosférica diminui de 760mmHg (nível do mar) para 176mmHg a 36.000 pés, que é o nível operacional usual das aeronaves comerciais. Nesta situação, o compressor da cabina acrescenta um diferencial de 445mmHg aos 176 já existentes, de forma que a pressão total perfaz 621mmHg, que é a pressão atmosférica aproximada de uma altitude de 1.515 metros (chamada de pressão de cabina), em que a pressão parcial de oxigênio cai para cerca de 80mmHg.

O sistema respiratório reage com aumento do volume minuto por meio do aumento do volume corrente. A hiperventilação pode provocar queda da pCO_2 e alcalose respiratória e desvio da curva de dissociação da hemoglobina para a esquerda. A hipoxia também pode determinar vasoconstrição pulmonar com o aumento da pressão arterial pulmonar e do trabalho cardíaco de câmaras direitas.

Desta maneira, a redução na pressão parcial de oxigênio pode ser importante para pacientes com função cardiopulmonar limitada, podendo levar a uma descompensação clínica à medida que a aeronave ascende. Já que a pressurização artificial da cabina reduz mas não elimina os efeitos da altitude, e seu estabelecimento não é instantâneo e sim gradual, muitos pacientes necessitarão de oferta adicional de oxigênio e o piloto deve ser orientado a realizar ascensão gradual da aeronave até atingir altitude de cruzeiro. O raciocínio deve ser invertido para o momento da descida.

O acréscimo necessário de oxigênio pode ser calculado pela seguinte equação:

$$FiO_2 \times \frac{Patm1}{Patm2} = FiO_2 \text{ necessária}$$

Exemplificando, um paciente necessita de FiO_2 de 40% ao nível do mar e será transportado por avião a uma altitude de cabina de cruzeiro de 2.300 metros. A necessidade extra de oxigênio pode ser calculada: 0,4 × (760 ÷ 586) = 0,52, ou seja, para manter-se em seus parâmetros prévios, o paciente deverá receber oxigênio a 52%.

Conforme vimos, a redução da pressão atmosférica determina uma expansão dos gases dentro da cavidade corpórea (lei de Boyle). O gás retido em pacientes que respiram em circuitos fechados através de um respirador mecânico ou preso em pneumotórax ou cisto pulmonar pode expandir-se e determinar conseqüências perigosas. Nestes pacientes, atenção especial deve ser dada à prevenção e ao tratamento de pneumotórax. Quando da utilização de cânulas traqueais com "cuff", este deve ser enchido com água e nunca com ar, pois o ar pode expandir-se e comprometer a traquéia na ascensão e ficar frouxo na descida.

Da mesma maneira, deve-se evitar a utilização de respiradores de controle pneumático, pois a expansão dos gases pode determinar aumento no volume corrente, tempo inspiratório e fluxo. O paciente deve ser cuidadosamente monitorizado, sempre com a utilização de monitores cardíacos, de freqüência respiratória e de saturação transcutânea de oxigênio.

As alterações na pressão ambiental também provocam mudanças na velocidade de gotejamento de soluções intravenosas, de forma que, para a administração de drogas como aminas vasoativas ou para controle exato de volume, torna-se necessário o uso de um infusor.

Em vôos prolongados, a umidade relativa do ar no interior da cabina diminui, prejudicando pacientes com problemas pulmonares, exigindo a utilização de gases umidificados para a assistência respiratória. Em altitudes elevadas, a temperatura se reduz, exigindo aquecimento da cabina ou uso de incubadoras para recémnascidos.

Equipamento

O equipamento utilizado para o transporte de crianças deve incluir as seguintes características:

1. permitir suporte vital pediátrico;
2. ser portátil, leve e de fácil manipulação, permitindo seu uso contínuo no avião, helicóptero ou ambulância, mesmo quando da remoção do paciente de um veículo para o outro;
3. sua manutenção deve ser fácil;
4. deve ter bateria suficiente para até duas vezes o tempo estimado de transporte, além de possuir corrente AC;
5. não deve interferir com os sistemas de comunicação e navegação;
6. deve ser resistente para uso repetido em condições adversas.

Dentro destas características, o equipamento deve incluir:

1. respirador mecânico, ciclado a tempo, limitado a pressão, utilizando baixos fluxos de gases respiratórios (para maior economia e autonomia com cilindros de gases menores) e dotado de alarmes sonoros de desconexão e de pressões. Deve funcionar com energia elétrica a partir da saída AC do veículo e ter bateria para o transporte do paciente do hospital para o veículo;
2. bolsa inflável de ventilação manual (AMBU) pediátrica e neonatal;
3. monitores de freqüência cardíaca e traçado de ECG, não-invasivos de pressão arterial, oxímetro de pulso, todos dotados de alarmes sonoros e com baterias substituíveis (que permitam o uso de várias unidades sobressalentes durante o transporte);

4. bomba de infusão e infusor (para transporte por avião) devem ser pequenos e de preferência usando pilhas comuns e o próprio equipo do soro;
5. torpedos de oxigênio e ar comprimido, com autonomia suficiente para duas vezes o tempo estimado de transporte (Tabela 10.3);

Tabela 10.3 – Tipos de cilindros de gases e duração em horas de acordo com o fluxo utilizado.

Fluxo (litro/min)	E 7kg (620 litros)	M 39kg (3.450 litros)	H 59kg (6.900 litros)
2	5,1	25,0	56,0
4	2,5	12,6	29,0
6	1,7	8,4	18,5
8	1,2	6,3	14
10	1,0	5,0	11

6. aparelho de aspiração a vácuo;
7. capuz e tenda de oxigênio;
8. incubadora de transporte dotada em sua estrutura de respirador, monitores, bomba de infusão e torpedos de gases respiratórios, dentro das características citadas acima;
9. outros:
   - material de intubação com laringoscópios, lâminas e cânulas endotraqueais;
   - estetoscópio pediátrico;
   - cateteres de veias periféricas;
   - cateteres venosos centrais;
   - agulhas de punção intra-óssea;
   - conjunto para dissecção de veia;
   - material de drenagem de tórax;
   - material para imobilização de membros e coluna;
   - cobertor térmico;
   - luvas estéreis.

Medicamentos

Drogas para a ressuscitação:
   Adrenalina
   Noradrenalina
   Bicarbonato de sódio a 1,5%
   Atropina

Drogas cardiovasculares:
   Dopamina
   Dobutamina
   Digoxina
   Furosemida
   Lidocaína
   Nitroprussiato de sódio
   Nifedipina

Drogas que atuam sobre o sistema nervoso central:
   Fenitoína
   Fenobarbital sódico
   Tiopental
   Diazepam
   Fentanil
   Midazolam
   Flumazenil
   Morfina
   Meperidina
   Bloqueador neuromuscular

Outros:
   Acetaminofeno
   Antibióticos
   Cloreto de potássio a 19,1%
   Cloreto de sódio a 0,9% e a 20%
   Dexametasona
   Diclofenaco
   Dimenidrinato
   Dipirona
   Fenoterol gotas para inalação
   Glicose a 50%
   Gluconato de cálcio a 10%
   Heparina
   Insulina
   Manitol
   Metoclopramida
   Naloxona
   Soro glicosado a 5 e 10%
   Terbutalina injetável

REANIMAÇÃO E ESTABILIZAÇÃO

O objetivo básico do serviço de transporte é fornecer atendimento médico adequado em menor tempo possível, respeitando condições de segurança. Assegurar permeabilidade da via aérea, acesso venoso apropriado, monitorizar parâmetros vitais e evitar a piora clínica do paciente são os princípios a serem cumpridos durante o transporte.

Avaliação inicial

Dados de história e exame físico são confirmados e anotados em impresso próprio. A condição clínica do paciente é de grande importância para o planejamento do transporte. Ao chegar, a equipe reavalia a criança e estabelece as prioridades de suporte clínico.

Como sempre, inicia-se pela **manutenção das vias aéreas, ventilação e circulação**. A abordagem inicial inclui oxigenação e ventilação adequadas para manter a pO_2 acima de 100mmHg e a pCO_2 entre 28 e 35mmHg. Na dúvida, o paciente deve ser intubado e sua respiração assistida. Durante a intubação, no caso de trauma, evita-se estender a coluna devido à possibilidade de lesão cervical. Na suspeita de hipertensão intracraniana, deve-se proceder à hiperventilação, mantendo-se a pCO$_2$ ao redor de 28mmHg.

As alterações na volemia podem ser avaliadas por meio de um exame clínico simples, procurando-se taquicardia, pulsos finos e débeis, enchimento capilar lento, pele pálida e fria, mucosas secas, alterações mentais e oligúria. A pressão arterial, nos casos de choque, pode estar baixa, normal ou aumentada. Detectado o choque, exceto no cardiogênico, grandes quantidades de volume devem ser administradas, utilizando-se, no transporte, da solução de cloreto de sódio a 0,9% (soro fisiológico) em quantidade equivalente a cerca de 4 vezes o déficit estimado. No choque séptico, muitas vezes, tornam-se necessários grandes volumes. A utilização de aminas vasoativas somente deve ser iniciada após a reposição volumétrica ter sido realizada com segurança.

O acesso venoso, dependendo da idade e da condição clínica da criança, pode ser muito difícil. Nas situações de emergência, não há dados que comprovem superioridade do acesso venoso central sobre o periférico, portanto, este último é uma boa alternativa inicial. Após a administração das drogas, deve-se sempre lavar o cateter com 3-5ml de soro fisiológico. Dependendo da habilidade do pediatra e se a situação clínica permitir (e recomendar), um acesso venoso central pode ser estabelecido, proporcionando maior segurança durante a remoção.

Nos casos em que não se consegue estabelecer um acesso venoso, a opção nas crianças com menos de 6 anos de idade é a punção intra-óssea, através da qual podem-se administrar líquidos e todas as principais drogas de urgência e conseguir uma estabilização clínica. A outra opção é a via endotraqueal nos pacientes intubados. Por esta via, pode-se administrar as principais drogas de urgência, destacando-se adrenalina, atropina e naloxona. A dose recomendada situa-se geralmente entre 2 e 3 vezes a dose habitual.

Pneumotórax

O desenvolvimento de pneumotórax durante a manipulação do paciente intubado é um risco devido ao deslocamento da sonda endotraqueal e à pressão elevada de inspiração muitas vezes utilizada. Os sinais clássicos, como diminuição do murmúrio vesicular e timpanismo aumentado, têm pouco valor durante a remoção devido ao elevado nível de ruído ambiente que existe nos veículos, especialmente nos helicópteros. O médico deve adotar toda a cautela no sentido de prevenir a ocorrência de pneumotórax e valer-se de sinais secundários como cianose, bradicardia, retração intercostal e batimento de asa de nariz para o diagnóstico. Durante o transporte, diante de uma descompensação aguda, a única alternativa pode ser a punção diagnóstica do tórax, após afastadas outras complicações freqüentes do transporte (Quadro 10.1). Dessa maneira, pneumotórax é uma condição a ser evitada a todo custo, o que pode ser feito com a utilização de pressões inspiratórias baixas, cuidado na aspiração das vias aéreas, sedação criteriosa e cautela extrema na movimentação do paciente.

Quadro 10.1 – Causas de descompensação ventilatória abrupta na criança transportada com respiração artificial.

Deslocamento da cânula traqueal
Obstrução da cânula traqueal
Pneumotórax
Falha de equipamento

Hipotermia

As crianças e, em particular, os recém-nascidos são muito suscetíveis à perda de calor. A hipotermia aumenta o consumo de oxigênio e prejudica outras lesões existentes. No paciente queimado, a hipotermia associada à perda de fluidos piora o prognóstico.

As quatro principais vias de perda de calor podem ser adequadamente enfrentadas:

1. Condução – usar leito e gases respiratórios aquecidos.
2. Convecção – minimizar as correntes de ar que ocorrem com freqüência nos grandes espaços abertos, como, por exemplo, aeroportos, heliportos e, especialmente, helipontos que normalmente se situam no alto dos edifícios.
3. Irradiação – seus efeitos podem ser minimizados com a utilização de incubadora de dupla parede. Nas situações extremas, o recém-nascido pode ser envolto em plásticos.
4. Evaporação – a superfície corpórea do paciente deve ser mantida seca e deve ser mantido um bom controle sobre a umidade do ar, especialmente dentro das cabinas das aeronaves pressurizadas.

Trauma da coluna cervical

Embora mais rara na criança, a lesão cervical deve sempre ser cuidadosamente avaliada, especialmente no paciente inconsciente. Cerca de dois terços das crianças com lesão parcial ou completa da medula não apresentam manifestação radiológica de fratura. A radiografia de coluna cervical não é, portanto, suficiente para afastar a possibilidade de lesão. Desta maneira, todos os cuidados com a imobilização devem ser tomados durante o transporte, e a remoção do paciente deve ser feita em monobloco. Tábuas rígidas e colar cervical são os aparelhos mais adequados para se conseguir uma imobilização eficiente. Para a intubação endotraqueal, a cabeça não deve ser hiperestendida se houver suspeita de lesão cervical.

Outros

O início do transporte pressupõe reanimação e estabilização do paciente. Dificuldades respiratórias e cardíacas em trânsito são difíceis de se detectar e mais ainda de se tratar. Portanto, a avaliação da função cardiorrespiratória, estado neurológico, revisão das sondas e acessos venosos, realização de procedimentos e estabilização inicial devem ser feitos ainda no hospital referente, antes de se iniciar o transporte.

Muitas das medidas descritas acima já podem ser tomadas no hospital primário por orientação da equipe de transporte, melhorando as condições clínicas do paciente mais rapidamente e facilitando as ações da equipe ao chegar nesse hospital. Dessa maneira, é muito importante uma comunicação ampla e dinâmica entre a equipe e o hospital referente.

TRANSPORTE INTRA-HOSPITAL

O paciente gravemente doente necessita, com alguma freqüência, ser transportado dentro do hospital onde está internado, seja para a realização de exames de imagem em aparelhos não portáteis, seja para a transferência para o centro cirúrgico. Os riscos envolvidos neste transporte são também elevados e boa parte dos cuidados referidos anteriormente devem ser tomados.

O transporte deve ser feito em incubadoras de transporte para os recém-nascidos, dotadas de respirador, monitores, torpedos de gases respiratórios e bomba de infusão e em macas especiais para crianças maiores, também dotadas destes equipamentos. Juntamente com a maca deve seguir uma maleta com os medicamentos de urgência e o material para assistência respiratória. O transporte deve ser feito de maneira planejada, com equipe treinada para tal (pediatra e enfermeira pediátrica), com os elevadores bloqueados e esperando o paciente e a equipe do centro de diagnóstico ou cirúrgico a postos, prontos para iniciar o procedimento.

BIBLIOGRAFIA

AMERICAN ACADEMY OF PEDIATRICS, COMMITTEE ON HOSPITAL CARE – Guidelines for air and ground transportation of pediatric patients. *Pediatrics,* 78:943, 1986.

BRINK, L.W.; NEUMAN, B.; WYNN, J. – Air transport. *Pediatr. Clin. Amer.,* 40:439, 1993.

DAY, S.; MCCLOSKEY, K.; ORR, R.; BOLTE, R.; NOTTERMAN, D.; HACKEL, A. – Pediatric interhospital critical care transport: consensus of a national leadership conference. *Pediatrics,* 88:696, 1991.

ORR, R.; MCCLOSKEY, K.; BRITTEN, A.G. – Transportation of critically ill children. In Rogers, M.C. (ed.). *Textbook of Pediatric Intensive Care.* 2nd ed., Baltimore, Williams & Wilkins, 1992, p. 1571.

PON, S.; NOTTERMAN, D.A. – The organization of a pediatric critical care transport program. *Pediatr. Clin. North Amer.,* 40:241, 1993.

UTIYAMA, E.; SCHVARTSMAN, C. – Transporte da criança politraumatizada. In Troster, E. (ed.). *A Criança Politraumatizada.* São Paulo, Roca, 1994, p. 11.

11

CONDUTA NAS AFECÇÕES QUE EXIGEM ISOLAMENTO E HIGIENIZAÇÃO DO AMBIENTE

Heloisa Helena de Sousa Marques
Marcelo Genofre Vallada

As unidades de emergência, em nosso meio, têm como característica o atendimento de uma enorme demanda de casos que variam desde consultas de rotina até situações de real urgência, muitas vezes dramáticas. E freqüentemente é onde se realiza o primeiro atendimento de crianças com doenças infecto-contagiosas, expondo tanto a equipe de saúde quanto outros pacientes ao risco de infecções e todos os malefícios que delas decorrem.

A equipe hospitalar deve ser treinada para o atendimento à criança com diagnóstico ou suspeita de doença transmissível, adquirindo bom conhecimento sobre a utilização das técnicas de limpeza, assepsia e isolamento. Como primeira regra, deve-se instituir que os funcionários com doenças infecto-contagiosas não podem trabalhar durante o período de contagiosidade e o esquema de imunização de toda a equipe deve ser mantido em dia, inclusive no caso de comprovada suscetibilidade, com a utilização de vacinas mesmo que não constem do calendário oficial mas já disponíveis no país, como as vacinas para hepatite B, varicela e hepatite A.

Os microrganismos podem ser transmitidos dentro do hospital de diferentes maneiras. As principais são: contato, perdigotos, por via aérea ou por um material comum. Tendo em vista o elevado número de consultas e o fato de que pode não haver indício clínico de que a doença seja contagiosa, algumas precauções básicas devem ser seguidas no atendimento de todos os pacientes dentro do hospital, independentemente do seu diagnóstico ou da suspeita de infecção. Estas precauções têm por objetivo diminuir o risco de transmissão de microrganismos tanto a partir de uma fonte reconhecida como de uma não reconhecida.

PRECAUÇÕES BÁSICAS

As precauções básicas se aplicam a: a) sangue; b) todos os fluidos corpóreos, secreções e excreções, exceto suor, independentemente de se perceber ou não sangue no material; c) pele não intacta; d) membranas mucosas. São elas:

1. Lavagem das mãos depois de tocar em sangue, fluidos corpóreos, secreções e objetos contaminados, independente de se estar usando luvas; também antes e após o exame de um paciente e imediatamente após a retirada das luvas.

2. Usar luvas **sempre** que houver risco de exposição a sangue, fluidos corpóreos, secreções e material contaminado, bem como imediatamente antes de contato com mucosas ou pele não intacta. Trocar de luva se, durante a manipulação de um mesmo paciente, tiver contato com um sítio altamente contaminado, antes de continuar o procedimento em outro sítio não contaminado. Retirar as luvas imediatamente após o uso, evitando tocar em materiais de uso comum e superfícies, prevenindo a contaminação do meio.

3. Utilizar máscara e protetor ocular para proteger as mucosas dos olhos, nariz e boca durante procedimentos que possam gerar borrifamento ou respingamento de sangue ou outras secreções ou fluidos corpóreos.

4. Vestir avental limpo para proteger a pele e impedir a contaminação da roupa durante procedimentos e cuidados ao paciente que possam provocar borrifamento de sangue, outros fluidos corpóreos e secreções. Remover o avental sujo o mais rápido possível.

5. Manipular com cuidado todo o equipamento empregado nos cuidados ao paciente que possa estar contaminado, evitando exposição da pele e mucosas, contaminação da roupa e transmissão de microrganismos para outros pacientes ou para o ambiente. Desprezar adequadamente todo o material descartável, não reutilizá-lo em hipótese alguma.
6. Todos os pacientes que possam potencialmente estar contaminando o ambiente ou cuja higiene seja precária devem permanecer em quarto privativo.
7. Manipular e transportar de maneira adequada lençóis sujos com sangue, fluidos corpóreos e secreções, de maneira a prevenir exposição da pele e mucosas e contaminação do meio.
8. Manipular com cuidado agulhas, bisturis e outros instrumentos cortantes ou perfurantes, em especial se já tiverem sido utilizados no paciente. Nunca reencapar agulhas, nem usar nenhuma técnica que envolva apontar a ponta da agulha para qualquer parte do corpo. Descartar as agulhas em recipiente próprio, o qual deverá estar disponível próximo à área de procedimento. Não realizar ressuscitação cardiopulmonar usando respiração boca a boca. Providenciar para que o material adequado esteja sempre disponível nas áreas de emergência.
9. O quarto do paciente deve ser limpo de acordo com as normas da Comissão de Infecção Hospitalar de cada hospital, em especial quando existir contaminação do ambiente com sangue, secreções, excreções, e quando o paciente receber alta, ocasião em que deve ser realizada limpeza terminal para receber o próximo paciente.

Além das precauções básicas a serem adotadas para todos os pacientes indiscriminadamente, existem precauções específicas adicionais a serem adotadas para o cuidado com pacientes sabidamente ou com suspeita de estarem infectados por patógeno altamente transmissível ou epidemiologicamente importante. Estas precauções dividem-se em três grupos e são recomendadas levando-se em conta a maneira de transmissão de determinado patógeno, sendo que podem ser adotadas inclusive em combinação (Quadro 11.1).

Quadro 11.1 – Tipos de precauções e exemplos de doenças.

Precauções básicas	• Todos os pacientes
Precauções para aerossóis (perdigotos)	• Doença invasiva pelo *Haemophilus influenzae* tipo b • Doença invasiva por *Neisseria meningitidis* • Difteria • Pneumonia por *Mycoplasma* • Coqueluche • Faringite, pneumonia ou escarlatina por estreptococo do grupo A em lactentes ou crianças muito jovens • Adenovírus • Influenza • Caxumba • Parvovírus B19 • Rubéola adquirida
Precauções de contato	• Infecção ou colonização por bactéria multirresistente, que a comissão de controle de infecção hospitalar julgue ser epidemiologicamente importante • Infecção entérica por *Clostridium difficile* • Pacientes incontinentes com infecção por *Escherichia coli* 0157:H7, *Shigella*, hepatite A ou rotavírus • Infecção pelo vírus sincicial respiratório, parainfluenza ou enterovírus em lactentes ou crianças muito jovens • *Herpes simplex* vírus • Impetigo • Abscessos supurativos ou celulite • Rubéola congênita • Pediculose • Escabiose • Varicela • Zoster disseminado ou no paciente imunocomprometido • Conjuntivite hemorrágica viral • Infecções hemorrágicas virais (Ebola, Lassa ou Marburg)
Precauções respiratórias	• Sarampo • Varicela ou zoster disseminado • Tuberculose

PRECAUÇÕES RESPIRATÓRIAS

São aquelas indicadas para pacientes sabidamente ou com suspeita de estarem infectados por microrganismos transmitidos por microgotículas com menos de 5µ de tamanho, que podem ficar suspensas no ambiente e ser disseminadas por movimentação de ar entre um quarto e outro, ou a longas distâncias.

1. O paciente deve ser colocado em um quarto privativo, com pressão negativa em relação aos outros ambientes hospitalares, e com adequada eliminação do ar através de ductos com filtros. A porta deve ser mantida fechada e o paciente dentro do quarto. Lembre que ventilação mecânica não é isolamento respiratório, uma vez que o ventilador cicla para o ambiente, bem como as incubadoras para recém-nascidos.

2. Utilize máscaras adequadas para filtração de micropartículas, em especial para o cuidado de pacientes com tuberculose, doença para a qual as máscaras comuns não oferecem proteção eficiente. Pessoas suscetíveis às doenças incluídas neste grupo devem evitar entrar no quarto.

3. Limite a movimentação e o transporte do paciente para outras áreas do hospital ao estritamente necessário. Nesse caso, coloque uma máscara no paciente.

PRECAUÇÕES COM AEROSSÓIS

São aquelas utilizadas para pacientes sabidamente ou com suspeita de estarem infectados por microrganismos que são transmitidos através de gotículas ou perdigotos (tamanho maior que 5µ), geradas pelo paciente durante a tosse, espirro, fala, ou durante a realização de procedimentos.

1. O paciente deve ser colocado em um quarto privativo, mas se isso for absolutamente impossível, deve ser mantida uma separação entre os pacientes de no mínimo 1 metro. Não é necessário nenhum esquema especial de ventilação do quarto.

2. Utilize uma máscara sempre que lidar diretamente com o paciente.

3. Limite a movimentação e o transporte do paciente para outras áreas do hospital ao estritamente necessário. Nesse caso, coloque uma máscara no paciente.

PRECAUÇÕES DE CONTATO

São aquelas utilizadas no atendimento a pacientes sabidamente ou com suspeita de estarem infectados ou colonizados com microrganismos de importância epidemiológica e que podem ser transmitidos pelo contato direto com o paciente ou por meio de superfícies ou objetos contaminados.

1. O paciente deve ficar em um quarto privativo. Se não for possível, considere sempre a epidemiologia do microrganismo antes de colocar o paciente em uma enfermaria geral.

2. Utilize luvas sempre que entrar no quarto. Durante os cuidados ao paciente, troque de luvas sempre que tiver contato com material que possa ter alta concentração do microrganismo. Retire as luvas antes de deixar o quarto e lave as mãos com soluções antissépticas. Cuidado para não voltar a tocar em superfície ou material potencialmente contaminado.

3. Vista um avental sempre que entrar no quarto ou tiver contato com o paciente. Retire o avental antes de sair do quarto.

4. Limite o transporte do paciente ao estritamente necessário. Tome as devidas precauções para minimizar o risco de contaminação de outros pacientes, de aparelhos e do meio.

5. Sempre que possível, procure utilizar equipamentos para um mesmo paciente, separando-o. Caso contrário, realize adequada limpeza e desinfecção antes de utilizá-los em outros pacientes.

Porém, nem sempre a confirmação do diagnóstico se faz possível de maneira rápida nos serviços de urgência, de modo que, em algumas situações, deve-se considerar empiricamente as possibilidades diagnósticas que possam exigir a adoção das técnicas complementares de isolamento (vias aéreas, aerossóis e contato) e elas devem ser adotadas até confirmação ou exclusão do diagnóstico. Cada serviço deve levar em conta as condições locais da população que atende e das doenças endêmicas/epidêmicas naquele momento para instituir tais medidas. O quadro 11.2 fornece alguns exemplos de situações para as quais se indicam medidas de isolamento até a definição diagnóstica, levando em conta agentes que potencialmente poderiam estar envolvidos em determinado quadro clínico.

Quadro 11.2 – Situações clínicas e adoção de precauções empíricas até a definição do diagnóstico.

Manifestações clínicas	Microrganismo provável	Precauções empíricas
Diarréia com características infecciosas em paciente incontinente	Patógenos entéricos	Contato
Diarréia em adolescentes com história recente de uso de antibióticos	*Clostridium difficile*	Contato
Meningite	*Neisseria meningitidis* *Haemophilus influenzae* tipo b	Aerossóis
Exantema generalizado com características petequiais ou equimóticas e febre	*Neisseria meningitidis*	Aerossóis
Exantema vesicular	Varicela	Respiratório e contato
Exantema maculopapular com coriza e febre	Sarampo	Respiratório
Tosse, febre e infiltrado em lobo superior de pulmão em paciente HIV-negativo	*Mycobacterium tuberculosis*	Respiratório
Tosse, febre e infiltrado em qualquer região do pulmão em paciente HIV-positivo	*Mycobacterium tuberculosis*	Respiratório
Tosse persistente ou com paroxismos	*Bordetella pertussis*	Respiratório
Infecções respiratórias em lactentes, particularmente bronquiolite	Vírus sincicial respiratório Vírus parainfluenza	Contato
História de infecção ou colonização por organismos multirresistentes	Bactérias multirresistentes	Contato
Abscesso ou ferida que não possa ser coberta	*Staphylococcus aureus* Estreptococos do grupo A	Contato

BIBLIOGRAFIA

GARNER, J.S. – Hospital Infection Control Practices Advisory Committee. Guideline for isolation precutions in hospitals. *Infect. Control. Hosp. Epidemiol.*, **17**:53, 1996.

PETER, G. – *Red Book: Report of the Committee on Infectious Diseases.* 24th ed., Elk Grove Village, IL, American Academy of Pediatrics, 1997.

Parte B

ACIDENTES

12

ACIDENTES POR SUBMERSÃO

SULIM ABRAMOVICI
FERNANDA M. FERREIRA GUIMARÃES

TERMINOLOGIA

Afogamento – é a morte por asfixia durante a submersão em água ou dentro das primeiras 24 horas do acidente.

Quase-afogamento – define o acidente não-fatal nas primeiras 24 horas, necessitando de cuidados médicos, com sobrevivência temporária ou definitiva.

Afogamento secundário – define a morte que ocorre após as 24 horas do acidente, devido a complicações, geralmente pulmonares, diretamente atribuídas à submersão.

Síndrome de imersão – é a morte súbita, provavelmente mediada por estímulo vagal, devido à parada cardíaca após o contato com água fria. O uso concomitante de drogas, tais como álcool e/ou sedativos, pode contribuir para sua patogênese.

Acidente por submersão – qualquer submersão resultante em admissão hospitalar ou óbito (quase-afogamento, afogamento e lesão medular pós-mergulho).

EPIDEMIOLOGIA

As faixas etárias que apresentam maior risco são as de crianças que estão aprendendo a andar, principalmente quando sem supervisão, ocorrendo mais em piscinas, mas também em baldes, tanques e banheiras. A segunda faixa mais atingida é a de adolescentes, principalmente meninos com idade superior a 13 anos, em maior variedade de locais, como praias, rios e piscinas. Morte ou quadriplegia são as conseqüências mais graves dos acidentes de mergulho e, geralmente, o mergulhador é retirado da água por pessoas que não pensaram na lesão medular e não utilizaram proteção para a coluna. Afogamento é a principal causa de óbito em mergulhadores de caça submarina. A embolia arterial gasosa cerebral, devida à hiperdistensão pulmonar, ocasiona perda da consciência e conseqüente afogamento ou quase-afogamento. Outra causa é a doença da descompressão brusca.

Um importante grupo de risco na faixa pediátrica são os pacientes com distúrbios convulsivos.

FISIOPATOLOGIA

A submersão inesperada em água leva, inicialmente, à aspiração de pequena quantidade de líquido, que ocasiona imediatamente um laringoespasmo reflexo que pode persistir por até 2 minutos. Na fase seguinte, com o pânico, a criança inicia a deglutição de água. Com a persistência da hipoxia, ocorre relaxamento da laringe, seguindo-se aspiração de grande quantidade de água. Cerca de 10% das vítimas de afogamento persistem em laringoespasmo intenso (não aspirando líquidos), com intensa hipoxia e convulsões, podendo sobrevir o óbito: é o chamado "afogamento seco".

A vítima pode perder a consciência antes do acidente, não havendo pânico ou luta contra a morte, com rápida submersão. É pouco freqüente em nosso meio, ocorrendo em águas geladas ou ainda após episódios de síncope ou convulsões. Perda súbita de consciência pode ocorrer também em crianças que fazem hiperventilação com o objetivo de permanecer mais tempo embaixo da água; a diminuição da $paCO_2$ inibe o estímulo normal para a respiração e a vítima perde a consciência após realizar um grande esforço para nadar.

As conseqüências e as complicações dos acidentes de submersão são resultantes da anoxia. Os dois sistemas orgânicos mais afetados, induzindo à anoxia, são os pulmões e o cérebro. Inicialmente, a hipoxia secundária ao laringoespasmo danifica o parênquima pulmonar, seguindo-se atelectasias, edema pulmonar e síndrome da angústia respiratória (SARA). Os sintomas podem-se desenvolver quase imediatamente ou a qualquer momento dentro das primeiras 24 horas do acidente. Como a função pulmonar se deteriora, ocorre hipoxia adicional, resultando em acidose metabólica e em lesão isquêmica cerebral. Isso causa edema cerebral, aumento da pressão intracraniana e possibilidade de herniação cerebral.

Arritmias cardíacas e insuficiência renal podem também resultar da anoxia. Não há nenhuma diferença clínica significante entre aspiração de água doce ou água salgada com respeito ao dano pulmonar e as anormalidades hidroeletrolíticas. Tradicionalmente, a fisiopatologia do afogamento era explicada de acordo com o tipo de água. Água doce, devido à hipotonicidade, tenderia a atravessar a membrana alveolocapilar e atingir o intravascular, causando hipervolemia, hemólise e hiponatremia. A água doce é lesiva para o surfactante que reveste os alvéolos, pois altera suas propriedades, levando a edema pulmonar, alveolite e transudação de proteínas para o interior dos alvéolos. A água salgada, com cerca de 3% de cloreto de sódio, apresenta tonicidade três vezes maior em relação aos fluidos extracelulares. Atingindo o espaço alveolar, destrói o surfactante, produzindo reação inflamatória e áreas de atelectasia. Os líquidos, devido à diferença de tonicidade, passariam do espaço intravascular para o alveolar, levando a edema. Ocorreria hipovolemia, hemoconcentração e hipernatremia.

O conceito atual é que ambos os tipos de água lesam o pulmão, causando um movimento de líquido para dentro do alvéolo por alteração do surfactante. A resultante é hipoxemia e "shunts" intrapulmonares. A hemólise e a coagulopatia são provavelmente resultantes da hipoxia e não de distúrbios graves de osmolaridade.

A presença de cloro na água não altera a seqüência de distúrbios fisiopatológicos, nem modifica o tipo de lesão pulmonar. Adicionalmente, não há correlação entre a quantidade de líquido aspirado e as complicações que se sucedem. Pequenos volumes como 1 a 3ml/kg de líquido aspirado podem produzir danos pulmonares e cerebrais irreversíveis.

Um outro agravante para a lesão pulmonar é a ocorrência de vômitos e a aspiração de secreções gástricas.

AVALIAÇÃO CLÍNICA

A temperatura da água, o tempo de submersão, a ocorrência de cianose ou apnéia, o modo como foi realizado o atendimento inicial da vítima e o intervalo até ser iniciada a ressuscitação cardiopulmonar são dados da história que influem no prognóstico e no tratamento. Deve-se questionar a possibilidade de ter havido traumatismo no mergulho, uso de álcool ou outras drogas e se há história anterior de episódios convulsivos.

O quadro clínico varia desde a criança que se apresenta assintomática, até aquela em parada cardiorrespiratória. Lembrar que uma criança que aparenta estar perfeitamente bem pode desenvolver rapidamente complicações tanto pulmonares quanto neurológicas, a qualquer momento, dentro das primeiras 24 horas.

Os sinais e os sintomas são decorrentes da hipoxia, com prejuízo das funções neurológica e cardiorrespiratória. Hipotermia é um achado freqüente. Pode ser protetora para o cérebro por causar redução no consumo metabólico, mas isso é real apenas se a hipotermia ocorreu no momento do quase-afogamento em água fria. Cianose ocorre em intensidade variável, dependendo da gravidade do acidente.

O exame minucioso da criança não deve ser fator que retarde a pronta assistência. Sinais de traumatismo craniano, cervical ou de outras regiões do corpo devem ser detectados. Durante o exame físico, atenção particular deve ser dada aos exames neurológico e respiratório. A resposta pupilar e a escala de coma de Glasgow devem ser avaliadas e correlacionadas. A criança que se apresenta em assistolia, com pupilas dilatadas e fixas, com escala de Glasgow < 5, geralmente, tem um mau prognóstico, a menos que haja uma resposta satisfatória e rápida aos esforços de ressuscitação ou a criança apresente temperatura corpórea menor que 32°C após um afogamento em água gelada. Nas crianças com Glasgow > 5 à entrada, o prognóstico geralmente é bom.

A ausculta, compatível com edema pulmonar, revela a presença de roncos e estertores. O paciente pode não ter nenhum sinal de desconforto respiratório ou apresentar-se taquipnéico, com batimentos de asa de nariz e retrações. Arritmias ocorrem com freqüência e provavelmente são causadas por hipoxia e acidose. A hipotermia também desencadeia alterações cardíacas importantes, baixando o limiar para arritmias.

Pode haver insuficiência renal aguda, que é de bom prognóstico quando há boa recuperação pulmonar e neurológica; geralmente é secundária à hipoxia, podendo ser precipitada por mioglobinúria. Coagulação intravascular disseminada pode ocorrer também como conseqüência da hipoxia.

O sistema de classificação prognóstica de Orlowsky utiliza cinco fatores desfavoráveis, incluindo-se: idade ≤ 3 anos, tempo de submersão > 5 minutos, nenhuma tentativa de ressuscitação por 10 minutos após o salvamento, coma à admissão no setor de emergência e acidose grave com pH no sangue arterial ≤ 7,10. Os pacientes com dois ou menos desses fatores prognósticos adversos apresentam 90% de chance de se recuperar bem com o tratamento habitual, enquanto aqueles com três ou mais desses fatores têm apenas 5% de chance de boa recuperação.

Outra classificação quanto ao prognóstico neurológico desfavorável em quase-afogados, segundo uma evolução temporal, seria a seguinte:

1. No local do acidente – tempo de submersão > 5, demora em iniciar a reanimação cardiopulmonar e tempo de ressuscitação > 25 minutos.
2. No setor de emergência – necessidade de reanimação cardiopulmonar, pupilas dilatadas e fixas, pH < 7, Glasgow < 5.
3. Após ressuscitação inicial – persistência de Glasgow < 5 e apnéia persistente.

Vítimas hipotérmicas de quase-afogamento em água gelada podem ter um melhor prognóstico.

TRATAMENTO

A conduta mais importante no tratamento do quase-afogamento é a realização imediata das manobras de reanimação, com o objetivo fundamental de reduzir a hipoxia e minimizar seus efeitos deletérios. A criança deve ser retirada da água e, se estiver em apnéia, a respiração boca a boca deve ser iniciada o mais breve possível, podendo ser feita ainda na água se o socorrista for suficientemente hábil. A massagem cardíaca externa deve ser iniciada tão logo a vítima seja retirada da água e constatada ausência de pulsos, mesmo havendo dúvida quanto ao tempo de submersão.

Não se devem tentar manobras de retirada de água dos pulmões, pois ocorre um rápido equilíbrio desta com o intravascular, podendo ainda desencadear vômitos, com eliminação do conteúdo gástrico e risco de aspiração. As vias aéreas devem ser limpas de qualquer material estranho, principalmente detritos ou vômitos. Evitar a realização da manobra de Heimlich, devido à sua tendência de provocar vômitos. As roupas molhadas devem ser removidas para diminuir a perda de calor e permitir um melhor exame do paciente. Se houver suspeita de traumatismo craniano ou cervical, colocar o paciente em uma superfície rígida e plana, mantendo-se o eixo axial, evitando sua mobilização.

A reanimação cardiopulmonar deve ser mantida durante o transporte até o hospital. O uso da manobra de Sellick durante a ventilação inicial é uma maneira efetiva de prevenir aspiração. Com esta técnica, um assistente aplica pressão ântero-posterior à cartilagem cricóide para comprimir o esôfago contra a vértebra cervical. O estômago deve ser esvaziado por meio de uma sonda nasogástrica desde que a via aérea esteja protegida. O oxigênio deve ser administrado na maior concentração, de acordo com os recursos disponíveis no local ou no trajeto.

Qualquer vítima de quase-afogamento deve ser internada e ficar em observação no mínimo durante 24 horas, mesmo que chegue aparentemente bem ao hospital. Podem ocorrer complicações não imediatas como edema pulmonar, pneumonias ou deterioração neurológica, que devem ser prontamente diagnosticadas. Deve-se avaliar a função circulatória e infundir soro fisiológico ou solução de Ringer-lactato através de acessos venosos de grande calibre caso o paciente esteja hemodinamicamente instável. Entretanto, devem-se dar líquidos cuidadosamente, pois estes pacientes estão sob risco de edema pulmonar e cerebral. Monitorizar o ritmo cardíaco e o débito urinário e avaliar o estado neurológico. A oximetria de pulso deve ser monitorizada para detectar sinais precoces de envolvimento pulmonar, tais como saturação de O_2 menor que 95% que não é clinicamente detectável.

Os pacientes que necessitem de reanimação cardiopulmonar ou que apresentem anormalidades constatadas à radiografia de tórax ou ainda alterações gasométricas devem ser internados em unidade de terapia intensiva para controles rigorosos. As gasometrias arteriais devem ser realizadas com freqüência para o diagnóstico de rápidas deteriorações dos sistemas respiratório e metabólico.

A investigação laboratorial inicial inclui, além da gasometria, hemograma, dosagem de eletrólitos, uréia e creatinina, eletrocardiograma e radiografia de tórax. Triagem toxicológica e medida do nível sérico de etanol devem ser realizadas se indicadas.

O fornecimento de oxigênio é a conduta mais importante no tratamento do quase-afogado. Se a vítima estiver respirando espontaneamente, a administração de oxigênio pode ser feita através de máscara ou cateter nasal, desde que se consiga manter a $paO_2 \geq 90mmHg$ com $FiO_2 \leq 50\%$. Se o paciente apresentar uma relação $paO_2/FiO_2 \leq 300$ ou ventilação/perfusão $\geq 0,15$, será necessário instalar fornecimento de O_2 sob pressão positiva. A intubação, além de assegurar o fornecimento de oxigênio adequado e a manutenção da pressão positiva constante nas vias aéreas, facilita a aspiração de secreções. A pressão positiva expiratória final de vias aéreas (PEEP) deve ser iniciada com $5cmH_2O$ e posteriormente aumentada 2cm a cada vez, até que se obtenha uma relação ventilação/perfusão $\leq 20\%$ ou $paCO_2/FiO_2 \geq 300$.

Este método de suporte ventilatório (PEEP) pode exacerbar a hipertensão intracraniana e comprometer a função hemodinâmica; portanto, não se deve usar PEEP > 5 quando não for realmente necessário. Quando for necessário PEEP > 10 a $15cmH_2O$, a cateterização arterial pulmonar pode ser de grande ajuda no suporte hemodinâmico.

Logo que possível, deve-se reduzir a FiO_2 para evitar os possíveis efeitos tóxicos do oxigênio. Após a obtenção da oxigenação adequada, manter o nível da PEEP durante pelo menos 24 a 48 horas para se permitir a regeneração do surfactante.

A respiração artificial é indicada também sempre que a criança apresentar-se comatosa (Glasgow < 9) ou não estiver apresentando respiração espontânea adequada ($paCO_2 \geq 35mmHg$ ou freqüência respiratória acima de 50rpm), já que a possibilidade de fadiga é iminente.

Deve ser feita vigilância em relação ao aparecimento de pneumonia. Ao primeiro sinal de infecção pulmonar, iniciar antibioticoterapia. O uso de corticóide no tratamento das lesões pulmonares não tem eficácia comprovada, devendo ser evitado. Não é raro o aparecimento de pneumotórax espontâneo ou causado pela terapêutica com pressão positiva, devendo-se suspeitar sempre que houver súbita descompensação.

Virtualmente, qualquer distúrbio hidroeletrolítico pode ser encontrado, incluindo hipo ou hipernatremia, hipo ou hipercalemia, hipocalcemia, hipomagnesemia, secreção inadequada de hormônio antidiurético, *Diabetes insipidus*, hiperglicemia e hiperosmolalidade.

Devido à isquemia e à hipoxia, o trato gastrintestinal também é afetado, além de ocorrer desvio do fluxo sangüíneo deste e da pele para áreas consideradas mais nobres. Freqüentemente aparece diarréia sanguinolenta abundante seguindo estes acidentes graves, o que pode impossibilitar a alimentação enteral. As crianças que necessitarem de mais tempo para a recuperação, principalmente aquelas com doença pulmonar significante, podem beneficiar-se do suporte nutricional parenteral.

Os pacientes com hipotermia grave apresentam risco aumentado de arritmias ventriculares, portanto, as únicas indicações para compressões torácicas são assistolia e fibrilação ventricular. Não devem ser cessadas as manobras de reanimação até que a temperatura corpórea esteja pelo menos em 32°C. Devem ser tratados utilizando as técnicas adequadas ao grau de hipotermia: envolvimento em cobertores, lavagem gástrica e infusão intravenosa de soluções aquecidas, além do fornecimento de oxigênio umidificado e aquecido, ou diálise peritoneal também aquecida.

Em acidentes por asfixia e isquemia, a hipertensão intracraniana geralmente é devida ao edema cerebral citotóxico e, quando ocorre após um acidente de submersão, uma grande porcentagem de células cerebrais morrem. Desse modo, embora haja metas terapêuticas para a monitorização da PIC e prevenção da hipertensão intracraniana, como a preservação da perfusão cerebral e a prevenção da herniação, a probabilidade de que o controle desta seja possível ou eficaz é baixo devido à etiologia citotóxica. O uso de barbitúricos, bloqueadores dos canais de cálcio, indução de hipotermia e corticóides tem, portanto, indicação controversa.

O melhor tratamento ainda continua sendo a prevenção desses acidentes e a orientação da população.

BIBLIOGRAFIA

ABRAMOVICI, S.; DORIA Fº, U. – Acidentes traumáticos. In Marcondes, E. (Coord.). *Pediatria Básica*. 7ª ed., S. Paulo, Sarvier, 1985.

CONN, A.W.; EDMONDS, J.F.; BARKER, G.A. – Cerebral ressuscitation in near-drowning. *Pediatr. Clin. North Amer.*, 26(3):691, 1979.

DEAN, J.M.; KAUFMAN, N.D. – Prognostic indicators in pediatric near-drowning: the Lasgow coma scale. *Crit. Care Med.*, 9(7):536, 1981.

LAVELLE, J.M.; SHAW, K.S. – Is emergency department cardiopulmonary resuscitation or intensive care unit cerebral resuscitation indicated? *Crit. Care Med.*, 21:368, 1993.

LEVIN, D.I. – Near drowning. *Crit. Care Med.*, 8(10):590, 1980.

MODELL, J.H. – Drowning. *N. Engl. J. Med.*, 328:253, 1993.

OAKES, D.D.; SHERCK, J.P.; MALONEY, J.R. – Prognosis and management of victims of near drowning. *J. Trauma*, 22(7):544, 1982.

ORLOWSKY, J.P. – Drowning, near drowning and ice-water submersion. *Pediatr. Clin. North Amer.*, 34:75, 1987.

QUAN, L.; KINDER, D. – Pediatric submersion: Prehospital predictors of outcome. *Pediatrics*, 90(6):909, 1992.

ROBINSON, M.D.; SEWARD, P.N. – Submersion injury in children. *Pediatr. Emerg. Care*, 3(1):44, 1987.

SHAW, K.N.; BRIEDE, C.A. – Submersion injuries: drowning and near-drowning. *Emerg. Med. Clin. North Amer.*, 7:353, 1989.

SPYKER, D.A. – Submersion injury: epidemiology, prevention and management. *Pediatr. Clin. North Amer.*, 32(1):113, 1985.

SINOPSE

ACIDENTES POR SUBMERSÃO

1. Retirar a criança rapidamente da água.
2. Iniciar imediatamente as manobras de reanimação cardiopulmonar; se a criança estiver em apnéia, realizar a respiração boca a boca.
3. Realizar massagem cardíaca externa se a vítima não apresentar pulsos palpáveis.
4. Evitar manobras de retirada de água dos pulmões: são ineficazes, retardam o tratamento e podem provocar aspiração do conteúdo gástrico.
5. Se houver suspeita de traumatismo craniano ou cervical, manter o paciente imóvel em seu eixo axial.
6. Fornecer oxigênio na maior concentração possível: máscara, cateter nasal ou intubação traqueal se a vítima não estiver respirando espontaneamente. Em casos graves, com o paciente internado, indicar oxigenação sob pressão positiva.
7. Controlar o aparecimento de pneumonia e/ou pneumotórax.
8. Corrigir a acidose metabólica.
9. Controlar os parâmetros hemodinâmicos.
10. Instituir suporte nutricional.

13

QUEIMADURAS

Renata Dejtiar Waksman
Juang Horng Jyh

INTRODUÇÃO

No Brasil, ocorrem mais de 1.000 mortes anualmente por acidentes causados por fogo e chama, sendo que pelo menos 40% da mortalidade por estes acidentes ocorrem em crianças e adolescentes (até 20 anos incompletos).

Nos Estados Unidos da América do Norte, mais de 2 milhões de casos são atendidos por ano por esta causa, 5% destes pacientes necessitam de hospitalização, quase 5.000 crianças morrem em conseqüência de queimaduras a cada ano.

Considerando-se os anos potenciais de vida perdidos, as queimaduras aparecem em segundo lugar, após os acidentes de transporte, refletindo a população relativamente jovem envolvida neste tipo de acidente.

Em crianças, injúrias térmicas, especificamente por escaldamento, são as mais comuns, mas a mortalidade geralmente é resultante de lesões de pele e vias respiratórias.

Os fatores mais importantes que influenciam a incidência das queimaduras são:

1. Sexo – mais comum no masculino, para a maioria das faixas etárias.
2. Idade – crianças menores de 5 anos são mais propensas a queimaduras.
3. Nível sócio-econômico – as queimaduras envolvem preferencialmente aqueles menos favorecidos.
4. Outros fatores – ambientes urbanos superpopulosos, práticas culturais, filhos de casais separados ou ausência da figura paterna ou materna no ambiente familiar.

FISIOPATOLOGIA

Sistema tegumentar – a lesão térmica pode determinar zonas diferentes:

1. Coagulação – corresponde às áreas com necrose e morte celular.
2. Estase – nas áreas adjacentes aos tecidos queimados, a circulação capilar pode estar lentificada, definindo a zona de estase; na falta de oxigenação e perfusão precoces, esta região pode não sobreviver, aumentando assim a zona de coagulação.
3. Hiperemia – é uma área reacional, que evolui normalmente para a cura.

Pode ocorrer, também, edema em tecidos distantes daqueles queimados. Os fatores que podem contribuir para a sua formação são:

1. Aumento na permeabilidade capilar nos tecidos lesados.
2. Hipoproteinemia e aumento da pressão osmótica na área queimada.
3. Diminuição do potencial transmembrana, que leva a um aumento da carga de sódio e água do espaço extracelular para o intracelular, resultando em edema celular.

O edema, geralmente, é máximo nas primeiras 24 horas após a queimadura, resolve gradualmente nos 3 a 5 dias subseqüentes; a integridade capilar parece estar restaurada em 24 horas.

Sistema cardiovascular – o débito cardíaco inicialmente diminui, conseqüente à queda do volume circulatório e ao aumento na resistência vascular sistêmica, e retorna ao normal antes da restauração completa do volume intravascular. Hipertensão é um fenômeno comum, seu mecanismo parece envolver hipervolemia associada ao aumento da resistência vascular sistêmica.

Encefalopatia hipertensiva também pode ocorrer, caracterizada por algumas manifestações como: convulsões, irritabilidade, letargia ou desorientação.

A atividade da renina e da aldosterona costuma estar bem elevada nos pacientes hipertensos ou não, na fase aguda, fazendo parte da resposta aguda sistêmica à injúria térmica.

Inicialmente, a hipervolemia pode persistir no grupo com hipertensão, mesmo no período de convalescença; sua causa é desconhecida.

Sistema pulmonar – lesões pulmonares podem ocorrer, conseqüentes a inalação, aspiração, sepse, insuficiência cardíaca, choque ou trauma associado; podem ocorrer lesões significativas sem inalação associada.

Sistema renal – insuficiência renal pós-queimadura é rara, mas pode resultar de: a) hipotensão por tempo prolongado, devido ao retardo ou à inadequação na reposição volêmica; b) liberação de mioglobina dos músculos lisados; ou c) liberação de hemoglobina, como resultado da hemólise induzida pelo calor. Ocorre diminuição do fluxo sangüíneo renal imediatamente após a queimadura, posteriormente o índice de filtração glomerular pode aumentar, coincidindo com o estado hipermetabólico e hiperdinâmico.

Sistema hepático – é comum ocorrer disfunção hepática após queimaduras graves, que pode estar relacionada a alterações hemodinâmicas, hipóxia e sepse. Pode ocorrer colestase canalicular nos pacientes que se apresentam com icterícia, cursando com alta mortalidade.

Sistema hematológico – ocorre diminuição da massa de células vermelhas, pode haver hemólise intravascular, diminuição da sobrevida das hemácias e anemia refratária nos casos de queimaduras graves, perdas de sangue durante procedimentos cirúrgicos e debridamentos. Flebotomias e úlceras gástricas podem também contribuir nas perdas significativas de sangue após queimaduras.

Sangramentos e complicações trombóticas estão relacionados a lesões teciduais locais, por exemplo, úlcera de Curling, tromboflebites, mais do que a coagulopatia sistêmica. Após a queimadura, pode ocorrer coagulação intravascular disseminada com sangramento generalizado, podendo associar-se ao choque, sepse e hipóxia.

Trombocitopenia leve pode ocorrer nos primeiros dias após a queimadura, seguida por trombocitose no final da primeira semana. A trombocitopenia pode persistir no paciente em sepse; a agregação plaquetária pode estar deprimida ou aumentada após a queimadura.

Sistema nervoso central – pode ocorrer encefalopatia, tendo como causa mais comum a hipóxia associada a inalação de fumaça e monóxido de carbono nas áreas do fogo; podem ocorrer convulsões, obnubilação, coma ou alucinações nestes pacientes.

Sistema gastrintestinal – úlceras de estresse (de Curling), do estômago ou duodeno são complicações tratáveis, mas preveníveis, que podem ocorrer no paciente queimado. Colecistite acalculosa, caracterizada por febre, distensão abdominal e icterícia, é outro evento que pode aparecer após queimaduras.

Nos grandes queimados, pode também surgir pseudo-obstrução aguda do cólon com dilatação maciça, sem obstrução orgânica; nos pacientes infectados, podem surgir alterações na permeabilidade intestinal.

Alterações metabólicas – as lesões térmicas associam-se a uma resposta hipermetabólica, um estado catabólico caracterizado por lesão de musculatura esquelética, aumento do consumo de oxigênio, lipólise e gliconeogênese hepática, liberação dos hormônios de estresse como glucagon, catecolaminas e glicocorticóides, além de citocinas como as interleucinas-1 e 6, fator de necrose tumoral, tromboxano B_2 e fator ativador plaquetário.

Estado imunitário e infecção – ocorre comprometimento imunológico nos queimados graves, relacionado à extensão das lesões; ocorrem falhas nas barreiras mecânicas às bactérias, assim como disfunções dos sistemas de defesa, alteração nas imunoglobulinas, no sistema complemento, na função macrofágica, neutrofílica e linfocitária, além da diminuição das atividades do sistema retículo-endotelial.

Pacientes com grandes queimaduras tendem a desenvolver bacteriemia, pneumonia e sepse; as alças intestinais servem como importantes reservatórios para bactérias invasivas.

CLASSIFICAÇÃO DAS QUEIMADURAS

Leves – a superfície total envolvida é menor do que 5%, não ocorre envolvimento significativo de mãos, pés, face ou períneo. Não há acometimento da espessura completa da derme ou outras complicações. Estas crianças são tratadas ambulatorialmente, se a situação social permitir.

Moderadas – caracterizadas pelo envolvimento de 5 a 15% da superfície corpórea, ou pela presença de qualquer acometimento da espessura da derme, envolvimento de mãos, pés, face ou períneo, ou presença de qualquer fator complicante, como lesão química ou elétrica. Estes pacientes devem ser internados para tratamento das lesões.

Graves – caracterizadas por queimadura superior a 15% da superfície corpórea, por acometimento de toda a espessura da derme, ou pela presença de inalação de fumaça ou envenenamento por monóxido de carbono. A criança deve ser admitida em um centro de atendimento a queimados ou unidade de terapia intensiva após estabilização do quadro inicial.

AS SEGUINTES DIFERENÇAS FISIOLÓGICAS EM CRIANÇAS PEQUENAS, COM RELAÇÃO AOS ADULTOS, REQUEREM UM TRATAMENTO DIFERENCIADO:

1. Maior superfície corpórea (SC) em relação ao peso, com maior perda de líquidos e maior risco de hipotermia.
2. Maior taxa metabólica.
3. Menor capacidade tampão com maior risco de acidose.
4. Menor reserva de glicogênio hepático com risco maior de apresentar hipoglicemia.
5. Camadas de pele mais finas.
6. Menor capacidade de concentrar a urina com conseqüente retenção maior de líquidos, edema de extremidades e piora da função pulmonar.

CUIDADOS NA SALA DE EMERGÊNCIA

A conduta ideal seria transportar a criança diretamente do local onde se queimou a um hospital equipado para o seu atendimento. Ao chegar à sala de emergência, deve-se verificar a situação das vias aéreas e circulatória e examinar a orofaringe, pois alterações inflamatórias na mucosa confirmam a presença de lesões em vias aéreas superiores. Edema maciço intra-oral e faríngeo pode-se formar rapidamente após deglutição involuntária de líquidos ferventes e pode ser de tal magnitude que a intubação endotraqueal se faz necessária. Esta situação não é tão rara na população pediátrica, na qual lactentes podem receber leite em mamadeira colocada em forno de microondas ou pode ser também uma forma de abuso. A detecção de fluxo aéreo turbulento, sibilância, broncorréia, tosse aguda e alta e rouquidão são indicativos de edema de vias aéreas, causado por lesões inalatórias, e sugerem necessidade de intubação endotraqueal e ventilação mecânica assistida, se houver suspeita de hipóxia ou envenenamento por monóxido de carbono, quando se deve usar oxigênio a 100%.

Deve-se obter um acesso venoso adequado, de preferência nos locais da pele não atingidos pela queimadura; se isto não for possível, a punção venosa poderá ser realizada no local queimado; deve-se evitar a dissecção venosa.

Após possuir informações sobre o local do acidente, o mecanismo exato da queimadura, deve-se descrever sua extensão e profundidade, calcular a quantidade inicial de fluidos a ser infundida, anotando-se estes dados, inclusive com ajustes posteriores, se forem necessários.

Outras medidas iniciais seriam a cateterização vesical, para o cálculo do débito urinário, e a passagem de sonda nasogástrica, na prevenção de vômitos e aspiração.

A avaliação da situação circulatória nas extremidades queimadas deve ser monitorizada regularmente, começando na sala de emergência, com a palpação dos pulsos distais e a avaliação do tempo de enchimento capilar; estas medidas determinarão a necessidade de escarotomias ou fasciotomias futuras.

A necessidade de analgesia nos pacientes queimados é, geralmente, inversamente proporcional à profundidade da queimadura, o controle da dor é feito pela administração intravenosa de narcótico, usando-se, nos momentos iniciais, a menor dose suficiente para controlar a dor.

ABORDAGEM INICIAL DO PACIENTE QUEIMADO

EXAME FÍSICO

1. Avaliação do estado geral, cardiocirculatório, respiratório e cerebral, dando ênfase aos seguintes itens:
   - quadro respiratório: sinais de obstrução das vias aéreas (cianose, secreções, cornagens);
   - estado hemodinâmico: hidratação, pulsos e perfusão;
   - estado de consciência: usar escala de coma de Glasgow, descartar trauma cranioencefálico (TCE).
2. Descartar lesões associadas.

AVALIAÇÃO DO GRAU (PROFUNDIDADE) DE QUEIMADURA

1º Grau – compromete só a epiderme, caracterizado por eritema e ardência. Um exemplo típico é a queimadura solar. Desaparece normalmente em 3 a 5 dias, sem deixar cicatriz.

2º Grau – compromete epiderme e derme, caracterizado por edemas, bolhas, exulcerações e muita dor. É dividido em superficiais (com tempo de cicatrização de cerca de 3 semanas, porém sem deixar seqüelas) e profundos (que exigem um tempo de cicatrização bem maior e podem deixar seqüelas, tipo quelóides).

3º Grau – além de comprometer toda a camada de pele, com destruição dos anexos dérmicos e das terminações nervosas, também pode ocorrer destruição de tecidos mais profundos. É caracterizado pela coloração perlácea ou enegrecida (carbonizada), indolor e endurada. Intervenções cirúrgicas para enxertos de pele são quase sempre necessários, pois, mesmo sendo pequenas, as lesões podem acarretar cicatrizações centrípetas deformantes.

4º Grau – implicam lesões profundas atingindo ossos, articulações ou músculos; geralmente ocorrem em conseqüência a lesões elétricas de alta voltagem.

AVALIAÇÃO DA EXTENSÃO DA QUEIMADURA
(cálculo da superfície corpórea queimada – SCQ)

Regra da mão espalmada – utiliza o tamanho da palma da mão da vítima como medida; sendo que cada palma equivale a 1% da SCQ. Não é muito fidedigno, a não ser para efeitos de cálculos para enxerto de pequenas áreas.

Regra dos nove – é bastante utilizada em prontos-socorros. Deve ser lembrado que alguns segmentos (cabeça e membros inferiores) apresentam valores diferenciados de acordo com a idade da criança (Fig. 13.1).

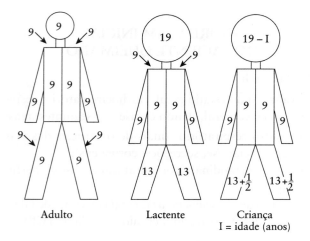

Figura 13.1 – Regra dos nove.

Esquema de Lund e Browder – é considerado o mais fidedigno (Fig. 13.2).

ACESSO VENOSO E HIDRATAÇÃO

ACESSO VENOSO CENTRAL – deve ser providenciado imediatamente para todos os pacientes graves. Preferir cateterizações como "intra-cath" ou "veno-cath" às venossecções, pois estas inutilizam a veia após o seu uso, sendo que os grandes queimados necessitam de venóclises por um período muito longo. Sempre que possível, utilizar cateter de múltiplas vias, uma delas só para monitorizar a PVC. Os locais preferenciais para as punções são: veias jugulares internas (na região cervical média) e veias femorais (na região inguinal). Não são recomendáveis as punções sub ou supraclaviculares pelos riscos iatrogênicos **potencialmente letais**, principalmente em crianças pequenas. Também não são recomendadas trocas de cateteres.

HIDRATAÇÃO – dentre os vários esquemas de hidratação conhecidos, o do Carvajal é considerado o mais adequado, principalmente para as crianças.

1º DIA
REPOSIÇÃO: 5.000ml × SCQ
                    +
MANUTENÇÃO: 2.000ml × SC

Do volume total calculado, metade deverá ser administrada nas primeiras 8 horas após o acidente, sob a forma de soro fisiológico (SF) ou Ringer-lactato (RL); apenas em lactentes, com riscos de hipoglicemias, é utilizado SF ao meio com soro glicosado a 5% (SG a 5%). A outra metade é administrada nas 16 horas seguintes, sob a forma de soro de manutenção contendo eletrolíticos, tomando o cuidado com hipercalemia.

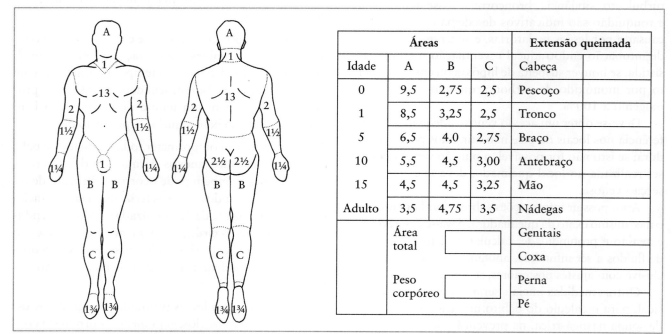

Figura 13.2 – Esquema de Lund e Browder.

Observações importantes:

1. Não prescrever jejum. É importante a administração de dietas, mesmo em pequenas quantidades e lentamente por via gástrica ou enteral. Esta medida é fundamental para se evitar o fenômeno patológico das translocações bacterianas. Inapetência, diminuição do trânsito gastrintestinal e mesmo náuseas são comuns nos primeiros dias pós-queimaduras graves.
2. Não convém a administração de colóides no primeiro dia do acidente, devido ao intenso aumento da permeabilidade capilar neste período.
3. Para efeitos de cálculos de reposição, considerar SCQ máxima de 50%, pois queimaduras mais graves com carbonizações de tecidos apresentam menor perda de líquidos.
4. Em alguns casos com hemo e mioglobinúrias importantes e diminuição da diurese (pode apresentar SIADH), mesmo após ter recebido grande quantidade de soros, é recomendado o uso de diuréticos até a normalização.
5. A coleta de amostras sangüíneas para os exames laboratoriais só deve ser feita após a hidratação e a estabilização hemodinâmicas.

2º DIA
REPOSIÇÃO: 3.750ml × SCQ
                    +
MANUTENÇÃO: 2.000ml × SC*

No 2º dia deverão ser administrados colóides. Albumina humana (0,5 a 1g/kg) ou plasma fresco congelado (10ml/kg), 2 a 3 vezes ao dia, conforme a extensão e a localização da queimadura. Iniciar dieta oral ou enteral o mais precoce possível. Iniciar nutrição parenteral quando não puder usar sequer a via enteral.

Havendo boa aceitação da dieta oral, gástrica ou enteral, deve-se descontar do volume intravenoso.

OXIGENAÇÃO

1. Desobstruir as vias aéreas superiores. O edema de faringe pode ocorrer de 12 a 24 horas após o acidente. Quando há sinais obstrutivos, deve-se intubar o paciente com cânula de número menor e tomar todo o cuidado para evitar traumatismos. Manter o paciente intubado e em ventilação mecânica, com um mínimo de freqüência ventilatória, durante a fase mais crítica da formação de edemas (2 a 3 primeiros dias). Não usar corticóides. Não curarizar pacientes queimados.

---

*No cálculo do volume para a manutenção, se o peso for maior que 50kg, considerar 1.500ml × SC, que é a fórmula original do Carvajal. Tivemos que aumentar o volume para adequar às necessidades das crianças menores.

2. Nebulizações contínuas com oxigênio para os pacientes que apresentam lesões inalatórias. Em caso de inalação de gases tóxicos, a oxigenação hiperbárica deve ser recomendada.

ANALGESIA E SEDAÇÃO

Queimaduras são lesões que mais causam ansiedade e dor. Deve-se sedar e promover analgesias suficientes, não apenas por questões humanitárias, mas também para facilitar procedimentos e cuidados terapêuticos, bem como para se evitar os efeitos nocivos do estresse.

Não se deve confundir analgesia com sedação. Os pacientes queimados, em geral, são mais resistentes aos analgésicos e aos sedativos.

SEDAÇÃO – medidas que tranqüilizam os pacientes são fundamentais, desde as explicações de todos os procedimentos necessários, até a utilização de medicamentos. Os benzodiazepínicos são os mais utilizados para este fim. Recomenda-se midazolam (0,1 a 0,5mg/kg/dose), IV lento ou intranasal (IN).

Este grupo farmacológico não promove analgesia, apenas potencializa o efeito dos analgésicos.

ANALGESIA – na fase aguda, a água fria, além de diminuir o edema, também promove analgesia, porém não deve ser usada em grandes queimados pelo risco de hipotermia e conseqüente arritmia cardíaca. Para pequenos e médios queimados, pode-se fazer analgesia apenas com antiinflamatórios não-hormonais. Os opióides são usados em médios e grandes queimados; meperidina ou morfina (0,2 a 1mg/kg/dose) podem acarretar efeitos colaterais como prurido e alucinações. Dar preferência ao fentanil (2 a 5µg/kg/dose) infundido lentamente.

Considerações importantes

- Evitar a administração de medicamentos sedativos ou analgésicos por via intramuscular devido às alterações hemodinâmicas que afetam a cinética e a dinâmica destes fármacos.
- Evitar a administração de fentanil concomitantemente com midazolam na mesma via, bem como destes medicamentos juntos com a nutrição parenteral ou outras soluções contendo lípides.
- Naloxona (0,03 a 0,1mg/kg/dose), IV ou IN, para intoxicações por opiáceos.
- Flumazenil (0,2 a 0,3mg/kg/dose, máxima 2mg), IV, para intoxicações por benzodiazepínicos.

LIMPEZAS E CURATIVOS

LIMPEZAS – retirar vestimentas e adornos com cuidado. Lavar em água corrente ou soro fisiológico. Remover detritos e sujeiras com o auxílio de gazes e sabão.

Não remover as bolhas nas primeiras 48 a 72 horas, pois estas servem de proteção mecânica contra a dor e perda de líquidos. Deixar uma área tricotomizada de no mínimo 3cm ao redor da lesão.

CURATIVOS – devem ser feitos e avaliados diariamente. A escarotomia deve ser feita dentro das primeiras horas nas queimaduras profundas constritivas, principalmente em extremidades.

Curativos com vaselina líquida são suficientes para as queimaduras superficiais. Em queimaduras profundas, recomendam-se curativos expostos com "rayon" e pomadas de sulfadiazina argêntica a 1% que tem a capacidade de inibir o crescimento de flora patogênica. Não se deve ocluir face, pescoço, tórax, extremidades e genitália; usar arcos de proteção cobertos com lençóis limpos.

Pomadas de colagenases podem ser usadas para ajudar no desbridamento de tecidos desvitalizados. Desbridamentos de áreas necróticas devem ser feitos precocemente.

Quando houver necessidade de curativos oclusivos, usar gazes de metro (esterilizadas) sobre o curativo com "rayon" ou "mourim" impregnado de vaselina ou rifampicina solução. Cobrir com algodão hidrófilo e enfaixar com faixas crepe em ziguezague, sem comprimir muito. Manter a extensão cervical e articular para prevenir contraturas cicatriciais.

Manter o ambiente aquecido.

ANAMNESE

Deve-se determinar o mecanismo (agente etiológico e condições) e a hora exata do acidente, que é importante para o direcionamento terapêutico. Checar doenças pregressas e o desenvolvimento neuropsicomotor. Descartar possíveis maus-tratos (queimaduras em bota ou luva e por cigarros). Conferir os antecedentes imunoalérgicos, as vacinações e os medicamentos usados atualmente.

MONITORIZAÇÃO

1. Estado hemodinâmico:
   - PVC e PA h/h no primeiro dia;
   - sondagem vesical, manter o débito urinário maior que 60ml/m^2/h (1º dia);
   - manter hemoglobina maior que 9mg/dl;
   - monitorizar a perfusão e o estado de consciência.
2. Controles laboratoriais:
   - hiponatremia (perda para o 3º espaço);
   - hipercalemia (lesões celulares, hemólise, transfusões);
   - hipocalcemia (transfusão de sangue e plasmas).

Em queimaduras elétricas solicitar: transaminases, eletrocardiograma e ecodoppler.

ANTIBIÓTICOS E IMUNIZAÇÕES

Não se faz antibioticoterapia profilática, porém, considerando a importância da erradicação de possível estreptococcia, utiliza-se ampicilina ou cefalosporina de 1ª geração. A infecção por gram-negativos pode ser observada após 3 a 7 dias do acidente. Deve-se ter cuidado com o uso de aminoglicosídeos pelos seus efeitos curarizantes.

Havendo dúvidas quanto à vacinação, deve-se fazer profilaxia para tétano.

CRITÉRIOS DE INTERNAÇÃO

1. Critérios de internação:
   - SCQ maior que 15 a 20% de 2º grau;
   - SCQ maior que 10% de 3º grau;
   - suspeita de maus-tratos.

2. Critérios para a internação em UTI de queimados:
   - SCQ maior que 30% de 2º grau;
   - SCQ maior que 20% de 3º grau;
   - queimaduras químicas ou elétricas (24 a 48 horas);
   - lesões em extremidades, face ou genitais;
   - traumatismos concomitantes;
   - lesão inalatória;
   - doenças associadas (IRA, ICC, diabetes).

CONSIDERAÇÕES FINAIS

1. Dietas hiperprotéicas e hipercalóricas são fundamentais para o paciente queimado. O ideal é fornecer, no mínimo, 3.300kcal/m^2/dia.
2. Vitaminas e oligoelementos devem ser dados por via oral ou infundidos lentamente na seringa; não devem ser misturados em soros ou dietas enterais e parenterais, pois são fotodegradáveis.

   São recomendados:
   - complexo B (2 vezes/dia);
   - vitamina C (50 a 100mg/kg/dia, em 4 doses, máximo de 4g ao dia);
   - vitamina K quando permanecer em jejum (0,5mg/kg dose até 10mg, 2 a 3 vezes por semana);
   - zinco (150 a 450µg/kg/dia, máximo de 6mg).

3. Antiácidos são importantes na prevenção de úlceras de Curling.
4. Critérios pré-operatórios:
   - quadro pulmonar estável;
   - ausência de coagulopatias;
   - estabilidade hemodinâmica;
   - hemoglobina maior que 10mg/dl;
   - jejum de 4 a 6 horas.
5. Importância da dieta oroenteral:
   - reforçar a defesa do hospedeiro;
   - diminuir a resposta metabólica;

- manter a integridade da estrutura da mucosa intestinal;
- manter a função da barreira do trato gastrintestinal;
- evitar a destruição da microflora normal;
- prevenir a translocação bacteriana.

ACIDENTES POR INALAÇÃO DE FUMAÇA

FISIOPATOLOGIA E CLÍNICA

Pacientes que inalam fumaça podem morrer por asfixia, lesões térmicas nas vias aéreas, toxicidade pelo monóxido de carbono e cianeto ou por lesões pulmonares.

A asfixia provavelmente é a responsável pela morte da maioria das vítimas que sequer chegam ao hospital.

Geralmente, as lesões são limitadas até a região supraglótica; o ar é um condutor pobre de calor e os mecanismos das vias aéreas superiores em dissipar o calor levam a um esfriamento da fumaça, antes que esta atinja os pulmões; a via aérea subglótica também fica protegida pelo fechamento reflexo das cordas vocais quando expostas ao calor. A inalação de fumaça pode levar à formação rápida de edema de vias aéreas; a suspeita e o reconhecimento precoces são muito importantes no manejo do paciente queimado.

A fumaça é composta por muitos irritantes respiratórios produzidos durante a combustão de materiais estruturais e mobília caseira; é o efeito destes produtos químicos, mais do que o do calor, o responsável pela doença pulmonar produzida pela inalação de fumaça.

Existem evidências de lesões de parênquima pulmonar e traqueobrônquicas secundárias à inalação de fumaça, com edema, eritema mucoso, áreas de formação de rolhas mucosas, exsudato rico em proteínas, rico em células polimorfonucleares, presença de tromboxano B_2, aumento da permeabilidade capilar e do fluxo linfático pulmonar, diminuição da função celular, destruição dos macrófagos pulmonares e alteração na produção de surfactante.

Os eventos fisiopatológicos correlacionam-se com os clínicos, com os achados de aumento da resistência das vias aéreas, formação de rolhas, broncorréia, edema intersticial, atelectasia, diminuição da complacência pulmonar, pneumonia, bronquite e insuficiência respiratória.

Pacientes gravemente afetados podem desenvolver precocemente insuficiência respiratória, com predomínio de broncoespasmo e consolidação pulmonar. O desenvolvimento do edema pulmonar ocorre em uma segunda fase, com pico de 6 a 72 horas após a injúria.

Alguns pacientes podem estar assintomáticos, com radiografia de tórax normal ou com anormalidades mínimas; os sintomas mais comuns são dispnéia, tosse, falta de ar acompanhados de sibilância, escarro "carbonáceo", queimaduras periorais, estridor, roncos, cianose, taquipnéia, confusão mental e ansiedade. Os gases arteriais podem estar normais por 12 a 24 horas e a alteração mais precoce, freqüentemente, é a diminuição da pressão parcial de O_2 em relação ao oxigênio inspirado.

TRATAMENTO

O tratamento da inalação de fumaça é de suporte, com oxigenação, umidificação e aspiração agressiva de secreções; em casos graves, instala-se ventilação mecânica e pressão positiva final expiratória, administração cuidadosa de fluidos, de antibióticos (para infecção suspeita ou documentada), com cobertura específica para *S. aureus* e bactérias gram-negativas, como *Pseudomonas*. O uso de corticosteróides é controverso, mas indicado em broncoespasmos graves.

BIBLIOGRAFIA

CARVAJAL, H.F.; PARKS, D.H. – The optimal composition of burn resuscitation fluids. *Crit. Care Med.*, **16**:695, 1988.

FINKELSTEIN, J.L.; SCHWARTZ, S.B. et al. – Queimaduras pediátricas. Emergência em Pediatria. *Clínicas Pediátricas da América do Norte*, **5**:1195, 1992.

HAGLUND, U. – Systemic mediators released from the gut in critical illness. *Crit. Care Med.*, **21**(2):515, 1993.

HERRIN, J.T.; ANTOON, A.Y. – Burn injuries. In *Nelson Textbook of Pediatrics*. Philadelphia, W.B. Saunders, 1996, p. 270.

LOWRY, S.F. – The route of feeding influences injury responses. *J. Trauma*, **30**(12):510, 1990.

MULLER, M.J.; HERNDON, D.N. – The challange of burns. *Lancet*, **343**:216, 1994.

PRUIT Jr., B.A.; CIOFF, W.G. et al. – Evaluation and management of patients with inhalation injury. *J. Trauma*, **30**(12):563, 1990.

SPURRIER, E.A.; SPEAR, R.M.; MUNSTER, A.M. – Burns, inhalational injury and electrical injury. In *Textbook of Pediatric Intensive Care*. Baltimore, Willians & Wilkins, 1992, p. 1492.

WARD, P.A.; TILL, G.O. – Pathophysiologic events related to thermal injury of skin. *J. Trauma*, **30**(12):575, 1990.

SINOPSE

Abordagem inicial do paciente queimado

1. Exame físico – avaliação do estado geral cardio-circulatório, respiratório e cerebral.
2. Avaliação do grau (profundidade) da queimadura: 1º ao 4º grau.
3. Avaliação da extensão da queimadura (cálculo da superfície corpórea queimada – SCQ).
4. Acesso venoso – providenciar acesso venoso central para todos os pacientes graves.
5. Hidratação: 1º dia – Reposição: 5.000ml × SCQ
   Manutenção: 2.000ml × SC
   2º dia – Reposição: 3.750ml × SCQ
   Manutenção: 2.000ml × SC
   Não administrar colóides no 1º dia
6. Oxigenação – desobstruir as vias aéreas superiores. Manter o paciente intubado e em ventilação mecânica, nos dois primeiros dias, nos casos graves.
7. Analgesia e sedação – utilizar benzodiazepínicos (midazolam) e narcóticos (meperidina, morfina, fentanil), se necessário.
8. Limpezas e curativos – não remover as bolhas nas primeiras 48 a 72 horas. Fazer curativos com vaselina líquida nas queimaduras superficiais.
9. Anamnese – determinar o mecanismo e a hora exata do acidente.
10. Monitorização:
    Estado hemodinâmico.
    Controles laboratoriais.
11. Dieta hiperprotéica, hipercalórica, contendo vitaminas e oligoelementos indispensáveis.
12. Considerar os critérios para internação em UTI, os critérios pré-operatórios e a importância da dieta oroenteral.

14

CHOQUE ELÉTRICO

Sulim Abramovici
José Nélio Cavinatto

CONCEITOS

O acidente por choque elétrico é um conjunto de alterações causadas pela passagem de corrente elétrica através do organismo.

A incidência desse tipo de acidente em crianças vem aumentando gradativamente, resultado da maior utilização de eletricidade nas residências.

Apesar de não serem muito comuns, são potencialmente graves, motivo pelo qual devem merecer especial atenção tanto por parte dos médicos como dos responsáveis pela criança. O número de casos diminui bastante quando a família é orientada sobre a prevenção dos acidentes com eletricidade. Grande parte deles ocorre em crianças com idade inferior a 5 anos, que colocam na boca fios inadequadamente instalados ou introduzem objetos condutores nas tomadas.

Os acidentes por corrente elétrica de alta voltagem são mais graves, porém raros na faixa etária pediátrica.

FISIOPATOLOGIA

O choque elétrico causa principalmente lesão térmica. A lesão tecidual associada à lesão elétrica ocorre quando a energia elétrica é convertida em energia térmica (calor). A lesão pela eletricidade é autolimitada; interrompido o circuito da corrente, a amperagem cai a zero, não causando mais lesões de pele e de estruturas internas.

A temperatura atingida no tecido é o fator crítico que determina a magnitude da lesão, porém a corrente elétrica pode ser responsável por alterações importantes, principalmente em fenômenos relacionados com a despolarização cardíaca.

A lei de Joule define potência (calor) como o produto da resistência pelo quadrado da intensidade de corrente ($P = R \cdot i^2$); podemos considerar que os tecidos obedecem à lei de Joule. Vencida a resistência da pele, o meio interno age como se fosse formado por uma resistência única.

A localização anatômica do contato elétrico é fator importante na determinação da lesão tecidual. Os ossos apresentam a maior resistência ao fluxo da corrente do que qualquer tecido do organismo, e o tempo necessário para vencer esta resistência é maior que o dispendido para causar destruição dos tecidos em contato com a fonte elétrica.

A gravidade de uma lesão elétrica depende de três fatores primários:
1. Resistência da pele e de estruturas internas do corpo.
2. Tipo de polaridade da corrente: alternada ou contínua.
3. Freqüência, intensidade e duração da corrente.

Resistência

A resistência da pele é geralmente alta e varia com a idade, a espessura e o conteúdo de água. A região palmar, por exemplo, tem uma resistência aproximada de 40.000Ω e quando molhada cai até 300Ω. Um trabalhador de construção tem uma resistência que chega a um milhão de ohm, devido à grande espessura de camada córnea; a resistência em recém-nascidos é baixa devido à grande quantidade de água nos tecidos, com a presença de uma fina camada córnea.

Contato com água também diminui a resistência da pele. A queimadura da boca em contato com fios de eletricidade é grave porque a saliva, ionicamente e pela água, diminui a resistência local a menos de 100Ω. Isso aumenta a intensidade da corrente, causando queimaduras nos lábios e na cavidade oral.

Comparada com a da pele, a resistência interna do corpo é uniforme e estimada em 500Ω. A corrente segue diretamente entre pontos de contato sem sofrer deflexões por estruturas anatômicas como nervos e vasos.

Durante a lesão elétrica, três fluxos de corrente podem ocorrer, conforme mostra a figura 14.1.

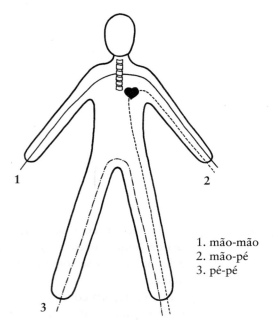

Figura 14.1 – Diferentes circuitos da corrente em função dos pontos de contato.

Na passagem mão-mão, a gravidade é maior porque a corrente pode atravessar a medula espinhal entre C_4 e C_8. No circuito mão-pé, podem ocorrer arritmias cardíacas. A corrente pé-pé geralmente é menos grave.

Polaridade

A corrente alternada é mais perigosa do que a contínua devido à possibilidade de produzir contração muscular tetânica, impedindo a vítima de afastar-se da fonte elétrica.

Quando um estímulo elétrico atinge o nervo periférico, a acetilcolina é liberada continuamente e o músculo permanece em estado refratário, até que o transmissor seja eliminado por difusão ou por degradação através da colinesterase na sinapse. Com a corrente normal (60Hz), o fluxo reverte 120 vezes por segundo e a função neuromuscular permanece refratária. Quando isso acontece, a musculatura permanece em espasmo e, como os músculos flexores são mais potentes que os extensores, a vítima é incapaz de soltar-se da fonte.

A corrente contínua é usada em desfibriladores, marcapassos e outros aparelhos e, ao contrário da corrente alternada, pode levar à fibrilação ventricular ou ainda à lesão miocárdica quando de baixa intensidade.

Freqüência, intensidade e duração do estímulo

Com o aumento da freqüência, a gravidade da lesão diminui. Por exemplo, uma corrente de 60Hz e 16mAmp pode causar contração muscular, mas uma corrente de 1KHz necessita de 24mAmp para produzir a mesma contração. Acima de 1KHz, os riscos da lesão elétrica diminuem, podendo explicar a ocorrência de lesões mínimas após acidentes de alta voltagem.

A gravidade das lesões depende da intensidade da corrente. Correntes de 1 a 10mAmp podem ser percebidas como sensação dolorosa, embora correntes de 40 a 150mAmp no sentido mão-pé possam causar fibrilação ventricular por interferência com a condução cardíaca. Como a lesão é dependente da liberação de energia, quanto maior a duração do estímulo, mais grave se tornará.

Nos acidentes causados por descarga elétrica através de raios, os pontos de contato não são precisos, diferindo das lesões elétricas comuns. As lesões podem ser conseqüentes a descarga direta sobre a vítima, descarga em objeto condutor próximo ou ainda pela criação de uma diferença de potencial entre os membros inferiores. Altas temperaturas e forças eletromecânicas são as principais causas de lesão.

QUADRO CLÍNICO

Queimaduras – são os tipos mais freqüentes de lesões e resultam do contato direto com a fonte de eletricidade. Quando a vítima recebe a descarga elétrica, pode sofrer lesões internas extensas, decorrentes de altas temperaturas. A lesão superficial cutânea pode ser mínima quando comparada com as lesões profundas. Todos os órgãos podem ser atingidos por queimadura elétrica.

As queimaduras de boca atingem principalmente o lábio inferior. As da mão são pequenas, lembram lesões por cigarro e dificultam a avaliação da extensão do acidente.

Alterações cardíacas – a corrente elétrica pode levar a manifestações cardíacas importantes como infarto do miocárdio, fibrilação ventricular, arritmias transitórias e alterações da condução. Ocorre liberação de catecolaminas durante o acidente, levando a taquicardia, hipertensão, sudorese e cianose de extremidades. Taquicardia e alterações no segmento ST podem persistir por algumas semanas após o acidente.

Alterações pulmonares – incluem pneumonia aspirativa e lesões pulmonares térmicas com insuficiência respiratória grave.

Complicações neurológicas – os efeitos imediatos são agitação ou perda de consciência, amnesia, cefaléia, déficits motores ou sensoriais e convulsões. Os efeitos secundários são notados ainda nos cinco primeiros dias do acidente, sendo o principal a presença de dores musculares ou ainda distúrbios autonômicos. Os efeitos tardios são devidos a lesões vasculares, aparecem após algumas semanas e incluem alterações de medula espinhal e nervos periféricos.

Lesões musculoesqueléticas – podem ser encontrados vários tipos de lesões, como fraturas ósseas, luxações e rupturas musculares.

Alterações oculares – queimaduras oculares e aparecimento tardio de cataratas são as principais lesões.

Infecções – podem ocorrer a partir do terceiro dia do acidente, sendo os principais agentes encontrados *Clostridium*, *Pseudomonas* e *Staphylococcus*.

Insuficiência renal aguda – a mioglobinúria decorrente de destruição muscular pode levar à insuficiência renal aguda, devendo ser feita prevenção e detecção precoce.

Complicações vasculares – as principais são hemorragias em áreas queimadas, tromboses e vasculites, com comprometimento dos segmentos distais.

TRATAMENTO

A avaliação inicial, particularmente nos casos graves, deve ser feita de modo semelhante àquela realizada em pacientes politraumatizados. Devem ser observados:

1. movimentos respiratórios;
2. batimentos cardíacos e pulsos periféricos;
3. estado de consciência;
4. locais de possível entrada e saída de corrente;
5. extensão dos ferimentos.

Reanimação – os pacientes em apnéia ou insuficiência circulatória por fibrilação ou parada cardíaca devem ser imediatamente submetidos a manobras de reanimação.

As vias aéreas devem ser mantidas permeáveis e iniciada a ventilação com oxigênio para se corrigir a hipoxemia. Se necessário, deve ser usada a desfibrilação. A ressuscitação cardiopulmonar deve ser mantida em todos os pacientes com apnéia prolongada, devendo ser providenciado transporte até um centro de cuidados intensivos. Os procedimentos devem ser continuados bem além do tempo considerado habitual, principalmente em casos de descarga elétrica atmosférica, devido à possibilidade de recuperação total.

Reposição da volemia – ao contrário do que ocorre em outras queimaduras em que o cálculo para a reposição da volemia é baseado em superfície corpórea, em acidentes elétricos ocorre uma subestimativa porque pode haver lesões teciduais extensas com pequenas áreas de pele comprometidas. A hipovolemia deve ser corrigida com soluções salinas, inicialmente em infusão rápida.

A quantidade e a velocidade de infusão dependem das condições clínicas do paciente, com controle da perfusão periférica e do débito urinário. Em casos duvidosos ou mais graves, a monitorização da pressão venosa central é importante.

Cuidados gerais – cada paciente deve ter seu tratamento individualizado. A distensão abdominal é comum, devendo ser introduzida sonda nasogástrica.

O estado de coma muitas vezes é decorrente do edema cerebral, que pode ser diagnosticado por tomografia computadorizada. Dependendo da gravidade do caso, instala-se monitorização da pressão intracraniana através de pino subaracnóideo e direciona-se o tratamento específico. Nesses pacientes comatosos preconiza-se o uso de anticonvulsivantes profilaticamente (fenobarbital, 10mg/kg como dose de ataque e 5mg/kg/dia como manutenção).

A mioglobinúria pode levar à insuficiência renal, que deve ser prevenida promovendo-se aumento do volume urinário e usando-se diuréticos osmóticos.

Os acidentes por eletroplessão estão freqüentemente relacionados com quedas, devendo ser feita avaliação rigorosa de todo traumatismo possível, principalmente cranioencefálico, torácico e abdominal.

Tratamento local – o tratamento local da queimadura elétrica é controverso. Alguns autores preconizam tratamento conservador inicial e posterior desbridamento de tecidos não-viáveis. Outros acreditam que o desbridamento precoce, principalmente de boca e mãos, previne a infecção e diminui a formação de cicatrizes.

O tratamento das lesões superficiais deve ser feito de acordo com as condutas gerais do tratamento das queimaduras: curativo, compressas com antibióticos locais, desbridamento e incisões de pele quando houver indicação.

As lesões profundas devem merecer rigorosa exploração com auxílio de cirurgião vascular, ortopedista e neurologista, principalmente se houver um dos seguintes sinais: edema importante de um membro, alterações isquêmicas, déficits motores ou sensoriais, deformidade persistente ou espessamento de pele no trajeto da corrente sem queimadura local. A arteriografia pode ser um exame auxiliar no diagnóstico precoce de tecidos não-viáveis.

Escarotomia ou fasciotomia podem ser realizadas precocemente para se evitar lesões futuras. O desbridamento inicial deve ser feito após estabilização hemodinâmica e cardiorrespiratória, geralmente a partir do segundo dia de internação.

Amputação de extremidades lesadas deve ser indicada quando o tecido for não-viável ou quando houver infecção que coloque em risco a vida do paciente, com septicemia de difícil tratamento com antibióticos.

BIBLIOGRAFIA

ABRAMOVICI, S.; DÓRIA Fº, U. – Acidentes traumáticos. **In** Marcondes, E. (Coord.). *Pediatria Básica.* 7ª ed., S. Paulo, Sarvier, 1985.

DOHERTY, P.; Mc LAUGHLIN, P.R., et al. – Cardiac damage produced by direct current coutershock applied to the heart. *Am. J. Card.,* **43**:225, 1979.

HUNT, J.L.; MASON, A.D. et al. – The pathophysiology of acute electric injuries. *J. Trauma,* **16**:335, 1970.

SCHVARTSMAN, S. – *Acidentes na Infância.* 1ª ed., S. Paulo, Almed, 1983.

THOMPSON, J.C.; ASHWALL, S. – Electrical injuries in children. *Am. J. Dis. Child.,* **137**:231, 1983.

WILKINSON, C.; WOOD, M.D. – High voltage electric injury. *Am. J. Surg.,* **136**:693, 1978.

SINOPSE

CHOQUE ELÉTRICO

1. Retire a vítima da fonte de corrente, observando rigorosamente as regras de segurança:
   - desligar a chave geral ou retirar o fio da tomada;
   - remover o fio em contato com a criança utilizando um objeto isolante.
2. Avalie o paciente, especialmente nos casos graves, de modo semelhante ao realizado em pacientes politraumatizados. Observe:
   - movimentos respiratórios;
   - batimentos cardíacos e pulsos periféricos;
   - estado de consciência;
   - locais de possível entrada e saída da corrente;
   - extensão dos ferimentos.

Nos acidentes graves:

3. Inicie imediatamente as manobras de reanimação cardiorrespiratória.
4. Reponha a volemia: não esqueça que o cálculo para reposição deve ser maior que aquele comumente usado para queimaduras.
5. Introduza sonda nasogástrica.
6. Controle a diurese adequadamente.
7. Monitorize PA, FC, PVC.
8. Monitorize o paciente para a detecção de possíveis arritmias.
9. Trate as convulsões, se ocorrerem, com diazepínicos e fenobarbital.
10. Inicie o tratamento local das queimaduras, se necessário, com o auxílio de outros especialistas (cirurgião-plástico, cirurgião vascular, ortopedista).

15

INTOXICAÇÃO AGUDA

Cláudio Schvartsman

CONCEITOS

Intoxicação aguda constitui atualmente importante fator de morbidade infantil. Em nosso meio, há muitos anos, a distribuição por tipo de agente causal vem-se mantendo a mesma, com evidente predominância dos medicamentos, que são responsáveis por cerca de 50% dos casos atendidos em serviços de emergência, seguidos pelos produtos químicos de uso doméstico (solventes, polidores, cosméticos, produtos de higiene etc.), inseticidas domésticos, defensivos agrícolas e plantas venenosas.

O atendimento adequado da criança vítima de um acidente tóxico implica o conhecimento de algumas noções básicas de toxicologia, necessárias para compreender o mecanismo de ação do agente químico e a natureza dos seus efeitos, bem como para estabelecer o prognóstico e, fundamentalmente, uma conduta terapêutica apropriada. Entre estes princípios, merecem destaque os seguintes:

TOXICOCINÉTICA

Consiste no movimento do agente tóxico, ou seja, nas diversas etapas que ultrapassa até atingir o órgão-alvo e ser excretado do organismo. Inclui absorção, distribuição e excreção, além da biotransformação.

Em todas essas etapas, o mecanismo básico é a passagem através de diversos tipos de membrana, que no organismo humano se faz pela difusão passiva, da filtração pelos poros, da passagem mediada por transportadores, da pinocitose e da fagocitose.

Difusão passiva é o processo pelo qual a maioria dos agentes tóxicos cruza a membrana celular. O grau da passagem é diretamente relacionado com o gradiente de concentração através da membrana e com a solubilidade lipídica. Quanto mais lipossolúvel a molécula, mais fácil é a passagem e, portanto, mais rápida ou mais intensa a ação. Por exemplo, a inclusão de um halogênio aumenta a lipossolubilidade, o que explica, em parte, a ação mais rápida do cloridrato ou do fluoridrato.

São fatores influenciadores também o tamanho molecular e o grau de ionização. Moléculas grandes atravessam a membrana por difusão passiva com mais dificuldade. Assim, substâncias que apresentam intensa ligação protéica, formando, portanto, moléculas grandes, têm efeito farmacológico ou tóxico menos expressivo. O agente químico sob a forma ionizada atravessa mal a membrana. Como a ionização de ácidos ou bases fracas depende muito do pH do compartimento, este fato, além de permitir o esclarecimento de sua ação, fundamenta medidas terapêuticas mais lógicas e eficazes.

ABSORÇÃO

As principais vias de absorção do agente tóxico na espécie humana são o trato gastrintestinal, os pulmões e a pele. A absorção digestiva pode-se realizar em qualquer nível, mas o estômago constitui via importante, especialmente de ácidos fracos. As bases no compartimento gástrico são muito ionizadas e, portanto, mal-absorvidas. A absorção intestinal também se realiza principalmente por difusão passiva. Como seu pH é praticamente neutro, a absorção de ácidos ou bases fracas é semelhante.

Alvéolos pulmonares são os principais sítios de absorção respiratória, tanto de gases como de vapores, devido a sua larga superfície, fluxo sangüíneo elevado e proximidade do sangue ao ar alveolar. A taxa de absorção depende da solubilidade do gás no sangue. O equilíbrio sangue-ar é atingido mais rapidamente por substâncias relativamente insolúveis do que com as mais solúveis. Nestas, a absorção é limitada pelo volume respiratório. Aerossóis passam através da membrana alveolar por difusão passiva. As partículas de interesse biológico têm um tamanho variando entre 0,1 e 10μm.

A pele é relativamente impermeável, mas permite a absorção de alguns tóxicos em quantidades suficientes para produzir efeitos sistêmicos. A absorção pode ocorrer por meio dos folículos pilosos e das células das glândulas sudoríparas ou sebáceas, mas a mais significativa é a absorção percutânea. Nesta, a primeira fase é a difusão através da epiderme, em que a camada córnea é a barreira mais importante. Há diferenças ponderáveis na difusão através da derme, que é uma barreira bem menos eficaz. Por isso que a abrasão ou a remoção da epiderme produz um considerável aumento da absorção.

DISTRIBUIÇÃO

O tóxico que entra na corrente sangüínea é rapidamente distribuído no organismo, atingindo os diversos órgãos, na dependência do seu fluxo sangüíneo, da facilidade da passagem através da parede dos capilares locais e da membrana celular e da afinidade dos componentes do órgão pela substância.

Na distribuição, duas barreiras importantes devem ser consideradas: a hematoencefálica e a placentária.

A barreira hematoencefálica está localizada na parede capilar. A passagem se faz através do endotélio capilar e, como a concentração protéica do líquido intersticial encefálico é baixa, a ligação protéica não tem influência significativa na transferência do tóxico do sangue para o encéfalo. Assim sendo, a passagem depende principalmente da lipossolubilidade da molécula. Com isso, pode-se entender por que os efeitos neurotóxicos são significativos com o metilmercúrio, lipossolúvel, e pouco expressivos com os mercuriais inorgânicos, menos lipossolúveis.

A barreira transplacentária, constituída por uma série de membranas, impede em parte a passagem do tóxico para o feto. No entanto, devido a suas características, pode haver distribuição peculiar do agente. A concentração de metilmercúrio é mais elevada no cérebro fetal, devido à menor eficiência da sua barreira hematoencefálica.

Proteínas plasmáticas podem-se ligar aos compostos exógenos, dificultando sua distribuição para o espaço extravascular e sobre a célula do órgão-alvo. Esta ligação, reversível, é um dos principais fatores que explicam a interação de drogas.

Os principais sítios de depósito de tóxicos no organismo humano são o tecido gorduroso e os ossos. No primeiro, parece ocorrer uma simples dissolução da substância nas gorduras neutras ou, então, uma conjugação com os ácidos graxos. Ossos costumam ser sítios de depósito de vários tipos de tóxicos, particularmente metálicos. Ocorre geralmente uma reação de troca entre o agente e os cristais de hidroxiapatita no líquido intersticial.

EXCREÇÃO

A principal via de excreção é a renal, mas o fígado e os pulmões também desempenham importante papel. O rim remove o agente tóxico do organismo por mecanismo semelhante ao da remoção dos produtos finais do metabolismo normal, ou seja, filtração glomerular, difusão e secreção tubular. Como os poros dos capilares glomerulares são amplos, a maioria das substâncias tóxicas é filtrada, com exceção das com peso molecular superior a 60.000 ou que apresentam grande ligação protéica.

O agente pode ser excretado pelos túbulos por difusão passiva e, como a urina é normalmente ácida, esta função é importante na excreção de bases orgânicas. Pode ser excretado também por mecanismos secretórios, um para ácidos orgânicos e outro para bases orgânicas.

BIOTRANSFORMAÇÃO

Consiste na transformação metabólica do agente tóxico em órgãos e tecidos, principalmente no fígado.

Descrevem-se dois tipos principais de mecanismos de biotransformação:
- Reações de fase I – compreendendo oxidação, redução e hidrólise.
- Reações de fase II – compreendendo a formação de um conjugado entre o agente tóxico ou seu metabólito e um composto endógeno.

Por exemplo: o benzeno é oxidado em fenol na reação de fase I, que por sua vez é conjugado com sulfato para ser excretado na reação de fase II.

Geralmente, o objetivo da biotransformação é a formação de compostos hidrossolúveis e mais polares, que são excretados mais rapidamente. É, portanto, um mecanismo de detoxicação.

Os processos de oxidação são catalisados principalmente por sistemas enzimáticos que incluem a citocromo P450 e a NADPH citocromo P450 redutase, localizadas no retículo endoplasmático que, após homogeneização da célula, constitui o microssomo. A redução é um processo menos ativo nos tecidos dos mamíferos.

As reações da fase II incluem a glicuroconjugação, que é o mecanismo mais importante e catalisado pela UDP-glicuroniltransferase. Outras reações de conjugação incluem sulfoconjugação, metilação, acetilação, conjugação com ácidos aminados e a importante conjugação com glutation.

PRINCÍPIOS GERAIS DO ATENDIMENTO DE URGÊNCIA

A conduta no atendimento de um paciente intoxicado ou com suspeita de intoxicação baseia-se nas seguintes etapas:

1. Avaliação das condições do paciente para verificar se apresenta distúrbios que possam significar risco iminente de vida, tomando as providências necessárias para sua correção (Quadro 15.1).

Quadro 15.1 – Distúrbios que representam risco iminente de vida em paciente intoxicado e providências indicadas.

Distúrbio	Providências indicadas
Parada cardíaca	• Massagem cardíaca externa
Depressão respiratória	• Manutenção da permeabilidade das vias aéreas
Apnéia	• Reanimação respiratória • Ventiloterapia
Hipotensão acentuada ou choque	• Decúbito adequado • Aquecimento • Correção de volume • Aminas vasopressoras
Estado convulsivo	• Manutenção da permeabilidade das vias aéreas • Proteção contra injúrias • Diazepínico por via intravenosa, se necessário
Coma	• Manutenção da permeabilidade das vias aéreas • Decúbito adequado

2. Estabelecimento do diagnóstico – o diagnóstico de uma intoxicação aguda é baseado em:
   a) Obtenção de uma história detalhada, incluindo informações que geralmente não são valorizadas, tais como informações de outras crianças, tipo de brincadeira que estava sendo feita etc.
   b) Realização de exame físico, incluindo certos dados que geralmente não são valorizados, tais como odor do hálito, cor da urina etc.
   c) Exames de laboratório toxicológicos que, necessariamente, deverão ser de execução rápida.
   d) Exames de laboratório clínicos que serão úteis para avaliação do paciente e para sugerir o possível agente causal.
   e) Obtenção de informações dos fabricantes do produto responsável e de serviços especializados.

Com a realização destes procedimentos, as seguintes situações podem-se evidenciar:

I – O PRODUTO RESPONSÁVEL PELO ACIDENTE É CONHECIDO, BEM COMO A DOSE CONSUMIDA E SEUS EFEITOS TÓXICOS

É uma situação precisa, que permite o estabelecimento das quatro etapas seqüenciais do atendimento do paciente intoxicado:

1. Diminuir a exposição do organismo ao tóxico.
2. Aumentar a eliminação do tóxico absorvido.
3. Administrar antídotos ou antagonistas.
4. Realizar tratamento sintomático e de sustentação.

MEDIDAS PARA DIMINUIR A EXPOSIÇÃO DO ORGANISMO AO TÓXICO

Tóxico ingerido

ESVAZIAMENTO GÁSTRICO – pode ser feito por meio de medidas emetizantes e/ou lavagem gástrica. É medida fundamental, desde que obedecidos os seguintes critérios:

1. O potencial de risco da substância ingerida justifique o procedimento. O simples fato de o produto ter nome incomum ou finalidade estranha não indica necessariamente o esvaziamento. Da mesma forma, uma criança de 4 anos de idade, que ingere acidentalmente um comprimido de 5mg de diazepam, poderá ficar sonolenta, não sendo esperados distúrbios mais sérios. Neste caso, o esvaziamento gástrico, além de constituir um exagero, poderá favorecer o aparecimento de complicações.

2. Os procedimentos devem ser realizados em tempo útil, ou seja, antes da absorção de quantidade apreciável da substância ingerida. Estima-se para a maioria dos tóxicos um tempo de absorção de 2 a 4 horas após a ingestão. Algumas substâncias quando ingeridas em quantidades excessivas costumam ter permanência gástrica mais demorada ou então são excretadas em parte por via gástrica como, por exemplo, a imipramina. Nestes casos, justifica-se a realização do esvaziamento mesmo decorridas muitas horas depois do acidente.

Medidas emetizantes

Vantagens – podem ser realizadas no local do acidente, não exigem, com algumas exceções, pessoal especializado, são menos traumáticas que a lavagem gástrica, permitem remoção de fragmentos sólidos.

Desvantagens – eficiência e tempo de latência variável; exigem colaboração do paciente; riscos de aspiração.

Contra-indicações – ingestão de substâncias cáusticas e de hidrocarbonetos ou derivados de petróleo; paciente com depressão do sistema nervoso central; paciente com agitação psicomotora ou apresentando crises convulsivas.

Realização

Êmese mecânica: após administração de líquidos sob qualquer forma (água, chá, suco etc.), introduz-se uma espátula, cabo de colher ou o próprio dedo indicador para estimular o reflexo nauseoso faringeano. A manobra é desagradável e exige muita colaboração do paciente.

Êmese medicamentosa: os dois medicamentos mais utilizados para esta finalidade são o xarope de ipeca e a apomorfina.

- Xarope de ipeca é o medicamento mais recomendado. Administra-se 15 a 30ml por via oral, repetindo a mesma dose se os vômitos não aparecerem após 20 minutos. Se mesmo assim não ocorrerem, deve-se proceder à lavagem gástrica, pois admite-se que a remoção do agente é necessária e que há um potencial de risco na permanência gástrica prolongada da ipeca. Apesar de discutível, não deve ser negligenciado.

- Apomorfina é administrada por via subcutânea, na dose de 0,06 a 0,1mg/kg. Seus efeitos são potentes e rápidos, mas é um derivado do ópio, podendo determinar efeitos colaterais ou tóxicos importantes. Exige experiência no seu uso e disponibilidade fácil dos antagonistas específicos (naloxona ou nalorfina).

Lavagem gástrica

Vantagens – permite completar a remoção induzida pelos vômitos e a introdução de medicamentos; pode ser realizada, com as devidas cautelas, nos casos em que a êmese é contra-indicada; seus resultados são mais seguros.

Desvantagens – procedimento traumatizante; exige colaboração do paciente e de pessoal especializado e equipamento adequado; remoção de partículas sólidas limitada pelo calibre da sonda.

Contra-indicações – as mesmas que as descritas na êmese, mas são relativas, dependendo em grande parte da existência de pessoal capacitado para sua execução correta.

ABSORÇÃO OU NEUTRALIZAÇÃO DO TÓXICO INGERIDO – além da remoção do tóxico, podem ser úteis medidas que dificultem sua absorção ou que contribuam para sua neutralização ou inativação. São importantes:

Carvão ativado – resíduo obtido da destilação de vários materiais orgânicos, de preferência carvão preparado a partir da polpa da madeira e tratado para aumentar sua capacidade adsortiva.

Excelente agente terapêutico, pode ser usado durante a lavagem gástrica ou como complemento do esvaziamento gástrico ou ainda em doses repetidas na terapêutica de certos tipos de intoxicações. Recomenda-se sua administração:

1. Quando o paciente é atendido na primeira hora após a ingestão da substância tóxica, particularmente de salicilatos, acetaminofeno, barbitúricos, fenitoína, fenotiazinas, antidepressores tricíclicos, propantelina, fenilpropanolamina, clorfeniramina, isoniazida, cloreto de mercúrio, estricnina, atropina e nicotina.

2. Quando o paciente é atendido até a sexta hora após ingestão de qualquer substância tóxica, que se suspeita ainda persistir em grande quantidade no trato intestinal superior.

3. Quando o paciente é atendido até a sexta hora após ingestão de droga com recirculação êntero-hepática.

4. Quando o paciente é atendido até 24 horas após a ingestão de droga de liberação entérica.

Nas três últimas eventualidades, é útil o uso de doses repetidas.

A dose usual é de 10-20g de carvão ativado em pó diluído em cerca de 100-200ml de água açucarada. Seu aspecto pouco atraente pode dificultar a administração. Não deve ser usado junto com xarope de ipeca e na intoxicação por cianeto.

Terra de Fuller – argila rica em silicatos, indicada especificamente na intoxicação pelo herbicida paraquat. Recomenda-se preparar uma suspensão a 30% (p/v) em 1 litro de soro fisiológico, administrada no final da lavagem gástrica. A seguir, 200-300ml da suspensão a cada 2 horas no primeiro dia e a cada 4 horas no segundo dia, por via oral.

Outros agentes utilizados para inativar, neutralizar ou precipitar o tóxico ou então para proteger a mucosa digestiva estão relacionados no quadro 15.2. É necessário salientar que suas eficácias não são expressivas e que não devem servir de motivo para adiar a realização das demais medidas terapêuticas.

Tóxico inalado

A primeira providência é remover o paciente do ambiente contaminado, com as devidas precauções do socorrista para não ser intoxicado. Como nestes casos há geralmente exposição cutânea, é preciso também realizar as medidas descritas a seguir.

Tóxico em contato com a pele – lavagem corporal cuidadosa e demorada, com remoção das vestes e especial atenção aos sítios de depósito: cabelos, orelhas, região retroauricular, umbigo, unhas e genitais.

Quadro 15.2 – Agentes utilizados para inativar, neutralizar ou precipitar substâncias tóxicas no tubo digestivo ou para proteger a mucosa.

Agente	Indicações	Agente	Indicações
Ácido acético a 1% (vinagre diluído a 1:4 em água)	Pode ser utilizado na ingestão de álcalis. Admite-se, de modo geral, que as reações de neutralização são exotérmicas, podendo contribuir para piora das lesões iniciais	Bentonita	Preparada com 70g para 1 litro de água. Utilizada como alternativa na ingestão de paraquat, quando a terra de Fuller não for disponível
Ácido tânico a 4%	Pode ser utilizado na ingestão de alcalóides, glicosídeos e alguns metais. Os tanatos devem ser removidos do estômago, por sua possível hepatotoxicidade após absorção	Bicarbonato de sódio	Utilizado em solução a 5% para lavagem gástrica na ingestão de doses excessivas de sulfato ferroso
		Hidróxido de alumínio	Utilizam-se 5-8ml do gel por via oral na ingestão de fluoretos, fosfatos e irritantes gástricos
Água albuminosa	Preparada com 4 claras de ovo em 1 litro de água. É indicada para lavagem gástrica na ingestão de sais solúveis de metais, metalóides, ácido pícrico, formol e corrosivos	Hidróxido de cálcio	Utiliza-se solução a 0,14% na ingestão de substâncias ácidas
		Bromobenzeno	Utilizado na dose de 0,5-1g nas soluções para lavagem gástrica na intoxicação por selênio
Água oxigenada	É preparada com 10ml de solução a 3% em 100ml de água para lavagem gástrica na ingestão de permanganato de potássio ou como agente oxidante. É irritante de mucosas e pode produzir distensão abdominal	Lactato de cálcio	Utilizado em solução a 10% na lavagem gástrica na intoxicação por fluoretos e por oxalatos
		Leite	É um mau agente antitóxico. Pode ser usado como demulcente na ingestão de substâncias cáusticas
Amido (Maisena)	Preparado com a suspensão de 80g em 1 litro de água. Indicado na ingestão de iodo e seus derivados. A reação, que é corada, constitui um bom indicativo da permanência do tóxico no estômago durante a lavagem gástrica	Permanganato de potássio	Utilizado em soluções 1:5.000 ou 1:10.000 na lavagem gástrica, como oxidante para alcalóides. Deve ser filtrado cuidadosamente
		Rongalita (formadeído sulfoxilato sódico)	Utilizada em solução a 10% para lavagem gástrica na intoxicação por sais de mercúrio
Antídoto universal	Constituído por 2 partes de carvão vegetal, 1 parte de óxido de magnésio e 1 parte de ácido tânico. Não há razão para seu uso	Soro fisiológico	Utilizado para lavagem gástrica na maioria das intoxicações, particularmente na ingestão de sais de prata
Azul-da-prússia	Indicado na ingestão de tálio, atualmente muito rara. Recomenda-se 250mg/kg/dia, dividida em 2-4 doses, juntamente com 50ml de solução de manitol a 15%		

Tóxico injetado (picada de animais peçonhentos) – apesar das controvérsias, a incisão superficial e a sucção do local atingido com torniquete frouxo a montante parecem ser procedimentos úteis, desde que realizados nos primeiros minutos após o acidente.

AUMENTO DA ELIMINAÇÃO DO TÓXICO ABSORVIDO

Diurese forçada – como proporção considerável dos tóxicos é excretada por via renal, a diurese forçada constitui etapa importante no tratamento, incluindo, evidentemente, a manutenção adequada do equilíbrio hidroeletrolítico. Compreende:

Diurese medicamentosa – atualmente são mais utilizadas para esta finalidade a furosemida, na dose de 2-3mg/kg, por via intramuscular ou intravenosa, e o ácido etacrínico, na dose de 1mg/kg. O objetivo é produzir uma diurese duas a três vezes maior que a normal.

Diurese iônica – é um procedimento que aproveita a influência do pH do meio sobre a ionização da molécula e conseqüentemente sobre sua passagem através da membrana. O objetivo é produzir um gradiente de pH urina-sangue que dificulte a reabsorção tubular, favorecendo a excreção.

A alcalinização é a medida mais usada. É eficaz na intoxicação por ácidos fracos, particularmente salicilatos e barbitúricos. Pode ser realizada com bicarbonato de sódio, considerando que a dose de 2mEq/kg é suficiente para elevar a concentração de bicarbonato sangüíneo em 7mEq/litro e que a solução de bicarbonato de sódio a 3% contém 0,35mEq/ml. Procura-se manter um pH urinário em torno de 8.

A acidificação é um procedimento que envolve risco, sendo pouco usada em pediatria. Indicada na intoxicação por bases fracas como fenciclidina e anfetaminas. Pode ser realizada com cloreto de amônia, na dose média de 2,75mEq/kg/dose por via oral, repetida a cada 6 horas, sem ultrapassar 2-6g nas 24 horas. Pode-se associar ácido ascórbico por via intravenosa, na dose de 0,5 a 2g por infusão intravenosa. Procura-se manter um pH urinário inferior a 5.

Medidas dialisadoras – diálise peritoneal, hemodiálise e hemoperfusão são medidas indicadas em intoxicações graves e quando se conhecem as características toxicocinéticas do agente químico, que deverá ter um baixo volume de distribuição ou preponderantemente plasmático, peso molecular não muito elevado, fraca ligação tecidual ou protéica plasmática, lipossolubilidade suficiente e pequena dissociação.

As situações que indicam a diálise são as seguintes:
- Quadro clínico grave com sinais vitais anormais.
- Doenças preexistentes dificultando metabolismo ou excreção do tóxico.
- Deterioração clínica progressiva.
- Coma prolongado.
- Complicações significativas.
- Insuficiência renal aguda com complicações.
- Distúrbios hidroeletrolíticos graves.
- Acidose metabólica grave.
- Absorção de dose potencialmente fatal.
- Nível sangüíneo potencialmente letal.
- Tóxico circulante metabolizado em derivado mais perigoso.

Apesar de existir grande número de tóxicos com características que justificam medidas dialisadoras e da existência das numerosas referências sobre seu emprego, são consideradas indicações válidas, na dependência das condições clínicas do paciente, as intoxicações pelas seguintes substâncias químicas: ácido bórico, anfetaminas, antibióticos, brometos, cálcio, estricnina, fenciclidina, fenobarbital, fluoretos, hidratos de cloral, iodetos, isoniazida, meprobamato, paraldeído, potássio, quinidina, salicilatos, tiocianatos.

Exsangüineotransfusão – indicada nos casos graves de intoxicações por substâncias com grande volume de distribuição plasmática ou com intensa ação lesiva sobre os componentes sangüíneos: intoxicação por drogas metemoglobinizantes ou hemolisantes, barbitúricos, salicilatos, isoniazida, ferro, bromatos, ácido bórico, meprobamato etc. Recomenda-se usualmente a troca de 1,5 a 2 volemias.

ADMINISTRAÇÃO DE ANTÍDOTOS E ANTAGONISTAS

O número de antídotos e antagonistas realmente eficazes, quando comparado ao de agentes tóxicos, é extremamente reduzido. Sua procura constitui, na maioria das intoxicações, apenas uma perda de tempo. No entanto, existem alguns que são importantes e sua administração deve ser feita com grande urgência, antes ou simultaneamente com as demais medidas terapêuticas. São os seguintes:

Acetilcisteína – constitui até o momento a melhor terapêutica preventiva das lesões hepáticas que podem ocorrer após absorção de doses tóxicas de acetaminofeno. O esquema terapêutico, que pode ser administrado por via oral ou intravenosa, consiste em dose inicial de 140mg/kg e a seguir 70mg/kg a cada 4 horas durante 3 dias. Quando usado por via oral, o medicamento deve ser diluído em solução a 5%. Os produtos comerciais atualmente existentes são apresentados em soluções a 10 ou 20%. Nos casos graves de pacientes atendidos tardiamente (10-24 horas após ingestão), pode-se administrar acetilcisteína por via intravenosa na dose inicial de 140mg em 1 hora, seguida por 12 doses de 70mg/kg a cada 4 horas.

Antagonistas dos opiáceos – atualmente são disponíveis nalorfina e naloxona, utilizados por via parenteral. A dose média da nalorfina é de 0,1mg/kg. A dose usual de naloxona é de 0,4-2mg, repetida com intervalos de alguns minutos, até um máximo de 10mg (adultos). A dose inicial para crianças é de 0,01-0,1mg, repetida, se necessário.

A nalorfina é considerada antagonista parcial dos opiáceos, podendo potencializar a ação depressora de outras drogas, devendo, pois, ser usada apenas quando a intoxicação opiácea estiver confirmada. Naloxona é antagonista puro e pode ser usada mesmo quando houver dúvida diagnóstica.

Antídotos do cianeto – a associação nitritos e hipossulfito constitui o esquema clássico para o tratamento da intoxicação. Sua eficácia é reconhecida, apesar dos riscos. Após inalação do nitrito de amila, administra-se 1-10ml de nitrito de sódio a 3%, seguido por 1ml/kg de hipossulfito de sódio em solução a 25% por via intravenosa.

Pode-se usar como alternativa a hidroxocobalamina que, ligada ao cianeto, forma cianocobalamina, excretada pelos rins. A dose usual é de 50mg/kg por via intravenosa. Pode-se usar 25mg/h durante 10 horas após o final da infusão de nitroprussiato, para prevenir a intoxicação cianídrica induzida.

Atropina + Contrathion® – é o esquema terapêutico mais eficaz na intoxicação por compostos organosforados. Sua eficácia é tanto maior quanto mais precoce for a administração. Deve-se iniciar o tratamento com atropina em doses grandes, geralmente de 0,01 a 0,05mg/kg/dose, preferentemente por via intravenosa, repetida a intervalos de 10 a 15 minutos, até melhora do quadro muscarínico do intoxicado ou até aparecem os primeiros sinais de atropinização tóxica, particularmente taquicardia e midríase.

Contrathion®, único reativador da colinesterase existente no Brasil, deve ser administrado o mais precocemente possível, antes que a fosforilação da colinesterase se torne irreversível. A dose inicial é de 200mg por via intravenosa. Repetir a cada 4-6 horas, até um máximo de 1-2g nas 24 horas.

Na intoxicação por inseticidas carbamatos, que têm mecanismo de ação semelhante ao dos fosforados, deve-se usar apenas atropina. Contrathion® é ineficaz e, em alguns casos, contra-indicado.

Azul de metileno – antídoto útil no tratamento das metemoglobinemias tóxicas. Deve ser empregado com cautela, pois em doses excessivas passa a ter ação metemoglobinizante. As doses usuais são de 1-2mg/kg por via intravenosa.

Fisostigmina – indicada para atenuar a sintomatologia neuropsíquica da síndrome anticolinérgica tóxica. A dose usual é de 0,5mg por via intravenosa.

Flumazenil – indicado na intoxicação por benzodiazepínicos. A dose inicial é de 0,2mg por via intravenosa, seguida por 0,1mg/min, até recuperação da consciência. Usualmente, isto ocorre com dose total inferior a 3mg.

Fragmento Fab antidigoxina – indicado na intoxicação digitálica. Calcula-se a provável quantidade total de digoxina no organismo pela fórmula: quantidade ingerida × 0,8; e o número de ampolas, pela fórmula: quantidade total/0,6. Desconhecida a quantidade ingerida, pode-se administrar 6-8mg/kg por via intravenosa, repetindo após 30-60 minutos.

Etanol – utilizado na intoxicação por metanol e etilenoglicol. As doses usuais, que podem ser administradas por via oral ou intravenosa, são de 0,75mg/kg de início e a seguir 0,5mg/kg a cada 4 horas. O objetivo é provocar níveis sanguíneos de etanol superiores a 100mg/100ml.

Glucagon – indicado no tratamento da hipoglicemia produzida pela sulfoniluréia (adultos: 1mg por via parenteral; crianças: 0,5mg por via parenteral) e na intoxicação por bloqueadores do canal de cálcio (2-10mg por via intravenosa).

Protamina – indicada na intoxicação por heparina. Admite-se que 1ml da solução a 1% neutraliza 1.000UI de heparina circulante.

Queladores:

BAL – medicamento de escolha na intoxicação por arsênico e ouro. Deve ser incluído no esquema terapêutico da encefalopatia hipertensiva do saturnismo. Alguma eficácia na intoxicação por antimônio, crômio, cobre, níquel e tungstênio. Resultados controversos na intoxicação mercurial. As doses usuais são de 2,5-4mg/kg, por via intramuscular, repetidas a cada 4-12 horas, de acordo com a evolução do paciente.

EDTA cálcico – medicamento de escolha no saturnismo. Alguma eficácia na intoxicação por cobre, crômio, manganês, níquel e terras raras. Resultados controversos na intoxicação mercurial. A dose usual é de 30-50mg/kg/dia, por via parenteral, realizando-se séries de tratamento de alguns dias.

Penicilamina – indicada na intoxicação por cobre e mercúrio e como coadjuvante no tratamento do saturnismo. Doses usuais de 30-40mg/kg/dia por via oral. Para crianças maiores e adultos, 250mg, 4 vezes por dia.

Deferoxamina – indicada na intoxicação por ferro e seus sais. Usada por via intramuscular, na dose de 20-50mg a cada 4-8 horas, ou por via intravenosa, com dose inicial de 40mg/kg e a seguir 20mg/kg em intervalos de 12 horas.

Vitamina K$_1$ – indicada na intoxicação por anticoagulantes. As doses usuais por via oral são de 10-25mg/dia (adultos) e 5-10mg/dia (crianças). Por via intramuscular as doses são de 5-10mg (adultos) e 1-5mg (crianças).

TRATAMENTO SINTOMÁTICO E DE SUSTENTAÇÃO

Compreende uma série de medidas que normalmente são realizadas em emergências clínicas. Sua importância é grande no atendimento toxicológico, pois, como visto, os antídotos e os medicamentos específicos são bastante escassos.

As principais medidas são: assistência às condições respiratórias e cardiocirculatórias, correção dos distúrbios hidroeletrolíticos, tratamento da dor, da hipertermia, dos vômitos e das convulsões. Incluem também correção de distúrbios sanguíneos e tratamento do comprometimento hepático e renal.

II – O PRODUTO RESPONSÁVEL PELO ACIDENTE É DESCONHECIDO, MAS O PACIENTE APRESENTA SIGNIFICATIVA SINTOMATOLOGIA TÓXICA

Nesta situação, as medidas para diminuir a exposição do organismo ao tóxico não são muito úteis, pois a presença de sintomatologia indica a absorção de doses suficientes. Deve-se tentar o estabelecimento do diagnóstico pela análise dos dados clínicos disponíveis que podem sugerir o possível grupo de agentes tóxicos e pela realização de pesquisas laboratoriais relacionadas. Exemplificando: a criança é atendida com distúrbios extrapiramidais intensos. É conveniente a pesquisa no sangue, urina ou material vomitado de seus principais agentes causadores: fenotiazínicos, butirofenonas e metoclopramida.

Várias síndromes de origem tóxica, denominadas por Temple como toxíndromes, podem ser identificadas como, por exemplo, a toxíndrome do cianeto que inclui coma, respiração rápida, hipotensão e hálito com odor de amêndoas amargas.

Enquanto se procura a confirmação do diagnóstico, devem ser tomadas todas as providências para a correção das anormalidades apresentadas por meio de tratamento sintomático e de sustentação, como em qualquer outra emergência clínica.

A experiência tem demonstrado que são altamente sugestivos de etiologia tóxica:

- Distúrbios extrapiramidais de aparecimento súbito.
- Distúrbios anticolinérgicos de aparecimento súbito.
- Distúrbios anticolinesterásicos de aparecimento súbito.
- Alteração psicomotora e distúrbios psíquicos de aparecimento súbito.
- Alterações pupilares intensas e bilaterais.
- Cianose sem sinais de comprometimento cardiorrespiratório.
- Coloração incomum da pele.
- Coloração incomum da urina.

III – O PRODUTO RESPONSÁVEL PELO ACIDENTE É IDENTIFICADO, MAS SUA COMPOSIÇÃO E PROPRIEDADES TÓXICAS SÃO DESCONHECIDAS E A CRIANÇA NÃO ESTÁ APRESENTANDO SINTOMATOLOGIA

É uma situação relativamente freqüente em que o médico hesita em tomar alguma providência mais enérgica, pois a relação risco/benefício não pode ser estimada. Nesse caso, a obtenção de informações é importante e deve ser feita junto ao produtor, em serviços especializados e em publicações específicas. Mesmo que não se consiga um esclarecimento detalhado, muitas vezes é útil o conhecimento das finalidades do produto e do tipo de composição genérica do grupo. Assim, por exemplo, sabe-se que um polidor de móveis é geralmente constituído de derivados de petróleo, terebentina, álcool isopropílico ou butílico, nitrobenzeno e ácido oxálico.

Em qualquer circunstância, o paciente deve permanecer sob vigilância médica e, se identificado o produto ou um componente de elevado potencial tóxico, serão iniciados os procedimentos para sua remoção.

Nesta, como nas outras situações, é preciso sempre conservar amostras de material biológico (urina, sangue, fezes ou conteúdo gástrico) para eventual confirmação laboratorial ou para finalidades legais.

BIBLIOGRAFIA

CÓRDOBA, D. – *Toxicologia*. 3ª ed., Medellin, L. Vieco, 1996.

ELLENHORN, M.J. – *Ellenhorn's Medical Toxicology*. 2nd ed., Baltimore, Williams & Wilkins, 1997.

SCHVARTSMAN, S. – *Intoxicações Agudas*. 4ª ed., São Paulo, Sarvier, 1991.

SCHVARTSMAN, S. – *Medicamentos em Pediatria*. 3ª ed., São Paulo, Sarvier, 1987.

SINOPSE

INTOXICAÇÃO AGUDA

1. Avalie rapidamente a situação procurando verificar:
   a) Existência de distúrbios que representem risco iminente de vida. Se forem encontrados, tome imediatamente as providências necessárias e somente passe para as demais etapas após sua correção.
   b) O agente tóxico exige administração imediata de antídoto. Aplique as doses iniciais e passe para a etapa seguinte.
2. Faça uma anamnese e exame físico, prestando atenção aos detalhes peculiares ao acidente tóxico. Se possível, realize testes laboratoriais rápidos para a confirmação do diagnóstico.
3. Guarde material disponível (material vomitado, urina, sangue ou fezes) em recipientes limpos e bem fechados, de preferência sem qualquer aditivo.
4. Estabeleça um diagnóstico preciso, respondendo especialmente as perguntas relacionadas ao agente e à intoxicação.
   - O quê?
   - Por quê?
   - Como?
   - Quando?
   - Quanto?
5. Diminua a exposição do organismo ao tóxico, de acordo com o tipo de exposição:
   a) Tóxico ingerido – proceda o esvaziamento gástrico por meio de medidas emetizantes e/ou lavagem gástrica, desde que em tempo útil e respeitadas as contra-indicações. Utilize, se possível, líquido de lavagem com medicamentos eficazes. Administre carvão ativado.
   b) Tóxico inalado – remova a vítima do ambiente contaminado, retire sua roupa e realize, se necessário, lavagem corporal.
   c) Tóxico em contato com a pele – proceda lavagem corporal com água corrente.
6. Terminados os procedimentos anteriores, verifique as condições clínicas do paciente e as propriedades tóxicas do agente químico: tempo de absorção, possibilidade de efeitos de aparecimento tardio etc. e decida pela alta, por manter o paciente em observação ou pelo prosseguimento do tratamento.
7. Se a criança apresenta sintomatologia, procure aumentar a excreção do tóxico, utilizando a medida mais adequada:
   – Hidratação adequada.
   – Diurese medicamentosa.
   – Diurese iônica.
   – Diálise peritoneal.
   – Hemodiálise.
   – Hemoperfusão.
   – Exsangüineotransfusão.
8. Aplique antídotos e antagonistas específicos. Evite o emprego de subdoses.
9. Realize tratamento sintomático e de sustentação.
10. Lembre-se de que, com freqüência, um acidente tóxico tem implicações policiais ou legais. Assim sendo, procure documentar corretamente o atendimento.

16

INTOXICAÇÕES ALIMENTARES BACTERIANAS

SAMUEL SCHVARTSMAN

INTRODUÇÃO

Intoxicações alimentares são doenças produzidas pela ingestão de alimentos contendo toxinas em quantidade suficiente. As toxinas podem ser químicas (por exemplo, resíduos de pesticidas, contaminação metálica, aditivos impróprios ou em quantidade excessiva) ou biológicas. Estas são encontradas em certas espécies de plantas e animais ou são produzidas por micróbios, incluindo algas, fungos e bactérias.

Toxiinfecções alimentares são doenças produzidas pela ingestão de alimentos contendo micróbios que se multiplicam na mucosa intestinal produzindo toxinas. Estas são absorvidas e responsáveis pelo quadro clínico. Infecções alimentares são doenças causadas por alimentos contendo micróbios que invadem a mucosa intestinal, na qual se multiplicam produzindo lesões ou passam para outros órgãos.

Neste capítulo serão estudadas apenas as intoxicações e toxiinfecções bacterianas. As primeiras incluem: 1. botulismo; 2. intoxicação estafilocócica e 3. intoxicação por *Bacillus cereus*. As principais toxiinfecções são: 1. cólera; 2. gastrenterite por *Escherichia coli* e enterotoxigênica; 3. toxiinfecção por *Clostridium perfringens*; 4. gastrenterite por *Vibrio parahaemolyticus*; 5. gastrenterite por *Shigella* spp.; 6. gastrenterite por *Yersinia enterocolitica*. Algumas infecções são denominadas geralmente como intoxicações alimentares: 1. gastrenterite por *Campylobacter jejuni*; 2. gastrenterite por *Salmonella* spp.

INTOXICAÇÕES ALIMENTARES

Botulismo

Etiopatogenia – a doença é causada pela ingestão de alimentos que contêm uma ou mais neurotoxinas produzidas pelo *Clostridium botulinum*. Este é um bastonete gram-positivo produtor de esporos. As toxinas são proteínas compostas exclusivamente de aminoácidos. São sorologicamente classificados em sete tipos: A, B, C, D, E, F e G. A maioria dos casos humanos é produzida pelos tipos A, B e E e alguns pelos tipos C, D e F. A toxina é termolábil, perdendo rapidamente a potência em temperaturas acima de 80°C e após fervura de poucos minutos.

A toxina, absorvida na parte alta do intestino delgado, atua na transmissão de nervos colinérgicos, inibindo a liberação de acetilcolina, causando paralisia nos músculos servidos por esse sistema.

Clínica – a doença deve ser suspeitada nos pacientes que apresentam subitamente paralisia flácida, descendente e simétrica, com oftalmoplegia, ptose e disfunção de nervos cranianos. Descrevem-se também respiração superficial, disfagia, disartria, diplopia, distúrbios da acomodação visual, fraqueza generalizada, tontura, náuseas, vômitos, cólicas abdominais, diarréia (pouco freqüente) e mucosas secas.

A sintomatologia costuma aparecer 12 a 36 horas após a ingestão do alimento contaminado. O prognóstico geralmente é mais grave quando o quadro começa antes de 24 horas.

Confirma-se o diagnóstico pela detecção da toxina nas fezes, conteúdo gástrico ou alimento suspeito, bem como pelo teste de neutralização em camundongo. A eletromiografia é um exame auxiliar útil. Realiza-se também cultura de fezes ou do alimento suspeito para a detecção do *C. botulinum*.

Tratamento – além das medidas sintomáticas e de suporte, o tratamento é essencialmente baseado na aplicação do soro antibotulínico. Existem vários tipos de soro: trivalente ABE, que deve ser administrado quando o tipo da toxina é desconhecido em doses não inferiores a 50.000 unidades de antitoxina A e B e 5.000 unidades de antitoxina E; bivalente A e B, quando for confirmada toxina A ou B; monovalente E, quando for confirmado o tipo E; e polivalente ABCDEF, quando for confirmado o tipo C, D ou F. Administra-se por via intramuscular ou intravenosa. Quanto mais precoce o tratamento, melhores seus resultados. O medicamento é de difícil obtenção e deve ser usado sob orientação de serviços especializados. Imunoglobulina humana antibotulínica ainda está em fase de ensaios clínicos.

Intoxicação alimentar estafilocócica

Etiopatogenia – a doença é causada pela ingestão de alimentos que contêm uma ou mais toxinas (tipos A, B, C, D, E e, mais recentemente, F) produzidas por determinadas cepas de *Staphylococcus aureus*. É uma bactéria gram-positiva, não formadora de esporos, aeróbia e facultativamente anaeróbia.

Em condições favoráveis, seu número dobra em aproximadamente 30 minutos. Usualmente, são isoladas 1×10^5 colônias nos alimentos implicados. O principal reservatório das cepas enterotoxigênicas é o homem, particularmente nas fossas nasais e na pele. Entre os alimentos mais comumente associados com a doença são descritos: presunto, carne cozida, salada de ovos, de peixes, de batatas, de macarrão e de aves, tortas com recheios cremosos e laticínios. A toxina estimula os centros cerebrais dos vômitos e parece inibir a absorção de água ou aumentar seu transporte para a luz intestinal.

Clínica – o tempo de latência é usualmente de 2 a 4 horas, mas pode ser menor, na dependência da quantidade de toxina ingerida. Após um período de náuseas e sialorréia, ocorrem vários episódios de vômitos. Cólicas abdominais e diarréia aquosa podem ser intensas. Descrevem-se também fraqueza, prostração, anorexia e, nos casos mais graves, desidratação, hipotensão arterial e choque. A febre está usualmente ausente. A doença é autolimitada, durando menos de 24 horas.

O diagnóstico é confirmado pela cultura do material suspeito (fezes, conteúdo gástrico e alimento) e fagotipagem do *Staphylococcus* isolado. A toxina pode ser detectada por procedimentos imunológicos (rádio e enzimaimunoensaio).

Tratamento – nos casos moderados, é suficiente tratamento sintomático e de suporte. Reidratação oral é útil e a intravenosa é, às vezes, necessária. Não há razão para o uso de antibióticos.

Intoxicação alimentar por *Bacillus cereus*

Etiopatogenia – *Bacillus cereus* é um bastonete gram-positivo, formador de esporos, aeróbio, mas capaz de crescer em condições anaeróbias. Algumas cepas produzem toxina diarréica termolábil; e outras, toxina emética que resiste a temperaturas elevadas. A bactéria é encontrada no solo, em grãos e vegetais. Pode ser isolada em numerosos alimentos, incluindo pudins, molhos, produtos de carne, vegetais e arroz cozido (toxina emética).

Clínica – a forma emética é de aparecimento muito rápido, podendo ocorrer 10 minutos após a ingestão e caracteriza-se por episódios de vômitos e por diarréia em apenas 25% dos casos. A forma diarréica aparece mais tardiamente (8-16 horas) e caracteriza-se por diarréia aquosa intensa que dura geralmente menos de 12 horas.

Tratamento – é apenas sintomático e de suporte, com atenção para os distúrbios hidroeletrolíticos.

TOXIINFECÇÕES ALIMENTARES

Cólera

Etiopatogenia – a doença é causada por uma enterotoxina produzida durante a multiplicação, no intestino humano, do *Vibrio cholerae*, biótipos cholerae e El Tor. Em recentes episódios, foi isolada uma cepa asiática denominada Bengala ou 0139. A bactéria é um bastonete gram-negativo, aeróbio e facultativamente anaeróbio. A toxina é uma proteína termolábil.

O principal reservatório natural é o homem. Água e alimentos (particularmente peixes, ostras e caranguejos) contaminados por material fecal são importantes veículos de transmissão. A doença afeta mais comumente pessoas de baixo nível sócio-econômico, com hábitos higiênicos e nutrição deficientes.

Após ingestão, os vibriões aderem à superfície das células epiteliais do intestino delgado, na qual se multiplicam e produzem a toxina. Esta estimula a adenilciclase celular, com conseqüente hipersecreção de íons cloreto e bicarbonato, trazendo consigo grande volume de água.

Clínica – o período de incubação é usualmente de 2 dias (1-5 dias). O início é súbito, com vômitos e diarréia intensa, aquosa, de cor clara (água de arroz). A diarréia é de intensidade tal que pode levar rapidamente a graves distúrbios hídricos e eletrolíticos e ao choque. A doença é autolimitada, desde que o paciente receba um tratamento de suporte adequado.

O diagnóstico pode ser confirmado pelo isolamento do vibrião nas fezes do paciente. O exame deve ser precoce, pois a bactéria é excretada por pouco tempo. A amostra deve ser encaminhada rapidamente ao laboratório e mantida sob baixa temperatura.

Tratamento – a conduta terapêutica básica é a correção pronta e rigorosa dos distúrbios hídricos e eletrolíticos, bem como dos distúrbios ácido-básicos e metabólicos. Recomenda-se tratamento com tetraciclina ou doxiciclina, que podem diminuir a duração da doença e o período de excreção bacteriana, particularmente no caso da cepa 0139.

Toxiinfecção por *Escherichia coli* enteropatogênica

Etiopatogenia – *Escherichia coli* é um bastonete gram-negativo, aeróbio e facultativamente anaeróbio e flagelado. A cepa enterotoxigênica produz toxinas termolábeis e termoestáveis. Descreve-se atualmente a cepa 0157:H7, produtora de toxina semelhante à da *Shigella*. Alimentos implicados incluem hambúrguers, porco, aves e laticínios. Após ingestão de quantidades suficientes de bactérias (10^6), os antígenos de superfície permitem aderência na parte alta do intestino delgado, multiplicação e produção de toxina. Esta atua sobre as células epiteliais, induzindo à secreção de sais e água para a luz intestinal.

Clínica – a bactéria é uma das principais responsáveis pela chamada "diarréia dos viajantes". A sintomatologia ocorre geralmente 24 horas após a ingestão e é caracterizada por diarréia que pode atingir intensidade suficiente para produzir distúrbios hidroeletrolíticos e metabólicos. Ocorrem também cólicas abdominais, náuseas, vômitos e tenesmo. Descreveu-se uma síndrome hemolítico-urêmica evidenciada por anemia hemolítica microangiopática, trombocitopenia e disfunção renal, em associação com a cepa 0157:H7.

O diagnóstico pode ser confirmado por cultura e sorotipagem.

Tratamento – conduta terapêutica básica é a correção dos distúrbios hidroeletrolíticos, por via oral ou intravenosa, bem como dos distúrbios metabólicos. Pode ser tentada profilaxia da diarréia do viajante com doxiciclina ou co-trimexazol ou, então, com mistura de carbonato de cálcio e subsalicilato de bismuto.

Toxiinfecção por *Clostridium perfringens*

Etiopatogenia – *Clostridium perfringens* é um bacilo gram-positivo, anaeróbio, encapsulado, formador de esporos. Em condições favoráveis, seu número dobra em menos de 10 minutos. Produz toxinas, classificadas em tipos A, B, C, D e E, durante a esporulação. O tipo A é o principal responsável pela toxiinfecção. Difundido na natureza, pode contaminar alimentos os mais variados, inclusive os cozidos, pois os esporos resistem ao calor. A toxiinfecção pode ocorrer após consumo de alimentos contaminados com 10^6 formas vegetativas.

Clínica – o período de incubação é de 8 a 12 horas. O quadro clínico é caracterizado essencialmente por diarréia e cólicas abdominais. Febre e vômitos ocorrem ocasionalmente. O diagnóstico pode ser confirmado por cultura do alimento suspeito e das fezes do paciente. Foram relatados recentemente casos graves com hemólise intravascular total.

Tratamento – a doença é autolimitada (24-36 horas). O tratamento é apenas sintomático e de suporte.

Gastrenterite por *Vibrio parahaemoliticus*

O agente etiológico, *Vibrio parahaemoliticus*, cresce principalmente em alimentos provenientes do mar que, no intestino humano produz uma toxina. A bactéria também pode ser invasiva.

O quadro clínico é de início abrupto, com vômitos, diarréia e, às vezes, febre. O tempo de incubação varia de 6 horas a 4 dias. A doença é autolimitada, durando 1 a 3 dias. Culturas do alimento e das fezes são positivas. O tratamento é sintomático e de suporte.

Gastrenterite por *Shigella* spp.

Os organismos crescem no epitélio e na luz intestinal, produzindo toxinas. A dose infectante é de 10^2-10^3 organismos. A diarréia é de início abrupto, freqüentemente com sangue e pus nas fezes. O paciente apresenta cólicas abdominais, tenesmo e letargia. Pode ocorrer febre, e os vômitos são ocasionais. O tempo de incubação é de 1-3 dias. A cultura de fezes é positiva. A maioria dos casos é autolimitada. Nos casos graves, pode-se utilizar trimetoprima-sulfametoxazol, ampicilina ou cloranfenicol. Distúrbios hidroeletrolíticos devem ser devidamente controlados.

Gastrenterite por *Yersinia enterocolitica*

A bactéria é produtora de enterotoxina. O quadro clínico caracteriza-se por dor abdominal intensa, diarréia, febre e, ocasionalmente, vômitos. A cultura de fezes é positiva e podem ser encontrados polimorfonucleares e sangue. O tratamento, apenas dos casos graves, pode ser feito com tetraciclina.

INFECÇÃO ALIMENTAR

Gastrenterite por *Campylobacter jejunii*

A bactéria prolifera no jejuno e no íleo. A produção de enterotoxina é incerta. O quadro clínico caracteriza-se por diarréia intensa e febre. O tempo de incubação é de 2-10 dias. O exame de fezes revela polimorfonucleares e sangue. A cultura exige meio especial. O tratamento específico, apenas dos casos graves, pode ser feito com eritromicina.

Gastrenterite por *Salmonella* spp.

A dose infectante é de 10^5 organismos. O quadro clínico caracteriza-se pelo aparecimento gradual ou abrupto de diarréia e febre baixa. Ocasionalmente, ocorrem vômitos. O tempo de incubação é de 8-48 horas. As culturas de fezes são positivas. A evolução pode ser prolongada. Tratamento antimicrobiano apenas se houver suspeita de comprometimento sistêmico.

BIBLIOGRAFIA

ELLENHORN, M.J. – *Medical Toxicology*. 2nd ed., Baltimore, Williams & Wilkins, 1997.

FRANKOVICH, T.L.; AMON, S.S. – Clinical trial of botulism immune globulin for infant botulism. *West. J. Med.*, **154**:103, 1991.

GUERRANT, R.L.; BOBAK, D.A. – Bacterial and protozoal gastroenteritis. *N. Engl. J. Med.*, **325**:327, 1991.

SCHVARTSMAN, S. – *Intoxicações alimentares*. Rio de Janeiro, SBP, 1990.

SWERDLOW, D.L.; RIES, A.P. – Cholera in the Americas. Guideliness for the clinical. *JAMA*, **267**:1495, 1992.

SINOPSE
INTOXICAÇÕES ALIMENTARES BACTERIANAS

Intoxicação	Agente	Tempo de incubação	Sintomatologia	Tratamento
Botulismo	Toxina do *Clostridium botulinum*	12-36h	Paralisia flácida, oftalmoplegia, ptose, disfagia, disartria, diplopia	Soro antibotulínico
Intoxicação estafilocócica	Toxina do *Staphylococcus aureus*	2-4h	Náuseas, vômitos, sialorréia, cólicas, diarréia	Sintomático
Intoxicação por *Bacillus cereus*	*Bacillus cereus*	10min–8-16h	Vômitos (forma emética), diarréia (forma diarréica)	Sintomático
Cólera	Enterotoxina do *Vibrio cholerae*	1-5 dias	Diarréia intensa, vômitos	Tetraciclina, doxiciclina
Toxiinfecção por *E. coli*	*Escherichia coli*	24h	Diarréia, vômitos, cólicas	Sintomático
Toxiinfecção por *C. perfringens*	Enterotoxina do *Clostridium perfringens*	8-12h	Diarréia, cólicas	Sintomático
Gastrenterite por *Vibrio parahaemoliticus*	Enterotoxina do *Vibrio parahaemoliticus*	1-3 dias	Vômitos, diarréia, febre	Sintomático
Gastrenterite por *Shigella* spp.	Enterotoxina da *Shigella*	1-3 dias	Diarréia, cólicas, tenesmo, letargia	Casos graves: trimetoprima-sulfametoxazol, ampicilina ou cloranfenicol
Gastrenterite por *Yersinia enterocolitica*	Enterotoxina da *Y. enterocolitica*	?	Diarréia, dor abdominal, febre, tenesmo	Tetraciclina nos casos graves
Gastrenterite por *Campylobacter jejunii*	Enterotoxina (?)	2-10 dias	Diarréia, febre	Eritromicina nos casos graves
Gastrenterite por *Salmonella* spp.		8-48h	Diarréia, febre	Antimicrobiano específico nos casos graves

17

ANIMAIS PEÇONHENTOS
ARANHAS

Samuel Schvartsman

IDENTIFICAÇÃO DA ESPÉCIE PERIGOSA

Apesar da existência de mais de 2.000 gêneros, na sua maioria produtores de toxina, apenas algumas poucas espécies possuem aparelho inoculador (quelíceras) longo e forte e veneno suficientemente potente para representar risco para o homem.

As principais espécies perigosas existentes no Brasil são as conhecidas popularmente por: armadeira, tarântula, aranha-marrom, viúva-negra e caranguejeira. Sua identificação exige conhecimentos especializados, mas existem alguns aspectos que, juntamente com o quadro clínico apresentado pela vítima, permitem uma caracterização mais ou menos segura. De modo geral, as venenosas não são produtoras de teias ou então produzem teias floconosas, irregulares ou pouco harmoniosas. São errantes, ágeis, algumas agressivas, e apresentam hábitos crepusculares.

ARMADEIRA – denominação popular de várias espécies do gênero *Phoneutria*, difundidas praticamente em todo o país. Chegam a atingir até 4-5cm de comprimento. São cobertas de pêlos cinzentos e espinhos pretos na perna. Apresentam 3 fileiras de olhos com a seguinte disposição: 2-4-2. São errantes, solitárias, podendo penetrar dentro das casas onde costumam se esconder dentro dos sapatos. Muito agressiva, assume a posição de ataque quando irritada, levantando as patas anteriores e utilizando as patas posteriores como um sistema de catapulta que a projeta a uma distância de até 30cm.

TARÂNTULA – também chamada aranha-de-jardim, denominação que engloba várias espécies do gênero *Lycosa*. Atinge até 3cm de comprimento e é coberta de pêlos cinzentos. Encontrada geralmente em gramados úmidos, à beira de piscinas ou coleções de água. Possui 8 olhos com a seguinte disposição em 3 fileiras: 4-2-2. Não é muito agressiva.

ARANHA-MARROM – nome popular de várias espécies do gênero *Loxosceles*, mais encontrada no centro e sul do Brasil. São aranhas esguias, com pêlos praticamente invisíveis e seu comprimento não ultrapassa 1,5cm. Apresentam uma coloração marrom-amarelada. Possuem 6 olhos com a seguinte disposição em 3 fileiras: 2-2-2.

VIÚVA-NEGRA – denominação popular de várias espécies do gênero *Latrodectus*. Encontrada mais freqüentemente em regiões praieiras e no Mato Grosso. São aranhas pequenas, com menos de 1,5cm de comprimento, apresentam uma coloração negra brilhante, com manchas vermelhas e não possuem pêlos. Produzem teias floconosas sob plantas de praia ou em lugares escuros. Possuem 8 olhos em 2 fileiras com a seguinte disposição: 4-4.

CARANGUEJEIRAS – aranhas pertencentes a diversos gêneros que apresentam em comum as dimensões avantajadas e corpo robusto recoberto de pêlos. Apesar de possuírem glândulas produtoras de veneno e quelíceras poderosas, são relatados poucos acidentes humanos. Enquanto nas demais espécies o movimento das quelíceras é horizontal, nas caranguejeiras é vertical.

VENENO

A composição do veneno ainda não está bem esclarecida, apesar de já terem sido isoladas várias proteínas e enzimas. Deve haver uma variação na mesma espécie sob influência de diversos fatores e uma variação entre as espécies, o que explica o quadro típico mais ou menos característico observado nos acidentes pelas principais espécies.

O veneno da *Phoneutria* é essencialmente neurotóxico. Apesar de ser um dos mais potentes em animais de laboratório, seus efeitos no homem não são os mais graves. O veneno da *Lycosa* é citotóxico, com ação apenas proteolítica, enquanto o da *Loxosceles* é citotóxico e hemolítico. A *Latrodectus* possui um veneno essencialmente neurotóxico, responsável por acidentes humanos graves. As caranguejeiras, como incluem diferentes espécies, podem produzir efeitos variando desde reações locais até distúrbios neurológicos mais sérios.

CLÍNICA

Acidente por armadeira – dor intensa quase imediata no local da picada, que rapidamente se irradia. A dor pode tornar-se insuportável e, nos casos graves, aparecem sialorréia, sudorese, hiper ou hipotermia, náuseas, vômitos, tonturas, agitação seguida por prostração, ptose palpebral, distúrbios de acomodação, paresias ou paralisias dos músculos respiratórios, hipotensão arterial e choque.

Acidente por tarântula – a dor na região atingida é moderada ou intensa, mas passageira. Nas primeiras 24 horas ocorrem reações locais. Nos casos leves, uma simples tumefação com hipertermia e eritema. Nos casos mais graves, o edema é mais acentuado, forma-se uma zona pálida acinzentada que progride lentamente para necrose. Flictenas são freqüentes.

Acidente por aranha-marrom – a dor na região atingida é geralmente intensa, com sensação de queimação. A pele torna-se avermelhada com uma zona pálida no local da picada, com aumento de temperatura e prurido. O eritema aumenta nas primeiras horas. Aparecem bolhas que evoluem para pústulas, caracteristicamente circundadas por uma área eritematosa e uma esbranquiçada. Após sua ruptura, observa-se uma zona de necrose de profundidade variável, que pode atingir até o músculo. Manifestações sistêmicas são comuns e incluem febre, mal-estar, cólicas abdominais, náuseas e vômitos. Distúrbios sangüíneos também são freqüentes e podem preceder o óbito. Compreendem hemólise, hematúria, hemoglobinúria, plaquetopenia e conseqüente insuficiência renal aguda.

Acidente por viúva-negra – dor na região atingida, com sensação de entorpecimento, câimbras e fasciculações musculares. Os distúrbios musculares podem generalizar-se, ocorrendo também tremores, espasmos e rigidez, com dores torácicas e abdominais. Distúrbios sistêmicos são freqüentes, compreendendo náuseas, vômitos, sudorese e, muitas vezes, hipertensão arterial. Podem ocorrer também convulsões tônicas, alucinações e delírios.

Acidente por caranguejeira – apesar de suas dimensões geralmente grandes e do seu aspecto assustador, são excepcionais os casos documentados de acidentes humanos. A picada costuma ser muito dolorosa e a sintomatologia é semelhante à descrita no acidente por armadeira.

DIAGNÓSTICO DIFERENCIAL

Não existe, até o momento, exame laboratorial para confirmação do diagnóstico. Quando o acidente ocorre em criança pequena, que dificilmente consegue descrever o animal responsável, é possível a confusão com outras espécies, particularmente formigas e escorpiões.

Na identificação da aranha, o conhecimento do quadro clínico e das principais manifestações são importantes. Armadeira: dor e distúrbios neurológicos; tarântula: lesões cutâneas com necrose; aranha-marrom: distúrbios cutâneos e sangüíneos; caranguejeira: dor e distúrbios neurológicos.

As lesões cutâneas produzidas pela *Lycosa* ou pela *Loxosceles* devem ser diferenciadas das observadas em processos infecciosos de pele, particularmente por bactérias gram-negativas. Outras causas de anemia hemolítica devem ser incluídas no diagnóstico diferencial do acidente por *Loxosceles*.

EXAMES DE LABORATÓRIO

Não existe exame laboratorial para a confirmação do diagnóstico. Nos acidentes por *Loxosceles* são indispensáveis exames para diagnóstico da hemólise (hemograma, bilirrubinas, hemoglobinúria) e para controle da função renal (bioquímica sangüínea e urinária).

TRATAMENTO

Não há, na quase totalidade das picadas de aranhas, qualquer que seja sua espécie, alguma providência de primeiros socorros realmente útil. A vítima geralmente procura atendimento médico várias horas após o acidente, tornando difícil até mesmo uma soroterapia eficaz.

Acidente por armadeira – combate à dor é providência importante, devendo-se administrar analgésicos, de preferência não-narcóticos, por via oral ou parenteral e realizar, se necessário, anestesia local. Tratamento da hiper ou hipotermia com medidas físicas. Hidratação parenteral para a correção dos distúrbios hidroeletrolíticos e dos estados hipotensivos. Soroterapia específica, que é o tratamento básico, nem sempre é necessária. Usa-se, seguindo as normas genéricas (ver Picadas de cobra), 2-4 ampolas de soro antiaracnídico nos casos moderados e 5-10 ampolas nos casos mais graves, por via intravenosa. Soro antiaracnídico Instituto Butantan: cada ampola contém 5ml.

Acidente por tarântula – limpeza e desinfecção da área lesada. Analgésicos por via oral. Correção dos distúrbios hidroeletrolíticos. O tratamento das zonas de necrose é conservador e baseado apenas em cuidados de higiene local. Soroterapia raramente é necessária e, quando indicada, usa-se soro antiaracnídico (ver normas gerais em Picadas de cobra) na dose de até 5 ampolas por via IV.

Acidente por aranha-marrom – todos os casos diagnosticados devem ser considerados potencialmente graves, permanecendo o paciente sob rigorosa vigilância. Analgésicos se necessário. Hidratação intravenosa cuidadosa e sistemática. Desinfecção das áreas lesadas. Soroterapia específica é fundamental (ver normas genéricas em Picadas de cobra). Aplica-se, se disponível, 5-10 ampolas de soro antiloxoscélico por via IV ou, então, soro antiaracnídico nas mesmas doses. Controle sistemático das condições sangüíneas e da função renal. Hidratação e transfusões de sangue ou concentrados de hemácias nas hemólises graves e medidas dialisadoras na insuficiência renal aguda. Corticosteróides tópicos e anti-histamínicos por via oral podem ser úteis.

Acidente por viúva-negra – a dor, especialmente muscular, pode ser aliviada com gluconato de cálcio, solução a 10%, 1-10ml, por via intravenosa, repetido se necessário ou, então, com analgésicos e antiinflamatórios. Diazepam pode ser usado como relaxante muscular. Soro antilatrodéctico não é distribuído comercialmente; se disponível, aplicar 1 ampola por via IV.

Existem relatos sobre possíveis ações benéficas de medicamentos anticolinesterásicos como a neostigmina.

Acidente por caranguejeiras – não há soro específico. O tratamento é sintomático e de manutenção.

BIBLIOGRAFIA

LUCAS, S. – Spiders in Brazil. *Toxicom*, 26:759, 1988.
ROZENFELD, G. – Animais peçonhentos e tóxicos do Brasil. In Lacaz, C.S. et al. *Introdução à Geografia Médica do Brasil*. S. Paulo, EDUSP, 1972.
SCHVARTSMAN, S. – *Plantas Venenosas e Animais Peçonhentos*. S. Paulo, Sarvier, 1992.

CONDUTA
PICADAS DE ARANHAS

1. Confirme o diagnóstico. Existem dois diagnósticos diferenciais importantes: a) Quanto ao agente responsável. É comum a confusão com outros animais, particularmente formigas e escorpiões. b) Quanto ao quadro clínico. Várias afecções podem determinar distúrbios semelhantes aos produzidos pelo veneno da aranha, especialmente cutâneos e neurológicos.

2. Identifique a espécie, tomando por base as características da aranha e/ou o quadro clínico apresentado pelo paciente.

3. Lave a região atingida e aplique uma solução desinfetante.

4. Tranqüilize a criança e seus familiares.

5. Administre analgésicos por via oral ou parenteral, de acordo com a intensidade da dor. O local atingido, que geralmente é o mais doloroso, pode ser infiltrado com anestésicos.

6. Realize a soroterapia específica, lembrando que a partir da 6ª hora após o acidente sua eficácia diminui progressivamente, que é preferível administrar de uma vez a maior quantidade indicada e que no uso intravenoso é indispensável a disponibilidade fácil de equipamento de urgência para tratamento de reações alérgicas ou anafiláticas.

   Utilize soro antiaracnídico, lembrando que no acidente por *Loxosceles* e por *Latrodectus* é preferível o uso de soros específicos, desde que disponíveis. Doses usuais: 2-4 ampolas, por via intravenosa, nos casos moderados, e 5-10 ampolas, nos casos graves, por via intravenosa.

   Soro antiloxoscélico é indicado no acidente por aranha-marrom, nas doses usuais de 5-10 ampolas, por via intravenosa ou metade por via subcutânea.

   Soro antilatrodéctico é indicado no acidente por viúva-negra nas doses usuais de 1 ampola por via intravenosa.

7. No acidente por armadeira, a vítima poderá ter alta após melhora do quadro doloroso e dos distúrbios neurológicos.

8. No acidente por *Lycosa*, as lesões cutâneas necessitam de um seguimento mais prolongado. O tratamento das áreas necrosadas é conservador e baseado principalmente em medidas higiênicas e na prevenção da infecção secundária.

9. No acidente por *Loxosceles*, o paciente deve ser observado clínica e laboratorialmente para a detecção de possíveis distúrbios hemolíticos. Hemograma, dosagem das bilirrubinas sangüíneas e pesquisa de hemoglobinúria são exames úteis. Insuficiência renal aguda, complicação relativamente freqüente, é diagnosticada e tratada de acordo com os critérios clínicos usuais.

10. As demais medidas terapêuticas são sintomáticas e de suporte.

18

ANIMAIS PEÇONHENTOS
COBRAS

Samuel Schvartsman

CARACTERÍSTICAS

Cobra venenosa é aquela capaz de produzir veneno por meio de uma glândula secretora desenvolvida ou de um grupo de células, podendo liberá-lo no ato da picada.

Das 3.500 espécies conhecidas, cerca de 400 são consideradas suficientemente venenosas para oferecer risco para o homem. No Brasil são importantes a família *Crotalidae* em que se destacam os gêneros *Bothrops* (*B. alternatus, B. asper, B. atrox, B. jararaca, B. jararacussu* e *B. neuwiendi*), *Crotalus* e *Lachesis*, e a família *Elapidae*, com os gêneros *Micrurus (M. corrallinus, M. frontalis)*.

As denominações populares são numerosas e variadas. Incluem para as *Bothrops*: jararaca, j. pintada, j. barba-amarela, j. rabo-de-porco, j.-de-agosto, j. grão-de-arroz, j. verde, j. cinzenta, j. preta, j. ilhoa, j. do cerrado, j. rabo-branco; jararacussu, j. malha-de-sapo, j. cabeça-de-sapo; urutu, u. dourado, u. preto, u. amarelo, u. estrela, u. cruzeiro, caissaca, cotiara, ouricana, patioba; surucucu, s. de patioba. Para as *Crotalus*: cascavel, boicininga, boiquira; para as *Lachesis*: surucucu, surucutinga, surucucu bico-de-jaca e para as *Micrurus*: coral, ibiboca.

IDENTIFICAÇÃO DA ESPÉCIE VENENOSA

A identificação da cobra venenosa e, em caso positivo, de sua espécie é medida importante para um atendimento adequado. No entanto, sua utilidade prática é pequena, pois a identificação exige conhecimentos especializados pouco encontrados ou então é baseada em características nem sempre válidas. Entre estas são descritas as seguintes:

Presença de presas (dentes diferenciados) – na dentição comum, as cobras apresentam 2 fileiras de dentes externos e 2 fileiras de dentes internos no maxilar superior e 2 fileiras na mandíbula. Nas venenosas um par de dentes do maxilar superior (presas) diferencia-se para inoculação do veneno. De acordo com sua presença e localização, as cobras são esquematicamente divididas em quatro séries:

1. **Aglifodontes** – sem dentes maxilares diferenciados. Embora possam ter glândulas produtoras de veneno, não são consideradas perigosas para o homem (Fig. 18.1).
2. **Opistoglifodontes** – possuem um par de dentes diferenciados, chanfrados e localizados posteriormente (Fig. 18.2). Sua posição dificulta a inoculação e, por isso, não são consideradas muito perigosas.
3. **Proteroglifodontes** – dentes diferenciados, bastante aumentados, chanfrados e situados em posição anterior (Fig. 18.3). São geralmente cobras de boca pequena, mas sua picada é venenosa. No Brasil, as corais pertencem a este grupo.
4. **Solenoglifodontes** – dentes diferenciados, caniculados, articulados e situados em posição anterior (Fig. 18.4). A maioria das cobras venenosas brasileiras está incluída neste grupo.

Sinais de picada – em decorrência das características dos dentes diferenciados, o local picado pode apresentar vestígios que permitem suspeitar o tipo de cobra: ausência de orifício de entrada dos dentes diferenciados nas aglifodontes, orifícios situados na extremidade posterior das marcas dos dentes nas opistoglifodontes, na extremidade anterior nas prótero e solenoglifodontes, geralmente com orifícios mais pronunciados nas prótero (Figs. 18.5 a 18.8). Estes sinais, embora tradicionalmente descritos, são pouco evidentes e muitas vezes confundem o examinador.

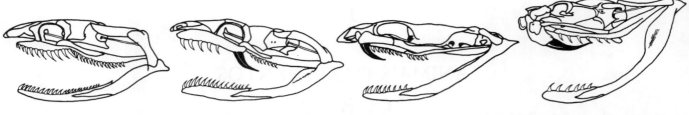

Figura 18.1 – Cobra aglifodonte, sem dentes diferenciados.

Figura 18.2 – Cobra opistoglifodonte, com dentes diferenciados em posição posterior.

Figura 18.3 – Cobra proteroglifodonte, com dentes diferenciados, chanfrados, em posição anterior.

Figura 18.4 – Cobra solenoglifodonte, com dentes diferenciados, canaliculados, em posição anterior.

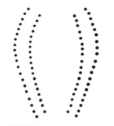
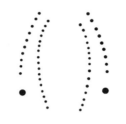

Figura 18.5 – Sinais da picada de cobra aglifodonte. Não há vestígios de presas.

Figura 18.6 – Sinais de picada de cobra opistoglifodonte. Orifícios correspondentes às presas em posição posterior.

Figura 18.7 – Sinais de picada de cobra proteroglifodonte. Orifícios correspondentes às presas em posição anterior.

Figura 18.8 – Sinais de picada de cobra solenoglifodonte. Orifícios correspondentes às presas em posição anterior.

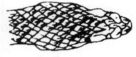

Cobra venenosa

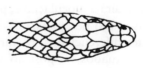

Cobra não-venenosa

Figura 18.9 – Aspecto da cabeça.

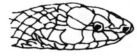

Cobra venenosa

Cobra não-venenosa

Figura 18.10 – Aspecto da pupila e da fosseta loreal.

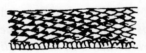

Cobra venenosa

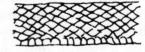

Cobra não-venenosa

Figura 18.11 – Aspecto das escamas.

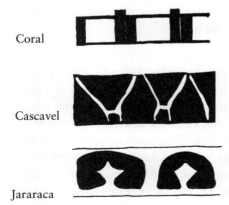

Coral

Cascavel

Jararaca

Figura 18.12 – Aspecto da pele.

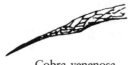
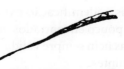

Cobra venenosa   Cobra não-venenosa

Figura 18.13 – Aspecto da cauda.

Aspecto da cabeça – forma triangular, achatada, recoberta de escamas pequenas e bem separadas do corpo, nas peçonhentas. Cabeça alongada, estreita, recoberta de placas poligonais e sem limites nítidos em relação ao corpo, nas não-venenosas (Fig. 18.9).

Olhos – pequenos, com pupila vertical, linear ou oval, nas peçonhentas. Grandes, com pupila circular, nas não-venenosas (Fig. 18.10).

Fosseta loreal – existente entre os olhos e as narinas nas peçonhentas e ausentes nas não-venenosas. As corais, apesar de venenosas, não as apresentam (Fig. 18.10).

Escamas – imbricadas, dando uma sensação de aspereza nas peçonhentas; achatadas, dando sensação de superfície lisa nas não-venenosas (Fig. 18.11).

Aspecto da pele – manchas transversais, como anéis de coloração vermelha, preta, amarela ou branca, nas corais. Linhas que traçam figuras geométricas dispostas simetricamente (cascavel, urutu). Desenhos em "U" ou "V" nas jararacas (Fig. 18.12).

Cauda – afunila bruscamente nas peçonhentas e gradualmente nas não-venenosas (Fig. 18.13).

Guizo – espécie de apêndice situado na cauda, constituído por uma sucessão de anéis grossos e córnicos. Vibrado com rapidez quando a cobra se sente ameaçada, produz um ruído característico. Encontrado em nosso meio apenas na cascavel.

Hábitos – as venenosas possuem hábitos noturnos, têm movimentos lentos e, quando ameaçadas, assumem uma posição de ataque. As não-venenosas têm hábitos diurnos, movimentos rápidos e fogem quando ameaçadas.

Adverte-se que nenhum desses dados constitui elemento seguro e confiável para identificação, pois as imprecisões são freqüentes e as exceções são numerosas.

VENENO

O veneno da cobra é uma complexa mistura que desempenha papel importante na fisiologia do animal, especialmente nas atividades relacionadas à alimentação e à defesa. Como decorrência destas funções, muitos de seus componentes têm uma ação potente e especializada, que se traduz, quando o veneno é inoculado no homem, por um quadro tóxico grave e proteiforme.

Na sua composição, que varia de acordo com a espécie e com o desenvolvimento do animal, são encontradas proteínas, incluindo enzimas, peptídeos e ácidos aminados livres; lípides; aminas biogênicas; glicoproteínas e minerais, entre os quais, Na, Ca, K, Mg e menores quantidades de Zn, Fe, Cu, Mn e Ni.

Algumas enzimas têm importância na determinação do tipo e da intensidade do quadro tóxico. Enzimas proteolíticas são mais encontradas no veneno das *Crotalidae* e praticamente ausentes nas *Elapidae*. As que apresentam atividade proteinase são umas das principais responsáveis pela destruição tecidual observada, com freqüência, nos envenenamentos.

Enzimas tipo trombina, mais encontradas nas *Crotalidae*, demonstraram atuar *in vivo* como anticoagulantes desfibrinogenadores. Também foram mais encontradas, nas *Crotalidae*, a arginina éster hidrolase, implicada na liberação de bradicinina e talvez na ação coagulante de certos venenos, colagenase, tipo especial de proteinase que digere o colágeno, e a hialuronidase que parece estar relacionada com a difusão do edema.

Fosfolipases (A_2, B e C), fosfomonoesterase e fosfodiesterase contribuem para a ação tóxica, sendo que as primeiras catalisam a hidrólise da ligação éster graxo das diacilfosfátides, formando lisofosfátides. O principal efeito seria a hidrólise da membrana eritrocitária. A L-arginina esterase produz uma liberação de bradicinina, considerada como responsável pela dor, hipotensão reflexa, náuseas, vômitos e sudorese. Numerosas outras enzimas já foram identificadas, a maioria de ação tóxica ainda não bem esclarecida. Algumas, juntamente com vários polipeptídeos não enzimáticos, parecem atuar como neurotoxinas.

A composição complexa do veneno, que apresenta numerosos componentes de ação mal conhecida e em proporções variáveis conforme a espécie e as condições do animal, torna muito difícil o estabelecimento de um quadro tóxico específico ou característico.

CLÍNICA

A conduta no acidente ofídico implica uma série de etapas diagnósticas que permitem responder a algumas perguntas importantes para o estabelecimento da terapêutica eficaz:

1. O acidente foi de fato produzido por uma cobra?
2. Em caso positivo, a cobra era venenosa?
3. Em caso positivo, qual sua espécie?

Considerando o porte e as características do animal, é relativamente fácil obter da vítima que esteja consciente informações confiáveis, mas estas devem incluir também as circunstâncias do acidente, tais como número de picadas, local atingido, tempo decorrido e providências já realizadas. Quando a descrição ou o exame da cobra evidenciar o conjunto de sinais positivos para espécie venenosa, o paciente deve permanecer em observação rigorosa e submetido, se possível, à soroterapia polivalente, mesmo que não apresente nenhuma sintomatologia.

A determinação da espécie responsável é difícil, pois exige conhecimentos especializados não-médicos. Por esta razão utiliza-se geralmente uma abordagem clínica no acidente ofídico, que na maioria das vezes se inclui em um de quatro tipos: botrópico, crotálico, elapídico e laquético.

Acidente botrópico (jararaca)

Reação local na região atingida, com dor geralmente de intensidade proporcional à gravidade do caso. Edema, equimose e flictenas de aparecimento precoce, com rápida evolução e difusão. Náuseas, sudorese intensa e hipotensão transitória são manifestações freqüentes e iniciais. Em torno do terceiro dia tem início a necrose da área atingida, que pode ser extensa e muito profunda, com exposição dos ossos subjacentes.

Logo após o acidente, nos primeiros 30 minutos, costumam ocorrer os distúrbios de coagulação que, juntamente com as lesões locais, caracterizam o acidente: sangramento na zona atingida, gengivorragia, epistaxe, petéquias, vômitos sanguinolentos ou em borra de café, melena e hematúria. Vômitos, desidratação, hipotensão e choque são freqüentes nos casos graves. Infecção secundária é comum, sendo a septicemia complicação possível.

No **acidente laquético (surucucu)**, o quadro clínico é semelhante, podendo ocorrer também distúrbios neurológicos, particularmente em nervos cranianos, ou então sinais de excitação vagal.

Acidente crotálico (cascavel)

Reação local pouco intensa, consistindo em edema discreto, com sensação de formigamento e dor moderada. Em torno de 1 a 3 horas após o acidente começam a aparecer os característicos distúrbios neurológicos sistêmicos, com dores e parestesias generalizadas, paralisia dos músculos motores oculares, diplopia, distúrbios de acomodação, ptose palpebral, confusão mental, obnubilação, hiporreflexia, sonolência, torpor e coma.

Aparecimento de quadro miotóxico juntamente com o neurológico caracteriza o acidente. Observa-se palidez, sudorese, náuseas, vômitos, dor muscular generalizada e urina de coloração avermelhada ou marrom devido à mioglobinúria. Insuficiência renal é complicação comum, possivelmente conseqüente a mioglobinúria, hipotensão e choque, ou a ação direta do veneno com necrose tubular. Hemólise e suas complicações são atualmente discutidas.

Distúrbios hemorrágicos, geralmente não descritos neste tipo de acidente, podem aparecer às vezes e são de intensidade moderada. Quadro hemorrágico evidente é sempre indicativo de caso muito grave.

Acidente elapídico (coral)

Logo após a picada, ocorre dor pouco intensa e sensação de formigamento ou adormecimento que rapidamente se difunde. Distúrbios neurológicos são característicos e de aparecimento rápido: dificuldade de deglutição com sialorréia e expectoração espumosa, distonia, constrição na garganta, ptose palpebral, visão embaçada, diplopia, paresia ou paralisia dos músculos faciais, diminuição da força muscular, torpor e dificuldade respiratória progressiva. O óbito, geralmente por asfixia, ocorre em algumas horas.

EXAMES DE LABORATÓRIO

O diagnóstico do acidente ofídico é clínico. Não existe exame laboratorial para sua confirmação, mas alguns exames são úteis para avaliação da gravidade ou estabelecimento do prognóstico.

Exame hematológico deve ser realizado sistematicamente. Algumas horas após o acidente, podem ocorrer leucocitose e neutrofilia que, quando intensas, sugerem infecção secundária. Dosagem de hemoglobina eritrocitária e plasmática, contagem e morfologia dos eritrócitos são importantes no acompanhamento do acidente crotálico, incluindo dosagem da mioglobinúria e, quando necessário, exames para a detecção de hemólise (bilirrubina, hemoglobina livre), enquanto o coagulograma, incluindo principalmente tempo de protrombina, tempo de tromboplastina parcial, produtos de degradação da fibrina e níveis de fibrinogênio, é indispensável no acidente botrópico.

Oligúria no acidente crotálico é sinal de alarme de uma possível insuficiência renal aguda. São dados sugestivos: proteinúria, hematúria, cilindrúria e densidade urinária entre 1.010 e 1.016. Há aumento da uréia, creatinina, fosfatos, potássio e ácidos orgânicos e diminuição do sódio plasmático. Acidose metabólica é comum. Osmolaridade urinária geralmente inferior a 350mOsm/l, Na urinário superior a 40mEq/l e fração excretada de sódio filtrado superior a 1.

DIAGNÓSTICO DIFERENCIAL

No acidente botrópico, a intensa reação local pode ser confundida com reações alérgicas, contusões, hematomas traumáticos ou mesmo fraturas, facilmente diferenciadas por história e exame físico cuidadoso. Infecção cutânea, celulite e septicemia, embora sejam complicações relativamente comuns, constituem importante diagnóstico diferencial inicial. O quadro tipo CIVD pode ser devido à toxina ou então conseqüente a outras causas, especialmente septicemia. A coexistência de um quadro neurotóxico característico facilita o diagnóstico diferencial no acidente crotálico. Gravidade e progressão muito rápida dos distúrbios neurológicos peculiares permitem a diferenciação com outras causas, entre as quais, a encefalite e a meningococcemia.

TERAPÊUTICA

Primeiros socorros

Constituem etapa importante no atendimento, com significativas repercussões sobre o prognóstico do acidentado.

Apesar das controvérsias, a incisão superficial e a sucção no local atingido são consideradas medidas de alguma utilidade, desde que realizadas logo após o acidente ou nos primeiros 15-30 minutos. Recomenda-se uma incisão bastante superficial, de preferência elíptica, circundando a zona atingida. A sucção poderá ser feita com a boca, se o socorrista não apresentar lesões dentárias ou de mucosa. Considerando que a difusão do veneno se realiza principalmente por via linfática, a aplicação de torniquete pode ser justificável. Deve ser frouxo, sem obstruir circulação arterial ou venosa profunda. Sob o ponto de vista prático, admite-se que estas características são alcançadas quando o torniquete aplicado permite a introdução fácil do dedo. De qualquer modo, deve ser mantido por pouco tempo, usualmente o suficiente para a realização de uma sucção eficaz.

Procede-se, a seguir, limpeza e desinfecção com solução antisséptica da zona atingida, recobrindo-a com gaze estéril. Aplicação tópica de cremes e pomadas, antibióticos ou corticosteróides e dos vários produtos de indicação popular não mostrou nenhum benefício. A vítima deve ser transportada o mais rapidamente possível, evitando-se sua movimentação excessiva, para uma unidade de emergência capacitada particularmente para a realização de soroterapia.

Soroterapia

Constitui, até o momento, a única medida realmente eficaz para o tratamento do envenenamento ofídico, evidentemente quando realizada junto com uma terapêutica sintomática e de manutenção cuidadosa.

São regras básicas para o sucesso da soroterapia:

1. **Aplicação precoce** – de preferência nas primeiras 6 horas após o acidente, mas podendo haver ainda alguma utilidade quando feita nas primeiras 24 horas. O soro atua apenas sobre a toxina circulante.

2. **Aplicação intravenosa** – a via subcutânea é bem menos eficaz e deve ser restringida.

3. **Aplicação da dose neutralizante total, sem fracionar** – é preferível administrar um pequeno excesso, por via intravenosa (IV) ou então subcutânea (SC), do que utilizar dose insuficiente.

4. **Realização de teste cutâneo para alergia ao soro de cavalo** – somente após a verificação dos antecedentes alérgicos do paciente e quando houver indicação precisa de soroterapia. Antes de sua realização é preciso ter prontos para uso equipamento de reanimação, epinefrina, anti-histamínicos e corticosteróides injetáveis.

O teste é feito com aplicação intradérmica de 0,02ml de soro, diluído a 1:10 e igual quantidade de soro fisiológico para controle.

Havendo resultado negativo, inicia-se a aplicação do soro, diluído na proporção de 1:2 ou 1:4 em soro fisiológico, na velocidade de 20ml/kg/h, ou então em cerca de 1 a 2 horas.

Evidenciado resultado positivo para o teste alérgico em caso grave que exige tratamento imediato, a soroterapia pode ser tentada com as devidas cautelas: material de reanimação pronto para uso, aplicação prévia de anti-histamínico e corticosteróide por via IV, diluição maior do soro e fracionamento da dose.

Uma técnica sugerida é a seguinte: 0,1ml de soro diluído a 1:10, SC; após 10 minutos, 0,1ml de soro não diluído, SC; após 10 minutos, 1ml de soro, SC, e após 10 minutos o restante da dose, SC. Em cada uma das etapas, qualquer anormalidade obriga interrupção, tratamento antialérgico enérgico e realização, se realmente indispensável, da fase subseqüente após um intervalo de tempo maior (cerca de 30 minutos), com aplicação de metade da dose que estava sendo utilizada.

Os soros distribuídos no Brasil contêm na sua embalagem informações sobre volume, atividade neutralizante (em miligramas de veneno neutralizado ou em unidades, sendo que 1 unidade corresponde à quantidade de soro capaz de neutralizar 1ml de veneno) e prazo de validade. São produzidas pelo Instituto Butantan, Instituto Vital Brazil e Fundação Ezequiel Dias e distribuídos pelo Ministério da Saúde. Apresentam-se na forma líquida. Cada ampola contém 10ml. Devem ser conservados em geladeira em temperatura de 2 a 8°C. O prazo ultrapassado não contra-indica o uso, mas nesse caso recomenda-se aplicação de maior quantidade, pois há perda de potência.

A soroterapia deve ser específica, mas, se necessário, podem ser usados soros antiofídicos polivalentes e mesmo soro não específico, uma vez que, nas diferentes espécies de venenos, existem agentes comuns que poderão ser neutralizados.

Os soros atualmente disponíveis são os seguintes:

- Soro antiofídico polivalente – ampolas de 10ml, concentração indicada na embalagem (usualmente 10U de anticrotálico e 20U de antibotrópico). Indicado em qualquer acidente ofídico, exceto por corais e surucucu.

- Soro anticrotálico – ampolas de 10ml, concentração descrita na embalagem (usualmente 5U). Indicada na picada por cascavel.
- Soro antibotrópico – ampola de 10ml, concentração descrita na embalagem (usualmente 25U). Indicado na picada por jararaca e outras serpentes do gênero *Bothrops*.
- Soro antilaquético – ampola de 10ml, concentração descrita na embalagem (usualmente 20U). Indicado na picada de surucucu.
- Soro antielapídico – ampola de 10ml, concentração descrita na embalagem (usualmente 5U). Indicado na picada de coral.

As doses recomendadas são variadas, mas há uma tendência em utilizar doses grandes, sugerindo-se a seguinte conduta:

1. Caso assintomático, havendo dúvida se o acidente foi por cobra venenosa – soro antiofídico polivalente, na quantidade correspondente a 50U de soro anticrotálico.
2. Caso assintomático, acidente por cobra venenosa não identificada – soro antiofídico polivalente, na quantidade correspondente a 100U de soro anticrotálico.
3. Caso sintomático moderado
   - acidente botrópico: 4-8 ampolas de soro específico;
   - acidente crotálico: 10 ampolas de soro específico;
   - acidente elapídico: 10 ampolas de soro específico.
   Administrar por via IV, com uso prévio de anti-histamínico sistêmico.
4. Caso sintomático grave
   - acidente botrópico: 12 ampolas de soro específico;
   - acidente crotálico: 20 ampolas de soro específico;
   - acidente elapídico: 10 ampolas de soro específico.
   Administrar por via IV, com uso prévio de anti-histamínico sistêmico.

Tratamento sintomático e de manutenção são medidas úteis:

- Analgésicos, nas doses usuais. Evitar, na medida do possível, analgésicos narcóticos ou depressores do sistema nervoso central.
- Anti-histamínicos devem ser usados rotineiramente, pois além do efeito antialérgico, apresentam um discreto efeito sedativo e antinauseante.
- Corticosteróides – indicados apenas nas complicações da soroterapia.
- Tratamento das lesões cutâneas – deve ser rigoroso e sistemático, incluindo remoção de tecido necrosado e antissepsia.
- Antibióticos sistêmicos em qualquer suspeita de infecção secundária.
- Hidratação IV – procedimento importante que deve ser realizado em todo paciente internado, pois os freqüentes distúrbios hidroeletrolíticos e os estados hipotensivos são controlados com reposição de volume. Por outro lado, a hidratação adequada é útil na prevenção da lesão renal.
- Plasma fresco – indicado nos distúrbios hemorrágicos comuns no acidente botrópico.
- Exsangüineotransfusão – pode ser tentada nos casos graves com complicações septicêmicas.
- Heparina – atualmente pouco usada, pois seus resultados não foram animadores no tratamento dos distúrbios hemorrágicos do envenenamento botrópico.
- Ventiloterapia, quando necessário.
- No acidente elapídico, pode-se administrar 0,5mg de neostigmina em intervalos de 30 minutos, com o uso prévio de sulfato de atropina.

BIBLIOGRAFIA

AZEVEDO MARQUES, M.M. et al. – Evidence that Crotalus durissus terrificus envenomations in humans cause myolusis rather than hemolysis. *Toxicon,* 11:1163, 1987.

CARDOSO, J.L.C. – Snake bites at Hospital Vital Brazil. *Toxicon,* 23:558, 1985.

CARDOSO, J.L.C.; BRANDO, R.B. – *Acidentes por Animais Peçonhentos.* São Paulo, Santos, 1982.

Ministério da Saúde – *Manual de Diagnóstico e Tratamento de Acidentes Ofídicos.* Brasília, MS, 1987.

SCHVARTSMAN, S. – *Plantas Venenosas e Animais Peçonhentos.* São Paulo, Sarvier, 1992.

WITO – Progress in the Characterization of Venosus and Standartization of Antivenosus. Geneva, Wito, 1981.

CONDUTA
PICADAS DE COBRAS

1. Identifique o tipo de acidente tomando por base as características da cobra e a sintomatologia apresentada pelo paciente.

   Sob ponto de vista prático é importante diferenciar quatro tipos de acidentes:

Tipo de acidente	Espécie responsável	Sintomatologia principal
Botrópico	*Bothrops* sp.: jararaca, j. pintada, j. barba-amarela, j. rabo-de-porco, j.-de-agosto, j. grão-de-arroz, j. verde, j. cinzenta, j. preta, j. ilhoa, j. do cerrado, j. rabo-branco, jararacussu, j. malha-de-sapo, j. cabeça-de-sapo; urutu, u. dourado, u. preto, u. amarelo, u. estrela, u. cruzeiro, caissaca, cotiara, ouricana, patioba, surucucu	Lesões cutâneas Distúrbios hemorrágicos
Laquético	*Lachesis* sp.: surucucu, surucutinga, surucucu bico-de-jaca	Lesões cutâneas Distúrbios hemorrágicos e neurológicos
Crotálico	*Crotalus* sp.: cascavel, boicininga, boiquira	Distúrbios neurológicos Distúrbios miotóxicos
Elapídico	*Micrurus* sp.: coral verdadeira	Distúrbios neurológicos

2. Se o paciente for atendido nos primeiros minutos após o acidente, o que é excepcional, faça uma incisão superficial elíptica no local atingido e realize sucção, eliminando o material sugado. Torniquete frouxo, no caso de picada nos membros, pode ter alguma utilidade.
3. Tranqüilize o paciente e seus familiares.
4. Administre um analgésico por via oral ou parenteral, de acordo com a intensidade da dor.
5. Proceda limpeza e desinfecção da área atingida. Os variados procedimentos populares para tratamento do local picado são ineficazes e muitas vezes prejudiciais.
6. Realize a soroterapia, levando em consideração os seguintes critérios:
   - utilize soro específico para a espécie. Quando for difícil identificá-la, pode-se utilizar soro antiofídico polivalente, lembrando que é ineficaz na picada de coral;
   - utilize de uma vez a quantidade total e a maior dosagem possível;
   - utilize de preferência a via IV, desde que estejam disponíveis os medicamentos para atendimento de urgência de possível reação alérgica ou anafilática. A via subcutânea deve ser utilizada apenas nos casos leves ou então como pequena fração da dosagem total, para possível neutralização do veneno absorvido mais lentamente;
   - o período de maior eficácia da soroterapia estende-se geralmente até a 6ª hora após o acidente. No entanto, é justificável, conforme as circunstâncias, sua aplicação até 12 horas ou mesmo 24 horas após.

   A dosagem usualmente recomendada é:

   Caso assintomático ou dúvida se o acidente foi produzido por cobra venenosa – soro antiofídico polivalente, 50U, de preferência por via IV, de soro anticrotálico

   Caso assintomático, cobra venenosa não identificada (excluída a coral) – soro antiofídico polivalente, 100U por via IV, de soro anticrotálico

   Caso sintomático, moderado – 100-200U, por via IV, de soro específico

   Caso sintomático grave – 200-400U, por via IV, de soro específico

   Os soros distribuídos pelo Instituto Butantan são:
   - Soro antiofídico polivalente – acidente botrópico e crotálico
   - Soro antibotrópico – acidente botrópico
   - Soro anticrotálico – acidente crotálico
   - Soro antielapídico – acidente elapídico
   - Soro antilaquético – acidente laquético
   - Soro antibotrópico-laquético – acidente botrópico e laquético

7. No acidente botrópico e laquético proceda à limpeza e à desinfecção cuidadosa das lesões cutâneas. Interne o paciente se estas forem intensas. Ao primeiro sinal de infecção secundária inicie antibioticoterapia.

   Examine sistematicamente o paciente para a detecção de distúrbios hemorrágicos e solicite coagulogramas seriados.

   Se ocorrerem, administre sangue ou plasma fresco.

8. No acidente crotálico interne o paciente para controle dos distúrbios neurológicos e miotóxicos. Solicite hemograma, dosagem de bilirrubinas sangüíneas e pesquisa de mioglobinúria. Administre, se necessário, sangue ou concentrado de eritrócitos. Especial atenção para possível aparecimento de insuficiência renal aguda. Solicite exames de urina seriados e sangüíneos, como indicado no capítulo específico.

9. O acidente elapídico costuma ser muito grave. Interne o paciente em UTI para controle especialmente de suas condições respiratórias.

19

ANIMAIS PEÇONHENTOS
ESCORPIÕES

SAMUEL SCHVARTSMAN

IDENTIFICAÇÃO DA ESPÉCIE VENENOSA

O aspecto de um escorpião é reconhecido por qualquer pessoa. No entanto, a identificação da espécie perigosa é difícil, pois exige conhecimentos muito especializados. Assim sendo, é sempre conveniente considerar o acidente como produzido por uma espécie venenosa.

O aparelho inoculador situa-se na extremidade caudal, que forma uma curva para diante, sendo bruscamente jogada para trás contra a vítima.

Apesar da existência de numerosas espécies peçonhentas, há no Brasil um destaque muito grande para os acidentes provocados pelo *Tityus serrulatus* (escorpião amarelo) e *T. bahiensis* (escorpião marrom) e uma freqüência bem menor dos produzidos pelo *T. stigmurus, T. trinitatis* e *T. trivittatus*.

Seus hábitos são crepusculares e costumam ser encontrados nos cantos de jardins, na lenha empilhada, nos porões, nas garagens, embaixo de telhas ou nas fendas de muros.

VENENO

O veneno tem uma composição complexa. Sabe-se atualmente que a toxina age nos canais de sódio com conseqüente despolarização. Há liberação principalmente de catecolaminas, bem como da acetilcolina, responsável por parte significativa da sintomatologia grave apresentada pela vítima. O veneno do *T. serrulatus* parece ser o mais potente.

CLÍNICA

A dor local, observada praticamente em todos os acidentes, pode atingir grande intensidade. Ocorre também rubor, edema não muito acentuado e aumento da temperatura.

Após um intervalo de minutos a poucas horas aparecem distúrbios sistêmicos incluindo náuseas, vômitos, sudorese, sialorréia, rinorréia, lacrimejamento, hiperirritabilidade, agitação, tremores e fibrilações musculares, taquicardia, hipertensão arterial, fraqueza muscular e parestesias. Podem ocorrer também midríase ou miose, hiperglicemia, disritmias cardíacas, piloereção, priapismo e hipotensão arterial.

Nos casos mais graves podem ocorrer paresia de músculos respiratórios, convulsões seguidas por torpor, coma, distúrbios cardíacos, hipotermia, hipotensão e choque. Cólicas abdominais são freqüentes. Ocasionalmente é descrito um quadro hemiplégico.

EXAMES DE LABORATÓRIO

Não existe teste laboratorial para a confirmação do diagnóstico da picada de escorpião. No entanto, alguns exames são úteis para acompanhamento do paciente. Hemograma pode revelar, nos casos graves, leucocitose e neutrofilia. Descrevem-se, às vezes, hiperglicemia e glicosúria e raramente aumento dos níveis de amilase sangüínea. Eletrocardiograma é importante, demonstrando, com mais freqüência, taquicardia sinusal, extra-sístoles e bloqueio de ramo ou atrioventricular. Nos casos graves foram descritos aumentos de CK e LH e, ainda, mioglobinemia e mioglobinúria.

DIAGNÓSTICO DIFERENCIAL

O diagnóstico diferencial mais importante deve ser feito com a picada de aranha, pois a criança pequena nem sempre consegue identificar o animal responsável. O escorpionismo é sugerido pela evolução mais rápida e geralmente mais grave, com aparecimento precoce de distúrbios cardiocirculatórios.

Cólicas abdominais, vômitos, distúrbios hidroeletrolíticos e hiperamilasemia podem sugerir pancreatite que, aparentemente, pode ser devida à ação do veneno.

Na hemiplegia aguda em criança pequena, é conveniente incluir o escorpionismo no estudo do diagnóstico diferencial.

TRATAMENTO

Além das medidas para a remoção do veneno inoculado (garroteamento, incisão e sucção), que raramente são executadas em tempo útil, e dos cuidados gerais, o tratamento é baseado na soroterapia, no combate à dor e nas medidas de suporte.

No acidente podem ser utilizados dois tipos de soro: 1. soro antiaracnídico polivalente que, sendo também eficaz na picada de aranha, deve ser usado quando houver dúvida diagnóstica; 2. soro antiescorpiônico, eficaz na picada por escorpiões do gênero *Tityus*.

São regras fundamentais da soroterapia: verificação dos antecedentes alérgicos do paciente e precauções conseqüentes; administração precoce e da dose total e máxima para o caso individualizado.

O soro antiaracnídico é uma solução purificada de imunoglobulinas específicas, obtida de soro de cavalo hiperimune com veneno de *Tityus* e de aranhas do gênero *Phoneutria*, *Lycosa* e *Loxosceles*. Cada ml neutraliza 1,5DMM de veneno de *Tityus serrulatus*. Apresentado em ampolas de 5ml, devendo ser conservado em geladeira, com seu prazo de validade de 3 anos.

A dose independe da idade ou do peso da criança. Recomendam-se nos casos leves 2-4 ampolas e 5-10 ampolas nos casos graves, por via intravenosa.

No soro antiescorpiônico, cada ml neutraliza 1,5DMM de veneno de *Tityus serrulatus*. Apresentado em ampolas de 5ml, devendo ser conservado em geladeira, com seu prazo de validade de 3 anos. As doses são as mesmas que as descritas para o soro antiaracnídico.

O combate à dor é providência importante. Utilizar os analgésicos comuns nas doses usuais e, se necessário, analgésicos mais potentes, começando com os menos depressores, tipo propoxifeno ou mesmo codeína (dose analgésica, 3mg/kg/dia). Quando a dor local for muito intensa, pode-se tentar infiltração anestésica com lidocaína ou bupivacaína, sem vasoconstritor. Administra-se 1-2ml em crianças, repetindo, se necessário, em intervalos de 1 hora.

O tratamento de manutenção visa principalmente a correção dos distúrbios hidroeletrolíticos, monitorização e controle das condições cardiocirculatórias e respiratórias.

BIBLIOGRAFIA

FIGUEIRÔA, S.V.; BARBOSA, D.S.V. – Acidentes por picada de escorpião. *Rev. Paul. Pediatr.*, 2:18, 1984.

GUERON, M. et al. – Hemodynamic and myocardial consequences of scorpion venom. *Am. J. Cardiol.*, 45:979, 1980.

SCHVARTSMAN, S. – *Plantas Venenosas e Animais Peçonhentos*. São Paulo, Sarvier, 1992.

CONDUTA

PICADAS DE ESCORPIÕES

1. Procure confirmar o diagnóstico, diferenciando principalmente do acidente por aranha.
2. Faça um exame físico rápido mas cuidadoso, observando em especial lesões de pele, sistemas nervoso e cardiocirculatório. É conveniente deixar a criança em observação por algumas horas, mesmo que seu quadro clínico seja aparentemente benigno.
3. Tranqüilize a criança e seus familiares e administre, conforme a intensidade da dor, analgésicos por via oral ou parenteral e, se necessário, infiltre a área lesada com anestésico, após limpeza e desinfecção. Se o atendimento for feito imediatamente após o acidente, o que é excepcional, pode-se tentar a sucção.
4. Aplique o soro específico, desde que em tempo útil. Utilize soro antiaracnídico ou antiescorpiônico, 2-4 ampolas por via IV nos casos moderados e 5-10 ampolas por via IV nos casos graves. Em qualquer eventualidade, é preciso ter sempre à mão equipamentos e medicamentos para possíveis reações alérgicas ou anafiláticas.
5. Casos graves devem ser internados em enfermaria de cuidados semi-intensivos ou em UTI com monitorização e atendimento, particularmente dos distúrbios cardiocirculatórios.
6. Após a alta, a criança que foi submetida à soroterapia deve ser seguida por alguns dias para verificar o aparecimento de distúrbios alérgicos tardios.

20

OUTROS ANIMAIS PEÇONHENTOS

Samuel Schvartsman

HIMENÓPTEROS

Identificação da espécie venenosa

Existem numerosos himenópteros cuja ferroada é potencialmente lesiva. Sua identificação é difícil, especialmente para uma criança. Entre as *formigas,* são consideradas perigosas as popularmente conhecidas por saúva, cuiabana, lavapés, correição, tocandira e formiga-de-fogo. A *abelha* possui um ferrão com rebarbas que impedem sua saída após introdução na pele, destacando-se do animal, que morre a seguir. O veneno é injetado pela fêmea. Atualmente, as mais agressivas são as chamadas "abelhas africanizadas", híbridos resultantes da abelha africana. *Vespas e marimbondos* possuem um ferrão liso e móvel, permitindo mais de uma ferroada por animal.

Veneno

O veneno dos himenópteros é uma mistura complexa, incluindo: melitina, que representa 50% do peso seco do veneno e apresenta ação hemolítica; apamina, que é uma neurotoxina; fator degranulador dos mastócitos, que desempenha um papel significativo na fisiopatologia do quadro alérgico apresentado pela vítima; enzimas (fosfolipase A_2, que atua sobre a membrana celular, e hialuronidase); peptídeos e aminas biogênicas. Estas, como a serotonina, a histamina, a noradrenalina e a dopamina, são encontradas em pequena quantidade e parecem não influenciar a fisiopatologia da intoxicação.

Clínica

A manifestação mais comum é a dor geralmente intensa no local atingido, às vezes com sensação de queimação e prurido acentuado. Podem ocorrer eritema, edema e formação de bolhas, podendo evoluir para pústulas.

O quadro clínico pode incluir dois grupos de distúrbios: alérgicos e sistêmicos.

As reações alérgicas podem ser observadas mesmo após uma única ferroada. Em alguns casos, os distúrbios são intensos, incluindo urticária generalizada, angioedema, prurido acentuado, náuseas, vômitos, cólicas e diarréia, edema de glote, constrição brônquica, respiração sibilante, hipotensão arterial e choque.

Os distúrbios sistêmicos são descritos após múltiplas ferroadas (geralmente mais de 100). Rabdomiólise, constatada pela elevação dos níveis sangüíneos das enzimas musculares, e hemólise aparecem precocemente. Mioglobinúria e hemoglobinúria conferem à urina uma coloração escura característica e são fatores favorecedores de insuficiência renal aguda. Podem ocorrer também hipertermia, sudorese e taquicardia e, raramente, coagulopatias, trombocitopenia, disritmias cardíacas e convulsões.

A causa mais comum de óbito precoce é o choque anafilático. O óbito tardio é devido à insuficiência renal aguda.

Diagnóstico diferencial

O acidente por abelha é diagnosticado pela presença de ferrão no local, juntamente com o quadro clínico alérgico e/ou sistêmico. A identificação da espécie de himenóptero responsável é difícil, especialmente quando a vítima é pequena. O diagnóstico diferencial com picada de aranha ou escorpião, sem a visualização do animal, também é difícil e deve ser baseado no quadro clínico e na sua evolução.

Exames de laboratório

Não existe exame laboratorial para a confirmação do diagnóstico. Alguns métodos imunológicos estão sendo pesquisados, mas até o momento não são de uso rotineiro em clínica. Nos acidentes graves por "abelhas africanizadas" é útil o seguimento do paciente para a detecção de possível miopatia, hemólise e coagulopatia.

Tratamento

O tratamento local consiste em limpeza, desinfecção e uso, se necessário, de pomadas de corticosteróides. Na remoção do ferrão da abelha não se deve utilizar pinças, que comprimem a bolsa de veneno situada na extremidade. É preferível raspagem da pele com lâmina ou remoção com agulha.

Combate à dor e prevenção ou tratamento dos distúrbios alérgicos constituem as providências básicas, pois não existem antídotos ou soros específicos. A seleção do analgésico deve ser cautelosa pela possível sensibilidade cruzada. Anti-histamínicos devem ser usados sistematicamente, não apenas por aliviarem as manifestações alérgicas, como pelo seu efeito sedativo.

Nas reações anafiláticas graves, o tratamento precoce e enérgico inclui, além das medidas iniciais de suporte vital, epinefrina por via SC, corticosteróides por via IV e anti-histamínicos por via IM.

LEPIDÓPTEROS

Identificação da espécie venenosa

Lepidópteros que apresentam algum potencial de risco incluem: mariposas do gênero *Hylesia* e larvas de mariposas conhecidas popularmente como taturanas. São mais comuns as taturanas urticantes, produtoras de distúrbios cutâneos (erucismo). Também é descrita a pararama, lagarta da mariposa *Premolis semirufa,* encontrada no norte do Brasil. Produz distúrbios cutâneos e articulares (pararamose). No norte e sul do país, é encontrada a lagarta da mariposa *Lonomia,* produtora de distúrbios hemorrágicos.

Veneno

A composição do veneno ainda não está esclarecida. Admite-se a existência de um princípio ativo urticante que, juntamente com as cerdas das taturanas, seria responsável pela maioria dos casos, inclusive a pararamose. Os agentes responsáveis pelo quadro hemorrágico produzido pela *Lonomia* ainda não foram identificados. Nas mariposas adultas, o veneno deve ter, provavelmente, substâncias urticantes que também junto com as cerdas seriam responsáveis pelos distúrbios cutâneos.

Clínica

Na maioria dos acidentes por taturanas e mariposas, o quadro clínico é caracterizado por dor em queimação, prurido, eritema e edema na área de contato. A lesão, sempre muito dolorosa, pode evoluir para vesículas e bolhas. A pararamose, descrita geralmente em adultos que trabalham em seringais, é evidenciada por distúrbios cutâneos e articulares. Estes podem evoluir para artrite anquilosante. Nos acidentes por *Lonomia,* além da dor e do ardor no local, ocorrem distúrbios hemorrágicos que aparecem na primeira hora após contato nos casos graves ou em 1-3 dias nos casos mais moderados. Podem ocorrer equimoses, hematomas, gengivorragias, hematúria, hematêmese, melena e hipotensão arterial.

Exames laboratoriais

Não existem exames laboratoriais para a confirmação do diagnóstico. Nos acidentes por *Lonomia,* indicam-se os testes de coagulação e hemostasia, rotineiramente empregados em clínica.

Tratamento

Nos acidentes por taturanas urticantes ou mariposas, o tratamento consiste em limpeza do local atingido, compressas frias e pomadas de corticosteróides. Quando a dor for muito intensa, pode-se realizar infiltração com lidocaína. Anti-histamínicos por via sistêmica são úteis.

BIBLIOGRAFIA

BUCHERL, W. – *Acúleos que Matam.* São Paulo, Syntex, 1979.

SCHVARTSMAN, S. – *Plantas Venenosas e Animais Peçonhentos.* São Paulo, Sarvier, 1992.

GUSMÃO, H.H. et al. – Dermatite provocada por lepidópteros do gênero *Hylesia. Ver. Inst. Med. Trop. S. Paulo,* 3:114, 1961.

TAYLOR, O.R. – Health problems associated with African bees. *Ann. Inter. Med.,* 104:267, 1986.

VALENTINE, M.D. – Insect venom allergie: diagnosis and treatment. *Aller. Clin. Immunol.,* 73:299, 1984.

CONDUTA

PICADAS DE HIMENÓPTEROS OU LEPIDÓPTEROS

1. Confirme o diagnóstico, tomando por base o exame do animal e as características do quadro clínico.

2. Verifique se existe um ferrão introduzido na zona atingida. Sua presença indica acidente por abelha. Nesse caso, retire o ferrão, de baixo para cima, com ajuda de uma agulha ou raspando a pele com espátula ou lâmina.

3. Alivie o prurido com compressas frias, gelo ou pasta d'água.

4. Administre um medicamento anti-histamínico:
   - dextroclorofeniramina, 0,15mg/kg/dia, divida em 3 tomadas, por VO,
   ou
   - terfenadina (crianças com mais de 3 anos de idade), 2mg/kg/dia, dividida em 2 doses, por VO.

5. Combata a dor utilizando analgésicos com menor potencial alergizante.

6. Nos casos mais graves ou quando se evidenciam manifestações anafiláticas, utilizar de acordo com a necessidade:
   - epinefrina, 0,01mg/kg/dose, SC, da solução 1:1.000 (máximo de 0,3ml), até 3 vezes, com intervalos de 15 minutos, e/ou prednisona, 0,5-1mg/kg, VO, em dose única ou hidrocortisona, 10mg/kg/dose, por via IV, de 6 em 6 horas,
   e/ou
   - anti-histamínico injetável: prometazina, 0,5mg/kg/dose, IM.

7. No acidente por abelha africana em que geralmente ocorre a introdução de numerosos ferrões e maior quantidade de veneno, convém, após as medidas de emergência, internar o paciente para verificar o aparecimento de possível distúrbio hemolítico. Realize hemograma, dosagem de bilirrubinas sangüíneas e pesquisa de hemoglobinúria. Positivada a hemólise, trate como indicado no capítulo específico.

21

CORPOS ESTRANHOS NAS VIAS AÉREAS

Manoel Ernesto P. Gonçalves
Ana Lúcia Schneider Marioni

Corpos estranhos nas vias aéreas são substâncias exógenas ou endógenas encontradas na árvore traqueobrônquica. Geralmente, acometem crianças de 6 meses a 4 anos de idade, sendo os de natureza vegetal mais freqüentes, principalmente amendoim e feijão.

Apesar de ser uma situação conhecida há muitos anos, ainda hoje existem dificuldades no seu diagnóstico e terapêutica.

QUADRO CLÍNICO E DIAGNÓSTICO

A sintomatologia imediata à aspiração do corpo estranho é de sufocação, tosse, às vezes intensa, de caráter espasmódico, com ou sem cianose, acompanhada ou não de vômitos.

A intensidade e a duração deste episódio dependem da idade da criança, do tamanho e da natureza do corpo estranho e de sua localização.

Na suspeita de corpo estranho, é de extrema importância a valorização cuidadosa da história, pois, no momento da avaliação inicial, esses sintomas podem não estar presentes. Quando não existem antecedentes de aspiração, essa eventualidade deve ser aventada em crianças com doença pulmonar inexplicável.

Após o quadro agudo, existe um período em que ocorre a acomodação do corpo estranho, então os sintomas inexistem ou são escassos, podendo passar despercebidos. Sua duração varia desde algumas horas até vários anos. É nessa fase que a suspeita diagnóstica é mais difícil.

CORPO ESTRANHO NA LARINGE

Os corpos estranhos alojados na laringe levam a um quadro clínico de disfonia, principalmente quando localizados entre as cordas vocais, ou a um quadro obstrutivo, dependendo do espaço que ocupam no órgão. A obstrução pode variar desde obstrução leve, até obstrução total do órgão, com morte súbita. Desse modo, a sintomatologia também varia em intensidade, podendo apresentar estridor, cornagem e tiragem supra-esternal, supraclavicular e intercostal.

Por ser rara a localização na laringe, geralmente seu quadro clínico é confundido com o de laringite. Temos notado que a maioria das crianças a nós encaminhadas tiveram diagnóstico inicial de laringite, levando, no mínimo, a duas internações anteriores e a retardo do diagnóstico correto de corpo estranho (Fig. 21.1).

Tal fato pode ser explicado pela melhora temporária das condições locais da laringe com o tratamento antiinflamatório instituído para laringite.

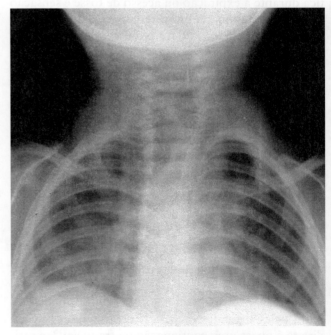

Figura 21.1 – R.P., masculino, 3 anos, há um mês em tratamento de laringite, com discreta melhora. Radiografia de tórax em PA mostra corpo estranho que passou despercebido.

Devido à anatomia do órgão, a região mais comum de alojamento do corpo estranho é a subglótica, por ser esta a mais estreita em crianças.

Os corpos estranhos mais freqüentes que atingem a árvore traqueobrônquica são os de origem vegetal. Mas na laringe, em particular, temos observado grande freqüência de espinhas de peixe, pequenas vértebras, ossos chatos e os de origem inorgânica, tais como tampa de remédio, pedaços de papel etc.

A radiografia da laringe nas posições de frente e perfil, com hiperextensão cervical, deve ser realizada, apesar de, em nossa experiência, nem sempre acusar a presença do corpo estranho, porque, em primeiro lugar, pode ocorrer uma soma de imagens com os ossos cervicais ou cartilagens laríngeas e, em segundo lugar, pelo tamanho do corpo estranho.

O diagnóstico definitivo e o tratamento consistem na realização do exame endoscópico, com remoção do corpo estranho sempre que as condições clínicas da criança o permitirem.

Em situações de emergência, em que ocorre risco de vida por quadro obstrutivo e não há um especialista presente, deve-se permeabilizar a via aérea através de traqueostomia ou intubação, com destacamento do corpo estranho, sem a tentativa inicial de sua remoção.

CORPO ESTRANHO NA TRAQUÉIA

O corpo estranho solto na traquéia apresenta duas características próprias importantes e patognomônicas, a saber: ruído audível, "flap" traqueal ou ruído de bandeira, produzido pelo seu impacto na região subglótica durante a expiração ou acesso de tosse e sensação vibratória ocasionada por este impacto, que pode ser sentida pela palpação do tórax ou com auxílio de um estetoscópio.

A criança geralmente se apresenta bem, com murmúrio vesicular conservado, sem ruídos adventícios, levando a uma falsa impressão de quadro benigno, porém existe grave risco de impactação do corpo estranho ou edema traumático da região glótica, levando a um quadro obstrutivo.

A radiografia de tórax geralmente é normal, a não ser em casos de corpos estranhos radiopacos.

A confirmação diagnóstica e o tratamento são endoscópicos (Fig. 21.2).

CORPO ESTRANHO NOS BRÔNQUIOS

Os corpos estranhos alojam-se nos brônquios com maior freqüência do que em qualquer outra região das vias aéreas, principalmente no brônquio principal direito, pelas seguintes razões: 1. o brônquio principal direito é quase uma continuação da traquéia; 2. a carina principal está desviada para a esquerda; e 3. o poder de aspiração do pulmão direito é maior.

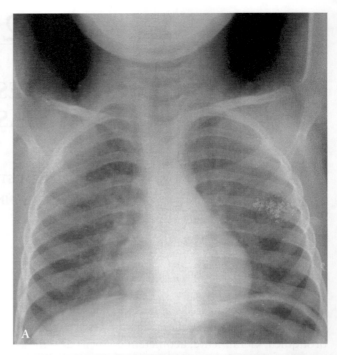

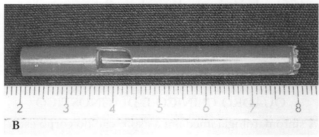

Figura 21.2 – F.M., masculino, 8 anos, há 6 horas engasgou-se com um apito cilíndrico, dando entrada no hospital assintomático. Radiografia de tórax normal. O exame endoscópico revelou corpo estranho solto na traquéia.

Para interpretar os sintomas objetivos de corpo estranho em brônquios, é necessário entender claramente a correlação mecânica entre o corpo estranho e o brônquio comprometido.

A sintomatologia e o exame físico dependerão do tipo de obstrução brônquica ocasionada pelo corpo estranho, os quais estão descritos a seguir (Fig. 21.3):

Obstrução brônquica parcial – neste caso, o corpo estranho não obstrui totalmente a luz brônquica, permitindo a ventilação pulmonar. Ocorre, geralmente, quando os corpos estranhos são pequenos ou ocos.

Obstrução do tipo valvular ou enfisematoso – neste caso, o corpo estranho obstrui totalmente o brônquio durante a fase expiratória e, na inspiração, quando o brônquio aumenta de calibre, o ar entra no pulmão.

Obstrução total ou atelectasia – crianças com corpo estranho que obstrui totalmente o brônquio apresentam atelectasia do pulmão ou do lobo acometido.

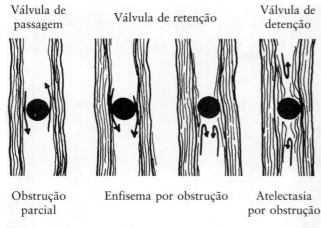

Figura 21.3 – Representação esquemática dos três tipos de obstrução brônquica causada pelos corpos estranhos.

Vale a pena ressaltar que estes mecanismos relatados são dinâmicos e podem alterar com o passar do tempo.

Como a maioria dos corpos estranhos brônquicos são de origem vegetal não-radiopaca, seu diagnóstico radiológico é feito através de sinais indiretos com radiografia de tórax em inspiração e expiração. O corpo estranho que leva à obstrução valvular apresenta, na radiografia de tórax em inspiração, discreta hipertransparência do lado acometido e, na radiografia em expiração, o pulmão afetado mantém-se hiperinsuflado, daí a importância das radiografias em inspiração e expiração (Figs. 21.4 a 21.6).

COMPLICAÇÕES

Temos notado várias complicações devido à permanência de corpo estranho em vias aéreas. A mais freqüente é representada pelos quadros pneumônicos de repetição (Fig. 21.7), podendo levar a bronquiectasias dos segmentos distais à obstrução brônquica, com toda a sintomatologia desta afecção.

Podem ocorrer pólipos inflamatórios ao nível do corpo estranho, sendo sua remoção realizada endoscopicamente, sem dificuldades.

As estenoses brônquicas ocasionadas pelo contato do corpo estranho com a parede brônquica, felizmente, são raras.

Pneumonia aspirativa do pulmão ocorre no momento em que retiramos um corpo estranho de longa duração, e o material retido no segmento afetado, isto é, a secreção, dirige-se para o outro pulmão durante a inspiração. Este quadro é extremamente grave, podendo levar a óbito.

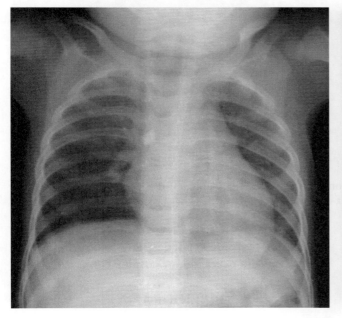

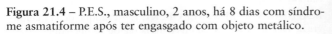

Figura 21.4 – P.E.S., masculino, 2 anos, há 8 dias com síndrome asmatiforme após ter engasgado com objeto metálico.

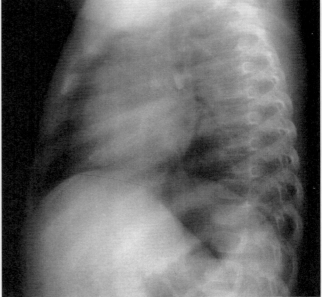

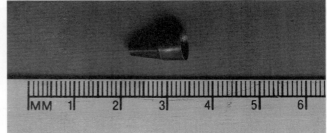

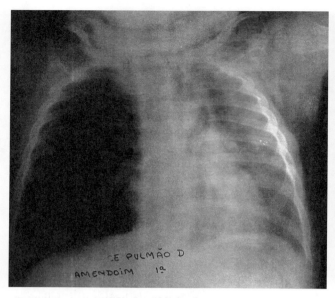
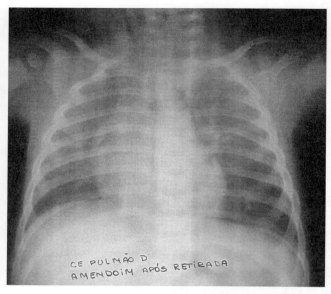

Figura 21.5 – C.T.R.G., feminino, 3 anos, há 6 horas apresentou crise de sufocação e engasgamento, com cianose e enfisema subcutâneo, quando comia amendoim.

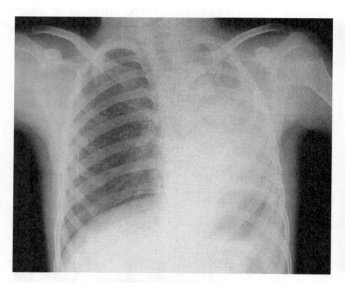
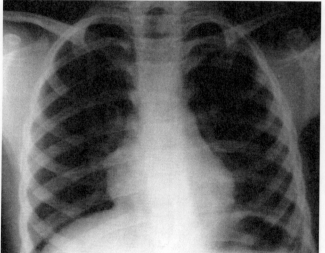

Figura 21.6 – S.N., masculino, 4 anos, há 12 horas engasgou com grão de feijão, apresentando tosse e cianose no momento do acidente. À ausculta pulmonar, ausência de murmúrio vesicular à esquerda.

TRATAMENTO

O tratamento dos corpos estranhos em brônquios consiste na sua remoção endoscópica. Na maioria das vezes, apenas uma endoscopia é suficiente para sua remoção completa. Em alguns casos, em que o corpo estranho se encontra muito periférico, podem ser necessárias várias endoscopias, às vezes com auxílio de radioscopia em corpos estranhos radiopacos, até sua completa remoção.

A manobra de Heimlich, que consiste no aumento abrupto de pressão do tórax por compressão externa, apesar de indicada por vários autores, tem sido contra-indicada por nós, devido ao risco de complicações graves que têm sido relatadas, tais como ruptura hepática, ruptura de válvula tricúspide etc.

BIBLIOGRAFIA

ARAUZ, J.C. – *Cuerpos Extraños em las Vias Aéreas in Tratado de Otorino-laringologia y Bronco-esofagologia.* Madrid, Editorial Paz Montalvo, 1975.

BOUSSUGES, S.; MAITREROBERT, P. – Pratique de la manouvre de Heimlich sur les enfants dans la région Rhône-Alpes. *Arch. Fr. Pediatr.*, 42:733, 1985.

COTTON, E.; YASUDA, K. – Foreign body aspiration. *Pediatr. Clin. North Am.*, 31:937, 1984.

KOSLOSKI, A.M. – Bronchoscopic extraction of aspirated foreing bodies in children. *Am. J. Dis. Child.*, 136:924, 1982.

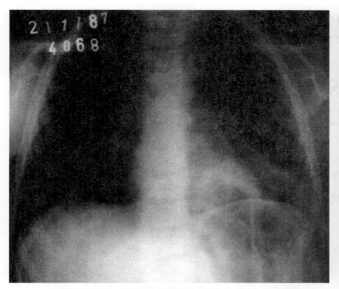
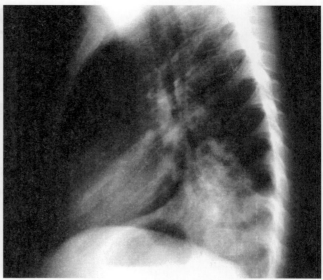
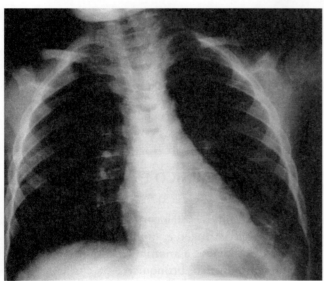

Figura 21.7 – Y.A.A.M., masculino, 10 anos, há 45 dias engasgou-se com tampa de caneta esferográfica, apresentando tosse no momento do acidente. Evoluiu com pneumonias de repetição em lobo inferior esquerdo.

SINOPSE

CORPOS ESTRANHOS NAS VIAS AÉREAS

1. Sempre valorizar a história do paciente.
2. Em toda suspeita de corpo estranho, a endoscopia deve ser realizada.
3. Laringites e corpo estranho de laringe podem apresentar o mesmo quadro clínico.
4. Radiografias de tórax e de laringe normais não excluem totalmente a presença de corpo estranho.
5. Intubação orotraqueal ou traqueostomia podem ser a primeira conduta a ser tomada em casos de grave obstrução.
6. Em crianças com pneumopatia inexplicável, deve ser afastada a hipótese de corpo estranho.
7. Apesar de indicada por alguns autores, não recomendamos o uso da manobra de Heimlich.
8. É preferível a realização de uma endoscopia, mesmo que negativa, para corpo estranho, do que a sua não realização, e a conseqüente permanência do corpo estranho com suas complicações.

22

CORPOS ESTRANHOS NAS VIAS DIGESTIVAS

Manoel Ernesto P. Gonçalves
Ana Lúcia Schneider Marioni

Os corpos estranhos nas vias digestivas acometem mais freqüentemente crianças na faixa etária abaixo dos 5 anos, por ingestão acidental de objetos. São acometidos também pacientes portadores de moléstias esofágicas, como estenoses congênitas ou pépticas, ou portadores de estenoses ou anastomose esofágica, pós-cirurgia de atresia de esôfago.

TIPOS DE CORPOS ESTRANHOS

São dos mais variáveis tipos, observando-se que os mais comuns são as moedas que, geralmente, se localizam no terço superior do órgão e, devido à sua superfície lisa e plana, quase nunca produzem complicações. Mas já foram relatados na literatura alguns casos de perfuração esofágica por permanência prolongada do objeto.

Vários outros objetos podem ser encontrados, como: ossos, espinhas de peixe, fragmentos de brinquedos, anéis, brincos e fragmentos de alimentos, principalmente em crianças portadoras de estenoses esofágicas (Fig. 22.1).

Na verdade, o tipo de corpo estranho não tem grande significado, mas sim, as conseqüências de sua permanência no trato digestivo.

QUADRO CLÍNICO E DIAGNÓSTICO

Esôfago (Figs. 22.2 e 22.3)

Os corpos estranhos esofágicos costumam situar-se logo abaixo do cricofaríngeo e, também, nos outros estreitamentos fisiológicos e anatômicos do órgão, a saber: estreitamento aórtico, brônquico e na cárdia.

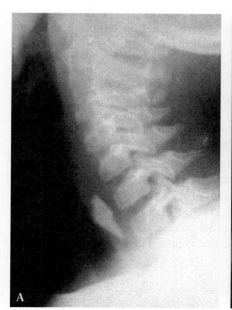 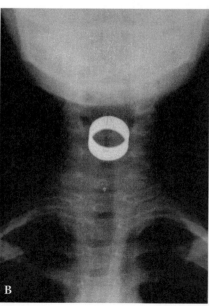 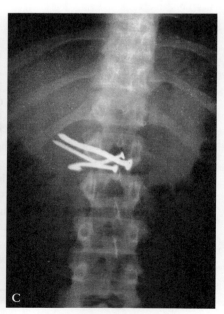

Figura 22.1 – A) Osso em terço superior do esôfago. B) Anel em terço superior do esôfago. C) Pregos em cavidade gástrica.

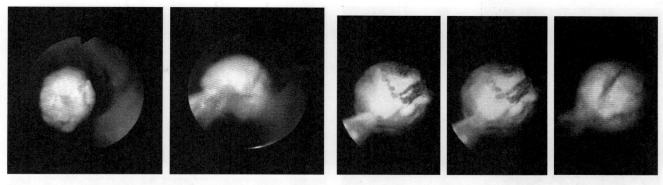

Figura 22.2 – F.R., feminino, 3 anos, operada de atresia de esôfago no período neonatal, há 24 horas com disfagia total à endoscopia, caroço de pêssego.

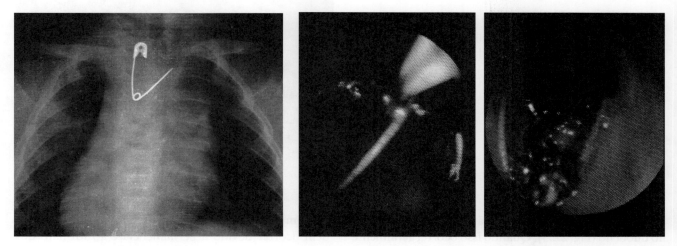

Figura 22.3 – R.G., feminino, 6 meses, há uma semana engasgou-se com alfinete de segurança, há um dia vômitos com sangue.

Os corpos estranhos localizados no terço superior do esôfago cursam com quadro de sialorréia que pode ser abundante, náuseas, odinofagia e disfagia, e o desaparecimento destes sintomas sugere o deslocamento distal do corpo estranho. Quando localizados no terço médio e distal do órgão, a sintomatologia é menos exuberante, ocorrendo, freqüentemente, desconforto retroesternal e epigástrico.

O diagnóstico radiológico de corpo estranho no terço superior do esôfago é feito com radiografia de laringe em perfil, em hiperextensão cervical, que pode mostrar o próprio corpo estranho ou sinais indiretos da sua presença, como retificação da coluna cervical e presença de ar no retrofaríngeo. Em corpos estranhos radiopacos, localizados no terço médio e distal do órgão, a radiografia de tórax em PA e perfil é de grande utilidade, porque, além de localizar seu nível, mostra o exato alojamento do corpo estranho e permite um estudo mais acurado para sua remoção, incluindo a escolha do material e pinças adequadas.

O tratamento de casos de corpos estranhos de esôfago consiste sempre na remoção endoscópica, que é feita na maioria dos casos com material rígido e sob anestesia geral. Em alguns casos em particular, como na remoção de alfinetes de segurança abertos, usa-se instrumental flexível, o que tem-se mostrado um método mais seguro.

Os casos de corpos estranhos no esôfago médio merecem grande cuidado, principalmente os pontiagudos, devido ao risco de perfuração e hemorragias graves, às vezes necessitando de toracotomia auxiliar.

Estômago (Fig. 22.4)

A maioria dos corpos estranhos do estômago não necessitam da intervenção do endoscopista, pois são eliminados espontaneamente. Isto ocorre porque os obstáculos fisiológicos do trato digestivo facilitam sua eliminação. Nessa situação, devem-se utilizar radiografias seriadas.

Os corpos estranhos que permanecem na cavidade gástrica por mais de 7 dias devem ser removidos endoscopicamente. Essa conduta surgiu após o advento do material endoscópico flexível e do uso de pinças auxiliares. Anteriormente, nesses casos, utilizavam-se processos cirúrgicos.

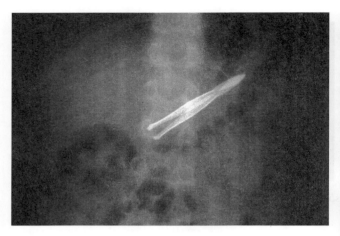
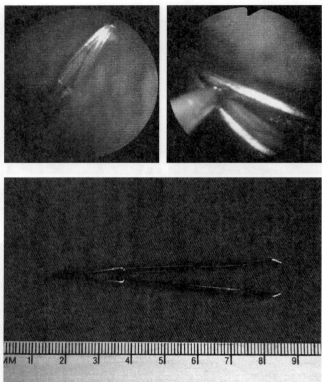

Figura 22.4 – C.V.B., masculino, 10 anos, há 8 dias ingeriu acidentalmente uma pinça, mantendo-se assintomático.

Duodeno

É rara a ocorrência de impactação de corpos estranhos no duodeno (Fig. 22.5). Quando isso ocorre, geralmente os corpos apresentam formato alongado e são pouco maleáveis, não conseguindo, desse modo, ultrapassar a flexura duodenal. São exemplos os grandes pregos, grampos, chaves de fenda etc.

A conduta adequada consiste na remoção endoscópica.

COMPLICAÇÕES

As complicações mais comuns são as perfurações, podem ocorrer devido à permanência e ao formato dos corpos estranhos, ou durante as manobras endoscópicas para sua remoção.

Outra complicação observada e que pode ser grave e fatal é representada pelas hemorragias. Estas podem ser de pequenas proporções, devido a erosões ou lacerações da mucosa, ou muito graves, quando ocor-

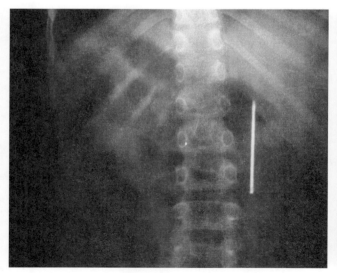
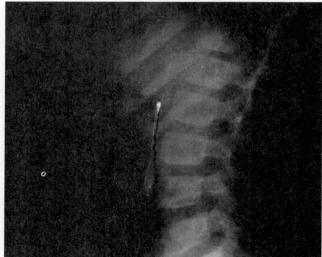

Figura 22.5 – B.D.S., masculino, 4 anos, há 2 dias ingeriu acidentalmente uma chave de fenda, que permaneceu alojada na segunda porção duodenal.

re alguma ruptura de grande vaso. Uma das complicações mais temidas é a hemorragia causada por perfuração do esôfago, provocada por corpo estranho pontiagudo que permaneceu por tempo prolongado no estreitamento aórtico. Durante sua remoção, ocorre destamponamento local, com hemorragia grave e fatal.

A permanência prolongada de um corpo estranho no esôfago pode levar ainda a um processo inflamatório local intenso (Fig. 22.6), evoluindo para estenose cicatricial, acentuada em alguns casos, recomendando-se, então, a dilatação esofágica.

Registraram-se ainda outras ocorrências como a formação de abscessos no espaço retrofaríngeo, devendo ser drenados endoscopicamente.

Fístulas esofagobrônquicas ou esofagotraqueais são complicações raras de corpo estranho.

BIBLIOGRAFIA

NAHMAN, B.J. – Asymptomatic esophageal perforation by a coin in a child. *Ann. Emerg. Med.*, 13:627, 1984.

ROSENOW, E.C. – Cuerpos extranos del esófago. In *El esófago*. Vol. 1, Barcelona, Salvat Editores, 1978.

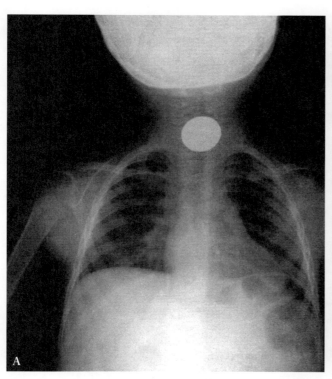
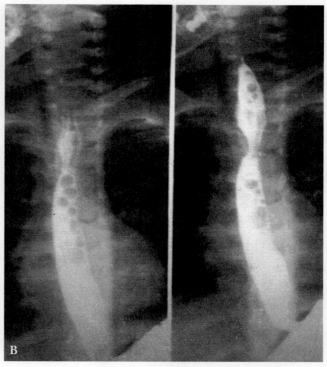

Figura 22.6 – V.T.D., masculino, 3 anos, há 3 dias com roncos e sibilos e na radiografia de tórax identificou-se corpo estranho radiopaco (moeda) no terço superior do esôfago. À endoscopia, notou-se intensa reação inflamatória com compressão traqueal. A) Radiografia de tórax com corpo estranho radiopaco (moeda). B) Esofagograma com estenose esofágica ao nível do corpo estranho.

SINOPSE

CORPOS ESTRANHOS NAS VIAS DIGESTIVAS

1. Os corpos estranhos nas vias digestivas podem ser dos mais variados tipos, sendo as moedas um dos mais comuns.
2. O corpo estranho esofágico não coloca em risco a vida do paciente, a não ser que comprima a via aérea.
3. O local mais freqüente do alojamento dos corpos estranhos é o terço superior do esôfago.
4. Todo corpo estranho de esôfago deve ser retirado.
5. O corpo estranho de estômago deve ser acompanhado radiologicamente por uma semana.
6. A permanência prolongada de corpos estranhos em esôfago pode levar a perfurações, hemorragias, estenoses, abscessos ou fístulas.
7. Corpo estranho pontiagudo em esôfago médio, com longa permanência, pode levar a grave hemorragia por perfuração da aorta.

Parte C

URGÊNCIAS E EMERGÊNCIAS

Seção I   – EMERGÊNCIAS PSICOSSOCIAIS
Seção II   – EMERGÊNCIAS INFECCIOSAS
Seção III   – EMERGÊNCIAS ALÉRGICAS
Seção IV   – EMERGÊNCIAS NEUROLÓGICAS
Seção V   – EMERGÊNCIAS RESPIRATÓRIAS
Seção VI   – EMERGÊNCIAS CARDIOCIRCULATÓRIAS
Seção VII   – EMERGÊNCIAS HEMATOLÓGICAS
Seção VIII   – EMERGÊNCIAS DO APARELHO DIGESTIVO
Seção IX   – EMERGÊNCIAS NEFROUROLÓGICAS
Seção X   – EMERGÊNCIAS ENDÓCRINAS E METABÓLICAS
Seção XI   – EMERGÊNCIAS NO PERÍODO NEONATAL
Seção XII   – EMERGÊNCIAS CIRÚRGICAS
Seção XIII   – EMERGÊNCIAS ORTOPÉDICAS
Seção XIV   – EMERGÊNCIAS GINECOLÓGICAS
Seção XV   – EMERGÊNCIAS OFTALMOLÓGICAS

Seção I

EMERGÊNCIAS PSICOSSOCIAIS

23

VITIMIZAÇÃO SEXUAL

SULIM ABRAMOVICI
LAUDELINO DE OLIVEIRA RAMOS

CONCEITOS

VITIMIZAÇÃO SEXUAL é o contato genital, oral ou manual de um agressor com uma vítima, sem o consentimento desta. Os principais tipos de vitimização são:

Estupro ou violação é a relação sexual, com contato genital, sem o consentimento da vítima, por meio do uso de força física, medo ou sedução. Incluem-se os casos em que a vítima não está consciente do ato ou é incapaz de reagir por deficiência mental ou sob efeito de substâncias tóxicas. Legalmente, pode incluir o coito completo com ou sem ejaculação ou ainda penetração parcial do pênis no genital feminino.

Pedofilia define o contato sexual não-violento entre um adulto e uma criança por meio de carícias e manipulação genital ou estimulação orogenital; na maioria dos casos, o adulto é conhecido da criança ou da família.

Incesto é um tipo de agressão sexual quando o agressor e a vítima são parentes e não podem ser legalmente casados. É uma forma comum de abuso em nossa sociedade, envolvendo, na maioria dos casos, o binômio padrasto-enteada.

Estas definições englobam qualquer participação na atividade sexual por crianças sem maturidade, que são incapazes de compreender a natureza do ato e das conseqüências. Incluem fotografias e filmagens de crianças para fins de estimulação sexual.

O pediatra deve estar preparado para atender as crianças vitimizadas declaradas ou realizar a suspeita. É difícil avaliar corretamente a incidência em nosso meio devido à subnotificação. A maioria das vítimas é do sexo feminino e todas as faixas etárias estão envolvidas.

O agressor geralmente é mentalmente perturbado ou não amadurecido psicossexualmente; apresenta personalidade inadequada, anti-social e explosiva, com recuperação difícil.

DIAGNÓSTICO

O estupro é uma síndrome de violência e não simplesmente um ato sexual. A abordagem inicial da criança deve ser semelhante à utilizada na avaliação de um politraumatizado: ocorrem traumatismos em todas as partes do corpo durante a luta da vítima com o agressor, evidenciando, ao exame físico, equimoses, lacerações e contusões.

A instabilidade hemodinâmica pode levar à suspeita de hemorragias importantes. Pesquisa cuidadosa de fraturas, traumatismos cranianos, hematoma subdural e traumatismos abdominais não deve ser esquecida.

As vítimas podem apresentar sinais e sintomas generalizados como tensão muscular, irritabilidade gastrintestinal, dismenorréia, vaginite, cefaléia e anorexia.

O trauma emocional do abuso sexual inicia-se com a violência física e pode-se agravar após a intervenção médica e a abordagem legal do problema. Por isso, o pediatra que atende a criança ou adolescente vítima de abuso sexual deve estar acompanhado de uma enfermeira e preparado para minimizar o trauma emocional, entendendo as reações do paciente e da família.

As crianças pequenas podem apresentar sintomas regressivos em sua evolução, terror noturno e pesadelos freqüentes, semelhantes aos que ocorrem na síndrome de espancamento. Escolares podem apresentar déficit em seu rendimento, insônia, depressão ou ansiedade. Adolescentes podem mostrar alterações importantes de comportamento, sinais de depressão ou agressividade e, em casos mais graves, tentativas de suicídio.

EXAME GINECOLÓGICO

A genitália externa deve ser examinada à procura de lesões, corpos estranhos ou material biológico (sêmen, corrimento, fezes, sangue). Podem ser notadas lacerações após penetração forçada ou manipulação agressiva.

A posição ginecológica tradicional não é a mais adequada para o exame de mulheres pré-púberes. As crianças maiores podem ser examinadas em posição genupeitoral ou em posição supina com flexão das pernas sobre as coxas e destas sobre o quadril, com abdução. As crianças pequenas podem ser examinadas sentadas no colo da mãe ou acompanhante, com esta sentada na maca de exame ou em cadeira.

Os grandes lábios devem ser afastados para se observar o vestíbulo e o orifício himenal. O clitóris raramente é lesado durante a penetração forçada; o edema e a hiperemia são freqüentes em manipulações vigorosas. A equimose da área posterior, peri-himenal, constitui sinal de manipulação ou possível penetração do pênis.

Para o médico descrever o hímen como intacto é inadequado, especialmente para propósitos forenses. O hímen deve ser descrito em detalhes, principalmente em termos de cor, elasticidade, presença e localização de cicatrizes e o tamanho da abertura.

Muitas crianças que foram sexualmente abusadas apresentam exame normal, e a presença de exame anogenital normal não exclui antecedente de vitimização sexual, mesmo a penetração vaginal repetida não resulta em desaparecimento do hímen, portanto, o termo hímen ausente é incorreto.

O músculo pubococcígeo é tenso e espástico durante tentativa de penetração peniana em mulheres sem atividade sexual, tornando as lesões mais graves.

O exame cuidadoso da mucosa vaginal é realizado com espéculo morno e lubrificado com vaselina. Deverá ser avaliada a presença de lesões de mucosa e detectada a presença de líquido seminal. A colposcopia facilita a fotografia e a filmagem do atendimento médico e posterior avaliação de um perito. Com esta técnica, podem ser identificadas rupturas, escoriações, equimoses e avulsões.

Se o exame for imperioso e houver falta de cooperação da paciente ou ainda possibilidade de traumatismo mais profundo, deverá ser realizado sob anestesia geral.

Não esquecer que nem todas as alterações na área genital podem ser resultante de traumatismo anterior. O eritema é um achado não-específico mas queixa freqüente em crianças trazidas aos serviços de atendimento pediátrico. Corrimento também é inespecífico; embora possa ser relatada a presença de *Neisseria gonorrhoeae* ou *Chlamydia trachomatis*, também pode ser devido a patógenos não sexualmente transmissíveis como *Streptococcus* β-hemolíticos do grupo A e *Shigella* sp.

Existe uma série de acidentes na infância como quedas de bicicletas, traumatismos ocorridos em parques e manipulações genitais que podem simular agressão sexual.

Embora a maioria das vítimas seja do sexo feminino, não é raro o abuso sexual em pacientes do sexo masculino. Em ambos os casos, deve ser realizada inspeção na região perianal e do reto quando houver suspeita de sodomia.

Um abuso agudo pode levar a alterações no tônus esfincteriano anal ou presença de hematomas, abrasões ou lacerações. Não confundir com outros tipos de lesão como decorrentes de má higiene, levando a prurido anal, infestações parasitárias, lesões liquenificadas, infecção estreptocócica aguda e doença inflamatória do cólon.

A retossigmoidoscopia pode ser realizada para avaliação das lesões; com esta técnica, podem ser identificadas rupturas, escoriações, equimoses e avulsões. O tônus do esfíncter retal deve ser avaliado.

O médico deve obter o maior número de sinais e sintomas para tentar estabelecer o caráter agudo ou crônico da agressão. A violência continuada ou incesto poderá apresentar sinais de relação sexual, com cicatrizes himenais múltiplas, intróito alargado, lacerações curadas, leucorréia e relaxamento reflexo do esfíncter anal.

AVALIAÇÃO LABORATORIAL

A colheita de material tem importância médica e legal, pois pode estabelecer se houve um ato sexual, identificar o agressor e também orientar a profilaxia de um agravo maior. O material deve ser analisado para a detecção de esperma, presença de pêlos pubianos, identificação de espermatozóides móveis e dosagem de fosfatase ácida, uma enzima secretada pela próstata. A presença de espermatozóides móveis representa relação recente, podendo estar presentes na vagina até 6 dias, sendo maior a possibilidade nas primeiras 24 horas após a relação. O líquido seminal pode ser encontrado até 12 a 18 horas apenas. A fosfatase ácida está sempre presente em um ejaculado, mesmo quando não houver espermatozóides por vasectomia prévia ou azoospermia primária. Um teste mais sensível é a proteína específica de próstata, detectada pela técnica ELISA.

O sêmen pode não somente confirmar a vitimização, como também identificar o perpetrador por meio do exame do DNA.

Existe a possibilidade de contaminação por moléstias sexualmente transmissíveis, sendo recomendada a colheita de material dos genitais para a realização de culturas em meios adequados. Nenhuma doença sexualmente transmissível é veiculada por fômite, e somente o herpes simples tipo 1 e a sífilis estão bem demonstrados como tendo modo de transmissão vertical.

O encontro de verruga (condiloma acuminado) ou infecção por *Chlamydia* em crianças pequenas pode indicar uma alteração adquirida até dois anos antes.

Gardnerella vaginalis, o organismo mais freqüentemente envolvido em vaginites, não é achado comum em crianças pré-púberes. Seu isolamento, entretanto, não necessariamente comprova contato sexual. Da mesma maneira, *Mycoplasma hominis*, *Mycoplasma genitalium* e *Ureaplasma urealyticum*, que são encontrados com freqüência em meninas vitimizadas, também podem ser verificados em crianças normais.

Existem evidências de que o papilomavírus humano é transmitido em crianças vitimizadas sexualmente, devendo ser considerado em crianças apresentando verrugas perineais após a idade de 2 anos. Estas devem ser biopsiadas e analisadas devido ao potencial oncogênico de certos papilomavírus humanos.

Deve ser feita sorologia para sífilis e HIV, com repetição após 3 meses.

A determinação de β-HCG sérico deve ser solicitada em casos suspeitos de gravidez, quando há atraso menstrual e o abuso ocorreu há mais de 5 dias. Por outro lado, se há atraso de menstruação na ocasião do estupro, faz-se, a seguir, determinação do HCG para detectar gravidez preexistente.

ASPECTOS MÉDICO-LEGAIS

Qualquer médico pode tratar pacientes com lesão dos genitais, não importando qual o agente: queda ou estupro. Ao atender uma jovem com traumatismo nos genitais, que sugere ter sido ocasionado por estupro, a paciente pode não confessar a violência sexual.

As vítimas de violência sofrem dois traumas: um físico e outro psíquico. Cabe ao médico anotar com detalhes as informações da paciente e dos acompanhantes, assim como os dados de exame físico geral e ginecológico, pois poderá ser útil futuramente. Se possível, é conveniente obter fotos de lesões importantes dos genitais. O médico não deve interpretar os achados, mas apenas descrevê-los minuciosamente, de preferência na presença de outro colega.

Segundo o Estatuto da Criança e do Adolescente, em seu artigo 245, constitui infração administrativa "deixar o médico, professor ou responsável por estabelecimento de atenção à saúde e de ensino fundamental, pré-escola ou creche de comunicar à autoridade competente os casos de que tenha conhecimento, envolvendo suspeita ou confirmação de maus-tratos, incluindo vitimização sexual, contra a criança ou adolescente. Por outro lado, o médico que revela, sem justa causa, segredo de que tem ciência em razão de função ou profissão cuja revelação possa produzir dano a alguém, comete o crime de violação profissional mas, neste caso, trata-se de comunicação exigida por lei e, portanto, com justa causa, pois o dever de guardar segredo profissional não é absoluto".

TRATAMENTO

A maioria das vítimas de abuso sexual encara o exame ginecológico como traumatizante. É importante uma abordagem suave e tranqüilizante pelo pediatra, de tal forma que a criança não tenha a impressão de nova violência.

O tratamento é individualizado, devendo a criança receber prioridade no atendimento em pronto-socorro, sem aguardar em filas. As vítimas de abuso sexual devem receber tratamento físico e emocional. As lesões locais, genitais ou anais, devem ser tratadas com compressas, suturas ou medicamentos, dependendo do tipo de lesão: hematoma, laceração ou escoriação. As suturas são realizadas sob anestesia geral, utilizando-se material adequado e fios absorvíveis.

Os traumatismos mais graves dos órgãos genitais de pré-púberes são devidos ao estupro; podem-se encontrar rupturas completas de períneo, reto e fundo de saco de Douglas. Se o abuso sexual é recente, procede-se à anestesia geral, avaliação da extensão das lesões e tratamento primário com sutura, inclusive do reto e do esfíncter anal. A colostomia normalmente indicada em lesões do reto não é realizada nestas condições, pois representaria mais um traumatismo. Em nossa experiência, este tipo de conduta não trouxe nenhum problema na resolução dessas lacerações do reto.

A abordagem familiar é importante, não devendo ser esquecida. O trauma psicossexual está sempre presente, mesmo se houver aparente tranqüilidade, devendo ser iniciada terapêutica de apoio.

A profilaxia de sífilis, gonorréia e outras doenças sexualmente transmissíveis é feita com a administração de:
- ceftriaxona, 250mg, por via intramuscular, em dose única,
  +
- azitromicina, 10mg/kg/dia, por via oral, em tomada única durante 3 dias,
  +
- metronidazol, 30mg/kg, por via oral, em dose única.

A prevenção de gravidez pode ser feita com hormônios se a violação ocorreu em período fértil e no máximo dentro de três dias. Pode-se administrar 1 comprimido de contraceptivo oral que combina estrógeno com progesterona em médias dosagens, 3 vezes ao dia, por via oral, durante 5 dias ("pílula do dia seguinte").

A prevenção da violência sexual só poderá ser feita em meninas com puberdade precoce que, pelo desenvolvimento dos caracteres sexuais secundários, mostram-se atraentes para rapazes mais velhos. Cabe ao pediatra, ao ginecologista e aos pais dessas pacientes promoverem adequadamente a educação sexual, levando-se em conta que o desenvolvimento psíquico está de acordo com a idade cronológica.

BIBLIOGRAFIA

BLUMENTHAL, I. – Sexual abuse In —— *Child Abuse: A Handbook for Health Care Practitioners*. London, Hodder Headline PLC 1994, p. 93.

PASCOE, D.J. – Management of sexually abused children. *Pediatr. Ann.*, 8:44, 1979.

WOODLING, B.A.; KOSSORIS, P.D. – Sexual abuse: rape and incest. *Pediatr. Clin. North Am.*, 28(2):503, 1981.

SINOPSE

VITIMIZAÇÃO SEXUAL

1. Anote rigorosamente todas as anormalidades constatadas ao exame físico geral.
2. Avalie as condições hemodinâmicas.
3. Atenda a criança ou adolescente em ambiente confortante e tranqüilo.
4. Realize exame ginecológico minucioso sempre com o auxílio de um especialista: lembre-se de que o aspecto externo pode não revelar lesões internas importantes.
5. As lesões locais devem ser tratadas com compressas ou suturas, dependendo do tipo de lesão. As suturas devem ser feitas sob anestesia geral.
6. Esteja ciente dos procedimentos legais que devem ser tomados em seu local de trabalho.
7. Peça exames bacteriológicos e culturas de material da vagina.
8. Peça sorologia para sífilis e HIV (repetir após 3 meses).
9. Faça profilaxia de doenças venéreas com o esquema antibiótico descrito no texto.
10. Não esqueça da possibilidade de gravidez futura, orientando a família a respeito.
11. Faça a prevenção da gravidez. Se o atendimento for feito até 3 dias após a violação, prescreva contraceptivo oral.

24

MAUS-TRATOS INFANTIS
(ABUSO INFANTIL)

Antonio Carlos Alves Cardoso
Luiz Bellizia Neto

Desde a descrição da "síndrome de Caffey" – lactentes portadores de hematoma crônico e fraturas múltiplas – em 1946 e, a seguir, em 1962, as descrições de Silverman e de Kempe que rotularam esta doença de "síndrome da criança espancada", o interesse e a freqüência do diagnóstico de maus-tratos vêm aumentando.

Inicialmente, a ênfase era dada para as crianças que apresentavam violência física (fraturas, hematomas etc.). Atualmente, outros tipos de maus-tratos são descritos e, não diferentes dos primeiros, podem trazer sérias conseqüências à formação da criança.

DEFINIÇÃO

Conceitua-se o abuso infantil como sendo qualquer forma de maus-tratos infligidos à criança ou ao adolescente, causados por seus pais, guardiões ou terceiros.

FORMAS DE MAUS-TRATOS

Negligência

Física – quando há falhas de prover as necessidades de alimentação, roupas, abrigo e ambiente seguro no qual a criança possa crescer e desenvolver naturalmente.

Emocional – a forma mais comum é o não estabelecimento de um vínculo normal pais-filho, levando à subseqüente incapacidade de reconhecer e responder às necessidades da criança. A conseqüência mais comum desse tipo de agressão é o déficit de desenvolvimento (inclusive crescimento) de causa não-orgânica.

Cuidados médicos – quando há falha em prover cuidados e tratamento médico. Geralmente são crianças que têm doenças crônicas ou graves.

Abuso físico

São os mais variados tipos de agressão às crianças, variando desde escoriações até fraturas graves.

Abuso emocional

São atitudes de rejeição, ignorância, crítica, isolamento ou terrorismo com a criança.

Abuso sexual

É a exposição inadequada da criança a ações sexuais ou materiais, o uso passivo de crianças como estímulo sexual para adultos e contato sexual entre crianças e pessoas com mais idade. Incluem pedofilias, incestos, estupros, carícias, contato orogenital, todas as formas de intercurso, exibicionismo, voyeurismo e envolvimento de crianças na produção de pornografia.

ROTEIRO DIAGNÓSTICO

História clínica

Apenas um pequeno número de casos apresenta história clínica sugestiva de maus-tratos. Porém, a maioria apresenta um padrão comum de abuso físico, a saber:

- Histórias discrepantes: comumente é observada relutância ou indecisão em fornecer informações. Os relatos são confusos e improváveis, algumas vezes as informações são conflitantes.
- Retardo na procura de serviço de saúde.
- Alteração no comportamento da criança: apresenta-se normalmente amedrontada, outras vezes deprimida ou mesmo muito agressiva.
- Responsável estressado.
- História de abuso físico na infância do responsável.
- Espectativas irreais do responsável pela criança.
- Isolamento social do responsável.
- Uso de variados hospitais nos episódios de agressão.

Alguns dados de estatística também poderão ajudar na suspeita diagnóstica: 85% das crianças têm menos de 5 anos de idade; 45%, menos de 1 ano; mais ou menos 10% das lesões em crianças menores de

5 anos atendidas em emergências são por abuso; 50% das crianças com menos de 1 ano de idade que apresentam fraturas ósseas são submetidas a abuso físico.

Manifestações clínicas

Algumas lesões traumáticas podem ser bastante sugestivas de abuso físico:

Lesões cutâneas – contusões, escarificações, lacerações, mordeduras, queimaduras, hematomas (geralmente em diferentes etapas de recuperação), alopecia traumática, hematomas subgaleal, marcas de instrumentos de agressão etc. As lesões localizam-se com mais freqüência na face e nádegas, podendo ocorrer também nos antebraços como atitude de defesa da criança.

Fraturas ósseas – aparecem com mais freqüência em metáfises de ossos longos, costelas e crânio. Algumas vezes, observam-se fraturas múltiplas. Muito sugestivas são as fraturas múltiplas, porém em estágios de consolidação (evolução do calo ósseo) distintos.

Lesões intra-abdominais – ruptura de fígado, baço, pseudocisto pancreático, ascite quilosa etc.

Lesões neurológicas – hematoma subdural, hemorragia meníngea, edema cerebral, coma, convulsão etc.

Síndrome do "shaken baby" – são crianças sacudidas pelo agressor. Comumente, apresentam lesões traumáticas (hematomas) no tórax, podendo apresentar fraturas de costelas. Podem ainda apresentar, devido ao traumatismo, hemorragia de sistema nervoso central.

Exames laboratoriais

O tipo de exame de laboratório solicitado dependerá do quadro clínico apresentado pela criança. Porém, alguns são quase sempre muito importantes para a caracterização da suspeita de abuso físico:

Avaliação da coagulação sangüínea – tem como objetivo afastar causas primárias de sangramentos.

Radiografias de crânio, tórax e ossos longos – nas fraturas de ossos longos verifica-se uma bainha periostal envolvendo praticamente toda a diáfise, fazendo com que esta região óssea seja mais grossa. Para as lesões radiológicas, é importante fazer-se o diagnóstico diferencial com algumas doenças como: sífilis óssea, escorbuto, osteogênese imperfecta, tumores ósseos, hiperostose cortical infantil etc.

Tomografia de crânio – importante para se visualizar hematomas ou sinais de edema cerebral. A avaliação do fundo de olho contribui também para avaliar a intensidade da agressão ao sistema nervoso central.

AVALIAÇÃO FAMILIAR

A avaliação do perfil psicológico dos pais agressores mostra que mais de 90% não apresentam comportamento psicótico ou personalidade criminosa. Normalmente, são pessoas (pai ou mãe) que vivem sozinhas com a criança ou irmãos, ainda, geralmente, são infelizes, nervosas e jovens. É comum serem mães solteiras que não planejaram suas gravidezes. Geralmente apresentam pouco ou nenhum conhecimento de desenvolvimento infantil. Com freqüência, apresentam expectativas irreais do comportamento da criança. Não raro, são pais usuários de drogas.

O risco de agressão física ou negligência passa a ser maior ainda quando a criança apresenta algum tipo de retardo mental.

Observou-se que 10 a 40% dos pais agressores foram crianças agredidas.

O abuso é mais comum acontecer quando os pais desse grupo de risco cuidam de crianças de "alto risco", como prematuros, crianças com doenças crônicas, com cólicas e com distúrbios de comportamento.

O abuso pode ser precipitado por várias causas, a saber: alcoolismo, perda do emprego ou da casa, desarmonia familiar, morte de irmãos ou parentes próximos, exaustão física dos pais, desenvolvimento de doenças agudas ou crônicas tanto dos pais como das crianças.

Os agressores mais comuns são: pai (25%), madrasta (20%), padrasto (20%), mãe (15%), babá (8%).

O abuso infantil ocorre em todas as camadas da sociedade. A incidência de abuso sexual é relativamente semelhante nas diversas camadas sociais, enquanto a negligência e o abuso físico aumentam nas camadas mais pobres.

TRATAMENTO

Medidas gerais

As crianças submetidas a algum tipo de abuso necessitam de um tratamento multiprofissional. Este tratamento consiste em cuidados clínicos (redução de fraturas, tratamento de lesões de sistema nervoso central etc.), cuidados fisioterápicos e de terapia ocupacional (visando uma recuperação mais rápida e diminuição de seqüelas físicas), além de uma completa assistência social, de enfermagem e psicológica.

Medidas específicas

Para as crianças sob regime de internação hospitalar, assim que é feita a suspeita diagnóstica de abuso infantil, o fato deve ser comunicado à família. Deve-se ter uma avaliação da equipe no sentido de concluir se a agressão foi grave e se a criança corre risco de vida ou de desenvolver seqüela grave se retornar para casa com os pais. Neste caso, a instituição deverá encaminhar um relatório médico-sócio-psicológico do paciente à Vara de Infância e Juventude da área onde reside a criança, interditando ainda a alta até a decisão judicial. Caso contrário, um relatório do mesmo teor também deverá ser encaminhado à referida Vara, podendo a criança deixar o hospital no momento de sua alta clínica, para ser posteriormente acompanhada por profissionais daquela Vara (Poder Judiciário – São Paulo. Portaria nº 06/94 – CEN).

Para os casos de atendimento ambulatorial ou de pronto-socorro, quando o médico assistente suspeita de algum tipo de abuso, porém não julga necessária a internação hospitalar, a Vara de Infância e Juventude deverá ser acionada por meio de relatório médico, no qual deverá constar também o nome completo da criança e dos pais, assim como o endereço da residência.

É importante salientar que o médico deve estar sempre atento à suspeita clínica de abuso infantil, pois corre-se o risco, nos casos em que não é suspeitado ou a suspeita é feita tardiamente, de conseqüências sérias para o paciente. E sempre que houver suspeita diagnóstica, as autoridades competentes deverão ser acionadas, caso contrário o médico poderá ser considerado omisso, podendo inclusive ser responsabilizado.

PROGNÓSTICO

Crianças abusadas fisicamente são em geral mais agressivas com seus semelhantes. Apresentam, com freqüência, dificuldade de relacionamento com as pessoas. São mais depressivas e medrosas, além de apresentarem distúrbios afetivos. Aquelas abusadas sexualmente apresentam também dificuldade de relacionamento sexual com seus parceiros.

Na idade adulta, as crianças que sofreram algum tipo de abuso têm 2 a 3 vezes mais chance de envolvimento com drogas que a média da população, e muitas (até 30%) passam a ser agressoras dos próprios filhos.

Estima-se que as crianças que sofreram abuso físico e retornam, nas mesmas condições, a seus pais, 5% são assassinadas e até 25% são seriamente lesadas.

As que são submetidas a agressões freqüentes de segmento cefálico podem permanecer com seqüelas graves de sistema nervoso central, como retardo mental, convulsões, hidrocefalia, ataxia etc.

SÍNDROME DE MÜNCHAUSEN POR PROCURAÇÃO

São crianças vítimas de doenças fabricadas ou induzidas pelos pais. Em geral, são menores de 6 meses de idade, portanto, pequenas demais para revelar o engano. Os sinais e os sintomas induzidos levam a investigações médicas, hospitalizações e tratamentos desnecessários.

O genitor envolvido freqüentemente é enfermo(a) ou tem uma doença com manifestações semelhantes às induzidas na criança.

Os sinais artificiais incluem sepses recorrentes (freqüentemente polimicrobianas) por injeção de líquidos contaminados, diarréia crônica por laxativos, cálculos renais falsos, febre por fricção ou aquecimento do termômetro ou exantemas por atrito de pele ou por aplicação de substâncias cáusticas.

Alguns sinais de alarme são importantes para a suspeita diagnóstica da síndrome:
- Doença persistente ou recidivante inexplicável.
- Médicos experientes notam que "nunca viram antes um caso semelhante".
- Os sintomas e os sinais não ocorrem quando a mãe está ausente.
- Mãe superatenciosa que não quer ficar longe do filho.
- Tratamentos não tolerados (agulhas mantidas para medicação intravenosa retiradas, vômitos para as drogas administradas etc.).
- A reação da mãe à doença da criança não é apropriada à gravidade, ou queixa-se de que está sendo feito muito pouco para diagnosticar a doença do filho.
- "Convulsões" que não respondem aos anticonvulsivantes usuais.
- Mães com história própria de síndrome de Münchausen.
- Mães com conhecimentos paramédicos.
- Ausência do pai.

Em torno de 10% das crianças que apresentam esta síndrome podem evoluir para o óbito.

BIBLIOGRAFIA

ALEXANDER, R.C. – Educação do médico sobre abuso da criança. *Clín. Pediátr. Am. Norte*, 4:1053, 1990.

BAYS, J. – Abuso de substâncias e abuso de crianças. *Clín. Pediátr. Am. Norte*, 4:455, 1990.

GOETLING, M.G.; SOWA, B. – Retinal hemorrhage after cardiopulmonary ressuscitation in children: an etiologic reevaluation. *Pediatrics*, 85(4):585, 1990.

HELFER, R.E. – Negligência em nossas crianças. *Clín. Pediátr. Am. Norte*, 4:999, 1990.

JOHNSON, C.F. – Lesões infligidas *versus* lesões acidentais. *Clín. Pediátr. Am. Norte*, 4:861, 1990.

KRUGMAN, R.D. – O futuro papel do pediatra no abuso da criança e negligência. *Clín. Pediátr. Am. Norte*, 4:1089, 1990.

McCLAIN, P.W.; SACKS, J.J. et al. – Estimate of fatal child abuse and neglect. United States, 1979 Throuth 1988. *Pediatrics*, 91(20):338, 1993.

MCKIBBEN, L.; DE VOS, E.; NEWBERGER, E.H. – Victimization of mothers of abused children: a controlled study. *Pediatrics*, 84(3):531, 1989.

NEWBERGER, E.H. – Avaliação da entrevista pediátrica do abuso da criança. *Clín. Pediátr. Am. Norte*, 4:1021, 1990.

THOMAS, S.A.; ROSENFIELDS, N.S. et al. – Long "bone" fractures in yong children: disttenguishing accidental injuries from child abuse. *Pediatrics*, 88(30):471, 1991.

WISON, L.S. – Child abuse and neglect. *N. Engl. J. Med.*, 332(21):1425, 1995.

Seção II

EMERGÊNCIAS INFECCIOSAS

25

DOENÇAS INFECCIOSAS EMERGENTES

Pedro Takanori Sakane
Heloisa Helena de Sousa Marques

Nos últimos anos, doenças novas ou de reconhecimento recente têm ocupado o espaço da mídia, tanto leiga quanto médica. A síndrome de imunodeficiência adquirida, sem dúvida, é o exemplo mais explosivo dessa situação, mas outras, como as doenças de Kawasaki e da "arranhadura de gato", a hantavirose entre muitas, poderiam ser citadas. Ao lado destas, entretanto, várias moléstias que já se supunha estarem erradicadas no país têm tido registro cada vez mais freqüente, como a cólera, a dengue, a tuberculose, o sarampo etc.

São muitos os fatores que permitiram o (re)surgimento dessas doenças infecciosas, e Barreto, em interessante revisão do tema, oferece ampla análise citada no quadro 25.1.

Os pediatras freqüentemente se deparam com situações em que há necessidade de se considerar alguma doença "nova" ou "emergente", e os socorristas em especial devem estar preparados para reconhecer as mais freqüentes e/ou as mais graves.

Na situação atual, com maior número de viagens, o incremento de ecoturismo, o hábito de se ter/entrar em contato com animais e de alimentação "natural", o pediatra, além de conhecer as doenças próprias de seu local de trabalho, necessita ter uma idéia global das doenças regionais e das zoonóticas. Assim, como em qualquer atendimento, é muito importante obter uma anamnese detalhada, incluindo sempre a história epidemiológica, como recentes viagens, contatos com pessoas ou animais doentes ou que vieram a adoecer, história vacinal etc.

CÓLERA

É uma doença que atingiu o Brasil em 1991, oriunda do Peru. O agente causador é o *Vibrio cholerae*, com dois principais biótipos, o clássico e o El Tor, sendo este último o responsável pelos casos em nosso meio. É endêmica na Índia e no sudeste asiático, África, Oceania, Oriente Médio, na América Central e do Sul e no Golfo do México.

A epidemia de cólera no Brasil atingiu o pico de incidência entre 1993 e 1994, quando foram notificados mais de 50.000 casos/ano, com taxa de letalidade situando-se ao redor de 1%. Os últimos dados da Coordenação Nacional de Doenças Entéricas – Fundação Nacional de Saúde – estão listados na tabela 25.1.

Tabela 25.1 – Número de casos confirmados de cólera e óbitos, Brasil, 1991-1997.

Ano	Nº de casos confirmados	Óbitos
1991	2.103	33
1992	37.572	462
1993	60.340	670
1994	51.324	542
1995	4.954	96
1996	1.017	26
1997	2.819	36

A transmissão é fecal-oral, sendo a principal fonte a ingestão de água contaminada, frutos do mar, principalmente moluscos, raramente ocorrendo casos inter-humanos.

O período de incubação é de 1 a 3 dias, podendo variar desde horas até 5 dias.

Quadro clínico

A cólera deve ser lembrada em todas as crianças que provenham de áreas suspeitas, com história de diarréia aquosa abundante sem cólicas, dores abdominais ou febre. Como o biótipo El Tor costuma ser menos

Quadro 25.1 – Exemplos de fatores que explicam as doenças (re)emergentes.

Fator	Exemplos de fatores específicos	Exemplos de doenças
Mudanças ecológicas, incluindo aquelas relacionadas ao desenvolvimento econômico e uso da terra	Agricultura; represas; mudança nos ecossistemas hídricos; desflorestamento/reflorestamento; enchentes/secas; fome; mudanças climáticas	Esquistossomose, hantavírus, febre, "rift valley"; expansão da leishmaniose visceral; expansão de arbovírus como o Sabiá (febre hemorrágica), Rocio (encefalite), Mayaro e Oropuche (síndromes febris)
Demografia e comportamentos humanos	Eventos sociais: crescimento populacional e migrações; guerras e conflitos civis; deterioração dos centros urbanos; adensamento populacional; comportamento sexual; uso de drogas intravenosas	Introdução do HIV; disseminação da dengue; disseminação do HIV e de outras doenças sexualmente transmissíveis; ressurgimento da tuberculose
Comércio e viagens internacionais	Movimento internacional de bens e de pessoas; viagens aéreas	Malária de "aeroporto"; disseminação de mosquitos vetores; introdução da cólera e da dengue nas Américas
Indústria e tecnologia	Globalização do suprimento de alimentos; mudanças no processamento; empacotamento de alimentos; transplante de órgãos e tecidos; drogas causadoras de imunossupressão; uso irracional de antibióticos	Encefalopatia espongiforme bovina; síndrome hemolítico-urêmica (*E. coli* O157:H7); doenças associadas a transfusão: hepatites B e C; doença de Chagas etc.; infecções oportunistas em pacientes imunodeprimidos
Adaptação e mudança dos agentes	Evolução dos micróbios; pressão seletiva e desenvolvimento de resistência	Variações naturais/mutações em: vírus (p. ex. HIV, influenza), bactéria (p. ex. febre purpúrica brasileira causada por *H. influenzae*, biogrupo *aegyptis*); resistência a antibióticos, antivirais, antimaláricos e pesticidas
Colapso nas medidas de saúde pública	Saneamento e controle de vetores inadequados: corte nos programas de prevenção	Disseminação da cólera no Brasil; reintrodução do vírus da dengue nas Américas; ressurgimento da difteria na Rússia

agressivo do que o clássico, infecções assintomáticas ou leves ocorrem com mais freqüência do que os quadros dramáticos, graves, que caracterizam a cólera "clássica". Assim, tais casos são indistinguíveis de uma gastroenterocolite comum da infância, principalmente aquela produzida por coliformes enterotoxigênicos ou salmonelose não-tífica. O interesse diagnóstico prende-se mais ao perigo de disseminação do agente do que risco de vida da criança.

Nos quadros graves, as fezes são caracteristicamente aquosas, em grande quantidade, sem produtos patológicos como muco ou sangue, descritos como semelhantes a "água de arroz com cheiro de peixe". Os vômitos também são freqüentes tanto no início como no decorrer da doença. A quantidade de líquido perdido pode chegar a 250ml/kg/24h, levando a uma desidratação isotônica, com acidose, choque e eventualmente ao óbito, por vezes em questão de poucas horas. Na fase inicial, chama a atenção a falta de toxemia em relação ao estado de desidratação. A acidemia e a hipoglicemia são complicações freqüentes e graves na evolução da doença e devem ser vigorosamente tratadas, assim como a hipocalemia (cuidado com a presença de acidose que pode mascarar a depressão do potássio, a qual só será notada na correção da volemia e da acidose). Quando na reidratação se usa bicarbonato, pode ocorrer queda na concentração do cálcio ionizado, levando a quadro de hipocalcemia.

O diagnóstico é feito pela cultura de fezes ou "swab" retal. As fezes devem ser processadas em 2 horas se mantidas em temperatura ambiente ou em até 12 horas se refrigeradas. O material de "swab" deve ser semeado em meio próprio de transporte (Cary-Blair) e em 8 horas se mantido em temperatura ambiente, ou em até 8 dias se refrigerado.

Tratamento

Compreende duas partes: o específico para o germe e a reidratação e os cuidados gerais.

Quanto ao tratamento específico, o uso de antibiótico apropriado determina uma rápida erradicação do vibrião, reduzindo o tempo da diarréia. O antibiótico de escolha é a doxiciclina (6mg/kg, máximo de 300mg) em dose única e a tetraciclina (50mg/kg/dia, máximo de 2g/dia, dividida em 4 tomadas) é uma opção. Apesar de estas drogas não serem indicadas para crianças pequenas, o curto tempo de uso (até uma dose) não será justificativa para não usá-las, principalmente em casos graves. Drogas alternativas são o co-trimexazol (8mg/kg/dia de trimetoprima) ou a eritromicina (40mg/kg/dia, máximo de 1g/dia), por 5 dias. As fluoroquinolonas também são eficazes.

A reidratação nos casos leves ou moderados pode ser feita em geral por VO, com o chamado "soro caseiro" – uma colher das de chá de sal e uma colher das de sopa de açúcar em um litro de água – ou soros reidratantes comerciais. Nos casos graves, a hidratação deve ser intravenosa.

Cuidados específicos devem ser tomados em relação à correção da acidose, à manutenção da glicemia e aos níveis adequados de potássio e de cálcio.

Os profissionais de saúde devem utilizar cuidados de contato ao manipular pacientes com cólera, ou seja, lavagem cuidadosa de mãos antes e após contato com o paciente, uso de aventais e de luvas. A roupa deve ser imersa em solução de hipoclorito de sódio e as fezes tratadas com água sanitária ou creosol.

DENGUE

É uma doença aguda, febril, causada pelo vírus da dengue, um *Flavivirus*, que tem como agente transmissor o mosquito do gênero *Aedes*, sendo no Brasil a espécie *A. aegypti* a mais importante. Existem quatro sorotipos do vírus, conhecidos como 1, 2, 3 e 4. No Brasil, coexistem os sorotipos 1 e 2, tendo sido encontrado o 4 em Roraima.

A infecção por um sorotipo promove imunidade duradoura, soroespecífica. No momento estamos enfrentando uma verdadeira pandemia, envolvendo o sudoeste asiático, sul da China, Índia, África, Sri Lanka, Paquistão, Cuba, Venezuela, Colômbia, Guiana, Brasil, Porto Rico, Nicarágua, Austrália, Taiti, entre outros. Desde 1981, têm ocorrido casos de dengue hemorrágico no Caribe, estendendo-se depois para a América Central e do Sul.

No Brasil, a doença está distribuída por todo seu território, o número de casos notificados no ano de 1996 alcançou 180.392 e os dados da Fundação Nacional de Saúde de 1998 até a 18ª semana epidemiológica, ou seja, até o mês de maio, já totalizavam 213.932 casos. Quanto à febre hemorrágica do dengue, inicialmente descrita no estado do Rio de Janeiro em 1990 e 1991, passou a ser identificada nos últimos anos em outros estados, como Ceará, Espírito Santo, Minas Gerais, Pernambuco e Rio Grande do Norte, o número de casos notificados no período de 1990 até maio de 1998 foi de 754, sendo que destes 34 morreram (letalidade de 4,5%).

A fêmea do mosquito alimenta-se durante o dia, habita locais peridomiciliares em água limpa e parada. Não possui autonomia grande de vôo, mas pica várias pessoas durante uma refeição, aumentando a possibilidade de infecção. Uma vez infectado, o mosquito alberga o vírus durante toda sua vida, que pode chegar a 70 dias. O ovo é bastante resistente e sobrevive por longos períodos mesmo sem água.

Quadro clínico

O tempo de incubação varia de 3 a 6 dias, podendo estender-se até 15 dias.

Em geral, a dengue é uma doença febril aguda autolimitada, sendo que nas crianças a clínica é mais amena, muitas vezes confundindo-se com quadros gripais, mas em raras ocasiões (1%) existe progressão para formas mais graves.

A Organização Mundial de Saúde (OMS) classifica a doença em quatro graus (Quadro 25.2).

Quadro 25.2 – Classificação das formas clínicas de dengue, segundo a OMS.

Graus	Clínica*
I	Febre, sintomas constitucionais, teste de torniquete positivo
II	Grau I + sangramento espontâneo (p. ex., pele, gengivas, trato gastrintestinal)
III**	Grau II + insuficiência circulatória e agitação
IV**	Grau III + choque profundo (pressão arterial indetectável)

* Acompanhado por trombocitopenia e hemoconcentração (hematócrito > 20%).
** Síndrome de choque por dengue.

O quadro clínico é variável, dependendo da idade do paciente e da experiência anterior à exposição ao vírus. Em geral, as crianças experimentam um quadro leve e inespecífico, com febre, mal-estar, faringite, rinite, tosse que persiste por dias até uma semana. Crianças maiores e adultos apresentam quadro "clássico", com febre de início súbito, acompanhada de cefaléia e dor retrorbital, lombalgia e dores nos membros inferiores. A intensa mialgia que aparece nos primeiros 1 a 2 dias justifica o termo popular "febre quebra-ossos", e nesta fase pode aparecer uma eritrodermia tênue, hiperemia conjuntival e linfonodomegalia. Náuseas e vômitos são comuns durante a primeira semana. Nessa fase, o hemograma mostra tendência a leucopenia, com linfocitose relativa. No 5º ou no 6º dia, a febre desaparece e, coincidindo ou 1 a 2 dias após, nota-se exantema morbiliforme que poupa palma das mãos e planta dos pés, dura 1 a 5 dias e descama. Dois dias após a queda da temperatura, a febre volta, caracterizando a evolução bifásica. Fenômenos hemorrágicos leves como epistaxe, gengivorragia, petéquias são comuns durante a evolução da doença, mas ocasionalmente grandes hemorragias podem ocorrer.

A chamada dengue hemorrágica, que pode levar ao choque, ocorre em geral quando uma pessoa com anticorpos contra um sorotipo entra em contato com um outro. Nas regiões endêmicas é quadro predominante em crianças e apresenta-se como uma doença de início abrupto com febre, mal-estar, vômitos, cefaléia, anorexia e tosse. Dois a cinco dias após, há rápida deterioração do estado geral, com colapso circulatório, decorrente de aumento da permeabilidade vascular, desvio de líquido intravascular, hemoconcentração e alterações de hemostase, com plaquetopenia que precede a hemoconcentração. Os fenômenos hemorrágicos podem ser de pequena monta ou graves e nem sempre estão presentes.

O diagnóstico só é feito pela suspeita, principalmente em crianças com forma "clássica", uma vez que o quadro é incaracterístico, assemelhando-se a uma gripe. O inquérito epidemiológico é fundamental. Quando o pai está com dengue é pouco provável que o filho esteja simplesmente "gripado". A confirmação diagnóstica é feita pela sorologia, usando-se ELISA para detectar IgM específica ou pela cultura do vírus.

Tratamento

Visa principalmente reconstituir o volume intravascular. Alguns exames complementares devem ser sempre solicitados, inclusive para acompanhar o tratamento. O leucograma, em geral, é inespecífico, e leucocitose com desvio à esquerda sugere mais um processo bacteriano (como meningococcemia); a plaquetopenia relaciona-se com pior prognóstico; o hematócrito – o exame mais importante – deve ser colhido várias vezes durante o curso da doença e serve para analisar o grau da hemoconcentração e a avaliação da terapêutica. Em casos mais graves, exames para analisar a função renal, o equilíbrio ácido-básico e iônico devem ser solicitados.

Evitar o uso de aspirina para o controle da temperatura devido ao risco de diátese hemorrágica. As crianças devem ficar sob observação principalmente na transição do período febril para o afebril. As alterações do hematócrito precedem a instalação do choque e sua determinação deve ser feita diariamente, até que o paciente permaneça 2 dias sem febre.

A OMS recomenda o esquema descrito na tabela 25.2 para a hidratação parenteral, destacando-se que este somente deverá ser utilizado nos casos em que a hidratação oral não esteja surtindo efeito.

Tabela 25.2 – Esquema de hidratação parenteral para quadros de dengue, recomendação da OMS.

Peso à admissão (kg)	Volume (ml/kg/24h)		
	1º dia	2º dia	3º dia
< 7	220	165	132
7-11	165	132	88
12-18	132	88	88
18	88	88	88

A composição do fluido indicado na tabela 25.2 consiste em:
- ⅓ a ½ do fluido total como soro fisiológico;
- ½ a ⅔ do restante como soro glicosado a 5%;
- para acidose: ¼ do fluido total em bicarbonato de sódio ⅙ molar;
- para dengue hemorrágica: solução de Ringer-lactato, glicose a 5% em soro fisiológico ao meio, glicose a 5% em Ringer-lactato ao meio, glicose a 5% em soro fisiológico a ⅓;
- o fluido é calculado para as 24 horas. Se a criança estiver muito desidratada, metade do calculado deve ser administrado em 8 horas e a segunda metade nas próximas 16 horas.

Se a criança evolui para choque, as medidas pertinentes devem ser tomadas (ver Capítulo Choque).

A transfusão de sangue deve ser feita apenas quando a perda for muito acentuada.

Os controles durante o tratamento são feitos:
- monitorizando o pulso, a PA, FR e T a cada 15 minutos, até reverter o choque;
- o hematócrito deve ser repetido a cada 2 horas nas primeiras 6 horas, depois a cada 4 horas, até estabilização do paciente. Uma rápida queda pode ser indicativa de sangramento e um aumento significa falha na hidratação;
- o balanço hídrico, incluindo o tipo de fluido, deve ser registrado.

HANTAVIROSE

O gênero *Hantavirus* é um membro da família *Bunyaviridae* e causa duas doenças distintas no homem: a febre hemorrágica com síndrome renal e a síndrome pulmonar por *Hantavirus*.

Os três genótipos que até agora foram reconhecidos como causadores de doença humana são o vírus *Hantaan*, o vírus *Seul* e o vírus *Puumala*.

A hantavirose é uma zoonose. O reservatório natural são os pequenos roedores, e cada hantavírus parece ter um hospedeiro preferencial. As características epidemiológicas de surtos em humanos e a gravidade das infecções são determinadas principalmente pelo tipo de roedor existente na região. Os vírus são transmitidos ao homem pelo contato com esses animais, seja direto com os excretas, seja por inalação de aerossóis formados por partículas contendo material de fezes, urina ou saliva. A epidemiologia, portanto, é semelhante à da leptospirose (apesar de ser, no último caso, a urina o principal meio de transmissão). Sugere-se também, apesar de ainda não bem provada, transmissão inter-humana, o que obriga o médico socorrista a prestar maior atenção no cuidado de uma pessoa suspeita de ter hantavirose.

FEBRE HEMORRÁGICA COM SÍNDROME RENAL (FHSR)

Quadro clínico

O período de incubação é de 10 a 40 dias, e a clínica é bastante variável, desde uma doença febril incaracterística até um processo grave, com insuficiência renal, choque e hemorragia difusa. Caracteristicamente, nos casos mais graves (em geral causada pelo vírus *Hantaan*), a evolução se dá em cinco fases: febril, hipotensiva, oligúrica, diurética e convalescente.

O quadro inicia-se com febre, acompanhada de cefaléia, mialgia, tontura; muitos pacientes relatam alterações de visão, dor retrorbital, dor abdominal, lombalgia, náuseas e vômitos. Tosse às vezes ocorre, raramente, diarréia. Ao exame físico, pode-se notar eritema de face e de tronco, edema periorbital, hiperemia conjuntival, petéquias no palato e nas axilas. Em torno do 3º ao 5º dia ocorrem proteinúria, leucocitose e trombocitopenia. Na evolução, durante a segunda semana da doença, aparece subitamente hipotensão e choque, que pode durar 24 a 48 horas, e é o resultado da hemoconcentração decorrente de vasodilatação e perda de líquido intravascular. Laboratorialmente, encontra-se proteinúria, hematúria, aumento de hematócrito, trombocitopenia. Alguns fenômenos hemorrágicos podem ser notados. Mesmo com a reversão do choque, as alterações renais podem progredir para insuficiência renal, com oligúria, aumento de uréia e de creatinina e alterações do ionograma. As hemorragias são mais evidentes, manifestando-se como epistaxe, melena, hemoptise, púrpuras ou sangramento maciço. O paciente apresenta-se ansioso, confuso, pode ter convulsões e até coma. Os sinais de comprometimento meníngeo denotam pior prognóstico. A fase oligúrica dura de 3 a 7 dias, sendo a fase mais perigosa da doença.

A partir do 10º dia, nos sobreviventes, ocorre a fase de poliúria compensatória, sendo que o paciente ainda corre algum risco de vida devido à hemorragia cerebral. A fase de convalescência é demorada, durando 2 a 3 meses.

No início da doença, o diagnóstico diferencial deve ser feito com quadros sépticos, leptospirose (contato com ratos) e dengue.

O diagnóstico é feito pelo isolamento do vírus e pela detecção dos anticorpos IgM pelo ELISA ou do aumento dos títulos de IgG pela imunofluorescência em duas amostras seriadas.

Tratamento

É de suporte, com controle rigoroso da volemia e da diátese hemorrágica. A fluidoterapia deve ser cuidadosa para evitar edema pulmonar. Higgins (1991) apresentou resultados promissores com o uso da ribavirina nas fases iniciais da doença.

SÍNDROME PULMONAR POR HANTAVÍRUS (SPH)

Quadro clínico

Esta síndrome é raramente observada em crianças com idade inferior a 17 anos.

Os pródromos são incaracterísticos e duram cerca de 3 a 4 dias ou mais, e os pacientes apresentam febre, mialgia, principalmente nas costas e nas pernas, náuseas, vômitos e diarréia. Sintomas respiratórios como coriza e tosse são pouco relatados. Nessa fase, a ocorrência de trombocitopenia deve alertar para o diagnóstico se houver epidemiologia. Após esse período prodrômico, ocorre a fase cardiopulmonar, que aparece abruptamente, com taquidispnéia progressiva, podendo evoluir para insuficiência respiratória em questão de 12 a 24 horas e óbito nos próximos 1 a 2 dias. A clínica é de uma síndrome de angústia respiratória do adulto. Radiologicamente, nota-se rápida progressão de infiltrado intersticial decorrente de edema, o qual é decorrente do extravasamento capilar de fluidos e não de uma insuficiência cardíaca congestiva. Nos pacientes intubados, a secreção é clara, e não se observam neutrófilos e sua presença denota outra etiologia ou complicação bacteriana.

A deterioração da função pulmonar acompanha-se de hipotensão devido à disfunção miocárdica e à hipovolemia.

A trombocitopenia é encontro quase que obrigatório nessa fase; o hematócrito pode estar elevado e ocorrer alterações de coagulograma. O DHL costuma estar muito elevado, não há grande leucocitose, mas ocorre desvio à esquerda muito acentuado. Alterações da função renal não são freqüentes, mas podem ocorrer elevações de creatinina e proteinúria.

Nos pacientes que se recuperam, a melhora é rápida e a extubação costuma ser possível em 72 horas.

Tratamento

É de suporte cardiorrespiratório e correção dos eventuais distúrbios hidroiônicos.

CUIDADOS NA MANIPULAÇÃO DE CASOS SUSPEITOS

O uso de precauções universais é prudente no manuseio dos pacientes até que haja melhor entendimento dos mecanismos de transmissão. Como esta pode acontecer por aerossóis eventualmente, é necessária a utilização de quartos individuais com pressão negativa e o uso de máscaras N-95 (como para a tuberculose) no manejo dos pacientes.

FEBRE AMARELA

É uma doença causada por um vírus da família *Flaviviridae*, à qual pertence também o vírus da dengue.

Tradicionalmente, descrevem-se dois tipos de febre amarela, a silvestre e a urbana, mesmo que o agente causal e o quadro clínico sejam idênticos, mudando apenas o vetor e os reservatórios. Na forma urbana, o principal agente transmissor é, no Brasil, o mosquito *Aedes aegypti*, o mesmo da dengue, sendo o *A. albopictus* um vetor secundário, e a transmissão ocorre de homem infectado para um outro, suscetível. Na silvestre, os vetores são os mosquitos do gênero *Sabethes* e *Haemagogus*; e os reservatórios, macacos e marsupiais. A Bacia Amazônica é um dos principais focos da forma silvestre, e a aproximação do homem, levando a cidade para a proximidade de locais onde ocorrem casos de febre amarela, proporciona o aparecimento da forma urbana, uma vez que o *A. aegypti* é hoje encontrado em quase toda a América, com exceção do Canadá.

Quadro clínico

A clínica inicia-se após um período de incubação de 3 a 6 dias ou mais e, nos sintomáticos "clássicos", evolui em três fases. Na primeira, aparecem febre, cefaléia, fraqueza, dor lombossacra, mialgia, congestão conjuntival, náuseas e vômitos. Este período dura 1 a 7 dias, em geral, 2 a 3 dias, e o exame físico é extremamente pobre e excepcionalmente se pode observar dissociação temperatura-pulso. A segunda fase é de um período afebril, e muitos já evoluem para a cura nesta fase. Em 10 a 20% dos casos, entretanto, ocorre a terceira fase, na qual a febre retorna com intensidade, acompanhada por alterações gastrintestinais, como dor abdominal, diarréia e vômitos, icterícia, instabilidade cardiovascular, proteinúria, delírio, convulsões, estupor e coma. As manifestações hemorrágicas são mais importantes e aparecem como hematêmese (vômito "negro"), melena, epistaxe, gengivorragia, petéquias, equimoses. Na evolução, a função hepática deteriora-se, instalam-se insuficiência renal, choque e óbito.

Laboratorialmente, nota-se desde o início leucopenia. Trombocitopenia e alterações de coagulograma são encontros freqüentes. O hematócrito pode estar aumentado devido à hemoconcentração. Há aumento das transaminases, da uréia e da creatinina e diminuição da glicemia. A albuminúria pode ser tão intensa que pode chegar a níveis de síndrome nefrótica.

O diagnóstico é feito pelo isolamento do vírus do sangue e pela biopsia hepática. Utilizando-se ELISA ou PCR, pode-se detectar o antígeno viral durante toda a fase de infecção, mas a demonstração de IgM específica por ELISA só acontece no final da primeira semana da doença.

O diagnóstico deve ser feito principalmente pela epidemiologia; e os diferenciais, com leptospirose, dengue, malária e hepatites virais graves.

Tratamento

É apenas de suporte, controlando-se as perdas sangüíneas, reposição da volemia em casos de choque, correção de distúrbios hidroiônicos. Quando se instalar insuficiência renal, indica-se diálise.

Durante a hospitalização devem ser tomadas precauções básicas e de extremo cuidado com o manejo do sangue.

A vacina feita com vírus vivo e atenuado pode ser aplicada após os 4 meses de idade e tem duração de 10 anos.

MALÁRIA

É o exemplo sempre citado quando se refere a doenças reemergentes, pois, no Brasil, em 1961, foram notificados 37.000 casos e, em 1996, o número cresceu para 444.049.

A distribuição geográfica no Brasil é muito extensa, mas a maioria dos casos concentra-se na região da Amazônia, onde se registram cerca de 76,5% dos doentes. Mato Grosso, Pará, Rondônia e Amazonas são as áreas mais comprometidas. As regiões de "alto risco" são compostas pela parte leste de Roraima, vale do rio Acre, vale do rio Jari e área de influência da Rodovia Perimetral Norte, no Amapá, incluindo-se ainda Maranhão e Tocantins.

É uma doença causada por protozoários do gênero *Plasmodium*, sendo quatro as espécies que parasitam o homem: *P. vivax*, *P. falciparum*, *P. malariae* e *P. ovale*.

Quadro clínico

O período de incubação varia de 9 a 40 dias e difere um pouco entre as espécies, sendo em média de 12 dias para o *P. falciparum*, de 15 para o *P. vivax*, de 17 para o *P. ovale* e de 28 para o *P. malariae*.

O período prodrômico é insidioso e incaracterístico, parecendo um quadro viral: febre não muito alta, sudorese, mal-estar, mialgia, lombalgia, anorexia e dor nos membros inferiores. Passados alguns dias, a febre aumenta abruptamente, com calafrios e cefaléia, a anorexia acentua-se, as dores musculares pioram, a criança fica prostrada e aparecem sintomas neurológicos, como confusão, delírio e convulsões. No fim do período febril, o paciente fica ruborizado e com abundante sudorese.

Dependendo do tipo do plasmódio, os acessos febris têm intercalados períodos de apirexia: no *P. vivax* e no *P. ovale*, esse período é de 1 dia (terçã benigna) e, quando por *P. malariae*, de 2 dias (quartã). Já o *P. falciparum* provoca febre mais contínua durante algumas semanas antes de apresentar periodicidade (terçã maligna).

Ao exame físico, pode-se notar anemia, hepatoesplenomegalia que ocorre nos primeiros dias e que, nos casos crônicos, atinge proporções muito grandes. A icterícia pode estar presente.

O diagnóstico nos casos com a curva térmica característica é mais fácil, mas nas fases iniciais só a epidemiologia pode levar a uma suspeita. A pesquisa dos hematozoários no sangue periférico, por meio do exame em gota espessa, é decisiva.

O diagnóstico diferencial deve ser feito com infecções bacterianas, como febre tifóide, septicemias, endocardite bacteriana, leptospirose, febre amarela.

Tratamento

No município de São Paulo, é orientado pela SUCEM, que inclusive fornece os medicamentos.

P. falciparum – indicam-se esquizonticidas de ação rápida como a associação de quinino e de tetraciclina, nas doses de 25 a 35mg/kg/dia de quinino, divididas em 4 tomadas por 4 dias, e a tetraciclina, 250mg de 6 em 6 horas por 7 dias. No sétimo dia de tratamento, ministra-se primaquina, dose única de 0,75mg/kg, para eliminar os gametócitos. Nas crianças menores de 7 anos, pode-se substituir a tetraciclina por clindamicina, na dose de 20mg/kg/dia, dividida de 12 em 12 horas por 7 dias, seguindo-se primaquina, 0,75mg/kg.

P. vivax – cloroquina na dose de 10mg/kg em uma tomada no primeiro dia e 7,5mg/kg no segundo e terceiro dias. Para atingir formas teciduais, utiliza-se primaquina na dose de 0,25mg/kg/dia durante 14 dias.

P. malariae – utiliza-se apenas a cloroquina, nas doses citadas anteriormente.

Na malária, sobretudo nas formas graves causadas pelo *P. falciparum*, há necessidade de se atentar para as complicações que, muitas vezes, são as causas da procura dos serviços de pronto-socorro.

Assim, há que se considerar a anemia, quase sempre presente, a mercê de fenômenos hemolíticos e do hiperesplenismo, necessitando de transfusão de hemácias. Coagulopatias de consumo decorrentes de vasculite também são descritas na malária, levando a fenômenos hemorrágicos concomitantes com tromboses. Na infecção por *P. falciparum*, essa complicação é mais freqüente. Perante um quadro deste, o tratamento com heparina deve ser considerado.

A malária cerebral é uma complicação grave, relacionada principalmente com infecção pelo *P. falciparum*. Ocorre edema cerebral devido a capilarite, com trombos de células parasitadas levando a áreas de infarto.

A supra-renal pode ser acometida, justificando a necessidade de se monitorizar sódio e potássio séricos.

Sintomas gastrintestinais são decorrentes de acometimento dos vasos da mucosa, com edema e necrose epitelial da parede do tubo intestinal.

Os rins devem ser motivo de vigilância, pois, devido à intensa hemoglobinúria, hipoxemia pela anemia ou hipoperfusão, são descritos casos de insuficiência renal aguda. Na malária crônica, é clássico o aparecimento de síndrome nefrótica.

CONCLUSÃO

Atualmente, diante de uma criança com febre, sufusões hemorrágicas e estado geral comprometido, o pediatra terá de distinguir entre várias infecções virais, como as febres hemorrágicas causadas por arbovírus (dengue, febre amarela, hantavírus), infecções bacterianas, como septicemia (meningococcemia, pneumococcemia, infecção por hemófilo e outros gram-negativos), endocardite bacteriana, febre purpúrica brasileira, infecção por riquétsia (febre maculosa brasileira), infecção por espiroquetas (leptospirose), situações não-infecciosas, como leucose, histiocitose, colagenoses, doenças imunoalérgicas, reações alérgicas a drogas, defensivos químicos etc., e poderá estar diante de uma doença cada vez mais freqüente no mundo – a síndrome da criança espancada.

BIBLIOGRAFIA

BARRETO, M.L. – Emergência e "permanência" das doenças infecciosas. *Médicos*, 1:18, 1998.

CHAPMAN, L.E.; MCKEE, K.T.; PETERS, C.J. – Hantavirus. In Feigin, J.; Cherry, M. *Textbook of Pediatric Infectious Diseases*. 4th ed., Philadelphia, W.B. Saunders, 1998, p. 2141.

CHILDS, J.E; DOLLAN, P.E. – Emergence of hantavirus disease in the USA and Europe. *Curr. Opin. Infec. Dis.*, 7:220, 1994.

ENGLISH, M.; MARSH, K. – Childhood malaria – Pathogenesis and treatment. *Curr. Opin. Infect. Dis.*, 10:221, 1997.

GUBLER, D.J. – Yellow fever. In Feigin, J.; Cherry, M. *Textbook of Pediatric Infectious Diseases*. 4th ed., Philadelphia, W.B. Saunders Company, 1998, p. 1981.

LACY, M.D.; SMEGO, R.A. – Viral hemorrhagic fevers. *Adv. Pediatr. Infect. Dis.*, 12:21, 1997.

RAMOS Jr., A.N.; CARVALHO NETTO, M.A.L.; BATISTA, R.S. – Dengue. *JBM*, 72:53, 1997.

SETIAWAN, M.W.; SAM SI, T.K.; WULUR, H. et al. – Dengue haemorrhagic fever: ultrasound as an AID to predict the severity of the disease. *Pediatr. Radiol.*, 28:1, 1998.

SCHECHTER, M. – Cólera. In Schechter, M.; Morangoni, D.V. *Doenças Infecciosas: Conduta, Diagnóstico e Terapêutica*. Rio de Janeiro, Guanabara Koogan, 1994, p. 286.

ZANOTO, P. – Os flavivirus e a dengue. *Médicos*, 1:60, 1998.

SINOPSE

DOENÇAS INFECCIOSAS EMERGENTES

CÓLERA

O agente causal é o *Vibrio cholerae*, com dois biótipos principais: clássico e El Tor, sendo este o responsável pelos casos em nosso meio.

As infecções produzidas pelo tipo El Tor são mais leves, geralmente indistinguíveis de uma gastroenterocolite comum da infância. Nos casos graves, as fezes são aquosas, em grande quantidade, semelhantes a "água de arroz com cheiro de peixe". Vômitos são freqüentes. O diagnóstico é feito pela cultura de fezes ou "swab" retal.

O tratamento específico deve ser feito com doxiciclina (6mg/kg, dose única) ou tetraciclina (50mg/kg/dia). Co-trimexazol e eritromicina são alternativas.

DENGUE

O agente causal é um *Flavivirus*, tendo como transmissor um mosquito do gênero *Aedes*.

Crianças apresentam quadro leve, com febre, mal-estar, faringite e tosse. Crianças maiores e adultos apresentam o quadro clássico, com febre, cefaléia, dor retroesternal, lombalgia e intensa mialgia. Fenômenos hemorrágicos são comuns.

No dengue hemorrágico ocorre rápida deterioração do estado geral, com colapso circulatório. Os fenômenos hemorrágicos são de intensidade variável.

O tratamento visa principalmente reconstituir o volume intracelular.

HANTAVIROSE

O agente causal é um *Hantavirus*, que produz duas doenças diferentes: febre hemorrágica com síndrome renal e síndrome pulmonar.

Na febre hemorrágica com síndrome renal, o quadro clínico varia desde uma doença febril incaracterística, até um processo grave com insuficiência renal, choque e hemorragia difusa. O tratamento é de suporte.

Na síndrome pulmonar, o período prodrômico incaracterístico é seguido pela fase cardiopulmonar, com um quadro de síndrome de angústia respiratória do adulto. O tratamento é de suporte.

FEBRE AMARELA

O agente causal é um vírus da família *Flaviviridae*, à qual pertence também o vírus da dengue.

O quadro clínico evolui em 3 fases. Na primeira aparecem febre, cefaléia, fraqueza, dor lombossacra, mialgia, congestão conjuntival, náuseas e vômitos. A segunda fase é afebril e, na terceira, a febre retorna com intensidade, acompanhada por alterações gastrintestinais, icterícia, instabilidade cardiovascular, delírio, convulsões e coma. Manifestações hemorrágicas são importantes. A função hepática deteriora-se e instala-se insuficiência renal.

O tratamento é apenas de suporte.

MALÁRIA

O agente causal é um protozoário do gênero *Plasmodium*, sendo 4 as espécies parasitas humanos: *vivax, falciparum, malariae* e *ovale*.

Após um período prodrômico, que parece um quadro viral, a febre aumenta abruptamente, a criança fica prostrada e aparecem sintomas neurológicos. Os acessos febris são intercalados por períodos de apirexia, que variam de 1 dia (terçã benigna – *vivax* e *ovale*), 2 dias (quartã – *malariae*) e continuamente (terçã maligna – *falciparum*). Observam-se anemia e hepatoesplenomegalia. Pesquisa de hematozoários no sangue periférico confirma o diagnóstico.

O tratamento depende do agente etiológico. Na malária por *P. falciparum*, usa-se uma associação de quinino e tetraciclina e primaquina para eliminar gametócitos; por *P. vivax* e *malariae*, utiliza-se cloroquina e primaquina para atingir as formas teciduais.

26

SÍNDROME SÉPTICA

ADRIANA P. EISENCRAFT
RICARDO IUNIS C. DE PAULA

CONCEITO

Síndrome séptica é uma resposta orgânica, generalizada, à presença do agente infeccioso ou de seus produtos tóxicos no organismo. Caracteriza-se por evidências de infecção, acompanhada de alterações da perfusão tecidual (de, ao menos, um órgão), associada a sinais sistêmicos decorrentes dela (taquicardia, taquipnéia e febre ou hipotermia).

O conceito de síndrome séptica favorece a identificação mais precoce dos pacientes sépticos, permitindo pronta intervenção terapêutica, reduzindo a taxa de morbimortalidade de forma significativa.

Outros conceitos básicos são fundamentais para maior compreensão da síndrome séptica:

Bacteriemia – identificação de agente bacteriano viável na circulação sangüínea.

Sepse – é o conjunto de manifestações fisiológicas determinadas por processo infeccioso, ainda que não seja possível a identificação do agente causal. Acompanha-se de sinais sistêmicos de taquicardia, taquipnéia e febre ou hipotermia.

Choque séptico – evolução da síndrome séptica, em que ocorre hipotensão persistente, apesar da reposição adequada de fluidos. Acompanha-se de anormalidades causadas pela hipoperfusão, que geralmente culminam em disfunção orgânica intensa.

FISIOPATOLOGIA

Embora a clínica verificada na síndrome séptica possa ser decorrente de processo infeccioso ou inflamatório (identificável ou não) em órgãos específicos, geralmente resulta de resposta sistêmica à presença do agente microbiano ou de suas toxinas no sangue, capazes de ativar o sistema imunológico.

A ativação do complemento, de macrófagos e de monócitos, desencadeia manifestações inflamatórias que podem ser autolimitadas ou exacerbadas (Fig. 26.1). É a magnitude dessa reação que determina a "resposta séptica".

ETIOPATOGENIA

Até a década de 50, estafilococo e estreptococo eram os agentes predominantes nos processos infecciosos sistêmicos. A partir de então, passaram a prevalecer os gram-negativos, com padrões de resistência crescentes aos antimicrobianos.

O Instituto da Criança "Prof. Pedro de Alcantara" do Hospital das Clínicas da FMUSP, por ser um hospital terciário com características peculiares, é procurado por doentes provenientes de ambulatórios ou de outros serviços médicos e, portanto, mais sujeitos a infecções por bactérias intra-hospitalares.

A análise das hemoculturas obtidas à internação, no ano de 1995, revela predominância de *S. aureus* (21,15%), seguida por *S. pneumoniae* (17,31%) e *H. influenzae* (8,65%). Para as hemoculturas obtidas durante a hospitalização, nesse mesmo período, os agentes mais identificados foram *K. pneumoniae* e *S. aureus* (15,91%) e *Staphylococcus* coagulase negativo (15,15%). A *Candida albicans* mostrou-se agente patogênico bastante considerável, respondendo pelo quarto lugar, em termos de incidência (7,57%). A análise conjunta das hemoculturas (admissionais e hospitalares) demonstra predominância de *S. aureus* (18,22%), *K. pneumoniae* (12,29%) e *Staphylococcus* coagulase negativo (10,59%).

O agente etiológico mais provável, em função do foco primário, está descrito no quadro 26.1.

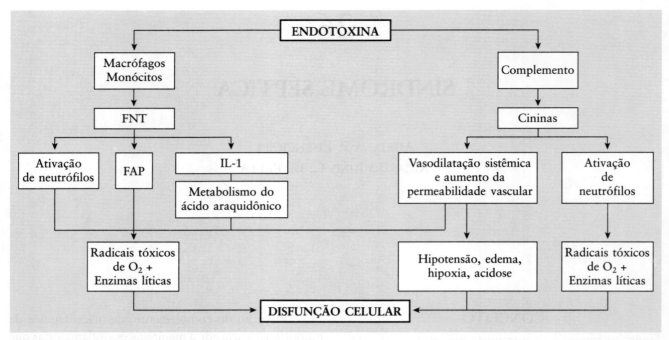

Figura 26.1 – Principais eventos fisiológicos da síndrome séptica.

Quadro 26.1 – Achados clínicos mais freqüentes na síndrome séptica por faixa etária.

Manifestação clínica	RN-3 meses	> 3 meses	Manifestação clínica	RN-3 meses	> 3 meses
Febre	+	++	Hepatoesplenomegalia	+	+
Hipotermia	++	+	Icterícia	++	+
Hipo/hiper-reflexia	++	+	Sangramentos e sufusões hemorrágicas	+	++
Tremores	++	+			
Sucção débil	++	+	Apnéia	++	–
"Impressão de que não vai bem"	++	+	Taquipnéia	++	++
Irritabilidade	++	++	Cianose	++	+
Anorexia	++	++	Palidez/pele acinzentada	++	++
Toxemia	++	++	Livedo reticular	++	++
Calafrios	–	++	Enchimento capilar lentificado	++	++
Gemência	++	++	Taquicardia	++	++
Escleredema	++	++	Alteração no nível de consciência (torpor ou coma)	++	++
Evidência clínica de infecção	+	++			
Distensão abdominal	++	+	Convulsões	++	++
Vômito	++	++	Irritação meníngea	–	++
Diarréia	++	++	Abaulamento de fontanela	++	+

ASPECTOS CLÍNICOS

Na fase inicial da síndrome séptica, observa-se aumento do débito cardíaco e queda da resistência vascular, resultando em pressão arterial normal ou ligeiramente aumentada. A etapa seguinte é caracterizada por queda da função cardíaca, abertura de "shunts" arteriovenosos e queda da pressão arterial. Alterações no metabolismo da glicose, de gordura e proteína, promovendo acidose láctica, hiper ou hipotermia, taquipnéia acompanhada de hipoxemia e alterações neurológicas decorrentes de hipofluxo e hipoxemia cerebral podem ser identificadas.

Outros achados freqüentes, considerando-se a faixa etária acometida, estão listados no quadro 26.2.

DIAGNÓSTICO

O diagnóstico de síndrome séptica é eminentemente clínico, baseado em dados de história e achados de exame físico. No entanto, a confirmação bacteriológica pode ser obtida por meio de hemoculturas.

DIAGNÓSTICO ETIOLÓGICO

Culturas realizadas com material obtido em punção venosa ou arterial (hemocultura), aspirado de medula

Quadro 26.2 – Agente etiológico mais provável em função do foco primário.

Foco primário	Agente mais provável
Pele	S. aureus, S. coagulase negativo, P. aeruginosa
Osso e articulação	S. aureus, S. epidermidis, H. influenzae
Trato respiratório	S. pneumoniae, H. influenzae, S. aureus, K. pneumoniae
Trato gastrintestinal	Enterobactérias (E. coli, P. aeruginosa, E. faecalis, Salmonella sp. e outros), anaeróbios
Trato urinário	Bacilos gram-negativos (E. coli, K. pneumoniae, P. mirabilis etc.)
Válvula cardíaca	Coco gram-positivo
SNC (abscesso)	S. pneumoniae, H. influenzae, Staphylococcus, anaeróbios
SNC (meningites)	
< 3 meses	Enterobactérias gram-negativas, estafilococos do grupo B, Listeria, S. pneumoniae, H. influenzae
3 meses-5 anos	H. influenzae, Neisseria meningitidis, S. pneumoniae
> 5 anos	Neisseria meningitidis, S. pneumoniae

óssea (mielocultura), de líquido cefalorraquidiano, material fecal (coprocultura), urinário (urocultura), aspirado traqueal, líquido sinovial, derrames cavitários, coleções, cateteres etc. podem recuperar o agente envolvido no processo infeccioso.

As técnicas de contra-imunoeletroforese (CIE) e o uso de partículas de látex recoberto por anticorpos (prova de aglutinação do látex) e de estafilococo recoberto por anticorpos (coaglutinação) estão sendo cada vez mais utilizados e representam técnica sensível, rápida e precisa, no sentido de detectar os antígenos bacterianos nos líquidos orgânicos como sangue, líquor e urina.

OUTROS EXAMES LABORATORIAIS

Outras provas laboratoriais indiretas, ainda que inespecíficas, podem auxiliar no diagnóstico da síndrome séptica e dos distúrbios por ela determinados.

Hemograma – anemia e leucopenia podem indicar processos de maior gravidade. Plaquetopenia por destruição aumentada ou por depressão seletiva da plaquetogênese pode ser observada.

Provas de fase aguda do soro – velocidade de hemossedimentação (VHS), mucoproteína, proteína C reativa e alfa-1-glicoproteína ácida auxiliam na avaliação evolutiva da doença.

Coagulograma – deve ser colhido rotineiramente, uma vez que o consumo de fatores de coagulação, na síndrome séptica, pode ser verificado. Auxilia na identificação da coagulação intravascular disseminada (CIVD).

Produtos de degradação fibrinolíticos (PDF) – sua presença é geralmente considerada característica básica da coagulação intravascular disseminada, embora sua ausência não afaste o diagnóstico.

Gasometrias arterial e venosa – permitem a avaliação da função pulmonar e cardiocirculatória. Acidose respiratória (com diminuição de O_2 e retenção de CO_2) indica insuficiência respiratória. A presença de acidose metabólica e a diminuição na fração de extração de oxigênio sugerem hipoperfusão tecidual, que pode ser atribuída à disfunção cardiovascular.

Dosagem de enzimas hepáticas (quantifica lesão celular), **bilirrubinas totais e frações** (quantifica o funcionamento celular) e **glicemia** que pode estar elevada (à custa da liberação de hormônios contra-reguladores) ou diminuída (por prejuízo do funcionamento hepático) permitem avaliar a função hepática.

Uréia e creatinina – averiguam a função celular renal.

Radiografia de tórax, ultra-sonografia, tomografia computadorizada e cintilografia – podem auxiliar na investigação de foco(s) infeccioso(s).

TRATAMENTO

O tratamento da síndrome séptica consiste em garantir a perfusão tecidual por meio da utilização de fluidos e drogas vasoativas, além da oxigenação e do suporte nutricional adequados, simultaneamente à tentativa de interromper a "cascata séptica", empregando-se antibióticos, anticorpos antitoxina ou antimediadores.

TRATAMENTO DO PROCESSO INFECCIOSO

Diante da suspeita de síndrome séptica, buscar a localização do ponto de infecção mostra-se fundamental para que seja realizada a **drenagem**, o mais precoce possível, na tentativa de bloquear a "cascata séptica".

O tratamento antimicrobiano deve ser instituído de imediato, após colheita de material para a avaliação etiológica. Geralmente, utiliza-se esquema de amplo espectro.

Na seleção do(s) antibiótico(s) utilizado(s), deve-se levar em consideração o agente etiológico mais provável e a faixa etária (ver Quadro 26.2 e Tabela 26.1). Uma vez recuperado o agente infeccioso, está indicada a terapêutica específica, conforme o antibiograma, levando-se em consideração a evolução clínica do doente.

Muito tem-se discutido a respeito da descontaminação intestinal seletiva por meio de antibióticos não-absorvíveis, cuja finalidade seria reduzir a flora intesti-

Tabela 26.1 – Terapêutica inicial antimicrobiana da síndrome séptica por faixa etária.

Foco inicial	Idade/sítio de infecção	Antibiótico	Dose
Não evidente	RN (até 7 dias)	Penicilina cristalina Amicacina	100.000UI/kg/dia, IV, de 12/12 horas 15mg/kg/dia, IV, de 12/12 horas
	RN (após 7 dias)	Oxacilina Amicacina	200mg/kg/dia, IV, de 6/6 horas 15mg/kg/dia, IV, de 8/8 horas
	Lactente	Oxacilina Amicacina	200mg/kg/dia, IV, de 6/6 horas 15mg/kg/dia, IV, de 8/8 horas
	Infecção intra-hospitalar (qualquer idade)	Vancomicina Ceftriaxona	40mg/kg/dia, IV, de 6/6 horas 100mg/kg/dia, IV, de 12/12 horas
Evidente	RN/intestinal	Amicacina	15mg/kg/dia, IV, de 8/8 horas
	RN/pulmonar	Oxacilina Amicacina	200mg/kg/dia, IV, de 6/6 horas 15mg/kg/dia, IV, de 8/8 horas
	RN/meníngeo	Ampicilina Ceftriaxona	200mg/kg/dia, IV, de 6/6 horas 100mg/kg/dia, IV, de 12/12 horas
	Lactente/intestinal	Amicacina	15mg/kg/dia, IV, de 8/8 horas
	Lactente/pulmonar	Oxacilina Cloranfenicol	200mg/kg/dia, IV, de 6/6 horas 50-70mg/kg/dia, IV, de 6/6 horas
	Lactente/meníngeo	Ceftriaxona	100mg/kg/dia, IV, de 12/12 horas

nal aeróbia, uma vez que, na síndrome séptica, a alteração de permeabilidade da mucosa intestinal favoreceria a penetração desses agentes na circulação sistêmica.

TRATAMENTO DE SUPORTE

Hemodinâmico

Deve garantir a perfusão tecidual. A **monitorização** pode ser realizada por meio de:
- controle da freqüência cardíaca;
- controle da pressão venosa central;
- controle da pressão arterial média (invasiva ou não-invasiva);
- avaliação do tempo de enchimento capilar.

Inicialmente está indicada a **reposição de fluidos** por meio de solução salina, até que a volemia esteja restabelecida. Em decorrência da alteração da permeabilidade vascular verificada na síndrome séptica, permanece controversa a terapia com colóide.

Uma vez corrigida a volemia, caso persista a instabilidade hemodinâmica, está indicado o uso de **drogas vasopressoras e inotrópicas**, administradas preferencialmente por via central:

Dopamina – combina ação α, β e dopaminérgica. Por atuar sobre a resistência vascular sistêmica e sobre o débito cardíaco, está indicada para uso contínuo, por via intravenosa, na dose de 0,5-4µg/kg/min para a obtenção de dose dopaminérgica, 5-10µg/kg/min para efeito β-adrenérgico e >10µg/kg/min para α-adrenérgico.

Dobutamina – agente inotrópico potente e β-adrenérgico fraco, tem sido utilizada para melhorar o débito cardíaco e a oferta tecidual de oxigênio. É rapidamente metabolizada e tende a reduzir a resistência periférica (resultando em discreta queda da PA). A dose utilizada varia de 0,5-20µg/kg/min, por via intravenosa.

Estudos recentes sugerem a introdução precoce dessa droga, uma vez que na síndrome séptica ocorre depressão miocárdica (por hipofluxo tecidual e pela presença de fatores inibidores miocárdicos).

Norepinefrina – apresenta potente ação α-adrenérgica e algum efeito β-adrenérgico, estando indicada para melhorar o efeito vasopressor, na dose de 0,05-0,30µg/kg/min, quando a associação de dopamina e dobutamina mostrou-se insatisfatória.

Fenilefrina – potente e seletivo $α_1$-agonista. Sua utilização está em estudo.

Respiratório

A taquipnéia verificada na síndrome séptica pode culminar em fadiga muscular, com retenção de CO_2. A alteração de perfusão pode acarretar oferta tecidual de oxigênio insatisfatória, determinando hipoxemia celular. O **controle** de freqüência respiratória, a avaliação gasimétrica por oximetria de pulso ou gasometria arterial e a capnografia podem auxiliar na monitorização dos doentes.

Oxigenoterapia – através de cateter nasal, nebulização contínua ou oxitenda, deve ser instituída prontamente, a fim de evitar acidose láctica. O **suporte ventilatório** (cuja indicação não deve ser retardada) permite alívio do trabalho respiratório, favorecendo a redistribuição do fluxo sangüíneo para outros tecidos, aumentando a oferta de O_2 e diminuindo o seu consumo.

Renal

Controle de débito urinário por saquinho coletor ou sondagem vesical e balanço hídrico permitem o controle da função renal.

Reposição eletrolítica, ácido-básica e diálise podem ser necessárias.

Gastrintestinal

Sempre que possível, deve ser preservada a função do trato digestivo, a fim de manter suporte nutricional e evitar colestase, úlceras de estresse e translocação intestinal bacteriana. No entanto, a passagem de sonda nasogástrica nas distensões abdominais ou na suspeita de sangramento digestivo faz-se necessária.

A pHmetria de suco gástrico pode ser útil na prevenção de sangramento gástrico.

A profilaxia da úlcera de estresse faz-se, preferencialmente, por meio da administração de **sucralfate** e, na não disponibilidade deste, por meio de **bloqueadores dos receptores da histamina H$_2$** e/ou **antiácidos**.

Nutricional

A síndrome séptica produz estado de hipermetabolismo, necessitando de suporte nutricional adequado. **Monitorização** de glicemia, glicosúria e dos eletrolíticos permite oferta mais acertada.

Alimentação, preferencialmente por via enteral (oral, sondas nasogástrica e nasoenteral) ou parenteral (soro de manutenção ou nutrição parenteral), deve ser fornecida em função do nível de tolerância e consciência do doente. Oferta calórica de aproximadamente 120-125kcal/kg/dia parece conveniente.

Temperatura

Embora a hipertermia favoreça o sistema imune, mostra-se igualmente benéfica para a atividade da endotoxina bacteriana. Assim sendo, seria conveniente manter a temperatura corpórea entre 36 e 37°C. Administração de antipiréticos orais ou intravenosos, controle de temperatura ambiental e uso de cobertores térmicos estão indicados.

TRATAMENTOS ESPECIAIS

FATORES ESTIMULADORES DE MEDULA (G-CSF, GM-CSF) – a deficiência neutrofílica (quantitativa e/ou funcional) está intimamente relacionada à maior incidência de infecções. O emprego de G-CSF ou GM-CSF tem-se mostrado benéfico na reversão da neutropenia e da disfunção celular, reduzindo, assim, a freqüência de sepse.

São indicados em neonatologia, para recém-nascidos que se apresentam infectados e neutropênicos, na dose de 5-10µg/kg/dia.

GAMAGLOBULINA HIPERIMUNE – de utilização ainda controversa, pode ser indicada em recém-nascidos e prétermo com infecção por gram-negativos ou estreptococo do grupo B, queimados e imunoincompetentes. A dose preconizada é de 400-500mg/kg/dia, 1 a 2 vezes por semana, por 4 semanas.

CORTICOSTERÓIDES – experimentalmente, os corticosteróides apresentam efeitos potencialmente benéficos, como inibir a cascata do ácido araquidônico, a atividade do complemento, a agregação granulocítica, a liberação dos radicais tóxicos de oxigênio e a produção do fator de necrose tumoral (FNT). Também protegem os órgãos por meio da estabilização celular, em situações de baixo fluxo.

No entanto, o risco de disseminação do agente infeccioso, bem como o desconhecimento do valor prático de sua interferência nos processos inflamatórios, tem limitado seu emprego à suspeita de insuficiência adrenal aguda e a processos meníngeos por *Haemophilus influenzae* e ainda questionado por pneumococo. A dose recomendada é 30mg/kg de metilprednisona (a ser administrada precocemente), por via intravenosa, em 10 minutos. Dose adicional pode ser administrada em 2-4 horas.

ANTICORPOS MONOCLONAIS – são moléculas de imunoglobulina sintetizadas pelo linfócito B, específicas para determinados antígenos. Anticorpo antiendotoxina ligada à porção lipídica A, antagonistas dos receptores da interleucina-1 e anticorpo anti-FNT estão sendo testados, mas o elevado custo e a dificuldade em ser administrado no momento mais propício são fatores limitantes.

ANTAGONISTAS DOS OPIÁCEOS – a endorfina, opiáceo endógeno com potente ação vasodilatadora e capaz de promover instabilidade cardiovascular, está muito aumentada no choque séptico. A naloxona (antagonista dos opiáceos) tem sido empregada experimentalmente, com bons resultados, ainda que em seres humanos os resultados sejam pouco satisfatórios.

A naloxona tem-se mostrado eficaz quando administrada em doses elevadas e sob forma de infusão intravenosa contínua. Dose inicial de 0,03mg/kg deve ser imediatamente seguida por manutenção de 0,2mg/kg/h.

SUBSTÂNCIAS DEPURADORAS DE RADICAIS LIVRES DE OXIGÊNIO – quelantes de radicais livres de oxigênio estão em estudos, como terapêutica coadjuvante na síndrome séptica, uma vez que os produtos metabólicos do oxigênio molecular desempenham importante papel na lesão tecidual. Entre os medicamentos desenvolvidos destacam-se: catalase, vitamina E, manitol, superóxido-desmutase.

INIBIDORES DO CICLO DA LIPOXIGENASE E CICLOXIGENASE – o ácido araquidônico, liberado durante lesão celular, tem a capacidade de alterar o tônus vasomotor e a permeabilidade vascular, agregar plaquetas, interferir no controle da temperatura e liberar mediadores da inflamação. O mais promissor bloqueador do ácido araquidônico é o inibidor da cicloxigenase (ibuprofeno). Os estudos realizados em modelos animais mostram-se bastante promissores, embora no ser humano sua eficácia não tenha sido confirmada.

ANTAGONISTA DO FATOR DE AGREGAÇÃO PLAQUETÁRIA (FAP) – ativado por endotoxina, aumenta a permeabilidade vascular, agrega plaquetas e leucócitos, libera ácido araquidônico e produz efeito inotrópico negativo na atividade cardíaca. Pesquisas que utilizam antagonistas do FAP têm apresentado resultados encorajadores.

FIBRONECTINA – é uma glicoproteína de grande peso molecular. Presente no plasma e na superfície da maioria das células, tem a função de mediadora na depuração de bactérias, plaquetas alteradas, complexo fibrinogênio-fibrina e outros. Pode ser encontrada sob forma liofilizada no plasma, sangue total (500ml = 150mg de fibronectina) e crioprecipitado (1U = 100mg de fibronectina).

Seu valor terapêutico ainda é questionável, mas alguns pesquisadores utilizam uma unidade de crioprecipitado para cada 5kg de peso, 2 a 3 vezes ao dia.

DIÁLISE, FÉRESE E HEMOFILTRAÇÃO – estudos nesse sentido seguem em andamento, mas muitas dúvidas prejudicam sua utilização. Remover produtos tóxicos e mediadores maléficos da "cascata da sepse" parece vantajoso. No entanto, corre-se o risco de retirar, concomitantemente, "fatores auxiliadores".

NOVAS PERSPECTIVAS
- A N-monometil-L-arginina, um inibidor do óxido nítrico (vasodilatador potente), tem-se mostrado terapêutica bastante eficiente.
- O magnésio-adenosina trifosfato, administrado durante o choque séptico, parece melhorar a função celular e orgânica após reversão do estado de choque.
- A pentoxifilina revela-se eficaz no bloqueio da liberação de FNT induzida por endotoxina.
- Duas novas drogas, a ulinastatina, com capacidade de estabilizar a membrana celular (bloqueando a liberação de citocinas), e a aprotinina, inibidora de proteases, estão em estudo.

Conhecimentos de engenharia genética permitem controle sobre produção e liberação de muitos dos mediadores sépticos, mas sua aplicabilidade técnica ainda não está definida.

PREVENÇÃO

Apesar dos novos conhecimentos terapêuticos, a prevenção continua sendo um importante alicerce entre as medidas de controle da síndrome séptica. Cuidados de assepsia e antissepsia no manuseio dos doentes, sobretudo na lavagem das mãos, ainda se mostram medidas eficazes para previnir infecção.

Marcadores capazes de identificar doentes predispostos à síndrome séptica têm sido exaustivamente buscados, mas, até o momento, resultados concretos não foram obtidos.

BIBLIOGRAFIA

ACCP/SCCM, Consensus Conference – Definitions for sepsis and organ failure and guidelines for the use of innovative therapies in sepsis. *Crit. Care Med.*, 20:864, 1992.

BALK, R.A.; BONE, R.C. – The septic syndrome. Definition and clinical implications. *Crit. Care Clin.*, 5:1, 1989.

BONE, R.C. – The pathogenesis of sepsis. *Ann. Intern. Med.*, 115:457, 1991.

BONE, R.C. – A critical evaluation of new agents for treatment of sepsis. *JAMA*, 266:1689, 1991.

BONE, R.C. – Abnormal cellular metabolism in sepsis. *JAMA*, 267:1518, 1992.

BONE, R.C. – Inhibitors of complement and neutrophils: a critical evaluation of their role in the treatment of sepsis. *Crit. Care Med.*, 20:891, 1992.

COHEN, J.; GLINZER, M.P. – Septic shock: treatment. *Lancet*, 338:736, 1991.

IDELMAN, L.A.; PIZOV, R.; SPRUNG, C.L. – New therapeutic approaches in sepsis: a critical review. *Int. Care Med.*, 21:269, 1995.

FISHER Jr., C.J.; SLOTMAN, G.J.; OPAL, S.M. et al. – Initial evaluation of human recombinant interleukin-1 receptor antagonist in the treatment of sepsis syndrome: a randomized, open-label, placebo-controlled, multicenter trial. *Crit. Care Med.*, 22:12, 1994.

FOURRIER, F.; JOURDAIN, M.; TOURNOIS, A.; CARON, C.; GOUDEMAND, J.; CHOPIN, C. – Coagulation inhibitor substitution during sepsis. *Int. Care Med.*, 21:S264, 1995.

KNAUS, W.A.; SUN, X.; NYSTROM, P.; WAGNER, D.P. – Evaluation of definitions for sepsis. *Chest*, 101:1656, 1990.

PRYOR, R.W.; KLINE, M.W.; MATSON, J.R. – Septic shock: principles of management in the emergency department. *Pediatr. Emerg. Care*, 5:193, 1990.

RUDIS, M.I.; BASHA, M.A.; ZAROWITZ, B.J. – Is it time to reposition vasopressors and inotropes in sepsis? *Crit. Care Med.*, 24:525, 1996.

WARREN, H.S.; DANNER, R.L.; MUNFORD, R.S. – Anti-endotoxin monoclonal antibodies. *N. Eng. J. Med.*, 326:1153, 1992.

WIESSNER, W.H.; CASEY, L.C.; ZBILUT, J.P. – Treatment of sepsis and setic shock: a review. *Heart Lung*, 24:380, 1995.

ZIEGLER, E.J.; FISHER, C.J.; SPRUNG, C.L. et al. – Treatment of gram-negative bacteremia and septic shock with HA-1A human monoclonal antibody against endotoxin. A randomized, double-blind, placebo-controlled trial. *N. Engl. J. Med.*, 324:429, 1991.

ZIMMERMAN, J.J. – Therapy for overwhelming sepsis-clues for treating disease and not just symptoms. *Crit. Care Med.*, 18:118, 1990.

SINOPSE

SÍNDROME SÉPTICA

1. Síndrome séptica é uma entidade clínica caracterizada por evidências de infecção, acompanhada de alterações da perfusão tecidual, associada a sinais sistêmicos decorrentes dela (taquicardia, taquipnéia e febre ou hipotermia). É uma resposta generalizada à presença do agente infeccioso ou de seus produtos tóxicos no organismo.

2. Na casuística do Instituto da Criança "Prof. Pedro de Alcantara" do Hospital das Clínicas da FMUSP, no ano de 1995, entre os germes isolados em hemoculturas, houve predomínio do *S. aureus* seguindo-se *K. pneumoniae* e *Staphylococcus* coagulase negativo.
Entre os agentes fúngicos, a *Candida albicans* apresentou papel significativo.

3. Sinais e sintomas que permitem a suspeita incluem:
   - evidências clínicas de infecção;
   - febre (> 38,3°C) ou hipotermia (< 35,6°C);
   - taquicardia;
   - taquipnéia e
   - ao menos uma das evidências de perfusão tecidual inadequada:
     - oligúria,
     - alteração do nível de consciência,
     - hipoxemia,
     - acidose.

4. São provas úteis para auxiliar no diagnóstico e na investigação etiológica:
   - **Técnicas diretas**: hemocultura, mielocultura, quimiocitológico e cultura de líquido cefalorraquidiano (LCR), coprocultura, urocultura e cultura de outros materiais, contra-imunoeletroforese (CIE), prova de aglutinação do látex e coaglutinação.
   - **Técnicas indiretas**: leucograma, provas de fase aguda do soro, coagulograma, produtos de degradação de fibrinolíticos (PDF), contagem de plaquetas, gasometrias arterial e venosa, enzimas hepáticas, bilirrubinas totais e frações, glicemia, uréia e creatinina, radiografia de tórax, ultra-sonografia, tomografia computadorizada e cintilografia.

5. Tratamento:

Tratamento do processo infeccioso – deve levar em consideração, os seguintes aspectos:
a) agente etiológico mais provável;
b) localização inicial;
c) epidemiologia do meio de onde provém a criança (domiciliar/hospitalar);
d) idade da criança;
e) gravidade das complicações, especialmente a meningite;
f) farmacocinética e toxicidade da(s) droga(s).

Infecção por enterobactérias:
Casos domiciliares:
– Amicacina (15mg/kg/dia, IV, de 8/8 horas) ou cefalosporina de segunda geração (cefoxitina, 100mg/kg/dia, IV, de 6/6 horas).

Casos hospitalares:
– Amicacina (15mg/kg/dia, IV, de 8/8 horas) e
– Cefalosporina de terceira geração (ceftriaxona, 100mg/kg/dia, IV, de 12/12 horas, ou cefotaxima, 150mg/kg/dia, IV, de 8/8 horas).

Infecção por *Staphylococcus aureus*:
Casos domiciliares:
– Oxacilina 200-400mg/kg/dia, IV, de 6/6 horas ou
– Vancomicina 40mg/kg/dia, IV, de 6/6 horas.
Casos intra-hospitalares:
– Vancomicina, 40mg/kg/dia, IV, de 6/6 horas ou
– Teicoplanina, 10mg/kg/dia, IV, de 12/12 horas.

Infecção por *Haemophilus influenzae*:
– Cloranfenicol, 70-100mg/kg/dia, IV, de 6/6 horas ou
– Cefalosporina de terceira geração (ceftriaxona, 100mg/kg/dia).

Infecção pelo meningococo:
– Penicilina cristalina (300.000-400.000UI/kg/dia, IV, de 4/4 horas).

Infecção por pneumococo:
– Penicilina cristalina (100.000-200.000UI/kg/dia, IV, de 4/4 horas).

Infecção por germes oportunistas:
– *Pseudomonas aeruginosa*
Imipenem (100mg/kg/dia, IV, de 6/6 horas) ou ceftazidima (150mg/kg/dia, IV, de 6/6 horas), associado a amicacina (15mg/kg/dia, IV, de 8/8 horas).
– *Klebsiella pneumoniae*
Amicacina (15mg/kg/dia, IV, de 8/8 horas) associada a cefalosporina de segunda geração (cefoxitina, 100mg/kg/dia, IV, de 6/6 horas).
– *Staphylococcus epidermidis*
Vancomicina, 40mg/kg/dia, IV, de 6/6 horas ou Teicoplanina, 10mg/kg/dia, IV, de 12/12 horas.
– *Candida albicans*
Anfotericina B.
– Herpesvírus e citomegalovírus
Aciclovir e ganciclovir, respectivamente.

Tratamento de suporte
- hemodinâmico (dopamina, dobutamina),
- respiratório (ventilação mecânica, se necessário),
- renal,
- gastrintestinal,
- nutricional,
- controle de temperatura.

Tratamentos especiais
- fator estimulador de medula (5-10µg/kg/dia),
- gamaglobulina hiperimune (400-500mg/kg/dia, 1 a 2 vezes por semana, por 4 semanas).

27

INFECÇÃO POR *STAPHYLOCOCCUS*

Angelina M.F. Gonçalves
Maria Amparo M.D. de Menezes

INTRODUÇÃO

Os *Staphylococcus* são organismos pertencentes à flora normal, geralmente relacionados à pele, assumindo características patogênicas nos seres humanos e em alguns animais. São responsáveis por uma série de doenças, variando de simples lesões a infecções graves e quadros fatais. Os *Staphylococcus* coagulase positivos geralmente provocam infecções superficiais de pele, celulites, abscessos profundos, flebite, endocardite, pneumonia, pioartrites e osteomielites. Os *Staphylococcus* coagulase negativos podem ser responsáveis por infecções do trato urinário em recém-nascidos e imunocomprometidos e estão relacionados a corpos estranhos.

MICRORGANISMOS

São esféricos, variando de 0,5 a 1,5µm de diâmetro, ocorrendo isolados, aos pares ou em tétrades, podendo formar até "clusters" irregulares (o termo *staphylo* em grego significa cacho de uvas). Pertencem à família *Micrococcaceae* e são classificados como cocos gram-positivos, produtores de catalase e com parede celular composta de peptideoglican e ácido teicóico, contendo L-lisina como ácido diamino. Seu metabolismo é anaeróbio ou facultativo e não exigem condições específicas para seu crescimento, utilizando carboidratos e aminoácidos como fonte de energia. São organismos resistentes a altas concentrações salinas, temperaturas de 18 a 50°C e meio seco, facilitando sua sobrevivência e podendo ser encontrados em alguns tipos de comidas que provocam quadros de intoxicação alimentar.

Existem muitas espécies de *Staphylococcus*; algumas delas são consideradas patógenos importantes clinicamente, podendo levar à instalação de quadros graves, outras são consideradas patógenos oportunistas comuns e outras apenas patógenos sem importância clínica.

O potencial patogênico das espécies de *Staphylococcus* está descrito no quadro 27.1.

Quadro 27.1 – Potencial patogênico dos *Staphylococcus*.

Patógenos comuns	Patógenos incomuns	Patógenos indeterminados ou raros
S. aureus	S. haemolyticus	S. auricularis
S. epidermidis	S. hominis	S. xylosus
S. saprophyticus	S. warneri	
	S. saccharolyticus	
	S. cohnii	
	S. simulans	
	S. lugdunensis	
	S. schleiferi	
	S. capitis	

Os *Staphylococcus* são considerados coagulase positivos quando formam um halo claro ao redor da colônia em meio ágar-sangue. A secreção da coagulase livre no plasma resulta na conversão de fibrinogênio em fibrina, levando à formação de coágulo de fibrina, e é uma característica de virulência do agente. A produção de pigmentos também varia conforme a espécie, sendo que cepas que possuem pigmento amarelo ou dourado geralmente são coagulase positivas e conhecidas como *Staphylococcus aureus*.

Os *S. aureus* colonizam preferencialmente as narinas e são ocasionais, a não ser em indivíduos pertencentes ao meio hospitalar, no qual a colonização pode chegar a 90%; têm a característica de colonizar rapidamente pequenas lesões abrasivas e pequenos ferimentos. Os *Staphylococcus* coagulase negativos são universalmente encontrados na pele: freqüentemente na nasofaringe (*S. epidermidis*) e nas regiões axilar, perineal e inguinal (*S. hominis* e *S. haemolyticus*). Os *S. saprophyticus* são ocasionalmente isolados na pele.

IDENTIFICAÇÃO

ESTRUTURA – os *Staphylococcus* têm estrutura relativamente simples, típica de células procarióticas. Geralmente não são capsulados, podendo apresentar eventualmente cápsula de lipopolissacáride. Os *S. aureus* apresentam parede celular com três componentes principais: peptideoglican, ácido ribitol teicóico e proteína A. Os *S. epidermidis* não possuem ribitol no ácido teicóico e tampouco a proteína A. A detecção de anticorpos contra esses componentes podem auxiliar na investigação de quadro infeccioso oculto.

PRODUTOS EXTRACELULARES – os *Staphylococcus* coagulase positivos produzem uma variedade de toxinas extracelulares, algumas com potentes efeitos biológicos e estariam relacionadas com a virulência desses microrganismos. Os principais produtos extracelulares são: hemolisinas, coagulases, leucocidina, hialuronidase, estafiloquinase, bacteriocinas, toxinas epidermolíticas e enterotoxinas.

Hemolisinas – têm propriedades hemolíticas, dermonecróticas e letais. A proteína interage lesando várias membranas celulares. Libera hemoglobina de hemácias de várias espécies de mamíferos e é citotóxica para vários outros tipos de células. Têm a capacidade de destruir plaquetas em humanos e causa contração da musculatura lisa vascular. Embora se saiba que essas proteínas são produzidas e liberadas na vigência de infecção, seu papel fisiopatogênico na lesão tecidual típica do *Staphylococcus* ainda não está totalmene esclarecido.

Leucocidina – ataca exclusivamente os leucócitos (polimorfonucleares e macrófagos). A toxina interage com fosfolípides da membrana plasmática, causando despolarização, aumento da permeabilidade da membrana e morte celular. Tal fato previne a fagocitose do microrganismo e sua morte intracelular.

Enzimas – podem desempenhar seu papel na lesão tecidual localizada ou estabelecer ninhos de infecção. As mais importantes são: hialuronidase, nuclease, protease, lipase, catalase, lisozima e desidrogenase láctica.

Toxinas epidermolíticas – A (epidermolisinas) e B (esfoliantes). São capazes de separar as células da camada adjacente da epiderme. Atuam no espaço extracelular, não promovendo resposta inflamatória ou ocasionando a morte celular. São toxinas específicas das células da epiderme, não atingindo outras células ou órgãos.

Toxina da síndrome do choque tóxico (TSST-1) – promove a instalação de quadro clínico típico com febre, disfunções renal e hepática, hipocalcemia, linfocitopenia e hipotensão arterial.

Enterotoxinas – são classificadas de A a E. Têm propriedades termoestáveis, resistentes à ebulição. Geralmente estão relacionadas à contaminação de comidas gerando epidemias. Os alimentos que mais comumente estão envolvidos são: presunto, saladas com maionese, embutidos e temperos. Seu modo de ação ainda é desconhecido.

EPIDEMIOLOGIA

Os *Staphylococcus* coagulase positivos são responsáveis tanto por infecções esporádicas (leves ou graves) como por epidemias. Podem ser transmitidos por diversas vias, incluindo o contato interpessoal (com pessoas doentes ou portadores sãos), a via aérea e o contato com objetos contaminados. Parece que o contato com pessoas que apresentam lesões estafilocócicas seria a forma mais importante de transmissão. No meio hospitalar, a transmissão pode ocorrer por contato entre paciente-paciente ou por meio das mãos do "staff" hospitalar, principalmente se os indivíduos do "staff" apresentarem lesões discretas ou inocentes como espinhas, furúnculos, paroníqueas ou pequenas lesões superficiais abrasivas ou cortocontusas.

Os *Staphylococcus* coagulase negativos são considerados menos virulentos, produzindo menor quantidade de produtos extracelulares e toxinas quando comparados aos *Staphylococcus* coagulase positivos. Apesar disso, apresentam a facilidade de colonizar e aderir-se a materiais lisos como metais e superfície de plástico ou corpos estranhos como cateteres e próteses. É exatamente por isso que esses agentes vêm ganhando importância clínica nas infecções de aquisição hospitalar relacionadas a procedimentos invasivos e cateteres. Esse envolvimento também está relacionado ao avanço da Medicina, considerando a instalação de próteses (cardíacas e ortopédicas), "shunts" de derivação ventriculoperitoneal e diálise peritoneal, ainda que seja de caráter ambulatorial ou domiciliar.

PATOGÊNESE

Os *Staphylococcus* causam doença basicamente por dois mecanismos: invasão direta de tecidos e liberação de toxinas. Uma característica de infecção por *Staphylococcus* é a formação de abscessos, mas pode também haver disseminação hematogênica com a instalação de osteomielite, pioartrite e endocardite. A integridade da pele é uma ótima barreira e resistência para a infecção, porém essa resistência pode estar diminuída pela presença de lesões, corpos estranhos, equimoses ou insuficiência vascular, assim como a falta de higiene pessoal. Os *Staphylococcus* coagulase negativos produzem e secretam um polissacáride, o "slime", que é o responsável por facilitar a aderência e a colonização do agente em corpos estranhos. O "slime" promove o agrupamento de colônias, proporcionando aos organismos resistência a fagocitose, antibióticos e antissépticos. Tal fato torna a erradicação do agente bastante difícil sem a retirada do corpo estranho.

QUADRO CLÍNICO

Infecção de partes moles

Celulite – processo inflamatório e infeccioso agudo com envolvimento de tecido subcutâneo e derme. Caracteriza-se clinicamente por febre e certo grau de toxemia em alguns casos. A área acometida mostra limites mal definidos com eritema, calor, edema e dor. O diagnóstico geralmente é clínico, tendo a hemocultura positividade entre 5 e 10%. O material pode ser colhido da borda da lesão ou por drenagem cirúrgica, realizando-se bacterioscópico e cultura, com positividade em torno de 40%. Etiologicamente, além do *S. aureus*, destacamos o *Streptococcus* β-hemolítico do grupo A e *Haemophilus influenzae*. Indica-se internação quando o paciente se apresenta imunodeprimido, com acometimento de áreas extensas ou próximas à articulação, comprometimento de face, da região periorbitária ou do estado geral.

Impetigo não-bolhoso ou pioderma – quadro de infecção superficial da pele, iniciado por mácula eritematosa, evoluindo para vesícula e pústula que se rompe, deixando crosta melicérica. Sua margem é eritematosa e pouco edemaciada. A lesão normalmente é indolor, acometendo extremidades e face, podendo ser acompanhada de adenopatia moderada. A investigação laboratorial está indicada somente em casos graves, em que há necessidade de internação (recém-nascidos e lactentes que apresentam toxemia).

Impetigo bolhoso – lesão bolhosa, superficial e flácida que se rompe com facilidade, dando vazão a líquido que varia de transparente a purulento. A ocorrência de febre e de outros sinais sistêmicos é rara; a adenopatia regional é incomum.

Foliculite, furunculose e carbunculose – infecção em folículo piloso, com formação de abscesso. Pode ser mais profundo e doloroso como na furunculose ou extenso com infiltração tecidual como na carbunculose. O diagnóstico deve ser baseado nos achados clínicos, nem sempre estando indicada a investigação laboratorial. O agente etiológico mais freqüente é o *S. aureus*; o *Staphylococcus* coagulase negativo e o *Streptococcus* β-hemolítico do grupo A podem estar envolvidos.

Piomiosite – acometimento da musculatura esquelética, caracterizado por abscesso único ou múltiplo, geralmente sem história de trauma prévio. Clinicamente evolui com quadro de febre prolongada, inicialmente mialgia difusa, passando a localizada, com edema muscular e eritema leve. Pode haver adenopatia associada. O diagnóstico é feito com base na ultra-sonografia do grupo muscular, além de hemograma (leucocitose com neutrofilia). A positividade da hemocultura é geralmente inferior a 5%. Cultura e bacterioscópico do material da lesão podem ser realizados. O agente etiológico em 95% dos casos é o *S. aureus*.

Síndrome da pele escaldada – causada pela toxina epidermolítica ou esfoliatina, produzida pelo *S. aureus*, presente em pequenas lesões. Inicia-se como eritrodermia generalizada, evoluindo em 48 a 72 horas para bolhas flácidas que se rompem facilmente. O sinal de Nikolsky é positivo (a pele se desprende, deixando superfície úmida e hiperemiada). Ocorre ressecamento da pele em 72 horas, evoluindo com cicatrização em 10 a 14 dias. No recém-nascido é conhecida como doença de Ritter; em crianças maiores ou adultos, como doença de Lyell ou necrólise epidérmica tóxica.

Septicemia

Condição multissistêmica resultante de interação entre os fatores relativos ao hospedeiro e o agente agressor, desencadeando eventos fisiopatológicos, hemodinâmicos e metabólicos que levam a danos celulares em múltiplos órgãos e sistemas. O agente etiológico varia em função da idade, "porta de entrada" e região geográfica analisada.

A sepse por *S. aureus* relaciona-se sobretudo com quadros de pele tratados inadequadamente, venopunção em ambiente hospitalar (principalmente em pacientes imunodeprimidos), uso de cateteres venosos ou "shunt" ventriculoperitoneal colonizados, quadros pulmonares e traumatismos fechados. Clinicamente, o paciente apresenta-se febril, toxemiado, hipotenso, taquicárdico, com extremidades frias e mal perfundidas; evolui com oligúria e acidose metabólica. Podem ocorrer náuseas, vômitos, mialgia e calafrios. Pode ocorrer instalação de osteomielite/pioartrite, miocardite ou endocardite ou meningite por disseminação hematogênica.

O diagnóstico depende do isolamento do organismo. Anticorpos antiácido teicóico podem ser resgatados pela dupla difusão em ágar. Peptideoglican estafilocócico é imunogênico, e o teste para a detecção de anticorpos IgG pode ser útil como método diagnóstico.

Infecções do trato respiratório

Trato respiratório alto – a sinusopatia por *S. aureus* é relativamente comum em crianças portadoras de mucoviscidose ou alterações qualitativas de leucócitos. Podemos observar ainda quadro de traqueíte, semelhante ao crupe viral, caracterizado por febre alta, leucocitose e obstrução das vias aéreas superiores.

Trato respiratório baixo – a pneumonia por *S. aureus* acomete sobretudo crianças com idade inferior a 1 ano. Caracteriza-se por febre alta, com evolução nas primeiras 48 horas para toxemia, taquidispnéia e cianose. Pode ocorrer concomitantemente distúrbios gastrintestinais como vômitos, anorexia, diarréia e distensão abdominal (íleo paralítico). Geralmente, a broncopneumonia é unilateral, caracterizada por áreas extensas de necrose hemorrágica e cavitação. A superfície pleural pode ser recoberta por exsudato purulento. Não raro, ocorre formação de múltiplos abscessos, piopneumotórax e fístulas broncopleurais. O diagnóstico é clínico e radiológico. O pulmão direito é acometido em 65% dos casos; o acometimento bilateral ocorre em menos de 20% dos casos. Empiema e pneumatoceles são freqüentes; piopneumotórax ocorre em cerca de 25% dos casos. A hemocultura é positiva em menos de 40% das vezes. Cultura e bacterioscópico podem ser obtidos a partir do derrame pleural.

Meningite

Resulta da disseminação hematogênica ou por contigüidade do foco infeccioso. Traumatismos e infecção de mielomeningocele devem ser lembrados. Alterações da defesa do hospedeiro resultantes de defeitos anatômicos ou déficits imunes elevam o risco de meningite para agentes como o *S. aureus* e o *S. epidermidis*, assim como queimaduras graves e fibrose cística, cateteres permanentes ou equipamentos contaminados. No período neonatal, a meningite está associada a quadros sépticos. O *S. aureus* pode ser recobrado em 25% dos abscessos do SNC. O diagnóstico é confirmado por isolamento do agente no líquor.

Endocardite

Pode ocorrer por disseminação hematogênica, acometendo geralmente válvulas sem lesões prévias (normalmente tricúspide). Está associada com mortalidade de 25 a 40%. Os sintomas podem ser inespecíficos como febre, fadiga, mialgia, artralgia, cefaléia, náuseas e vômitos; esplenomegalia é relativamente comum. Sinais de embolia ocorrem com freqüência; abscessos miocárdicos podem ser verificados. O diagnóstico é obtido a partir do quadro clínico sugestivo, hemocultura positiva e exame ecocardiográfico.

Síndrome do choque tóxico

Ocasionado pelo *S. aureus* fago tipo 29/52, não-invasivo, não aderente ao epitélio vaginal e produtor de duas toxinas implicadas no quadro clínico: enterotoxina F estafilocócica e exotoxina C pirogênica estafilocócica. Caracteriza-se por síndrome aguda, multissistêmica, de início abrupto, evoluindo com febre alta, vômitos, diarréia e dor abdominal; pode ocorrer mialgia, cefaléia e anormalidades neurológicas não focais. Durante as primeiras 24 horas observa-se "rash" eritematoso macular difuso, hiperemia de orofaringe, conjuntiva e mucosa vaginal. Hipotensão, oligúria e alterações hepáticas são freqüentes, podendo progredir para choque, CIVD e SARA. A recuperação ocorre em 7 a 10 dias, havendo nesta fase descamação da região palmar e plantar. Está associada ao uso de tampões vaginais. Não há teste laboratorial específico para estabelecer o diagnóstico; o diagnóstico diferencial é feito com a síndrome de Kawasaki, leptospirose, necrólise epidérmica tóxica e febre das montanhas rochosas.

Trato intestinal

A enterocolite estafilocócica geralmente se associa ao uso de antibióticos de amplo espectro, caracterizando-se por diarréia mucossanguinolenta.

A intoxicação alimentar é ocasionada pela ingestão de enterotoxinas estafilocócicas. Ocorre 7 horas após a ingestão do alimento contaminado, sendo abrupta, volumosa e acompanhada de vômitos. Geralmente é afebril, com duração máxima de 24 horas.

Ossos e articulações

Geralmente o acometimento se dá por via hematogênica ou extensão do foco de partes adjacentes como pele e partes moles. É a mais comum causa de osteomielite e de artrite séptica em crianças. Tais situações clínicas devem ser suspeitadas em lactentes ou crianças que apresentem quadro de febre, claudicação, postura ou marcha anormal ou dor musculoesquelética. Ao exame físico, constata-se hipersensibilidade óssea ou articular local, com sinais flogísticos e geralmente limitação parcial ou completa dos movimentos.

TRATAMENTO

A terapêutica deve ser iniciada com antibiótico penicilinase resistente, já que mais de 90% de todos os *Staphylococcus* isolados são resistentes à penicilina. Além disso, abscessos e coleções purulentas devem ser incisionados e drenados. Para infecções graves originadas na comunidade, é indicado tratamento parenteral, sendo que oxacilina, meticilina e nafcilina são igualmente eficazes. A vancomicina é utilizada nas infecções de origem hospitalar. A clindamicina e o co-trimexazol são outras opções para *Staphylococcus* resistentes. A rifampicina pode ser utilizada sempre associada a outra droga em casos de evolução arrastada, sendo eficaz para atingir alta concentração intracelular. Para infecções leves, pode ser utilizada antibioticoterapia oral com cefalosporina, dicloxacilina ou eritromicina, geralmente com duração de 10 a 14 dias.

Infecções de pele e tecido subcutâneo e infecções leves do trato respiratório alto podem ser mantidas com terapia oral ou com curso breve de antibióticos via parenteral. Em infecções de pele localizadas, a limpeza com antisséptico e antibiótico tópico pode ser eficaz.

As meningites devem ser tratadas com vancomicina. Em casos de endocardite, recomenda-se a associação de oxacilina e rifampicina ou a de amicacina e vancomicina. Para a osteomielite, o tratamento intravenoso inicial com oxacilina pode ser indicado, seguido, conforme a evolução clínica, por terapia oral com cefalosporina. Os quadros de sepse necessitam, além de terapia antibiótica, de correção de todos os distúrbios metabólicos e hemodinâmicos.

A antibioticoterapia não altera a evolução da síndrome do choque tóxico, mas diminui a freqüência de recorrências, que pode chegar a 30%. O tratamento deve ser de suporte e correção dos distúrbios associados.

As intoxicações alimentares têm curso autolimitado, sendo suficiente a hidratação e a observação.

Como opção à vancomicina, temos a teicoplanina. A clindamicina e a lincomicina não devem ser usadas nos casos de endocardite, meningite e abscessos de SNC.

Os principais antibióticos e a dosagem usual estão descritos na tabela 27.1.

Tabela 27.1 – Principais antibióticos usados no tratamento de infecções estafilocócicas.

Drogas	Dose (mg/kg/dia)	Via	Horas
Oxacilina	200	IV	6/6
Dicloxacilina	25-50	IV	6/6
Nafcilina	100	IV	6/6
Vancomicina	40	IV	6/6
Teicoplanina	10	IV ou IM	12/12
Cefalexina	50-100	VO	6/6
Clindamicina	40	IV	6/6

BIBLIOGRAFIA

BRUCE, S.R. – Endemic, multiply resistant *Staphylococcus aureus* in a pediatric population. *AJDC*, 141:Nov., 1987.

ESPERSEN, F.; FRIMONT-MOLLER, N.; ROSDAHL, V.T.; JESSEN, O. – *Staphylococcus aureus* bacteraemia in children below the age of one year, a review of 407 cases. *Acta Paediatr. Scand.*, 78:56, 1989.

HOWARD, B.J.; KLOOS, W.E. – *Staphylococci*. In *Clinical and Pathogenic Microbiology*. 2nd ed., St. Louis, Mosby, 1993, p. 243.

MELISH, M.E. – Staphylococcal infections. In *Textbook of Pediatric Infections Diseases*. 2nd ed., v. 2, W.B. Saunders Company, Philadelphia, 1982, p. 1240.

WILSON, W.; KARCHMER, A.; DAJANI, A. – Antibiotic treatment of adults with infective endocarditis due *Streptococci, Enterococci, Staphylococci* and hacek microorganisms. *JAMA*, 274:1706, 1995.

SINOPSE

INFECÇÃO POR *STAPHYLOCOCCUS*

Os *Staphylococcus* são organismos esféricos, ocorrendo isolados, aos pares, em tétrades ou em "clusters". São considerados coagulase positivos quando formam um halo claro ao redor da colônia em meio de ágar-sangue.

Os *Staphylococcus* coagulase positivos são responsáveis por infecções esporádicas ou por epidemias. A forma mais importante de transmissão é o contato com pessoas que apresentam lesões estafilocócicas.

Os *Staphylococcus* coagulase negativos são considerados menos virulentos, produzindo menor quantidade de produtos extracelulares e toxinas. Apresentam a facilidade de colonizar e aderir-se a materiais lisos como metais e superfícies de plástico, cateteres e próteses.

Uma característica da infecção é a formação de abscessos, mas pode haver disseminação hematogênica.

As infecções estafilocócicas mais comuns são:
1. infecções de partes moles: celulite, impetigo não-bolhoso ou pioedema, impetigo bolhoso, foliculite, furunculose e carbunculose, piomiosite e síndrome da pele escaldada; 2. septicemia; 3. infecções do trato respiratório alto: sinusopatia, e baixo: pneumonia; 4. meningite; 5. endocardite; 6. síndrome do choque séptico; 7. infecções do trato intestinal: enterocolite e intoxicação alimentar; e 8. infecções de ossos e articulações: osteomielite e artrite séptica.

O tratamento deve ser iniciado com antibiótico penicilinase resistente, já que mais de 90% dos estafilococos isolados são resistentes à penicilina. Abscessos e coleções purulentas devem ser drenados.

Nas infecções graves originadas na comunidade indica-se tratamento parenteral. Oxacilina, meticilina e nafcilina são eficazes.

Nas infecções hospitalares pode-se usar vancomicina.

Para infecções leves podem ser usadas cefalosporina, dicloxacilina ou eritromicina, por via oral.

Meningites devem ser tratadas com vancomicina. Em casos de endocardite, recomenda-se a associação oxacilina e rifampicina ou amicacina e vancomicina.

Teicoplanina é considerada uma alternativa para a vancomicina.

28

EMERGÊNCIAS INFECCIOSAS NO PACIENTE IMUNODEPRIMIDO

CRISTINA MIUKI ABE JACOB
ANTONIO CARLOS PASTORINO
HELOISA HELENA DE SOUSA MARQUES

Agravos infecciosos representam as principais causas de morbimortalidade nos pacientes imunodeprimidos e seu reconhecimento e diagnóstico precoces são essenciais para a adequada abordagem destes pacientes. Distúrbios em qualquer setor da resposta imune (humoral, celular, fagócitos e complemento) aumentam o risco de infecções causadas por grupos específicos de microrganismos. Diante da suspeita de alguma imunodeficiência, uma história clínica detalhada quanto aos processos infecciosos, com ênfase na freqüência, na resposta à terapêutica e nos agentes etiológicos detectados, pode ser de fundamental importância na suspeita de imunodeficiências (Quadro 28.1). História familiar, com pesquisa quanto à consangüinidade e história de casos semelhantes, associada ao exame físico minucioso, também auxiliam no diagnóstico destas doenças.

Quadro 28.1 – Achados relacionados a imunodeficiências.

Maior freqüência de infecções comparada com pacientes da mesma idade e grau de exposição a agentes infecciosos
Infecções graves que necessitam de antibioticoterapia agressiva ou drenagem cirúrgica
Infecções que necessitam de antibioticoterapia prolongada
Infecções complicadas com disseminação para outros sistemas
Infecções causadas por agentes oportunistas

A função imunológica normal pode sofrer alterações decorrentes de doenças sistêmicas, e estas podem comprometê-la em graus variados e em diversos setores. As imunodeficiências secundárias são mais freqüentes do que as primárias, têm inúmeras etiologias e podem levar a déficits transitórios ou permanentes da função imune.

Alguns princípios básicos para a terapêutica dos processos infecciosos em portadores de imunodeficiências devem ser considerados:
- A febre deve ser considerada de etiologia infecciosa até que se tenham dados que excluam esta hipótese.
- História de internação prévia recente.
- Uso de cateteres intravenosos.
- Procura exaustiva do agente etiológico, com coletas de culturas e até métodos invasivos, como pesquisa em tecidos, antes da introdução de terapêutica antimicrobiana empírica. Realizar também a pesquisa específica para agentes não-habituais (micobactérias, fungos, protozoários e vírus), caso o tipo de imunodeficiência facilite a infecção por estes agentes.
- Quando o paciente estiver utilizando drogas imunossupressoras, discutir a possibilidade da suspensão ou redução da dose destas, em vigência do processo infeccioso.
- Flora bacteriana local e padrão de sensibilidade aos antibióticos.
- Utilizar antimicrobianos, preferencialmente bactericidas.
- Com os resultados das culturas, reavaliar o esquema terapêutico utilizado.
- Duração da terapêutica, no mínimo, por 14 dias.
- Na suspeita de infecção por *Pneumocystis carinii*, considerar o uso de co-trimoxazol.

IMUNODEFICIÊNCIAS PRIMÁRIAS

Podem ser divididas, didaticamente, em: imunodeficiências humorais, celulares, do sistema fagocítico e do sistema complemento. O conhecimento dos agentes microbianos mais prevalentes associados a cada tipo

Quadro 28.2 – Agentes infecciosos associados com imunodeficiências específicas.

Imunodeficiência	Agentes infecciosos
Linfócito B/Deficiência de anticorpos	Organismos piogênicos encapsulados com polissacarídeos (*Streptococcus pneumoniae, Haemophilus influenzae* tipo b, *Streptococcus pyogenes, Moraxella catarrhalis*) *Staphylococcus aureus, Giardia lamblia, Campylobacter jejuni*
Deficiência de linfócitos T	Fungos (*Candida albicans*) Vírus (citomegalovírus, varicela zoster, *Herpes simplex*) Bactérias (*Listeria monocytogenes*) Protozoários (*Pneumocystis carinii*)
Deficiência de fagócitos	*Staphylococcus aureus* Enterobactérias gram-negativas (*Escherichia coli, Proteus mirabilis, Serratia marcescens, Pseudomonas aeruginosa* e *cepacia*) Fungos
Deficiência de complemento	*Neisseria meningitidis* e *N. gonorrhoeae* Bactérias gram-negativas Bactérias piogênicas

de imunodeficiência auxiliam o direcionamento da terapêutica empírica inicial, o que não exclui, obviamente, a necessidade do isolamento e a caracterização do agente infeccioso, por culturas ou pesquisas por novas metodologias de biologia molecular (Quadro 28.2).

IMUNODEFICIÊNCIA HUMORAL

Esse grupo de imunodeficiências representa cerca de 60% de todas as imunodeficiências primárias, sendo as mais comuns a deficiência de IgA (DIgA), a hipogamaglobulinemia transitória da infância (HTI) e a deficiência de subclasses de IgG (DSIgG), devendo ser destacada a agamaglobulinemia ligada ao X por estar associada a graves complicações infecciosas.

Os processos infecciosos mais comuns desses pacientes são aqueles de trato respiratório (superior e inferior) causados por bactérias encapsuladas comuns à faixa etária. Agentes virais como o adenovírus e o ECHO também devem ser considerados, principalmente nos pacientes com agamaglobulinemia.

Na instituição da terapêutica inicial devem ser levados em conta fatores como: internação recente, presença de doença pulmonar crônica e resposta a outros esquemas terapêuticos previamente instituídos. Na ausência destes dados, a terapêutica inicial pode ser constituída de penicilinas, cloranfenicol ou cefalosporinas de segunda geração. Na utilização do cloranfenicol, deve-se considerar os efeitos colaterais advindos do seu uso, com especial atenção às alterações hematológicas decorrentes. No caso de suspeita de pneumococos ou hemófilos resistentes aos esquemas habituais, considerar a utilização de cefalosporinas de terceira geração.

A utilização da gamaglobulina intravenosa deve ser indicada nos portadores de agamaglobulinemia e hipogamaglobulinemia associados a casos infecciosos graves ou naqueles com déficit da produção de anticorpos.

IMUNODEFICIÊNCIAS CELULARES E COMBINADAS

Pacientes com distúrbios nos mecanismos da imunidade celular apresentam graves infecções, principalmente por patógenos intracelulares, com início precoce, podendo evoluir para óbito antes da idade adulta. Como os linfócitos T produzem citoquinas que interferem na função dos linfócitos B, muitos defeitos na resposta imunocelular podem afetar também a produção de anticorpos, resultando em imunodeficiências combinadas.

Apesar de raras, algumas imunodeficiências celulares e/ou combinadas merecem especial atenção: síndrome de Di George, candidíase mucocutânea crônica, imunodeficiência combinada severa (SCID) e ataxia-telangiectasia. Entre os processos infecciosos que acometem esses pacientes, salientam-se aqueles do trato respiratório e sepse causados por patógenos gram-negativos, micobactérias, protozoários, fungos e vírus, especialmente os herpesvírus (ver Quadro 28.2).

Na vigência de processos infecciosos que necessitem de internação, a escolha dos agentes terapêuticos deve-se basear em dados clínicos e epidemiológicos do paciente. A terapêutica inicial pode ser constituída de uma cefalosporina de terceira geração associada a um aminoglicosídeo.

Na suspeita de outros agentes menos comuns, sugere-se proceder conforme indicação do quadro 28.3.

Quadro 28.3 – Abordagem terapêutica inicial dos pacientes portadores de imunodeficiências primárias.

Imunodeficiências	Distúrbios	Agentes etiológicos	Terapêutica
Humorais	Deficiência de IgA Hipogamaglobulinemia transitória da infância Agamaglobulinemia	S. pneumoniae H. influenzae N. meningitidis	Casos leves: Penicilina/Cloranfenicol/Cefalosporina de segunda geração Casos graves: Ceftriaxona ou Cefotaxima
Celular ou combinada	Candidíase mucocutânea crônica Síndrome Di George Imunodeficiência combinada grave Ataxia-telangiectasia Deficiência de adenosina-deaminase	M. tuberculosis Nocardia Listeria Aspergillus Toxoplasma Pseudomonas e outras enterobactérias P. carinii Cryptosporidium	INH + RMP + PZA (ETB) Sulfadiazida Ampicilina + Gentamicina Anfotericina B Sulfadiazina + Pirimetamina Cefalosporina de terceira geração + Aminoglicosídeo Co-trimoxazol Espiramicina
Distúrbios de fagócitos	Doença granulomatosa crônica Neutropenias congênitas Síndrome de Chédiak-Higashi	S. aureus P. aeruginosa e outras enterobactérias Aspergillus	Infecção localizada: Oxacilina + Amicacina Infecção sistêmica: Vancomicina Cefalosporinas de terceira geração + Aminoglicosídeos Anfotericina B
Deficiências de complemento	Componentes iniciais (C1, C2, C3, C4) Componentes terminais (C5-C9) + properdina	S. aureus N. meningitidis e outras Neisserias	Infecção localizada: Oxacilina + Amicacina Infecção sistêmica: Vancomicina Ceftriaxona ou Cefotaxima

Nesses pacientes, é de fundamental importância a reavaliação constante da resposta clínica, com modificações do esquema terapêutico inicial após identificação do agente infeccioso ou ausência de resposta clínica.

Na suspeita de infecções virais, devem ser considerados aspectos referentes a idade do paciente, exposição anterior ao agente e tempo decorrido após o contato com o caso índice.

A infecção por herpesvírus I e II pode resultar em manifestações localizadas ou disseminadas, podendo haver indicação do uso de aciclovir para casos com evolução grave.

Na infecção por vírus da varicela zoster, pode ocorrer disseminação visceral em pacientes imunodeficientes, sendo indicada a globulina hiperimune para varicela zoster até 72 horas após a exposição. Em caso de aparecimento das lesões, deve ser indicado o uso de aciclovir intravenoso. Esta terapêutica diminui a progressão das lesões, possivelmente diminuindo o risco de disseminação sistêmica.

IMUNODEFICIÊNCIA DE FAGÓCITOS

Distúrbios da atividade fagocitária podem ser tanto primários como secundários a várias doenças ou terapêutica mielossupressora. Deficiências neste setor da resposta imune podem resultar de alterações numéricas e/ou alterações funcionais das células fagocitárias, sendo as mais comuns, deste último grupo, aquelas relacionadas a distúrbios do metabolismo oxidativo.

Entre as imunodeficiências de fagócitos, merecem destaque: as neutropenias e a doença granulomatosa crônica (DGC).

Os patógenos mais comumente relacionados a deficiências da resposta fagocitária são: *Staphylococcus aureus, Serratia marcescens, Pseudomonas aeruginosa, Nocardia* e *Aspergillus*.

As manifestações clínicas caracterizam-se por infecções supurativas, com acometimento importante do trato respiratório, principalmente na DGC.

A terapêutica inicial empírica deve englobar drogas com atividade contra *Staphylococcus aureus* e, na suspeita de infecções por bactérias gram-negativas, cefalosporinas associadas a aminoglicosídeos. A infecção por *Aspergillus* deve ser lembrada nos pacientes com manifestações pulmonares e radiológicas características, devendo ser instituída terapêutica com anfotericina (ver Quadro 28.3).

DEFICIÊNCIAS DO SISTEMA COMPLEMENTO

As deficiências de componentes do sistema complemento são raras, representando 5% das imunodeficiências diagnosticadas. Os portadores destas imunodeficiências apresentam risco aumentado de infecções graves ou de repetição, refletindo o papel crítico do sistema complemento na defesa do hospedeiro.

Pacientes com deficiências dos componentes iniciais do complemento (C1-C4) apresentam risco aumentado de infecções por bactérias, tais como: *S. pneumoniae, S. aureus, S. pyogenes, H. influenzae* e gram-negativos aeróbios.

Pacientes com deficiências dos componentes terminais do sistema complemento (C5-C9) apresentam maior incidência de infecções por *Neisserias*.

A deficiência de properdina pode acarretar tanto infecções piogênicas quanto infecções por *Neisserias*.

A terapêutica inicial deve visar esses agentes, com instituição precoce dos antibióticos, conforme proposto no quadro 28.3.

IMUNODEFICIÊNCIAS SECUNDÁRIAS

A função imunológica normal pode sofrer alterações decorrentes de várias doenças sistêmicas ou localizadas, e estas podem comprometê-la em vários graus e em diferentes etapas. As imunodeficiências secundárias são mais freqüentes que as primárias e podem ser tanto transitórias como permanentes. Assim, podemos encontrar alterações em qualquer setor da resposta imune, sendo que, na maioria das vezes, o agravo é multissetorial. Dentre as imunodeficiências secundárias, destacaremos aquelas encontradas na síndrome de Down, na anemia falciforme e nas asplenias congênitas ou pós-cirúrgicas. As emergências infecciosas da síndrome da imunodeficiência adquirida (AIDS) serão discutidas em capítulo específico.

SÍNDROME DE DOWN (SD)

A SD é a mais comum trissomia autossômica em nascidos vivos, sendo considerada a causa genética mais comum de retardo mental. À semelhança dos idosos, esses pacientes apresentam maior incidência de processos infecciosos, doenças auto-imunes e neoplasias. Estas observações sugerem que os pacientes com SD representam um modelo de envelhecimento precoce do sistema imune no homem.

Pacientes com SD apresentam maior número de processos infecciosos e elevada taxa de mortalidade, quando comparados a crianças de mesma idade e condições ambientais semelhantes. Várias alterações imunológicas têm sido descritas em pacientes com SD, principalmente a deficiência de subclasses de IgG e, mais raramente, alterações da imunidade celular e de fagócitos. Em decorrência destas anormalidades, as infecções são as mesmas presentes nos pacientes com imunodeficiências primárias desses setores da imunidade, sendo a terapêutica descrita no quadro 28.3.

ANEMIA FALCIFORME

Os portadores de anemia falciforme apresentam maior incidência de infecções por capsulados (pneumococos, hemófilos e meningococos), principalmente até os 5 anos de idade. A partir da segunda década, ocorre aumento na incidência de infecções por bactérias gram-negativas, em especial a salmonela, podendo evoluir para quadros de osteomielite de difícil resolução. Vários fatores parecem estar envolvidos nesta maior suscetibilidade a processos infecciosos, entre eles: hipoxia tecidual, alterações da função do sistema retículo-endotelial (SRE) pela sobrecarga de ferro e asplenia funcional que se desenvolve progressivamente. Esta última condição tem como conseqüência a diminuição da produção de tuftisina e properdina pelo baço, com redução da capacidade fagocítica e disfunção do sistema complemento.

Na suspeita de infecção por pneumococo, a introdução de penicilina cristalina é mandatória, apesar da emergência de resistência a este agente. Nos casos em que se constatar a presença de processos infecciosos acometendo o sistema esquelético, deve ser instituída terapêutica antimicrobiana visando tanto estafilococos como salmonela.

ASPLENIA CONGÊNITA OU ESPLENECTOMIA

O aumento da suscetibilidade às infecções, principalmente por bactérias capsuladas, é um fato muito comum em indivíduos com ausência do baço. A taxa de mortalidade por sepse em pacientes esplenectomizados é cerca de 60 vezes maior que na população geral. Vários agentes têm sido responsáveis pelo desenvolvimento de quadros septicêmicos nesses pacientes, dentre eles *S. pneumoniae, H. influenzae, S. aureus, Streptococcus* do grupo A e *N. meningitidis*. À semelhança dos pacientes com anemia falciforme, a redução da produção de opsoninas pelo baço causa grave prejuízo na função fagocítica e do sistema complemento.

BIBLIOGRAFIA

DENNING, D.W. – Therapeutic outcome in invasive aspergillosis. *Clin. Infect. Dis.*, 23:608, 1996.

KUHLS, T.L. et al. – Relapsing pneumococcal bacteremia in immunocompromised patients. *Clin. Infect. Dis.*, 14:1050, 1992.

LOH, R.K.S. et al. – Imunoglobulin subclass deficiency and predisposition to infection in Down's syndrome. *Pediatr. Infect. Dis.*, 9:547, 1990.

SCHWARTZ, P.E. et al. – Postsplenectomy sepsis and mortality in adults. *JAMA*, 248:2283, 1982.

WALSH, T.J. et al. – Recent progress and current problems in treatment of fungal infections in neutropenic patients. *Infect. Dis. Clin. North Am.*, 10:365, 1996.

SINOPSE

EMERGÊNCIAS INFECCIOSAS NO PACIENTE IMUNODEPRIMIDO

1. Faça análise detalhada, enfocando principalmente os dados do estado imune da criança e a natureza dos quadros infecciosos prévios. Estes dados podem sugerir o diagnóstico presuntivo do quadro de imunodeficiência. Mesmo que o diagnóstico da imunodeficiência seja conhecido, há necessidade de realização de um interrogatório clínico detalhado.

2. Realize exame físico meticuloso: a presença de febre ou o comprometimento do estado geral exige agilidade na exploração diagnóstica.

3. A febre deve ser considerada de etiologia infecciosa até que se prove o contrário.

4. Não havendo evidência clínica da provável infecção, solicite os seguintes exames: hemograma completo, 3 pares de hemoculturas, coprocultura, urocultura e radiografia de tórax.

5. A presença de focos infecciosos localizados deve dirigir a abordagem diagnóstica, com a indicação de exames específicos acrescidos aos do item 4.

6. A instituição da terapêutica antimicrobiana empírica, quando indicada, deve ser imediata após colheita dos exames.

7. Os microrganismos mais freqüentes são aqueles vistos no estado de imunodeficiência em questão (ver Quadro 28.3).

8. Prescreva antimicrobianos nas doses referidas no quadro 28.3.

29

EMERGÊNCIAS EM CRIANÇAS COM AIDS

Heloisa Helena de Sousa Marques
Pedro Takanori Sakane

INTRODUÇÃO

A síndrome da imunodeficiência adquirida (AIDS) é causada por um retrovírus conhecido como HIV (vírus da imunodeficiência humana) que tem como característica um tropismo pelas células portadoras de receptores CD4. A sua ação sobre os linfócitos CD4 promove a destruição deles, com conseqüentes alterações imunológicas. Os progressos alcançados por meio do estudo da fisiopatologia e da terapêutica da infecção pelo HIV têm contribuído para uma maior sobrevida das crianças infectadas. O aumento da incidência entre crianças deve-se à transmissão vertical e decorre da prevalência crescente da infecção pelo HIV entre mulheres em fase fértil também observada em nosso meio. Desse modo, o pediatra socorrista tem cada vez mais oportunidade de se deparar com uma criança com AIDS na sala de emergência. Os principais aspectos para os quais o pediatra deve estar preparado são:

1. a identificação das crianças que possam ser portadoras dessa síndrome;
2. o conhecimento da classificação para crianças com infecção pelo HIV, segundo categorias clínica e imunológica, de modo a conduzir os principais agravos que ocorrem em cada estágio evolutivo da doença;
3. saber os principais métodos diagnósticos e de tratamento;
4. orientar a conduta para os profissionais de saúde que porventura se contaminem com material biológico de pacientes infectados pelo HIV (veja as recomendações no final do Capítulo).

Apesar do aspecto infeccioso do processo, essas crianças não devem ser atendidas de forma especial. Para seu manejo devem ser aplicados os cuidados pertinentes às **precauções universais,** com destaque para a manipulação de sangue e fluidos, ou seja:

a) lavar sempre as mãos antes e depois de examinar o paciente;
b) usar luvas quando houver risco de entrar em contato com sangue, fluidos corpóreos, mucosa ou pele não-íntegra, assim como quando da passagem de cateteres, coleta de sangue, aspiração de secreções, manipulação de material contaminado, intubação e realização de manobras de reanimação cardiopulmonar, procedimentos cirúrgicos;
c) usar avental quando da aspiração de secreções, intubação, reanimação e realização de procedimentos cirúrgicos;
d) usar máscara e óculos também nestas três últimas eventualidades.

A CRIANÇA COM INFECÇÃO PELO HIV

CLÍNICA E CLASSIFICAÇÃO

A classificação atual da infecção pelo HIV/AIDS para crianças é a proposta pelo Center for Diseases Control de Atlanta em 1994. Baseia-se em avaliação imunológica e manifestações clínicas dentro de um critério de definição de infecção.

Define-se infecção pelo HIV numa criança desde que:

a) seja maior de 18 meses e tenha um teste de ELISA anti-HIV e teste confirmatório (Western Blot ou imunofluorescência indireta) positivos;
b) quando menor de 18 meses, ELISA persistentemente positivo, pelo menos 2 vezes, entre 6 e 18 meses, e positividade dos seguintes métodos específicos: cultura do vírus, reação de cadeia de polimerase (PCR) ou antigenemia p24.

Tabela 29.1 – Categorias imunológicas baseadas em contagem absoluta ou percentual de linfócitos T CD4+ e de acordo com diferentes faixas etárias.

Categoria imunológica	Idade		
	< 12 meses	1-5 anos	6-12 anos
Ausência de imunodepressão	≥ 1.500 (25%)	≥ 1.000 (25%)	≥ 500 (25%)
Imunodepressão moderada	750-1.499 (15-24%)	500-999 (15-24%)	200-499 (15-24%)
Imunodepressão grave	< 750 (15%)	< 500 (< 15%)	< 200 (< 15%)

A classificação quanto à imunidade é baseada na contagem dos linfócitos CD4+ (absoluta e/ou percentual) (Tabela 29.1).

As crianças infectadas pelo HIV são divididas em quatro categorias:

Categoria N – não-sintomáticas. Inclui crianças sem sintomas ou sinais, ou apenas uma das condições listadas na categoria A. Quando são menores de 18 meses, sem definição de contaminação pelo HIV e que possam ser classificadas nas categorias N ou A, devem ser identificadas pelo prefixo E.

Categoria A – sintomatologia leve.

Categoria B – sintomatologia moderada.

Categoria C – sintomatologia grave.

Essas categorias apresentam clinicamente as seguintes manifestações:

Categoria N – assintomáticas ou apenas uma das condições da categoria A.

Categoria A – presença de duas ou mais das condições abaixo:
- linfonodomegalia (> 0,5cm e mais do que duas cadeias);
- hepatomegalia;
- esplenomegalia;
- dermatite;
- parotidite crônica;
- infecções persistentes ou recorrentes de vias aéreas superiores.

Categoria B – presença de:
- anemia (< 8g/dl), neutropenia (< 1.000/mm³) ou trombocitopenia (< 100.000/mm³) persistindo > 30 dias;
- meningite bacteriana, pneumonia ou sepse (único episódio);
- candidíase oral (> 2 meses);
- cardiomiopatia;
- CMV (início < 1 mês);
- diarréia recorrente ou crônica;
- hepatite;
- estomatite HSV (> 2 episódios/1 ano);
- pneumonite ou esofagite HSV (início < 1 mês);
- herpes zoster (dois episódios ou mais do que um dermátomo);
- leiomiossarcoma;
- LIP;
- nefropatia;
- nocardiose;
- febre persistente (> 1 mês);
- toxoplasmose (início < 1 mês);
- varicela disseminada ou complicada.

Categoria C – crianças com quaisquer condições listadas abaixo:
- infecções bacterianas graves, múltiplas ou recorrentes (confirmação por cultura, dois episódios em 2 anos), como sepse, pneumonia, meningite, infecções osteoarticulares, abscessos de órgãos internos;
- candidíase esofágica ou pulmonar;
- coccidioidomicose disseminada;
- criptococose extrapulmonar;
- criptosporidíase ou isosporíase com diarréia > 1 mês;
- CMV com início depois de 1 mês de idade (em locais além do fígado, baço ou linfonodos);
- encefalopatia pelo HIV (achados que persistem por mais de 2 meses): a) déficit do DNPM, b) evidência de déficit de crescimento cerebral ou microcefalia adquirida evidenciadas por medidas de perímetro cefálico ou atrofia cortical mantida em tomografia ou ressonância sucessivas de crânio, c) déficit motor simétrico – dois ou mais achados: paresias, reflexos patológicos, ataxia;
- infecção por HSV (úlceras mucocutâneas por 1 mês ou pneumonite ou esofagite em crianças > 1 mês de idade);
- histoplasmose disseminada;
- *Mycobacterium tuberculosis* disseminada ou extrapulmonar;
- *Mycobacterium* outras espécies, disseminadas;
- *Mycobacterium avium* ou *kansasii* disseminadas;
- pneumonia por *P. carinii*;
- septicemia por salmonela, recorrente;
- toxoplasmose cerebral;

- "wasting syndrome" (síndrome da emaciação): a) perda de peso > 10% do peso anterior persistente, ou b) queda de dois ou mais percentis nas tabelas de peso para idade, ou c) peso abaixo do percentil 5, em duas medidas sucessivas e diarréia crônica (> 30 dias) ou febre documentada (30 dias);
- sarcoma de Kaposi;
- linfoma primário, cérebro;
- outros linfomas.

SITUAÇÕES DE EMERGÊNCIA MAIS COMUNS

Ao se deparar com uma criança com AIDS, é importante que o médico tenha conhecimento das principais complicações que podem ocorrer de acordo com o grau de depressão da imunidade. Apesar de não se ter ainda um estudo com esse tipo de relacionamento em pediatria, pode-se ter uma noção analisando o quadro 29.1, que relaciona os principais eventos em adultos de acordo com os níveis de CD4.

Na experiência da Unidade de Infectologia do Instituto da Criança do HC-FMUSP, as principais causas que demandam a procura de um serviço médico são:

FEBRE

A febre é um evento muito comum entre as crianças com AIDS e nem sempre tem origem infecciosa. Entretanto, devido à possibilidade de uma rápida e grave evolução dos processos bacterianos, estes devem ser os alvos iniciais de abordagem.

Os principais focos de infecção são: bacteriemia (31%), trato respiratório (29%), geniturinário (18%), pele e subcutâneo (14%) e outros (8%). Os germes envolvidos das infecções adquiridas na comunidade são os correspondentes ao grupo etário, inclusive a sua sensibilidade antimicrobiana. Assim, devem ser considerados o pneumococo, os estreptococos, o hemófilo, as enterobactérias (dentre as quais a salmonela) e o estafilococo.

A abordagem deve começar com uma anamnese e exame físico detalhados, com ênfase na epidemiologia, medicação que toma e, se possível, quais as doenças oportunistas que já teve. Colher alguns exames recomendados, como:

1. hemograma completo, VHS e plaquetas;
2. hemoculturas para bactérias, micobactérias e fungos (três amostras);
3. urina 1 e cultura;
4. coprocultura;
5. radiografia de tórax e de seios da face;
6. se tiver indicação clínica, punção lombar, com pesquisa de fungo (tinta-da-china), BAAR, além do quimiocitológico e bacteriologia convencional.

Quadro 29.1 – Principais eventos infecciosos ou não-infecciosos relacionados com a contagem absoluta de linfócitos CD4$^+$ no paciente adulto com infecção pelo HIV, modificado para crianças.

CD4$^+$	Infecciosos	Não-Infecciosos
> 500/mm^3	Síndrome retroviral aguda (*pouco identificada em crianças*)	
200-500	Pneumonias de repetição Tuberculose pulmonar Herpes zoster Candidíase oral Candidíase esofágica Criptosporidiose autolimitada Sinusite crônica Mastoidite crônica	Anemia Púrpura trombocitopênica Linfoma de células B Pneumonite intersticial linfocítica
< 200	Pneumonia por *P. carinii* Herpes simples, crônico ou disseminado Toxoplasmose Criptococose Histoplasmose disseminada Coccidioidomicose Criptosporidiose crônica Microsporidiose Tuberculose extrapulmonar/miliar Candidíase esofágica	Síndrome consumptiva Neuropatia periférica Demência associada ao HIV Linfoma cerebral Cardiomiopatia Polirradiculopatia progressiva Linfoma imunoblástico
< 50	Citomegalovirose disseminada Complexo *M. avium* disseminado	

Diante de uma criança em estado geral conservado, sem nenhum foco evidente, os exames inespecíficos normais e com a possibilidade de se manter uma boa observação, pode-se tomar uma atitude conservadora, sem o uso de antibióticos.

Caso tenha algum risco de bacteriemia (leucocitose com neutrofilia, plaquetopenia, por exemplo), iniciar tratamento ambulatorial com amoxacilina, cefalosporinas orais de primeira ou de segunda geração ou, eventualmente, novos macrolídeos.

Se a criança apresentar rápida deterioração, considerar como sepse, e o tratamento deve ser feito com internação e uso de antibióticos parenterais. No caso de a infecção ser de origem domiciliar, sem granulocitopenia (> 500 neutrófilos/mm^3), indicar penicilina, ampicilina ou ceftriaxona. Se for neutropênica, usar a associação ceftriaxona + aminoglicosídeo.

Os pacientes com internação recente (< 30 dias) devem ter cobertura para germes intra-hospitalares, de acordo com a sensibilidade ditada pela flora do hospital. Como regra, recomenda-se a associação de um aminoglicosídeo, mais uma cefalosporina de terceira geração, eventualmente as de ação antipseudomonas, e, na suspeita de participação de estafilococo, vancomicina ou teicoplanina.

Se na evolução detectar-se o foco ou se identificar o agente causador, a terapia deve ser ajustada.

COMPLICAÇÕES PULMONARES

IVAS

Nas IVAS, os germes mais comuns são o pneumococo, o hemófilo, a moraxela e os estreptococos. Os antibióticos seriam, portanto, as penicilinas, as cefalosporinas de segunda geração, os novos macrolídeos e a associação amoxacilina + ácido clavulânico.

Pneumopatias

Pneumonias bacterianas – a causa mais comum é o pneumococo, cuja incidência chega a ser de 150 vezes maior do que em indivíduos saudáveis. O início é agudo, com febre, toxemia, escarro purulento, e à radiografia evidencia-se foco lobar ou broncopneumonia, com ou sem derrame pleural. O tratamento é feito com penicilina.

Em crianças com idade inferior a 5 anos, deve ser considerado o hemófilo. A clínica é semelhante à do pneumococo, e o tratamento é feito com cefalosporinas de segunda e de terceira geração, novos macrolídeos, associação amoxacilina + ácido clavulânico.

Nas crianças maiores, quando o quadro é de comprometimento mais intersticial, sem toxemia, mas com intensa tosse, lembrar sempre do micoplasma, cujo diagnóstico pode ser feito pela sorologia. Nesse caso, indicam-se macrolídeos antigos ou novos.

O estafilococo acomete crianças que tenham porta de entrada como lesões de pele, uso de cateteres, e tem uma importância grande quando existir história de internação recente, pois a cepa pode ser oxacilino-resistente.

Micobactérias – o M. *tuberculosis* tem uma incidência muito grande em nosso meio e a sua participação deve ser sempre lembrada principalmente em crianças com depressão de imunidade celular, como ocorre na AIDS. A história pode ser crônica, aguda ou oligossintomática, consistindo em tosse, febre não muito alta, sudorese noturna, aceleração da perda do peso, anorexia. A história epidemiológica é fundamental para o seu diagnóstico. A radiografia mostra um padrão alveolar difuso, reticulonodular, às vezes com áreas de consolidação e, mais raramente, cavitação. Derrame pleural não é freqüente, mas a adenopatia hilar é um encontro bastante característico. Quando houver suspeita, deve-se insistir no seu diagnóstico, com pesquisa e cultura de BAAR no lavado gástrico, escarro induzido (inalação com NaCl a 3%), lavado broncoalveolar, sangue e fezes. O resultado da cultura pode ser mais precoce com o uso do sistema Bactec (cultura radiométrica) e, principalmente, quando se padronizar o PCR. O tratamento é feito com o esquema tríplice convencional, porém para os pacientes com infecção pelo HIV com duração de 9 meses, utilizando-se hidrazida, rifampicina e pirazinamida.

O complexo M. *avium* acomete crianças em estágio avançado da doença e deve ser considerado perante um quadro de febre prolongada, perda de peso, sudorese, hepatoesplenomegalia, anemia, neutropenia e diarréia crônica. A radiografia é muito variável, e sua pesquisa é feita no escarro, suco gástrico, fezes, lavado broncoalveolar, medula óssea e sangue. É útil a cultura pelo sistema Bactec e o uso de PCR para se distinguir da tuberculose. O tratamento ainda não está completamente definido, mas um esquema inicial razoável é a associação claritromicina + etambutol.

Fungos – vários fungos, tais como o criptococo, o histoplasma, a *Candida*, o aspergilo, o *Coccidioides immitis*, acometem o parênquima pulmonar, produzindo infiltrados difusos ou nodulares, cavitação e, freqüentemente, adenopatia hilar. O diagnóstico é difícil, dependendo muito de suspeita clínica e perseguição etiológica, por meio de pesquisa e cultura de escarro (o resultado deve ser analisado criteriosamente) ou do lavado broncoalveolar e pelas sorologias. O tratamento é feito com anfotericina B, fluconazol ou itraconazol (aspergilo e paracoccidioidomicose).

Protozoários – o *P. carinii* continua sendo um agente importante como oportunista em pacientes imunocomprometidos. A clínica é de tosse persistente, seca, dispnéia progressiva, ausculta pulmonar muito pobre e, à radiografia, nota-se infiltrado intersticial bilateral, sem adenopatia, áreas de hiperinsuflação, sendo que cerca de 10% dos indivíduos apresentam o exame normal. A gasometria apresenta pH dentro do normal, hipoxemia grave e hipocapnia. A desidrogenase láctica (DHL) no soro está freqüentemente muito elevada. O diagnóstico é feito pela pesquisa do agente em lavado traqueobrônquico, escarro induzido ou biopsia pulmonar, podendo ser utilizado o PCR para *P. carinii* como método diagnóstico, além das colorações específicas. O tratamento é feito com sulfametoxazol-trimetoprima ou pentamidina. Quando a hipoxemia é importante (paO_2 menor do que 50mmHg em ar ambiente), o uso de corticóides (2mg/kg/dia de prednisona) tem mostrado uma melhor evolução clínica.

Pneumonia intersticial linfocítica (LIP) – é uma situação bastante característica de AIDS pediátrica. Trata-se de um processo crônico com períodos de agudização e evolui insidiosamente para insuficiência respiratória, com hipoxia, cianose e baqueteamento de dedos. Acompanha tosse, febre, secreção pulmonar, hepatoesplenomegalia e parotidite crônica. Anátomo-patologicamente, existe infiltração difusa do septo alveolar por linfócitos e plasmócitos, às vezes com formação de granulomas. A radiografia mostra uma imagem reticulonodular raramente acompanhada por adenomegalia hilar. A etiologia ainda é obscura e o tratamento é feito com corticosteróides.

COMPLICAÇÕES CARDIOVASCULARES

O envolvimento cardíaco em paciente com HIV pode ocorrer em qualquer momento da evolução e, às vezes, seu diagnóstico é dificultado pela multiplicidade de órgãos envolvidos, necessitando, por parte do médico, de apurado sentido de observação.

As alterações cardíacas devem ser suspeitadas quando:

1. existe sintomas respiratórios como hipoxemia, tosse, estertores que são inexplicáveis por exame pulmonar e que perdurem por mais de 7 dias;
2. sinais e sintomas sugestivos de ICC: taquicardia e/ou taquipnéia, hipoxia, má perfusão periférica;
3. história pregressa de cardiomiopatia;
4. história pregressa de arritmias;
5. presença ou história de episódios de cianose, síncope ou disfunção autonômica.

Os principais problemas que acometem as crianças com AIDS são:

- disfunção do ventrículo esquerdo;
- depressão de contratilidade (miocardiopatia dilatada);
- processos inflamatórios do miocárdio (miocardites);
- ICC;
- arritmias;
- efusões pericárdicas;
- endocardite;
- hipertensão pulmonar;
- distrofia miocárdica por desnutrição.

O diagnóstico de comprometimento cardíaco nem sempre é fácil de fazer devido a múltiplas alterações coexistentes. Assim, por exemplo, a hepatomegalia é um achado comum nessas crianças e pode mascarar um quadro de ICC. A radiografia de tórax, por outro lado, pode apresentar um reforço da região hilar e levar a um diagnóstico errôneo de pneumopatia. A análise da função cardíaca deve estar sempre na mente do pediatra socorrista, uma vez que implica maiores cuidados no uso de volumes e de drogas cardiotóxicas como a anfotericina B.

Na suspeita devem ser pedidos: radiografia de tórax, eletrocardiograma e ecocardiograma.

A abordagem de uma criança com problemas cardíacos divide-se em duas partes:

Terapia de suporte – fornecer oxigênio, corrigir anemia, desidratação, alterações eletrolíticas e, se possível, corrigir desnutrição. Diagnosticar e tratar rapidamente os fatores que descompensaram a função cardíaca, como processos infecciosos, principalmente quando localizados no pulmão.

Terapia específica – os agentes inotrópicos positivos como os cardiotônicos podem ser utilizados ambulatorialmente nas crianças que apresentarem queda da contratilidade ventricular. Nos casos mais sintomáticos, a digitalização deve ser feita no hospital, por via intravenosa, monitorizando-se os efeitos tóxicos. Os diuréticos são também indicados, aumentando-se a necessidade de se tomar cuidado com os eletrólitos. Caso não haja uma boa resposta, cogita-se em utilizar a dobutamina, com ou sem dopamina. Na presença de arritmias, o tratamento adequado deve ser instituído. O uso de pentamidina parenteral é associado com a presença de alterações no intervalo Qtc e, quando este é maior do que 0,48 segundo, deve-se cogitar retirar a droga até que haja retorno à normalidade.

COMPLICAÇÕES GASTRINTESTINAIS

Lesões da cavidade oral

Candidíase – é a lesão mais freqüente e o diagnóstico é clínico, raramente necessitando de laboratório. O tratamento é feito com nistatina, cetoconazol, itraconazol, fluconazol ou anfotericina B.

Leucoplasia pilosa – placas brancas que acometem a região lateral da língua, podendo acometer a faringe. O diagnóstico é clínico e pela biopsia, e o tratamento é sintomático ou, nos casos mais graves, usando-se podofilina a 25%.

Citomegalovirose – úlceras orais. O diagnóstico é feito por biopsia, e o tratamento, para quadros muito sintomáticos, é feito com ganciclovir.

Herpes simples – várias vesículas agrupadas, dolorosas, que ocupam lábios, gengiva e palato podem evoluir para gengivoestomatite bastante grave. O esfregaço das lesões mostra vírus do grupo herpes, necessitando de cultura para a confirmação. O tratamento faz-se com aciclovir, quando indicado.

Lesões do esôfago

Candidíase – disfagia, odinofagia importante, freqüentemente associada a lesões orais. Indica-se endoscopia para o diagnóstico. O tratamento pode ser feito com cetoconazol, itraconazol, fluconazol ou anfotericina B.

Citomegalovirose – provoca também disfagia e odinofagia, em geral acompanhada de febre. A endoscopia é sugestiva, mas requer biopsia para confirmação. A terapêutica faz-se com ganciclovir.

Herpes simples – a odinofagia acompanha-se de lesões orais e não há febre. O diagnóstico é feito pela endoscopia.

Esofagite de refluxo – deve ser pesquisada em crianças que tenham refluxo gastroesofágico e queixe-se de dores retroesternais.

Gastroenterocolite aguda – complicação muito freqüente nessas crianças, sendo os agentes os rotavírus, o adenovírus intestinal, os astrovírus, a salmonela não-tífica, a shiguela, o campilobacter, a *Yersinia* spp., a *E. coli* e outros. O diagnóstico é feito pelas culturas e pesquisa de vírus. Na reidratação devem ser consideradas as dificuldades pertinentes a uma criança bastante espoliada em proteínas e em eletrólitos, especialmente no potássio. Como muitas têm miocardiopatia instalada, a monitorização cardíaca é essencial pelo risco de edema pulmonar. A antibioticoterapia pode ser cogitada em alguns casos.

Nos casos de diarréia crônica, devem ser pesquisadas as causas mais comuns, como criptospórido, isospora, microspora, giárdia, helmintíases clássicas intestinais, citomegalovírus e, em crianças febris com CD4 baixo, *Mycobacterium avium*. Na presença de enterorragia, deve-se indicar colonoscopia para pesquisa de úlceras, freqüentemente causadas por citomegalovírus.

COMPLICAÇÕES NEUROLÓGICAS

Na infância, o principal problema que o HIV acarreta é a encefalopatia progressiva que se caracteriza por déficit neurológico progressivo. Na tomografia computadorizada observam-se sinais de atrofia cortical, com alargamento de sulcos e hidrocefalia não-hipertensiva.

A meningite bacteriana causada pelos germes comuns para a idade deve ser sempre lembrada em criança que apresente febre, cefaléia, vômitos e sinais de irritação meníngea.

A maior sobrevida que se obtém nas crianças as expõe a outras doenças oportunistas que eram mais vistas nos adultos, como a neurotoxoplasmose, a neurocriptococose e a neurotuberculose, sem se esquecer do linfoma primário do SNC.

A situação de emergência mais comum nessas crianças é a convulsão.

Os exames laboratoriais usados de rotina são o LCR, analisando-se quimiocitologia, bacteriologia completa, incluindo pesquisa de fungos e de micobactérias.

A tomografia (com contraste) e a ressonância magnética são cada vez mais importantes na criança com sintomas neurológicos.

As imagens mais comumente detectadas nesses exames são:

1. Sinais próprios de encefalopatia progressiva – nesse caso, o LCR e o EEG costumam não apresentar alterações.
2. Lesão sugestiva de linfoma – lesão solitária ou múltipla, com realce, edema perilesional importante e efeito massa. Resposta rápida a uso de corticóide.
3. Lesão sugestiva de toxoplasmose – várias lesões, com captação de contraste em forma de anel, presença de edema perilesional, às vezes com efeito massa. Esse diagnóstico deve ser sempre aventado nas crianças que têm sorologia positiva para toxoplasmose e que apresentam febre, com cefaléia, alterações de comportamento e sinais focais ou convulsões.
4. Sem lesão aparente ou com sinais de hipertensão, mas com febre, cefaléia, distúrbios de conduta, convulsões sem sinais de localização, coma. Pesquisar no LCR criptococo e tuberculose. No primeiro caso, o líquor mostra citologia pouco alterada, proteinorraquia normal ou discretamente elevada, glicose pouco reduzida, pesquisa pela tinta-da-china positiva em 60-80% dos casos, sendo de 100% a pesquisa de antígeno e a cultura em 95-100%. O LCR na neurotuberculose apresentará aumento dos leucócitos, hipoglicorraquia, hiperproteinorraquia, sendo rara a presença do bacilo à bacterioscopia.

No quadro 29.2 estão resumidas as principais infecções em crianças com AIDS.

Quadro 29.2 – Infecções mais freqüentes na criança com AIDS.

Patógeno	SNC	Pulmões	Trato digestivo	Pele subcutâneo, mucosas	Bacteriemia	Infecção disseminada	Tratamento
Vírus							
Herpes	–	–	–	+	–	+	Aciclovir
CMV	+	+	+	–	–	+	Ganciclovir, foscarnet
VZV	–	–	–	+	–	+	Aciclovir
Bactérias							
Hemófilo	+	+	–	+	+	–	Cloranfenicol, cef II ou cef III
Pneumococo	+	+	–	–	+	–	Penicilina, ampicilina
Estafilococo	+	+	–	+	+	–	Oxacilina, cef I, clindamicina, vancomicina, teicoplanina
Salmonela	–	–	+	–	+	–	Aminoglicosídeo, cef III
Tuberculose	+	+	–	–	–	+	INH + RMF + PZA
Micobactérias atípicas	–	+	+	–	–	+	Etambutol + claritromicina
Fungos							
Candida	–	+	+	+	–	–	Nistatina, anfotericina B, cetoconazol, fluconazol
Histoplasmose	–	+	–	–	–	+	Anfotericina B, cetoconazol, fluconazol
Criptococose	+	–	–	–	–	+	Anfotericina B, fluconazol
P. carinii	–	+	–	–	–	–	SMX/TMP, pentamidina, clindamicina
Protozoário							
Toxoplasmose	+	–	–	–	–	–	Sulfadiazina + pirimetamina
Criptosporidiose	–	–	+	–	–	–	Espiramicina, roxitromicina
Isospora	–	–	+	–	–	–	SMX/TMP

Doses habituais

Aciclovir – 30mg/kg/dia, IV, em três doses; VO, 40mg/kg/dose a cada 6h
Ganciclovir – 10mg/kg/dia, IV, em duas doses
Foscarnet – 180mg/kg/dia, IV, em três doses
Cetoconazol (ceto) – 3-6mg/kg/dia, VO, 1 vez ao dia
Anfotericina B (anfo B) – 0,5-1,0mg/kg/dia, IV, 1 vez ao dia
Fluconazol (Fluco) – 6-8mg/kg/dia, IV ou VO, 1 vez ao dia
Sulfametoxazol-trimetoprima (SMX/TMP) para P. carinii – 100mg/kg/dia de sulfa em 4 doses
Espiramicina – 100mg/kg/dia, VO, em três tomadas
Pirimetamina (pirimeta) – 1mg/kg/dia, VO, 1 vez ao dia
Sulfadiazina – 100mg/kg/dia, VO, em 4 tomadas

Os antibióticos e os tuberculostáticos são usados em doses habituais.

RECOMENDAÇÕES PROVISÓRIAS PARA O USO DE ANTI-RETROVIRAIS APÓS A EXPOSIÇÃO OCUPACIONAL AO HIV

A Secretaria de Estado de Saúde promulgou um protocolo técnico orientando os profissionais que se contaminem com material biológico. Resumidamente:

Exposição	Material fonte	Profilaxia	Esquema anti-retroviral*
Percutânea	a) Sangue		
	• risco mais elevado	Recomendar	ZDV + 3TC + IP
	• risco aumentado	Recomendar	ZDV + 3TC +/– IP
	• sem risco aumentado	Oferecer	ZDV + 3TC
	b) Líquido orgânico contendo sangue visível, outro líquido ou tecido potencialmente infeccioso	Oferecer	ZDV + 3TC
	c) Outro líquido corporal	Não oferecer	
De mucosa	a) Sangue	Oferecer	ZDV + 3TC +/– IP
	b) Líquido orgânico contendo sangue visível, outro líquido ou tecido potencialmente infeccioso	Oferecer	ZDV +/– IP
	c) Outro líquido corporal	Não oferecer	
De pele, risco aumentado	a) Sangue	Oferecer	ZDV + 3TC +/– IP
	b) Líquido orgânico contendo sangue visível, outro líquido ou tecido potencialmente infeccioso	Oferecer	ZDV +/– 3TC
	c) Outro líquido corporal	Não oferecer	

*ZDV 200mg três vezes ao dia
3TC 150mg duas vezes ao dia
IP = inibidores de proteases: indinavir 800mg três vezes ao dia ou ritonavir 600mg duas vezes ao dia.

BIBLIOGRAFIA

PIZZO, P.A.; WILFERT, C.M. – *Pediatrics AIDS: challenge of HIV infection in infants, children and adolescents*. Baltimore, MD: Williams & Wilkins; 3rd ed., 1998.

DELLA NEGRA, M; MARQUES, H.H.S.; QUEIROZ, W.; LIAN, Y.C. – *Manejo Clínico da AIDS Pediátrica*. São Paulo, Editora Atheneu, 1997.

MARQUES, H.H.S.; SAKANE, P.T. – Criança com AIDS e UTI. In: Stape, A. et al. (ed). *Manual de Normas: Terapia Intensiva Pediátrica*. São Paulo, Sarvier, 1998, pp. 197-202.

MARQUES, H.H.S.; KODAIRA, M.S. – Abordagem das manifestações gastrointestinais em criança com infecção pelo HIV. In: ——. *Emergências Infecciosas em Crianças com Doença de Base*. São Paulo, Sarvier, 1998, pp. 14-17.

MARQUES, H.H.S.; KODAIRA, M.S. – Agravos infecciosos na criança com infecção pelo HIV. In: ——. *Emergências Infecciosas em Crianças com Doença de Base*. São Paulo, Sarvier, 1998, pp. 9-13.

30

GRANULOCITOPENIA E FEBRE NO PACIENTE COM DOENÇA NEOPLÁSICA

Heloisa Helena de Sousa Marques
Massayuki Yamamoto
Vicente Odone Filho

Esta é uma situação clínica em que o médico deve decidir com rapidez sobre a instituição da terapêutica. Em pediatria, na maioria das vezes, trata-se de criança acometida por leucemia linfóide aguda com neutropenia secundária à doença e/ou à quimioterapia. Apesar de a criança com câncer apresentar alterações de outros mecanismos de defesa, a granulocitopenia é o fator de risco mais importante para a aquisição de infecções piogênicas potencialmente fatais.

A granulocitopenia é ocasionada, geralmente, pela substituição dos elementos da medula óssea por células malignas ou pelo resultado da terapêutica mielossupressora que ocorre 5 a 16 dias após a administração das drogas.

Na prática clínica, o melhor índice estimativo da produção de neutrófilos é a sua *contagem absoluta* (CAN). Este cálculo é obtido pela multiplicação do número total de leucócitos pela porcentagem de bastonetes e segmentados da contagem diferencial. Quase todos os episódios da bacteriemia e infecção disseminada por fungos ocorrem em pacientes com CAN menor que $500/mm^3$, e o risco é máximo quando a CAN é menor que $100/mm^3$, aumentando rapidamente com sua manutenção, chegando a 100%. A freqüência de infecção diminui rapidamente em função do aumento do número de neutrófilos (Tabela 30.1).

Tabela 30.1 – Graus de suscetibilidade a infecções em pacientes neutropênicos.

CAN/mm^3	Predisposição a infecções bacterianas
> 1.000	Baixa
500-1.000	Leve
< 500	Moderada (50 a 100%)
< 100	Grave (100%)

Desse modo, sempre que o paciente apresentar CAN inferior a $500/mm^3$, deve-se considerar a introdução de terapêutica antimicrobiana, após a colheita dos exames subsidiários. Caso o paciente não apresente medula óssea comprometida por sua moléstia básica, e inexistam alterações clínicas significantes, além da febre, poder-se-á apenas observá-lo rigorosamente. Havendo comprometimento medular (por exemplo, em uma leucemia linfocítica aguda ativa), a febre por si só é indicadora de terapia antimicrobiana. Se os antimicrobianos não forem administrados, em 50 a 80% das vezes, demonstrar-se-á bacteriemia, e a mortalidade poderá se situar ao redor de 80%.

A seleção dos antimicrobianos deve proporcionar cobertura para a maioria dos agentes patogênicos prováveis nestes casos: *E. coli, S. aureus, K. pneumoniae, P. aeruginosa, Enterobacter, S. epidermidis*. Infecções virais (varicela zóster, herpes, citomegalovírus) e por fungos (*Candida, Aspergillus*) também incidem, mas em uma freqüência menor. Na maioria das ocasiões, a *P. aeruginosa* representa o germe mais resistente.

A avaliação diagnóstica deve incluir: hemoculturas, coprocultura, urocultura, cultura de orofaringe e de região perianal e radiografia de tórax. Caso haja suspeita clínica de localização em algum órgão, deve-se indicar os procedimentos diagnósticos específicos, além dos exames já citados. É necessário colher, também, enzimas hepáticas, provas de função renal e eletrólitos, de modo a monitorizar a toxicidade potencial dos antimicrobianos.

TRATAMENTO

Vários investigadores têm demonstrado que o melhor esquema para bactérias gram-negativas requer o uso simultâneo de dois antimicrobianos aos quais o germe seja sensível. Muitos centros empregam regimes com três drogas: a) aminoglicosídeo; b) droga antiestafilocócica; e c) penicilina antipseudomonas. No Instituto da Criança, o esquema inicial é a associação de amicacina e oxacilina. Em nossas crianças, nas infecções em que houve a recuperação dos microrganismos em culturas, os agentes foram os seguintes, em ordem de freqüência: *E. coli, S. aureus, K. pneumoniae* e *P. aeruginosa*. Há que se salientar o fato de que as cepas de *S. aureus* detectadas em hemoculturas apresentaram boa sensibilidade à oxacilina, ao passo que as recolhidas em culturas de pele foram uniformemente resistentes.

Como, mais recentemente, tem ocorrido aumento na incidência de septicemia por *S. epidermidis* nos pacientes com cateteres de Broviac ou Hickman, a droga de escolha para esta infecção é a vancomicina. Em outras ocasiões, o *S. aureus* pode apresentar resistência à oxacilina e, nesses casos, também se indica a vancomicina. Atualmente estão em estudos alternativas para o regime de duas ou três drogas, previamente descritas, sendo que a ceftazidima (cefalosporina de terceira geração) poderia substituí-las de modo eficaz, mas ainda não há documentação suficiente para concluir que é alternativa melhor do que as outras.

Se o microrganismo for identificado, a cobertura antimicrobiana deve ser ajustada de acordo com a sua sensibilidade. Todavia, é aconselhável continuar com a antibioticoterapia de amplo espectro enquanto o paciente estiver febril e neutropênico, pois permanece risco significante de aquisição de infecção bacteriana secundária.

A duração da terapêutica depende, primariamente, da duração dos sintomas e do resultado das culturas obtidas. Caso nenhuma seja positiva, no sentido de explicar o fenômeno febril inicial, os antibióticos poderão ser suspensos após um período sem febre de 48-72 horas.

Não tendo sido isolado o germe inicialmente, a antibioticoterapia não deve ser suspensa caso o paciente persista neutropênico e febril. Se a condição clínica estiver deteriorando progressivamente, introduzir carbenicilina (em geral ao redor do terceiro ou quarto dia de tratamento).

Não é conhecida a real incidência de infecção por microrganismos anaeróbios nos pacientes imunodeprimidos, mas, na medida em que a evolução do caso não está sendo satisfatória, pode-se levantar a suspeita de que estes germes possam ser os agentes causais e, empiricamente, adicionar, ao esquema já instituído, medicamentos como cloranfenicol ou clindamicina, com o objetivo de ampliar a cobertura antimicrobiana.

Não havendo resposta clínica e esta situação perdurar por mais de uma semana, deve-se pensar na introdução de terapêutica empírica antifúngica com anfotericina B.

A anfotericina B é um antibiótico ativo contra a maioria dos fungos. Durante a sua infusão, pode ocorrer febre, calafrios, tremores, náuseas e vômitos. O efeito colateral mais importante, a longo prazo, é a hipocalemia associada a necrose tubular aguda. Iniciar o tratamento com dose teste de 1mg administrada intravenosamente durante 1 hora. Se for tolerada, dar 0,1mg/kg em 6 horas. Aumentar a dose gradativamente até chegar à dose de 1mg/kg. Para controlar a infecção sistêmica, é necessário continuar a terapêutica até dose total de 1 a 1,5g.

O tempo total de tratamento, quando diagnosticada infecção bacteriana, em geral, é de 2 a 3 semanas. Obviamente, esse tempo pode ser prolongado na dependência da resposta clínica e também da localização do quadro infeccioso.

Outra conduta terapêutica que pode ser utilizada é a transfusão de leucócitos. Seu uso tem sido consideravelmente restringido ultimamente. Há indicação formal de transfusão leucocitária (unidades obtidas por férese de doador único, ao menos 1 vez ao dia, por período mínimo de 5 dias) em pacientes com neutropenia grave, sem expectativa de recuperação hematológica a curto prazo, que sejam portadores de abscessos ou que tenham septicemia documentada e refratária a antibióticos reconhecidamente eficazes.

Outras duas infecções também devem ser consideradas como emergência no paciente imunodeprimido, pois, se tratadas precocemente, pode-se diminuir em muito a mortalidade. São elas a pneumonia por *P. carinii* e a infecção pelo vírus varicela zoster.

PNEUMONIA POR *P. CARINII* (PPC)

Este quadro é mais comum nas crianças que não estão recebendo a profilaxia com sulfametoxazol-trimetoprima. Entretanto, pode ocorrer em qualquer indivíduo imunodeprimido. O quadro clínico instala-se em 4 a 5 dias e é caracterizado por insuficiência respiratória progressiva. A radiografia de tórax mostra um infiltrado alveolar bilateral que se inicia na região hilar e espalha-se perifericamente.

O diagnóstico definitivo requer, necessariamente, a demonstração do microrganismo em tecido pulmonar, o que poderá ser feito pela punção aspirativa. Caso o paciente venha recebendo profilaxia regular com sulfametoxazol-trimetoprima, deverá proceder-se a uma biopsia de pulmão, para propiciar o diagnóstico diferencial com outras pneumopatias, especialmente por agentes virais.

O tratamento da PPC é capaz de reduzir a mortalidade de 100% para 25%.

A droga de escolha é a associação sulfametoxazol-trimetoprima na dose de 20mg/kg/dia de trimetoprima, por via oral ou intravenosa, dividido em 4 doses.

O período médio de retorno aos achados clínicos normais com este tratamento é de 4 dias para a temperatura, 7 dias para a freqüência respiratória, 8 dias para a paO$_2$ e de 9 dias para as alterações radiológicas. Se não houver resposta clínica, deve-se associar isotianato de pentamidina na dose de 4mg/kg/dia, intramuscular, uma vez ao dia, embora esta seja uma medicação mais tóxica, causando hipotensão, hipoglicemia, reações alérgicas e insuficiência renal. A pentamidina deve ser utilizada durante 12 a 14 dias.

INFECÇÃO POR VÍRUS VARICELA ZOSTER

A disseminação viral ocorre em cerca de um terço dos pacientes imunodeprimidos que adquirem varicela. Se o tratamento não for instituído precocemente, a infecção pode ocasionar cerca de 25% de mortalidade. O risco é maior nos pacientes com CAN menor que 500/mm^3 ou naqueles que continuam a receber quimioterapia depois do aparecimento das lesões vesiculares. Crianças cuja quimioterapia foi suspensa há mais de 3 meses antes do início da varicela geralmente não têm risco aumentado de disseminação. A forma mais freqüente e grave de disseminação é a pulmonar. Imediatamente após o aparecimento da erupção vesicular, deve-se iniciar a terapêutica antiviral com aciclovir na dose de 10mg/kg por via intravenosa, a cada 8 horas, durante 7 dias.

DROGAS E DOSES

Amicacina: 15mg/kg/dia por via IV lentamente em 30 minutos, dividido em 3 doses.

Carbenicilina: 600 a 800mg/kg/dia por via IV, dividido em 6 doses.

Ceftazidina: 150mg/kg/dia por via IV, dividido em 3 doses.

Clindamicina: 25 a 40mg/kg/dia por via IV, dividido em 3 a 4 doses.

Cloranfenicol: 100mg/kg/dia por via IV, dividido em 4 doses.

Oxacilina: 200mg/kg/dia por via IV, dividido em 4 doses.

Polimixina B: 1,5-2,5mg/kg/dia por via IM, dividido em 3 doses.

Vancomicina: 40mg/kg/dia por via IV, dividido em 3 doses.

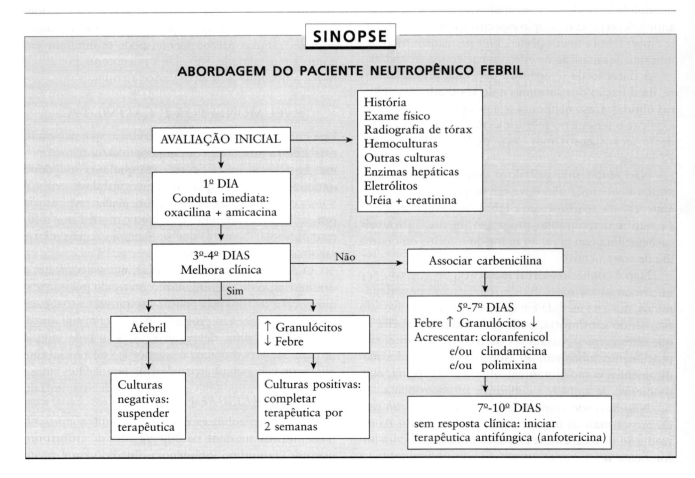

31

ANTIBACTERIANOS EM EMERGÊNCIA PEDIÁTRICA

SAMUEL SCHVARTSMAN

INTRODUÇÃO

Os medicamentos antibacterianos são largamente utilizados no tratamento de afecções pediátricas. Quando o emprego é apropriado, seus resultados podem ser considerados como muito bons. Por outro lado, quando incorretamente usados, podem ser responsáveis por reações adversas às vezes sérias ou então alterar o quadro clínico da doença, dificultando o diagnóstico e o tratamento adequado.

O uso racional de um antibacteriano implica necessariamente a realização de várias etapas, entre as quais são importantes:

Anamnese completa – com especial ênfase nas características da febre: início, duração, sintomatologia associada e resposta aos antitérmicos. Investigação detalhada dos contactantes e da epidemiologia regional, bem como da história vacinal são dados relevantes.

Exame físico – deve ser sistemático e cuidadoso, sendo importante, além dos sinais vitais, pesquisa de sinais meníngeos, ausculta cardíaca e pulmonar, exame da arcada dentária e exame otorrinolaringológico. São também importantes os exames da pele, mucosas, gânglios, sistema musculoesquelético e de visceromegalias.

Exames laboratoriais para pesquisa da doença – incluem basicamente: a) exame hematológico completo. Presença de anemia aguda, leucopenia com desvio à esquerda, ausência de eosinófilos e plaquetopenia sugerem afecção grave. Leucocitose, linfocitose e atipia sugerem infecção viral ou toxoplasmose; b) velocidade de hemossedimentação; c) exame de urina; d) radiografia de tórax; e) líquor; f) outros exames, de acordo com os dados clínicos.

Com o resultado desses procedimentos é possível formular um diagnóstico etiológico e é preciso decidir se o paciente é portador de uma infecção bacteriana, seu agente mais provável, e se a infecção pode ser influenciada por medicamentos antibacterianos.

Identificação do microrganismo responsável – constitui, juntamente com os testes de suscetibilidade, exame básico para um tratamento antibacteriano bem-sucedido. As culturas (sangue, urina, fezes, líquor ou outras secreções) devem ser realizadas, se possível, antes do início do tratamento.

Os testes de suscetibilidade podem ser feitos em disco, tubo com caldo ou em placas de microdiluição. Estes fornecem resultados expressos em concentração inibitória mínima (CIM) e também em concentração bactericida mínima (CBM) que permitem melhor estimativa da quantidade de droga exigida para um efeito terapêutico *in vivo*.

Melhor conjetura – é a situação em que se decide pelo uso de um determinado antibacteriano para tratamento de um processo infeccioso, mesmo sem a identificação laboratorial do agente. Toma-se por base a experiência anterior e os dados epidemiológicos que sugerem a provável eficácia do medicamento selecionado. Posteriormente, considerando a resposta clínica e os dados laboratoriais, pode-se modificar o esquema inicial.

O isolamento de um organismo que confirma a impressão inicial é útil. No entanto, resultados laboratoriais não esperados devem ser submetidos a uma análise criteriosa, baseada principalmente na resposta clínica e na experiência anterior bem fundamentada.

Melhor antibacteriano – identificado o agente e conhecidos os resultados dos testes de suscetibilidade, é possível selecionar o melhor medicamento ou esquema terapêutico para o caso específico, levando em consideração principalmente:

- espectro de ação do antibiótico;
- farmacocinética;
- efeitos tóxicos;
- custos.

Na abordagem terapêutica de um processo infeccioso bacteriano, dois outros aspectos devem ser valorizados:

1. evitar combinação de antimicrobianos, a não ser que haja sinergismo comprovado;
2. evitar antibacterianos de introdução recente, somente pelo fato de serem mais modernos ou terem sido objeto de estudos clínicos discutíveis.

O tratamento antibacteriano adequado deve resultar em reversão do quadro clínico, com melhora evidente, e reversão dos dados laboratoriais. O período de tratamento, que deve ser o necessário e o suficiente para erradicar a infecção, varia de acordo com o agente, a localização do processo e a imunocompetência do paciente.

Os antibacterianos podem ser usados por via oral ou parenteral (preferentemente por via intravenosa). Os alimentos geralmente não prejudicam a biodisponibilidade do medicamento administrado por via oral, a não ser em alguns casos, como tetraciclinas e quinolonas, que são quelados pelos metais pesados, devendo ser administrados entre as refeições.

Na aplicação por via intravenosa, alguns cuidados básicos devem ser tomados:

1. administrar o antibacteriano em solução neutra (geralmente soro fisiológico ou glicosado a 5%);
2. administrar isoladamente;
3. administrar em bolo, por adição intermitente à infusão intravenosa;
4. trocar os cateteres de teflon e as agulhas de aço em períodos curtos (2-3 dias).

MEDICAMENTOS ANTIBACTERIANOS

PENICILINAS

Constituem um grupo de medicamentos que têm em comum um núcleo ácido 6-aminopenicilâmico que contém um anel β-lactâmico, indispensável para sua atividade biológica. Após ligação com receptores, a síntese peptidoglicônica é inibida, comprometendo a formação da parede celular.

Organismos que produzem β-lactamases (penicilinases) podem apresentar resistência a algumas penicilinas, por romperem o anel β-lactâmico, com conseqüente inativação. Organismos que não se multiplicam ou não têm parede celular (formas L) não são suscetíveis. Outros fatores que explicam eventual resistência microbiana são: ausência de proteínas ligadas à penicilina ou diminuição da afinidade pelos receptores e falha na ativação de enzimas autolíticas na parede celular.

A toxicidade das penicilinas é comparativamente menor do que a de outros antibacterianos, sendo suas principais reações adversas conseqüentes à hipersensibilidade (febre, erupções, anafilaxia). A toxicidade pode-se manifestar por vômitos, diarréia, comprometimento renal ou hepático e neurotoxicidade. Reação adversa importante, geralmente conseqüente ao uso incorreto, é a superinfecção por organismos resistentes ao medicamento.

Benzilpenicilina ou penicilina G

É o grupo considerado clássico, ainda largamente utilizado por sua boa eficácia, toxicidade baixa e custo relativamente baixo. São bactericidas, atuando na cápsula bacteriana. Incluem:

- penicilina G cristalina aquosa;
- penicilina G procaína;
- penicilina G benzatina;
- penicilina V ou fenoximetilpenicilina.

Penicilina G – é mais ativa contra organismos gram-positivos, menos contra gram-negativos e suscetível à hidrólise pelas β-lactamases. É usada nas infecções causadas por pneumococos, estafilococos penicilinase negativos, estreptococo hemolítico do grupo A, meningococo, gonococo, anaeróbios do trato respiratório, clostrídeos e espiroquetas.

Após administração parenteral é rapidamente distribuída para os tecidos, mas os níveis são menores nos olhos, na próstata e no sistema nervoso central. Na inflamação aguda das meninges, pode atingir concentrações adequadas. A maior parte da penicilina absorvida é excretada pela urina, sendo 90% por secreção tubular. Probenecid (10mg/kg) pode retardar a secreção. As doses devem ser diminuídas na insuficiência renal.

Penicilina G cristalina aquosa – é usada exclusivamente por via parenteral, intravenosa de preferência, pois a intramuscular é dolorosa. A dosagem pode variar de 50.000 a 300.000U/kg/dia, em doses divididas a cada 4-6 horas. Nos casos graves, podem ser usadas doses de 10 a 24 milhões de U/dia, cada 2-4 horas, por via intravenosa.

Penicilina G procaína – pode ser aplicada em intervalos maiores (12 horas), mas é eficaz apenas contra organismos muito sensíveis: estreptococo β-hemolítico do grupo A, pneumococo e gonococo. A dose usual é de 600.000U, 2 vezes por dia, por via intramuscular.

Penicilina G benzatina – pode ser aplicada em intervalos bem maiores, pois atinge níveis séricos eficazes por 2-3 semanas. É usada somente por via intramuscular no tratamento de infecções por organismos muito sensíveis: estreptococo β-hemolítico do grupo A e sífilis. A dose usual é de 1,2 a 2,4 milhões de U a cada 3-4 semanas (prevenção de infecção por estreptococo) ou a cada semana (sífilis), durante 1-3 semanas.

Penicilina V – é administrada apenas por via oral, sendo indicada no tratamento de infecções moderadas por organismos sensíveis. A dosagem usual é de 1-2g/dia, em doses divididas a cada 4-6 horas.

Penicilinas penicilinase resistentes

São relativamente resistentes à destruição pelas β-lactamases produzidas por estafilococos, sendo indicadas exclusivamente para o tratamento de infecções produzidas por esses agentes. São incluídas no grupo:

- oxacilina;
- dicloxacilina;
- cloxacilina;
- nafcilina.

Oxacilina – é mal absorvida por via oral, sendo preferível a via parenteral na dosagem de 100-300mg/kg/dia, em 4 doses divididas. Doses de 25mg/kg/dia atingem concentrações eficazes em prematuros e em recém-nascidos.

Dicloxacilina – é administrada exclusivamente por via oral. Recomenda-se sua ingestão com estômago vazio, 1 hora antes ou 2 horas após as refeições. A excreção renal é de 60% na forma inalterada. A dosagem usual é de 50-100mg/kg/dia, em 4 doses divididas.

Cloxacilina – pode ser administrada por via oral ou intravenosa. A presença de alimentos no estômago prejudica a absorção. Concentração plasmática máxima é atingida em 1-2 horas. A dosagem usual é de 50-100mg/kg/dia, em 4 doses divididas.

Nafcilina – pode ser administrada por via oral, intramuscular ou intravenosa. A absorção por via oral é baixa e prejudicada pela presença de alimentos no estômago. A concentração plasmática máxima é atingida em 1-2 horas (por via intramuscular e intravenosa). A biotransformação hepática é de 80%. A dosagem usual no tratamento de infecções estafilocócicas é de 50-200mg/kg/dia, em 4-6 doses divididas.

Aminobenzilpenicilinas

São antibacterianos semi-sintéticos, com espectro de ação ampliado, incluindo gram-negativos, mas são sensíveis às β-lactamases. Várias cepas de *H. influenzae*, *E. coli*, *Shigella* e *Salmonella* já apresentam resistência. São clinicamente eficazes no tratamento de infecções causadas por pneumococos e estreptococos. As principais são:

- ampicilina;
- amoxicilina;
- bacampicilina.

Ampicilina – pode ser usada por via oral ou parenteral. É considerada o antibacteriano de escolha no tratamento de infecção por *E. faecalis*, *L. monocytogenes* e *P. mirabilis*. A dosagem usual é de 50mg/kg/dia, por via oral, resultando em níveis séricos de 4-6µg/ml e de 50 a 200µg/kg/dia, por via intravenosa, resultando em níveis séricos de até 40µg/ml. A absorção oral é prejudicada pela alimentação. A absorção por via intramuscular é boa. A excreção é preponderantemente renal.

Amoxicilina – é bem absorvida por via oral, não sofrendo interferência dos alimentos. Não é utilizada por via parenteral. Apresenta espectro de ação semelhante ao da ampicilina. A dosagem usual é de 50-100mg/kg/dia, em doses divididas a cada 8 horas, por via oral.

Bacampicilina – apresenta espectros de ação semelhante aos das anteriores. Muito bem absorvida por via oral, que é a única utilizada. Age por ser hidrolisada em ampicilina. A dosagem usual é de 25-50mg/kg/dia, em doses divididas a cada 12 horas.

Carboxilpenicilinas

São incluídas neste grupo:

- carbenicilina;
- ticarcilina.

Carbenicilina – além de ter espectro de ação semelhante ao da ampicilina, atua contra *P. aeruginosa*, *B. fragilis*, *Proteus* indolpositivos e várias cepas de *Serratia*, *Pseudomonas* e *Enterobacter*. Pode ser administrada por via oral (absorção baixa), intramuscular ou intravenosa. A dosagem é muito variável, atingindo até 600mg/kg/dia, em doses fracionadas.

Ticarcilina – tem espectro de ação semelhante ao da carbenicilina, mas é considerada mais ativa contra *Pseudomonas aeruginosa*. É administrada por via parenteral, 200-300mg/kg/dia, em 4-6 doses divididas.

Ureidopenicilinas

São antibióticos semi-sintéticos, penicilinase sensíveis, com espectro de ação semelhante ao da carbenicilina. Praticamente todos os produtos comerciais são importados. São incluídos no grupo:

- azlocilina;
- mezlocilina;
- piperacilina.

Azlocilina – é usada apenas por via intravenosa. A dosagem usual é de 75mg/kg/dose, a cada 4 horas. Máximo de 24g/dia. A excreção renal é de 50-70% da forma inalterada.

Mezlocilina – é usada por via intramuscular ou intravenosa. A dose usual é de 50mg/kg/dose, a cada 4 horas. A eliminação é renal (55-60%) e biliar (25%).

Piperacilina – é usada por via parenteral. As doses são muito variadas, podendo chegar nos casos muito graves a até 500mg/kg/dia.

Penicilinas combinadas com inibidores da β-lactamase

Existem alguns medicamentos, como clavulanato (ácido clavulâmico), sulbactam e tazobactam, que podem impedir a ação das β-lactamases sobre as penicilinas. Inibem principalmente a enzima produzida por aeróbios, *S. aureus, H. influenzae, M. catarrhalis* e *N. gonorrhoeae*. A associação piperacilina + tazobactam parece ser mais ativa contra infecções por *Enterococcus, P. aeruginosa, Serratia, Citrobacter* e *Enterobacter*.

As associações disponíveis, a maioria em produtos comerciais importados, são as seguintes:

- amoxicilina, 250, 500, 1.000mg + clavulanato (Augmentin®);
- ticarcilina, 3g + clavulanato (Timentin®);
- ampicilina, 1g + sulbactam (Unasyn®);
- piperacilina, 3g + tazobactam (Zosyn®).

A dosagem é a mesma que a das penicilinas. A associação amoxicilina + clavulanato é a única utilizada por via oral, as demais são administradas por via intravenosa. O custo desses medicamentos é elevado.

CEFALOSPORINAS

São antibióticos semi-sintéticos estruturalmente relacionados com as penicilinas. Consistem em um anel β-lactâmico ligado a um anel diidrotiazolina. São bactericidas com mecanismo de ação sobre a parede celular semelhante ao das penicilinas. Substituições nos grupos químicos resultaram em numerosas drogas com farmacologia e atividade antibacteriana variáveis.

As cefalosporinas foram divididas em três grupos ou gerações, tomando por base principalmente sua ação antibacteriana (Quadro 31.1).

As cefalosporinas de primeira geração são ativas contra cocos gram-positivos, incluindo pneumococos, *streptococcus viridans* e hemolíticos do grupo A e *S. aureus*. Várias bactérias gram-negativas são sensíveis, como *E. coli, K. pneumoniae* e *P. mirabilis*, inclusive alguns cocos anaeróbios. Não agem contra enterococos e estafilococos meticilina-resistentes.

Quadro 31.1 – Grupos de cefalosporinas e principais antibióticos.

Primeira geração	Segunda geração	Terceira geração
Cefadroxila	Cefaclor	Cefixima
Cefalexina	Cefamandol	Cefoperazona
Cefaloglicina	Cefmetazol	Cefotaxima
Cefaloridina	Cefonicida	Cefpodoxima proxetil
Cefalotina	Ceforanida	Ceftazidima
Cefapirina	Cefotetam	Ceftizoxima
Cefazolina	Cefoxitina	Ceftriaxona
	Cefprozila	Moxalactam
	Cefuroxima	
	Cefuroxima axetil	

Várias drogas são de uso oral, sendo indicadas no tratamento de infecções urogenitais em pacientes alérgicos às sulfas e em infecções polimicrobianos menores. Não são confiáveis em infecções sistêmicas graves. Não atingem o líquor.

As cefalosporinas de segunda geração são, em geral, de uso parenteral e também ativas contra organismos cobertos pelas drogas de primeira geração. São menos ativas contra organismos gram-positivos e não têm atividade contra enterococos ou *P. aeruginosa*. Apresentam baixa penetração no líquor. São resistentes às cefalosporinases que inibem as drogas de primeira geração. São ativas contra vários gram-negativos, incluindo *H. influenzae* e anaeróbios como *Bacteroides fragilis*.

As cefalosporinas de terceira geração são usadas, na sua maioria, apenas por via parenteral. Apresentam boa penetração liquórica, além de boa atividade contra enterobactérias. Todas têm ação contra *H. influenzae* e os anaeróbios, incluindo o *B. fragilis*. A sensibilidade dos gram-positivos é relativamente menor. Apresentam maior resistência às cefalosporinases, mas foram descritos novos mecanismos de inativação. São medicamentos geralmente caros.

As cefalosporinas são sensibilizantes, podendo ocorrer uma variedade de reações de hipersensibilidade, incluindo anafilaxia, febre, erupções cutâneas, nefrite, granulocitopenia e anemia hemolítica. Existe possibilidade de alergia cruzada com as penicilinas. Pode ocorrer dor local após injeção intramuscular ou tromboflebite após intravenosa. Os antibióticos que contêm anel metiltiotetrazol podem causar hipoprotrombinemia e reações tipo dissulfiram.

A dosagem usual de algumas cefalosporinas está descrita na tabela 31.1.

Tabela 31.1 – Dosagem usual de algumas cefalosporinas.

Cefalosporina	Dosagem	Nº de doses/24h	Via
Cefaclor	20-40mg/kg/dia	2-3	VO
Cefadroxila	25-50mg/kg/dia	2-3	VO
Cefalexina	30-100mg/kg/dia	4	VO
Cefaloridina	50-100mg/kg/dia	4	IV
Cefalotina	50-100mg/kg/dia	4-5	IV
Cefamandol	50-150mg/kg/dia	4-6	IV, IM
Cefapirina	10-20mg/kg/dia	4	IV, IM
Cefazolina	50-100mg/kg/dia	3	IV, IM
Cefixima	8mg/kg/dia	2	VO
Cefmetazol	2-4g/dia	1-2	IV
Cefonicida	0,5-2g/dia	1	IV, IM
Cefoperazona	1-4g/dia	2	IV
Ceforanida	20-40mg/kg/dia	2	IV, IM
Cefotaxima	50-100mg/kg/dia	2-3	IV
Cefotetam	2-4g/kg/dia	2	IV, IM
Cefoxitina	80-160mg/kg/dia	3-4	IV, IM
Cefprozila	30mg/kg/dia	2	VO
Cefradina	30-50mg/kg/dia	4	VO
Ceftazidima	100-150mg/kg/dia	3	IV
Ceftizoxima	150-200mg/kg/dia	3-4	IV, IM
Ceftriaxona	50-100mg/kg/dia	1-2	IV, IM
Cefuroxima axetil	500mg/dia	2	VO

OUTRAS DROGAS BETA-LACTÂMICAS

São drogas de introdução relativamente recente, estruturalmente relacionadas aos antibióticos beta-lactâmicos.

A experiência no tratamento de paciente pediátrico ainda é reduzida. Compreendem os seguintes medicamentos:

- monobactams: aztreonam;
- carbapenems: imipenem;
- carbacefems: loracarbef.

Aztreonam – age contra a maioria dos enteropatógenos, mas é droga de segunda escolha em todas suas indicações. A dosagem usual é de 100-200mg/kg/dia, por via intravenosa ou intramuscular, em 3-4 doses divididas.

Imipenem – tem um grande espectro de ação, que inclui a maioria dos bastonetes gram-negativos, gram-positivos e anaeróbios, exceto a maioria dos S. aureus e S. epidermidis meticilino-resistentes. É resistente às β-lactamases, mas é inativado pelas dipeptidases nos túbulos renais. Por isso, para uso clínico, deve ser combinado com a cilastatina, um inibidor da dipeptidase. Seu custo é elevado. Não deve ser usado rotineiramente como primeira escolha. A dosagem usual para adultos é de 0,5-1g, por via intravenosa ou intramuscular, a cada 6 horas.

Loracarbef – tem atividade semelhante à do cefaclor e outras cefalosporinas. Em virtude do seu custo elevado, deve ser utilizado em pacientes que não respondem ao tratamento com outras drogas. A dosagem usual para adultos é de 200-400mg, por via oral, a cada 12 horas.

AMINOGLICOSÍDEOS

São um grupo de antibióticos bactericidas que interferem na unidade 30S do ribossomo bacteriano, levando à produção de proteínas incompatíveis com a vida celular. A resistência é baseada em uma deficiência do receptor ribossômico, na destruição enzimática da droga ou na falta de permeabilidade da molécula.

Todos são potencialmente ototóxicos e nefrotóxicos, embora em graus diferentes. A ototoxicidade é, com freqüência, irreversível e cumulativa com o uso repetido. Evidencia-se como perda da audição (lesão coclear), inicialmente para os tons de alta freqüência, ou como lesão vestibular, manifestada por vertigem, ataxia e perda do equilíbrio. A amicacina parece ser o mais ototóxico. A nefrotoxicidade é usualmente reversível. Em doses elevadas, os aminoglicosídeos podem ser neurotóxicos, produzindo bloqueio neuromuscular, que pode resultar em paralisia respiratória.

O grupo inclui:

- estreptomicina;
- canamicina;
- gentamicina;
- tobramicina;
- sisomicina;
- netilmicina;
- amicacina;
- paromomicina;
- spectinomicina;
- neomicina.

Estreptomicina – seu uso é reservado para o tratamento de tuberculose, brucelose, peste, tularemia e, em associação com a penicilina, na endocardite bacteriana causada por S. faecalis ou S. viridans, apesar de existir tratamento mais moderno. A dosagem usual é de 20-40mg/kg/dia, por via intramuscular, uma vez por dia.

Canamicina – é ativa contra várias espécies de bactérias gram-negativas: E. coli, Klebsiella, Enterobacter, Shigella e Salmonella. Proteus e Pseudomonas são geralmente muito resistentes. O aparecimento de drogas alternativas e o desenvolvimento de resistência por muitas enterobactérias restringiram bastante seu uso.

A dosagem usual é de 15mg/kg/dia, por via intramuscular ou intravenosa, em 2 ou 3 doses divididas.

M. *tuberculosis* continua sendo suscetível. S. *aureus* é sensível *in vitro*, mas não é uma indicação *in vivo*. A canamicina pode ser utilizada no tratamento de endocardites causadas por S. *faecalis*, em associação com a penicilina.

Gentamicina – é eficaz contra a maioria das enterobactérias. Apresenta ação sinérgica com as penicilinas no tratamento contra P. *aeruginosa* e da endocardite por S. *faecalis*. M. *tuberculosis* costuma ser sensível. Germes intra-hospitalares geralmente são resistentes. Em áreas onde os gram-negativos ainda forem sensíveis, a estreptomicina pode ser usada, pois seu comportamento no organismo infantil é bem conhecido. A dosagem usual é de 5-7mg/kg/dia, por via intramuscular ou intravenosa, em 3 doses divididas.

Tobramicina e sisomicina – têm espectro de ação semelhante ao da gentamicina. A tobramicina parece ser mais eficaz contra a P. *aeruginosa*. A dosagem usual desses antibióticos é de 3-5mg/kg/dia, em 3 doses divididas.

Netilmicina – é um derivado da sisomicina, com propriedades muito semelhantes às da gentamicina. A dosagem usual é de 3-7,5mg/kg/dia, por via intramuscular ou intravenosa, em 4 doses divididas.

Amicacina – é um derivado semi-sintético da canamicina, resistente à maioria das enzimas que inativam os aminoglicosídeos. É útil no tratamento de infecções graves produzidas por gram-negativos, principalmente se intra-hospitalares. Exibe sinergismo com as penicilinas e as cefalosporinas no tratamento contra P. *aeruginosa*. É freqüentemente incluída com outras drogas no tratamento contra M. *aviumintracellulare* e M. *fortuitum*. A dosagem usual é de 15mg/kg/dia, por via intramuscular ou intravenosa, em 2 ou 3 doses divididas.

Paromomicinas – são polipeptídeos bactericidas para a maioria das bactérias gram-negativas aeróbias. Seu uso sistêmico é limitado ao tratamento de infecções multidrogas resistentes. A dosagem usual da polimixina B é de 1,5-2,5mg/kg/dia, por via intravenosa, em 4 doses, ou de 2,5-3mg/kg/dia, por via intramuscular, também em 4 doses. A dosagem usual da polimixina E (colistina) é de 2,5mg/kg/dia, por via intramuscular ou intravenosa, em 2 doses divididas.

Spectinomicina – é um aminociclitol relacionado aos aminoglicosídeos, indicado apenas para o tratamento de infecção por gonococos produtores de β-lactamases em pessoas sensíveis à penicilina. Administra-se em adolescentes e adultos na dose de 2g, por via intramuscular. A injeção é dolorosa.

Neomicina – seu uso sistêmico está abandonado. Pode ser usada por via oral no preparo de cirurgia intestinal eletiva e no tratamento do coma hepático.

MACROLÍDEOS

Eritromicinas são os antibióticos mais importantes deste grupo. Atuam inibindo a síntese protéica pela ligação com a subunidade 50S dos ribossomos hepáticos. São bacteriostáticos ou bactericidas para organismos gram-positivos, incluindo pneumococos, estreptococos e corinebactérias, bem como clamídias, micoplasmas, *Legionella* e *Campylobacter*. É uma das poucas opções para C. *trachomatis*, L. *pneumophyla*, B. *pertussis* e M. *pneumoniae*, bem como uma alternativa para pacientes alérgicos à penicilina.

As preparações para uso oral incluem eritromicina base, estearato, estolato e etilsuccinato. Para uso intravenoso são indicados o lactobionato e o gluceptato, até o momento não disponíveis no Brasil. A eritromicina é largamente excretada pela bile. Entre os efeitos adversos, são descritas, particularmente com o estolato, hepatites colestáticas agudas. Pode ocorrer comprometimento auditivo reversível com o uso de grandes doses. Pode haver interação com outras drogas, particularmente anticoagulantes orais, digoxina, teofilina, ciclosporina e terfenadina.

A dosagem usual por via oral é de 30-50mg/kg/dia, em 3-4 doses divididas.

AZALÍDEOS

Grupo de antibióticos relacionados estruturalmente com os macrolídeos. São mais ácido-estáveis, penetram bem nos tecidos e têm uma meia-vida prolongada, com persistência de altas concentrações teciduais. Seus efeitos adversos são semelhantes aos da eritromicina, com ocorrência bem menor de desconforto gastrintestinal. Alterações de enzimas hepáticas foram raramente descritas. São mais importantes neste grupo:
- azitromicina;
- claritromicina.

Azitromicina – é ativa contra estreptococos, *Legionella*, M. *pneumoniae* e C. *pneumoniae*. É também ativa contra H. *influenzae*, *Chlamydia trachomatis* e *Haemophilus ducreyi*. É indicada como tratamento de dose única (1g) para infecções genitais por clamídia e para o cancróide. A dosagem usual é de 10mg/kg/dia, por via oral, uma dose no primeiro dia e, a seguir, 5mg/kg/dia, em dose única diária.

Claritromicina – tem as mesmas indicações que as da azitromicina. Esta parece ser mais ativa contra H. *influenzae*. É também usada em tratamento combinado de infecções complexas por *Mycobacterium avium* e das infecções por *Helicobacter pylori*. A dosagem usual para adultos é de 0,5-1g/dia, por via oral, em 2 doses divididas. Para crianças, sugere-se 15mg/kg/dia, por via oral, em 2 doses divididas.

QUINOLONAS

São análogos sintéticos do ácido nalidíxico que bloqueiam a DNA-girase, inibindo a síntese do DNA bacteriano. Atualmente são disponíveis numerosas fluorquinolonas que, além de serem ativas contra enterobactérias, também são contra bactérias gram-negativas, como *Haemophilus, Neisseria, Moraxella, Brucella, Legionella, Salmonella, Shigella, Campylobacter, Yersinia, Vibrio* e *Aeromonas*. Em geral, são menos ativas contra gram-positivos.

São bem absorvidas por via oral, mas são queladas por alguns metais, sendo preferível sua administração entre as refeições. Ciprofloxacina e ofloxacina podem ser administradas por via intravenosa. A excreção é preponderantemente renal, por secreção tubular e por filtração glomerular. As reações adversas mais comuns são náuseas, vômitos e diarréia. Comprometimento renal é raro. Anafilaxia é pouco freqüente. Podem ocorrer superinfecções por enterococos e fungos.

As quinolonas não devem ser usadas rotineiramente, particularmente devido ao seu alto custo e à tendência do desenvolvimento de resistência por certos organismos. São indicadas nas infecções do trato urinário por gram-negativos multidrogas resistentes e no tratamento de certas doenças sexualmente transmissíveis. Têm sido usadas no tratamento de diversos tipos de diarréia, sendo, até o momento, os únicos agentes orais disponíveis contra infecção por *Campylobacter* associada com diarréia.

São incluídos nesse grupo:

- norfloxacina;
- ciprofloxacina;
- enoxacina;
- ofloxacina;
- lomefloxacina.

Norfloxacina – é indicada no tratamento de infecções urinária, uretral e endocervical por *N. gonorrhoeae* e gastrenterite por *A. hydrophila, E. coli, Shigella felxneri* e *Vibrio parahaemolyticus*. A dosagem usual para adultos é de 800mg/dia, por via oral, em 2 doses divididas. A dosagem para crianças ainda não está estabelecida.

Ciprofloxacina – não é rotineiramente recomendada para crianças, utilizando-se em casos excepcionais 20-40mg/kg/dia, por via oral, em 2 doses divididas.

Enoxacina – também não é rotineiramente recomendada para crianças. A dosagem usual para adultos é de 800mg/dia, por via oral, em 2 doses divididas.

Ofloxacina – não é rotineiramente recomendada para crianças. A dosagem usual para adultos é de 400mg/dia, por via oral ou intravenosa, em 2 doses divididas.

Lomefloxacina – não é rotineiramente recomendada para crianças. A dosagem usual para adultos é de 400mg/dia, por via oral, em dose única diária.

TETRACICLINAS

Grupo de antibióticos bacteriostáticos para muitas bactérias gram-positivas e gram-negativas. São inibidoras da síntese protéica. Determinam reações adversas importantes, particularmente no organismo infantil. Ligam-se ao cálcio depositado nos ossos e nos dentes, causando fluorescência, manchas, displasia do esmalte, deformidades e inibição do crescimento. Por essa razão e pelo aparecimento de cepas resistentes de *Proteus, Pseudomonas, Bacteroides*, pneumococos, estafilococos, estreptococos, shiguelas e vibriões, seu uso diminuiu significativamente.

Tetraciclinas são absorvidas por via oral, mas sofrem interferência de diversos tipos de alimentos. São metabolizadas no fígado e eliminadas pela bile e pela urina. Existem algumas apresentações para uso parenteral. Podem ser indicadas, com muitas restrições no paciente pediátrico, no tratamento de infecções por clamídias, riquétsias, vibriões e algumas espiroquetas. São usadas também no tratamento da acne, doença de Lyme, brucelose, tularemia, cólera e algumas pneumonias.

São incluídas nesse grupo, entre outras, as seguintes:

- tetraciclina;
- oxitetraciclina;
- demeclociclina;
- doxiciclina;
- minociclina.

Tetraciclina e oxitetraciclina – não são recomendadas para crianças com menos de 8 anos de idade. A dosagem usual para crianças maiores é de 25-50mg/kg/dia, por via oral ou intramuscular, em 2-4 doses divididas. Para adultos é de 1-2g/dia, por via oral, e 300-500mg/dia, por via intramuscular. Oxitetraciclina pode ser usada por via intravenosa, na dosagem de 0,5-1g/dia, em 2 doses divididas.

Demeclociclina – a dosagem usual para crianças com mais de 8 anos de idade é de 7,15mg/kg/dia, por via oral, em 2-4 doses divididas.

Doxiciclina – a dosagem usual para crianças com mais de 8 anos de idade é de 200mg/dia, por via oral ou intravenosa, em 2 doses divididas. Em crianças menores, a dosagem é de 5-10mg/kg/dia, por via oral ou intravenosa, em 2 doses divididas.

Minociclina – a dosagem usual para crianças com mais de 8 anos de idade é de 4mg/kg/dia, por via oral ou intravenosa, em 2 doses divididas. Pode ser usada para erradicação dos portadores de meningococos que não toleram a rifampicina.

CLORANFENICOL

Primeiro antibiótico de largo espectro introduzido na prática médica. Age inibindo a síntese de proteínas, fixando-se sobre os ribossomos, sendo considerado antibiótico bacteriostático. Sua ação se dá tanto contra gram-positivos quanto aos gram-negativos, com eficácia inclusive para a maioria dos anaeróbios. Sua ampla penetração nos órgãos e nos tecidos, incluindo o líquor, fez dele um antibiótico de muita utilização na faixa pediátrica, apesar de que hoje, com o aparecimento de drogas menos tóxicas, seu uso se restrinja ao tratamento da febre tifóide e paratifóide, meningite e epiglotite por *H. influenzae*, doenças por meningococo e pneumococo em pacientes alérgicos à penicilina, infecções por anaeróbios não-esporulados, e como droga alternativa para clamídia, riquétsia e micoplasma. A maioria das enterobactérias hoje já é bastante resistente.

Doses: 50 a 100mg/kg/dia dividida em 4 tomadas.
- Recém-nascidos < 4 semanas: 50mg/kg/dia em 4 vezes.
- Prematuros: 25mg/kg/dia em 2 tomadas.

As doses podem ser administradas por via oral e intravenosa, devendo ser evitada a via intramuscular.

Os efeitos colaterais principais ocorrem para o setor hematológico, podendo haver inibição quando é dose dependente, ou aplasia quando é dose independente. Nos recém-nascidos, pode determinar a ocorrência da síndrome cinzenta.

LINCOMICINA

Antibiótico de ação predominantemente bacteriostática, que evita o desenvolvimento completo da síntese de proteínas. Tem ampla distribuição para os tecidos, mas principalmente para o tecido ósseo. No líquor, a penetração não é boa em indivíduos normais, mas pode atingir até 40% quando em presença de meninges inflamadas.

É indicada principalmente para cocos gram-positivos como *S. pyogenes*, *S. pneumoniae* e *S. aureus*, *C. diphtheriae*, *Actinomyces israelii*, *C. tetani*, *C. perfringens* e para anaeróbios não-esporulados.

Dose: 20 a 30mg/kg/dia em 2 vezes, por via intramuscular ou intravenosa.

A via oral pode ser usada, mas a absorção é incompleta (cerca de 30%), principalmente após as refeições.

CLINDAMICINA

É um derivado da lincomicina, bacteriostático, com espectro semelhante, mas com maior potência, sendo mais bem tolerada por via oral. A metabolização é hepática, portanto, em hepatopatas, sua meia-vida é mais prolongada.

A distribuição é universal, com exceção do líquor, em que necessitaria de altas doses para atingir a concentração adequada.

É ativa contra bactérias anaeróbias não-esporuladas, *S. aureus*, *S. pyogenes*, *S. pneumoniae*, *S. viridans*, *C. diphtheriae*, *M. pneumoniae*, *M. hominis*. Age também contra o *Toxoplasma gondii*, o *Plasmodium vivax* e o *Plasmodium falciparum*. Sua atividade contra o *B. fragilis* é boa, principalmente em associação com o metronidazol.

Dose: 25 a 40mg/kg/dia em 3 ou 4 doses, por via intramuscular, oral e intravenosa.

O cuidado maior deve ser em relação à colite pseudomembranosa, sendo que 30% dos pacientes desenvolvem, após uma semana de uso, diarréia, em geral, autolimitada a 1 ou 2 semanas.

VANCOMICINA

Antibiótico bactericida que inibe a síntese da parede celular, cujo uso tem sido cada vez maior devido à emergência de *S. aureus* multirresistente.

Sua principal atividade é contra os germes gram-positivos, especialmente pneumococo, estreptococo, *S. aureus* e *S. epidermidis*.

Não é absorvida por via oral e deve ser dada por via intravenosa, uma vez que a intramuscular é muito dolorosa. Oitenta por cento da droga é excretada pela via renal.

Dose: 40mg/kg/dia em 3 a 4 doses;
60mg/kg/dia – 4 dias em infecções do SNC.

Recém-nascido:
0-7 dias – 30mg/kg/dia, 2 doses
> 7 dias – 45mg/kg/dia, 2 doses

Ototoxicidade e nefrotoxicidade são riscos que exigem rigor na indicação, principalmente em associação com aminoglicosídeos. Com menor freqüência encontramos febre, alergias e flebite.

SULFAMETOXAZOL-TRIMETOPRIMA (CO-TRIMEXAZOL)

É um quimioterápico de uso bastante difundido em nosso meio. Estas duas drogas agem em fases distintas do metabolismo do ácido fólico.

É ativo contra vários germes gram-positivos e gram-negativos, entre eles: *S. pneumoniae, C. diphtheriae, N. meningitidis, S. aureus,* inclusive muitos resistentes à oxacilina, *S. epidermidis, Enterobacter, E. coli, Proteus* sp., *Salmonella, Shigella, Serratia, Klebsiella* e *Yersinia* sp.

Pseudomonas aeruginosa, B. fragilis e enterococo são geralmente resistentes.

É útil também no tratamento das infecções por *Pneumocystis carinii*, porém em doses maiores.

Dose: 8mg/kg/dia de trimetoprima ou 40mg/kg/dia de sulfametoxazol, em 2 doses, por via oral e intravenosa.

Para infecções por *P. carinii*: 100mg/kg/dia de sulfametoxazol em 4 doses.

Das reações colaterais encontradas, 75% delas são cutâneas e incluem: dermatite esfoliativa e síndrome de Stevens-Johnson. Raramente pode ocorrer megaloblastose, leucopenia e plaquetopenia em paciente já com certo grau de deficiência de ácido fólico.

METRONIDAZOL

É um derivado imidazólico (nitroimidazólico), cujo mecanismo de ação ainda não está totalmente esclarecido. Parece agir apenas em bactérias anaeróbias, nas quais ocorre redução do grupo nitro e, como efeito final, alteração nas sínteses de proteínas, RNA e DNA.

Seu espectro de atividade inclui protozoários anaeróbios como *Trichomonas vaginalis, Entamoeba hystolitica* e *Giardia lamblia* e tem ação bactericida contra a maioria das bactérias anaeróbias estritas (*Bacteroides* sp.).

O metronidazol tem atividade mínima contra bactérias aeróbias e anaeróbias facultativas. Sua indicação principal é no tratamento das protozooses e como droga de escolha em infecções por germes anaeróbios resistentes a outros antimicrobianos.

O uso do metronidazol em crianças tem sido limitado e é justamente por esta razão que são escassos os dados referentes à dose e à farmacocinética na faixa pediátrica.

Dose: 30mg/kg/dia em 4 doses, por via intravenosa e oral.

Entre os efeitos colaterais, podemos encontrar náuseas e vômitos (gosto metálico bastante desagradável) e, mais raramente, colite, cefaléia, vertigens e neutropenia.

BIBLIOGRAFIA

AMERICAN ACADEMY OF PEDIATRICS – *Report of the Comittee on Infectious Diseases (Red Book)*, 1986.

BARKIN, R.M. – *Pediatric Emergency Medicine*. New York, Mosby, 1992.

BOUSSO, A. et al. – Antibióticos em emergência pediátrica. In Schvartsman, S. *Pronto-Socorro de Pediatria*. S. Paulo, Sarvier, 1989.

FEIGN, R.D.; CHERRY, J.D. – *Textbook of Pediatric Infectious Diseases*. Philadelphia, W.B. Saunders Company, 1981.

FLEISHER, G.R.; LUDWIG, S. – *Textbook of Pediatric Emergency Medicine*. 3rd ed., Baltimore, William & Wilkins, 1993.

GOODMAN, L.S.; GILMAN, A. – *The Pharmacological Basis of Therapeutics*. 6th ed., New York, MacMillan, 1980.

McCRAKEN, G.H.; NELSON, J.D. – *Antimicrobial Therapy for Newborns*. 2nd ed., New York, Grune e Stratton, 1983.

SCHVARTSMAN, S. – *Medicamentos em Pediatria*. 3ª ed., São Paulo, Sarvier, 1987.

SPECK, W.T. – Symposium on anti-infective therapy II. *Pediatr. Clin. North Am.*, 30:2, 1983.

SPECK, W.T.; BLUMER, J.L. – Symposium on anti-infective therapy I. *Pediatr. Clin. North Am.*, 30:1, 1983.

SINOPSE

PRINCIPAIS ANTIBACTERIANOS

Penicilinas
  Benzilpenicilinas
    Penicilina G cristalina aquosa
    Penicilina G procaína
    Penicilina G benzatina
    Penicilina V
  Penicilinas penicilinase resistentes
    Oxacilina
    Dicloxacilina
    Cloxacilina
    Nafcilina
  Aminobenzilpenicilinas
    Ampicilina
    Amoxicilina
    Bacampicilina
  Carboxilpenicilinas
    Carbenicilina
    Ticarcilina
  Ureidopenicilinas
    Azlocilina
    Mezlocilina
    Piperacilina

Penicilinas combinadas com inibidores da β-lactamase
  Cefalosporinas
    Primeira geração
      Cefadroxila
      Cefalexina
      Cefaloglicina
      Cefaloridina
      Cefalotina
      Cefapirina
      Cefazolina
    Segunda geração
      Cefaclor
      Cefamandol
      Cefmetazol
      Cefonicida
      Ceforanida
      Cefotetam
      Cefoxitina
      Cefprozila
      Cefuroxima
      Cefuroxima axetil
    Terceira geração
      Cefixima
      Cefoperazona
      Cefotaxima
      Cefpodoxima proxetil
      Ceftazidima
      Ceftizoxima
      Ceftriaxona
      Moxalactam
  Outras drogas beta-lactâmicas
    Aztreonam
    Imipenem
    Loracarbef

Aminoglicosídeos
  Estreptomicina
  Canamicina
  Gentamicina
  Tobramicina
  Sisomicina
  Netilmicina
  Amicacina
  Paromomicina
  Spectinomicina
  Neomicina
Macrolídeos
  Eritromicinas
Azalídeos
  Azitromicina
  Claritromicina
Quinolonas
  Norfloxacina
  Ciprofloxacina
  Enoxacina
  Ofloxacina
  Lomefloxacina
Tetraciclinas
  Tetraciclina
  Oxitetraciclina
  Demeclociclina
  Doxiciclina
  Minociclina
Cloranfenicol
Lincomicina
Clindamicina
Vancomicina
Sulfametoxazol + trimetoprima
Metronidazol

32

ANTIFÚNGICOS E ANTIVIRAIS EM EMERGÊNCIAS PEDIÁTRICAS

SAMUEL SCHVARTSMAN

ANTIFÚNGICOS

ANFOTERICINA B

É um antibiótico antifúngico que altera a permeabilidade da membrana citoplasmática do fungo. Após absorção, distribui-se bem nos tecidos e nos líquidos orgânicos, a biotransformação ainda não está esclarecida e a excreção renal é muito lenta, podendo-se encontrar a droga na urina durante meses.

A administração intravenosa pode produzir calafrios, febre, cefaléia, vômitos e flebite quando é usada uma veia periférica. Comprometimento da função hepática e renal é relativamente freqüente. Descrevem-se também anemia, acidose tubular distal, hipocalemia e diversos distúrbios neurológicos e cardíacos.

Anfotericina é indicada no tratamento de micoses profundas, entre as quais: candidíase, infecção por *Paracoccidioides brasiliensis, Cryptococcus neoformans, Histoplasma capsulatum, Aspergillus fumigatus, Blastomyces dermatiditis, Coccidioides immitis, Sporotrichum, Rhizospora, Torulopsis,* bem como em algumas infecções por protozoários: *Leischmania, Naegleria* e *Hartmanella.*

A dosagem por via intravenosa é de 0,5 a 1,5mg/kg/dia, em soro glicosado a 5%, em infusão de 3 a 5 horas. As doses terapêuticas são atingidas por aumentos progressivos durante vários dias. A dose inicial é usualmente 0,25mg/kg. Administram-se alguns mililitros da dose inicial em 10-20 minutos para testar a sensibilidade. Na meningite fúngica, a droga pode ser administrada por via intratecal, geralmente em dias alternados, com aumento lento e gradual das doses. A dose inicial é de 0,01-0,1mg/kg, a cada 48-72 horas.

Anfotericina B lipossômica, preparação de introdução recente, permite a administração de doses maiores em menos tempo, com menos efeitos adversos. Pode ser benéfica no tratamento de infecções fúngicas sistêmicas em paciente neutropênico, particularmente a candidíase hepatoesplênica.

FLUCITOSINA

Antifúngico sintético utilizado contra algumas cepas de *Candida, Cryptococcus, Aspergillus* e *Torulopsis,* geralmente em associação com outros agentes. Seu uso combinado com anfotericina B mostrou ter valor na candidíase sistêmica e na meningite criptocócica. Bem absorvido por via oral, distribui-se amplamente no organismo. A excreção é renal, 90% sob a forma inalterada. Reações adversas mais freqüentes são distúrbios gastrintestinais, hepatite, leucopenia, trombocitopenia e hipersensibilidade.

A dosagem usual é de 50-150mg/kg/dia, por via oral, em 4 doses divididas. Na insuficiência renal, a dose deve ser ajustada.

GRISEOFULVINA

É um antibiótico fungistático que inibe a síntese protéica na célula fúngica. Não tem efeito sobre micoses profundas. Torna a queratina mais resistente ao crescimento de fungos, sendo indicada para tratamento de dermatofitoses, particularmente das graves, como as causadas pelo *Trichophyton rubrum.* A dosagem para crianças é de 10mg/kg/dia, por via oral, em 1-2 doses diárias. Para adolescentes, 250-500mg/dia, por via oral, em dose única diária.

IMIDAZÓIS

São agentes antifúngicos que atuam inibindo a síntese do ergosterol das membranas do fungo, comprometendo sua atividade enzimática e o crescimento da parede celular. Entre seus efeitos adversos, são relatados casos de ginecomastia e impotência, em virtude de possível bloqueio da síntese de esteróides adrenais e da testosterona. Outros efeitos adversos incluem náuseas, vômitos, erupções cutâneas, elevação dos níveis de enzimas hepáticas e raramente hepatites.

São incluídos nesse grupo:
- cetoconazol;
- fluconazol;
- itraconazol;
- clotrimazol;
- miconazol.

Cetoconazol – é indicado no tratamento da infecção superficial por *Candida*, particularmente da candidíase mucocutânea crônica. Também é eficaz no tratamento de blastomicose, paracoccidiose, histoplasmose, pneumonia e septicemia fúngica.

A dosagem para crianças com mais de 2 anos de idade é de 5-10mg/kg/dia, em dose única por via oral, administrada junto com alimentos. Adolescentes e adultos podem receber 400-1.000mg/dia, por via oral, em dose única, para tratamento de casos graves.

Fluconazol – é um imidazol hidrossolúvel, que pode ser administrado por via oral ou intravenosa. Atinge concentrações significativas no líquor, olho e urina. É indicado para o tratamento da candidíase orofaríngea, esofágica e hepatoesplênica no paciente imunossuprimido. É droga de escolha no tratamento da meningite criptocócica.

A dosagem para crianças com menos de 13 anos de idade ainda não está bem estabelecida, mas podem ser usados 3-6mg/kg, em dose única diária. Para crianças com mais de 13 anos de idade, a dosagem recomendada é de 400mg/dia, por via oral ou intravenosa, em dose única, até melhora clínica. A seguir, 200mg/dia.

Itraconazol – a absorção por via oral é boa, mas é pH dependente. A distribuição tecidual é ampla, porém não atinge o sistema nervoso. É eficaz na histoplasmose localizada ou disseminada, dermatofitoses, blastomicose, candidíase oral e esofágica, aspergilose e cromomicose.

A dosagem usual para adolescentes e adultos é de 100-400mg/dia, por via oral, em 1-2 doses, junto com as refeições.

Clotrimazol e miconazol – são mais usados em aplicações tópicas no tratamento de micoses cutâneas e mucosas.

NISTATINA

Medicamento que altera a permeabilidade seletiva da célula fúngica, permitindo a perda de nutrientes essenciais. É utilizada principalmente no tratamento da candidíase superficial, por ser muito tóxica por administração sistêmica. Não é absorvida quando administrada por via oral. A dosagem usual para crianças é de 200.000 a 500.000U/dose, por via oral, 4 vezes por dia.

ANTIVIRAIS

ACICLOVIR

Agente antiviral indicado principalmente no tratamento de infecções por herpes simples e varicela zoster. Nas células infectadas, é seletivamente ativo contra a DNA polimerase, inibindo a proliferação viral. É a droga de escolha no tratamento da encefalite herpética. É indicado também no herpes genital, herpes simples, herpes zoster e varicela. As reações adversas mais freqüentes são distúrbios gastrintestinais e flebite no local da injeção. Insuficiência renal aguda pode ocorrer ocasionalmente.

A absorção por via oral não é muito boa. A distribuição é ampla. A concentração no sistema nervoso central é cerca de 50% da plasmática. Metabolizado no fígado e excretado pelos rins, por filtração glomerular e secreção tubular, a maior parte sob a forma inalterada. Sua toxicidade é relativamente baixa. Foram descritos distúrbios neurológicos, incluindo confusão, agitação, tremores e alucinações.

A dosagem usual é de 1.200mg/dia, por via oral, em 3 doses divididas, na infecção herpética genital. Na encefalite herpética, 30mg/kg/dia, em 3 doses divididas (crianças com menos de 1 ano de idade) e de 1.500mg/m^2/dia, em 3 doses divididas, por via intravenosa, para crianças com mais de 1 ano de idade.

AMANTADINA

É um agente antiviral eficaz contra influenza A, indicado na profilaxia e no tratamento da doença em situações de alto risco. A absorção por via oral é boa; e a excreção, preponderantemente renal, 90% sob forma inalterada, por filtração glomerular e secreção tubular. Reações adversas mais freqüentes são náuseas e distúrbios neurológicos, incluindo irritabilidade, excitabilidade, insônia, cefaléia, pesadelos e dificuldade de concentração. Efeitos anticolinérgicos ocorrem ocasionalmente.

A dosagem recomendada para crianças com menos de 9 anos de idade é de 5mg/kg/dia, por via oral, em 1-2 doses divididas. Para crianças com mais de 9 anos de idade é de 200mg/dia, por via oral, em 1-2 doses divididas.

DIDANOZINA (DDI)

Agente antiviral que suprime a replicação do HIV pela inibição de sua transcriptase reversa. Como é rapidamente degradado em pH ácido, deve ser administrado por via oral junto com agentes tamponantes. Sua principal indicação é o tratamento de pacientes com infecção sistêmica pelo HIV, que não toleram ou não melhoram com o uso da zidovudina. As reações adversas mais freqüentes são neuropatia periférica, distúrbios do sistema nervoso central e gastrintestinais.

A dosagem usual é de 200-300mg/m^2/dia, por via oral, em 2-3 doses divididas.

FOSCARNET

Agente antiviral que inibe a DNA polimerase do vírus herpético e a transcriptase do vírus da imunodeficiência humana. Sua biodisponibilidade é moderada, e a penetração no sistema nervoso central depende da doença. A excreção é renal, com mais de 80% sob forma inalterada. Indicado no tratamento da citomegalovirose grave em pacientes aidéticos, herpes simples e varicela zoster em pacientes resistentes ao aciclovir.

É uma droga cara, de administração relativamente difícil. Pode causar flebite quando aplicado em veia periférica. Seu principal efeito adverso é a nefrotoxicidade, que é dose-dependente. Outros efeitos incluem hipocalcemia, hipomagnesemia, hipofosfatemia, anemia, náuseas e vômitos.

A dosagem recomendada para o tratamento da retinite por citomegalovírus em pacientes aidéticos é de 180mg/kg/dia, em 3 doses divididas.

GANCICLOVIR

Agente antiviral que age inibindo a síntese do DNA viral. Pouco absorvido por via oral, não é biotransformado, e a excreção é renal, com mais de 90% sob a forma inalterada. O principal efeito adverso é a neutropenia. Descrevem-se também trombocitopenia, náuseas, erupções cutâneas e flebite quando aplicado por via intravenosa.

Parece ter um largo espectro antiviral, agindo particularmente na citomegalovirose. No entanto, os resultados dos estudos sobre sua eficácia na gastrenterite, na colite e na pneumonite por citomegalovírus são conflitantes. Suas principais indicações são a retinite em paciente imunocomprometido e a profilaxia da citomegalovirose em pacientes de alto risco. A dosagem usual é de 10mg/kg/dia, por via intravenosa, em 2 doses divididas.

RIBAVIRINA

Agente antiviral que atua sobre o vírus RNA e DNA, como inibidor competitivo de enzimas celulares. É bem absorvido por via oral. A excreção é renal e biliar. É indicado primariamente no tratamento da infecção virótica respiratória sincicial, na profilaxia e no tratamento de febres hemorrágicas e como agente secundário no tratamento de influenza A e B.

A dosagem na infecção respiratória sincicial é de 6g/300ml, por inalação, durante 12-20 horas por dia.

VIDARABINA

Agente antiviral que inibe a DNA polimerase e outras enzimas específicas envolvidas na síntese do DNA viral. É indicada no tratamento de queratites virais em aplicações tópicas. Pode ser usada por via intravenosa no tratamento da varicela zoster em pacientes imunocomprometidos, como alternativa do aciclovir. A dosagem usual é de 10mg/kg/dia, em dose única diária, por via intravenosa.

ZALCITABINA (DDC)

Agente antiviral que inibe a transcriptase viral. A absorção por via oral é boa, mas influenciada pelos alimentos. Excreção predominantemente renal. Reações adversas mais freqüentes são distúrbios cutâneos e neuropatia periférica. Sua principal indicação é o tratamento da síndrome de insuficiência adquirida. A toxicidade parece limitar seu uso clínico como droga única.

A dosagem usual é de 0,75mg, por via oral, a cada 8 horas, associada com a zidovudina.

ZIDOVUDINA (AZT)

É um agente que inibe a replicação viral do DNA. Tem uma atividade sobre a transcriptase reversa do retrovírus cerca de 100-300 vezes maior do que sobre a DNA polimerase humana. A absorção por via oral é rápida e quase completa. A biodisponibilidade é menor em virtude da metabolização de primeira passagem. Sua principal indicação é o tratamento da síndrome de imunodeficiência adquirida. As reações adversas mais freqüentes são granulocitopenia e anemia. Pode provocar inchaço de lábios e língua e feridas na boca.

A dosagem usual para crianças com menos de 12 anos de idade é de 720mg/m²/dia, por via oral, em 4 doses divididas. Para crianças com mais de 12 anos de idade, 500-600mg/dia, por via oral, em 3-6 doses divididas. A administração por via intravenosa é recomendada somente quando a via oral for impraticável.

BIBLIOGRAFIA

AMERICAN ACADEMY OF PEDIATRICS – *Report of the Committe on Infectious Disease* (Red Book), 1994.

COMA, J.A.; DISMUKES, W.E. – Oral azole drugs as systemic antifungal therapy. *N. Engl. J. Med.*, 330:263, 1994.

FLEISHER, G.R.; LUDWIG, S. – *Textbook of Pediatric Emergency Medicine.* 3rd ed., Baltimore, William & Wilkins, 1993.

GALLES, H.A. et al. – Amphotericin B: 30 years of clinical experiences. *Rev. Infect. Dis.*, 12:308, 1990.

KEATING, M.R. – Viral agents. *Mayo Clin. Proc.*, 67:160, 1992.

SINOPSE

Antifúngicos
- Anfotericina B
- Anfotericina B lipossômica
- Flucitosina
- Griseofulvina
- Imidazóis
  - Cetoconazol
  - Fluconazol
  - Itraconazol
  - Clotrimazol
  - Miconazol
- Nistatina

Antivirais
- Aciclovir
- Amantadina
- Didanozina (DDI)
- Foscarnet
- Ganciclovir
- Ribavirina
- Vidarabina
- Zalcitabina (DDC)
- Zidovudina (AZT)

Seção III

Emergências Alérgicas

33

ANAFILAXIA

Ulysses Doria Filho

CONCEITO

Anafilaxia é uma reação aguda, grave, a um agente alergênico ao qual o paciente é hipersensível.

ETIOPATOGENIA

A reação anafilática clássica é a IgE mediada, e a sintomatologia decorre da liberação de outros mediadores (histamina, serotonina, leucotrienos C, D e E, fator quimiotático dos eosinófilos; cininas e prostaglandinas) que acabam levando isoladamente ou em conjunto a vasodilatação generalizada, aumento da permeabilidade capilar, saída de líquidos para o exterior dos vasos, hipotensão, hipoperfusão, hipoxia etc., fenômenos estes que determinarão o aparecimento do quadro clínico da anafilaxia.

Reações similares não-mediadas por IgE são conhecidas e chamadas de reações anafilactóides e, como não requerem a produção de IgE, podem ocorrer no contato inicial com o agente.

Numerosos alérgenos podem levar à anafilaxia IgE mediada:

a) Antibióticos: penicilinas, cefalosporinas, cloranfenicol, vancomicina, anfotericina B, canamicina etc.
b) Proteínas estranhas: soros heterólogos (antitetânico, antidiftérico), insulina, cola, protamina, venenos de abelhas e formigas etc.
c) Agentes terapêuticos: extratos alergênicos, tiopental, anestésicos locais, hidrocortisona, estradiol, benzilpeniciloilpolilisina, metilprednisolona etc.
d) Alimentos: leite e ovo (particularmente importantes em lactentes), chocolate, peixes, mariscos, sementes, milho, algumas frutas etc.

Reação anafilactóide pode ser mediada por imunocomplexos ou pelo complemento (sangue total, crioprecipitado, imunoglobulinas, plasma e talvez radiocontrastes), por agentes diretamente liberadores da histamina (opiáceos, d-tubocurarina, alguns contrastes iodados, dextran) e por moduladores do metabolismo do ácido araquidônico (ácido salicílico, antiinflamatórios não-esteróides).

DIAGNÓSTICO

O diagnóstico é fundamentalmente clínico, e a apresentação varia desde prurido moderado até um colapso cardiorrespiratório, uma vez que diferentes órgãos e sistemas podem estar afetados, incluindo a pele (eritema, prurido, urticária, edema angioneurótico), o aparelho respiratório (congestão nasal, chiado, estridor laríngeo, sensação de opressão torácica, dispnéia, cianose), o aparelho cardiovascular (hipotensão, arritmia, choque, fibrilação ventricular, parada cardíaca), o aparelho ocular (congestão, coceira, lacrimejamento), o aparelho digestivo (cólicas, vômitos, diarréia) e o sistema nervoso central (ansiedade, agitação, convulsões e coma).

Estas manifestações ocorrem usualmente em 30 minutos da exposição ao agente alergênico, mas podem levar até horas, como no caso da penicilina.

TRATAMENTO

O sucesso do tratamento requer reconhecimento precoce dos sinais e dos sintomas descritos anteriormente, no sentido de se poder evitar ou minimizar as complicações mais graves e que põem em risco a vida.

Cabe à adrenalina, pelo seu efeito vasoconstritor potente e imediato, o papel principal no tratamento da fase aguda. Prescreva imediatamente adrenalina 1/1.000, na dose de 0,01ml/kg, por via subcutânea, repetida, se necessário, a cada 5 minutos e até 3 vezes; se o paciente estiver em choque, deve ser dada solução a 1/10.000, na dose de 0,1ml/kg, por via intravenosa (de preferência veia central) ou no plexo venoso sublingual (a injeção intracardíaca deve ser evitada).

Prescreva, a seguir, prometazina na dose de 0,5mg/kg, por via intramuscular, único anti-histamínico da classe H1 disponível para uso parenteral em nosso meio, e se possível aplique torniquete próximo e acima do ponto de introdução do antígeno.

Administre oxigênio umidificado através de máscara, no sentido de assegurar boa oxigenação tecidual, ajudando a prevenir a fibrilação ventricular e o sofrimento cerebral.

O extravasamento de líquido do interior dos vasos pode chegar a 40% do volume plasmático total. Deve-se instalar venóclise com soro de manutenção ou com soro fisiológico rápido (50ml/kg/h) quando houver hipotensão; eventualmente, poderá ser necessária a infusão de plasma ou de outros expansores de volume para reverter a hipotensão.

Administre hidrocortisona na dose de 40mg/kg/dia, por via intravenosa, em 4 a 6 vezes, ou equivalente de outro corticosteróide. Constituem somente um complemento do tratamento, uma vez que sua ação demora horas, sendo somente úteis para o controle de sintomas persistentes e/ou recorrentes.

Na presença de broncoespasmo, justifica-se o uso de broncodilatadores; a aminofilina pode ser usada na dose de 6mg/kg, a cada 6h, por via intravenosa, fazendo-se a administração contínua no caso de insuficiência respiratória grave (0,6-1,2mg/kg/h) (ver Capítulo Asma Brônquica).

Embora possa ocorrer sensível melhora com a aplicação da adrenalina, é prudente manter o paciente hospitalizado por pelo menos 24 horas, monitorizando-se a pressão arterial, o pulso e o ritmo cardíaco. Se houver hipotensão persistente, arritmias ou insuficiência respiratória importante, o paciente deverá ser acompanhado em unidade de terapia intensiva.

Quando a hipotensão não é revertida com o uso de adrenalina e dos expansores de volume inicialmente utilizados, outras drogas vasopressoras devem ser tentadas. A dopamina, amina simpaticomimética, precursora química da adrenalina, difere das outras pela sua ação nos receptores delta (produzindo vasodilatação coronariana, renal, mesentérica e cerebral), atua nos receptores beta-1, melhorando a função cardíaca, e nos alfa-receptores, produzindo vasoconstrição periférica. A dose necessária varia de 1 a 20µg/kg/min, iniciando-se habitualmente a infusão com 5µg/kg/min, aumentando gradativamente de acordo com a resposta clínica.

Outra droga que pode ser usada é a norepinefrina, potente vasoconstritor periférico (efeito alfa), também por infusão contínua (0,02 a 0,1µg/kg/min), mas seu uso tem sido cada vez mais restrito.

Na falência dessas drogas, deve-se instalar cateter para a medida da pressão venosa central; se estiver baixa, deve-se administrar mais volume e, se estiver próxima ou maior que 12cm de água, suspeitar de insuficiência miocárdica, prescrevendo-se, então, isoproterenol, droga simpaticomimética com estimulação quase pura sobre os receptores beta-adrenérgicos, na tentativa de melhorar o débito cardíaco, ao mesmo tempo que se obtêm vasodilatação periférica e broncodilatação. Há o perigo de arritmias cardíacas, particularmente quando a freqüência cardíaca está elevada (maior que 180) e, por isso, a monitorização cardíaca é imprescindível durante o seu uso (0,05 a 1µg/kg/min por via intravenosa).

Arritmias devem sempre ser vigiadas e receber tratamento adequado (vide Capítulo Disritmias Cardíacas).

BIBLIOGRAFIA

LEUNG, O.Y.M. – Mecanisms of the human allergic response. In Bellanti, J.A. *The Pediatric Clinic of North American*. W.B. Philadelphia, Saunders Co., 1944, p. 727-743.

NASPITZ, C.K. – Aspectos gerais das doenças alérgicas. In Marcondes E. (Coord.). *Pediatria Básica*. Vol. 1, 7ª ed., Sarvier, São Paulo, 1985.

PASCOE, D.J. – Anaphylaxis, In Pascoe, D.J.; Grossman, M. *Quick Reference to Pediatric Emergencies*. 3rd ed., Philadelphia, J.B. Lippincott, 1984.

SINOPSE

ANAFILAXIA

1. Identifique pela história e pelo exame físico a presença de anafilaxia, procurando identificar o alérgeno envolvido.
2. Prescreva adrenalina aquosa 1/1.000, 0,01ml/kg por via subcutânea, repetindo, se necessário, a cada 5 minutos e até 3 vezes; se houver choque, diluí-la a 1/10.000 e aplicá-la (0,1ml/kg) por via intravenosa (a injeção intracardíaca deve ser evitada).
3. Prescreva prometazina, 0,5mg/kg, por via intramuscular.
4. Aplique torniquete acima do ponto de introdução do antígeno, desde que possível.
5. Administre oxigênio umidificado através de máscara.
6. Instale venóclise com soro de manutenção ou, se houver hipotensão, administre soro fisiológico (50ml/kg/hora), controlando a pressão arterial.
7. Prescreva hidrocortisona por via intravenosa (10mg/kg/6 horas).
8. Na presença de broncoespasmo, administre aminofilina (6mg/kg/6 horas) por via intravenosa. Faça infusão contínua se a insuficiência respiratória for grave (0,6 a 1,2mg/kg/h), após dose de ataque de 6mg/kg por via intravenosa, em 20 minutos.
9. No caso de hipotensão persistente, prescreva dopamina; inicie com 5µg/kg/min e aumente progressivamente até 20µg/kg/min, conforme resposta clínica.
10. Na falência da dopamina, passe cateter central para controle da pressão venosa; se estiver baixa, dê mais volume (plasma, 20ml/kg/1 hora) e, se estiver próxima ou maior que 12cm de água, suspeite de insuficiência miocárdica e prescreva isoproterenol por infusão contínua (0,05 a 1µg/kg/min), vigiando cuidadosamente o aparecimento de arritmias cardíacas.

34

URTICÁRIA E ANGIOEDEMA

ULYSSES DORIA FILHO

CONCEITO

Urticária é uma reação cutânea caracterizada por lesões pruriginosas e geralmente evanescentes, resultantes de liberação localizada de plasma, a partir de pequenos vasos sangüíneos, para o tecido conjuntivo da derme superficial.

Angioedema é uma elevação cutânea, quase sempre sem eritema e sem prurido, localizada mais profundamente na derme e no tecido celular subcutâneo.

Ambos são freqüentemente vistos na prática médica, estimando-se que de 15 a 25% da população apresente um ou mais episódios de urticária durante a vida.

ETIOPATOGENIA

A via final comum da urticária e do angioedema é a liberação de mediadores químicos da hipersensibilidade imediata, desencadeada por uma série de estímulos imunológicos (IgE, complemento) e não-imunológicos (ácido araquidônico, corantes azo e ativação direta de mastócitos).

Infecções virais e bacterianas têm sido implicadas, principalmente as que atingem as vias respiratórias. Urticária pode preceder as manifestações clínicas declaradas da hepatite viral e da mononucleose. Nas formas crônicas (mais de 6 semanas de duração), infecções focais como abscessos dentários, sinusopatias, infecções urinárias podem constituir a causa eventual, assim como infestação parasitária e infecções fúngicas.

As drogas também constituem causas comuns, sendo a penicilina a mais comum das IgE mediadas. Estão também implicadas, dentre outras, a morfina, o curare e a aspirina, sendo que podem inclusive exacerbar processos de outras causas. Citam-se ainda os extratos usados para dessensibilização, vacinas, toxóides e preparações hormonais.

Alimentos têm sido relacionados e dentre estes ovo, leite, amendoim, nozes, alimentos do mar, corantes e aditivos alimentares constituem causas freqüentes.

Ainda na etiologia é preciso considerar inalantes, polens, agentes físicos (calor, frio, pressão mecânica, luz, exercício), picadas de insetos e fatores emocionais.

DIAGNÓSTICO

O reconhecimento da urticária e do angioedema, freqüentemente associado, raramente constitui um problema clínico. As lesões pruriginosas da urticária aparecem em qualquer parte do corpo, medindo desde alguns milímetros até 20 ou 30cm, geralmente apresentam bordas eritematosas elevadas e serpiginosas com um centro pálido. O angioedema, pruriginoso ou não, mais comumente, aparece na face (lábios, língua, região perioral e periorbitária), pênis e extremidades.

História e exame físico cuidadosos poderão levar ao diagnóstico etiológico em alguns casos. A exclusão de drogas em uso e de alimentos suspeitos ajudará a esclarecer outros, assim como a realização de testes simples como a imersão em água morna ou gelada, a exposição à luz solar ou, ainda, a arranhadura firme da pele.

De acordo com a suspeita clínica, poderão ser úteis: hemograma, hemossedimentação, urina I, parasitológico, radiografias, testes cutâneos, biopsias, contagem de eosinófilos, fator antinúcleo, provas de função hepática, crioglobulinas e dosagem de IgE.

Testes alérgicos para alimentos quase nunca ajudam no diagnóstico. RAST para proteínas específicas podem ser úteis em alguns casos.

TRATAMENTO

Consiste, se possível, na detecção e na eliminação do alérgeno envolvido. Drogas em uso recente e alimentos suspeitos devem ser suspensos; infecções concomitantes devem ser tratadas, evitando-se o uso de aspirina.

Os anti-histamínicos (classe H_1) constituem os agentes terapêuticos mais úteis no alívio dos sintomas, e sua escolha é empírica. Bloqueiam a ação da histamina no sítio receptor e, ainda, interferem em sua ação nos capilares. O efeito bloqueador é gradualmente obtido, e a contínua supressão da reatividade cutânea é de grande importância para evitar exacerbações. Quando um agente é ineficaz, deve-se substituí-lo por um de outro grupo da mesma classe.

Prometazina, disponível para uso oral e parenteral, deve ser usada na dose de 0,5mg/kg/dia. A ciproheptadina, disponível por via oral, deve ser usada na dose de 0,25mg/kg/dia, fracionada em 3 ou 4 vezes. A hidroxizina na dose de 2,5mg/kg, VO, a cada 6-8 horas tem sido muito utilizada. A duração do tratamento dependerá do agente determinante, da possibilidade do seu afastamento e da evolução do processo em si.

Quando é necessário alívio imediato dos sintomas, um agente vasoconstritor deve ser utilizado. Adrenalina, catecolamina endógena, potente estimuladora dos receptores beta e em parte dos alfa, na dose de 0,01ml/kg, da solução milesimal, pode ser usada por via subcutânea e repetida várias vezes com 15 minutos de intervalo.

Em casos resistentes de urticária crônica, a associação de anti-histamínicos das classes H_1 e H_2 (cimetidina) pode ser útil.

Corticosteróides sistêmicos devem ser reservados ao controle de sintomas agudos graves ou casos refratários a todos os outros tratamentos. Constituem a droga de escolha no tratamento das formas graves de doença do soro. Uma vez que requerem horas para exercer seu efeito terapêutico, o angioedema e a urticária aguda são mais efetivamente tratados pelas drogas beta-adrenérgicas. Não devem ser usadas prolongadamente, pois o malefício de seus efeitos colaterais sobrepuja o eventual benefício de seu uso.

O emprego de sedativos é raramente indicado, uma vez que o efeito sedativo do próprio anti-histamínico será todo o requerido e tolerado.

Tratamento local com pasta d'água mentolada a 0,5% pode ser útil no alívio do prurido intenso; o uso tópico de corticóides é ineficaz. Deve-se evitar a utilização de cremes contendo anti-histamínicos, devido ao risco de fotossensibilização.

A hipossensibilização não tem lugar no tratamento da urticária, exceto quando causada por picada de insetos e alguns inalantes (polens, poeira).

BIBLIOGRAFIA

ABRAMOVICI, S. – Emergência alérgica. In Marcondes, E.; Manissadjian, A. (Coord.). *Terapêutica Pediátrica 87*. 3ª ed., São Paulo, Sarvier, 1987.

COOPER, K.D. – Urticaria and angioedema: diagnosis and evaluation. *J. Am. Acad. Dermatol.*, 25:166, 1991.

LEUNG, D.Y.M. – Mecanisms of the human allergic response. In Bellanti, J.A. *The Pediatric Clinic of North America*. Philadelphia, W.B. Saunders Company, 1944, p. 727.

SAMPAIO, S.A.P. – Dermatoses alérgicas. In Marcondes, E. (Coord.). *Pediatria Básica*. 7ª ed., São Paulo, Sarvier, 1985.

WEIZER, I. – Allergic emergencies. In Patterson, R. ed. *Allergic Diseases*. 2nd ed., Philadelphia, J.B. Lippincott, 1980.

SINOPSE

URTICÁRIA E ANGIOEDEMA

1. Identifique pela história e pelo exame físico a presença de urticária.
2. Procure identificar o alérgeno envolvido, considerando infecções virais e bacterianas, medicamentos, extratos dessensibilizantes, alimentos, vacinas, inalantes, agentes físicos, picadas de insetos e fatores emocionais.
3. Suspenda drogas em uso recente, substituindo-as convenientemente.
4. Afaste alimentos suspeitos.
5. Trate as infecções concomitantes (não use aspirina).
6. Prescreva cipro-heptadina (0,1mg/kg/8h) ou hidroxizina (2,5mg/kg/8h) por via oral. Nos casos graves, prescreva prometazina por via intramuscular na dose de 0,5mg/kg. É importante manter os anti-histamínicos por vários dias, e este prazo varia com a resposta clínica, com o agente e com a possibilidade de seu afastamento.
7. Quando o alívio imediato dos sintomas é importante, prescreva adrenalina milesimal na dose de 0,01ml/kg por via subcutânea, repetindo, se necessário, com intervalos mínimos de 15 minutos.
8. O uso tópico de pasta d'água mentolada a 0,5% pode ser útil para o alívio do prurido, sendo contra-indicado o uso de cremes contendo anti-histamínicos.
9. Considere o uso de corticosteróides sistêmicos para o tratamento de formas graves de doença do soro ou para evitar recidivas.
10. Considere, de acordo com a suspeita clínica, a necessidade da realização de exames subsidiários.

Seção IV

EMERGÊNCIAS NEUROLÓGICAS

Seção IV

Emergências Neurológicas

35

MENINGITES

HELOISA HELENA DE SOUSA MARQUES
PAULO SÉRGIO SUCASAS DA COSTA

INTRODUÇÃO

Desde 1891, quando Heinrich Quincke realizou a primeira punção lombar, as meningites têm representado um grave problema na prática médica, em especial na faixa etária pediátrica.

Meningite é definida como "inflamação das leptomeninges", deflagrada por microrganismos capazes de evadir a resposta imunológica e atingir o sistema nervoso central (SNC).

Entretanto, à luz de novos conhecimentos fisiopatológicos, a simples morte bacteriana, com o uso de antimicrobianos cada vez mais potentes, não é suficiente para impedir a instalação de lesões cerebrais, algumas vezes, irreversíveis.

ETIOLOGIA

A grande maioria das meningites na infância é causada por agentes bacterianos, com destaque para a *Neisseria meningitidis*, o *Haemophilus influenzae* e o *Streptococcus pneumoniae*, que serão abordados com ênfase especial. Outros agentes (*E. coli*, *Streptococcus* do grupo B, *S. aureus*, *S. epidermidis*, *Mycobacterium tuberculosis*, enterovírus, paramixovírus – caxumba, dentre outros) compõem a constelação etiológica das meningites.

Dados recentes em nosso meio, englobando todos os agentes isolados no Estado de São Paulo em pacientes com meningite com idade inferior a 15 anos, estão mostrados na figura 35.1.

Dois aspectos devem ser ressaltados: a) a incidência do hemófilo, predominando na faixa etária de 3 meses a 5 anos, vem apresentando queda exponencial nos países de Primeiro Mundo, em decorrência da alta cobertura da vacinação anti-hemófilos; b) dos casos de meningite meningocócica (CVE-SVE, 1994) na Grande São Paulo, 69,4% são representados pelo meningococo sorogrupo B; 28,4% pelo C; 0,7% pelo A e 1,5% por outros sorogrupos.

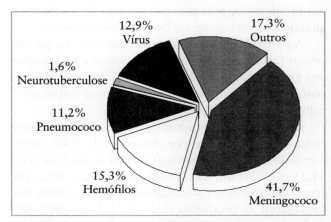

Figura 35.1 – Meningites em menores de 15 anos no Estado de São Paulo, 1992. (Fonte: CVE-SVE "Prof. Alexandre Vranjac".)

FISIOPATOLOGIA

O passo inicial na fisiopatologia das meningites é determinado pela capacidade de o microrganismo inativar a resposta imunológica e atingir o SNC. Para tal, dentre as inúmeras bactérias que colonizam a cavidade oral, *S. pneumoniae*, *H. influenzae* e *N. meningitidis* possuem mecanismos capazes de inativar a IgA (pela produção de proteases que clivam a IgA na região rica em prolina). Além disso, inibem o batimento ciliar (cilioestase), atravessam a mucosa e impedem a ativação do complemento quando na corrente sangüínea. Finalmente, atingem o líquido cefalorraquidiano (LCR), passando a barreira hematoencefálica, provavelmente através do plexo coróide. Todas essas etapas são realizadas por elementos da cápsula polissacarídica. Os hemófilos não-tipáveis (e não cobertos pelas vacinas anti-hemófilos tipo b) apresentam baixa virulência, com casos isolados, na literatura, de recuperação desses agentes em LCR, nos quais a análise de DNA demonstrava segmentos capazes de codificar fatores de virulência semelhantes aos dos hemófilos tipo b.

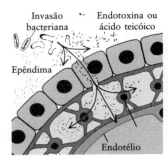

Figura 35.2 – Elementos do SNC que reconhecem os produtos da parede celular bacteriana.

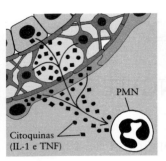

Figura 35.3 – Citoquinas.

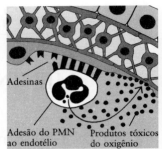

Figura 35.4 – Adesinas ou ligandinas.

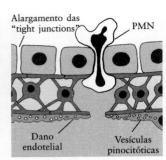

Figura 35.5 – Adesão do neutrófilo ao endotélio.

Uma vez no SNC, a bactéria encontra facilidade na sua proliferação, pelo pequeno número de leucócitos e quantidades virtuais de anticorpos e complemento.

A partir de então, produtos bacterianos da parede celular (ácido teicóico do *S. pneumoniae* e endotoxina dos gram-negativos) vão deflagrar a ativação da resposta imunológica, e esta será a principal responsável pelo dano neurológico.

Inicialmente, os produtos da parede celular bacteriana são reconhecidos por elementos do SNC, como o epêndima, os astrócitos e as células endoteliais (Fig. 35.2), que liberam, na corrente sangüínea, o principal grupo de substâncias ativadoras da resposta imune nas meningites: as citoquinas (Fig. 35.3). Duas delas são de fundamental importância: a interleucina-1 (IL-1) e o fator de necrose tumoral (TNF). Ambas exercem ação quimiotáxica sobre os neutrófilos e promovem sua ligação ao endotélio pela síntese de proteínas especiais na superfície do endotélio e dos polimorfonucleares (PMN): as chamadas adesinas ou ligandinas (Fig. 35.4).

Uma vez aderido ao endotélio, o neutrófilo libera radicais tóxicos do O_2 que lesam o endotélio (formando vesículas pinocitóticas), alargam as "tight junctions" das células ependimárias (Fig. 35.5), promovendo a diapedese dos PMN, o aumento da permeabilidade da barreira hematoencefálica (BHE), vasculite e edema no SNC.

DIAGNÓSTICO

DIAGNÓSTICO CLÍNICO

Os sinais e os sintomas de meningite em lactentes e crianças pequenas são variados e, muitas vezes, semelhantes aos de outras condições clínicas, infecciosas ou não. Desse modo, o pediatra deve sempre manter um alto grau de suspeita em relação à meningite, particularmente quando se trabalha em unidades de emergência.

Não há sinal patognomônico de meningite.

A sintomatologia da meningite bacteriana depende, em parte, da idade da criança, da duração da doença e da resposta do paciente à infecção. Como regra geral, os achados clínicos, em recém-nascidos e lactentes jovens, são mínimos e freqüentemente incaracterísticos, trazendo dificuldades para estabelecer o diagnóstico precoce.

Em crianças maiores, os sintomas iniciais podem ser: febre, cefaléia, fotofobia, náuseas, vômitos, letargia e irritabilidade. Essas manifestações são inespecíficas e, muitas vezes, indistinguíveis de outras doenças febris. Alterações do comportamento e do estado de alerta de uma criança são algumas das mais importantes manifestações da meningite.

Alguns sinais e sintomas, como rigidez de nuca, abaulamento de fontanela, sinais de Kernig e Brudzinski, bem como convulsões e coma, aparecem mais tardiamente no curso da doença, sendo suficientemente característicos para que se indique prontamente a realização da punção liquórica.

Aswal et al. descreveram, em crianças de 1 a 4 anos de idade, a freqüência estimada da tríade: febre (94%), vômitos (82%) e rigidez de nuca (77%) na meningite bacteriana.

Duas formas de apresentação clínica podem ser observadas:

1. Início insidioso, progressivo em um ou mais dias, precedido ou não por doença febril inespecífica. Em geral, é difícil afirmar o momento preciso da instalação da doença, especialmente quando o agente é o *H. influenzae*.

2. Início agudo e fulminante, com progressão em poucas horas para sepse e meningite. Essa forma grave é acompanhada de intenso edema cerebral. Apesar de esse quadro poder ser causado por qualquer um dos microrganismos já citados, é mais freqüentemente devido à *N. meningitidis*.

Outras manifestações que podem estar associadas incluem:

Manifestações cutâneas – em 50 a 65% dos casos de doença meningocócica, são observadas lesões cutâneas que variam desde petéquias até bolhas hemorrágicas.

Exantemas maculopapulares, com ou sem petéquias, podem também ser causados por outros patógenos, como enterovírus (echovírus 9) e adenovírus.

Convulsões – ocorrem em 25 a 30% dos casos. Convulsões generalizadas, de início precoce (até o segundo dia de diagnóstico), não são relacionadas com pior prognóstico, ao passo que as focais, de início tardio, podem se correlacionar com outras complicações neurológicas.

Sinais neurológicos focais – como hemiparesia, paralisia facial, endoftalmite e deficiências visuais ocorrem em 15% dos casos e podem indicar um curso desfavorável.

Condições sistêmicas – celulite, artrite séptica e pneumonia devido a *H. influenzae* tipo b podem estar associadas a sepse e meningite. É incomum a epiglotite, causada pelo mesmo patógeno, ser acompanhada de meningite.

DIAGNÓSTICO LABORATORIAL

Punção lombar

Deve ser realizada sempre que houver suspeita clínica de meningite; somente uma pequena parcela (16%) de todas as punções não foi associada com diagnóstico definitivo de meningite bacteriana nos Estados Unidos, indicando que a punção do LCR é a única forma de se realizar o diagnóstico confiável e precoce da doença.

É um procedimento seguro para a maioria das crianças. Há uma *contra-indicação formal* para a sua realização, que é a presença de infecção cutânea no local da punção (nos espaços vertebrais L3-L4 ou L4-L5), e duas *contra-indicações relativas*: a) pacientes com sinais de hipertensão intracraniana e b) crianças trombocitopênicas (plaquetas < 50.000/mm^3), sendo que a administração de plaquetas pode proporcionar segurança para o procedimento.

É importante ressaltar que qualquer motivo que adie a coleta do LCR jamais deve prorrogar a introdução da antibioticoterapia.

A punção liquórica deve ser realizada com agulha com mandril, sendo feita a assepsia local com álcool iodado a 2%.

Exame do LCR

Nas crianças fora do período neonatal, deve-se interpretar o LCR da seguinte maneira:

COLORAÇÃO – o LCR normal é incolor. Xantocromia é uma coloração derivada, primariamente, dos pigmentos de bilirrubina. Xantocromia verdadeira é aquela associada a hemorragia subaracnóidea em que o LCR não se torna límpido e incolor após a centrifugação, pois é devida à lise de hemácias por período superior a 4 horas. No acidente de punção (ocorre em até 20% dos casos), o líquor, inicialmente xantocrômico, torna-se límpido após a centrifugação.

A turbidez liquórica pode ser decorrente da própria pleocitose (acima de 200 leucócitos/mm^3).

CELULARIDADE – considera-se como uma contagem normal de células até 6 leucócitos/mm^3 (sendo todos linfomononucleares) e a ausência de hemácias. Quando ocorre acidente por punção, deve-se descontar um leucócito para cada 500 hemácias extravasadas ou fazer esta subtração de acordo com a relação leucócitos/hemácias do sangue periférico. Na meningite bacteriana instalada, geralmente há pleocitose superior a 500 células/mm^3, por predomínio de polimorfonucleares (> 70%). Na tabela 35.1 estão discriminados os dados diferenciados do LCR normal, das meningites bacterianas e das assépticas, bem como as particularidades do LCR na neurotuberculose.

É importante ressaltar que, mesmo o uso de antibioticoterapia prévia em doses adequadas para meningite, só irá alterar o padrão de celularidade pelo menos 44 a 68 horas após o início da terapia.

Tabela 35.1 – Interpretação do LCR em crianças com menos de 3 meses de idade.

	Normal	Meningite bacteriana instalada	Meningites assépticas	Neurotuberculose
Celularidade (/mm^3)	0-6	> 500	< 500	< 500
Polimorfonucleares	0	> 66% ($^2/_3$)	< 33%	< 33%
Linfomononucleares	100%	< 33%	> 66% ($^2/_3$)	> 66% ($^2/_3$)
Proteínas (mg%)	40	>> 40	> 40	>> 40
Glicose (mg%)	> 40	<< 40	> 40	<< 40
Bacterioscopia	–	+	–	BAAR$^+$
Cultura	–	+	–	Cultura BK$^+$

PROTEÍNAS E GLICOSE – as proteínas do LCR devem sempre ser dosadas. Os valores geralmente estão elevados nas meningites bacterianas. A glicorraquia deve ser comparada com a glicemia concomitante à colheita do LCR. O nível de proteínas no LCR (lombar), em crianças normais com mais de 3 meses de idade, é menor que 40mg%.

Havendo acidente de punção, deve-se descontar 1mg% de proteínas para cada 1.000 hemácias extravasadas. A glicorraquia deve ser maior do que dois terços da glicemia concomitante. Nos pacientes com meningites bacterianas ocorre diminuição da glicose do LCR que, em valor absoluto, está inferior a 40mg%.

Marks et al. demonstraram a distribuição da glicorraquia em um grupo de crianças com meningite bacteriana: 27% de 0 a 10mg/dl; 16% de 11 a 20mg/dl; 36% de 21 a 40mg/dl e somente 19% com glicorraquia > 40mg/dl.

BACTERIOSCOPIA – deve-se solicitar esfregaço com coloração pelo método de Gram ou para a pesquisa de BAAR (bacilos álcool-ácidos resistentes). A coloração pelo método de Gram apresenta positividade dependente do número de bactérias presentes no LCR. Até 10^3 UFC/ml, a positividade é de 25%; de 10^3 a 10^5 UFC/ml sobe para 60% e acima de 10^5 UFC/ml atinge cifras superiores a 97%. É um método rápido e seguro quando realizado por técnicos treinados. Outra técnica de visualização direta é a da tinta-da-china, que permite diagnosticar infecções por criptococo (importante em imunodeprimidos).

CULTURA – o LCR deve sempre ser encaminhado para cultura em placas de ágar-sangue ou chocolate ou em outros meios de cultura especiais, dependendo da suspeita diagnóstica, mesmo quando o LCR estiver incolor à visualização direta.

TESTES DIAGNÓSTICOS RÁPIDOS – a contra-imunoeletrofose (CIE) tem demonstrado utilidade no diagnóstico rápido (dentro de 1 hora) de quadros de meningite causados por H. influenzae tipo b, S. pneumoniae e N. meningitidis dos grupos A, C, Y e W135. A metodologia utilizada é de boa sensibilidade e pode identificar até mesmo bactérias não-viáveis, permitindo, desse modo, a detecção do antígeno bacteriano, inclusive em pacientes que já tenham recebido terapêutica antimicrobiana prévia.

Outro teste mais sensível que a CIE é a aglutinação de partículas de látex (APL), cuja metodologia é semelhante, embora mais simples e mais rápida.

TESTES PARA O DIAGNÓSTICO DE MENINGITES ASSÉPTICAS – se um paciente tem meningite e ausência de bactérias nas culturas de LCR ou de outros fluidos corpóreos por métodos laboratoriais rotineiros, o médico deve considerar que o quadro seja devido a uma das várias causas de meningite asséptica. Muitas crianças apresentarão uma infecção viral, mas algumas terão outro tipo de doença infecciosa ou não. Nessas ocasiões, devem-se utilizar os métodos de escolha específicos para cada doença suspeita.

CULTURAS DE OUTROS FLUIDOS CORPÓREOS – a maioria das crianças com meningite é inicialmente bacteriêmica e, conseqüentemente, devem-se sempre colher dois pares de hemoculturas antes da instituição da terapêutica. Em um estudo de 875 casos de meningites bacterianas em que foram colhidas hemoculturas antes da instituição da terapêutica, estas foram positivas em 90% dos casos de meningites por hemófilo, em 80% dos casos de meningite pneumocócica e em 90% dos de meningocócica.

A colheita de outros materiais deve ser condicionada pela apresentação clínica.

TRATAMENTO

O tratamento para meningite bacteriana deve ser iniciado imediatamente após a punção liquórica e a colheita das culturas e, em muitas ocasiões, antes mesmo de se ter disponível o resultado de qualquer exame. A terapêutica prévia pode alterar os resultados dos exames de LCR mas, em geral, essas modificações não são suficientes para mascarar o quadro de meningite bacteriana.

Princípios do tratamento

1. A bactéria tem de ser sensível à droga.
2. A droga deve apresentar boa penetração liquórica e ser bactericida.
3. A via, parenteral preferencialmente, deve garantir níveis séricos adequados.
4. Nunca diminuir a dose empregada (Tabela 35.2).

Tabela 35.2 – Antibióticos e doses na meningite bacteriana.

Ampicilina	300 a 400mg/kg/dia ÷ 4 ou 6 vezes
Penicilina	300.000 ou 400.000UI/kg/dia ÷ 6 vezes
Cefotaxima	150mg/kg/dia ÷ 3 vezes
Ceftriaxona	100mg/kg/dia ÷ 2 vezes
Cloranfenicol	100mg/kg/dia ÷ 4 vezes
Vancomicina	60mg/kg/dia ÷ 4 vezes

5. Estudar, com cautela, as modificações da via de administração.
6. A duração do tratamento deve depender do microrganismo responsável:
   • meningococo – 7 a 10 dias;
   • hemófilo – 14 a 21 dias;

- pneumococo – 14 a 21 dias;
- enterobactérias – 21 dias;
- estafilococo – 21 dias.

7. Reavaliar o esquema sempre que o caso não apresentar boa evolução clínica.

Início da terapêutica

A seleção da terapêutica antimicrobiana inicial é empírica, mas sempre deve atingir os germes mais prevalentes para o grupo etário acometido, além de levar em conta, cuidadosamente, as particularidades da história e da epidemiologia e a presença de doença de base.

O bacterioscópico pode ser de grande auxílio para a opção inicial: a) na presença de cocos gram-positivos ou cocos gram-negativos, iniciar com penicilina cristalina; b) na presença de bacilos ou cocobacilos gram-negativos, iniciar com a associação de ampicilina e cloranfenicol, cefalosporinas de 3ª geração (ceftriaxona, cefotaxima) ou mesmo cloranfenicol isoladamente; c) na ausência de bactérias em criança com idade inferior a 5 anos, iniciar como no item b; d) nos casos em que os pacientes são alérgicos à penicilina, a droga de escolha é o cloranfenicol.

É importante salientar que o tratamento deve ser ajustado assim que os resultados de cultura e do antibiograma estiverem disponíveis. Quando o microrganismo for o *H. influenzae*, sensível tanto à ampicilina como ao cloranfenicol, suspender o cloranfenicol; quando houver resistência a uma das drogas, suspendê-la, mantendo aquela em relação à qual o germe é sensível.

Terapia com dexametasona

A utilização de corticóide no tratamento das meningites bacterianas tem-se consagrado na literatura desde 1987. Seu mecanismo de ação se encontra embasado nos conhecimentos fisiopatológicos atuais; o uso prévio ou, no máximo, concomitante à antibioticoterapia leva à redução substancial da produção (transcrição) e da liberação de TNF e IL-1.

Estudos experimentais em animais demonstraram diminuição evidente na mortalidade e das seqüelas neurológicas nos grupos tratados com dexametasona.

Em crianças, existe redução de algumas seqüelas neurológicas, principalmente a surdez, mais bem demonstrada na meningite por *H. influenzae*.

Em relação ao *S. pneumoniae* e à *N. meningitidis*, ainda não existe evidência consistente dos benefícios da corticoterapia, apesar de alguns autores sugerirem que, como o mecanismo de lesão coclear envolve a mesma fisiopatologia nos três agentes e os efeitos colaterais do corticóide são muito reduzidos nas doses utilizadas, não há justificativa de não os usar.

A dose atual recomendada é de 0,6mg/kg/dia, dividido em 4 doses por 4 dias.

As recomendações do Report on the Committee on Infectious Disease (Red Book, 23ª ed., 1994) são:

- Uso de dexametasona em meningites bacterianas em crianças acima de 6 semanas de vida, antes da determinação da etiologia.
- O uso de dexametasona é recomendado no caso de etiologia por *H. influenzae*.
- O uso de dexametasona é sugerido no caso de etiologia por *S. pneumoniae* e *N. meningitidis*.
- A administração deve ser precoce, preferencialmente antes ou concomitante à primeira dose do antibiótico.

Problemas atuais na terapêutica

– Emergência de cepas de hemófilo resistentes à ampicilina que, em nosso meio, tem alcançado aproximadamente 60%. A sensibilidade de hemófilo ao cloranfenicol, em nosso meio, oscila atualmente em torno de 94%. Em países da Europa (Espanha), tais valores atingem apenas 50%. As cefalosporinas de 3ª geração são opções para as cepas resistentes de hemófilo.

– Têm-se avolumado, na literatura internacional, os relatos de casos de meningite bacteriana causados por cepas de pneumococo relativamente resistentes à penicilina e, em menor freqüência, por cepas multirresistentes. A maioria das cepas relativamente resistentes são sensíveis ao cloranfenicol. Quando há evidência laboratorial de resistência, outras opções terapêuticas como cefotaxima, ceftriaxona e, preferencialmente, vancomicina são eficazes. Recomenda-se realizar teste de sensibilidade com disco de oxacilina (1µg) para todas as cepas de pneumococo causadoras de meningite, sendo que, para halos de inibição menores que 20mm, devem-se determinar as concentrações inibitórias mínimas para penicilina, visto que, nesses limites, encontram-se as cepas relativamente resistentes ou resistentes à penicilina.

Tratamento de suporte

As primeiras 72 horas de tratamento são críticas, pois as complicações freqüentemente ocorrem nesse período: 1. é aconselhável monitorizar a criança até que o quadro clínico se estabilize; 2. todas as crianças devem ser pesadas à admissão; 3. alguns controles diários são essenciais, como dosagem de eletrólitos (Na, K, Cl), gasometria, densidade urinária e peso; 4. avaliação neurológica intensiva nesse período e, depois, diariamente.

Devem-se administrar fluidos parenterais cautelosamente, pois, durante os primeiros dias de terapêutica, o paciente pode desenvolver síndrome da secreção inapropriada de hormônio antidiurético (SSIADH), segundo Feigin, em até 88% dos casos. Os melhores indicadores para o diagnóstico de SSIADH são aumento de ganho de peso pela retenção de água livre, hiponatremia e osmolaridade sérica diminuída. Esse quadro pode deteriorar ainda mais o quadro neurológico, pois tenderá a piorar o edema cerebral. Desse modo, a maneira mais simples e eficaz de reduzir esses efeitos é restringir a oferta hídrica para cerca de 60 a 80ml/100kcal/24 horas.

Em pacientes hipotensos ou hipovolêmicos, não se indica a restrição hídrica, mas deve-se monitorizar a infusão de líquidos por medidas freqüentes da pressão venosa central, pressão arterial e avaliação da perfusão periférica.

COMPLICAÇÕES

São necessárias avaliações clínicas e neurológicas freqüentes, pois as complicações podem aparecer em qualquer momento da evolução. O perímetro cefálico deve ser medido e anotado diariamente.

Convulsões

Aproximadamente um terço dos casos de meningite apresenta crises convulsivas antes da admissão no hospital, sendo que estas não se correlacionam com pior prognóstico. Ao contrário, convulsões generalizadas que aparecem depois do terceiro ou quarto dia de terapêutica ou convulsões focais em qualquer momento podem significar anormalidades no SNC e, nesses casos, deve-se pensar na indicação de tomografia computadorizada de crânio.

Coleções subdurais

A coleção subdural é uma complicação freqüente, mais comum em < 1 ano. Ocorre em 32,9% dos casos por *H. infuenzae*, 19% por *S. pneumoniae* e 8% por *N. meningitidis*. Entretanto, cerca de 85 a 90% dos casos são assintomáticos, e a coleção resolve-se espontaneamente.

A coleção subdural responde por 50% das febres prolongadas nas meningites bacterianas. A punção é indicada somente se houver aumento da pressão intracraniana ou em evolução para empiema (1% das coleções).

Febre

O quadro febril pode persistir até 5 dias na maioria das crianças com meningite, sendo que 13% dos pacientes têm febre por período de 5 a 9 dias. A febre pode prolongar-se por mais de 10 dias em alguns casos ou, ainda, recorrer (depois de período mínimo afebril de 24 horas) em cerca de 16% dos pacientes.

As causas mais comuns para febre persistente ou prolongada são: coleção subdural, focos infecciosos em outros locais (como artrite ou pneumonite), infecção hospitalar, tromboflebite, abscessos estéreis ou infectados nos locais de aplicação de medicamentos e febre por drogas. Infecções hospitalares e coleções subdurais freqüentemente se associam a febre secundária (recorrente).

Quando não se consegue elucidar a causa da persistência da febre, deve-se avaliar individualmente cada caso: 1. se a criança está irritadiça, a tomografia computadorizada de crânio é normal, e o exame do LCR revelar proteinorraquia superior a 100mg%, com pleocitose à custa de grande percentual de polimorfonucleares, é possível que haja persistência da infecção no SNC e, nesta circunstância, deve-se avaliar a possibilidade de modificação da terapêutica; 2. se a criança evolui bem clinicamente, apesar de continuar febril, e os valores liquóricos estiverem aproximando-se dos normais, a antibioticoterapia deverá ser suspensa assim que se completar o tempo necessário (determinado pelo agente etiológico), seguindo-se, então, ambulatorialmente esse paciente.

CONTROLE DE TRATAMENTO

O melhor parâmetro para a avaliação da eficácia terapêutica antimicrobiana é a evolução clínica do paciente. Quando a criança parece responder adequadamente à terapêutica, não há necessidade de punções liquóricas repetidas. No entanto, a piora clínica do quadro deve ser seguida por nova punção liquórica para diagnosticar se está havendo ou não esterilização das bactérias. Deve-se destacar, no entanto, que mesmo quando eficaz, a antibioticoterapia pode demorar de 48 a 72 horas para alcançar o controle do quadro. Se, após esse período, o microrganismo é identificado novamente na cultura, a conduta deve ser reavaliada.

Atualmente, a conduta adotada na Unidade de Isolamento do Instituto da Criança é a não realização do chamado "líquor de alta", desde que a evolução clínica seja satisfatória.

PROFILAXIA DOS COMUNICANTES

Há necessidade de profilaxia para os comunicantes de pacientes com meningite por hemófilos e meningococo, como é detalhado a seguir:

Hemófilo

A profilaxia é recomendada para todos os comunicantes domiciliares, incluindo adultos, em moradia onde haja pelo menos uma criança menor de 4 anos de idade (além do caso índice).

Droga: Rifampicina.
Dose: 20mg/kg/dia (máximo de 600mg/dia), em dose única diária, durante 4 dias.

Meningococo

Todos os comunicantes (domiciliares ou de creches e berçários) devem receber profilaxia, preferencialmente até 24 horas do diagnóstico do caso primário. A profilaxia não é rotineiramente recomendada para a equipe médica, exceto em caso de contato íntimo, como respiração boca a boca, intubação etc.

Droga: Rifampicina.

Dose: 20mg/kg/dia (máximo de 600mg/dose) em 2 doses diárias, durante 2 dias.

A utilização da rifampicina durante a gestação não é segura e, portanto, não deve ser indicada.

O ceftriaxona, em dose única (50mg/kg), é opção efetiva.

BIBLIOGRAFIA

AMERICAN ACADEMY OF PEDIATRICS – Report of the Committee on Infectious Disease. Red Book, 23ª ed., 1994.

ASHWAL, S.; PERKIN, R.M.; THOMPSON, J.R. et al. – Bacterial meningitis in children: current concepts of neurologic management. *Adv. Pediatr.*, 40:185, 1993.

BONADIO, A.W. – The cerebrospinal fluid: physiologic aspects and alteration associated with bacterial meningitis. *Pediatr. Infect. Dis. J.*, 11(6):423, 1992.

BOOY, R.; KROLL, S. – Bacterial meningitis in children. *Curr. Op. Pediatr.*, 1(6):29, 1994.

FEIGIN, R.D.; CHERRY, J.D. – *Textbook of Pediatric Infectious Disease*. 3rd ed., Philadelphia, W.B. Saunders Company, 1992.

KLEIN, J.O. – *Haemophilus influenzae*: its role in pediatric infections. *Pediatr. Infect. Dis. J.*, 16(2):S3, 1997.

KRUGMAN, S.; KATZ, S.L.; GERSHON, A.A.; WILFERT, C.M. – *Infectious Disease of Children*. 9th ed., Saint Louis, C.V. Mosby Company, 1992.

SINOPSE

MENINGITES

1. Na suspeita clínica de meningite, solicitar os seguintes exames:
   - Líquido cefalorraquidiano – encaminhar para quimiocitológico, bacterioscopia, cultura e outros testes diagnósticos rápidos.
   - Hemoculturas – pelo menos dois pares.
   - Dosagem de Na e K séricos.
   - Hemograma completo.
   - Glicemia.
2. Iniciar terapêutica antimicrobiana empírica:
   - Ampicilina + Cloranfenicol.
   - Cefalosporina de 3ª geração (ceftriaxona, ceftaxima).
   - Cloranfenicol.
3. Prescrever dexametasona – 0,6mg/kg/dia ÷ 6/6 horas por 4 dias.
4. Avaliar a possibilidade de doenças associadas ao quadro (pneumonia, otite média, fratura de crânio, petéquias etc.).
5. Monitorizar os parâmetros vitais cuidadosamente.
6. Controlar as crises convulsivas com infusão IV de diazepínicos na dose de 0,3mg/kg (0,06ml/kg) – dose máxima 10mg.
7. Como há risco de desenvolvimento de SSIADH, monitorizar atentamente o sódio e a osmolaridade séricos, bem como o estado volêmico, e instituir restrição hídrica de 60-80ml/100kcal/dia.
8. Averiguar imediatamente a necessidade de profilaxia para os comunicantes, prescrevendo a rifampicina nas doses citadas no texto.

36

ATAXIAS AGUDAS

Fernando Kok

CONCEITO E CLASSIFICAÇÃO

As ataxias de instalação aguda podem surgir quando há comprometimento da sensibilidade proprioceptiva ou quando é afetado o cerebelo ou suas vias. A primeira situação é denominada ataxia sensitiva, e a segunda, ataxia cerebelar.

A ataxia cerebelar apresenta dois componentes, o axial e o apendicular, que podem expressar-se de maneira desigual. O axial manifesta-se clinicamente por incapacidade de permanecer na posição de sentinela, existindo tendência a queda sem lado preferencial. Em suas formas mais graves, há impossibilidade de permanecer em pé ou sentado, e a marcha torna-se ebriosa, fazendo-se com a base alargada e com desvios. O componente apendicular da ataxia cerebelar, que pode ser assimétrico, expressar-se por meio de dificuldade na coordenação dos membros, com tremor que se observa durante a realização de um ato motor, principalmente no seu início e no seu fim. Há também erro na avaliação da extensão do movimento (dismetria). É freqüente o encontro de hipotonia e arreflexia.

A ataxia sensitiva caracteriza-se, clinicamente, por hipotonia intensa, hipo ou arreflexia e perda da sensibilidade cinético-postural e vibratória. O paciente mostra-se incapaz de permanecer na posição de sentinela com os olhos fechados (sinal de Romberg positivo), e a coordenação de membros piora com o fechamento ocular. A marcha é instável, com base de sustentação alargada, e observa-se tendência de ser realizada batendo os calcanhares (marcha talonante). A ataxia cerebelar é mais freqüente do que a ataxia sensitiva.

DIAGNÓSTICO

O quadro 36.1 mostra como reconhecer as diferentes ataxias.

Quadro 36.1 – Diagnóstico diferencial das ataxias.

	Ataxia cerebelar	Ataxia sensitiva
Tônus	Diminuído	Diminuído
Reflexos miotáticos	Diminuídos	Diminuídos ou abolidos
Sensibilidade proprioceptiva	Normal	Prejudicada
Posição de sentinela:		
• Instabilidade	Presente	Presente
• Piora com o fechamento dos olhos	Ausente	Presente

ETIOLOGIA

Os tumores de fossa posterior e algumas doenças degenerativas do sistema nervoso central (SNC) podem levar à ataxia, mas esta é de instalação subaguda ou crônica. As situações clínicas que, com mais freqüência, determinam aparecimento de ataxia aguda estão relacionadas no quadro 36.2.

Quadro 36.2 – Etiologia das ataxias agudas.

Cerebelar
    Ataxia cerebelar aguda (cerebelite)
    Ataxia cerebelar aguda com opsoclono e mioclonias (síndrome de Kinsbourne)
    Síndrome de Fisher
    Intoxicação exógena
Sensitiva
    Forma atáxica da polirradiculoneurite (síndrome de Guillain-Barré)
    Neuropatia pós-diftérica

ATAXIAS CEREBELARES

Ataxia cerebelar aguda (cerebelite)

É uma afecção que surge cerca de duas semanas após infecção geralmente viral, afetando crianças geralmente entre 1 e 5 anos de idade. O início da doença é abrupto e caracteriza-se por intensa ataxia da marcha, com freqüentes quedas, podendo evoluir para uma impossibilidade total de o paciente permanecer em pé ou sentado sem apoio. O exame de fundo de olho é normal. Pode haver tremor cefálico e de tronco quando a criança se encontra sentada, nistagmo, sonolência, irritabilidade e vômito. Na maioria dos casos, a intensidade máxima da doença é atingida após 1 ou 2 dias do início.

O exame de líquido cefalorraquidiano pode ser normal ou haver ligeira pleocitose com predomínio de linfomononucleares e hiperproteinorraquia. A tomografia computadorizada de crânio é normal, e o EEG pode ser normal ou mostrar lentificação da atividade elétrica em regiões posteriores.

A patogênese da cerebelite aguda não é bem conhecida. Pode tratar-se de uma encefalite com agressão preferencial no cerebelo ou de uma reação não específica a infecção viral prévia. Muitos agentes podem levar a uma cerebelite e o vírus da varicela é um dos mais freqüentes.

O prognóstico é bom, e a recuperação completa ocorre de 3 ou 4 dias até semanas após o início da doença. Não há tratamento específico, e os corticosteróides não devem ser empregados.

Ataxia cerebelar aguda com mioclonias e opsoclono (síndrome de Kinsbourne)

A síndrome de Kinsbourne é uma doença pouco freqüente, de fisiopatologia incerta, que afeta crianças nos primeiros 6 anos de vida. Tem início abrupto, caracterizado por intensa ataxia cerebelar, movimentos oculares caóticos (opsoclono), abalos musculares fragmentados (mioclonias), que persistem durante o sono, e irritabilidade. Essa síndrome pode surgir após uma infecção viral ou ocorrer associadamente a um neuroblastoma. A investigação diagnóstica é feita no sentido de se procurar localizar um neuroblastoma em tórax ou abdômen pelo exame ultra-sonográfico e radiológico e pela dosagem urinária de ácido vanilmandélico (VMA). Deve-se excluir a existência de lesões estruturais do SNC pela tomografia computadorizada de crânio, e o exame de líquido cefalorraquidiano pode mostrar pleocitose ligeira e aumento discreto da fração gama na eletroforese de proteínas. Os pacientes com neuroblastoma melhoram após o tratamento da neoplasia. Nos demais casos, o tratamento consiste no emprego de propranolol (2mg/kg/dia) ou de hormônio adrenocorticotrófico – ACTH (40-80UI/m^2/dia), seguido por uso prolongado de prednisona. É comum a recidiva do quadro após processos infecciosos de etiologia viral. Todos os pacientes devem ser submetidos à revisão clínica periódica, para determinar a existência de um neuroblastoma.

Síndrome de Fisher

Trata-se de uma variante incomum da síndrome de Guillain-Barré que se caracteriza por paralisia de nervos oculomotores, ataxia do tipo cerebelar e arreflexia. Ocorre freqüentemente após infecções de vias aéreas superiores, e o exame do líquido cefalorraquidiano, da mesma forma que na polirradiculoneurite, mostra hiperproteinorraquia sem pleocitose. Há evidências de que o comprometimento neurológico, na síndrome de Fisher, seja central e não periférico. O prognóstico é bom, com recuperação completa após poucas semanas.

Intoxicações exógenas

As substâncias que, com mais freqüência, determinam ataxia aguda são a piperazina, o álcool etílico, as drogas antiepilépticas (fenitoína, fenobarbital, primidona e carbamazepina) e o grupo dos benzodiazepínicos como um todo. Clinicamente, observa-se ataxia cerebelar que afeta principalmente a marcha, comprometendo, com menos intensidade, a coordenação dos membros superiores. A ataxia, na intoxicação por fenitoína, é dose dependente, podendo surgir a partir de níveis plasmáticos de 20µg/ml e costuma estar acompanhada de nistagmo. A ataxia que surge com o uso das demais drogas antiepilépticas ocorre geralmente nos primeiros dias de utilização desses medicamentos. Os benzodiazepínicos, além de distúrbios na coordenação, costumam causar sonolência e irritabilidade.

O diagnóstico de ataxia por droga antiepiléptica e benzodiazepínico pode ser confirmado pela determinação do nível sérico do medicamento envolvido.

ATAXIAS SENSITIVAS

A polirradiculoneurite (síndrome de Guillain-Barré) comumente se apresenta com quadro de déficit de força muscular. Pode ser evidente, no entanto, uma ataxia com características sensitivas, em conseqüência do comprometimento da mielina de axônios que conduzem informação proprioceptiva. O diagnóstico é confirmado pelo exame de líquido cefalorraquidiano que mostra hiperproteinorraquia sem existência de pleocitose.

A neuropatia pós-diftérica pode, pelas mesmas razões, manifestar-se por um quadro atáxico.

BIBLIOGRAFIA

BECKER, W.J.; WALTERS, G.V.; HUMPHREYS, P. – Fisher Syndrome in Childhood. *Neurology*, 31:555, 1981.

BELL, W.; VAN ALLEN, M.; BLACHAMN, J. – Fisher Syndrome in Childhood. *Dev. Med. Child. Neurol.*, 12:758, 1970.

BELL, W.B.; McCORMICK, W.F. – *Neurologic Infections in Children*, Philadelphia, W.B. Saunders, 1981.

BERG, B.O.; ABLIN, A.R.; WANG, W.; SKOGLUNG, R. – Encephalophaty associated with occult neuroblastoma. *J. Neurosurg.*, 41:567, 1974.

CHUTORIAN, A.M. – Acute Ataxia. In Pellock, J.M; Myer, E.C. (eds.). *Neurologic Emergencies in Infancy and Childhood*, Philadelphia, Harper & Row, 1984.

HUGHES, R.A.C.; WINER, J.B. – Guillain-Barré syndrome. In Matthews, W.B.; Glaser, G.H. (eds.). *Recent Advances in Clinical Neurology*. Edinburgh, Churchill Livinsgstone, 1984.

KINSBOURNE, M. – Myoclonic encephalopathy of infants. *J. Neurol. Neurosurg. Psychiat.*, 25:271, 1962.

KUBAN, K.C.; EPHROS, M.A.; FREEMAN, R.L.; LAFFELL, L.B.; BRESNAN, M.J. – Syndrome of opsoclonus-myoclonus caused by Coxsackie B3 infection. *Ann. Neurol.*, 13:69, 1982.

PETERS, A.C.B.; VERSTEEG, J.; LEUDINAN, J. et al. – Varicella and acute cerebellar ataxia. *Arch. Neurol.*, 35:769, 1978.

SINOPSE

ATAXIAS AGUDAS

As ataxias agudas caracterizam-se por distúrbio da coordenação e do equilíbrio, de instalação súbita. Devem ser distinguidas das ataxias subagudas ou crônicas que podem ocorrer na hipertensão intracraniana e em doenças degenerativas.

A ataxia cerebelar aguda pode ocorrer isoladamente, surgindo após quadro infeccioso (cerebelite aguda), ou vir acompanhada de movimentos oculares anárquicos e mioclonias (síndrome de Kinsbourne), paralisia dos movimentos oculares (síndrome de Fisher), nistagmo (intoxicação por fenitoína) ou sonolência (intoxicação por benzodiazepínicos).

As ataxias sensitivas são mais raras e geralmente acompanhadas de déficit de força muscular (polirradiculoneurite e neuropatia pós-diftérica).

Diante de um caso de **ataxia aguda**:

1. Fique seguro de que não há hipertensão intracraniana (história clínica e exame fundoscópico; eventualmente tomografia).
2. Investigue se pode haver algum medicamento envolvido (principalmente piperazina, drogas antiepilépticas e ansiolíticos). Envie material para investigação toxicológica.
3. Verifique se há história recente de infecção viral, especialmente varicela (em caso positivo, sugestão de cerebelite aguda ou síndrome de Kinsbourne).
4. Avalie movimentos oculares. Em casos de movimentos anárquicos, possível síndrome de Kinsbourne. Investigar neuroblastoma. Em caso de paralisia da motilidade ocular extrínseca acompanhada de arreflexia, possível síndrome de Fisher.
5. Exame a ser considerado uma vez excluída a possibilidade de hipertensão intracraniana: líquido cefalorraquidiano.

37

DÉFICITS MOTORES DE INSTALAÇÃO AGUDA

FERNANDO KOK

O aparecimento agudo de um déficit motor constitui-se em emergência médica, e inúmeras etiologias podem estar envolvidas. O reconhecimento de fraqueza muscular em crianças nem sempre é fácil, e situações como limitação da movimentação por dor podem dar a impressão falsa de paralisia (pseudoparalisias). A orientação diagnóstica e terapêutica vai depender da localização do processo patológico que pode, como veremos a seguir, situar-se no cérebro, na medula, na raiz nervosa, nos nervos periféricos ou na junção neuromuscular.

AFECÇÕES CEREBRAIS

HEMIPLEGIA AGUDA E ACIDENTE VASCULAR CEREBRAL (AVC)

A hemiplegia aguda caracteriza-se por déficit motor de instalação aguda, comprometendo um hemicorpo, freqüentemente acompanhado de convulsões e alteração da consciência. Sua freqüência abaixo dos 14 anos é desconhecida. É, na maioria das vezes, conseqüente a um acidente vascular cerebral.

Outras doenças como tumores, hematomas subdurais e abscessos podem determinar o aparecimento de hemiplegia de instalação subaguda acompanhada de cefaléia, vômitos e papiledema que não serão discutidas neste capítulo.

Fatores predisponentes

Doenças cardíacas – as cardiopatias congênitas cianosantes (principalmente tetralogia de Fallot e transposição dos grandes vasos da base) são causa importante de AVC na infância. A existência de "shunt" da direita para a esquerda favorece a embolização. O aumento da viscosidade sangüínea, conseqüente à elevação do hematócrito, e a hipoxemia estão relacionados aos processos trombóticos.

Processos embólicos ocorrem com mais facilidade quando há lesão de valvas cardíacas, arritmias, prolapso de valva mitral e endocardite bacteriana. Esta última também pode causar arterite cerebral e promover o aparecimento de aneurismas micóticos que, ao se romperem, causam hemorragia intracraniana.

Infecções – é comum a referência de infecções de vias aéreas superiores até 2 semanas antes da instalação de um quadro ictal. Acredita-se que essas infecções possam, por contigüidade, causar um processo inflamatório do sistema carotídeo, com lesão da íntima e desprendimento de êmbolos.

As meningites causadas por bactérias ou pela tuberculose, a sífilis e a malária podem causar vasculite e conseqüente oclusão arterial.

Doenças hematológicas – podem favorecer o aparecimento de acidentes vasculares isquêmicos ou hemorrágicos.

A anemia falciforme pode levar à obstrução de ramos terminais ou grandes ramos das artérias cerebrais, favorecendo o aparecimento de hemorragia subaracnóidea espontânea. Os acidentes vasculares ocorrem em 4 a 6% dos pacientes com anemia falciforme, com o primeiro *ictus* dando-se, em média, aos 7 anos de idade. Têm tendência a recorrer, pois costumam estar associados com a existência de irregularidades nas paredes da carótida, causadas por crises vasoclusivas da *vasa vasorum*.

As doenças que levam a um estado de hipocoagulabilidade, como a hemofilia e as trombocitopenias primárias ou secundárias às leucoses, são causa de hemorragia subaracnóidea e de hematomas intracranianos.

Doenças metabólicas e sistêmicas – a arteriosclerose raramente é um fator predisponente de AVC na infância e costuma ser secundária à hiperlipidemia. A hipertensão arterial e as doenças do colágeno como o lúpus eritematoso sistêmico e a periarterite nodosa devem ser lembradas como causa de hemiplegias agudas. O estado de hipercoagulabilidade da síndrome nefrótica favorece o aparecimento de tromboses venosas. A hemocistinúria, doença metabólica que se caracteriza por hábito marfanóide e luxação do cristalino, está associada a episódios tromboembólicos cerebrais.

Traumatismo – os traumatismos fechados em região cervical ou em *cavum* amigdaliano (por exemplo, queda com um lápis na boca) podem lesar a artéria carótida comum e determinar um acidente vascular pela formação de êmbolos a partir da lesão da íntima ou por oclusão da carótida. A embolia gordurosa por traumatismo de ossos longos é causa bastante rara de hemiplegia aguda.

Alterações vasculares primárias – as alterações primárias do sistema vascular podem causar AVC.

Os acidentes isquêmicos são facilitados por doenças como:

• Displasia fibromuscular – doença vascular primária que leva ao aparecimento, na angiografia, de imagem conhecida como "rosário de contas".

• Síndrome de moyamoya – doença que se caracteriza por estenose progressiva e oclusão do segmento supraclinóideo da carótida interna e de outras artérias componentes do polígono de Willis. Ocorre predominantemente em crianças e é mais comum no sexo feminino. Do ponto de vista arteriográfico, encontra-se a referida oclusão e intensa circulação colateral nos gânglios da base, com aspecto telangiectásico, conferindo um aspecto esfumaçado à arteriografia. O termo moyamoya, de origem japonesa, refere-se a este último aspecto angiográfico e significa fumaça de cigarro subindo no ar. Clinicamente, caracteriza-se por hemiplegias alternantes e recorrentes, com gradual desenvolvimento de sinais neurológicos fixos.

Os acidentes hemorrágicos dependentes de alterações vasculares primárias podem surgir em basicamente duas situações:

• Malformações arteriovenosas (MAV) – na infância, na maioria das vezes, manifestam-se por hemorragia meníngea, com ou sem hematoma intracraniano associado. Pode ocorrer também apenas cefaléia, convulsão ou déficit neurológico progressivo. As MAV sintomáticas são mais comuns na infância do que os aneurismas.

• Aneurismas – cerca de 0,5% dos aneurismas intracranianos sintomáticos ocorrem em crianças e em adolescentes. Conhecem-se dois fatores predisponentes: coartação da aorta e doença policística dos rins. Em 75% dos pacientes, o aneurisma manifesta-se por hemorragia subaracnóidea; nos demais casos, por comprometimento de nervos cranianos ou compressão do tronco encefálico.

Outros fatores – convulsões unilaterais ou focais podem ser seguidas por hemiparesia transitória que dura até 24 horas e recebe o nome de paralisia de Todd.

A enxaqueca hemiplégica é um tipo particular de enxaqueca em que há instalação de um déficit motor unilateral, acompanhado ou não de outros eventos, como escotomas e fosfenas, e seguido por intensa cefaléia hemicraniana, contralateral à hemiparesia. É comumente familiar e pode durar até 2 ou 3 dias.

A coréia de Sydenham pode-se manifestar inicialmente com hipotonia grave e poucos movimentos involuntários ("coréia mole"), predominando em um dimídio corpóreo. Dessa forma, a hipotonia pode ser interpretada como déficit motor e chegar-se ao falso diagnóstico de hemiparesia.

Quadro clínico

O quadro clínico das hemiplegias agudas é bastante característico, com aparecimento súbito de déficit motor unilateral. Ele inicialmente é flácido e, após alguns dias, pode surgir hipertonia e hiper-reflexia. A intensidade do comprometimento motor pode ser desigual no hemicorpo acometido e o sinal de Babinski costuma ser encontrado. Após o *ictus*, ocorrem convulsões recorrentes em 50% dos casos. Podem surgir outros sinais neurológicos focais, como hemianopsia e afasia, e, quando a agressão é mais difusa, distúrbio da consciência.

Diagnóstico

A história clínica e os exames físico e neurológico podem definir por si só a etiologia do processo como, por exemplo, em casos de enxaqueca hemiplégica e encefalopatia hipertensiva, mas geralmente exames auxiliares são necessários. O primeiro exame a ser sempre considerado é a realização de uma tomografia computadorizada de crânio, que delineia a existência de lesão estrutural e define suas características. A angiografia cerebral está indicada e ajuda a demonstrar alterações vasculares primárias; é obrigatória nos acidentes vasculares cerebrais hemorrágicos. O exame do líquido cefalorraquidiano permite avaliar a existência de processo infeccioso associado e demonstrar hemorragia meníngea. O EEG, embora não contribua para o estabelecimento do diagnóstico, permite avaliar a existência de atividade irritativa e depressão elétrica cerebral. Outros exames devem ser considerados (Quadro 37.1).

Quadro 37.1 – Exames auxiliares na avaliação de hemiplegias agudas.

Exames	Finalidades
Hemograma Eletrólitos Glicemia Uréia e creatinina	Avaliação geral
Provas de coagulação Eletroforese de hemoglobina Prova de falcização Mielograma	Diagnóstico de distúrbios hematológicos
Eletrocardiograma Ecocardiografia	Diagnóstico de cardiopatias
Fator antinúcleo Células LE	Diagnóstico de doenças do colágeno
Colesterol Triglicérides	Diagnóstico de hiperlipidemias
Sorologia para lues	Diagnóstico de sífilis

Tratamento

O tratamento está na dependência da etiologia da hemiplegia aguda, mas algumas medidas gerais são necessárias. Esses pacientes devem sempre ser hospitalizados, e medidas de suporte, imediatamente instituídas para garantir boa oxigenação, combater a hipertermia e a hipertensão arterial e garantir hidratação adequada.

Deve-se administrar fenitoína por via intravenosa (20mg/kg/dia) nos pacientes que apresentarem convulsões. Os corticosteróides do tipo dexametasona não devem ser rotineiramente empregados, estando o uso limitado para os casos em que há suspeita de edema de origem vascular (hematoma intraparenquimatoso, por exemplo) ou tromboses venosas. O emprego do manitol também não é sistematicamente realizado, é usado em casos em que há edema cerebral com sinais clínicos de herniação.

AFECÇÕES MEDULARES

MIELOPATIAS AGUDAS NÃO-TRAUMÁTICAS

Os déficits motores agudos por comprometimento medular caracterizam-se por fraqueza muscular afetando os membros inferiores e, dependendo do nível da lesão, também os membros superiores, de forma simétrica e acompanhada de distúrbio da sensibilidade tátil, térmica e dolorosa, geralmente com nível definido. Há ainda distúrbio no funcionamento dos esfíncteres anal e vesical. O déficit motor inicial é flácido e, passados alguns dias, podem surgir evidências de funcionamento autônomo da medula, com resposta em tríplice flexão, hiper-reflexia e sinal de Babinski.

Muitas situações clínicas podem levar ao aparecimento de mielopatia aguda (Quadro 37.2).

Quadro 37.2 – Etiologia das mielopatias agudas.

Compressão raquimedular: neoplasia, empiema epidural Mielite transversa Meningomielorradiculopatia esquistossomótica Malformação arteriovenosa medular Afecções desmielinizantes: esclerose múltipla e doença de Devic

Compressão raquimedular

Neoplasia – a compressão do tecido medular por uma neoplasia pode levar a aparecimento de déficit motor. Os tumores intra-raquidianos podem-se situar no espaço extradural ou intradural; nesta última situação, podem ser intra ou extra-medulares. O quadro 37.3 relaciona os principais tipos histológicos de tumores intra-raquidianos.

Quadro 37.3 – Principais neoplasias intra-raquidianas.

Localização	Tipo histológico
Extradural	Neurinoma Linfoma
Intradural Extramedular Intramedular	 Meningioma Astrocitoma Ependimoma

Nos processos neoplásicos, antes da ocorrência do déficit motor, é muito comum o aparecimento de distúrbios sensitivos de ordem subjetiva, como dores espontâneas e parestesias. A percussão da coluna, no nível da lesão, pode ser dolorosa.

Empiema epidural – os processos supurativos envolvendo o espaço epidural e levando à compressão radículo-medular constituem-se em emergência diagnóstica e terapêutica. São raros em crianças, e as regiões torácica média e lombar baixa são as mais atingidas. O empiema localiza-se geralmente na face posterior do canal medular e costuma ser causado por bactérias, geralmente *Staphylococcus aureus*. O espaço epidural é atingido quase sempre por via hematogênica e pode haver história de processo infeccioso em outro sítio. O quadro clínico inicia-se por febre e dor espontânea na região que corresponde ao nível da lesão. A dor rapidamente se torna mais intensa e difusa, piora com a tosse e com a flexão da coluna. A seguir, surge contratura de musculatura paravertebral, radiculalgia e, por fim, instala-se paraplegia sensitivomotora.

O diagnóstico dos processos compressivos raquimedulares pode ser estabelecido pela mielografia, que mostra sinais de bloqueio ou irregularidade no preenchimento do contraste, ou pela ressonância nuclear magnética. Em casos de empiema, há indicação urgente de cirurgia visando drená-lo e assim descomprimir a medula, e está indicado o uso de antibióticos. Em casos de neoplasias em que existe descompensação aguda da função medular, há também urgência na indicação da cirurgia. A precocidade do diagnóstico está relacionada a um melhor prognóstico.

Preferencialmente, o exame do LCR deve ser feito por ocasião da realização da mielografia, pois pode haver descompensação do quadro clínico ou dificuldade em se fazer nova punção para mielografia após já ter sido feita uma coleta de LCR.

Mielite transversa

É uma condição pouco freqüente, que pode ocorrer em qualquer faixa etária. Sua etiologia não é bem conhecida e, possivelmente, mecanismos imunoalérgicos estão envolvidos. Pode haver história pregressa de infecção de vias aéreas superiores ou infecção viral bem definida, como sarampo, varicela ou caxumba. A instalação do déficit sensitivomotor é rápida, podendo vir acompanhada de dores espontâneas, sem hipertermia. O nível mais comumente afetado é o torácico.

O diagnóstico é confirmado pela mielografia, que mostra ausência de bloqueio do trânsito liquórico. A coleta do LCR deve ser realizada preferencialmente apenas por ocasião da realização da mielografia, uma vez que, em caso de bloqueio com compressão radículo-medular, pode haver piora clínica após a punção. O exame do LCR pode ser normal ou mostrar pleocitose discreta, à custa de linfomononucleares e ligeira hiperproteinorraquia. O prognóstico de recuperação completa é razoável, com ausência de seqüelas em mais de 50% dos pacientes.

Meningomielorradiculopatia esquistossomótica

O comprometimento mielorradicular na esquistossomose mansônica não é comum e decorre provavelmente de lesões vasculares obstrutivas ou de caráter inflamatório conseqüente à presença de ovos do helminto no espaço intratecal. Acredita-se que ovos ou vermes alcancem esse espaço através de anastomoses venosas entre os plexos pélvico e vertebral.

Do ponto de vista clínico, pode haver quadro tipo mielite transversa de instalação aguda, ou déficit motor com características radiculares. O nível afetado costuma ser torácico ou lombar.

O exame do líquido cefalorraquidiano mostra, na maioria dos casos, hiperproteinorraquia e pleocitose, com presença eventual de eosinófilos. A confirmação da esquistossomose é feita pelo encontro de ovos de *S. mansoni* nas fezes ou em biopsia retal. As reações de fixação de complemento para a esquistossomose no LCR tem positividade baixa.

O tratamento com corticosteróides está indicado nos casos de comprometimento radicular.

Malformação arteriovenosa medular

As malformações arteriovenosas medulares são raras na infância e sua manifestação clínica mais comum é a de hemorragia meníngea. Ela pode vir acompanhada de sinais de disfunção medular, com distúrbios sensitivos, alteração do controle esfincteriano e déficits motores. O diagnóstico é estabelecido pela angiografia medular.

Afecções desmielinizantes: esclerose múltipla e doença de Devic

A esclerose múltipla é uma afecção incomum na infância e pode manifestar-se por um quadro medular transverso. Quando, junto com a mielite, existe queda da acuidade visual com neurite óptica, recebe o nome de doença de Devic.

POLIOMIELITE

A poliomielite (paralisia infantil) é uma síndrome clínico-patológica que surge quando enterovírus, geralmente do subgênero poliovírus, lesam motoneurônios situados no corno anterior da medula. Caracteriza-se clinicamente por ser doença aguda, febril, que cursa com déficit motor flácido, de intensidade variável, geralmente assimétrico. Há predileção pelo comprometimento dos membros inferiores, e a musculatura respiratória pode ser afetada. Não há diminuição da sensibilidade, e podem ser encontrados sinais de comprometimento radicular, meníngeo ou dores espontâneas. Após alguns dias, desaparece o quadro álgico, há alguma melhora do déficit motor, e começam a se instalar as atrofias. A hipotonia e a diminuição ou abolição dos reflexos tornam-se evidentes.

O exame do líquido cefalorraquidiano mostra, na fase aguda da doença, aumento do número de leucócitos à custa de linfomononucleares, com níveis de proteína normais ou ligeiramente aumentados e de glicose normais. Não há tratamento específico para a poliomielite.

AFECÇÕES RADICULARES E NEURAIS

POLIRRADICULONEURITE (SÍNDROME DE GUILLAIN-BARRÉ)

A polirradiculoneurite ou síndrome de Guillain-Barré é uma doença que se caracteriza por déficit motor e, em menor intensidade, por distúrbio de sensibilidade profunda, conseqüente a comprometimento da mielina de raízes nervosas e nervos periféricos espinhais e cranianos. Acredita-se que seja imunologicamente determinada, desencadeada por exposição recente a agentes diversos, geralmente infecciosos.

A incidência em todas as idades é estimada em 1,7 caso por 100.000/ano, e cerca de 20% dos pacientes têm menos de 10 anos de idade. É rara abaixo dos 2 anos de idade. Em mais da metade dos casos, há referência de infecção viral, 2 ou 3 semanas antes da instalação do déficit motor. A intensidade do comprometimento é muito variável, indo desde déficit motor ligeiro nos membros inferiores até tetraplegia com insuficiência respiratória grave.

Clinicamente, caracteriza-se por diminuição simétrica da força muscular, iniciando-se geralmente pelos membros inferiores, acompanhada de dor e parestesias. Progressivamente, em um período de até 4 semanas, pode haver comprometimento da força em membros superiores, face e musculatura responsável pela deglutição e mastigação; o comprometimento da musculatura respiratória pode ser encontrado em até 20% dos casos. O déficit motor encontrado é do tipo flácido, e os reflexos miotáticos estão quase sempre abolidos nos segmentos comprometidos. Sinais de irritação meníngea e de comprometimento radicular podem estar presentes, e o envolvimento da motilidade ocular e do controle dos esfíncteres é excepcional. É comum o aparecimento de distúrbios autonômicos, com hipotensão postural, hipertensão, taquicardia e arritmias cardíacas. Pode ser encontrada ataxia, mas esta não costuma ser o sinal clínico dominante.

O exame do líquido cefalorraquidiano é importante no sentido de confirmar o diagnóstico, não tendo valor prognóstico. Pode ser normal na primeira semana de doença e costuma mostrar elevação dos níveis de proteína acima de 50mg/100ml, com número normal ou ligeiramente aumentado de leucócitos. Essa situação é denominada dissociação proteíno-citológica. A eletromiografia também ajuda na confirmação do diagnóstico e pode mostrar diminuição nas velocidades de condução nervosa sensitiva e motora.

O tratamento é conservador e visa manter as condições gerais e aliviar a dor. Recomenda-se supervisão fisioterapêutica desde o início da doença. O uso de corticosteróides não acelera a recuperação do doente e não é recomendado. O prognóstico costuma ser favorável.

PARALISIA FACIAL PERIFÉRICA

Pode ocorrer em qualquer idade, não sendo rara na criança. Caracteriza-se pelo aparecimento súbito de déficit motor em um lado da face, acompanhado, muitas vezes, de dor no pavilhão auditivo, zumbido e diminuição do lacrimejamento. Existe dificuldade em manter fechado o olho do lado afetado, e os alimentos tendem a sair pelo canto da boca.

A paralisia facial pode ser causada por muitos fatores, entre os quais destacaríamos a hipertensão arterial e os processos supurativos de ouvido médio. A grande parte dos casos, no entanto, não tem nenhuma etiologia definida e constitui as chamadas paralisias de Bell. Acredita-se que infecções virais inaparentes são determinantes no aparecimento dessas paralisias.

Na fase aguda da paralisia de Bell, recomenda-se o emprego de corticosteróides do tipo prednisona, em dose antiinflamatória, durante 10 ou 15 dias, com a finalidade de reduzir o edema do nervo. É importante também empregar colírio à base de metilcelulose para a proteção da córnea. O prognóstico costuma ser favorável, com recuperação da movimentação facial após 1 ou 2 meses em cerca de 90% dos casos.

BIBLIOGRAFIA

ASBURY, A.K. – Diagnostic considerations in Guillain-Barré syndrome. *Ann. Neurology*, 9(Suppl.):1, 1981.

BELL, W.B.; McCORMICK, W.F. – *Neurologic Infections in Children*. Philadelphia, W.B. Saunders, 1981.

EVANS, O.B. – Polyneuropathy in childhood. *Pediatrics*, **64**:96, 1979.

GOLDEN, G.S. – Stroke syndromes in childhood. *Neurol. Clin.*, 3:1, 1985.

ISLER, W. – *Acute Hemiplegias and Hemisyndromes in Childhood*. London, Heinemann, 1971.

LESHNER, R.T.; CAMPBELL, W.C. – Pediatric neuromuscular emergencies. In Pellock, J.M.; Myer, E.C. (eds.). *Neurologic Emergencies in Infancy and Childhood*. Philadelphia, Harper & Row, 1984.

SALUM, P.N.B.; MACHADO, L.R.; SPINA-FRANÇA, A. – Meningomielorradiculopatia na esquistossomose mansônica. *Arq. Neuro-Psiquiat. (São Paulo)*, 39:289, 1981.

SINOPSE

DÉFICITS MOTORES DE INSTALAÇÃO AGUDA

O aparecimento agudo de um déficit motor constitui-se em emergência médica.

No reconhecimento da fraqueza muscular, é preciso cuidado com as pseudoparalisias, como a limitação da movimentação devido à dor.

As causas de déficit motor podem situar-se no cérebro, na medula, na raiz nervosa, nos nervos periféricos ou na junção neuromuscular.

A hemiplegia aguda caracteriza-se por déficit motor de instalação aguda, comprometendo um hemicorpo, freqüentemente acompanhado de convulsões e alteração da consciência. É, na maioria das vezes, conseqüente a um acidente vascular cerebral. O déficit motor é inicialmente flácido e, após alguns dias, podem surgir hipertonia e hiper-reflexia. O primeiro exame a ser considerado é a tomografia computadorizada do crânio. O tratamento depende da etiologia. Administrar fenitoína por via intravenosa nos pacientes que apresentarem convulsões.

Déficits motores agudos conseqüentes a afecções medulares (mielopatias e poliomielite) caracterizam-se por fraqueza muscular nos membros inferiores e, na dependência do nível da lesão, nos superiores, acompanhada por distúrbios da sensibilidade.
Não há tratamento específico para a poliomielite.

Polirradiculoneurite (síndrome de Guillain-Barré) caracteriza-se clinicamente por diminuição simétrica da força muscular, acompanhada de dor e parestesias. O déficit motor é do tipo flácido. Exame do líquor é importante para a confirmação do diagnóstico. A eletromiografia também é útil. Corticosteróides não aceleram a recuperação.

Paralisia facial periférica caracteriza-se pelo aparecimento súbito de déficit motor em um lado da face, acompanhado, muitas vezes, de dor no pavilhão auditivo, zumbido e diminuição do lacrimejamento. Na fase aguda, recomendam-se corticosteróides.

38

CONVULSÕES

Samuel Schvartsman

CONCEITOS

Crise epiléptica é definida como uma alteração transitória e involuntária da consciência, comportamento, atividade motora, sensação e/ou função autonômica, causada por uma descarga excessiva e síncrona de um grupo de neurônios cerebrais.

Convulsão é uma crise epiléptica com predomínio das alterações da atividade motora. Vários estudos estimam que 4 a 6% das crianças irão apresentar ao menos uma crise nos primeiros 16 anos de vida. A maioria das crises é rápida, durando menos de 10-15 minutos.

Crises epilépticas ou convulsões prolongadas são aquelas que duram mais de 10-15 minutos.

Crises seriadas ou repetitivas podem ser prolongadas, mas a consciência é recuperada nos intervalos.

Epilepsia é uma condição de suscetibilidade a crises epilépticas recorrentes, sem haver um fator desencadeante definido.

Síndrome epiléptica consiste na associação de um ou vários tipos de crises, padrões eletroencefalográficos intercríticos e críticos, bem como de outros dados.

Estado de mal epiléptico é caracterizado por crises epilépticas prolongadas ou repetitivas em breves períodos de tempo. É definido, sob o ponto de vista prático, como uma crise única ou repetitiva, sem haver retorno do nível de consciência, com duração maior que 30-60 minutos.

FISIOPATOLOGIA

A anormalidade básica nas crises epilépticas e convulsões é a hipersincronia das descargas neuronais, na qual interferem fatores genéticos e constitucionais.

Durante a crise, aumenta o fluxo sangüíneo cerebral, o consumo de oxigênio e glicose e a produção de dióxido de carbono, ácido láctico e piruvato. As crises de curta duração raramente produzem seqüelas cerebrais, mas as prolongadas ou seriadas e especialmente o estado de mal epiléptico podem estar associados com lesões neuronais permanentes.

CLASSIFICAÇÕES

CLASSIFICAÇÃO DAS CRISES EPILÉPTICAS (CONVULSIVAS)

A classificação proposta e aceita pela ILAE (International League Against Epilepsy) é a seguinte:

Crises parciais (focais)

Crises parciais simples – ocorrem sem comprometimento da consciência

1. Com sinais motores
   focal motora sem progressão
   focal motora com progressão (jacksoniana)
   versivas
   postural
   fonatória (vocalização ou perda da fala)
2. Com sintomas somatossensoriais
   somatossensitiva
   visuais
   auditivas
   olfativas
   gustativas
   vertiginosas
3. Com sintomas ou sinais autonômicos
   desconforto epigástrico
   palidez
   sudorese
   ruborização
   piloereção
   taquicardia

215

4. Com manifestações psíquicas
   disfásica
   dismnéstica
   cognitiva
   afetiva
   ilusões
   alucinações

Crises parciais complexas – ocorrem com comprometimento da consciência
1. Crise parcial seguida de alteração da consciência
2. Crise parcial com alteração de consciência desde o início

Crises parciais secundariamente generalizadas
1. Crise parcial simples evoluindo para generalizada
2. Crise parcial complexa evoluindo para generalizada
3. Crise parcial simples evoluindo para complexa e, a seguir, para generalizada

Crises generalizadas
   Crises de ausência (pequeno mal)
   Ausências atípicas
   Crises mioclônicas
   Crises clônicas
   Crises tonicoclônicas (grande mal)
   Crises atônicas

Crises não-classificadas

CLASSIFICAÇÃO DAS EPILEPSIAS E SÍNDROMES EPILÉPTICAS

Epilepsias e síndromes epilépticas parciais
   Idiopáticas
   Sintomáticas
   Criptogenéticas

Epilepsias e síndromes epilépticas generalizadas
   Idiopáticas com início relacionado à idade
   Criptogenéticas ou sintomáticas
   Sintomáticas

Epilepsias e síndromes indeterminadas
   Focais
   Generalizadas

CLÍNICA DAS CRISES CONVULSIVAS

CRISES PARCIAIS

A sintomatologia indica o envolvimento de uma porção do hemisfério cerebral, e o exame eletroencefalográfico indica que a descarga tem origem no hemisfério contralateral. Na crise parcial simples, um hemisfério é envolvido, e a consciência, preservada. A crise parcial complexa é associada à alteração ou perda da consciência, podendo, com freqüência, atingir ambos os hemisférios. A crise simples pode evoluir para complexa e esta para crise tonicoclônica. Os sinais que ocorrem previamente à perda de consciência constituem a aura. Esta, a rigor, é uma crise parcial simples.

As crises parciais simples podem ser sensitivas ou motoras. As crises motoras podem ocorrer em qualquer parte do corpo, mas, na infância, são observadas usualmente na face e nas mãos. Pode ocorrer uma propagação seguindo um modelo determinado pela origem anatômica das fibras que enervam os vários grupos musculares (crises jacksonianas).

Nas crises versivas, observa-se rotação da cabeça e dos olhos para o lado oposto ao da descarga. Nas crises posturais, há flexão ou extensão assimétrica dos membros que determinam atitudes, como as da posição do esgrimista. Paralisia de Todd, durante minutos a horas, pode ocorrer, após a crise, nas regiões envolvidas.

As crises parciais complexas (psicomotoras) geralmente se manifestam por atos motores repetitivos inapropriados. A aura é comum, usualmente acompanhada por grito ou tentativa de correr, havendo, a seguir, ausência temporal e espacial. Ocorre quase sempre sonolência pós-crise.

CRISES GENERALIZADAS

Crises mioclônicas ocorrem, mais freqüentemente, nos primeiros 2 anos de vida. As mioclonias são contrações musculares súbitas e breves, afetando musculatura da face, do tronco, músculo isolado ou grupo muscular. Podem ser generalizadas, isoladas ou repetitivas. Existe uma variante juvenil caracterizada por eventos mioclônicos ao despertar, freqüentemente, nas extremidades superiores, sem aparente perda da consciência.

Convulsões tonicoclônicas (grande mal) são geralmente de início abrupto, embora cerca de 20 a 30% das crianças possam apresentar uma aura sensorial ou motora. Muitas vezes, são crises parciais simples ou complexas que evoluem para o grande mal. O episódio tem início com um aumento do tônus dos músculos torácicos e abdominais forçando o ar através da glote, com conseqüente choro ou grito característico, cianose e possível mordedura da língua. Após a fase tônica, que dura 10 a 30 segundos, começam os movimentos clônicos. Estes caracterizam-se por espasmos repetidos em músculos flexores, intercalados por períodos de atonia, cada vez mais prolongados. Há aumento da freqüência cardíaca, hipertensão, dilatação pupilar, desvio dos olhos para um lado, aumento da secreção glandular e apnéia. Incontinência de urina ou fezes é freqüente. Há perda de consciência, que persiste após a crise por um tempo variado. A fase clônica geralmente termina por uma contração tônica que predomina na musculatura facial e mastigatória, podendo ocorrer ferimento de língua.

ETIOLOGIA DAS CRISES CONVULSIVAS

Crise convulsiva primária ou idiopática é aquela em que não se encontram alterações nos exames neurológicos do sistema nervoso e não há desencadeante identificado.

Crise convulsiva secundária ou sintomática é aquela em que se encontram alterações do sistema nervoso central ou um desencadeante identificado.

As crises convulsivas também podem ser classificadas de acordo com sua etiologia em:
- Crises epilépticas ou epilepsias
- Crises ocorridas em doenças sistêmicas
- Crises conseqüentes a distúrbios neurológicos agudos
- Crises isoladas

CRISES EPILÉPTICAS OU EPILEPSIAS

São recorrentes, não tendo desencadeante exógeno ou afecção aguda do sistema nervoso central identificados. As epilepsias também podem ser classificadas em primárias ou secundárias. Mesmo as crises parciais, consideradas, há alguns anos, como sempre secundárias, podem também ser primárias. Estas são observadas principalmente na infância, sendo geralmente de controle mais fácil. As secundárias apresentam, em geral, prognóstico pior. São mais complexas, suas etiologias são múltiplas e seu controle é mais difícil.

CRISES OCORRIDAS EM DOENÇAS SISTÊMICAS

As convulsões podem ser clônicas, tonicoclônicas ou, menos freqüentemente, tônicas. Podem ser desencadeadas por causas tóxicas e metabólicas ou pela febre.

As principais causas tóxicas e metabólicas são as seguintes:
- Hipernatremia ou hiponatremia – podem ocorrer em desidratações ou nas tentativas de correção.
- Hipocalcemia e hipomagnesemia – podem ocorrer em distúrbios hidroeletrolíticos e em septicemia. Não são comuns fora do período neonatal.
- Hipoglicemia – raramente é causa de convulsão. Pode ocorrer por falta de oferta calórica, distúrbios endócrinos ou uso excessivo de insulina.
- Doenças renais.
- Doenças hepáticas.
- Deficiência de piridoxina.
- Intoxicação exógena – teofilina, antidepressores tricíclicos, isoniazida; organoclorados, organofosforados, carbamatos.
- Distúrbios metabólicos hereditários.

Convulsão febril – no lactente e na criança pequena, febre e convulsão estão freqüentemente associadas. Entre 5 meses e 5 anos de idade, a febre pode ser desencadeante de convulsões em crianças que nunca apresentaram nenhuma crise ou evidência de infecção do sistema nervoso. Essas infecções foram encontradas em menos de 1% das crianças com menos de 7 anos de idade atendidas por convulsões febris.

As convulsões podem ser simples ou complexas. As simples costumam durar menos de 10-15 minutos, são generalizadas, ocorrem nas primeiras 24 horas de uma doença febril e não apresentam características sugerindo início focal. As complexas são mais demoradas e apresentam características focais.

A criança que já apresentou uma convulsão febril tem chance um pouco inferior a 40% de voltar a apresentar a crise na vigência de febre, particularmente quando a crise ocorreu no primeiro ano de vida. Há geralmente uma história familiar positiva para crises convulsivas febris semelhantes na infância.

A febre está sempre presente, sendo geralmente conseqüente a uma infecção viral.

A epilepsia pode-se desenvolver em cerca de 2% das crianças que apresentaram convulsões febris.

CRISES CONSEQÜENTES A DISTÚRBIOS NEUROLÓGICOS AGUDOS

Várias afecções neurológicas agudas podem desencadear crises convulsivas. São mais comuns:
- Infecções do sistema nervoso central: meningite, encefalite, abscesso cerebral, tromboflebite sinusal.
- Traumatismo cranioencefálico.
- Acidente vascular cerebral isquêmico ou hemorrágico.
- Anoxia e isquemia.

Às vezes, a causa é múltipla: traumatismo cranioencefálico pode ser seguido por anoxia; infecção do sistema nervoso central pode produzir arterite inflamatória responsável por acidente vascular isquêmico.

CRISES ISOLADAS

Crise isolada é uma crise generalizada que não repete e tem pouco significado. No entanto, admite-se que cerca de 40% das crises são seguidas por uma segunda. Uma crise isolada pode ser início de epilepsia, sendo o eletroencefalograma exame importante para sua detecção. Crise isolada parcial sem fator desencadeante identificado é considerada sempre como epilepsia.

TRATAMENTO AGUDO DA CRISE CONVULSIVA

O atendimento de uma criança apresentando crise convulsiva exige a realização de várias etapas, geralmente seqüenciais:
1ª) Interromper a convulsão.
2ª) Determinar a causa subjacente.
3ª) Iniciar tratamento profilático apropriado.
4ª) Assegurar a disponibilidade dos cuidados de acompanhamento.

Interromper a convulsão

Como grande parte das crises convulsivas tem duração inferior a 15 minutos, seu atendimento em pronto-socorro não é muito freqüente. Quando isso acontece, usualmente significa que a criança está apresentando crise prolongada ou estado de mal.

– A primeira providência é verificar a adequação das condições ventilatórias e circulatórias e estabelecer medidas corretivas apropriadas. Se for necessário, intubar o paciente e administrar oxigênio.

– Introdução de objetos (espátula, por exemplo) para a proteção contra eventual ferimento de língua deve ser feita com cuidado, a fim de evitar novos traumatismos. Se os dentes estiverem fortemente cerrados, a introdução de objetos e mesmo de sonda orofaríngea deve ser adiada até uma fase de relaxamento. Lembrar que o trismo ocorre freqüentemente na convulsão generalizada, mas é transitório. Controlar a temperatura.

– A seguir, colher sangue para as dosagens básicas nesses casos: glicose, cálcio e eletrólitos. Quando a glicemia for baixa ou quando não for possível sua determinação, administrar glicose por via intravenosa (1-4ml/kg de soro glicosado a 50%). Se a criança já estiver tomando medicamentos anticonvulsivantes, determinar seus níveis sangüíneos.

– Iniciar tratamento medicamentoso para interromper a convulsão. Atualmente são mais usados para essa finalidade: diazepam, lorazepam, clonazepam, fenitoína e fenobarbital. *Todos apresentam um potencial de produzir depressão respiratória mais ou menos intensa.*

Diazepam – administrar 0,2-0,4mg/kg (máximo 10mg) por via intravenosa, lentamente (cerca de 1mg/min). Quando for difícil o acesso venoso, pode-se tentar a via retal, 0,5mg/kg. Sua ação é rápida, interrompendo a convulsão em poucos minutos, mas é de curta duração. Pode alterar a consciência, e doses muito repetidas aumentam o potencial para a depressão respiratória e hipotensão.

Lorazepam – administrar 0,05-0,1mg/kg (máximo 4mg) por via intravenosa. Indicado principalmente em pacientes em crise que já estavam submetidos à medicação anticonvulsivante, com distúrbio conhecido. Apresenta meia-vida mais prolongada, não sendo necessário o uso de outra droga por cerca de 3 horas. Se a convulsão não for interrompida, repetir após 5 minutos. Não repetir mais de 2 vezes, em virtude dos riscos de depressão respiratória ou cardíaca.

Clonazepam – é utilizado como alternativa ou como droga adicional no tratamento do estado de mal epiléptico. Dose: 0,1-0,4mg/kg por via intravenosa. Como os demais benzodiazepínicos, pode determinar depressão respiratória.

Fenitoína – mais indicada para o tratamento inicial de convulsões traumáticas, pois não compromete a consciência como os demais medicamentos. Deve ser administrada diretamente por via intravenosa, pois pode cristalizar quando diluída. A dose usual é 18-20mg/kg, lentamente, em um período de 10-20 minutos, sob monitorização cardíaca (não ultrapassar 1mg/kg/min). Não deve ser administrada por via intramuscular. Seu potencial de produzir depressão respiratória e efeitos sedativos é relativamente pequeno. Apresenta o risco de determinar arritmias cardíacas.

Fenobarbital – pode ser útil no tratamento de crianças até então não medicadas com anticonvulsivantes. Administra-se por via intravenosa e, se necessário, por via intramuscular na dose de 10mg/kg (máximo 120-150mg/dia). Diluir em 30-50ml de soro glicosado ou fisiológico e aplicar lentamente na veia em 5-10 minutos. Também pode provocar depressão respiratória.

As seqüências sugeridas para tratamento das crises convulsivas (grande mal, estado de mal) no pronto-socorro são as seguintes:

Distúrbios convulsivos identificados

Diazepínicos por via intravenosa: diazepam (0,2-0,4mg/kg) ou lorazepam (0,1-0,2mg/kg).

A seguir, se a crise persistir: fenitoína, 18-20mg/kg por via intravenosa, ou fenobarbital, 10-20mg/kg, por via intramuscular.

Após 20 minutos, não havendo controle da crise, aplicar clonazepam, 0,1-0,4mg/kg ou internar em UTI.

Distúrbios convulsivos ainda não-identificados

Diazepínicos por via intravenosa: diazepam (0,2-0,4mg/kg) ou lorazepam (0,1-0,2mg/kg).

Não havendo melhora após 5-10 minutos, aplicar fenitoína (18-20mg/kg) por via intravenosa.

Não havendo melhora após 15 minutos, aplicar fenobarbital (10mg/kg) e repetir, se necessário, após 20 minutos.

Não havendo melhora, aplicar paraldeído por via retal (0,3mg/kg) ou internar em UTI.

TRATAMENTO DA CONVULSÃO FEBRIL

Realizar cuidadosa investigação clínica com o objetivo de determinar a causa da febre e excluir uma infecção do sistema nervoso central. Em crianças com menos de 18 meses de idade, apresentando a primeira crise convulsiva, deve ser considerada a realização de exame de líquor. Controlar a temperatura.

Persistindo a convulsão, iniciar o tratamento recomendado para distúrbios convulsivos não-identificados.

A profilaxia de convulsões febris, que pode prolongar-se por cerca de 2 anos, é indicada principalmente em crianças que apresentaram a crise antes de 1 ano de idade, mostram tendência a ter mais de uma crise em pouco tempo, têm alterações estruturais definidas do sistema nervoso central ou que apresentam crises pouco habituais. As drogas mais usadas são fenobarbital (4-5mg/kg/dia) ou ácido valpróico (30mg/kg/dia).

Determinar a causa subjacente

É preferível considerar sempre a convulsão como manifestação de uma anormalidade subjacente da função neuronal. Quando a causa precisa da anormalidade não é identificada, a convulsão é criptogenética ou idiopática. Nesse caso, o diagnóstico é de exclusão, sendo aconselhável a procura metódica e cuidadosa de uma etiologia específica.

– A etapa inicial e mais importante é uma história detalhada e um exame físico completo, com especial ênfase na avaliação neurológica. Os resultados são muito úteis para a recomendação de exames auxiliares apropriados, entre os quais são importantes os seguintes:

- Bioquímica sangüínea – eletrólitos, glicose, cálcio, magnésio, transaminases.
- Exame de urina.
- Líquor – o exame de líquor é indispensável nos casos de convulsões febris associados com sinais de irritação meníngea. Na ausência desses sinais, a utilidade é discutível. Sua realização em pronto-socorro raramente é indicada para avaliação de criança afebril sem sinais de irritação meníngea.
- Tomografia computadorizada (TC) ou ressonância magnética (RM) – são recomendadas na avaliação de crianças com convulsões focais prolongadas, quando existirem déficits focais, história de trauma ou sinais associados de aumento da pressão intracraniana.
- Radiografia de crânio – pode ser útil na abordagem de convulsões traumáticas, evidenciando a presença e a extensão de fraturas. TC e RM fornecem informações melhores e mais precisas.
- Eletroencefalograma – raramente é indicado no atendimento em pronto-socorro.
- Concentração sérica de anticonvulsivantes – deve ser determinada sempre quando se atende uma crise em criança sob tratamento com essas drogas.

Iniciar tratamento profilático

O tratamento profilático de novas crises, ou seja, o tratamento crônico das crises convulsivas pode ser iniciado no pronto-socorro, mas sua esquematização adequada somente poderá ser feita após avaliação e seguimento em serviços especializados, cuja disponibilidade deve ser assegurada.

A terapêutica não deve ser iniciada, a não ser que haja segurança de que a crise foi de natureza epiléptica. Existem eventos paroxísticos que, embora semelhantes, não são epilépticos, como os descritos a seguir:

Crise de perda de fôlego – é mais comum em lactentes de 7 a 12 meses de idade. Apresenta-se sob duas formas: cianótica e pálida. A forma cianótica, mais fácil de ser reconhecida, é precedida por um evento que faz a criança chorar vigorosamente por 10-20 segundos. A seguir, ela se torna cianótica, prende a respiração e apresenta, após cerca de 30 segundos, rigidez e opistótono, com posterior contrações musculares ou crises convulsivas francas.

Síncope – o paciente apresenta pele pálida, com sudorese, pulso fraco e pupilas dilatadas. Ocorre geralmente em posição supina, mas a criança consegue se proteger durante a queda. Ao final, o paciente pode apresentar convulsão moderada.

Terror noturno – ocorre em pré-escolares, geralmente cerca de 30 minutos após adormecerem. Dura poucos minutos. Após acordar, os acontecimentos não são lembrados. A criança apresenta caracteristicamente um terror intenso e movimenta-se agitadamente no quarto.

Narcolepsia – é uma alteração rápida não controlada da consciência. Mais freqüente na adolescência.

Vertigem paroxística noturna – ocorre em criança com menos de 4 anos de idade. Não há perda de consciência nem sonolência pós-crise. Torna-se subitamente assustada, agarra-se em alguma coisa, podendo ou não cair.

MEDICAMENTOS USADOS NO TRATAMENTO CRÔNICO DAS CRISES CONVULSIVAS

As drogas mais utilizadas no tratamento crônico das crises convulsivas estão descritas na tabela 38.1. O principal objetivo é controlar as crises com o menor número de efeitos colaterais. É preferível iniciar o tratamento com uma única droga, para evitar principalmente as interações medicamentosas. O custo do tratamento é, atualmente, um fator que deve ser levado em consideração.

A avaliação eletroclínica é importante no estabelecimento de um tratamento racional. Deve-se considerar que:

- cerca de 90% dos pacientes epilépticos apresentam eletroencefalograma anormal;
- o diagnóstico de epilepsia não deve ser excluído tomando por base apenas o eletroencefalograma;
- pode-se encontrar eletroencefalograma anormal em pessoa não epiléptica em 1% da população;
- o eletroencefalograma não é bom exame para avaliar o risco de recorrência de crise.

Tabela 38.1 – Medicamentos utilizados no tratamento crônico de crises convulsivas.

Medicamento	Indicação	Dose diária (mg/kg)	Concentração sangüínea eficaz (µg/ml)
Ácido valpróico	Crises generalizadas tonicoclônicas, ausências, mioclonias parciais	15-60	50-100
Carbamazepina	Crises parciais simples e complexas, generalizadas, tonicoclônicas e clônicas	20-30	4-12
Clonazepam	Crises generalizadas, estado de mal	0,1-0,35	20-75
Diazepam	Crises generalizadas, mioclônicas; estado de mal	0,2-0,5	100-700
Etossuximida	Ausência	20-50	40-100
Fenitoína	Crises generalizadas tonicoclônicas, parciais simples e complexas	3-8	10-20
Fenobarbital	Crises generalizadas tonicoclônicas, tônicas parciais simples; estado de mal	3-6	10-25
Lorazepam	Crises generalizadas, mioclônicas; estado de mal	0,03	20-30
Primidona	Crises parciais simples e complexas, generalizadas tonicoclônicas, clônicas	5-20	5-12

BIBLIOGRAFIA

Comission on Classification and Terminology of the International League Against Epilepsy – Proposal for revised classification of epilepsy and epileptic syndromes. *Epilepsia*, 30:389, 1989.

DIAMENT, A.; CYPEL, S. – *Neurologia Infantil*. 3ª ed., Atheneu, São Paulo, 1992.

DRAVET, C. et al. – *Epileptic Syndromes in Infancy, Childhood and Adolescence*. London, J. Libbey, 1992.

DUNN, D.W. – Status epilepticus in infancy and childhood. *Neuro. Clin. North. Am.*, 86:47, 1990.

KOK, F.; YACUBIAN, E.M.T. – Convulsão febril. In Sucupira, A.C.S.L. et al. *Pronto-Socorro de Pediatria*. São Paulo, Sarvier, 1989.

LEVY, R.H. et al. – *Antiepileptic Drugs*. 3th ed., New York, Raven Press, 1989.

SINOPSE

CONVULSÕES

As convulsões podem ser o sintoma de uma epilepsia ou surgir em conseqüência a agressão ou afecção neurológica aguda.

Diante de um paciente que apresentou uma crise, procure:

1. Certificar-se de que realmente foi uma crise convulsiva e não um evento de outra origem, como perda de fôlego ou síncope.
2. Verificar a existência de possível desencadeante tóxico, metabólico ou febre.
3. Averiguar a possibilidade de haver agressão aguda sobre o sistema nervoso (infecção, trauma etc.).
4. Checar as condições térmicas, circulatórias, ventilatórias e pressóricas do paciente.
5. Medicar inicialmente com diazepam 0,3mg/kg por via IV, repetindo por mais duas vezes esta dose, se for necessário.
6. Introduzir outro antiepiléptico (fenitoína ou fenobarbital), na dependência da freqüência de crises e do seu desencadeante.
7. Em se tratando de uma crise isolada, sem desencadeante definido, não há necessidade de se instituir de forma rápida o uso de medicação antiepiléptica.
8. Em caso de epilepsia com manifestação convulsiva, deve-se procurar usar uma única droga.

39

SÍNDROME DE REYE

RENATA DEJTIAR WAKSMAN
ARTUR FIGUEIREDO DELGADO

A síndrome de Reye é uma encefalopatia aguda associada à disfunção hepática transitória, juntamente com uma esteatose visceral.

A taxa de mortalidade diminuiu nos últimos anos, provavelmente devido ao diagnóstico mais precoce e aos cuidados de suporte intensivos.

EPIDEMIOLOGIA

Ocorre uma variabilidade na faixa etária de maior incidência na síndrome de Reye. Sabe-se, por exemplo, que, nos EUA, os picos de incidência ocorrem aos 4 e 11 anos de idade; já, na Grã-Bretanha, a doença aparece mais precocemente, sendo, no entanto, menos freqüente.

A freqüência da moléstia, em geral, é subestimada, já que os pacientes não-comatosos freqüentemente não são reconhecidos e tampouco relatados. Parece não ter preferência quanto a grupo étnico, sócio-econômico e sexo. Entretanto, costuma aparecer no primeiro ano de vida em famílias de cor negra, de situação econômica mais baixa e de zona urbana.

Devido a sua provável associação com os vírus respiratórios, tem maior incidência nos meses de inverno nos EUA.

ETIOLOGIA

A etiologia precisa da síndrome de Reye permanece desconhecida, com uma variedade de fatores (infecciosos, ambientais e genéticos) que, em conjunto, podem produzir a doença.

É freqüente haver dados de história de um quadro viral anterior. Entre os vírus, os mais freqüentemente associados com a síndrome de Reye são: influenza A e B e da varicela. Outros vírus que podem estar relacionados são: Epstein-Baar, coxsackie, ECHO, caxumba, rubéola, adenovírus, herpes simples, pólio e reovírus.

Sabe-se que a intensidade do quadro viral anterior não guarda relação com a da moléstia propriamente dita.

A associação com o uso prévio do ácido acetilsalicílico (AAS) tem sido cada vez mais descrita. Contudo, muitos dados permanecem contraditórios nesse campo, como, na grande maioria das vezes, ocorre infecção viral precedendo a síndrome de Reye e o uso de antitérmicos é um dado muito comum de história; existem áreas onde o ácido acetilsalicílico é tão usado quanto em outras, mas a doença não é tão freqüente; uma relação dose-doença não foi consubstanciada e a histologia hepática no quadro de hepatotoxicidade pelo AAS é semelhante ao padrão da síndrome de Reye à microscopia óptica, mas diferente quando visto à microscopia eletrônica.

Fatores do hospedeiro podem ser importantes no desenvolvimento dessa moléstia. É possível que exista um grupo de crianças que apresentam defeitos no ciclo da uréia (ver Fisiopatologia), mas que se encontram em um estado de equilíbrio até sofrer estresse por algum fator exógeno. A incidência familiar relativamente pequena e a baixa taxa de recorrência falam contra uma etiologia genética.

FISIOPATOLOGIA

Todas as conseqüências da síndrome de Reye parecem estar correlacionadas a uma disfunção mitocondrial (anatômica e funcional) hepática e a um intenso catabolismo sistêmico de proteínas, gorduras e carboidratos, que caracterizam a síndrome do ponto de vista bioquímico: hiperamonemia, aumento dos ácidos graxos livres e acidose láctica.

Hiperamonemia – os pacientes portadores da síndrome de Reye apresentam-se em profundo estado catabólico, como é comprovado pelas altas taxas de excreção total e urinária de nitrogênio, resultando em altas taxas de amônia que necessitam ser metabolizadas pelo fígado. Ao mesmo tempo, a amônia removida via ciclo da uréia acumula-se devido à diminuição transitória da atividade das enzimas intramitocondriais do ciclo da uréia, a saber: carbamilfosfato sintetase e ornitina transcarbamilase, havendo, assim, uma disfunção do ciclo da uréia (Fig. 39.1). A amônia é encontrada em altos valores no cérebro desses pacientes, como pode ser demonstrado pelas concentrações simultâneas de amônia arterial e em veia jugular durante o curso da doença. Admite-se também que a hiperamonemia produz aumento da pressão intracraniana e edema cerebral.

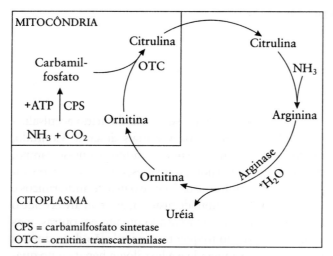

Figura 39.1 – Ciclo da uréia e enzimas hepáticas mitocondriais envolvidas na produção de amônia.

O tempo de duração da hiperamonemia correlaciona-se estreitamente com o curso da doença, exceto naqueles casos em que o coma persiste, devido a dano cerebral irreversível, após os níveis de amônia terem alcançado valores normais.

A hiperamonemia correlaciona-se melhor com a severidade da doença do que com outras alterações. Os níveis sangüíneos de amônia dos pacientes com síndrome de Reye variam diretamente com a profundidade do coma e o grau de anormalidade ao eletroencefalograma. Além disso, a hiperamonemia mantém boa relação com a mortalidade da doença, parecendo ser bem superior quando comparada a outros fatores metabólicos.

O nível sérico normal de amônia varia de 0 a 80µg/dl ou 0 a 45µMol/l. A taxa de mortalidade parece ser mais elevada em crianças cujos níveis de amônia sérica sejam superiores a 300µg/dl (176µMol/l).

A **infiltração gordurosa** do fígado, característica da moléstia, é resultado do dano hepático e do conseqüente prejuízo no metabolismo dos ácidos graxos em conjunto a um aumento da lipólise das reservas adiposas. Assim sendo, as concentrações séricas de ácidos graxos livres, especialmente os de cadeia média e curta, estão consistentemente aumentadas na doença. Tal elevação é precoce, e os níveis iniciais tendem a ser mais elevados nos pacientes mais severamente acometidos, contudo, tal alteração não é uniforme.

No que se refere à **acidose láctica**, há várias explicações possíveis para comprovar seu surgimento: excesso de produção de ácido láctico pelo músculo e cérebro; prejuízo do metabolismo hepático via gliconeogênese ou ciclo do ácido tricarboxílico; hiperventilação reduzindo o fluxo sangüíneo hepático, causando aumento da produção hepática de ácido láctico e hipoxemia, hipoperfusão e acidose, como ocorre na falência circulatória.

Os pacientes portadores da síndrome de Reye tipicamente se apresentam comatosos, taquipnéicos, em alcalose respiratória, com níveis de pH sangüíneo normais ou discretamente aumentados; assim sendo, não se pode responsabilizar a acidose láctica pelos eventos cerebrais primários.

HISTOLOGIA

Alterações histológicas têm sido descritas nos músculos cardíaco e esquelético, rim e pâncreas, porém maior atenção tem sido dirigida ao fígado e ao cérebro. O fígado apresenta-se grande, pálido e amarelo. O citoplasma do hepatócito revela pequenas gotas de gordura, e o núcleo permanece em posição central. Há muito pouca inflamação e não ocorre necrose ou colestase acentuada. Não costuma haver seqüela após a recuperação.

O cérebro apresenta evidência de edema e vesículas de mielina, sem processo inflamatório parenquimatoso ou meníngeo.

APRESENTAÇÃO CLÍNICA

O tempo médio que decorre do aparecimento da doença inicial (quadro viral) à hospitalização é de 6 a 7 dias (média = 5 dias), sendo mais curto quando a doença inicial é a varicela. Mais de 90% dos pacientes com síndrome de Reye desenvolvem hiperventilação e vômitos persistentes. Subseqüentemente, surgem alterações do comportamento, que variam de irritabilidade a agressividade, alternando-se com confusão mental e letargia. Alguns pacientes exibem envolvimento neurológico mínimo, enquanto outros progridem rapidamente para coma, apresentando quadro convulsivo, muitas vezes, de difícil controle. A encefalopatia geralmente dura de 24 a 96 horas, após o que há melhora gradativa no estado neurológico e recuperação geral das funções orgânicas naqueles que sobrevivem.

Assim sendo, é importante destacar que a morte não é conseqüência das alterações hepáticas, mas do edema cerebral secundário às alterações metabólicas, podendo ocorrer acometimento respiratório central e dano cortical irreversível.

As crianças, no primeiro ano de vida, apresentam-se de modo um pouco distinto daquelas maiores. A doença precedente freqüentemente é mais branda e, na maioria dos casos, de natureza diarréica.

As formas mais graves da síndrome de Reye podem iniciar-se com convulsões e até episódios de apnéia.

Quanto a dados de exame físico, em geral, o paciente apresenta-se afebril, sendo evidente a hiperventilação. A hepatomegalia é encontrada em menos de 40% das crianças maiores, porém, acha-se regularmente presente naqueles pacientes com menos de 1 ano de idade. Não costuma haver icterícia. A irritabilidade alternando-se com letargia ou coma reflete o estado neurológico. Em geral, não há sinais neurológicos focais, a não ser nos casos de pressão intracraniana muito elevada.

O sistema de estagiamento neurológico descrito por Lovejoy e Smith é de extrema utilidade no acompanhamento da moléstia (Quadro 39.1).

Quadro 39.1 – Critérios para estagiamento da síndrome de Reye: clínicos, laboratoriais e manifestações eletroencefalográficas (De Lovejoy Jr. e Smith).

Estágio I
Sonolência, letargia, vômitos, amônia sérica normal, atividade enzimática hepática aumentada, EEG de grau 1.

Estágio II
Desorientação e combatividade; hiperventilação, taquicardia, dilatação pupilar, reação precisa a estímulos dolorosos, hiperatividade reflexa, sinal de Babinski bilateral, amônia sérica elevada, atividade enzimática hepática elevada, EEG de graus 2 ou 3.

Estágio III
Aprofundamento do coma, hiperventilação persistente, taquicardia, evidências de envolvimento do mesencéfalo superior (perda do reflexo cilioespinhal, dilatação pupilar com constrição ativa à luz, aumento generalizado no tônus corpóreo, postura de decorticação em resposta aos estímulos dolorosos e sinal de Babinski bilateral); aumento da amônia sérica e da atividade enzimática hepática; EEG de graus 3 ou 4.

Estágio IV
Aprofundamento do coma, hiperventilação persistente, taquicardia, progressão da disfunção do tronco cerebral com envolvimento médio e baixo do mesencéfalo (perda progressiva do "reflexo de boneca" e da reação ocular à manobra da água gelada, dilatação pupilar com constrição lenta em resposta à luz, tônus corpóreo aumentado com rigidez de descerebração e postura de descerebração em resposta aos estímulos dolorosos e sinal de Babinski bilateral); disfunção hepática em restabelecimento; EEG de graus 3 ou 4.

Estágio V
Cessação da respiração espontânea, perda de todos os reflexos (superficiais e profundos), ausência de resposta aos estímulos dolorosos, ausência de reação pupilar à luz, do "reflexo de boneca" e da reação ocular à manobra da água gelada; disfunção hepática mínima; EEG de grau 5 ou isoelétrico.

ACHADOS LABORATORIAIS E OUTROS EXAMES

Amônia sangüínea – associada ao quadro clínico já descrito, a presença de hiperamonemia torna o diagnóstico da síndrome de Reye bastante sugestivo. Esses níveis mostram-se quase sempre elevados no início do quadro, retornando ao normal após 2 a 4 dias.

Tempo de protrombina – hipoprotrombinemia tem sido relatada em pacientes com a doença. O tempo de protrombina é prolongado nos estágios iniciais, mas tende a retornar ao normal em poucos dias, mesmo com a piora das manifestações clínicas. Sinais clínicos de diátese hemorrágica são incomuns.

Bilirrubinas – aumento discreto e transitório dos níveis de bilirrubina sérica total é um achado comum.

Enzimas hepáticas – as transaminases (SGOT e SGPT) encontram-se muito aumentadas, porém o grau de anormalidade não guarda correlação com a gravidade da doença, com pouco valor prognóstico, não sendo um bom indicador para a introdução de terapêutica mais agressiva. Os valores podem cair rapidamente, alcançando níveis compatíveis com a normalidade em 3 a 4 dias após o início do quadro.

Glicemia – geralmente se encontra normal, exceto nos pacientes no primeiro ano de vida, em que prevalece a hipoglicemia (nesses casos são relatados níveis inferiores a 50mg/dl e concentração liquórica de glicose reduzida).

Equilíbrio ácido-básico – ocorre redução dos níveis de bicarbonato sérico e da pressão de dióxido de carbono, o primeiro como resultado da acidemia orgânica e o segundo devido à hiperventilação. O pH arterial freqüentemente é normal, dependendo de qual aspecto do distúrbio ácido-básico misto predomina.

Hemograma completo – é inespecífico e a contagem de plaquetas é normal.

Líquor – é inexpressivo quanto à contagem de células e à bioquímica, mas pode ocorrer hipoglicorraquia, conseqüente a hipoglicemia. Havendo sinais de hipertensão intracraniana (principalmente papiledema), a punção lombar está contra-indicada na síndrome de Reye.

Biopsia hepática – é muitas vezes indicada, por via percutânea, para estabelecer o diagnóstico da síndrome de Reye, especialmente nos casos atípicos e nos pacientes com menos de 1 ano de idade. É importante destacar que alguns erros inatos do metabolismo podem apresentar padrão histológico semelhante. Cortes fixados pela hematoxilina-eosina revelam edema dos hepatócitos; reação inflamatória mínima, necrose celular discreta e colestase mínima. A fixação para lípides com o "sudan black" revela distribuição difusa de pequenas gotas de gordura.

Eletroencefalograma (EEG) – encontra-se anormal no início do quadro, mesmo nos estágios iniciais, revelando baixa voltagem e atividade de ondas lentas. O grau de anormalidade do EEG corresponde à gravidade do envolvimento clínico.

DIAGNÓSTICO DIFERENCIAL

Processos infecciosos, distúrbios metabólicos, intoxicação exógena, pancreatite e hepatite fulminante podem cursar com quadro de encefalopatia muito semelhante à que ocorre na síndrome de Reye.

Deve-se sempre afastar qualquer infecção do sistema nervoso central pela análise do líquido cefalorraquidiano. Em vários erros inatos do metabolismo, como glicogenoses e intolerância hereditária à frutose, pode ocorrer hipoglicemia, hiperamonemia, transaminases elevadas e acidose metabólica. Embora história familiar, hiperbilirrubinemia, visceromegalia abdominal e outros sinais físicos sejam importantes para diferenciar estas entidades, muitas vezes se fazem necessárias avaliações adicionais como biopsia hepática, determinações enzimáticas e cromatografia em coluna para estabelecer-se um diagnóstico específico.

Ingestão de chumbo, brometo de metila, álcool isopropílico e superdosagem de acetaminofen podem causar quadro semelhante, mas podem ser diferenciados pela história e rastreamento toxicológico.

TRATAMENTO

O fator mais importante no sucesso da terapêutica é a identificação precoce das vítimas, com aplicação de rigorosos cuidados de suporte e o emprego de protocolos específicos visando ao controle do edema cerebral.

A abordagem terapêutica consta de três objetivos básicos: cuidados gerais intensivos, identificação e tratamento das anormalidades metabólicas e controle da pressão intracraniana.

A determinação do estágio de gravidade (classificação de Lovejoy – quadro 39.1) mostra-se importante para orientar o esquema terapêutico. Apenas medidas gerais de suporte podem ser suficientes para pacientes nos estágios iniciais (I e II), porém uma terapêutica mais agressiva quanto ao controle do edema central será de suma importância nos estágios mais avançados (III, IV e V). Pacientes no estágio II que apresentam níveis de amônia sérica acima de 300µg/dl são tratados como se estivessem em estágio III.

MEDIDAS GERAIS DE CONTROLE

Controle dos distúrbios metabólicos e hidroeletrolíticos – o paciente permanecerá em jejum, principalmente devido à alteração no estado de consciência e aos vômitos. Os líquidos devem ser administrados com uma restrição de $2/3$ a $3/4$ da taxa de manutenção, com o objetivo de manter a osmolaridade entre 290 e 310mOsm/kg. A suplementação com cálcio é freqüentemente necessária. O pH sérico deve ser mantido entre 7,30 e 7,45.

A glicose geralmente é dada sob a forma de soro glicosado a 10%, mantendo-se a glicemia entre 150 e 250mg/dl (em caso de haver via venosa central, pode-se infundir glicose em concentrações maiores – 15 a 25% –, devendo ser feita, a cada micção, controle de glicosúria).

A administração de glicose em solução hipertônica corrige a hipoglicemia e pode ajudar a reverter outras alterações metabólicas, como a acidemia, conseqüente ao aumento de ácidos graxos livres.

Monitorização dos parâmetros vitais – deve-se prontamente instituir um acesso venoso central. Uma sonda de Foley será instalada para melhor controle da diurese. Controles freqüentes da pressão venosa central serão realizados principalmente no período em que as manifestações neurológicas forem mais acentuadas. As crianças serão mantidas normotérmicas, para que se evitem gastos metabólicos adicionais.

Fisioterapia respiratória – deve ser instituída o mais precocemente possível, com mínima movimentação do paciente (para que não haja piora do edema cerebral).

Controle das alterações da coagulação sangüínea – deve-se administrar vitamina K (1 a 5mg) por via intravenosa diariamente; se houver prolongamento do tempo de protrombina ou evidência clínica de diátese hemorrágica, pode ser dado plasma fresco (10-15ml/kg).

Sedação – mesmo que o paciente não esteja sob ventilação mecânica, deve ser mantido sedado, para que não ocorra agitação e aumentos adicionais da pressão intracraniana. Utilizar benzodiazepínicos (diazepam 0,1mg/kg) ou morfina (0,05mg/kg).

Controle da hiperamonemia – pode-se administrar lactulose por sonda nasogástrica (0,5g/kg/hora), até ocorrer eliminação de fezes amolecidas, sendo a dose posteriormente reduzida para 0,25g/kg de 6/6 ou 8/8 horas. Usa-se também neomicina (100mg/kg/dia, dividida em 4 doses por sonda nasogástrica). Outras terapêuticas mais específicas para a redução da amônia não se têm mostrado eficazes.

MEDIDAS ESPECÍFICAS PARA O CONTROLE DA PRESSÃO INTRACRANIANA

O edema cerebral pode levar a um aumento da pressão intracraniana, podendo comprometer a função cerebral e ser fatal.

As medidas para a diminuição da pressão intracraniana incluem: elevação da cabeça a 30° e deixando-a em posição neutra; hiperventilação mecânica controlada, mantendo a pressão de dióxido de carbono (pCO$_2$) sangüíneo entre 25 e 30mmHg, para haver adequada pressão de perfusão cerebral, indução de paralisia muscular com o uso de curare (alcurônio 0,25mg/kg/dose, ou pancurônio 0,04-0,1mg/kg/dose), diuréticos osmóticos, principalmente o manitol (0,25g/kg em bolo, podendo ser repetido se necessário). O uso de altas doses de barbitúricos é controverso, pois pode ter efeitos deletérios nas alterações metabólicas que continuam a ocorrer na doença.

A indução de hipotermia, mantendo a temperatura corporal a 31°C, reduz a pressão intracraniana, mas tem seu uso restrito pelas complicações que podem advir, como pneumonia, distúrbios metabólicos, coagulação intravascular disseminada.

A monitorização contínua da pressão intracraniana, associada à realização do EEG, seria importante para o controle eficaz da síndrome de Reye.

Outras terapêuticas como exsangüineotransfusão, diálise peritoneal e hemodiálise já foram usadas na tentativa de controle dos numerosos distúrbios metabólicos e bioquímicos, contudo, nenhum desses procedimentos mostrou-se eficaz com relação às medidas gerais de suporte e controle da hipertensão intracraniana.

PROGNÓSTICO

A mortalidade, devido à melhor abordagem diagnóstica e terapêutica, tem diminuído de 80% dos relatos iniciais para 20% nas casuísticas mais recentes.

A morbidade continua difícil de ser estimada; nos casos de boa evolução, o exame neurológico geralmente revela recuperação completa. O grau de encefalopatia durante o curso da moléstia parece correlacionar-se com seqüelas neuropsicológicas.

BIBLIOGRAFIA

BARRET, M.J.; HURWITZ, E.S.; SCHONVERGER, L.B.; BORGERS, M.F. – Changing epidemiology of Reye syndrome in the United States. *Pediatrics*, 77:598, 1986.

BERMAN, W.; PIZZI, F.; SCHUT, L.; RAPHAELY, R.; HOLTZAPPLE, P. – The effects of exchange transfusion on intracranial pressure in patient with Reye syndrome. *J. Pediatr.*, 87:887, 1975.

BOBO, R.C.; SCHUBERT, W.K.; PARTIN, J.C. et al. – Reye syndrome: treatment by exchange transfusion with special reference to the 1974 epidemic in Cincinnate, Ohio. *J. Pediatr.*, 87:881, 1975.

BONNELL, H.J.; BECKWITH, J.B. – Fatty liver in sudden childhood death: implications for Reye's syndrome? *AJDC*, 140:30, 1986.

BOUTROS, A.; HOYT, J.; MENEZES, A.; BELL, W. – Management of Reye's syndrome. A rational approach to a complex problem. *Crit. Care Med.*, 5:234, 1977.

BOUTROS, A.; ESFANDIARI, S. et al. – Reye syndrome: A predictably curable disease. *Ped. Clin. North Am.*, 27:539, 1980.

DELONG, G.R.; GLICK, T.H. – Encephalopatology of Reye's syndrome: a review of pathogenetic hypotheses. *Pediatrics*, 69:53, 1982.

De LOVEJOY Jr., E.G.; SMITH, A.L. – Reye's syndrome. In Zimmerman, S.S.; Gildea, J.H. *Critical Care Pediatrics*, 1985.

DEZATENA, C.A.; DINWIDDIE, R.; HELMS, P.; MATTHEW, D.J. – Recognition and early management of Reye's syndrome. *Arch. Dis. Child.*, 61:647, 1986.

GLASGOW, J.F.T. – Clinical features and prognosis of Reye's syndrome. *Arch. Dis. Child.*, 59:230, 1984.

HUTTENLOCHER, P.R.; TROUNER, D.A. – Reye's syndrome in infancy. *Pediatrics*, 62:84, 1978.

SHAYWITZ, B.A.; LISTER, G.; DUNCAN, C.C. – What is the best treatment for Reye's syndrome? *Arch. Neurol.*, 43:730, 1986.

SULLIVAN-BOLYAI, J.Z.; COREY, L. – Epidemiology of Reye's syndrome. *Epidemiol. Rev.*, 3:1, 1981.

TAKAHASHY, M.; MASON, W. – Kawasaky syndrome, Reye syndrome and aspirin. *Pediatrics*, 77:616, 1986.

ZIMMERMAN, S.S.; GILDEA, J.H. – *Critical Care Pediatrics*. USA, W.B. Saunders, 1985.

SINOPSE

SÍNDROME DE REYE

Definição: encefalopatia aguda associada a disfunção hepática transitória e esteatose visceral.

Agentes relacionados: vírus (influenza A e B e varicela). A associação com o ácido acetilsalicílico continua em discussão.

Fisiopatologia: relaciona-se a uma disfunção mitocondrial (anatômica e funcional) hepática e a um intenso catabolismo sistêmico de proteínas, gorduras e carboidratos. Bioquimicamente haverá hiperamonemia, aumento de ácidos graxos livres e acidose láctica.

Quadro clínico: vômitos persistentes e hiperventilação acompanhados de encefalopatia que se manifesta principalmente com alternância entre letargia e irritabilidade (vide Critérios de Lovejoy – quadro 39.1).

Achados laboratoriais: hiperamonemia, prolongamento do tempo de protrombina, aumento de enzimas hepáticas (na fase inicial), hipoglicemia.

Tratamento: medidas de suporte geral e visando à diminuição do edema cerebral. As medidas específicas como exsangüineotransfusão, hemodiálise e diálise peritoneal não se mostraram mais eficazes no controle da moléstia.

40

DISTÚRBIOS PAROXÍSTICOS DE ORIGEM NÃO-EPILÉPTICA

FERNANDO KOK

Muitas situações clínicas podem ocorrer de forma abrupta e simular um evento de natureza epiléptica. Embora, na maioria das vezes, não constituam uma emergência médica, com freqüência esses pacientes são levados aos serviços de urgência, dada a ansiedade que essas situações causam nos familiares.

PERDA DE FÔLEGO

A perda de fôlego é um evento muito comum e ocorre com maior freqüência entre 6 meses e 2 anos de idade, podendo-se prolongar até os 4 anos. Caracteriza-se por ter um desencadeante externo, seja um traumatismo, seja uma contrariedade emocional. Após esse fator precipitante, a criança faz menção ou começa a chorar e realiza inspiração prolongada, com apnéia e perda de consciência. Apresenta cianose ou palidez cutânea, acompanhada de hipotonia muscular e desvio dos olhos para cima e da cabeça para trás. A duração não costuma ser superior a 1 minuto. Não existem movimentos do tipo clônico, mas, ao fim da perda de fôlego, pode haver ligeiro aumento do tônus postural. Esses episódios podem-se repetir várias vezes por semana, sempre com desencadeante definido.

Uma vez estabelecido o diagnóstico de perda de fôlego, não é necessário nenhum exame auxiliar ou tratamento medicamentoso. Deve-se orientar a família no sentido de que não há nenhum risco para a criança e de que esse evento não deve ser valorizado.

SÍNCOPE

A síncope é um evento muito freqüente, especialmente em meninas em idade escolar, podendo ou não assumir caráter recorrente. Caracteriza-se por ter início geralmente por sensação de mal-estar vago, com tontura e escurecimento da visão. A seguir, ocorre perda da consciência acompanhada de hipotonia, palidez, hipotermia e sudorese, com duração aproximada de 1 a 2 minutos. Há bradicardia, e os olhos podem-se desviar para cima. Não existem fenômenos motores do tipo clônico nem ocorre liberação esfincteriana.

As síncopes podem ocorrer por quatro mecanismos principais: hipersensibilidade vagal, hipotensão postural, hipoglicemia e arritmias cardíacas (Quadro 40.1). As reações de hipersensibilidade vagal são precipitadas por estímulos, como coleta de sangue, dor, exercício físico prolongado, vômitos incoercíveis ou tensão emocional (como a advinda, por exemplo, de permanecer formado em um pátio de escola). As síncopes por hipotensão postural ocorrem pela manhã após a criança levantar-se do leito, ou ao assumir a posição ortostática após longa permanência ajoelhada ou de cócoras.

Quadro 40.1 – Desencadeantes de síncope na criança.

Reação de hipersensibilidade vagal
Coleta de sangue
Dor
Tensão emocional
Exercício físico prolongado
Vômitos incoercíveis
Hipotensão postural
Hipoglicemia
Doenças cardíacas
Prolapso de valva mitral
Síndrome de Q-T longo
Estenose aórtica

A hipoglicemia é causa rara de síncope e pode ocorrer em qualquer idade, com caráter recorrente; eventualmente é seguida por convulsão. A síncope cardiogênica é pouco comum em crianças e ocorre em conseqüência da falência na ejeção ou alteração do ritmo cardíaco, e é determinada por doenças como estenose aórtica, prolapso de valva mitral e síndrome do intervalo Q-T longo. Pode haver queixa e dor torácica ou palpitação precedendo a síncope.

Uma vez estabelecido o diagnóstico, na maioria das vezes, não é necessário nenhum tratamento específico. Em casos especiais, recomenda-se a realização de glicemia, especialmente por ocasião da síncope; uma investigação cardiológica também pode-se fazer necessária.

Embora deva ser considerada como diferencial, uma crise convulsiva dificilmente se apresenta com as características clínicas descritas na síncope, sendo excepcional uma crise epiléptica atônica prolongada.

TONTURAS E VERTIGENS
VERTIGEM PAROXÍSTICA BENIGNA

As tonturas e as vertigens são sintomas comuns e relativamente inespecíficos na infância. Quadro de vertigem, sem caráter recorrente, pode ocorrer quando há infecção do ouvido médio, levando à labirintite. A queixa de tontura é de difícil valorização clínica; pode surgir quando da utilização de medicamentos anti-histamínicos ou sedativos, ou indicar apenas fraqueza e mal-estar. Pode também acompanhar os quadros de cefaléia vascular (enxaqueca).

A vertigem paroxística da infância é uma entidade bem conhecida que ocorre em crianças pequenas e caracteriza-se por vertigem, náuseas, vômitos e relutância em movimentar-se. Não há perda de consciência ou outra anormalidade neurológica. Tem caráter recorrente, dura cerca de 15 minutos e costuma melhorar com o uso de drogas anti-histamínicas. Não é necessária nenhuma investigação especial, e o prognóstico é muito bom.

BIBLIOGRAFIA

BASSER, L.S. – Benign paroxysmal vertigo in childhood. *Brain*, 87:141, 1964.

FEJERMAN, N.; MEDINA, C.S. – *Convulsiones en la Infancia*. Buenos Aires, Ateneo, 1986.

FERRY, P.C.; BANNER Jr., W.; WOLF, R.A. – *Seizure Disorders in Children*. Philadelphia, J.B. Lippincott Co., 1986.

PIGNATA, C.; FARINA, V.; ANDRIA, G. et al. – Prolonged Q-T interval syndrome presenting as idiopathic epilepsy. *Neuropediatrics*, 14:235, 1983.

RODDY, S.M.; ASHWAL, S.; SCHNEIDER, S. – Venipuncture fits: a form of reflex anoxic seizure. *Pediatrics*, 72:5, 1983.

SHIMITT, J. – Crises nervouses non épileptiques. *Encycl. Méd. Chir. Paris – Neurologie*. 17045 A, 5, 1979.

SINOPSE

DISTÚRBIOS PAROXÍSTICOS DE ORIGEM NÃO-EPILÉPTICA

A **perda de fôlego** é um evento bastante comum nos primeiros 2 anos de vida, podendo ser desencadeada por traumatismo físico ou emocional. É importante seu reconhecimento, pois comumente é confundida com convulsão. Durante a perda de fôlego, a criança fica pálida ou cianótica, tem flacidez muscular e geralmente vira os olhos para cima e a cabeça para trás. Trata-se de situação desprovida de qualquer risco para a criança e que não deve ser valorizada, não sendo necessária a realização de exames.

A **síncope** é uma situação igualmente muito comum, especialmente após os 6 anos de idade; de modo geral, não oferece qualquer risco para o paciente. Diferencia-se da convulsão por ser precedida por mal-estar e se manifestar por palidez, sudorese e hipotonia, sem fenômenos motores do tipo tônico ou clônico. Pode ser desencadeada por fatores como traumatismo, estresse emocional, hipotensão postural e jejum prolongado. Síncopes surgidas após exercícios físicos devem ser investigadas do ponto de vista cardiológico.

A **vertigem** é uma queixa difícil de ser caracterizada na infância. Pode acompanhar quadro de otite média aguda ou, quando tem caráter recorrente e com duração de minutos, constituir a vertigem paroxística benigna.

41

COMA

Katiací Janice Chaves Araújo
Daniel Katayama
Fábio Linneu Pileggi

CONCEITOS

A palavra coma é derivada do grego *koma* e significa sono profundo. O termo coma é definido pelo Comitê de Trauma Craniano da Federação Mundial de Neurocirurgiões como o estado no qual o paciente se apresenta inconsciente, irresponsivo, com os olhos continuamente fechados, independente da situação.

O coma, no sentido estrito de sua definição, corresponde a uma abolição simultânea da consciência e do despertar comportamental (vigília). Consciência significa o conhecimento de que o indivíduo tem de si mesmo e do meio ambiente que o cerca. Afecções cerebrais distintas podem alterar de forma diferente os dois componentes da consciência: o *conteúdo*, que depende das funções dos hemisférios cerebrais, nos quais se realizam o conhecimento e a representação do vivido e persistem as recordações; e o estado de *alerta* ou *de vigília*, que depende da integridade do sistema reticular ativador ascendente (SRAA), com origem no tronco cerebral.

O sono consiste na única forma de alteração fisiológica da consciência. Letargia, torpor e coma correspondem a alterações patológicas da consciência, traduzindo uma disfunção dos hemisférios cerebrais ou do SRAA, ou de ambos (Quadro 41.1).

Quadro 41.1 – Níveis de consciência.

LETARGIA
Presença de redução moderada do estado de alerta. Paciente sonolento, alerta após estimulação, porém consciente.
TORPOR
Paciente alerta após estimulação vigorosa e persistente. Consciência deprimida, porém presente.
COMA
Paciente não alerta nem consciente.

Pacientes que apresentam qualquer alteração do nível de consciência necessitam de abordagem diagnóstica e terapêutica equivalente, por isso, consideramos aqui os termos letargia e torpor como equivalentes de coma, já que todos os termos designam depressão patológica do estado de alerta ou da consciência normal.

ETIOPATOGENIA

O sistema reticular ativador ascendente, componente da formação reticular, encontra-se situado no centro da parte superior da ponte e mesencéfalo, divide-se nas duas regiões talâmicas e difunde-se dentro dos hemisférios cerebrais (Fig. 41.1).

O estado de coma ocorre quando há inibição do SRAA. Essa inibição pode ser secundária a lesões corticais muito extensas ou lesão do tronco cerebral com comprometimento do SRAA. Lesões anatômicas ou estruturais que destroem ou comprometem a parte superior do tronco cerebral e/ou alterações metabólicas podem prejudicar a função normal do SRAA. Se o tronco cerebral for seccionado abaixo do nível da ponte superior, não ocorre perturbação da vigília.

O SRAA é atingido intimamente por grande número de fármacos e por alterações bioquímicas, isso se traduz por alteração da consciência, que é observada em quase todas as variedades de perturbações metabólicas graves.

Quando uma doença estrutural é a causa do coma, a distribuição dos sinais neurológicos corresponde às alterações causadas pela lesão nas estruturas anatômicas próximas a ela, enquanto, na vigência de doenças metabólicas, as anormalidades dependem da sensibilidade particular de cada estrutura.

É grande o número de doenças que podem ocasionar alteração do nível de consciência (Quadro 41.2).

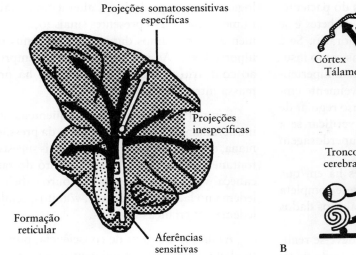
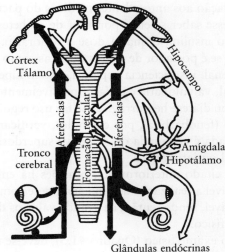

Figura 41.1 – A) Esquema da formação reticular ascendente do tronco cerebral. Em preto, aferências inespecíficas projetadas de forma difusa no córtex cerebral. Em pontilhado, aferências somatossensitivas projetadas no córtex parietal (segundo French). **B)** Esquema de relações da formação reticular do tronco cerebral com o rinencéfalo (hipocampo e amígdala), hipotálamo e glândulas endócrinas por intermédio da hipófise (setas brancas). Indicação das aferências e eferências corticais sensoriais e de suas relações com a formação reticular do tronco cerebral (segundo Palandos e Morgon, 1959).

Quadro 41.2 – Causas de coma.

1. **Lesão ocupando espaço ou lesão por massa intracraniana**
   • Hematoma (epidural, subdural, intracerebral) • Neoplasia • Abscesso • Hidrocefalia • Infarto cerebral e/ou do tronco cerebral • Empiema subdural • Metástase • Trombose de artéria basilar

2. **Desordens cerebrais primárias difusas**
   • Concussão cerebral • Estado pós-ictal • Encefalite • Meningite • Hemorragia subaracnóidea • Estado epiléptico subclínico

3. **Anormalidades tóxicas e/ou metabólicas**
   • Distúrbios circulatórios:
   Infarto do tronco cerebral. Encefalopatia hipertensiva. Isquemia difusa (Stoke-Adams, síncope etc.). Choque, vasculite (lúpus eritematoso sistêmico)
   • Distúrbios metabólicos e endócrinos
   Hidroeletrolítico e ácido-básico:
   • Desidratação hipertônica • Acidose • Alcalose
   • Hipo e hipernatremia • Hipo e hipercalcemia
   • Hipo e hipermagnesemia • Hipofosfatemia
   Intoxicação exógena:
   • Salicilatos • Solventes orgânicos • Cianetos
   • Psicotrópicos • Álcool • Sedativos • Narcóticos
   Hiperamonemia
   Hipo e hipertermia
   Hipo e hiperglicemia
   Hipoxia
   Narcose
   Uremia
   Hipo e hipertireoidismo
   Encefalopatia hepática

Na faixa etária pediátrica, a incidência de encefalopatia metabólica é bem maior que a presença de lesão primária do sistema nervoso central (SNC), sendo estimada uma relação de 15:1.

DIAGNÓSTICO

O paciente com distúrbio da consciência constitui um dos grandes desafios para o clínico, pois, na maioria das vezes, as informações sobre as circunstâncias relacionadas com o quadro são mínimas e o diagnóstico etiológico depende, em grande parte, de um exame físico e neurológico bem feito.

É importante realizar uma anamnese cuidadosa e detalhada, tentando obter o maior número de informações junto aos familiares, amigos e conhecidos. Se o paciente foi encontrado inconsciente por pessoas desconhecidas, abordar sobre a modalidade de transporte até o serviço de urgência e quais os cuidados que foram tomados na manipulação do paciente.

São dados importantes da anamnese: forma de instalação do coma, se progressiva (tumor, trombose, meningoencefalite, hepatopatia, nefropatia urêmica etc.) ou súbita (hemorragias, embolia cerebral etc.); presença de sinais e/ou sintomas precedendo o quadro, como cefaléia, febre, vômitos, diarréia, fraqueza muscular, edema, tontura, perda ou borramento da visão etc.; possibilidade de ter havido traumatismo craniano, ingestão de álcool, narcóticos e outras drogas; brincadeiras com gás, fogo, vegetais beladonados (saia-branca, por exemplo), solventes orgânicos etc.; possibilidade de tentativa de suicídio.

Em relação aos antecedentes médicos do paciente, é de interesse saber se ele é portador de diabetes e se usa ou não insulina e qual a dose e o horário. Se é epiléptico, se é portador de outras doenças como insuficiência renal, insuficiência hepática, se tem hipertensão arterial, valvulopatia cardíaca, possivelmente embolizante ou diátese hemorrágica. Se faz uso regular de medicação (fenobarbital, por exemplo), verificar se a dose utilizada é adequada ou se houve superdosagem intencional ou iatrogênica.

Como citado anteriormente, ocasiões há em que não é possível a realização de uma anamnese completa e/ou confiável, sendo, então, de grande valor os dados do exame físico.

Após o exame físico (Quadro 41.3), deve-se realizar o exame neurológico completo em busca de sinais que auxiliem na diferenciação entre coma devido a problemas primários do SNC e coma secundário a condições sistêmicas.

São sugestivos de lesão primária do SNC a presença de sinais neurológicos focais, aumento do tônus muscular, hiper-reflexia e a presença de reflexos patológicos. No coma devido a alterações metabólicas geralmente não estão presentes sinais focais e, freqüentemente, encontramos diminuição do tônus muscular e hiporreflexia. As pupilas são quase sempre normais, ao contrário do que ocorre quando há presença de massa intracerebral (Quadro 41.4).

É importante lembrar que freqüentemente as lesões intracranianas produzem aumento da pressão intracraniana, então podemos encontrar sinais sugestivos, como fontanela tensa e abaulada, aumento do tamanho da cabeça, veias proeminentes no couro cabeludo e papiledema no lactente, e náuseas, vômitos, cefaléia e papiledema em crianças maiores.

Avaliação do grau de consciência, tamanho e reatividade das pupilas, movimentos oculares e suas respostas oculovestibulares, tipo de respiração e respostas motoras dos músculos esqueléticos à estimulação dolorosa são pontos imprescindíveis na investigação do coma. O estudo dessas funções oferece informações sobre o nível, a natureza da perturbação e a tendência evolutiva do coma.

Quadro 41.3 – Dados importantes do exame físico geral do paciente comatoso (adaptado de Rogers, 1987).

FR (freqüência respiratória) Taquipnéia – acidose metabólica (especialmente diabetes); pneumonia, ICC **FC (freqüência cardíaca)** Taquicardia – choque hipovolêmico, ICC, acidose, insuficiência adrenal **TEMPERATURA** Febre – infecção (meningite e encefalite), cetoacidose metabólica ou tireotoxicose **PA (pressão arterial)** Se elevada – encefalopatia hipertensiva Se baixa – choque **PELE** Petéquias – bacteriemia, PTI, endocardite bacteriana subaguda Turgor pastoso – desidratação Cianose – cardiopatia congênita com possível embolia cerebral Hipoxia por diversas doenças Eritema – intoxicação por atropina Asa de borboleta – lúpus Descamação – escarlatina Equimoses, escoriações – TCE **BOCA** Hálito cetônico – cetoacidose diabética Odor de alho – intoxicações por selênio, paraldeído, arsênico Odor de amêndoa – intoxicação cianídrica Pigmentação – doença de Addison	**COURO CABELUDO** Procurar sinais sutis sugestivos de TCE, como equimoses e contusão Vasodilatação – sugere trombose do seio sagital **OLHOS** Vasoespasmo – encefalopatia hipertensiva Equimose periorbitária – fratura **OUVIDOS** Hemorragias – fratura do osso basilar Otite média – abscesso cerebral trombose do seio lateral **NARIZ** Rinorréia liquorosa – fratura do osso basilar **PESCOÇO** Rigidez de nuca – meningite, hemorragia subaracnóide, encefalite, pneumonia **TIREÓIDE** Aumentada – mixedema, tireotoxicose **CORAÇÃO** Sopro cardíaco – endocardite subaguda **PULMÕES** Estertores crepitantes – pneumonia Tiragem IC, SD, SE – insuficiência respiratória **ABDÔMEN** Hepatomegalia – leucemia, insuficiência hepática; síndrome de Reye, ICC **EXTREMIDADES** Fraturas e equimoses – traumatismos, diátese hemorrágica

Quadro 41.4 – Achados característicos no paciente comatoso (modificado de Hahn, 1983).

	Sinais de lateralização	Pupilas
Lesão ocupando espaço	Usualmente presentes Exceções: hematoma subdural bilateral, metástases e hemorragia intraventricular	Quase sempre anormais
Causas toxicometabólicas	Usualmente ausentes Exceções: paresia parcial (Todd) e déficit lateralizante preexistente	Usualmente normais Exceções: • intoxicação • miose: opiáceos, carbamatos, organofosforados • midríase: atropina, anti-histamínicos, antidepressivos tricíclicos, vegetais beladonados

AVALIAÇÃO DO ESTADO DE CONSCIÊNCIA

No sentido de uniformizar os termos utilizados para definir os vários graus de depressão de consciência e inclusive categorizar de modo adequado os vários graus de coma, diversos autores elaboraram diferentes classificações, com base em critérios relativamente simples e objetivos, que possivelmente pudessem ser aplicadas de maneira reprodutível pelas equipes que cuidam desses grupos de pacientes, no sentido de quantificar as alterações encontradas.

Podemos citar como a mais conhecida a de Fishgold e Mathis (1959), que divide a depressão de consciência em quatro graus, desde o torpor (grau I), até o coma *dépassé* (grau IV), mas apresenta o inconveniente de certa subjetividade. A escala de Jouvet (1960), mais facilmente aplicável a pacientes adultos, baseia-se na pesquisa da perceptividade (relacionada aos hemisférios cerebrais) e da reatividade inespecífica à dor e vegetativa (relacionada a estruturas subcorticais).

A nosso ver, a classificação idealizada por Jennet e Teasdale para indivíduos com traumatismo cranioencefálico, conhecida como escala de Glasgow, pela rapidez e facilidade de aplicação, é a de melhor aplicação em crianças com depressão da consciência (Quadro 41.5). Pode ser utilizada por diferentes observadores com resultados correlatos, sendo muito interessante para o seguimento da evolução dos pacientes (Fig. 41.2) e também para a comparação dos resultados obtidos por diferentes tratamentos.

Constam, na observação, três tipos de respostas: abertura ocular, resposta motora e resposta verbal, para as quais são dados pontos, sendo que a nota mínima é igual a 3, e a pontuação do indivíduo normal é 15. Um inconveniente da escala de coma de Glasgow para lactentes é a dificuldade de avaliação da resposta verbal, sendo útil a escala modificada que utiliza outros parâmetros para avaliar esse item (Quadro 41.6).

Quadro 41.5 – Escala de coma de Glasgow.

	Valor
Abertura ocular	
Espontânea	4
Ordem verbal	3
Dor	2
Sem resposta	1
Melhor resposta verbal	
Orientada	5
Confusa	4
Inapropriada	3
Incompreensível	2
Sem resposta	1
Melhor resposta motora	
Obedece comando verbal	6
Localiza a dor	5
Flexão normal (inespecífica)	4
Flexão à dor (decorticação)	3
Extensão à dor (descerebração)	2
Sem resposta	1

EXAME DAS PUPILAS

O diâmetro pupilar resulta de um equilíbrio entre dois sistemas antagonistas: o parassimpático iridoconstritor e o simpático iridodilatador. Como as áreas do tronco cerebral que controlam a consciência são adjacentes às das vias pupilares, o estudo destas pode fornecer informações valiosas sobre o tipo e o local das lesões (Fig. 41.3).

O **sistema iridoconstritor** é constituído pelo contingente parassimpático do III nervo craniano (núcleo de Edinger-Westphal), que representa a via eferente do reflexo fotomotor (RFM). A lesão deste leva a uma abolição do RFM com midríase homolateral. Na herniação uncal, há compressão das fibras parassimpáticas do III nervo com preservação do simpático iridodilatador, levando à midríase paralítica. Por outro lado, a lesão do tegmento mesencefálico, acometendo simultaneamente o sistema simpático, leva a uma midríase moderada com abolição do RFM.

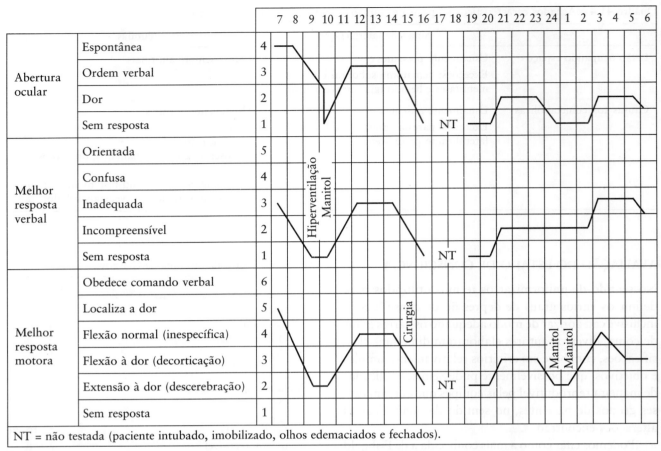

Figura 41.2 – Escala de coma de Glasgow (adaptado de Teasdale e Jennet, 1974).

Quadro 41.6 – Escala de coma de Glasgow modificada para lactentes (Zimmerman, 1985).

	Valor		Valor
1 mês		**5 e 6 meses**	
Sem resposta	1	Sem resposta	1
Chora aos estímulos	2	Chora aos estímulos (geme)	2
Chora espontaneamente	3	Localiza a direção geral do som	3
Pisca quando tocadas as pálpebras	4	Discrimina membros da família	4
Ruídos com a garganta	5	Balbucia para pessoas e brinquedos	5
2 meses		**7 e 8 meses**	
Sem resposta	1	Sem resposta	1
Chora aos estímulos	2	Chora aos estímulos (geme)	2
Fecha os olhos à luz	3	Reconhece vozes familiares e a família	3
Sorri quando acariciado	4	Balbucia	4
Balbucia sons vogais isolados	5	"Ba", "Ma", "Pa"	5
3 meses		**9 e 10 meses**	
Sem resposta	1	Sem resposta	1
Chora aos estímulos (geme)	2	Chora aos estímulos (geme)	2
Olha fixamente em resposta e olha para o meio ambiente	3	Reconhece (sorri ou dá risadas)	3
Sorri a estímulos sonoros	4	Balbucia	4
Sorri, balbucia de forma prolongada	5	"Mama", "papa"	5
4 meses		**11 e 12 meses**	
Sem resposta	1	Sem resposta	1
Chora aos estímulos (geme)	2	Chora aos estímulos (geme)	2
Vira a cabeça na direção de um estímulo sonoro	3	Reconhece – sorri	3
Sorri espontaneamente ou quando estimulado, sorri quando estimulado socialmente	4	Balbucia	4
Modula a voz e vocaliza perfeitamente as vogais	5	Palavras (especificamente "mama" e "papa")	5

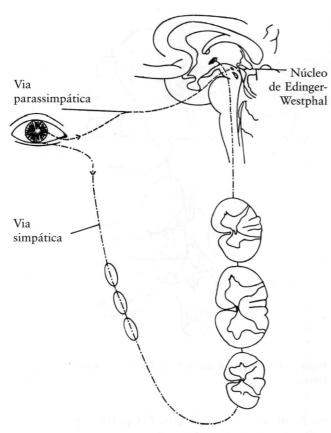

Figura 41.3 – Relações entre os sistemas simpático e parassimpático no controle do tamanho pupilar.

O **sistema iridodilatador** (simpático) apresenta um longo trajeto até atingir a pupila. A partir do hipotálamo, fibras vão caminhar pelo tronco cerebral e medula cervical lateralmente, até atingir níveis torácicos da medula espinal, nos quais vão fazer sinapses na coluna intermédio-lateral dos três segmentos torácicos superiores, dos quais partem as fibras para o gânglio cervical superior. As fibras simpáticas pós-ganglionares acompanham a artéria carótida interna dentro do crânio e as fibras pupilodilatadoras acompanham o ramo oftálmico do nervo trigeminal, até alcançar o músculo pupilodilatador.

Desse modo, com base nesses dados anatômicos, apresentamos uma sistematização das alterações pupilares no coma (Fig. 41.4).

- Lesão hipotalâmica (diencéfalo) – leva à miose (2-3mm) com preservação do RFM, por uma lesão do sistema simpático; nos processos hemisféricos, essa miose relativa pode ser o primeiro sinal de uma herniação central.
- Lesão do III nervo – midríase arreativa homolateral, como ocorre na hérnia uncal (temporal), por lesão apenas do componente parassimpático.
- Lesão do tegmento mesencefálico – existe uma lesão simultânea simpática e parassimpática; há abolição do RFM e a pupila apresenta tamanho intermediário (4-5mm).

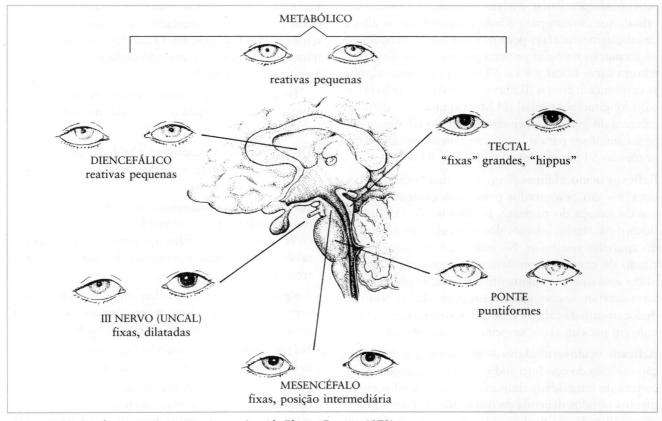

Figura 41.4 – Pupilas no paciente não-responsivo (de Plum e Posner, 1972).

• Lesão do tegmento pontino – ocorre lesão do sistema simpático, levando a uma miose mais acentuada que nas lesões diencefálicas, o que seria explicado pelo fato de ocorrer paralelamente à lesão do sistema simpático uma perda de influências ascendentes inibitórias para a porção parassimpática inibitória do III nervo.

Nos comas metabólicos, de maneira geral, as pupilas são pequenas e reativas, pois as vias pupilares são relativamente resistentes aos insultos desse tipo. Existem exceções, podendo estar dilatadas e arreativas em certas intoxicações (glutetimida, organofosforados, nas fases iniciais, anticolinérgicos) e na anoxia cerebral intensa.

A observação de anisocoria significativa deve também determinar a avaliação da possibilidade de anormalidade na pupila menor, relacionada à síndrome de Claude-Bernard-Horner, sendo também importante o conhecimento da possibilidade de presença da anisocoria fisiológica, com até 2mm de diferença entre as pupilas, e RFM normal que ocorre em 10-20% da população.

AVALIAÇÃO DO ESTADO DOS MÚSCULOS EXTRA-OCULARES

O estudo da motricidade ocular baseia-se nos movimentos reflexos, já que os movimentos voluntários e de perseguição são impossíveis de ser avaliados no paciente em coma. Os centros corticais que controlam a movimentação ocular enviam conexões ao tronco cerebral, que cruzam para o lado contralateral na altura da junção mesencéfalo-pontina e que fazem anastomose na formação reticular pontina paramediana. Desta estrutura saem fibras para o VI nervo homolateral, que se comunicam com o III nervo contralateral pelo fascículo longitudinal medial (FLM). Estimulações da musculatura do pescoço e principalmente do labirinto também caminham para o lado contralateral, enviando conexões ao VI nervo contralateral (Fig. 41.5).

Reflexos oculocefálicos (fenômeno dos "olhos de boneca") – são pesquisados pelos deslocamentos passivos da cabeça do paciente, laterais ou de extensão e flexão. As aferências vêm dos músculos do pescoço e do aparelho vestibular. No indivíduo em coma, a exclusão do controle hemisférico na motricidade ocular libera esse tipo de movimento e, assim, os globos oculares desviam-se conjugadamente para o lado oposto ao deslocamento da cabeça. Esse reflexo nunca deve ser testado em pacientes com suspeita de lesão cervical.

Reflexos oculovestibulares – são obtidos pela irrigação calórica do conduto auditivo externo, após termos certeza da integridade timpânica. A direção dos movimentos obtidos depende da qualidade do estímulo térmico utilizado, da posição da cabeça e do caráter uni

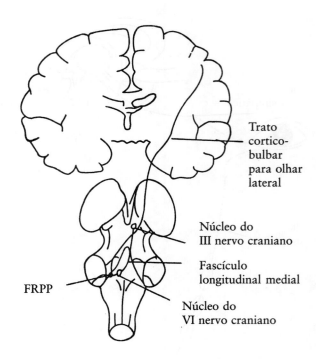

Figura 41.5 – Visão esquemática das vias do olhar conjugado lateral.

ou bilateral da estimulação. Na prática, para testarmos a lateralidade, irrigamos o conduto auditivo com até 120ml de água gelada (em 2-3 minutos), estando o indivíduo com a cabeça fletida a 30° acima do plano horizontal. A resposta normal seria um desvio lento dos olhos para o lado estimulado com retorno rápido, batendo para o lado oposto. O conduto auditivo oposto não deve ser testado antes de decorridos 5 minutos após a primeira estimulação.

De maneira esquemática, podemos chegar às seguintes conclusões após o estudo da motricidade ocular extrínseca:

• Desvio conjugado completo obtido de ambos os lados – coma de origem supratentorial, ou metabólico ou tóxico (Fig. 41.6).

• Ausência de desvio conjugado em ambos os olhos nos dois sentidos – pode ser por lesões extensas do tronco cerebral, mas também por uma encefalopatia metabólica ou tóxica, deprimindo de maneira severa o tronco cerebral.

• Resposta assimétrica ou desconjugada sugere lesão cerebral, ainda que isso, eventualmente, possa ocorrer em comas tóxicos por sedativos ou hipnóticos.

• Na presença de lesão mesencefálica, com acometimento do FLM, pode haver falha no desvio medial do olho.

• Em lesões pontinas mais laterais, os olhos desviam-se conjugadamente para o lado contralateral à lesão, não sendo possível provocar o desvio para o lado da lesão.

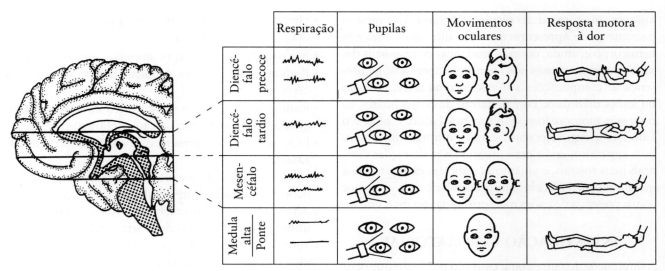

Figura 41.6 – Um dos quatro sinais para serem avaliados – respiração, resposta pupilar, "olhos de boneca" e resposta à dor para a área do cérebro que está afetada (modificado de Plum e Posner, 1978).

AVALIAÇÃO DO PADRÃO RESPIRATÓRIO

O sofrimento lesional ou metabólico de estruturas centrais que controlam a respiração é freqüentemente a causa de alterações respiratórias no indivíduo em coma. A análise desses fatos deve ser vista com cuidado, pois as modificações respiratórias podem também representar alterações fisiológicas por estímulos como hipoxia ou acidose, que possam estar diretamente ligados à causa do coma. Os centros respiratórios estão localizados na formação reticular do tronco cerebral inferior, entre a parte média da ponte e a junção cervicomedular, mas também sofrem influências de estruturas supratentoriais.

Os principais padrões de alteração respiratória em pacientes com depressão da consciência são os seguintes:

Respiração de Cheyne-Stokes – caracterizada pela presença de fases de hiperpnéia alternadas com outras mais curtas de apnéia. Esta associada a lesões diencefálicas ou mesencefálicas altas, podendo também surgir na hipoxemia grave, no sono, na encefalopatia hipertensiva e na uremia.

Hiperventilação neurogênica central – sugere lesão do mesencéfalo baixo ou ponte alta, caracterizada por hiperpnéia mantida, rápida e profunda. Também pode estar associada a quadros de acidose, hipoxia, encefalopatia hepática ou intoxicação por salicilatos.

Respiração apnêustica – definida pela presença de pausas inspiratórias, sugerindo lesão na ponte média ou baixa. Também pode estar presente em hipoglicemias, meningites ou processos anóxicos.

Respiração atáxica – associada à lesão bulbar, com padrão muito irregular, refletindo iminência de parada respiratória.

AVALIAÇÃO DO SISTEMA MOTOR

O exame das funções motoras em pacientes em coma fornece informações valiosas no sentido de localizar a lesão. O estudo da motricidade pode ser realizado por meio da observação, após estímulos nociceptivos em várias partes do corpo. A existência de uma resposta motora apropriada unilateral, localizando um estímulo doloroso, associada à ausência de resposta contralateral, sugere hemiplegia por interrupção unilateral da via corticoespinal. A presença de respostas motoras inapropriadas (posturas em descerebração ou em decorticação) geralmente está associada a situações de prognóstico reservado. Diferentemente dos estudos em animais que demonstram sua relação com lesões em locais específicos, esses distúrbios motores têm sido também observados em humanos na presença de distúrbios metabólicos importantes, como no coma hepático, na hipoglicemia, na anoxia ou em intoxicações por certas drogas, não estando sempre associados a lesões parenquimatosas.

A figura 41.6 demonstra a evolução mais freqüente da resposta motora em pacientes com hérnia do tipo central, observando-se a presença de postura em decorticação (flexão anormal dos membros superiores, com ou sem respostas extensoras nos membros inferiores) quando há envolvimento diencefálico, que pode evoluir para uma postura em descerebração (respostas extensoras em membros superiores e inferiores) ao ocorrer acometimento mesencefálico e flacidez dos membros com o acometimento de estruturas mais inferiores.

A prática clínica diária, porém, tem demonstrado que o tipo de postura (em descerebração ou em decorticação) não é patognomônico de lesão em determinado nível encefálico, como os estudos experimentais em animais, no começo do século, sugeriam. Um mesmo paciente pode apresentar padrões diferentes em cada hemicorpo e, ainda, ocorrer mudanças de respostas flexoras para extensoras nos membros superiores, na presença de complicações sistêmicas como febre, infecção ou lesões dolorosas. Porém, dentro de certos limites, as respostas motoras fornecem sugestões sobre o nível e o lado das lesões: respostas flexoras anormais nos membros superiores estão mais associadas a alterações cerebrais mais rostrais, enquanto as respostas extensoras nos membros superiores e inferiores correlacionam-se melhor com a presença de lesões mais profundas ou mais graves.

INVESTIGAÇÃO LABORATORIAL

A diferenciação entre coma causado por lesão que ocupa espaço e coma por alterações metabólicas é difícil, e o médico depende de exames complementares para auxiliar no diagnóstico. Entre esses exames podem incluir:

- Glicemia (hipoglicemia pode ocorrer por alterações endócrino/metabólicas e, no lactente, com síndrome de Reye ou hiperglicemia na cetoacidose diabética).
- Hemograma completo com reticulócitos e plaquetas (hemácias fragmentadas, anemia, trombocitopenia e reticulocitose são anormalidades encontradas na síndrome hemolítico-urêmica. Leucocitose, neutrofilia, leucopenia, neutropenia, trombocitopenia, granulações tóxicas em neutrófilos, vacuolização citoplasmática em neutrófilos são vistos em processos infecciosos. Plaquetopenia, em pacientes portadores de diátese hemorrágica, PTI).
- Eletrólitos (hipo e hipernatremia).
- Cálcio, fósforo e magnésio (hipo e hipercalcemia; hipofosfatemia, hipo e hipermagnesemia).
- Urina I.
- Provas de função hepática, incluindo amônia (encefalopatia hepática e síndrome de Reye).
- Uréia e creatinina (uremia na insuficiência renal).
- Coagulograma (septicemia).
- Amostra de sangue e de urina para triagem toxicológica (salicilatos, barbitúricos, fenotiazínicos). Se for indicado, amostra de suco gástrico também deverá ser enviada para esse tipo de investigação.
- Gasometria arterial: *acidose metabólica* – cetoacidose diabética, acidose láctica, *alcalose respiratória* devido à hiperventilação por estimulação anormal do centro respiratório bulbar, tal como ocorre na intoxicação por salicilatos, na encefalopatia hepática, na síndrome de Reye e quando há hipoxia; *acidose respiratória* na intoxicação por drogas depressoras da respiração como narcóticos, sedativos, hipnóticos, barbitúricos, etanol, na insuficiência respiratória e na intoxicação por aspirina.
- Hemocultura e outras culturas (urina, fezes etc.) para diagnóstico de septicemia.
- Radiografia de tórax (pneumonia; cardiomegalia).
- Radiografia de coluna cervical (fratura de vértebra cervical).
- Radiografia de crânio (diagnóstico de fratura na vigência de traumatismo cranioencefálico).
- ECG para afastar presença de cardiopatias embolizantes.
- EEG – anormalidades focais e generalizadas podem ocorrer no estado de mal epiléptico; na encefalite herpética, em abscesso cerebral. Útil também quando utilizado como critério de morte cerebral.
- Testes de função da tireóide e cortisol (coma tireotóxico e insuficiência adrenal).
- FAN (quando há suspeita de vasculite por lúpus eritematoso sistêmico).
- Exame de fundo de olho – para determinar se há papiledema. Não se devem usar midriáticos, uma vez que interferem com as reações pupilares, as quais são preciosas para avaliação clínica do paciente comatoso. A ausência de papiledema não exclui que a pressão intracraniana está aumentada, uma vez que o papiledema leva de 24 a 48 horas para se desenvolver. Dilatação das veias da retina e ausência de pulsações venosas são sinais precoces de hipertensão intracraniana. Hemorragias pré-retinianas resultam de sangramento subaracnóideo ou subdural.
- Tomografia computadorizada (TC) – principalmente se há suspeita de massa intracraniana.
- Arteriografia cerebral – quando a TC não é suficiente para o diagnóstico de massa intracraniana.
- Ultra-sonografia de crânio em lactentes com fontanela aberta.
- Sorologia para vírus, especialmente herpes, vírus entéricos, citomegalovírus, sarampo e rubéola.
- Exame do líquido cefalorraquidiano (meningite, hemorragia intracraniana) está contra-indicado nos casos com hemorragia intracraniana, porém é mandatório se há suspeita de meningite.

TRATAMENTO

As medidas prioritárias diante de uma criança em estado de coma consistem em:

1. Manutenção de vias aéreas permeáveis garantindo oxigenação e ventilação adequadas. Para isso, posicionar adequadamente o paciente, proceder à aspiração de vias aéreas superiores, passar sonda nasogástrica e colocar o paciente em decúbito lateral ou em posição semi-sentada para minimizar o perigo de aspiração de saliva e/ou vômitos. A aspiração de secreções das vias aéreas superiores deve ser freqüente. Se necessário, uti-

lizar cânula de Guedel. Atenção meticulosa deve ser dada ao tipo respiratório do paciente. Se o esforço respiratório é débil, oxigenar inicialmente com máscaras e, se necessário, realizar intubação traqueal e ventilação mecânica. A hipoxia moderada e a hipercapnia podem não ser clinicamente evidentes, portanto determinações repetidas de gasometria são necessárias. Não intubar o paciente sem usar atropina, 0,5 a 1,0mg por via intravenosa, o que faz com que os reflexos vagais sejam inibidos em 30 a 60 segundos. Considerar o uso de naloxona se a depressão respiratória é importante e principalmente se existir miose associada. Se houver alguma possibilidade do coma devido a traumatismo cranioencefálico (TCE), o paciente deverá ser manipulado como se também tivesse fratura cervical, a fim de evitar lesão da medula espinal. Assim sendo, a manipulação do pescoço deverá ser mínima durante a intubação.

2. Suporte cardiovascular com normalização da pressão arterial (PA), garantindo um fluxo sangüíneo cerebral satisfatório. Se o paciente apresenta quadro clínico de choque hipovolêmico, assegurar via intravenosa pela introdução de cateteres intravenosos de grande calibre e repor a volemia. Após asseguradas a oxigenação, a ventilação e a circulação, o pediatra deve voltar-se para outros problemas potencialmente coexistentes:

- colher amostras de sangue e urina para investigação inicial, inclusive triagem toxicológica. Se há evidências de intoxicação exógena e se indicado, iniciar lavagem gástrica (ver Capítulo Intoxicações). Colher primeira amostra de suco gástrico para exames toxicológicos;
- se há evidências de lesão ocupando espaço, providenciar realização de TC o mais rápido possível e solicitar consulta a neurocirurgião, iniciando medidas antiedema;
- fazer dextrostix e corrigir hipoglicemia com administração intravenosa de 1 a 2ml/kg de glicose hipertônica a 25%;
- tratar hipo ou hipertermia;
- controlar convulsões existentes usando drogas anticonvulsivantes por via intravenosa;
- na presença de processos infecciosos, iniciar antibioticoterapia;
- controlar anormalidades ácido-básicas;
- se há evidência clínica de intoxicação exógena, tomar as providências necessárias na dependência do tóxico em ação;
- avaliar as necessidades hídricas sempre cuidando para não haver hiper-hidratação, uma vez que freqüentemente a criança em coma é incapaz de manipular volume. Supõe-se que isso seja resultado da disfunção do hipotálamo ou de uma síndrome de secreção inapropriada do hormônio antidiurético.

Cuidado com o uso de soluções hipotônicas que agravam o edema cerebral. O volume adequado pode ser estimado considerando-se o ganho de peso corpóreo diário (pesar o paciente três vezes por dia, se for necessário), verificando o débito urinário e as medidas de PVC (se existe um cateter venoso central). Fazer balanço hídrico diariamente.

Quando o coma é prolongado, deve-se assegurar uma boa oferta calórica:

Tratar hipertensão intracraniana (HIC) – o tratamento da HIC é feito quando existe monitorização contínua da pressão intracraniana (PIC) e isso requer colocação de um cateter intraventricular ou transdutor subdural ou epidural ou dispositivos de sensibilidade de pressão e um pino subaracnóideo ou um parafuso de Richmond. O tratamento para HIC deve ser instituído se a PIC for maior do que 25mmHg. A pressão de perfusão cerebral (PPC) deve ser mantida em torno de 60mmHg. A PPC é a diferença aritmética entre pressão sangüínea arterial média (PAM) e pressão intracraniana, assim, PPC = PAM – PIC.

As medidas necessárias para reduzir a pressão intracraniana são:

a) Iniciar restrição hídrica.
b) Hiperventilar o paciente – manter a pCO_2 entre 25 e 30mmHg. Admite-se que uma pCO_2 abaixo de 25mmHg provoca intensa vasoconstrição cerebral que pode induzir lesão isquêmica.
c) Manter o paciente em decúbito elevado, a 30° do plano horizontal, com a cabeça em posição neutra. Minimizar ou prevenir estimulação ou movimentação excessiva usando sedativos e, se absolutamente necessário, curarizar o paciente.
d) Administrar diuréticos osmóticos – usar manitol, 0,25g/kg até 1g/kg, por via intravenosa, em bolo, repetir se necessário. Lembrar que o início da ação é rápido e a duração da ação pode variar de 30 minutos a 4-6 horas.
e) Dexametasona em pacientes com tumor cerebral ou TCE. Dose de ataque de 0,5mg/kg e manutenção de 0,25mg/kg/dose por via intravenosa, a cada 6 horas.

A terapêutica para HIC deve ser descontinuada se a PIC permanecer abaixo de 25mmHg por 48 horas. A monitorização deve ser retirada quando a PIC permanecer abaixo de 25mmHg por 2 dias após interrupção do tratamento e o paciente encontrar-se clinicamente estável.

PROGNÓSTICO

O pediatra deverá ter precauções em fazer julgamentos sobre o prognóstico de pacientes em coma, uma vez que nessa faixa etária o prognóstico é mais difícil de ser determinado do que em adulto, talvez por que o cérebro se encontra em diferentes estágios de desenvolvimento e é mais resistente aos variados insultos.

Não existe até o momento nenhum grupo de sinais clínicos que traduza de forma fidedigna qual será o prognóstico de uma criança em coma. São considerados sinais clínicos precoces desfavoráveis os reflexos anormais provenientes do tronco cerebral, mas a presença destes não exclui a possibilidade de recuperação normal.

O tipo e a duração do coma também influenciam o prognóstico. O coma que se segue a um episódio de parada cardiorrespiratória tem pior prognóstico do que aquele devido a distúrbios metabólicos, sendo o relacionado com TCE o de melhor evolução.

No coma traumático, segundo alguns autores, a taxa de mortalidade é de 95% quando os pacientes apresentam *ausência de reatividade pupilar* ou do *reflexo oculomotor* 6 horas após o início do coma.

Uma taxa de mortalidade de 91% pode ser estimada quando as *pupilas não são reativas* após 24 horas.

A determinação do prognóstico do coma não-traumático é mais difícil devido à heterogeneidade de suas doenças causais.

Os sinais desfavoráveis encontrados em pacientes em coma não-traumático incluíram ausência combinada de reatividade pupilar, respostas corneanas, calóricas e de reflexos tendinosos. Se após 24 horas do início do coma há presença de todos esses sinais, a ausência de abertura das pálpebras, de movimentos oculares espontâneos e de tônus muscular são dados de mau prognóstico, principalmente se os mesmos sinais persistirem por 3 dias.

Os sinais favoráveis no primeiro e terceiro dias incluem presença de qualquer sinal de vocalização, respostas oculovestibulares normais, sinais de localização a estímulos e tônus muscular normal.

BIBLIOGRAFIA

CAMPBELL, A.G.M. – Children in a persistent vegetative state. *Brit. Med. J.*, **289**:1022, 1984.

FITZGERALD, F. et al. – The comatose patient. *Postgrad. Med.*, **74**:207, 1983.

GORDON, N.S. et al. – The management of comatose. *Child. Neuropediatr.*, **14**:3, 1983.

HAHN, A.L. – Stupor and coma: a clinical approach. *Geriatrics*, **38**:65, 1983.

LEVY, D.E.; BATES, D. et al. – Prognosis in non traumatic coma. *Ann. Int. Med.*, **94**:293, 1981.

MOSHÉ, S.L.; ALVAREZ, L.A. – Diagnosis of brain death in children. *J. Clin. Neurophys.*, **3**:239, 1986.

OGYNMEKAN, A.O. – Non-traumatic coma in childhood: etiology, clinical findings, morbidity, prognosis and mortality. *J. Trop. Pediatr.*, **29**:230, 1983.

PLUM, F.; PLOSNER, J. – *Diagnosis of Supor and Coma*. Philadelphia, Davis F.A. Co., 1978.

ROGERS, C. – *Textbook of Pediatric Intensive Care*. USA, Williams and Wilkins, 1987.

SOBIN, T.D. – Coma and the acute confusional state in the emergency room. *Med. Clin. North Am.*, **65**:15, 1981.

SCHVARTSMAN, S. – *Intoxicações Agudas*. 3ª ed., São Paulo, Sarvier, 1985.

SESHIA, S.S. et al. – Non-traumatic coma in childhood: clinical variables in prediction of outcome. *Develop. Med. Child. Neurol.*, **25**:493, 1983.

SHAYWITZ, B.A. – Management of acute neurologic syndroms in infants and children: *Yale. J. Biol. Med.*, **57**:83, 1984.

SPIELMAN, G. – Coma: a clinical review. *Heart and Lung*, **10**:700, 1981.

STRICKBENE, P. et al. – A preliminary prospective neurophysiological study of coma in children. *AJDC*, **138**:495, 1984.

TEASDALE, G.; JENNET, B. – Assessment of coma and impaired consciousness. *Lancet*, **13**:815, 1974.

ZIMMERMAN, S.S.; GILDEA, J.H. – *Critical Care Pediatrics*. USA, Saunders, 1985.

SINOPSE

COMA

1. Na faixa etária pediátrica as causas mais freqüentes de coma são as alterações metabólicas, com destaque também para as intoxicações exógenas.

2. As lesões de massa supratentorial têm importância e necessitam de abordagem terapêutica específica.

3. O diagnóstico diferencial entre coma por anormalidades metabólicas e coma por lesão que ocupa espaço fundamenta-se no exame neurológico que deve ser cuidadoso e baseado na escala de coma de Glasgow, suplementado por avaliação da função do tronco cerebral (respostas pupilares, respostas oculocefálica e oculovestibular, padrão respiratório e função motora) e realização de exames laboratoriais, às vezes, bem específicos.

4. O tratamento de emergência enfatiza a manutenção das vias aéreas permeáveis, permitindo oxigenação e ventilação adequadas e da função cardiocirculatória.

Seção V

EMERGÊNCIAS RESPIRATÓRIAS

42

SINUSITE AGUDA

Sylvia Costa Lima
Maria Angélica de Macedo Orione

DEFINIÇÃO

É uma inflamação da mucosa que recobre um ou mais seios paranasais.

Cerca de 0,5 a 5% das infecções de vias aéreas superiores em crianças jovens são complicadas por sinusite aguda. Como em média uma criança apresenta 6 a 8 episódios de resfriados por ano, a sinusite é um problema muito comum.

FISIOPATOLOGIA

Em condições normais, a drenagem dos seios paranasais é mantida adequadamente devido a três fatores:
1. Permeabilidade dos óstios.
2. Função ciliar.
3. Fluidez da secreção.

Quando ocorre obstrução dos óstios (por processo inflamatório, pólipos, corpo estranho etc.), alteração na função ou redução do número de cílios (discinesia ciliar primária, tabagismo etc.) e secreção mais espessa e abundante, há formação de ambiente propício à proliferação bacteriana e instalação do processo infeccioso.

Quando, após uma infecção viral, houver persistência dos sinais e dos sintomas por mais de 7 a 10 dias ou presença de sintomas graves, o diagnóstico de sinusite pode ser sugerido.

Pode ser classificada em:

Aguda – quando a duração dos sintomas for menor que 3 semanas.

Subaguda – duração dos sintomas entre 3 a 10 semanas.

Crônica – duração dos sintomas por mais de 10 semanas.

ETIOLOGIA

Os agentes mais comuns na infância são:
- *Streptococcus pneumoniae* (38 a 57%).
- *Haemophilus influenzae* (14 a 25%).
- *Moraxella catarrhalis* (3 a 10%)
- *Streptococcus pyogenes* (1 a 7%).
- *Staphylococcus aureus* (presente em cerca de 50% das crianças doentes ou não).

Esses germes correspondem a 90% dos casos; lembrar que, em crianças maiores e em adolescentes, anaeróbios podem ser agentes importantes, principalmente quando houver infecção dentária cuja raiz seja adjacente ao assoalho do seio maxilar.

QUADRO CLÍNICO

A clínica é muito variável, de acordo com a idade da criança, uma vez que a formação e a aeração dos seios paranasais ocorrem em diversas fases do desenvolvimento (Quadro 42.1).

Em lactentes e crianças jovens – pode haver envolvimento dos seios etmoidais e maxilares apenas. Normalmente, a sinusite apresenta-se após uma infecção viral de vias aéreas superiores. Um dos sintomas mais freqüentes, principalmente em crianças com idade inferior a 10 anos, é a rinorréia persistente que pode ser purulenta, serosa ou aquosa. Há presença de tosse associada à rinorréia, sendo particularmente incômoda à noite (devido à posição deitada estimular a drenagem sinusal para a parede faríngea).

Ainda podem ocorrer vômitos provocados pela drenagem posterior de secreção, respiração fétida e febre. Em cerca de 50% dos casos pode haver associa-

Quadro 42.1 – Formação e aeração dos seios paranasais.

Seios paranasais	Maxilar	Etmoidal	Frontal	Esfenoidal
Início da pneumatização	2º trimestre da gestação	2º trimestre da gestação	2-3 anos	1-2 anos
Visível à radiografia	3 anos (volume = 2ml)	3 anos	6-8 anos	3-6 anos
Término da formação	Adolescência	Adolescência	Adulto	Adulto
Características especiais	Relação com erupção dentária (volume final 12-15ml)	Anterior: relação com órbita (número de celas 3-15) Posterior: relação com o nervo trigêmeo	Pode ser assimétrico, hipoplástico ou septado	Relação com a base do crânio
Óstio de drenagem	Meato médio	Anterior: médio Posterior: superior	Meato superior	Meato superior

ção com otite média aguda ou apenas efusão serosa em ouvido médio.

Em crianças maiores e adolescentes – cerca de ⅓ dos casos pode ter queixa de cefaléia, dor facial com piora ao abaixar a cabeça e edema no local do seio acometido. Ao exame físico pode-se observar drenagem de secreção retrofaríngea (sinal da "chama de vela").

FATORES PREDISPONENTES

- Infecções de vias aéreas superiores freqüentes.
- Rinite alérgica.
- Corpo estranho nasal.
- Hipertrofia de adenóides.
- Alterações anatômicas (desvio do septo nasal, pólipos, cisto de seio maxilar).
- Doenças sistêmicas (fibrose cística, imunodeficiências, discinesias ciliares).

DIAGNÓSTICO

É predominantemente clínico, podendo-se lançar mão de complementação laboratorial/radiológica:

Radiografia dos seios da face (posição mento-naso-placa e fronto-naso-placa) – os achados mais comuns incluem opacificação difusa, edema de mucosa acima de 4mm e nível líquido no seio sinusal. Na presença de infecções de vias aéreas superiores virais, há grande probabilidade de falso-positivo, apenas pela infecção viral. A radiografia pode ser solicitada quando a sintomatologia de doença respiratória alta não melhorar após 5 a 7 dias.

Tomografia dos seios da face – pode ser útil em casos em que a radiografia não evidenciou alterações, principalmente nos casos recorrentes, nas infecções crônicas ou nos casos graves.

Cultura de secreção – está indicada quando o estado geral estiver comprometido, houver envolvimento do SNC, da órbita ou falência de resposta a múltiplos cursos de antibióticos. A obtenção do material pode ser feita pela punção direta do seio, principalmente nos casos graves, ou por coleta de material na região próxima ao óstio do seio maxilar (apresenta boa correlação com o agente causador da sinusite), devendo ser realizada tanto no lado direito como no esquerdo.

TRATAMENTO

Para a antibioticoterapia domiciliar utilizam-se antimicrobianos que dão cobertura para os agentes mais freqüentes (*Streptococcus pneumoniae, H. influenzae, Moraxella catarrhalis*):

- Amoxicilina: 50mg/kg/dia, dividir de 8/8 horas
ou
- Amoxicilina + ácido clavulânico: 50mg/kg/dia, dividir em 8/8 horas
ou
- Claritromicina: 15mg/kg/dia, dividir em 12/12 horas
ou
- Cloranfenicol: 50mg/kg/dia, dividir em 6/6 horas
ou
- Cefaclor: 20-40mg/kg/dia, dividir em 8/8 horas.

O tratamento intra-hospitalar é indicado nas seguintes situações: casos graves, quando o estado geral estiver comprometido, na presença de celulite periorbitária ou orbitária, no comprometimento do SNC e nos imunodeprimidos; deve-se iniciar a terapêutica intravenosa com antimicrobianos que dêem cobertura para os agentes mais freqüentes, incluindo o *S. aureus*.

- Oxacilina: 200mg/kg/dia, dividir em 6/6 horas
ou
- Vancomicina: 40mg/kg/dia, dividir em 6/6 horas (nos casos resistentes ao antibiótico anterior) **associada a**
- Cloranfenicol: 50mg/kg/dia, dividir em 6/6 horas
ou
- Cefuroxima: 100-200mg/kg/dia, dividir em 6/6 horas
ou
- Ceftriaxona: 100mg/kg/dia, dividir em 12/12 horas.

Introduzir antimicrobiano para cobertura de anaeróbios quando houver infecção dentária associada.
- Clindamicina: 25-40mg/kg/dia, dividir em 6/6 horas
ou
- Cloranfenicol: 50mg/kg/dia, dividir em 6/6 horas
ou
- Metronidazol: 20-40mg/kg/dia, dividir em 6/6 horas.

Orientar lavagem nasal com soro fisiológico aquecido para melhorar a drenagem dos seios infectados.

O uso de descongestionantes tópicos ou sistêmicos e antiinflamatórios é controverso. Nas crianças sabidamente alérgicas, os anti-histamínicos podem ser úteis.

A duração do tratamento deve ser de 14 a 21 dias.

COMPLICAÇÕES

Encontram-se as seguintes complicações no decorrer da evolução da sinusite aguda:
- celulite periorbitária ou orbitária;
- meningite;
- abscesso cerebral, empiema epidural ou subdural;
- abscesso subperiostal da órbita;
- trombose do seio cavernoso.

BIBLIOGRAFIA

LUND, V.J. – Bacterial sinusitis: etiology and surgical management. *Pediatr. Infect. Dis. J.*, 13:58, 1994.

SCOTT, G.G. – Childhood sinusitis: pathophysiology, diagnosis and treatment. *Pediatr. Infect. Dis. J.*, 13:55, 1994.

WALD, E.R. – Acute maxillary sinusitis in children. *N. Engl. J. Med.*, 304:749, 1981.

WALD, E.R. – Epidemiology, pathophysiology and etiology of sinusitis. *Pediatr. Infect. Dis.*, 4(Suppl.):51, 1985.

WALD, E.R. – Sinusitis in children. *N. Engl. J. Med.*, 326:319, 1992.

WALD, E.R.; GERRA, M.; BYERR, C. – Upper respiratory tract infections in young children: duration of and frequency of complications. *Pediatrics*, 87:129, 1991.

SINOPSE

SINUSITE AGUDA

Os agentes etiológicos mais comuns na infância são *Streptococcus pneumoniae*, *Haemophilus influenzae*, *M. catarrhalis*, *S. pyogenes* e *S. aureus*.

Em crianças com idade inferior a 10 anos, os sintomas mais freqüentes são: rinorréia purulenta, serosa ou aquosa e tosse que piora à noite. Nas crianças maiores ocorrem cefaléia e dor facial.

Exames auxiliares incluem radiografia e/ou tomografia dos seios da face e cultura da secreção.

O tratamento é feito com amoxicilina ou amoxicilina + ácido clavulânico (50mg/kg/dia) ou claritromicina (15mg/kg/dia) ou cloranfenicol (50mg/kg/dia) ou cefaclor (20-40mg/kg/dia).

Quando o estado geral estiver comprometido, houver distúrbio do SNC, ocorrer celulite periorbitária ou orbitária e nos imunodeprimidos, é indicada a internação hospitalar.

43

OTITE MÉDIA AGUDA

CLAUDIA DE BRITO FONSECA
SÍLVIA MARIA DE MACEDO BARBOSA

INTRODUÇÃO

Otite média aguda (OMA) é uma entidade clínica que se caracteriza por lesões anátomo-patológicas inflamatórias agudas do revestimento conjuntivo epitelial das cavidades do ouvido médio.

É uma das infecções mais prevalentes na infância. Estudos estimam que aproximadamente 33% das visitas a pediatras são atribuídas a esta doença. No primeiro ano de vida, investigações mostram que pelo menos 62% das crianças tiveram ao menos um episódio de OMA e 17% tem três ou mais episódios. O pico de ocorrência da OMA parece ser durante a última metade do primeiro ano de vida.

ETIOLOGIA

Os microrganismos implicados na OMA são:

Vírus – vírus sincicial respiratório, parainfluenza tipo 2, adenovírus 3, coxsackie B4 e enterovírus. Durante surtos epidêmicos de varicela e sarampo, esses vírus podem ser verificados no ouvido médio. Os vírus podem ser responsáveis pela otite, mas podem ser somente fatores predisponentes para infecção bacteriana.

Bactérias – as mais freqüentes em ordem de importância são *Streptococcus pneumoniae*, *Haemophilus influenzae* não-tipado (ambos predominam em qualquer idade) e *Moraxella catarrhalis*. O *Haemophilus influenzae* do tipo B ocorre em 5 a 36% dos casos de otite por *Haemophilus* e em 25% dos casos está associado a meningite e bacteriemia. Em recém-nascidos, pode haver bacilos gram-negativos (*Escherichia coli*), *Staphylococcus aureus* e *Streptococcus* do grupo B. Bacilos gram-negativos como *Pseudomonas* e *Proteus* podem também causar otites em imunodeprimidos. Crianças com comunicação do ouvido médio com o ouvido externo podem desenvolver otite média pelos microrganismos mais típicos de otite externa (*Staphylococcus aureus*, *Staphylococcus epidermidis* e *Pseudomonas aeruginosa*).

Chlamydia trachomatis e *Mycoplasma pneumoniae* têm sido isolados como agentes de OMA, porém em proporção muito pequena.

FISIOPATOLOGIA

O evento inicial da patogênese da OMA é a colonização da nasofaringe pelas bactérias patogênicas. As rinofaringites virais podem favorecer a colonização, por acentuarem a aderência das bactérias à mucosa. Além disso, a infecção induz à lesão do epitélio respiratório levando à inflamação e à obstrução da tuba auditiva. Com isso, há alteração da equipressão do ouvido médio, com estabelecimento de uma pressão negativa que favorece o refluxo de secreções da nasofaringe e conseqüentemente de bactérias para o ouvido médio. A obstrução da tuba auditiva compromete também a drenagem das secreções.

Esse mecanismo é mais favorecido na criança que tem a tuba auditiva mais curta, mais aberta e mais horizontalizada em relação aos adultos. Além disso, a maior permanência no leito e o hábito de mamar deitada podem corroborar para o refluxo. A criança faz o movimento de deglutição cinco vezes mais do que o adulto, devido à mamadeira e às sucções freqüentes; o movimento de deglutição contrai o músculo tensor do véu palatino abrindo o ósteo tubário na nasofaringe, permitindo maiores chances de refluxo das secreções nasofaríngeas.

Outros fatores que favorecem a OMA relacionados à obstrução da tuba auditiva são: hipertrofia de adenóides, malformações como fenda palatina, processos alérgicos e irritativos do epitélio respiratório, incluindo o fumo passivo.

Outras formas de infecção do ouvido médio incluem via hematogênica (rara), traumatismos diretos sobre a membrana timpânica, barotrauma, corpo estranho e presença de tubo de timpanostomia ou membrana timpânica perfurada.

QUADRO CLÍNICO E DIAGNÓSTICO

Inicialmente, os sintomas são causados pela obstrução tubária. Crianças maiores podem relatar abafamento da audição e freqüentemente mexem nas orelhas por causa de uma sensação de plenitude auricular e desconforto. Um reflexo luminoso diminuído com retração e redução da motilidade do tímpano estão presentes. Pode haver efusão serosa.

A fase seguinte corresponde ao desenvolvimento da infecção no ouvido médio. Surge otalgia, que piora com os movimentos de deglutição. Crianças menores que não sabem localizar a dor, apresentam-se com choro constante, irritabilidade ou letargia, inapetência, vômitos ou diarréia e podem acordar à noite devido à dor. É freqüente haver febre. À otoscopia, observa-se membrana timpânica hiperemiada, com perda do brilho e da transparência, estando muitas vezes abaulada. Algumas vezes, a membrana timpânica pode perfurar espontaneamente, levando à otorréia purulenta. A perfuração tem tendência a fechamento em 7 a 14 dias quando devidamente tratada. A presença de coleção purulenta em ouvido médio pode desencadear meningismo, por edema da dura-máter.

Observação completa da membrana timpânica é um importante requisito para o diagnóstico. Todo material deve ser removido do ouvido externo para permitir a visualização. O achado exclusivo de hiperemia bilateral nem sempre corresponde à OMA, podendo ser vista em infecções do trato respiratório, na presença de febre, após o choro e após tentativa de remoção de cerúmen.

Além das alterações na otoscopia já relatadas, o diagnóstico pode ser complementado pela insuflação pneumática que mostra diminuição da mobilidade da membrana timpânica, pela timpanometria que mede sua complacência e pela realização da timpanocentese. Esta pode ser indicada quando a otite se acompanha de mastoidite, meningite ou sepse, em imunodeprimidos, nos pacientes com falha na terapêutica inicial e para alívio dos sintomas.

O diagnóstico diferencial inclui otite externa que pode dificultar a visualização do ouvido médio e ser a causa da dor. Otalgia pode ser uma dor referida de outros sítios, como amígdalas, dentes, adenóides, nasofaringe ou laringe. Meringite bolhosa também pode confundir com otite média, além da otite média secretora e da otite média crônica.

TRATAMENTO

A terapia com antibióticos mudou drasticamente o curso da OMA. Na era pré-antibiótica, muitos casos resolviam-se espontaneamente. Freqüentemente, a resolução resultava da perfuração espontânea da membrana timpânica. Sérias complicações intracranianas desenvolviam-se em aproximadamente 3% dos casos. Com a utilização de antibióticos, a incidência de complicações intracranianas caiu para abaixo de 0,15%.

A escolha da antibioticoterapia adequada deve ser baseada nos seguintes parâmetros:

1. idade do paciente;
2. história recente de OMA;
3. utilização de antibiótico prévio;
4. conhecimento dos microrganismos responsáveis pela doença nas diversas faixas etárias;
5. suscetibilidade do organismo isolado ao antibiótico em pacientes com OMA e conhecimento da concentração antibiótica em ouvido médio.

Há muitas escolhas antibióticas para o tratamento da OMA em crianças com idade superior a 1 mês (Tabela 43.1).

Tabela 43.1 – Antibióticos usados para o tratamento de OMA.

Droga	Dose (mg/kg/dia)	Nº doses/dia
Amoxicilina	40-50	3
Ampicilina	50-100	4
Amoxacilina-clavulanato	40-50	3
Cefaclor	40	3
Cefixima	8	1-2
Cefuroxima	30	2
Eritromicina	50	4
Sulfametoxazol-trimetoprima	40/8	2
Cloranfenicol	50	4
Claritromicina	15	2 (5-10 dias)
Azitromicina	10 (1º dia) 5 (4 dias)	1 (5 dias)

As aminopenicilinas (ampicilina e amoxicilina) têm excelente atividade para muitos patógenos implicados na OMA. A adição de inibidores de beta-lactamase (amoxicilina-clavulanato) aumenta o espectro da atividade antimicrobiana, aumentando a efetividade contra os organismos produtores da beta-lactamase.

As cefalosporinas são um tratamento alternativo para a OMA. As de segunda geração como o cefaclor e a cefuroxima são bem absorvidas oralmente e efetivas na penetração no ouvido médio.

As cefalosporinas e as preparações com clavulanato são efetivas contra os produtores de beta-lactamase.

Tanto o sulfametoxazol-trimetoprima (SMZ-TMP) e as eritromicinas têm sido utilizados para o tratamento da OMA. São utilizados também em indivíduos com reação a penicilinas ou cefalosporinas. Ambas as combinações são bem toleradas e bem efetivas contra organismos que possuem atividade da beta-lactamase.

A amoxicilina e o SMZ-TMP continuam sendo as drogas mais comumente prescritas.

Pacientes com conjuntivite purulenta e OMA têm risco aumentado de infecção por *H. influenzae*, 30% dos quais resistentes a amoxicilina em muitas comunidades.

Pacientes com sinusite ou pneumonia em adição à OMA, usualmente, podem ser tratados com o mesmo antibiótico porque a mesma bactéria pode causar as três infecções.

Pacientes com suspeita de complicações intratemporal ou intracraniana (mastoidite, abscesso epidural) necessitam de avaliação por especialistas, antibiótico parenteral e usualmente exploração cirúrgica ou drenagem.

A OMA no período neonatal é freqüentemente causada pelo *S. aureus*, *Streptococcus* do grupo B e bacilos gram-negativos. Crianças com idade inferior a 4 semanas com OMA, febre e irritabilidade são freqüentemente hospitalizadas para uma avaliação para sepse (líquor, hemocultura e urocultura) e tratamento com antibiótico parenteral até resultados das culturas. Ampicilina e cefotaxima são usualmente utilizadas.

Agentes alternativos incluem amoxacilina-clavulanato, cefalosporinas (cefaclor, cefuroxima), eritromicina, SMZ-TMP e cloranfenicol.

O cloranfenicol é uma droga que também pode ser utilizada, porém, quando do seu uso, deve-se lembrar de seus efeitos colaterais.

A utilização de descongestionantes é controversa no tratamento da OMA. Descongestionantes orais ou nasais administrados sozinhos ou em combinação com anti-histamínicos são medicações utilizadas para o tratamento da OMA com efusão. O conceito comum é que essas drogas reduzem a congestão da mucosa respiratória e alivia a obstrução da tuba auditiva que resulta da inflamação causada pela infecção respiratória. O resultado de estudos clínicos indica que não há evidência significante de nenhuma dessas combinações para alívio dos sintomas da doença ou o tempo com secreção no ouvido médio após a infecção aguda. Os anti-histamínicos podem ser benéficos em crianças com quadro de rinite alérgica associada.

Outras medidas que mostram ser benéficas no tratamento de OMA incluem o tratamento da dor com analgésicos e compressas quentes locais.

Muitas crianças com otites médias estarão livres dos sintomas e afebris de 48 até 72 horas. É importante avisar aos pais que a febre não deve ocorrer após esse tempo, devendo, se necessário, haver uma nova avaliação em que uma nova alternativa antibiótica deve ser considerada.

COMPLICAÇÕES

Embora seja uma doença benigna, algumas complicações sérias de OMA podem ocorrer. Muitas dessas complicações estão diretamente relacionadas a uma proliferação bacteriana secundária.

A infecção pode estender-se através dos vasos ao longo do osso temporal resultando em tromboflebite ou expandir-se por contigüidade. O osso adjacente pode ser destruído ou erodido, permitindo a expansão da infecção para estruturas adjacentes.

Complicações intracranianas

Abscesso epidural.
Meningite.
Trombose do seio cavernoso.
Abscesso cerebral.

Complicações extracranianas

Labirintite.
Mastoidite.
Abscesso periostal.
Paralisia do nervo facial.
Colesteatoma.
Otite média crônica.

BIBLIOGRAFIA

BERMAN, S. – Management of acute and chronic otitis media in pediatric practice. *Curr. Opin. Pediatr.*, 7:513, 1995.

BERMAN, S. – Otitis media in developing countries. *Pediatrics.*, 96:126, 1995.

CANTOR, R.M. – Otitis externa and otitis media. *Emerg. Med. Clin. North Am.*, 13:445, 1995.

EICHENWALD, H.F.; STOLL, S.E.; STRÖDER, J. et al. – Acute otitis media with effusion. In Eichenwald, H.F.; Ströder, J. *Pediatric Therapy*. 3rd ed., St. Louis, Mosby, 1993, p. 364.

FEIGIN, R.D.; KLINE, M.W.; HYATT, S.R.; FORD III, K.L. – Otitis media. In Feigin, R.D.; Cherry, J.D. *Textbook of Paediatric Infectious Diseases*. 3rd ed., Philadelphia, W.B. Saunders Company, 1992, p. 174.

GIEBINK, G.S. – Otitis media. In Kaplan, S.L. *Current Therapy in Pediatric Infectious Diseases*. 3rd ed., St. Louis, Mosby-Year book, 1993, p. 4.

KLEIN, G.O. – Otitis media. In Krugman, S.; Katz, S.L.; Gershon, A.A. et al. *Infectious Diseases of Children*. 9th ed., St. Louis, Mosby-Year Book, 1992, p. 285.

MANDEL, E.M.; CASSELBRANT, M.L.; ROCKETTE, H.E. et al. – Efficacy of 20-versus 10-day antimicrobial treatment for acute otitis media. *Pediatrics*, 96:5, 1995.

NELSON, J.D. – *Pocket Book of Pediatric Antimicrobial Therapy*. 20th ed., Baltimore, Williams & Wilkins, 1996.

SINOPSE

OTITE MÉDIA AGUDA

Os principais agentes implicados na OMA são o *Pneumococcus*, o *H. Influenzae* e a *M. catarrhalis*.
O quadro clínico geralmente é precedido por um episódio de IVAS; pode ou não haver febre, sintomas gerais e otalgia.

O diagnóstico é baseado nos achados da otoscopia.

O tratamento de primeira escolha inclui amoxicilina (40-50mg/kg/dia de 8/8 horas) ou ampicilina na dose de 50-100mg/kg/dia de 6/6 horas.
Como alternativas usam-se amoxicilina-clavulanato na dose de 40-50mg/kg/dia de 8/8 horas, eritromicina, 50mg/kg/dia de 6/6 horas, cefaclor, 40mg/kg/dia de 8/8 horas, SMZ-TMP, 8mg/kg/dia de TMP de 12/12 horas.

O tempo de tratamento deve ser de, no mínimo, 10 dias para a grande maioria dos antibióticos. Se necessário, utilizar analgésicos e antitérmicos.

A utilização de descongestionantes é controversa. Anti-histamínicos podem ser benéficos em crianças com rinite alérgica associada.

44

LARINGOTRAQUEOBRONQUITE
(CRUPE)

Erica Santos
Hany Simon Jr.

INTRODUÇÃO

O termo crupe origina-se da palavra anglo-saxônica *kropan*, *"to cry aloud"*, e é utilizado para designar diversas doenças respiratórias agudas diferentes que se caracterizam por graus variáveis de estridor inspiratório, tosse, rouquidão e retrações torácicas decorrentes de obstrução na região da laringe. A etiologia do crupe é diversa, apresentando causas infecciosas e não-infecciosas. Anatomicamente, a lesão pode ocorrer em região supraglótica, laríngea e infraglótica.

Neste capítulo abordaremos a laringotraqueobronquite aguda (crupe viral), que é uma das doenças respiratórias mais comuns da infância, e seus principais diagnósticos diferenciais: crupe espasmódico, difteria, crupe pseudomembranoso ou traqueíte bacteriana, epiglotite e aspiração de corpo estranho (Quadro 44.1).

CRUPE VIRAL

Também conhecida como laringotraqueobronquite aguda viral (LTB), deve-se a uma infecção viral do trato respiratório superior e do inferior, que produz uma reação inflamatória na região subglótica, responsável pelo quadro clínico de dispnéia inspiratória com característica estridulosa. O termo crupe atualmente se refere à laringotraqueíte ou à laringotraqueobronquite aguda de causa viral.

É uma doença relativamente comum em crianças jovens, respondendo por 10 a 15% das doenças do trato respiratório inferior, com incidência de 1,5 caso em 100 crianças menores que 6 anos de idade. Na maioria das vezes, a faixa etária situa-se entre 3 meses e 3 anos, com pico de incidência no segundo ano de vida. Há predomínio do sexo masculino.

O agente mais comumente implicado na crupe viral é o vírus parainfluenza dos tipos I e II, seguido do parainfluenza do tipo III. Estão implicados na etiologia, também, os vírus influenza A e B e o vírus respiratório sincicial. Outros agentes que contribuem em proporção variável são: *Mycoplasma pneumoniae*, enteroviroses e rinoviroses.

FISIOPATOLOGIA

A infecção afeta inicialmente o trato respiratório superior, produzindo inflamação da nasofaringe que evolui, subseqüentemente, para todo o trato respiratório. Os sintomas clássicos de tosse, rouquidão e estridor emergem de inflamação que ocorre na região da laringe e da traquéia. O edema de mucosa e submucosa na região subglótica – parte menos distensível da via aérea – combinado ao aumento de quantidade e viscosidade das secreções da árvore traqueobrônquica, resulta na obstrução característica observada na crupe viral. A resistência à passagem de ar por uma via estreitada produz o clássico som de estridor, que é mais aparente na inspiração devido à pressão negativa que tende a estreitar ainda mais a via aérea, principalmente em crianças pequenas nas quais suas paredes são mais complacentes.

Há alterações inflamatórias no epitélio, mucosa e submucosa da laringe, traquéia, brônquios, bronquíolos e até nos alvéolos, resultando em desconforto respiratório superior e de parênquima pulmonar com edema, broncoconstrição e atelectasia.

O diâmetro da laringe e da glote em crianças jovens é relativamente menor, portanto a inflamação leva a um maior grau de obstrução. A membrana da mucosa é mais vascularizada, o anel cartilaginoso menos rígido, além do choro e da obstrução nasal poderem agravar o estreitamento dinâmico da via aérea.

Quadro 44.1 – Diagnósticos diferenciais de crupe.

Categoria	Crupe viral	Crupe espasmódico	Crupe pseudo-membranoso	Crupe diftérico	Epiglotite aguda	Corpo estranho
Idade comum de ocorrência	3 meses-3 anos	3 meses-3 anos	Maiores que 3 anos	Todas	2-6 anos	1-4 anos
Pródromos	Coriza	Nenhum ou coriza mínima	Normalmente coriza	Normalmente faringite	Ocasionalmente coriza	Nenhum
Início	Variável de 12-48h	Repentino à noite	Progressivo de 12h a 7 dias	Lento por 2-3 dias	Rápido em 4-12 horas	Normalmente repentino
Febre	37,8-40,5°C	Não	37,8-40,5°C	37,8-38,5°C	39,5°C	Não, a menos que haja infecção secundária
Rouquidão ou tosse ladrante	Sim	Sim	Sim	Sim	Não	Freqüentemente não
Disfagia	Não	Não	Não	Sim	Grave	Freqüentemente sim
Estridor	Sim: mínimo a intenso	Moderado	Intenso	Mínimo a intenso	Moderado a intenso	Variável
Toxemia	Normalmente mínima	Não	Moderada a grave	Normalmente não	Grave	Não
Cavidade oral	Faringite mínima	Normal	Faringite mínima	Faringite membranosa	Faringite e salivação excessiva	Normal
Epiglote	Normal	Normal	Normal	Normal Pode conter membranas	Edemaciada e vermelha	Normal
Radiografia	PA cervical com estreitamento	Sem utilidade	PA cervical com estreitamento	Sem utilidade	Lateral cervical com epiglote edemaciada	Pode revelar corpo estranho
Leucócitos	Pouco ↑ com predomínio de polimorfo-nucleares	Normal	↑ com desvio à esquerda	↑ com desvio à esquerda	↑ com desvio à esquerda	Normal
Bacteriologia	Ausente	Ausente	Cultura positiva para *S. aureus*, *S. pyogenes*, pneumococo, hemófilos	Cultura das membranas positiva para *C. diphtheriae*	Hemófilos tipo B no sangue	Ausente
Curso clínico	Variável, maioria não requer VA artificial	Sintomas de curta duração com ataques repetidos	Grau de obstrução grave por 3-5 dias VA artificial	Lento, progressivo com obstrução de VA	Rápido, progressivo, PCR em horas	Variável, depende da localização, do tamanho e das características do corpo estranho
Tratamento	Nebulização, dexametasona, inalação com adrenalina, VA	Nebulização com solução salina	Priorizar VA artificial e oxacilina e cloranfenicol (cefalosporina 3ª geração)	Toxina antidiftérica e penicilina	Priorizar VA e cloranfenicol (cefalosporina 3ª geração)	Broncoscopia com retirada do corpo estranho

QUADRO CLÍNICO

O período de incubação varia de 2 a 6 dias. A transmissão ocorre por contato direto ou exposição a secreções de nasofaringe.

A maioria das crianças tem história de infecção no trato respiratório superior por um ou mais dias com rinorréia, dor de garganta e tosse, acompanhada de febre de 38 a 40°C. O início manifesta-se principalmente com rouquidão e piora da tosse, não-produtiva mas com timbre metálico que lembra "tosse de cachorro". A tosse é o sintoma mais comum, ocorrendo em 94% dos casos. A criança pode acordar à noite com tosse, taquipnéia e estridor, podendo estar presente em 58% dos casos, sendo mais incidente na inspiração e ocasionalmente expiratório. A criança não tem aparência toxemiada. Os casos mais graves acompanham-se de retrações torácicas, principalmente supraclaviculares e supra-esternal e taquipnéia. Com a progressão da doença há diminuição dos sons respiratórios. A presença de sibilos e expiração prolongada denota acometimento das vias aéreas inferiores.

A maior complicação é a falência respiratória nos casos graves do crupe viral, na qual levam-se em consideração parâmetros clínicos com o uso de musculatura acessória, cianose, tosse, estridor e sons respiratórios (Tabela 44.1). Outras complicações incluem pneumonia, aspiração, pneumotórax e edema pulmonar transitório sem aumento de área cardíaca.

Tabela 44.1 – Escore de crupe.

Estridor inspiratório	Ausente	0
	Repouso com estetoscópio	1
	Repouso sem estetoscópio	2
Retrações	Nenhuma	0
	Leves	1
	Moderadas	2
	Graves	3
Entrada de ar	Normal	0
	Diminuída	1
	Intensamente diminuída	2
Oximetria	$\geq$ 95% em ar ambiente	0
	$\geq$ 95% em FiO_2 de 40%	4
	< 95% em FiO_2 de 40%	5
Nível de consciência	Normal	0
	Alterado	5

Leve < 4   Moderado 4-7   Grave > 7

Uma das características do crupe viral é o curso flutuante, com melhora e piora em horas, principalmente no período noturno. Na maioria dos casos, a doença tem duração de 4 dias, porém a tosse pode-se estender por um período mais longo. A recuperação clínica parece ser completa.

DIAGNÓSTICO

O diagnóstico é clínico, e o leucograma traz pouco benefício. Hipoxemia pode estar presente, decorrente do edema inflamatório nas vias aéreas superiores e parênquima pulmonar, provocando alteração na relação ventilação-perfusão, podendo culminar em falência respiratória. O aumento do esforço respiratório pode gerar fadiga com retenção de CO_2 (Fig. 44.1).

À radiografia cervical póstero-anterior, há estreitamento simétrico da área subglótica, descrito como sinal da "torre de igreja" ou "ponta de lápis". À radiografia cervical em perfil, há distensão da hipofaringe e graus variáveis de estreitamento subglótico com coluna de ar aumentada na expiração em relação à inspiração, cordas vocais espessadas e irregulares e epiglote normal.

TRATAMENTO

O curso natural flutuante da doença faz com que a avaliação da terapêutica se torne difícil. A melhor avaliação da hipoxemia se faz pelo aumento da freqüência respiratória, já que o estridor e as retrações refletem mais o grau de obstrução subglótica do que a hipoxemia, sendo útil para tal a oximetria de pulso não-invasiva.

A nebulização das vias aéreas com solução salina umidifica o ar na faringe e na laringe, tornando a secreção mais facilmente removível pela tosse, aliviando a obstrução, porém não tem efeito no edema subglótico ou mais abaixo da glote. Se a taquipnéia se mantiver após 20 minutos de umidificação ou se houver piora do trabalho respiratório ou ainda se a oximetria se mantiver menor que 95%, um tratamento mais agressivo deve ser iniciado.

No crupe moderado deve ser instituída a terapêutica com corticosteróides, que reduz o número de pacientes que necessitam de ventilação mecânica, a gravidade do quadro nas primeiras 24 horas (melhora no escore de crupe), o tempo de hospitalização e o número de retornos hospitalares. Os esteróides exercem seu efeito diminuindo a permeabilidade endotelial capilar e o edema de mucosa, estabilizando as membranas lisossomais, diminuindo a reação inflamatória e têm efeito imediato por sua ação vasoativa de permeabilidade às catecolaminas. Recomenda-se a dose de 0,6mg/kg de dexametasona por via intravenosa, intramuscular ou oral, ou dose equivalente de outro esteróide. Não há registro de efeitos colaterais nessas doses.

Recentemente, descreveu-se o uso de corticoterapia inalatória com Budesonide® (2mg/dose), que mostrou eficácia semelhante ao uso de dexametasona na dose anteriormente citada.

No crupe grave deve ser instituída a terapêutica inalatória com adrenalina. O benefício dessa droga reside em sua ação alfa-adrenérgica com constrição dos capilares de mucosa e submucosa subglóticos e ação

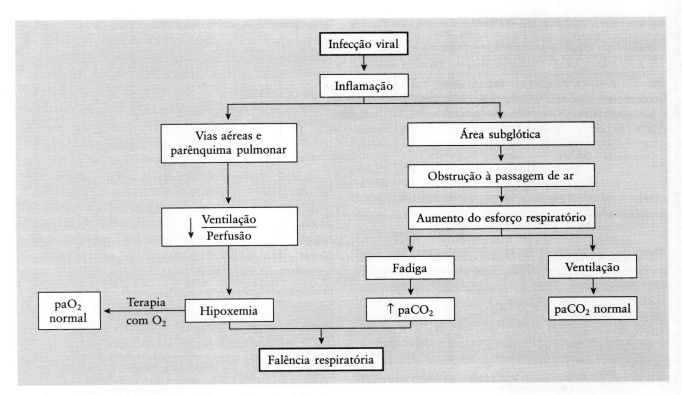

Figura 44.1 – Fisiopatologia da insuficiência respiratória.

beta-2-adrenérgica na musculatura lisa do trato respiratório inferior. Obtém-se rápida melhora sintomática, em 10 minutos, porém não tem efeito sobre a paO$_2$, nem altera o curso natural da doença, mas diminui a necessidade de via aérea artificial. O L-isômero da adrenalina é essencialmente o único isômero ativo. A adrenalina racêmica contém uma mistura de quantidades iguais de isômeros L e D, já a adrenalina comum 1:1.000 contém apenas o L-isômero. Preconiza-se o uso de adrenalina comum inalatória na dose de 5ml, não diluída (dose equivalente do L-isômero na adrenalina racêmica usada classicamente para a inalação na dose de 0,5ml de solução a 2,25%). Como sabidamente é o L-isômero que tem atividade, não há razão para se acreditar que na adrenalina racêmica a mistura dos dois isômeros produziria menores efeitos colaterais. Todos os pacientes com essa terapêutica devem ser admitidos em hospital para observação mínima de 4 horas. A duração da ação é de 2 horas, podendo haver recaída, porém sem retornar aos níveis de desconforto pré-tratamento, quando os efeitos do aerossol se dissiparam. Os efeitos colaterais são raros.

Quando as terapêuticas anteriormente citadas falharem, deve ser considerada a via aérea artificial. A cânula orotraqueal deve ser 0,5 a 1mm menor que a estabelecida para a idade, sendo crítico para sua escolha não o fato da cânula ter o tamanho máximo possível para determinada via aérea, mas sim a possibilidade de manter essa via aérea patente, minimizando o traumatismo no tecido edemaciado. Quando possível, esse procedimento deve ser realizado em centro cirúrgico ou UTI, com a criança respirando espontaneamente. Está indicado uso prévio de sedação e relaxantes musculares. A intubação está indicada em pacientes com alteração do estado mental por hipoxemia e/ou hipercapnia e naqueles que necessitem inalações com adrenalina com freqüência maior que a horária.

A extubação deve ser programada segundo alguns critérios como: presença mínima de secreções aspiradas da cânula e escape de ar visto como tosse ou vocalização. Se houver falha na extubação, deve-se considerar a endoscopia para reintubação ou traqueostomia.

A endoscopia é necessária nos casos de LTB atípicos, recorrentes ou graves. São considerados atípicos os casos que não respondem ao tratamento medicamentoso, criança muito jovem ou quando o diagnóstico é duvidoso. A endoscopia deve ser postergada para 3 a 4 semanas após a resolução do episódio agudo, para melhor diferenciação entre a reação inflamatória aguda e as anormalidades anatômicas preexistentes.

São candidatas a tratamento domiciliar crianças não-toxemiadas, hidratadas e capazes de ingerir líquidos, com estridor mínimo e ausência de retrações à entrada ou que tenham pais confiáveis que saibam reconhecer os sintomas e as complicações, promovendo o transporte ao hospital a qualquer momento. É importante lembrar que a piora dos sintomas ocorre à noite, quando os pais estão dormindo (Fig. 44.2).

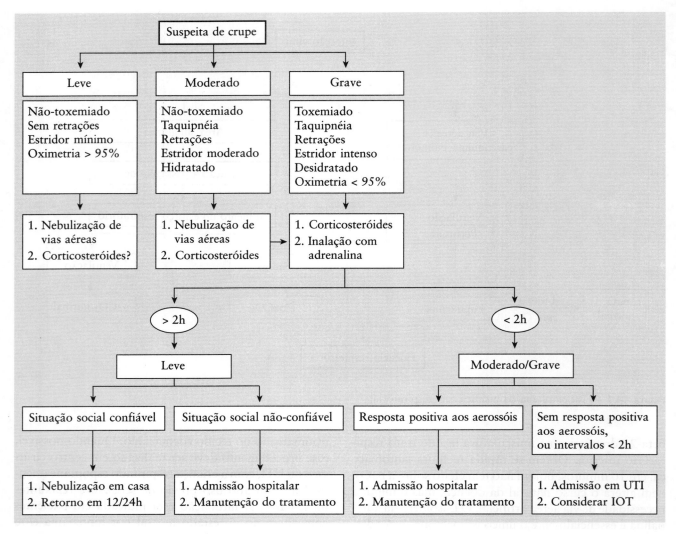

Figura 44.2 – Abordagem do crupe.

CRUPE ESPASMÓDICO

Acomete crianças de 3 meses a 3 anos de idade, mais evidente em maiores de 1 ano de idade. A apresentação clínica é semelhante à LTB viral. A patogênese é incerta, aventando-se hipótese de causas viral, imunológica ou psicológica.

O quadro clínico caracteriza-se por dificuldade respiratória repentina, com tosse ladrante e estridor inspiratório, geralmente na ausência de pródromos respiratórios altos, podendo ser precedido de rouquidão. A criança acorda com aparência ansiosa e assustada, taquipnéica, com respiração trabalhosa, taquicardia e extremidades frias. Geralmente não há febre, e é raro o aparecimento de cianose. O quadro é autolimitado com regressão dos sintomas em algumas horas, restando nos dias seguintes apenas uma rouquidão leve e tosse. As crises podem recorrer algumas vezes na mesma noite, ou por noites consecutivas, porém em menor intensidade.

O tratamento baseia-se na umidificação das vias aéreas com inalação de solução salina, ou no chuveiro, com alívio dos sintomas em minutos. A presença do ar frio da noite no transporte da criança ao serviço médico já promove melhora da sintomatologia. Se a evolução for tormentosa, a terapêutica deverá ser semelhante à LTB viral. Não há vantagem no uso de expectorantes, broncodilatadores, anti-histamínicos e antibióticos.

O diagnóstico é clínico, não havendo necessidade de avaliação laboratorial.

CRUPE PSEUDOMEMBRANOSO

Também conhecido como traqueíte bacteriana ou crupe membranoso. É uma doença incomum que afeta crianças mais velhas, em média, com 5 anos de idade.

O agente mais comum é o *S. aureus*, seguido do *H. influenzae*, estreptococo beta-hemolítico do grupo A, pneumococo, *M. catarrhalis*.

O quadro clínico é dramático, gerando risco de vida. Caracteriza-se por febre alta, estridor, dispnéia e escarro mucopurulento. A criança apresenta-se freqüentemente toxemiada, mais que no crupe viral. O quadro é precedido por pródromos de via aérea superior que progride para tosse ladrante. Infecção viral prévia ou lesões prévias de traquéia, como trauma por intubação, predispõem à infecção bacteriana, sendo achados patológicos laringotraqueíte grave com descamação do epitélio traqueal.

O diagnóstico é clínico e/ou radiológico, devendo ser diferenciado da LTB viral. Pode ser presumido quando a criança com crupe não responde às medidas convencionais.

À radiografia cervical em póstero-anterior, há estreitamento da região subglótica e traquéia com esfumaçamento das paredes da traquéia, com densidade irregular. A broncoscopia deve ser considerada como diagnóstico. O achado endoscópico mostra a parede da traquéia edemaciada pela inflamação com secreção espessa e aderente que deve ser enviada para cultura.

O tratamento visa manter a permeabilidade da via aérea, já que 85% dos casos necessitam de intubação. As crianças devem ser mantidas em UTI, a despeito do manejo da via aérea. Após manutenção de via aérea, deve ser iniciada ampla antibioticoterapia para a cobertura dos principais agentes com oxacilina (200mg/kg/dia) e cloranfenicol (70mg/kg/dia) ou oxacilina e cefalosporina de terceira geração.

A secreção e o edema diminuem em 3 a 5 dias, devendo-se nesse período considerar a extubação. Não há utilidade no uso de adrenalina ou corticosteróides. As principais complicações incluem pneumonia, atelectasia e parada cardiorrespiratória.

CRUPE DIFTÉRICO

A difteria é uma doença causada pelo *Corynebacterium diphtheriae*, bacilo pleomórfico gram-positivo não-encapsulado. É transmitido por via aérea através de gotículas respiratórias, contato direto com secreções respiratórias ou exsudato de pele infectada. Os humanos são o único reservatório.

O agente não é invasivo, provocando nas camadas superficiais da mucosa respiratória e da pele uma reação inflamatória local. Sua virulência resulta da produção de uma potente exotoxina que inibe a síntese de proteína celular, por catalisar a inativação de enzima RNA-translocase, impedindo assim a interação do RNA mensageiro com o transportador, cessando a adição de novos aminoácidos no desenvolvimento das cadeias polipeptídicas. A toxina afeta todas as células do corpo, principalmente coração (miocardite), nervos (dismielinização) e rins (necrose tubular).

Nos primeiros dias de infecção do trato respiratório, a toxina elaborada induz à formação de um coágulo necrótico composto de fibrina, leucócitos, eritrócitos, células epiteliais respiratórias mortas e microrganismos. A remoção dessa pseudomembrana aderente marrom-acinzentada promove o sangramento da submucosa edemaciada. A membrana pode ser localizada restrita a faringe, nariz e tonsilas ou estender-se para a faringe e árvore traqueobrônquica. O edema do tecido frouxo subjacente e a adenite cervical podem ser intensos, causando distúrbio respiratório obstrutivo e aparência de "pescoço de touro". A causa mais comum de morte é o sufocamento após aspiração das membranas.

O sítio mais comum da difteria clínica são as estruturas posteriores da boca e da faringe proximal. O início do quadro é comumente abrupto, com febre baixa (raramente maior que 39,4°C), mal-estar, odinofagia, infecções faríngeas com desenvolvimento da membrana típica em uma ou duas tonsilas, que pode estender-se pelos pilares amigdalianos, úvula, palato mole, naso e orofaringe. A membrana é inicialmente branca e brilhante, evoluindo para marrom-acinzentada com placas de necrose negras ou esverdeadas. A extensão das membranas relaciona-se com a gravidade dos sintomas, havendo prostração, adenopatia cervical e edema quando há envolvimento da faringe posterior e do palato mole. A região submentoniana e cervical pode distorcer-se causando o "pescoço de touro" e provocar estridor respiratório. A infecção faríngea, ao se disseminar para a laringe, provoca dispnéia, rouquidão, estridor e tosse metálica. O edema em membranas, ao envolver traquéia e brônquios, pode gerar insuficiência respiratória, agitação, cianose, uso de musculatura acessória até exaustão e morte.

O diagnóstico é confirmado pela identificação do agente em cultura da membrana, de "swab" nasal ou de lesão de pele, em meio de Loeffler ou ágar-Tinsdale. A identificação final requer testes bioquímicos.

O tratamento deve ser iniciado tão logo o diagnóstico presuntivo seja feito, pois o grau de proteção é inversamente relacionado à duração da doença clínica precedente ao início de sua administração. Recomenda-se 20.000 a 40.000U de antitoxina diftérica para a doença faríngea ou laríngea com até 48 horas de duração; 40.000 a 60.000U para lesão em nasofaringe e 80.000 a 100.000U para doença com mais de 3 dias de evolução ou edema cervical. Deve-se lembrar de que os anticorpos apenas neutralizam a toxina que ainda não entrou nas células. A antibioticoterapia faz com que cesse a produção de toxinas, melhore a infecção local e previna a disseminação do agente para indivíduos não-infectados. Recomenda-se penicilina ou eritromicina por 14 dias.

EPIGLOTITE

A epiglotite aguda é uma celulite rapidamente progressiva da epiglote e estruturas adjacentes, tratando-se, portanto, de uma supraglotite, com potencial em causar obstrução completa e abrupta das vias aéreas. Atinge ambos os sexos com a mesma freqüência, e a faixa etária mais acometida varia de 2 a 6 anos de idade. Há distribuição sazonal da doença, com maior incidência no inverno e na primavera.

Em crianças, o principal agente é o *H. influenzae* do tipo B, sendo raros outros agentes como pneumococo, *S. aureus* e *H. parainfluenzae*.

Em geral, a doença não apresenta pródromos, podendo ter história pregressa de 6 a 12 horas de febre, irritabilidade, dor de garganta, disfagia, podendo a criança encontrar-se no atendimento médico com graus variados de insuficiência respiratória. A febre que acompanha o quadro é alta, normalmente maior que 38,3°C. O paciente se mantém sentado, com o corpo tendendo para a frente, apoiado sobre os braços, com a boca aberta, protrusão de mandíbula, com salivação e cabeça estendida para maximizar a entrada de ar. A respiração é cuidadosa, sem taquipnéia evidente. A taquicardia presente pode-se relacionar à febre ou à hipoxemia. Pode ocorrer estridor inspiratório resultante do edema da mucosa supraglótica, pelo prolapso desta para dentro da glote, promovendo obstrução total a este nível, bem como rouquidão. A tosse ladrante e afônica do crupe é rara. Chama a atenção do examinador a intensa toxemia da criança. Seu curso pode ser fulminante, com evolução de estado assintomático a obstrução completa da via aérea em 30 minutos.

Uma vez que há suspeita do diagnóstico, este pode ser confirmado pela inspeção direta da laringe supraglótica que mostra epiglote com aspecto edemaciado e avermelhado, semelhante a uma cereja. Esse procedimento deve ser feito em centro cirúrgico, em criança que apresente respiração espontânea.

Os dados laboratoriais incluem leucocitose moderada com desvio à esquerda. Há positividade de hemocultura em até 80% dos casos. É possível a pesquisa de antígenos capsulares por meio da aglutinação do látex ou contra-imunoeletroforese. A radiografia lateral do pescoço pode mostrar epiglote aumentada com estruturas subglóticas normais (sinal do "dedo de luva"), porém com baixa sensibilidade (menos de 31%) e especificidade (menos de 44%). Os procedimentos diagnósticos não devem ser dolorosos, mantendo o paciente em posição mais confortável possível, não devendo priorizar o diagnóstico em detrimento da manutenção adequada da via aérea.

Na suspeita clínica de epiglotite, a visualização da epiglote só deve ser feita quando se estiver seguro em manter a permeabilidade da via aérea. Se for necessário o transporte do paciente, este deve ser mantido em posição confortável, não deitado, com oferta adequada de oxigênio garantida.

O tratamento visa, portanto, à inserção imediata de cânula oro ou nasotraqueal, não sendo recomendada a observação dos sinais de obstrução das vias aéreas, mesmo nos casos leves, pois a taxa de mortalidade pode chegar a 80% nos casos em que há obstrução. O exame da região amigdaliana pode precipitar a obstrução completa da via aérea ou promover parada cardiorrespiratória por reflexo vagal. Nos pacientes com alteração do nível de consciência, apnéia, falência respiratória apesar do uso de oxigênio, o suporte ventilatório deve ser instituído imediatamente.

A intubação é difícil devido à distorção anatômica da epiglote inflamada, devendo ser feita sob condições controladas, após indução anestésica, por profissional médico experiente. Após estabelecimento de via aérea artificial, devem ser colhidas as culturas para *H. influenzae* e iniciar a antibioticoterapia com cloranfenicol (100mg/kg/dia) ou cefalosporinas de terceira geração. Não há correlação entre os sinais sistêmicos e o tempo de intubação, sendo a visualização direta da região supraglótica o método mais efetivo para se determinar o momento da extubação. Há melhora do edema da epiglote em 12 a 48 horas após o início da antibioticoterapia adequada. O tratamento deve durar de 7 a 10 dias.

Se houver contactantes domiciliares com menos de 4 anos de idade, deve ser feita quimioprofilaxia com rifampicina (20mg/kg/dia) em todos os membros da casa, com dose única diária por 4 dias.

ASPIRAÇÃO DE CORPO ESTRANHO

Os corpos estranhos mais freqüentemente aspirados são os orgânicos (amendoim, sementes). A maioria destes é expelida imediatamente pelo reflexo de tosse. A aspiração de corpo estranho ocorre principalmente em crianças entre 1 e 3 anos de idade, mais comumente em meninos. Os sintomas e os achados físicos dependem da localização do corpo estranho na via aérea, que pode se localizar na laringe, na traquéia ou nos brônquios, sendo nos dois primeiros mais associado à mortalidade.

O episódio inicial normalmente se associa a engasgo e tosse, que podem passar despercebidos, sendo esquecidos, havendo intervalo assintomático que pode durar de horas a semanas, vindo a se manifestar de formas diversas como tosse, chiado, pneumonia recorrente e febre. O exame físico pode ser normal ou revelar sinais inespecíficos como diminuição da entrada de ar, sibilos, roncos ou estridor inspiratório.

Quando o corpo estranho se aloja na laringe, há rouquidão, a tosse se torna metálica, podendo ocorrer hemoptise e cianose. A obstrução resulta em reação inflamatória que pode tornar-se fatal se não for reconhecida. Se o paciente estiver estável, deve ser mantido em fonte de oxigênio até sua chegada ao hospital. Uma vez no hospital, o paciente deve ser assistido por um anestesista e um otorrinolaringologista, com retirada do corpo estranho, de preferência em centro cirúrgico. Se a obstrução for total na região da laringe ou da traquéia proximal, devem ser usadas as manobras para a desobstrução de vias aéreas preconizadas pela American Heart Association.

Nos brônquios, os sintomas iniciais são semelhantes a corpo estranho na laringe e na traquéia. Naquela região localizam-se 79 a 90% dos corpos estranhos aspirados. Os sintomas variam de acordo com o grau de obstrução e estágio em que o paciente é observado. Se a obstrução for leve, a passagem de ar sofre pouca interferência, se a obstrução permitir a passagem de ar, mas não a saída, através da formação de um mecanismo de válvula, há hiperinsuflação obstrutiva, se houver oclusão total do brônquio formam-se atelectasias.

Após 24 horas de impactação há reação inflamatória local, com edema e erosão, que pode evoluir com infecção, hemorragia e perfuração. Pode haver sinais de expansão torácica limitada, diminuição do frêmito toracovocal, macicez à percussão na atelectasia, ou hipersonoridade na hiperinsuflação auscultando-se sibilos. Tardiamente, o quadro pode-se manifestar como asma intratável, havendo ao exame físico diminuição dos murmúrios no lado obstruído ou roncos e sibilos localizados. Supuração crônica ocorre quando o corpo estranho está presente por um longo período.

A radiografia é normal em 38% dos casos, entretanto, pode haver hiperinsuflação nas porções distais do pulmão quando houver mecanismo de válvula, nos casos extremos desvio do mediastino na direção contralateral, ou atelectasia quando da obstrução total. Seis a 7% dos corpos estranhos são radiopacos. Na ausência de sinais radiológicos óbvios, a radiografia de decúbito lateral bilateral pode ser útil. Nesta, o hemitórax inferior tem o volume reduzido por diminuição de expansibilidade devido à compressão da caixa torácica, mas se houver corpo estranho nesse pulmão com hiperinsuflação, esse hemitórax pode ter volume igual ou maior que o superior. O diafragma do lado hiperinsuflado fica rebaixado, retificado e fixo quando comparado à excursão exagerada do lado não-obstruído (fluoroscopia). Se houver atelectasia, o diafragma mantém-se alto quando comparado ao lado não afetado.

O tratamento definitivo consiste em broncoscopia, mesmo que o corpo estranho esteja localizado em região laríngea, pois pode haver fragmentos nas vias aéreas baixas. Se houver mais de 24 horas de impactação, deve ser usada corticoterapia para diminuir a resposta inflamatória. Se houver infecção pulmonar secundária, deve ser instituída antibioticoterapia.

BIBLIOGRAFIA

BACKOFEN, J.E.; ROGERS, M.C. - Upper airway disease. In Rogers, M.C. (ed.). *Textbook of Pediatric Intensive Care*. USA, Williams & Wilkins, 1992.

BANK, D.E.; KRUG, S.E. - New approaches to upper airway disease. *Emerg. Med. Clin. North Am.*, 13(2):473, 1995.

BUNS, J.E.; HENDLEY, J.O. - Epiglottitis. In Mandell, G.L.; Bennett, J.E.; Dolin, R. (eds.). *Principles and Practice of Infectious Disease*. USA, Churchill Livingstone, 1995.

CHERRY, J.D. - Croup (laryngitis, laryngotracheitis, spasmodic croup and laryngotracheobronchitis). In Feign, R.D.; Cherry, J.D. (eds.). *Textbook of Pediatric Infectious Diseases*. USA, W.B. Saunders Co., 1992.

CRESSMAN, W.R.; MYER, C.R. - Diagnosis and management of croup and epiglottitis. *Pediatr. Clin. North Am.*, 41(2):265, 1994.

CRUZ, M.N.; STEWART, G.; ROSENBERG, N. - Use of dexamethasone in outpatient management of acute laryngotracheitis. *Pediatrics*, 96(2Pt1):220, 1995.

DAUM, R.S.; SMITH, A.L. - Epiglottitis (supraglottitis). In Feign, R.D.; Cherry, J.D. (eds.). *Textbook of Pediatric Infectious Diseases*. USA, W.B. Saunders Co., 1992.

FEIGN, R.D.; STECHENBERG, B.W. - Strandgaard. In Feign, R.D.; Cherry, J.D. (eds.). *Textbook of Pediatric Infectious Diseases*. USA, W.B. Saunders Co., 1992.

FITZGERALD, D.; MELLIS, C.; JOHNSON M.; ALLEN, H.; COOPER, P.; VAN-ASPEREN, P. - Nebulized budesonide is as effective as nebulized adrenaline in moderately severe croup. *Pediatrics*, 97(5):722, 1996.

GEELHOED, G.C.; McDONALD, W.B. - Oral dexamethasone in the treatment of croup: 0,15mg/kg versus 0,3mg/kg versus 0,6mg/kg. *Pediatr. Pulmonol.*, 20(6):362, 1995.

GEELHOED, G.C.; McDONALD, W.B. - Oral and inhaled steroids in croup: a randomized, placebo-controlled trial. *Pediatr. Pulmonol.*, 20(6):355, 1995.

GWALTNEY, J. - Acute laryngitis. In Mandell, G.L.; Bennett, J.E.; Dolin, R. (eds.). *Principles and Practice of Infectious Disease*. USA, Churchill Livingstone, 1995.

HALL, C.B. - Acute laryngo-tracheobronchitis (croup). In Mandell, G.L.; Bennett, J.E.; Dolin, R. (eds.). *Principles and Practice of Infectious Disease*. USA, Churchill Livingstone, 1995.

HUSBY, S.; AGERTOFT, L.; MORTENSEN, S; PEDERSEN, S. - Treatment of croup with nebulized steroid (budesonide): a double blind, placebo controlled study. *Arch. Dis. Child.*, 68(3):352, 1993.

JOHNSON, D.W.; SCHUH, S.; KOREN, G.; JAFFEE, D.M. - Outpatient treatment of croup with nebulized dexamethasone. *Arch. Pediatr. Adolesc. Med.*, 150(4):344, 1996.

KLASSEN, T.P.; WATTERS, L.K.; FELDMAN, M.E.; SUTCLIFFE, T.; ROWE, P.C. - The efficacy of nebulized budesonide in dexamethasone-treated outpatients with croup. *Pediatrics*, 97(4):463, 1996.

KRISTJANSSON, S.; BERG-KELLY, K.; WINSO, E. - Inhalation of racemic adrenaline in the treatment of mild and moderately severe croup. Clinical symptom score and oxygem saturation measurements for evaluation of treatment effects. *Acta Paediatr.*, 83(11):1156, 1994.

Mac GREGOR, R.R. - Corynebacterium diphtheriae. In Mandell, G.L.; Bennett, J.E.; Dolin, R. (eds.). *Principles and Practice of Infectious Disease*. USA, Churchill Livingstone, 1995.

SINOPSE

LARINGOTRAQUEOBRONQUITE (CRUPE)

1. Crupe é o termo utilizado para designar diversas doenças respiratórias caracterizadas por estridor inspiratório, tosse, rouquidão e retrações torácicas decorrentes de obstrução na região da laringe.

2. A causa mais comum é a laringotraqueobronquite viral, tendo como principais diagnósticos diferenciais: crupe espasmódico, crupe pseudomembranoso, difteria, epiglotite e aspiração de corpo estranho.

3. Os principais aspectos diferenciais das doenças anteriormente citadas estão resumidos no quadro 44.1.

4. O tratamento da LTB viral baseia-se em umidificação das vias aéreas nos casos leves, associação de dexametasona nos casos moderados e graves e inalação com adrenalina nos casos graves.

5. O crupe espasmódico acomete crianças de 3 meses a 3 anos de idade. Apresentação clínica semelhante à LTB viral. O quadro é autolimitado. O tratamento baseia-se na umidificação das vias aéreas. Nos casos mais graves, a terapêutica deve ser semelhante à da LTB.

6. No crupe diftérico, o tratamento deve ser iniciado tão logo o diagnóstico presuntivo seja feito. Recomenda-se antitoxina diftérica, além de penicilina ou eritromicina.

7. A epiglotite aguda deve ser abordada com manutenção de permeabilidade das vias aéreas e antibioticoterapia.

8. No crupe pseudomembranoso deve-se manter a via aérea permeável e instituir antibioticoterapia com oxacilina e cloranfenicol ou oxacilina e cefalosporina de terceira geração.

9. O tratamento definitivo do corpo estranho consiste em broncoscopia e corticoterapia, se houver mais de 24 horas de impactação.

45

BRONQUITE AGUDA

Nelson Nakazato
Regina M. Rodrigues

DEFINIÇÃO

O termo bronquite significa, por si só, processo inflamatório em brônquios.

Como entidade clínica, caracteriza-se por tosse produtiva devido ao aumento de secreção brônquica.

A hipersecreção brônquica pode ocorrer agudamente caracterizando a bronquite aguda ou catarral, ou ser crônica, situação particularmente rara na infância.

FISIOPATOLOGIA

O evento fisiopatológico envolvido na bronquite aguda é a hipertrofia das glândulas submucosas da traquéia e dos brônquios, levando à hipersecreção de muco. Também ocorre alteração do movimento mucociliar. A sintomatologia é proporcional à idade conseqüente ao diâmetro da luz brônquica e à quantidade e à qualidade do muco produzido.

ETIOPATOGENIA

A ação de irritantes químicos ou principalmente fumaça de cigarro está relacionada à patogênese da bronquite crônica. Nos casos agudos, as infecções são a principal causa da hipersecreção brônquica. As infecções virais são a causa primária da bronquite aguda, mas pode ocorrer infecção bacteriana secundária. A etiologia da infecção bacteriana pode ser pressuposta a partir da recuperação de algum patógeno da nasofaringe (Tabela 45.1).

QUADRO CLÍNICO

A tosse é o principal sintoma, inicialmente seca, tornando-se produtiva após o quarto dia. Muito raramente ocorre dispnéia, exceto nos lactentes jovens, nos quais a luz brônquica é mais estreita.

Pode ser acompanhada de febre baixa. Não se observa toxemia.

Tabela 45.1 – Patógenos recuperados por cultura de nasofaringe em 52 crianças com bronquite aguda.

Patógeno	Nº total	Nº isolado em monocultura
Streptococcus pneumoniae	11	1
Haemophilus influenzae	16	6
H. influenzae β-lactamase positivo	3	–
Moraxella catarrhalis	37	17
M. catarrhalis β-lactamase positivo	20	
Streptococcus pyogenes	2	2
Flora normal	2	
Não houve crescimento	2	

O tempo de evolução da doença não-complicada é de aproximadamente 1 semana.

A mudança do aspecto da secreção de clara para purulenta e a persistência da febre podem indicar infecção bacteriana secundária.

O exame físico revela estertores subcrepitantes grossos e médios, difusos.

DIAGNÓSTICO

É eminentemente clínico. O exame radiológico de tórax pode evidenciar aumento de trama vasobrônquica, mas freqüentemente é normal. Na prática, seu valor reside em excluir processo broncopneumônico associado.

TRATAMENTO

GERAL

1. Manter boa oferta hídrica para que as secreções se tornem mais facilmente mobilizadas com a tosse.
2. A tapotagem ajuda na maioria dos casos.
3. Uso de antitérmicos sempre que necessário.
4. O uso rotineiro de mucolíticos não é recomendado.
5. O uso de antibioticoterapia é reservado somente para as complicações.

6. Orientações gerais quanto ao curso benigno da doença, porém alertando quanto aos sinais de complicações como persistência da febre, queda do estado geral, piora da taquidispnéia, alteração do aspecto da secreção.

DAS COMPLICAÇÕES

Baseando-se no resultado de culturas de nasofaringe (ver Tabela 45.1), a terapêutica empírica inicial indicada é com penicilinas orais e derivados como as aminopenicilinas (ampicilina e amoxacilina). As drogas combinadas como inibidores da beta-lactamase, como o ácido clavulânico e o sulbactan, devem ser usadas quando houver suspeita de infecção por agentes produtores dessa enzima, como certas cepas de estafilococos, *M. catarrhalis* e *H. influenzae*. Os macrolídeos, como a eritromicina, são recomendados nas infecções por *Mycoplasma* spp. e *Chlamydia* spp. (Tabela 45.2).

Tabela 45.2 – Antibioticoterapia da bronquite aguda complicada.

Antibiótico	Dose	Tempo
Amoxacilina	50mg/kg/dia, em 3 tomadas	7 dias
Ampicilina	100mg/kg/dia, em 4 tomadas	7 dias
Amoxacilina + ácido clavulânico	50mg/kg/dia, em 3 tomadas	7 dias
Eritromicina	40mg/kg/dia, em 4 tomadas	7 dias

BIBLIOGRAFIA

CHERRY, J.D. – Acute bronchitis. In Feigin, R.D.; Cherry, J.D. *Textbook of Pediatric Infectious Diseases*. USA, W.B. Saunders Co., 1992.

GONZALES, R.; SANDE, M. – What will it take to stop physicians from prescribing antibiotics in acute bronchitis? *Lancet*, 345:8951, 1995.

GOTTFARB, P.; BRAUNER, A. – Children with persistent cough – outcome with treatment and role of *Moraxella catarrhalis*? *Scand. J. Infect. Dis.*, 26:112, 1994.

HAHN, D.L. – Antibiotics in acute bronchitis [letter; comment]. *Lancet*, 345:8959, 1995.

HILMAN, B.C. – Evolution of chronic or recurrent cough. In Hilman, B.C. *Pediatric Respiratory Disease*. USA, W.B. Saunders Co., 1996.

KOBZIK, L.; SCHOEN, F.J. – Chronic bronchitis. In Robbins, S.L. *Pathologic Basis of Diseases*. USA, W.B. Saunders Co., 1994.

KRUGMAN, S. – Acute respiratory infections. In Krugman, S. *Infections Diseases of Children*. USA, W.B. Saunders Co., 1992.

STERN, R.C. – Acute bronchitis. In Behrman, G. *Nelson Textbook of Pediatrics*. USA, W.B. Saunders Co., 1996.

VOGEL, J. – A guide to the treatment of lower respiratory tract infections. *Drugs*, 50:1, 1995.

WILLIAMSON Jr, H.A. – Treatment of acute bronchitis: there's much work to be done [editorial; comment]. *Arch. Farm. Med.*, 5:2, 1996.

ZERMANSKY, A. – Antibiotics in acute bronchitis [letter; comment]. *Lancet*, 345:8959, 1995.

SINOPSE

BRONQUITE AGUDA

1. A bronquite aguda é uma doença de etiologia viral, cujo curso é habitualmente benigno. Caracteriza-se por aumento da secreção brônquica levando à tosse produtiva.

2. Pode haver infecção bacteriana secundária, necessitando então de antibioticoterapia.

3. O diagnóstico é eminentemente clínico. A radiografia de tórax é inespecífica, mas ajuda a descartar pneumonia associada.

4. O tratamento geral é somente com sintomáticos.

46

BRONQUIOLITE

André Alexandre Osmo

CONCEITO

A definição de bronquiolite mais indicada para a prática clínica é de uma síndrome composta de sibilos expiratórios de início agudo, em crianças menores de 2 anos, acompanhados de sinais de doença respiratória viral, como coriza, febre ou outros sinais de comprometimento de vias aéreas superiores, acompanhada ou não de desconforto respiratório, pneumonia e sinais de atopia.

ETIOPATOGENIA

ETIOLOGIA

A origem viral da bronquiolite tem sido amplamente considerada na atualidade. Nos trabalhos originais de Chanock, o vírus sincicial respiratório (VSR) aparece como o principal agente causal dessa doença. Em 1965, o mesmo autor, estudando 5.641 pacientes, encontrou o VSR em 26% dos casos por estudo sorológico e 30% por cultivo, enquanto Henderson encontrou agentes não-bacterianos em 21% das crianças com quadros obstrutivos pulmonares, sendo que, em menores de 2 anos de idade, o agente de maior prevalência foi o VSR, em 44,3% dos casos isolados.

Outros vírus também estão associados com a bronquiolite, porém em freqüência menor. Os vírus encontrados são os adenovírus (principalmente os tipos 1, 2 e 5), parainfluenza 1 e 3, rinovírus, e mais raramente os enterovírus, parainfluenza 2 e influenza A e B. Em lactentes com idade inferior a 2 anos também tem sido citado o *Mycoplasma pneumoniae*, aparecendo em 3% dos isolados.

Epidemias de doença por VSR nos países de clima temperado ocorrem entre outubro e junho, durante aproximadamente 5 meses, e seguem um padrão característico de alternância de intervalos curtos (7 a 12 meses) e longos (13 a 16 meses) entre os picos das epidemias. Nos lactentes muitos jovens e nos prematuros, a doença pode ser atípica, sendo que, em geral, somente maiores de 1 mês de vida desenvolvem o quadro clínico clássico de bronquiolite. Embora a incidência de infecção pelo VSR seja igual em meninos e meninas, os quadros clínicos mais graves costumam ocorrer em meninos.

Estudos epidemiológicos sobre VSR indicam que durante um surto epidêmico todas as faixas etárias apresentam uma freqüência apreciável, sendo que a maior incidência ocorre entre os lactentes institucionalizados que não apresentaram infecção prévia (98%). Em estudos familiares, a transmissão do VSR chega a 45% dos membros da família após a introdução do vírus. As crianças hospitalizadas constituem-se em um grupo particularmente de risco, sendo que 45% das crianças hospitalizadas por 1 semana e 100% das crianças hospitalizadas por 1 mês adquirem a infecção na vigência de surtos epidêmicos. Aproximadamente metade da equipe hospitalar que lida com as crianças adquire a infecção, e a forma mais importante de transmissão se dá através de partículas maiores e pela auto-inoculação pelo contato com superfícies contaminadas. A lavagem de mãos e a designação de pessoas fixas para cuidar de cada criança são as formas mais eficazes de reduzir a taxa de infecção entre os lactentes.

Aparentemente, na patogênese da bronquiolite e das manifestações clínicas das infecções por VSR, os mecanismos imunopatológicos exercem um papel de destaque. Estudos em lactentes que receberam a vacina de VSR morto revelaram que estes desenvolveram altos títulos de anticorpos neutralizantes e fixadores de complemento e em situações epidêmicas desenvolviam doença mais grave. Também foi demonstrado que lactentes jovens, filhos de mães com altos títulos de anticorpos adquiridos para VSR, desenvolveram bronquiolite grave, embora essas evidências tenham sido contestadas por outros autores, que acreditam que os anticorpos maternos exercem um efeito protetor no lactente.

A relativa ausência de vírus nas vias aéreas de lactentes examinados em necrópsias contrasta com a grande quantidade do VSR encontrado naqueles que morrem por pneumonia, reforçando as hipóteses imunopatológicas. Nessas condições, o vírus seria um desencadeante de reação imune do tipo I com a subseqüente liberação de mediadores. Outros autores postulam que a grande presença de linfócitos ao redor das vias aéreas das crianças com bronquiolite, somada à evidência da presença de imunidade celular específica contra o VSR, observada em crianças vacinadas, sugerem que a doença seria causada por uma reação imune do tipo IV (celular).

FISIOPATOLOGIA (Fig. 46.1)

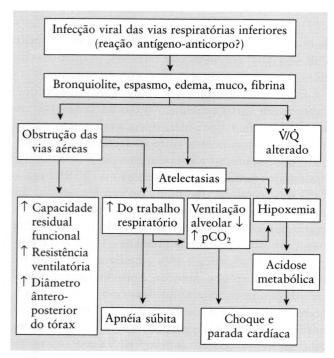

Figura 46.1 – Fisiopatologia da bronquiolite.

O processo infeccioso agudo acomete a parede bronquiolar e o interstício de forma difusa, produzindo necrose do epitélio e infiltração linfocitária da parede do bronquíolo, levando à obstrução da sua luz.

Na fase aguda, ocorre aumento da resistência das vias aéreas, conduzindo a insuficiência ventilatória do tipo obstrutivo. Esses fatos determinam hiperinsuflação dos espaços aéreos distais, levando a aumento da capacidade residual funcional, refletindo-se clinicamente pelo aumento do diâmetro ântero-posterior do tórax e pelo rebaixamento do fígado.

Esse represamento de ar leva de um lado ao aumento do espaço morto fisiológico e do outro à redução da complacência pulmonar. As alterações da distribuição do ar inspirado levam à alteração da relação ventilação/perfusão ($\dot{V}/\dot{Q}$), fazendo com que o sangue originado dos alvéolos bem perfundidos e mal ventilados (hipoxêmico) se misture com aquele dos alvéolos bem perfundidos e bem ventilados, que em geral não compensa a redução do O_2, levando como resultado à hipoxemia de intensidade variável.

A maior concentração do CO_2 dos alvéolos mal ventilados é compensada pelo CO_2 baixo do sangue originado dos alvéolos hiperventilados. Como o CO_2 tem alto coeficiente de difusão, sua retenção em algumas áreas é facilmente compensada pelos alvéolos hiperventilados.

Outro fato de importância é o aumento de trabalho respiratório condicionado pelo aumento da resistência e pela redução do rendimento pulmonar.

Tanto esse aumento do trabalho respiratório, levando a um aumento da concentração de ácido láctico, como a hipoxemia podem produzir acidose, ocasionando reflexamente vasoconstrição pulmonar. Essa vasoconstrição pode determinar redução dos agentes tensoativos produzidos pelo pneumócito tipo II, que, associada à obstrução brônquica, levará a atelectasias de diversos graus. Convém lembrar, ainda, que no lactente há um menor desenvolvimento das vias colaterais de ventilação (poros de Kohn, canais de Lambert), agravando ainda mais os efeitos das atelectasias. A figura 46.2 descreve as diferenças entre o sistema respiratório do lactente e do adulto.

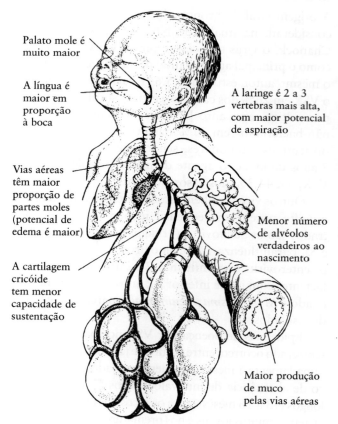

Figura 46.2 – Diferenças entre o sistema respiratório do lactente e do adulto (adaptado de Lemkin, *Am. J. Nurs*, 1987).

A maioria das alterações fisiopatológicas pode reverter em um prazo próximo de 2 semanas, retornando o pulmão a seu funcionamento normal, embora algumas alterações das vias aéreas possam persistir para o resto da vida.

QUADRO CLÍNICO

A bronquiolite é uma das maiores causas de hospitalização em lactentes com idade inferior a 1 ano. Em pacientes ambulatoriais, têm sido registradas incidências que variam de 2 a 20 episódios por 1.000 crianças.

A doença afeta crianças com idade inferior a 2 anos, predominando entre os lactentes de 2 a 6 meses, havendo predomínio do sexo masculino nas crianças que desenvolvem quadros suficientemente graves para necessitar de hospitalização.

Caracteristicamente, no início do quadro, o lactente desenvolve coriza leve, tosse, falta de apetite e febre, seguindo-se, 1 a 2 dias após, taquipnéia, tiragem intercostal e diafragmática e sibilos expiratórios. Os sibilos devem-se ao aumento da turbulência do fluxo de ar através das vias aéreas parcialmente obstruídas. Com a progressão do quadro, há piora progressiva dos sintomas respiratórios e aparece hiperinsuflação pulmonar manifestada por tórax de aparência enfisematosa ("em barril"). Os movimentos respiratórios do lactente são trabalhosos, rápidos e superficiais (em geral com freqüências superiores a 60 por minuto), batimentos de asas de nariz e tiragem. O choro, a amamentação e a movimentação acentuam esses sinais clínicos.

Os sibilos ou estertores pulmonares podem estar ou não presentes, dependendo da intensidade do quadro obstrutivo. Com o aumento da obstrução, o fluxo reduz-se e os sibilos diminuem.

O período mais crítico da doença ocorre entre as primeiras 24 e 72 horas. Aumento da freqüência respiratória tem sido relacionado como indicador muito sensível da dificuldade entre as trocas de gases, sendo que freqüências superiores a 60 por minuto estão associadas com reduções da paO_2 e elevações da $paCO_2$, considerando-se esse parâmetro mais fiel que a cianose.

Palidez, agitação e redução súbita do murmúrio vesicular pulmonar indicam a presença de insuficiência respiratória. Cerca de 1% dos lactentes hospitalizados com bronquiolite progridem para um grau de insuficiência respiratória que necessita de intubação traqueal e ventilação assistida.

As manifestações radiológicas da bronquiolite não são específicas e incluem hiperinsuflação difusa dos pulmões com rebaixamento do diafragma, herniação dos espaços intercostais, redução da área cardíaca (coração em "gota") e retificação com horizontalização das áreas costais. Podem associar-se infiltrados peribrônquicos e intersticiais, sugerindo quadro pneumônico.

DIAGNÓSTICO

O diagnóstico da bronquiolite é sugerido pelo quadro clínico, pela idade do paciente e, quando possível, pelas evidências de surtos epidêmicos de VSR ou outros vírus. Como elementos complementares temos:

Estudo radiológico – observando a hiperinsuflação pulmonar, rebaixamento do diafragma, sinais de peribronquite e atelectasias.

Hemograma – em geral demonstrando leucócitos entre 5.000 e 20.000/mm^3, podendo haver predomínio de polimorfonucleares, principalmente na vigência de leucocitose.

Estudo gasométrico – podendo apresentar hipoxemia, acidose respiratória ou mista e, em casos graves, hipercapnia.

Estudo virológico – difícil de ser realizado de rotina em nosso meio, compreende:
- pesquisa direta pelo isolamento do vírus na secreção nasal, pela técnica de imunofluorescência (78% de positividade), cujos resultados podem ser obtidos em 24 horas;
- pesquisa sorológica avaliando a subida dos títulos de anticorpos, fornecendo o diagnóstico etiológico retrospectivo.

DIAGNÓSTICO DIFERENCIAL

Entre as diversas causas que podem simular o quadro clínico da bronquiolite devemos considerar:
- disgenesias pulmonares (agenesias e hipoplasia);
- hérnia diafragmática;
- enfisema lobar congênito;
- cardiopatias congênitas com grande derivação da esquerda para a direita;
- pneumotórax;
- obstrução por corpo estranho;
- crise asmática.

Devemos lembrar ainda que a hiperpnéia observada nos distúrbios metabólicos, como acidose, intoxicação salicílica etc., e a observada nos infecciosos, como nas infecções do sistema nervoso central, também podem ser citadas no diagnóstico diferencial.

TRATAMENTO

Podemos analisar o tratamento da bronquiolite em três aspectos básicos: o de suporte para o paciente, o dos problemas respiratórios e o da terapêutica antiviral.

TRATAMENTO GERAL E DE SUPORTE

Segundo Reynolds e Cook, a oxigenação é de vital importância na bronquiolite e existem poucas evidências convincentes de que qualquer outra terapêutica seja de alguma utilidade.

No momento, estão surgindo novas perspectivas de terapêuticas antivirais com o uso da ribavirina por aerossol, existindo vários estudos demonstrando redução do tempo de excreção do VSR pelos pacientes, bem como um efeito terapêutico sobre os sintomas, notadamente febre e sinais gerais, e também reduzindo a gravidade da evolução. Não têm sido observados efeitos tóxicos da ribavirina, e o aerossol é de fácil administração através de máscaras ou tendas. A concentração da ribavirina no líquido a ser inalado deve ser de 20mg/ml, podendo ser administrada uma dose de 0,8mg/kg/h.

Como o vírus pode ser eliminado por vários dias e a transmissão intra-hospitalar é freqüente, deve ser dada especial atenção à lavagem de mãos da equipe hospitalar e evitar o contato com outras crianças.

Os lactentes com quadros moderados ou graves devem ser mantidos sob estreita vigilância e monitorização, já que a apnéia é uma complicação freqüente na bronquiolite e está relacionada com a gravidade da hipoxia.

O oxigênio deve ser administrado a todas as crianças com bronquiolite, sendo que concentrações entre 35 e 40% são suficientes para corrigir a hipoxemia na maioria dos casos. A administração de O_2 não se associa à maior retenção de CO_2 nas crianças com quadro agudo.

A febre, os calafrios e os tremores provocam maior consumo de O_2, portanto, deverão ser evitados usando-se drogas antitérmicas ou berços aquecidos e incubadoras para os lactentes jovens que eventualmente apresentam hipotermia.

O uso de antibióticos não está indicado, já que se trata de uma doença viral acompanhada de maior ou menor componente imunológico, sendo que freqüentemente aparecem infiltrados à radiografia que podem sugerir atelectasias e broncopneumonias virais. No entanto, em crianças muito graves ou quando da piora de evolução com aparecimento de intensa toxemia, poderão ser administrados antibióticos. Nesses casos, deverão ser seguidas as mesmas normas para o tratamento de broncopneumonia, respeitando-se a faixa etária.

Os cuidados com a hidratação do lactente são muito importantes, devido às perdas geradas pela taquipnéia, sudorese e uso de berços aquecidos. No entanto, simultaneamente, devemos acompanhar a concentração sérica de sódio e potássio, bem como a osmolaridade sangüínea e urinária (ou densidade urinária), pesquisando a possível presença de secreção não apropriada de hormônio antidiurético descrita nos quadros graves de bronquiolite e pneumonia.

O papel dos broncodilatadores ainda é controverso. Foram utilizadas medidas da resistência pulmonar e evolução clínica, comparando-se broncodilatadores administrados por aerossol ou por via sistêmica, sem resultados conclusivos. Estudos controlados, utilizando isoprenalina, adrenalina ou salbutamol por nebulização, demonstraram não haver benefício na redução do trabalho respiratório, quando comparados com placebo em crianças com idade inferior a 18 meses. O brometo de ipratrópio não apresenta vantagens. Finalmente, trabalhos com aminofilina oral ou intravenosa também não conseguiram demonstrar eficácia dessa droga em relação ao placebo nos lactentes com bronquiolite, embora haja relatos que indivíduos isolados apresentaram alguma melhora.

O uso de corticosteróides também tem sido abandonado, já que estudos controlados têm demonstrado a ineficácia dessas drogas na terapêutica da bronquiolite.

COMPLICAÇÕES E SEQÜELAS

A grande maioria dos lactentes apresenta melhora clínica de 3 a 5 dias após o início do quadro. A freqüência respiratória e o padrão gasométrico deverão estar normalizados ao redor de 14 dias, e o quadro radiológico, entre 7 e 10 dias.

No entanto, aproximadamente 20% dos lactentes evoluem de forma mais lenta, com persistência do quadro obstrutivo, alterações gasométricas e radiológicas por vários meses, mesmo em casos documentados de bronquiolite pelo VSR.

Há grande controvérsia quanto à freqüência de infecção secundária bacteriana e, embora em um estudo tenha sido isolado o *Haemophilus influenzae* da nasofaringe da maioria das crianças com bronquiolite, sua relação com a doença não está clara, sendo que outros autores têm referido pneumonias causadas por uma variedade de outros agentes, não diferindo do restante da população.

Apnéia súbita, sem relação direta com a hipercapnia, tem sido insistentemente verificada em crianças com bronquiolite, devendo merecer especial atenção. A presença de insuficiência respiratória grave, levando à necessidade de assistência ventilatória, é referida em cerca de 3% dos lactentes. Pneumotórax e pneumomediastino são complicações raras na bronquiolite aguda.

Estudos da função pulmonar persistem alterados por vários meses após um episódio de bronquiolite em número significativo de crianças. Tem sido demonstrada reatividade brônquica exacerbada em crianças maiores que apresentaram bronquiolite quando lactentes. Tem sido referida freqüência aumentada de crianças "chiadoras" aos 8 ou 9 anos de idade (44,19%) entre as que apresentaram episódios anteriores de bronquiolite em relação às demais (13,6%), estimando-se um risco de 9,4% de desenvolvimento de quadros obstrutivos futuros entre os portadores de bronquiolite.

BIBLIOGRAFIA

AHERNE, W. et al. – Pathological changes in virus infections of the lower respiratory tract in children. *J. Clin. Pathol.*, **23**:7, 1970.

BECROFT, D.M.O. – Bronchiolitis obliterans, bronchiectasis and other sequelae of adenovirus type 21 infection in young children. *J. Clin. Pathol.*, **24**:72, 1971.

BRANDT, C.D. et al. – Epidemiology of respiratory syncytial virus infection in Washington D.C. III Composite analysis of eleven consecuive yearly epidemics. *Am. J. Epidemiol*, **98**:355, 1973.

CEDRATO, A.E. et al. – Bronquiolites. *Bol. Med. Hosp. Infant. Méx.*, **37**(5):1047, 1980.

CHANOCK, R.M. et al. – Influence of immunological factors in respiratory tract. *Arch Envirom Health*, **21**:237, 1970.

DUNSKY, E. – Bronchiolitis: differentiation from infantile asthma. *Pediatr. Ann.*, **6**:45, 1977.

GARDNER, P.S. – Respiratory syncytial virus infections. *Postgrad. Med. J.*, **49**:788, 1973.

GARDNER, P.S. et al. – Speculation of pathogenesis in death from respiratory syncytial virus infection. *Br. Med. J.*, **1**:327, 1970.

GLEZEN, W.P. et al. – Risk of respiratory syncytial virus infection for infants from low income families in relationship to age, sex, etnic group and maternal antibody leved. *J. Pediatr.*, **98**:551, 1981.

HALL, C.B. et al. – Nosocomial respiratory syncytial virus infections. *N. Engl. J. Med.*, **293**:1343, 1975.

HALL, C.B. et al. – Modes of transmission of respiratory syncytial virus. *J. Pediatr.*, **99**:100, 1981.

HALL, C.B. et al. – Control of nosocomial respiratory syncytial virus infections. *Pediatrics*, **62**:728, 1978.

HALL, C.B. et al. – Clinical and physiological manifestations of bronchiolitis and pneumonia. *Am. J. Dis. Child.*, **133**:798, 1979.

HENDERSON, F.W. et al. – The etiologic and epidemiologic spectrum of bronchiolites in pediatric practice. *J. Pediatr.*, **95**(2):183, 1979.

HENRY, R.L. et al. – Infectiveness of ipratropium bromide in acute bronchiolitis. *Br. Med. J.*, **925**: august, 1983.

HEYCOCK, J.B. et al. – 1230 cases of acute bronchiolitis in infancy. *Br. Med. J.*, **2**:879, 1962.

KIM, H.W. et al. – Cell-mediated immunity to respiratory syncytial virus induced by inactivated vaccine or by infection. *Pediatr. Res.*, **10**:75, 1976.

LENNEY, W. et al. – At what age do bronchodilator drugs work. *Arch. Dis. Child.*, **53**:532, 1978.

REILLY, C.M. et al. – Studies of acute respiratory illness caused by respiratory syncytial virus. *Engl. J. Med.*, **264**:1176, 1961.

REYNOLDS, E.O.R. et al. – The treatment of bronchiolitis. *N. Pediatr.*, **63**:1205, 1963.

WRIGHT, F.H. et al. – Management of acute viral bronchiolitis in infancy. *Pediatrics*, **35**:334, 1965.

ZOLLAR, L.M. et al. – Microbiologic studies on young infants with lower respiratory tract disease. *Am. J. Dis. Child.*, **126**:56, 1973.

SINOPSE

BRONQUIOLITE

Uma vez feito o diagnóstico de bronquiolite:

1. Hidrate adequadamente o paciente, esteja atento à densidade urinária e ao sódio e potássio séricos. Diante da suspeita de secreção inapropriada de hormônio antidiurético, sua primeira medida deverá ser a restrição cuidadosa de água.

2. Oxigene bem o paciente usando máscaras ou tendas. Procure iniciar a nebulização fornecendo uma fração inspirada de oxigênio entre 40 e 45% (10 a 12 litros/minuto nas tendas convencionais).

3. Utilize antitérmicos se a criança estiver febril e evite o resfriamento da criança se ela estiver com frio, já que essas duas situações aumentam o consumo de oxigênio.

4. Se houver possibilidade, administre ribavirina por inalação em uma concentração de 20mg/ml e na dose de 0,8mg/kg/h.

5. Não use broncodilatadores, a não ser nos quadros muito graves, quando poderá ser usada a aminofilina, mais pela sua ação na elevação do limiar de fadiga dos músculos respiratórios do que pela sua ação broncodilatadora.

6. Na presença de toxemia ou sinais evidentes de broncopneumonia associada, use antibióticos, procurando seguir as mesmas normas de tratamento para as pneumonias agudas da respectiva faixa etária.

7. Os corticosteróides não estão indicados.

8. Coloque a criança em ventilação assistida se apresentar sinais intensos de fadiga respiratória com repercussão na gasometria arterial (aumento da paO$_2$, hipoxemia, acidose mista).

9. Ao internar a criança, procure tomar medidas de isolamento respiratório quando possíveis, evitando a disseminação do vírus sincicial respiratório nas enfermarias. Oriente a equipe hospitalar para o uso de máscara e lavagem das mãos.

47

ASMA

Anete Sevciovic Grumach
Joaquim Carlos Rodrigues

CONCEITO

A asma é caracterizada como uma doença inflamatória crônica das vias aéreas, associada a resposta brônquica exagerada. Várias células e citoquinas participam deste processo inflamatório, como mastócitos, eosinófilos, linfócitos T, neutrófilos e células epiteliais. Ocorre em indivíduos suscetíveis, isto é, com história familiar de atopia, e desencadeia episódios recorrentes de sibilância, dispnéia e tosse, especialmente pela manhã e à noite. A sintomatologia clínica é decorrente da obstrução difusa do fluxo aéreo reversível espontaneamente ou após tratamento.

FISIOPATOLOGIA

Genética

A maioria dos autores concorda que a hereditariedade contribui para asma e doenças alérgicas. Há, no entanto, grande variabilidade no fenótipo asmático.

Disfunção autonômica

As anormalidades das funções do sistema nervoso autônomo em relação à fisiopatologia da asma foram comprovadas tanto por observações *in vitro* como *in vivo*, centrando-se os estudos nos receptores beta-2-adrenérgicos. Mutações no gene do receptor beta-2-adrenérgico foram associados a quadros de asma.

Obstrução de vias aéreas

A obstrução do fluxo aéreo na asma é produzida por uma combinação de anormalidades patogênicas, que têm grande diversidade em cada paciente asmático.

Espasmo da musculatura lisa das vias aéreas – a capacidade de obter melhora clínica com o uso de broncodilatadores e a resposta a uma grande variedade de estímulos em pacientes asmáticos sugeriram que o espasmo da musculatura lisa brônquica contribui com a obstrução das vias aéreas. A infiltração de células inflamatórias nas vias aéreas contribui para o tônus da musculatura lisa brônquica devido aos efeitos locais dos mediadores por elas liberados. Destacam-se histamina, fator ativador de plaquetas e prostaglandinas e leucotrienos.

Edema da mucosa de via aérea – o edema das vias aéreas é conseqüência da maior permeabilidade capilar com saída de proteínas séricas para o interstício. Histamina, prostaglandina E, leucotrienos C4, D4 e E4, fator ativador de plaquetas, bradicinina, entre outros, liberados por células, são capazes de induzir edema.

Alterações nas secreções – uma das características patológicas é a formação de rolhas de muco que contribuem para a hiperinsuflação e atelectasias focais.

Inflamação – a inflamação das vias aéreas está entre os principais achados histopatológicos em pacientes que morreram de asma, incluindo desnudação do epitélio respiratório, obstrução por muco em brônquios e bronquíolos, depósito de colágeno abaixo da membrana basal, edema da submucosa, infiltração de leucócitos polimorfonucleares (principalmente eosinófilos) e hipertrofia da musculatura lisa. O reconhecimento da presença de inflamação, mesmo na asma leve a moderada, influenciou a abordagem terapêutica para o tratamento da asma.

Hiper-reatividade brônquica

Uma das características da asma é a hiper-reatividade brônquica verificada em resposta a uma variedade de substâncias inalantes e, também, associada com a exposição a ar frio, exercício, irritantes ou com hiperventilação. Muitos fatores contribuem para a resposta da asma, como fatores genéticos, estrutura das vias aéreas, idade e período do dia. A inflamação das vias aéreas é o principal mecanismo que define a intensidade da hiper-reatividade brônquica; no entanto, esta pode ocorrer independentemente da resposta inflamatória. A hiper-reatividade brônquica pode ser encontrada em indivíduos que permaneceram assintomáticos por anos ou ser modificada pelo tratamento.

FATORES DESENCADEANTES

Vários fatores foram relacionados ao desencadeamento das crises asmáticas:

a) alérgenos;
b) fatores irritativos;
c) processos infecciosos;
d) exercício físico;
e) fatores emocionais;
f) aspirina e drogas relacionadas;
g) poluição ambiental.

Alérgenos – a poeira doméstica é composta de vários fatores alergênicos, destacando-se os ácaros (*Dermatophagoides*) ou, ainda, fungos, bactérias, epiderme humana, materiais fibrosos de plantas, partes de insetos e restos alimentares. A reação alérgica mediada por IgE está envolvida principalmente com os alérgenos inalantes. A asma brônquica precipitada por alimentos ocorre com menor freqüência.

Fatores irritativos — produtos como inseticidas, colas vegetais, derivados de petróleo, tintas, tinturas e perfumes em geral podem desencadear um quadro asmático. A fumaça de cigarro destaca-se como irritante das vias aéreas, causando alterações da mucosa respiratória em fumantes passivos. A poluição ambiental também tem sido associada às crises asmáticas, mas sua importância está sendo estabelecida. A via neurogênica por estimulação de receptores está associada a estes desencadeantes.

Processos infecciosos – os vírus são os principais agentes infecciosos relacionados às crises asmáticas. O mecanismo fisiopatológico envolvido não está totalmente esclarecido, porém, pode ocorrer uma anormalidade do reflexo broncoconstritor devido à sensibilização de receptores no epitélio brônquico por dano epitelial causado pelo vírus. Produtos de células infectadas ou do próprio vírus poderiam interferir na resposta beta-adrenérgica ou na liberação de mediadores inflamatórios.

Exercícios físicos – o broncoespasmo induzido por atividade física foi demonstrado por vários estudos, e a perda de calor do epitélio respiratório provavelmente causa esta resposta das vias aéreas.

Fatores emocionais – o mecanismo pelo qual crises asmáticas são desencadeadas pela emoção ainda não está bem definido. Refere-se que pode ocorrer hiperventilação e hipocapnia, broncoconstrição vagal, alterações da função adrenal ou de outras funções endócrinas. A sintomatologia persistente e de difícil controle pode ser relacionada a este fator associado.

Aspirina e drogas relacionadas – aspirina, indometacina e ácido mefenâmico podem causar asma, e o mecanismo envolvido relaciona-se com a capacidade de estes medicamentos atuarem na síntese de prostaglandinas e no metabolismo do ácido araquidônico. Deve-se ressaltar a possibilidade de reação semelhante desencadeada pela tartrazina, corante artificial usado em alimentos e medicamentos.

PATOLOGIA

As características histopatológicas descritas na asma incluem: descamação do epitélio das vias aéreas, depósito de colágeno abaixo da membrana basal, espessamento da musculatura lisa das vias aéreas, hiperplasia de glândulas mucosas e células calciformes, edema, ativação de mastócitos e infiltrado inflamatório formado por eosinófilos, linfócitos T e neutrófilos (especialmente na crise aguda e em quadros graves).

DIAGNÓSTICO

O diagnóstico de asma é estabelecido pela história clínica detalhada complementada por provas de função pulmonar, que possibilitam a classificação mais objetiva do quadro quanto à gravidade. Os dados de anamnese referem sintomas episódicos de obstrução das vias aéreas, ao menos parcialmente reversíveis, e outros diagnósticos devem ser excluídos.

A mortalidade por asma tem sido relatada e propõe-se que a grande maioria dos óbitos poderia ter sido prevenida. Este fato decorre de um retardo na procura do atendimento médico, do não reconhecimento da gravidade do quadro e do manejo inadequado das crises asmáticas.

O atendimento à criança asmática deve ser feito sempre após o levantamento de dados de anamnese, como duração das crises, suas características, possíveis fatores desencadeantes e tratamento prévio ao qual o paciente foi submetido. O conhecimento sobre a evolução usual das crises permite que a agressividade do tratamento seja maior ou menor, de acordo com os dados obtidos.

Para avaliar a gravidade da crise, alguns parâmetros clínicos, o pico de fluxo expiratório e a saturometria de oxigênio, podem ser utilizados.

A classificação da crise asmática quanto à sua gravidade reconhece os quadros leves, moderados e graves. A proposta do último guia de orientação para o diagnóstico e o tratamento da asma (1997) avalia por meio dos parâmetros descritos no quadro 47.1.

Quando a falência respiratória é iminente, o paciente apresenta-se confuso, com movimentos toracoabdominais paradoxais, com ausência de sibilos e bradicardia. A classificação final considera sempre o critério de maior gravidade.

TRATAMENTO

O tratamento da asma refere-se ao período intercrítico e durante as crises. A abordagem terapêutica tem como objetivos: prevenir a ocorrência de sintomas crônicos e crises recorrentes, reduzir a necessidade de atendimento na emergência ou de hospitalizações, manter a função pulmonar "normal" ou próxima do normal, permitir a atividade física normal e oferecer o tratamento medicamentoso adequado com o mínimo de efeitos adversos. Deve-se sempre estabelecer um vínculo com o paciente e a família, possibilitando atender, assim, às suas expectativas.

FARMACOTERAPIA

Os medicamentos utilizados em asma podem ser divididos em:

1. Medicamentos para controle crônico:
   - corticosteróides;
   - cromoglicato e nedocromil;
   - beta-2-agonistas de ação prolongada;
   - metilxantinas;
   - modificadores de leucotrienos.

2. Medicamentos para quadros agudos:
   - beta-2-agonistas de curta duração;
   - anticolinérgicos;
   - corticosteróides sistêmicos;
   - metilxantinas.

DROGAS BETA-2-AGONISTAS DE CURTA DURAÇÃO

Estas drogas agem rapidamente nos quadros de crise asmática e devem ser administradas preferencialmente através da nebulização ou por inaladores.

Atuam pela estimulação dos receptores beta-adrenérgicos da musculatura lisa dos brônquios, com ativação da adenilciclase, que converte o ATP em AMP-

Quadro 47.1 – Classificação da crise asmática.

Sinais e sintomas	Leve	Moderada	Grave
Dispnéia	Ao andar	Ao falar, choro curto e interrompido, prefere ficar sentado, dificuldade para se alimentar	Em repouso, recusa alimentar
Fala	Sentenças	Frases	Palavras
Consciência	Pode estar agitado	Agitado	Comumente agitado, sonolento, confuso
FR*	Aumentada	Aumentada	Aumentada
Uso de músculos acessórios	Em geral não	Comumente	Geralmente
Sibilância	Moderada no final da expiração	Alta	Alta na inalação e na expiração
Pulso**	< 100/min	100-120/min	> 120/min
PFE	80%	50-80%	< 50%
Saturação de O$_2$ (%)	> 95%	91-95%	< 91%

* Ver tabela 47.1
** Ver tabela 47.2
FR = freqüência respiratória.   PFE = pico de fluxo expiratório.

Tabela 47.1 – Valores normais de FR em crianças despertas.

Idade	FR
< 2 meses	< 60/min
2-12 meses	< 50/min
1-5 anos	< 40/min
6-8 anos	< 30/min

Tabela 47.2 – Valores normais de FC em crianças.

Idade	FC
2-12 meses	< 160/min
1-2 anos	< 120/min
2-8 anos	< 110/min

cíclico. Esta elevação do AMP-cíclico determina o relaxamento da musculatura lisa dos brônquios. Foram descritos outros efeitos como o aumento do "clearance" mucociliar e a inibição da desgranulação dos mastócitos. Não se verificou efeito sobre a inflamação crônica.

De modo geral, as drogas que têm efeito sobre receptores alfa e beta-adrenérgicos produzem maiores efeitos colaterais que aquelas que atuam nos betas e, dentre estas, as beta-2-seletivas são mais inócuas. Com o uso destes medicamentos podem-se observar: tremores musculares, taquicardia, agitação, hipocalcemia e hipoxemia (Quadro 47.2).

Uso oral – as drogas com atividade beta-2-seletivas (salbutamol, terbutalina e fenoterol) têm maior potência e tempo de ação que a efedrina. Em geral, a eficácia terapêutica por via oral é limitada por seus efeitos colaterais sistêmicos (principalmente tremores) que aparecem mesmo em doses usuais.

Uso parenteral – a epinefrina e a terbutalina são as drogas mais comumente utilizadas por via subcutânea na crise asmática. A epinefrina é administrada em solução aquosa a 1% na dose de 0,01ml/kg, por via subcutânea, até três vezes, com intervalo de 30 minutos.

Os estudos duplo-cegos, comparando a eficácia da epinefrina e terbutalina por esta via, não demonstram superioridade broncodilatadora da terbutalina, no entanto, seus efeitos colaterais parecem ser proeminentes.

Nas crianças com mal asmático e insuficiência respiratória grave, o uso de isoproterenol, por via intravenosa, tem-se mostrado efetivo no sentido de reduzir a necessidade de intubação e ventilação mecânica, em cerca de até dois terços dos pacientes. No entanto, a infusão desta droga por via intravenosa pode induzir arritmias graves e necrose miocárdica, tornando obrigatória a monitorização do paciente em unidade de terapia intensiva.

Uso inalatório ou aerossol – a inalação dos beta-2-adrenérgicos parece induzir seletividade e efetividade broncodilatadora comparáveis ao uso oral e parenteral. A via inalatória é mais vantajosa em situações de urgência, pois o efeito broncodilatador é imediato, igualmente duradouro e sem o inconveniente dos efeitos colaterais.

O emprego por esta via fica prejudicado em crianças menores, pois apresentam menor resposta broncodilatadora quando comparada com crianças de faixa etária maior. No entanto, a inalação dos beta-adrenér-

Quadro 47.2 – Drogas beta-adrenérgicas utilizadas no tratamento da crise asmática.

Droga	Receptores de maior atividade	Via	Dose	Duração do efeito	Efeitos colaterais
Salbutamol	Beta-2	Inalatória	0,1ml/kg/dose	4-6h	Tremores (beta-2)
		Intravenosa	3-5µg/kg/dose	4-6h	
		Aerossol	2 inalações (200µg)/dose	4-6h	
		Subcutâneo/ intramuscular	10µg/kg/dose	4-6h	
		Oral	0,1-0,15mg/kg/dose	4-6h	
Fenoterol	Beta-2	Inalatória	0,1ml/kg/dose ou 1 gota/3-4kg	4-6h	Tremores (beta-2)
		Aerossol	2 inalações (200µg)/dose	4-6h	
		Oral	0,2mg/kg/dose	4-6h	
Terbutalina	Beta-2	Inalatória	0,3ml/kg/dose	4-6h	Tremores (beta-2)
		Subcutânea	0,01mg/kg/dose, máximo 0,25ml 2 vezes/20min	4h	
		Oral	0,075mg/kg/dose	4-6h	
Adrenalina	Alfa, beta-1 e 2	Subcutânea	0,01ml/kg/dose da solução 1:1.000 (máximo, 0,05ml) até 3 vezes a cada 20-30min	A cada 20-30min até o máximo de 3 vezes Efeito: 1 hora	Hipertensão (alfa-1) Taquicardia (beta-1) Tremores (beta-2) Ansiedade (SNC)
Isoproterenol	Beta-1 e 2	Intravenosa	0,05-1µg/kg/min e aumentar 0,05-1µg/kg/min a cada 20-30min	Enquanto houver infusão	Taquicardia (beta-1) Isquemia do miocárdio (beta-1) Diminuição da pressão arterial sistólica (beta-2)

gicos não deve ser proscrita nesses pacientes, pois alguns respondem adequadamente, inclusive com aumento do "clearance" mucociliar. A utilização dos beta-adrenérgicos na forma de aerossóis substitui o uso da inalação. O aproveitamento da droga é melhor em crianças maiores ou pode-se melhorar a eficácia dos medicamentos com a utilização de aerocâmaras. As drogas beta-adrenérgicas de longa duração (salmeterol e formoterol) não são indicadas para o tratamento da crise aguda.

ANTICOLINÉRGICOS

Os agentes anticolinérgicos inalatórios como o brometo de ipatrópio podem produzir broncodilatação reduzindo o tônus colinérgico intrínseco das vias aéreas. Em ensaios clínicos de asma há poucas evidências que indiquem o seu uso prolongado. Em pacientes com doença pulmonar obstrutiva crônica, no entanto, estes agentes se mostraram eficazes. Em geral, os anticolinérgicos são menos potentes que os beta-2-agonistas e alcançam o efeito máximo lentamente, isto é, em 30 a 60 minutos. Em alguns pacientes com crises agudas, o brometo de ipatrópio mostrou efeito sinérgico quando administrado com beta-2-agonistas de curta duração. Os anticolinérgicos foram utilizados, também, no tratamento das crises asmáticas relacionados com o uso de antagonistas beta-adrenérgicos (Quadro 47.3).

CORTICOSTERÓIDES

Os mecanismos de ação dos corticosteróides na crise de asma são ainda bastante controversos. Agem fundamentalmente como antiinflamatórios potentes, mas também parecem estimular a adenilciclase e aumentar os níveis intracelulares de AMP-cíclico. Admite-se, ainda, que inibem a catecol-o aminotransferase (COMT), potencializam os efeitos beta-adrenérgicos e impedem a liberação de enzimas proteolíticas e histamina por meio da estabilização das membranas dos lisosomos dos mastócitos.

Os corticosteróides não substituem as drogas broncodilatadoras, nem representam a droga de primeira escolha na abordagem da crise asmática. Sua indicação deve ser reservada aos casos rebeldes à terapêutica broncodilatadora habitual, no sentido de prevenir a hospitalização. Se utilizados por um período curto (3 a 7 dias), não ocorre a supressão do eixo hipotálamo-hipofisário. O uso destas drogas por via inalatória tem pouca utilidade na crise aguda, sendo de grande valor no manejo do quadro crônico.

Alguns autores não observaram efeitos benéficos dos corticosteróides no mal asmático, entretanto, seu uso pode melhorar a hipoxemia, e as crianças hipoxêmicas têm maior risco de parada respiratória súbita, arritmias cardíacas, acidose metabólica e depressão do sistema nervoso central.

O uso prolongado destas drogas determina efeitos adversos como: fácies cushingóide, retardo de crescimento, catarata, osteoporose, necrose asséptica, hipertensão intracraniana benigna, entre outros.

Os corticosteróides utilizados na crise asmática estão descritos na tabela 47.3 e os disponíveis para uso inalatório, na tabela 47.4.

TEOFILINA E OUTROS DERIVADOS DAS XANTINAS

A teofilina é uma dimetilxantina, cuja atividade relaxante sobre a musculatura lisa brônquica foi explicada, inicialmente, pela inibição da fosfodiesterase *in vitro* com conseqüente retardo na degradação do AMP-cíclico intracelular.

Posteriormente, verificou-se que para se obter o mesmo efeito *in vivo* seriam necessárias doses muito mais altas que as habituais. Estudos mais recentes sugerem que ela atue como inibidora das prostaglandinas e também interfira no transporte do cálcio intracelular.

Outras ações farmacológicas da teofilina são: diurética, estimulante do sistema nervoso central, aumento da força de contração da musculatura esquelética, redução do fluxo vascular cerebral, diminuição do tempo de ejeção ventricular esquerdo em indivíduos normais e diminuição da fração de ejeção ventricular direita em pacientes com doença pulmonar obstrutiva crônica.

A *aminofilina* é uma combinação da teofilina com etilenodiamina, sendo esta última um composto inerte que aumenta sua hidrossolubilidade. É a única forma disponível para uso intravenoso e contém cerca de 80 a 85% da teofilina ativa. A teofilina apresenta taxa de ligação protéica cerca de 60%, exceto em recém-nascidos nos quais é de aproximadamente 40%. Isso resulta em maior nível livre nos recém-nascidos. Atravessa

Quadro 47.3 – Anticolinérgicos (brometo de ipatrópio) no tratamento da crise asmática.

Apresentação	Dose	Comentários
Solução para nebulização	0,05-0,1mg (4-8 gotas) a cada 20min ou a cada 2-4h	Deve ser utilizada em associação com beta-2-agonistas
Aerossol	1 a 2 "puffs" a cada 6-8h	Disponível também em associação com beta-agonistas

Tabela 47.3 – Corticosteróides utilizados na crise asmática.

Corticosteróide/ duração da ação	Dose equivalente	Potência	Atividade mineralocorticóide	Meia-vida plasmática (minutos)	Meia-vida biológica (horas)
Ação curta					
Hidrocortisona	20	1	++	90	8-12
Cortisona	25	0,8	++	30	24-36
Prednisona	5	4	+	60	24-36
Prednisolona	5	4	+	200	12-36
Metilprednisolona	4	5	0	180	12-36
Ação intermediária					
Triancinolona	4	5	0	300	12-36
Ação longa					
Betametasona	0,60	20-30	0	200	36-54
Dexametasona	0,75	20-30	0	200	36-54

Tabela 47.4 – Corticosteróides para uso inalatório.

Drogas	Doses baixas (µg)	Doses médias (µg)	Doses altas (µg)	Apresentação
Beclometasona (Clenil®, Beclosol®, Aldecina®)	100-400	400-800	> 800	50µg/"puff" (todas) 250mg (Clenil®, Beclosol 250®)
Budesonida (Pulmicort®)	100-200	200-400	> 400	100-200µg/"puff" 1ml = 250 ou 500µg p/ inalação
Flunisolida (Flunitec®)	250-750	1.000-1.250	> 1.250	250 ou 500 µg/"puff"
Fluticasona (Flixotide®)	100-200	200-500	> 500	50 ou 250µg/"puff"
Triancinolona (Azmacort®)	400-800	800-1.200	> 1.200	100µg/"puff"

* Estes medicamentos são utilizados para o controle da asma no período intercrítico.

a placenta e também passa livremente para o leite materno; no entanto, não há conseqüências graves em virtude dessas propriedades. Cerca de 90% sofre metabolização hepática e o restante é eliminado pelos rins, sem alterações. A biotransformação neonatal é diferente, sendo de 20 a 30% convertida em cafeína e 50% excretada na urina de forma inalterada.

Há uma grande variabilidade individual no metabolismo da droga. A meia-vida sérica é de 4 horas em média, oscilando entre 1,5 e 8 horas. Com relação à faixa etária, observa-se que a metabolização é mais lenta nos adultos e recém-nascidos e mais rápida nas crianças. Os pacientes portadores de cirrose hepática, descompensação cardíaca e aqueles que estão recebendo antibióticos macrolídeos têm menor metabolização. O uso concomitante de anticonvulsivantes como fenobarbital e difenilhidantoína aumenta a taxa de metabolização. No quadro 47.4 estão sumarizados alguns medicamentos ou condições que alteram o metabolismo da teofilina.

Quadro 47.4 – Fatores que afetam o metabolismo da teofilina.

Aumentam o metabolismo	Diminuem o metabolismo
Estimuladores enzimáticos Barbitúricos (fenobarbital) Carbamazepina Fenitoína **Fumo** **Dieta** Rica em proteínas Pobre em metilxantinas Alimentos grelhados	**Doenças** Doenças hepáticas Edema pulmonar Insuficiência cardíaca congestiva **Inibidores enzimáticos** Cimetidina **Macrolídeos** Eritromicina Lincomicina Claritromicina **Quinolonas** Ciprofloxacina Pefloxacina **Infecções virais** **Vacinas para vírus**

Foi descrito que o nível sérico de teofilina relacionava-se ao efeito broncodilatador, entretanto, observações mais recentes demonstram que a resposta clínica pode ser obtida mesmo com níveis abaixo dos anteriormente propostos (10-20μg/ml). A monitorização do nível sérico tem importância na detecção de concentrações tóxicas (acima de 20μg/ml) e que determinam sintomas como náuseas, vômitos, cefaléia, diarréia, irritabilidade, insônia, alterações metabólicas, convulsões e arritmias cardíacas. Para as intoxicações graves (níveis acima de 60μg/ml), recomenda-se a administração de carvão ativado e hemoperfusão. A cromatografia líquida de alta pressão e o método imunoenzimático são os mais específicos para a determinação dos níveis séricos de teofilina.

A teofilina em preparações líquidas ou em comprimidos é completamente absorvida quando administrada por via ora ou retal, alcançando níveis máximos em 1 a 2 horas e reduzindo lentamente em até 6 horas. A absorção da via retal e intramuscular é irregular, retardada e completamente imprevisível, sendo, portanto, contra-indicada. As preparações por via oral de liberação lenta permitem menor freqüência de administração e níveis séricos mais estáveis, com absorção total em 8 horas.

Uso oral – as doses de teofilina recomendadas para uso na fase aguda e prolongada estão esquematizadas nas tabelas 47.5 e 47.6. Nestas dosagens, cerca de 50% das crianças apresentarão níveis séricos acima de 10μg/ml e 10 a 20% terão níveis acima de 20μg/ml. Portanto, recomenda-se iniciar a terapêutica oral com a dose de 16mg/kg/dia de teofilina (20mg/kg/dia de aminofilina) e aumentar 25% da dose inicial a cada 2 a 3 dias, se o efeito broncodilatador não for eficiente e se não houver sinais de toxicidade. Contudo, a dosagem média diária permitida não deve ser ultrapassada. Sempre que possível, a determinação do nível sérico da droga deve ser realizado. As apresentações de liberação lenta são administradas nas mesmas doses diárias da teofilina de preparações comuns em intervalos de 12 horas.

Uso intravenoso – a administração por via intravenosa é reservada a pacientes em mal asmático, pela rapidez com a qual o nível sérico é atingido (10 a 20 minutos). As doses não diferem daquelas preconizadas para a via oral e podem ser aplicadas de duas formas: por infusão contínua ou por infusão intermitente a intervalos regulares.

Para a *administração intermitente* recomenda-se sua utilização a cada 4 ou 6 horas, diluída e infundida em 10 a 20 minutos. A administração intravenosa rápida, com tempo inferior a 5 minutos, acarreta toxicidade grave nos sistemas cardiovascular e nervoso. Deve-se deduzir da dose inicial a quantidade que o paciente recebeu nas últimas 6 horas por qualquer via.

Tabela 47.5 – Doses recomendadas de teofilina e aminofilina por via oral quando a minorização não pode ser realizada.

Idade	Dose (mg/kg) Teofilina	Dose (mg/kg) Aminofilina	Intervalo (h)
6-16 semanas	3	3,5	8
17-24 semanas	4	5	8
25-32 semanas	4	5	6
6 meses-9 anos	5	6	6
9-16 anos	4	5	6
Maior que 16 anos	4	5	8

Fonte: American Academy of Pediatrics. *Pediatrics*, 68:874, 1981.

Tabela 47.6 – Doses recomendadas de teofilina e aminofilina por via oral para uso prolongado. Recomenda-se a monitorização dos níveis séricos (modificado de Weinberger et al.).

Dose inicial de teofilina	Idade	Dose máxima permitida — Dose total diária Teofilina (mg/kg/dia)	Aminofilina (mg/kg/dia)
8mg/kg/dia	6-24 semanas	[Idade (semanas) × 0,3] + 8	$\frac{[\text{Idade (semanas)} \times 0,3] + 8}{0,8}$
16mg/kg/dia Aumentar a dose em 20% a cada 3 dias, se tolerado	24-51 semanas	[Idade (semanas) × 0,3] + 8	$\frac{[\text{Idade (semanas)} \times 0,3] + 8}{0,8}$
16mg/kg/dia	1-9 anos	24	28
	9-12 anos	20	24
	12-16 anos	18	21

A *infusão contínua* é a técnica mais adequada para a manutenção de níveis séricos terapêuticos ótimos. Deve-se iniciar com uma dose de ataque de 5mg/kg de teofilina e, em seguida, administra-se a dose por infusão contínua.

A infusão deve ser a mais uniforme possível, através da bomba de infusão ou de controle rígido do gotejamento. A monitorização dos níveis séricos também é recomendada. O esquema representado na figura 47.1 deve ser aplicado.

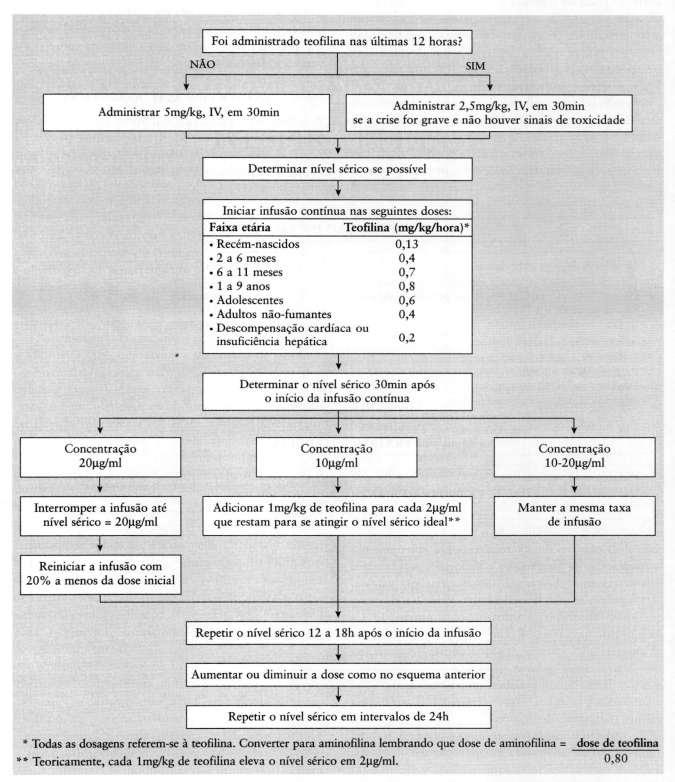

* Todas as dosagens referem-se à teofilina. Converter para aminofilina lembrando que dose de aminofilina = $\dfrac{\text{dose de teofilina}}{0{,}80}$
** Teoricamente, cada 1mg/kg de teofilina eleva o nível sérico em 2μg/ml.

Figura 47.1 – Esquema preconizado para a administração intravenosa contínua de teofilina (modificado de Weinberger et al.).

TRATAMENTO DA CRISE ASMÁTICA

A melhor medida inicial na terapêutica da criança asmática admitida no pronto-socorro é a administração de uma droga beta-2-adrenérgica por via inalatória, pois seu efeito é imediato. Se não houver melhora, a inalação pode ser repetida até 2 vezes com intervalo de 20 a 30 minutos. Se o broncoespasmo for importante, a penetração da droga nas vias aéreas é prejudicada e pode-se optar pela administração prévia de adrenalina ou terbutalina por via subcutânea, repetindo-se a inalação posteriormente (Fig. 47.2).

Se não houver melhora clínica após estes procedimentos, deve-se indicar a administração de aminofilina por via intravenosa. Após a alta, a terapêutica com broncodilatadores deve ser mantida por 5 a 7 dias. Pode ser necessária a manutenção de corticosteróides por via oral em associação aos beta-adrenérgicos para o adequado controle.

Os pais devem ser orientados para iniciar o tratamento dos quadros leves em domicílio, assim que os sintomas iniciarem, para evitar as visitas sucessivas ao pronto-socorro ou a evolução para mal asmático. O uso de corticosteróide por via oral deve ser evitado nas crises com boa resposta clínica aos broncodilatadores, e o pediatra deve alertar aos familiares sobre o uso rotineiro dos esteróides.

ESTADO DE MAL ASMÁTICO

A definição do estado de mal asmático é controversa. Conceitualmente, é caracterizada por uma crise asmática que não responde adequadamente à terapêutica habitual de urgência. A melhor definição parece ser a

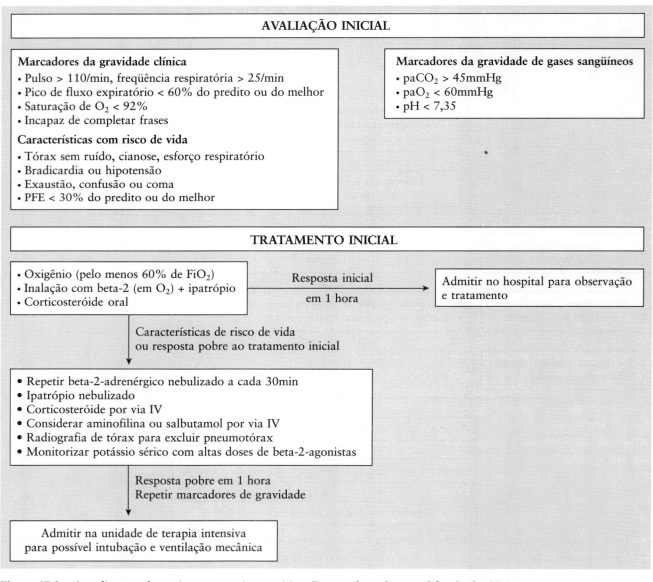

Figura 47.2 – Atendimento do paciente com crise asmática. *Fonte*: adaptado e modificado do GINA.

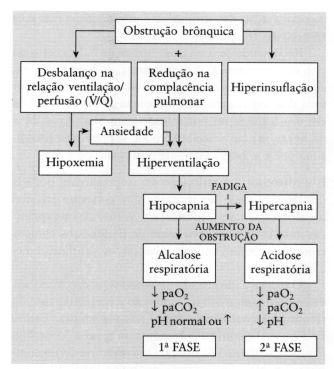

Figura 47.3 – Mal asmático. Fisiopatologia das alterações ventilatórias.

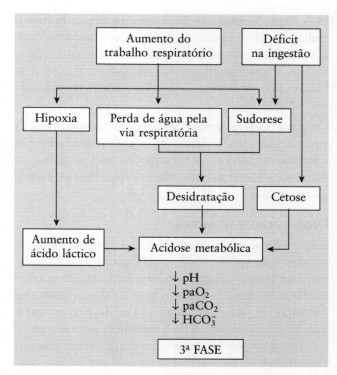

Figura 47.4 – Mal asmático. Fisiopatologia das alterações metabólicas.

de Leffert: "O estado de mal asmático é uma condição clínica em que há grande probabilidade de o paciente desenvolver uma insuficiência respiratória grave". Não há dados clínicos ou laboratoriais precisos que determinem este estado. O diagnóstico requer julgamento clínico que pode levar em conta o estado geral do paciente, duração da crise, fatores desencadeantes, resposta terapêutica prévia e evolução das crises anteriores.

O principal evento na criança em mal asmático é a obstrução aérea resultante do broncoespasmo, edema de mucosa e hipersecreção brônquica. Outras anormalidades associadas incluem: alterações nos volumes pulmonares, no padrão respiratório, na complacência pulmonar e no desempenho dos músculos respiratórios. As alterações ventilatórias e metabólicas que ocorrem no mal asmático estão resumidas nas figuras 47.3 e 47.4.

ABORDAGEM INICIAL DA CRIANÇA COM MAL ASMÁTICO

Deve-se caracterizar rapidamente os seguintes dados:

Anamnese – duração da crise, possíveis fatores desencadeantes, terapêutica prévia (tipo e dose), ingestão oral, perdas líquidas, evolução em internações anteriores.

Exame físico – estado da hidratação e consciência, avaliação do desconforto respiratório por meio dos seguintes parâmetros: presença de cianose, tipo de respiração, participação da musculatura acessória, intensidade do murmúrio vesicular, ruídos adventícios, temperatura, freqüência cardíaca, freqüência respiratória e pulso paradoxal.

Exames laboratoriais – deve-se solicitar obrigatoriamente: gasometria arterial e radiografia de tórax. A gasometria constitui o melhor referencial no acompanhamento da insuficiência respiratória grave. A radiografia de tórax revela freqüentemente sinais de hiperinsuflação pulmonar, com reforço da trama vasobrônquica e eventuais áreas de atelectasia por rolhas de secreção, que podem ser confundidas com focos pneumônicos.

A maioria das crises de asma acompanhada de febre é desencadeada por infecções virais. O hemograma freqüentemente demonstra leucocitose (10.000 a 20.000/mm^3) com predomínio de neutrófilos (principalmente na vigência de drogas adrenérgicas) e, portanto, não constitui um bom critério para a indicação de antibioticoterapia.

TRATAMENTO

O tratamento do mal asmático requer cuidados que podem ser executados em unidade de terapia intensiva ou em outra unidade apropriada.

Medidas gerais

Jejum – até melhora do desconforto respiratório.

Hidratação venosa e correção dos distúrbios hidroeletrolíticos – deve basear-se na oferta adequada de líquidos, considerando-se todas as perdas anormais. Os distúrbios ácido-básicos geralmente são corrigidos pela hidratação intravenosa. O uso de bicarbonato raramente é necessário.

Oxigênio – deve sempre ser administrado na criança em mal asmático. Utiliza-se máscara ou oxitenda com oxigênio úmido em concentrações iniciais acima de 40%, o que pode ser ajustado por meio de parâmetros gasométricos.

Drogas broncodilatadoras

Admitindo-se que a criança em mal asmático não respondeu à terapêutica broncodilatadora inicial (inalação com beta-2-adrenérgico e/ou terbutalina ou adrenalina subcutânea) ou que o grau de desconforto respiratório seja suficientemente grave, deve-se indicar a administração imediata de aminofilina intravenosa.

Tal como descrito anteriormente, a aminofilina por via intravenosa pode ser administrada por infusão contínua ou intermitente. Na técnica por infusão intermitente utiliza-se a dose total de 24mg/kg/dia (crianças de 1 a 9 anos de idade) ou 20mg/kg/dia (9 a 12 anos), dividida em 6 vezes. Por infusão contínua recomenda-se uma dose de ataque inicial de 6mg/kg em 20 a 30 minutos, seguida da dose de manutenção de 1mg/kg/hora (crianças de 1 a 9 anos) ou de 0,85mg/kg/hora (crianças de 9 a 16 anos). Em crianças com menos de 1 ano de idade, a dose média de aminofilina pode ser estimada pela fórmula de regressão:

$$\text{Dose (mg/kg/dia)} = \frac{(0,3 \times \text{idade em semanas}) + 8}{0,80}$$

Desde que disponível, recomenda-se a monitorização dos níveis séricos de teofilina.

Associa-se à terapêutica por via intravenosa com aminofilina a inalação com uma droga beta-2-adrenérgica nas doses habituais (ver Quadro 47.2).

Corticosteróides – estão indicados no estado de mal asmático, pois admite-se que facilitam a recuperação da hipoxemia, têm ação antiinflamatória e podem aumentar a ação das drogas beta-adrenérgicas nos seus respectivos receptores.

Recomenda-se uma dose inicial de hidrocortisona por via intravenosa, dexametasona ou betametasona, equivalente a 1 a 2mg/kg de prednisona, seguida por uma dose equivalente nas próximas 24 horas, dividida em 6 a 8 doses ou por infusão contínua. Após 24 a 48 horas, se houver melhora, pode-se prescrever prednisona ora 1 a 2mg/kg/dia, até o máximo de 7 dias.

Isoproterenol – a utilização do isoproterenol por via intravenosa pode ser indicada nos pacientes em mal asmático que não responderam às medidas terapêuticas anteriores e que por meio de parâmetros clínicos e/ou gasométricos teriam indicação de ventilação mecânica.

O escore padronizado de Wood (Quadro 47.5) serve como um guia útil na indicação e no seguimento da terapêutica com isoproterenol por via venosa. Escore de 5 ou mais, com $paCO_2$ maior ou igual a 55mmHg, é indicação do uso da droga. Descrevem-se como complicações mais importantes arritmias cardíacas e necrose miocárdica. São contra-indicações para o uso intravenoso dessa droga: pacientes cardiopatas, crianças com alterações eletrocardiográficas prévias ou na vigência do tratamento e freqüência cardíaca acima de 200. Portanto, a criança deve ser mantida em unidade de terapia intensiva e monitorizada para freqüência cardíaca, traçado eletrocardiográfico e gases arteriais.

O isoproterenol deve ser diluído em soro glicosado a 5% na concentração de 2 a 4µg/ml (1ml de isoproterenol = 200µg). Deve-se iniciar com uma dose de 0,1mg/kg/min e aumentar 0,1µg/kg/min a cada 15 a 20 minutos, até que se observe resposta satisfatória (dose máxima = 0,5µg/kg/min). A droga deve ser suspensa se houver complicações ou falência terapêutica (arritmias cardíacas, freqüência cardíaca acima de 200, hipercapnia progressiva) e deve-se instalar imediatamente a ventilação mecânica. Após melhora clínica e estabilização gasométrica (paO_2 = 80 a 100mmHg, $paCO_2$ = 36 a 40mmHg em FiO_2 = 40 a 50%), a dose deve ser diminuída de 0,1µg/kg a cada 1 a 2 horas, até suspensão completa.

Quadro 47.5 – Escore para o diagnóstico da asma (Wood, D.W. et al. *Amer. J. Dis. Child.*, 123:227, 1972).

Itens	0	1	2
Cianose	Ausente	Em ar ambiente menor do que 70	Em FiO_2, de 40% menor do que 70
paO_2	70-100	Em ar ambiente	Em FiO_2 de 40%
Murmúrio vesicular	Normal	Desigual	Diminuído ou ausente
Sibilos	Ausentes	Moderados	Acentuados
Uso de musculatura acessória	Ausente	Moderado	Máximo
Função cerebral	Normal	Deprimido ou agitado	Coma

BIBLIOGRAFIA

AMERICAN ACADEMY OF PEDIATRICS – Management of asthma. *Pediatrics*, 68:874, 1981.

FAZIO Jr., J.N.A.; NOGUEIRA, P.R.C.; CARVALHO, M.F.; CARVALHO, W.B. – Experiência com o uso de isoproterenol endovenoso no tratamento de crianças com estado de mal asmático. *Pediatria (S. Paulo)*, 2:335, 1980.

GALANT, S.P. – Current status of beta-adrenergic agonists in bronchial asthma. *Pediatr. Clin. North Am.*, 30:943, 1983.

Guidelines for the Diagnosis and Management of Asthma: second expert panel on the management of asthma, Meeting of the American Academy of Asthma, Allergy and Immunology, February 1997, p. 50.

KATTAN, M.; GURWITZ, D.; LEVISON, H. – Corticosteroids in status asthmaticus. *J. Pediatr.*, 96:596, 1980.

LANDAU, L.I. – Outpatient evaluation and management of asthma. *Pediatr. Clin. North Am.*, 26:581, 1979.

LEMANSKE Jr., R.F.; BUSSE, W.W. – Asthma. *JAMA*, 278(22):1855, 1997.

LIPWORTH, B.J. – Treatment of acute asthma. *Lancet*, 350(Suppl. II):18, 1997.

REED, C.E.; TOWNLEY, R.G. – Asthma: classification and pathogenesis. In Middleton Jr., E.; Reed, C.E.; Ellis, E.E. *Allergy – Principles and Practice*. vol. 2, St. Louis C.V. Mosby Co., 1983.

SHAPIRO, G.G.; FURUKAWA, C.T.; PIERSON, W.E. – Double-blind evaluation of methylprednisolone versus placebo for acute asthma episodes. *Pediatrics*, 71:510, 1983.

SPAHN, J.D.; SZEFLER, S.J. – Pharmacologic management of pediatric asthma. *Immunol. Allergy Clin. North Am.*, 18(1):165, 1998.

SPIRER, Z.; HAUSER, C.J. – Corticosteroid therapy in pediatric practice. *Adv. Pediatr.*, 32:549, 1985.

STEMPEL, D.A.; MELLON, M. – Management of acute severe asthma. *Pediatr. Clin. North Am.*, 31:897, 1984.

SZEFLER, S.J. – Pratical considerations in the safe and effective use of theophylline. *Pediatr. Clin. North Am.*, 30:943, 1983.

SZENTIVANYI, A. – The constitutional basis of atopic disease. In Bierman, C.W.; Pearlman, D.S. *Allergic Diseases of Infancy, Childhood and Adolescence*. Philadelphia, W.B. Saunders, 1980.

WEINBERGER, M.; HENDELES, L.; AHRENS, R. – Clinical pharmacology of drugs used for asthma. *Pediatr. Clin. North Am.*, 28:47, 1981.

SINOPSE

ASMA

No atendimento de urgência da criança com crise asmática, execute os seguintes procedimentos:

1. Prescreva inalação com soro fisiológico 5ml e fenoterol solução de 0,5% – 1 gota para cada 4 a 5kg de peso, dose máxima = 8 gotas (2mg). Se necessário, repita a inalação até duas vezes com intervalo de 20 a 30 minutos.

2. Se o desconforto respiratório for importante, administre previamente terbutalina por via subcutânea.

3. Se houver melhora clínica, prescreva aminofilina ou uma droga beta-2-adrenérgica por via oral para ser administrada no domicílio por 5 dias.

4. Se não houver resposta broncodilatadora eficaz, considere a criança em mal asmático e prescreva aminofilina de preferência por infusão contínua.

5. Execute concomitantemente as seguintes medidas terapêuticas gerais:
   - jejum (se houver desconforto respiratório importante);
   - hidratação por via intravenosa considerando as perdas fisiológicas e patológicas;
   - oxigênio úmido em FiO_2 inicial de 40% por máscara ou tenda.

6. Solicite os seguintes exames: gasometria arterial e radiografia de tórax.

7. Prescreva inalações a cada 6 horas com soro fisiológico e fenoterol.

8. Utilize corticosteróides nos casos inicialmente graves ou quando não houver boa resposta à medicação broncodilatadora.

9. Prescreva antibiótico se houver sinais clínicos e radiológicos de pneumonia ou outras infecções bacterianas associadas.

10. Se não houver melhora com os procedimentos descritos, faça uma avaliação segundo o escore de Wood. Se houver indicação do isoproterenol por via venosa, o paciente deverá ser encaminhado à unidade de terapia intensiva onde deverá ser monitorizado. Se houver falta ou impossibilidade deste tratamento, deverá ser submetido à ventilação mecânica.

48

PNEUMONIAS AGUDAS

Joaquim Carlos Rodrigues
Claudia de Brito Fonseca

As pneumonias agudas representam causa mundialmente importante de morbidade e mortalidade na infância, particularmente nos países em desenvolvimento e principalmente em crianças na faixa etária inferior aos 5 anos de idade. Os dados da Organização Mundial de Saúde mostram que, no início da década de 90, cerca de um terço da mortalidade mundial em criança (4 a 5 milhões de óbitos anuais) foi causada por infecções respiratórias agudas. O Fundo das Nações Unidas para a Infância (UNICEF) estima que mais de 3 milhões de crianças morrem por pneumonia aguda a cada ano, predominantemente nos países em desenvolvimento.

Os estudos de demanda da população infantil atendida em alguns Hospitais do Município de São Paulo demonstraram que as infecções respiratórias agudas representam cerca de 40 a 50% dos casos atendidos em unidades de urgência, sendo que as pneumonias são diagnosticadas em cerca de 10% desses casos. As pneumonias são responsáveis por 30% das hospitalizações em crianças, com uma mortalidade que varia entre 5 e 10% dos casos internados.

MÉTODOS UTILIZADOS NO DIAGNÓSTICO ETIOLÓGICO

Vários autores salientam que o isolamento dos agentes etiológicos das pneumonias agudas é relativamente complexo, uma vez que existe dificuldade na colheita de material adequado e representativo do foco infeccioso para análise microbiológica. Assim, as secreções do trato respiratório superior e inferior, bem como os materiais relacionados indiretamente com o foco pulmonar, tais como sangue, urina e líquido pleural, têm sido utilizados na tentativa de identificação etiológica das pneumopatias agudas.

Cultura de orofaringe – os resultados das culturas do material de orofaringe correlacionam-se muito pouco com os do aspirado pulmonar, devido à alta prevalência de portadores assintomáticos. Os portadores de *Streptococcus pneumoniae* e de *Haemophilus influenzae* na orofaringe podem representar, respectivamente, 50 e 20% das crianças normais.

Hemoculturas – representam um método de isolamento bacteriológico altamente confiável. A positividade deste método no diagnóstico das pneumonias é relativamente baixa, sendo que em pacientes internados varia de 10 a 35% segundo vários autores. É um método limitado, uma vez que as bacteriemias ocorrem em menos de 8% das crianças internadas com pneumopatias agudas.

Punção pulmonar aspirativa – a cultura do aspirado pulmonar efetuada por agulha é positiva em cerca de 50 a 60% dos casos. As complicações mais freqüentes desse procedimento são: pneumotórax, pneumomediastino, enfisema subcutâneo e hemoptise, as quais ocorrem em até 10% dos casos. Sua indicação é restrita apenas às investigações epidemiológicas especiais e às pneumonias de má evolução, particularmente nos pacientes imunodeprimidos.

Punção aspirativa transtraqueal – a cultura do aspirado transtraqueal demonstra boa correlação com as hemoculturas. No entanto, é um método de difícil execução em crianças, sendo necessário sedação ou anestesia geral. A indicação deste procedimento é restrito às pneumopatias de má evolução, uma vez que as complicações inerentes ao método ocorrem em 8% dos casos.

Métodos imunológicos – nas últimas duas décadas, foram desenvolvidas várias técnicas para a detecção rápida de antígenos capsulares bacterianos nos vários fluidos e secreções corpóreas, independentemente da viabilidade dos microrganismos. A contra-imunoeletroforese (CIE), a aglutinação pelo látex e a coaglutinação têm sido utilizadas com sucesso na detecção de antígenos bacterianos do *Streptococcus pneumoniae*, do *Haemophilus infuenzae* e do *Staphylococcus aureus* no líquido pleural, sangue e urina de pacientes com pneumonia. A identificação de antígenos capsulares por CIE na urina de pacientes com pneumonia tem demonstrado maior sensibilidade que as hemoculturas.

Análise do líquido pleural – a presença de um exsudato parapneumônico aumenta consideravelmente a chance de se detectar o agente etiológico no líquido pleural obtido por punção. Vários autores citam positividade das culturas do líquido pleural que varia entre 50 e 75% dos casos estudados. Por outro lado, a presença de antígenos capsulares no líquido pleural abriu novas perspectivas no diagnóstico etiológico por meio da CIE e da aglutinação pelo látex, particularmente nos pacientes submetidos à antibioticoterapia prévia.

Lavado broncoalveolar – é um procedimento endoscópico muito útil e de alta sensibilidade na investigação de infecções pulmonares por agentes oportunistas em pacientes imunodeprimidos, principalmente *Pneumocystis carinii*, citomegalovírus e fungos. Pode ser utilizado também para estudo citológico de pneumonites intersticiais.

Biopsia pulmonar a céu aberto – é o método mais sensível para o diagnóstico específico de pneumopatias agudas. Deve-se cogitar da sua realização, com a finalidade diagnóstica e de orientação terapêutica, em pneumonias de má evolução, pneumonites graves em pacientes imunodeprimidos cujo diagnóstico diferencial e/ou etiológico não foi possível por meio de outros procedimentos laboratoriais menos invasivos e nas pneumopatias com suspeita de evolução para fibrose intersticial. O procedimento requer anestesia geral, sala e equipe cirúrgica. As complicações mais freqüentes desse método são: pneumotórax, pneumomediastino e hemorragias.

Biopsia pulmonar transbrônquica – é um procedimento que pode ser realizado juntamente com o lavado broncoalveolar. Quando realizado de maneira adequada (o material obtido deve ter pelo menos 20 alvéolos), pode ampliar informações etiológicas e histopatológicas. A experiência em crianças é limitada e as complicações são semelhantes às da biopsia pulmonar a céu aberto.

ETIOLOGIA DAS PNEUMONIAS AGUDAS ADQUIRIDAS NA COMUNIDADE

A reunião dos estudos microbiológicos dos aspirados pulmonares de crianças internadas com pneumopatias agudas nos países em desenvolvimento demonstraram, em sua maioria, que as bactérias são os agentes etiológicos identificados em cerca de 60% dos casos. Por meio desses estudos, verificou-se que os agentes bacterianos mais freqüentemente isolados foram o *Streptococcus pneumoniae*, o *Haemophilus influenzae*, o *Staphylococcus aureus* e as enterobactérias, sendo que no cômputo geral ocorreu uma predominância na freqüência do *Streptococcus pneumoniae* e do *Haemophilus influenzae*. Os estudos etiológicos de pneumonias agudas em algumas cidades brasileiras, utilizando-se de culturas de aspirados pulmonares, demonstraram, de forma semelhante, que o *Streptococcus pneumoniae* é o agente predominante em todas as faixas etárias, seguido pelo *Haemophilus influenzae*.

A etiologia das pneumonias varia conforme a faixa etária, o local de aquisição (domicílio ou intra-hospitalar) e características do hospedeiro (condições imunológicas, doenças de base). O quadro 48.1 apresenta os principais agentes etiológicos das pneumonias agudas adquiridas na comunidade, distribuídos segundo sua importância relativa nas diversas faixas etárias.

Quadro 48.1 – Principais agentes etiológicos das pneumonias agudas na infância, adquiridas na comunidade, e sua importância relativa nos diferentes grupos etários.

Agentes	< 1 mês	1 a 3 meses	3 meses-2 anos	2 a 5 anos	> 5 anos
Streptococcus pneumoniae	+	++	+++	++++	++++
Haemophilus influenzae	+	++	++++	+++	+
Staphylococcus aureus	+++	++++	++++	+	+
Enterobactérias	++++	++	++	+	°
Estreptococos dos grupos A e B	++++	+	+	++	°
Chlamydia trachomatis	++	++++	++	°	°
Chlamydia pneumoniae	°	°	+	++	+++
Mycoplasma pneumoniae	°	+	++	+++	++++
Ureaplasma urealyticum	++	++++	++	°	°
Pneumocystis carinii	++	++++	++	°	°
Citomegalovírus	++	++++	++	°	°
Vírus respiratórios	+	++++	+++	++	°

++++ muito freqüente   +++ freqüente   ++ pouco freqüente   + ocasional   ° raro

TRATAMENTO

Na abordagem terapêutica de crianças portadoras de pneumonias agudas em pronto-socorro, devem ser consideradas duas decisões importantes: a necessidade de internação do paciente e a terapêutica antimicrobiana inicial.

Os principais critérios para a hospitalização de crianças portadoras de pneumonias agudas são:

1. Lactentes menores de 2 meses de idade. Nesta faixa etária incidem agentes de alta patogenicidade em virtude do déficit imunitário do hospedeiro, colonização neonatal no berçário e transmissão vertical materna.
2. Sinais clínicos ou laboratoriais de insuficiência respiratória aguda e necessidade de oxigenoterapia: taquipnéia (FR > 60 em recém-nascidos, > 50 em crianças de 2 meses a 1 ano e > 40 em crianças na faixa etária de 1 a 5 anos), dispnéia com tiragem intercostal e/ou subdiafragmática e/ou retração esternal, cianose, saturação de O_2 abaixo de 95% em ar ambiente medida por oximetria de pulso, hipoxemia e/ou hipercapnia e/ou acidose, alterações do nível de consciência e dificuldade para se alimentar.
3. Comprometimento do estado geral, toxemia.
4. Suspeita de pneumonia de aquisição intra-hospitalar (crianças internadas previamente nos últimos 15 dias por um período superior a 24 horas).
5. Pneumonia extensa e/ou presença de complicações visualizadas radiologicamente: derrame pleural, abscesso pulmonar, pneumatoceles, pneumotórax, piopneumotórax etc.
6. Crianças com imunodepressão primária ou secundária a uma doença de base: desnutrição grave, anemia falciforme, síndrome nefrótica, doenças oncológicas, infecção recente pelo vírus do sarampo ou da varicela, síndrome da imunodeficiência adquirida (AIDS) etc.
7. Falha de resposta à terapêutica ambulatorial por via oral ou parenteral.
8. Recidiva do quadro pulmonar após a alta hospitalar.

A escolha do esquema antimicrobiano inicial idealmente deveria levar em conta o agente etiológico provável e sua sensibilidade antimicrobiana. No entanto, em virtude das dificuldades de identificação laboratorial e da demora nos resultados das culturas, a conduta inicial é geralmente empírica e orientada, fundamentada pelas seguintes características: faixa etária do paciente, local de aquisição da pneumonia (domiciliar ou hospitalar), dados clínicos, radiológicos e epidemiológicos, terapêutica prévia (tipo e dose), estado nutricional e imunitário do paciente e presença de doença de base.

A duração da antibioticoterapia é variável e depende principalmente do agente isolado, da resposta inicial à terapêutica empregada, da presença de outros focos infecciosos concomitantes (otite, sinusite, meningite, septicemia, endocardite etc.) e da ocorrência de complicações.

TRATAMENTO DAS PNEUMONIAS AGUDAS ADQUIRIDAS NA COMUNIDADE

Os estudos etiológicos de pneumonias agudas adquiridas na comunidade nos países em desenvolvimento demonstraram que as bactérias são os agentes mais freqüentes, ocorrendo em cerca de 60% dos casos. O pneumococo, excetuando-se o período neonatal, é o agente predominante em todas as faixas etárias, seguido pelo *Haemophilus influenzae*, mais freqüente em crianças abaixo dos 3 anos de idade. O *Staphylococcus aureus* ocorre em uma proporção menor de casos, geralmente em lactentes.

Por outro lado, nos últimos anos, descreveu-se o surgimento de cepas de pneumococos com sensibilidade intermediária à penicilina (ou relativamente resistentes) e de *Haemophilus influenzae* resistentes às penicilinas.

Portanto, diante do paciente oriundo da comunidade, em bom estado geral, não-toxemiado, sem desconforto respiratório importante, com padrão radiológico de pneumonia lobar, segmentar ou broncopneumonia, recomenda-se o tratamento ambulatorial utilizando-se penicilina G procaína na dose de 50.000U, fracionada em 2 vezes por via IM, por 5 a 7 dias, ou amoxicilina, na dose de 50mg/kg/dia VO, dividida em 3 vezes, por 10 dias. Opcionalmente, a penicilina G procaína poderá ser administrada em dose única diária nos pacientes com peso inferior a 10kg.

Os pacientes que se enquadrarem nos critérios de internação citados anteriormente deverão ser hospitalizados e receber inicialmente penicilina cristalina ou ampicilina por 7 a 10 dias. Antes da introdução da antibioticoterapia, devem ser colhidas 2 ou 3 hemoculturas e, se possível, realizar testes imunológicos para a detecção de antígenos bacterianos na urina (CIE e/ou aglutinação pelo látex para pneumococos e *Haemophilus infuenzae*).

As crianças tratadas inicialmente com penicilinas em doses adequadas, sem melhora dos parâmetros clínicos após 72 horas (melhora do estado geral, desaparecimento da febre), devem ser submetidas a uma nova radiografia de tórax. Se não houver piora radiológica e se o agente etiológico não foi identificado pelos exames microbiológicos, deve-se suspeitar de pneumonia por *Haemophilus influenzae* e substituir a terapêutica inicial por cloranfenicol VO ou por via IV (nos pacientes internados) por 7 a 10 dias. Nos pacientes com piora clínica e/ou radiológica ou aparecimento de complicações na evolução (derrame pleural, abscesso, piopneumotórax, pneumatoceles), deve-se considerar a associação com oxacilina para a cobertura do *Staphylococcus aureus*.

Quando houver aparecimento de derrame pleural, a febre pode persistir por mais tempo, mesmo na vigência de terapêutica antimicrobiana apropriada. Nessa situação, o quadro clínico e o estudo microbiológico do líquido pleural obtido por toracocentese são guias importantes na orientação terapêutica.

Nas crianças no período pré-escolar e escolar e nos adolescentes portadores de pneumonias agudas, com qualquer padrão radiológico, que não melhoraram com o uso de penicilina, deve-se suspeitar do *Mycoplasma pneumoniae* como agente etiológico, devendo-se efetuar quando possível reações sorológicas para a sua identificação e introduzir eritromicina ou claritromicina.

As figuras 48.1 e 48.2 resumem esquematicamente o tratamento proposto para as pneumonias adquiridas na comunidade em crianças em seguimento ambulatorial e internadas.

Nas crianças com idade superior a 3 anos, cuja pneumonia foi irresponsível ao tratamento inicial com penicilina, com quadro clínico de evolução insidiosa, sem extensão radiológica acentuada do processo, pode-se optar pela administração de eritromicina ou claritromicina por VO, visando *Mycoplasma pneumoniae* ou *Chlamydia pneumoniae*.

Vários estudos epidemiológicos realizados em diferentes países nos últimos anos relataram aumento progressivo na prevalência de cepas de pneumococos resistentes à penicilina. A definição de resistência é baseada na concentração inibitória mínima (MIC) dos pneumococos à penicilina. A maioria dos autores considera que cepas com MIC $\leq$ 0,06μg/ml são sensíveis, cepas com MIC entre 0,1 e 1μg/ml são relativamente resistentes ou intermediárias e cepas com MIC $\geq$ 2μg/ml são consideradas de alta resistência. Estas cepas podem ser resistentes a outros antimicrobianos (cefalosporinas, cloranfenicol, eritromicina, clindamicina e sulfametoxazol-trimetoprima), caracterizando uma situação de multirresistência. Um levantamento realizado pelo Cen-

* As cefalosporinas de segunda ou terceira geração por VO são ativas contra o *Haemophilus influenzae* e opcionalmente podem ser utilizadas no tratamento das pneumonias agudas por este agente. No entanto, são drogas muito onerosas para a utilização em atenção primária nos países em desenvolvimento.

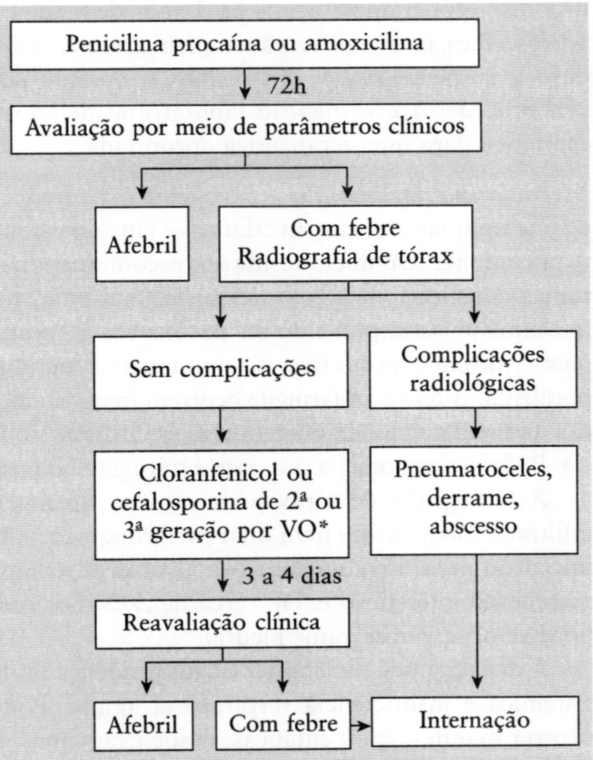

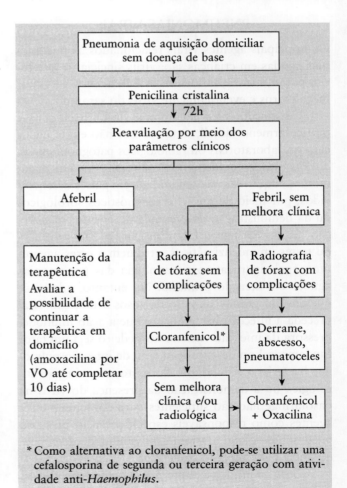

Figura 48.1 – Pneumonias agudas de aquisição domiciliar – terapêutica ambulatorial.

* Como alternativa ao cloranfenicol, pode-se utilizar uma cefalosporina de segunda ou terceira geração com atividade anti-*Haemophilus*.

Figura 48.2 – Pneumonias agudas de aquisição domiciliar – terapêutica hospitalar.

ter for Disease Control and Prevention (CDC), no período de 1991 a 1992, em 13 hospitais nos Estados Unidos, demonstrou que 6,6% das cepas de pneumococos isoladas eram resistentes, incluindo 1,3% de alta resistência. Em algumas regiões, o percentual de resistência atingiu 29% das cepas isoladas, sendo que cerca de 20% eram altamente resistentes à penicilina e 25% eram resistentes às cefalosporinas de terceira geração. Em outros países encontraram-se altas taxas de resistência à penicilina (25 a 50%), tais como Espanha, África do Sul, Romênia, Hungria e Israel.

Portanto, recomenda-se a determinação do MIC nos pneumococos isolados de crianças portadoras de pneumonia. Se houver resistência, devem ser utilizadas altas doses de penicilina cristalina por via IV (200.000U/kg/dia). Outra opção igualmente eficaz é a utilização de cefotaxima ou ceftriaxona. Quando não houver resposta clínica a essa forma de tratamento em pacientes portadores de cepas de alta resistência (MIC ≥ 2µg/ml), a droga de escolha é a vancomicina, uma outra alternativa é a utilização do imipenem-cilastatina.

PNEUMONIAS VIRAIS

Os principais agentes virais relacionados às pneumonias agudas em crianças são: vírus sincicial respiratório, parainfluenza, influenzas A e B, adenovírus, citomegalovírus e eventualmente vírus do sarampo.

A distinção entre pneumonia viral e bacteriana é particularmente difícil, uma vez que não existe dados clínicos, laboratoriais ou radiológicos patognomônicos.

Os estudos epidemiológicos realizados em pneumonias adquiridas na comunidade em países desenvolvidos, por meio de métodos diagnósticos sorológicos ou da demonstração da presença do agente em secreção da nasofaringe pela cultura, imunofluorescência ou testes imunoenzimáticos, atribuem a esses agentes um papel significativo na etiologia das pneumonias agudas em atenção primária. No entanto, admite-se que em um grande número de casos a infecção viral preceda a infecção bacteriana, e que a ação imunodepressora da infecção viral no hospedeiro seja um fator fundamental no desencadeamento de infecção pulmonar bacteriana secundária. Portanto, a conversão sorológica ou a demonstração da presença do vírus na nasofaringe não são suficientes para configurar esses agentes como responsáveis específicos pelo processo pneumônico e não afastam a possibilidade de concomitância com infecção bacteriana.

Como na prática é muito difícil a distinção clínica, radiológica e laboratorial entre pneumonias virais e bacterianas, todas as crianças portadoras de condensação pneumônica, particularmente nos países em desenvolvimento, devem receber antibioticoterapia com base nos princípios expostos anteriormente. Quando da identificação de vírus por meio dos métodos laboratoriais disponíveis, não há indicação de terapêutica antiviral específica, uma vez que a evolução da infecção viral é espontânea na maioria dos casos. As infecções graves, particularmente nos pacientes imunodeprimidos, principalmente as causadas por citomegalovírus, devem receber terapêutica antiviral. Na pneumonite grave causada pelo citomegalovírus recomenda-se a utilização de ganciclovir.

PNEUMONIAS ATÍPICAS

Estudos epidemiológicos mais recentes em países desenvolvidos sugerem que alguns "patógenos atípicos" não-bacterianos podem ter um papel relevante na etiologia de pneumonias agudas adquiridas na comunidade. Vários desses organismos podem causar pneumonia atípica incluindo: *Mycoplasma pneumoniae, Chlamydia pneumoniae, Legionella pneumophila*, riquétsias e vírus.

A importância desses agentes em nosso meio é pouco conhecida. No entanto, nos quadros pneumônicos insidiosos em crianças acima de 3 anos de idade e em adolescentes, irresponsíveis à terapêutica convencional, deve-se suspeitar desses organismos e, quando possível, proceder à investigação laboratorial diagnóstica específica para uma terapêutica apropriada.

Mycoplasma pneumoniae – é o agente mais freqüente de pneumonias atípicas em crianças e em adolescentes. A pneumonia tem início insidioso, predominando sintomas constitucionais como cefaléia, mal-estar, tosse inicialmente seca, podendo ser paroxística e eventualmente tornar-se produtiva, do tipo mucóide ou mucopurulenta. A febre e a faringite ocorrem freqüentemente e, à ausculta pulmonar, observam-se estertores e sibilância. Pode ocorrer otalgia por otite e miringite bolhosa.

A radiografia de tórax pode mostrar apenas um infiltrado inflamatório para-hilar peribrônquico na fase inicial ou áreas de condensações alveolares, comprometimento intersticial e, em cerca de 20% dos casos, pode-se observar derrame pleural.

A doença pode disseminar e causar doença multissistêmica e insuficiência respiratória aguda. Podem ocorrer manifestações cutâneas, desde exantemas maculopapulares até eritema multiforme. É um agente importante de síndrome torácica aguda em pacientes portadores de anemia falciforme.

O diagnóstico laboratorial pode ser confirmado por meio da cultura de secreção de nasofaringe (os portadores assintomáticos são raros) e de testes sorológicos específicos. Os testes sorológicos mais freqüentemente utilizados são a fixação de complemento (considera-se positivo uma elevação de 4 vezes nos títulos de anticorpos) e mais recentemente têm-se utilizado teste imunoenzimático (ELISA), como um teste mais sensível e específico. A pesquisa de aglutininas frias (igual ou superior a 1:32) é um método rápido, de alta sensibilidade, porém inespecífico, podendo ser útil para a introdução de terapêutica precoce nos casos mais graves.

O tratamento deve ser efetuado com eritromicina ou claritromicina por um período de 10 dias ou azitromicina por 5 dias. As tetraciclinas, apesar de serem efetivas, não devem ser administradas em crianças.

Chlamydia pneumoniae – o período de incubação da pneumonia por este agente tem sido estimado em 1 mês. A maioria das infecções é leve ou assintomática. Estima-se que 10% das infecções resultem em pneumonia clinicamente aparente. O início dos sintomas é geralmente gradual, ocorre freqüentemente uma faringite e, após 1 a 4 semanas, surgem sintomas pulmonares, febre e semiologia de condensação pulmonar. Laboratorialmente, observa-se número normal de leucócitos, VHS elevado em 80% dos casos e aumento da fosfatase alcalina. Podem ocorrer infecções mistas, sendo que nessa situação o quadro clínico é mais grave e os pacientes freqüentemente necessitam de internação. A doença pode eventualmente evoluir com pneumopatia crônica.

Na radiografia de tórax podem-se observar opacidades alveolares e/ou infiltrado intersticial. É comum o acometimento subsegmentar de um único lobo. Pode ocorrer derrame pleural em cerca de 25% dos casos.

O diagnóstico laboratorial pode ser realizado pelo isolamento do organismo ou por reações sorológicas. A cultura de material de nasofaringe é um método difícil, necessitando de meios de cultura especiais. Os testes sorológicos são os mais utilizados. Na infecção aguda, considera-se como positivo um aumento nos títulos de IgG de quatro vezes, um título de IgM de 1:16 ou maior, ou um título único de IgG de 1:512 ou maior. A infecção pregressa é caracterizada por um título de IgG de 1:16 a 1:512. A reação em cadeia de polimerase (PCR) é um método possível, mas ainda não disponível rotineiramente.

O tratamento deve ser realizado com eritromicina ou claritromicina por 10 a 14 dias.

Legionella pneumophila – este agente pode ser encontrado em sistemas de reservatórios de água e de ar condicionado. A infecção ocorre esporadicamente e em surtos, geralmente em hospitais. A maioria dos indivíduos afetados são adultos, com alterações nos mecanismos de defesa pulmonar secundárias ao uso de corticosteróides, fumo, doença pulmonar crônica ou imunodeficiência. A incidência em crianças é desconhecida, e este diagnóstico é raramente considerado.

O quadro clínico da pneumonia é de início súbito, com febre, tosse, dor pleurítica, dispnéia, dor abdominal, diarréia e cefaléia. A radiografia de tórax mostra freqüentemente consolidação lobar, derrame pleural e raramente cavitações. O diagnóstico é realizado por meio da cultura desse agente em secreções respiratórias e no lavado broncoalveolar ou por testes sorológicos específicos. Os pacientes devem ser tratados com eritromicina ou claritromicina.

SÍNDROME DA PNEUMONIA AFEBRIL

Nos primeiros 6 meses de vida, alguns patógenos especiais podem produzir um quadro de pneumonia afebril ou subfebril, clinicamente indistinguíveis. Estes agentes são *Chlamydia trachomatis*; vírus: sincicial respiratório, adenovírus e citomegalovírus; micoplasmas: *Mycoplasma hominis*, *Ureaplasma urealyticum* e *Pneumocystis carinii*.

O quadro clínico é de instalação insidiosa, iniciando-se com coriza ou obstrução nasal seguida por tosse seca, às vezes com paroxismos de aspecto coqueluchóide, taquipnéia leve ou moderada e preservação do estado geral. Raramente ocorre insuficiência respiratória ou hipoxemia grave. A criança mantém-se afebril ou subfebril durante toda a evolução. À ausculta pulmonar observam-se estertores de finas bolhas disseminados com ou sem sibilância de pequena intensidade.

O quadro radiológico é de um infiltrado intersticial bilateral e hiperinsuflação pulmonar. Podem ocorrer atelectasias subsegmentares.

Nas infecções por *Chlamydia trachomatis* e *Pneumocystis carinii*, pode-se encontrar eosinofilia no hemograma e leucocitose sem desvio à esquerda. É comum observar-se aumentos nos níveis de IgG e IgM.

O diagnóstico pode ser realizado pela identificação do agente em material de nasofaringe por meio de cultura e de técnicas imunoenzimáticas. O diagnóstico de infecção por *Chlamydia trachomatis* e citomegalovírus é mais freqüentemente efetuado por exames sorológicos, valorizando-se um aumento de 4 vezes nos níveis de IgG específica no intervalo de 2 semanas ou detecção de IgM específica. A pesquisa direta de *P. carinii* pode ser efetuada no aspirado traqueal ou no lavado broncoalveolar.

Como o quadro clínico produzido pelos diferentes agentes dessa entidade são indistinguíveis e pela possibilidade freqüente de infecções mistas, a antibioticoterapia visa atingir inicialmente a maior parte dos agentes suscetíveis. Assim, recomenda-se a introdução de eritromicina por 14 dias, pois é ativa no tratamento das infecções por *Chlamydia* e *Mycoplasmas*. Na suspeita de infecção por *P. carinii*, a droga de escolha é o sulfametoxazol-trimetoprima por 14 dias. O tratamento das infecções por citomegalovírus está apenas indicado nos casos graves (pneumonite com insuficiência respiratória aguda e retinite), sendo que nessa situação deve-se utilizar o ganciclovir.

PNEUMONIAS DE AQUISIÇÃO INTRA-HOSPITALAR

Estima-se que 0,5 a 5% de todos os pacientes internados adquiram pneumonia durante a hospitalização, representando 8 a 33% de todas as infecções hospitalares e cerca de 15% da mortalidade no ambiente hospitalar. A incidência varia dependendo do local de aquisição, sendo maior nos pacientes internados em Unidade de Terapia Intensiva e submetidos à ventilação mecânica. A mortalidade, nessa situação, é muito elevada, podendo atingir 50% dos casos.

Os agentes relacionados às pneumonias de aquisição intra-hospitalar são mais virulentos. As bactérias gram-negativas são responsáveis por 50 a 90% dos casos e os *Staphylococcus aureus*, particularmente os resistentes à oxacilina, podem atingir cerca de 10 a 20% dos casos. Dentre as bactérias gram-negativas estão as pertencentes ao grupo das enterobactérias (*Escherichia coli, Klebsiella pneumoniae, Salmonella* sp., *Shigella* sp., *Enterobacter, Serratia, Proteus, Citrobacter* etc.) e *Pseudomonas* sp. Outros agentes incluem: fungos (*Candida* e *Aspergillus*), *Staphylococcus epidermidis*, citomegalovírus e *Pneumocystis carinii*.

O quadro clínico pode iniciar-se com febre alta ou hipotermia, leucocitose, secreção purulenta, aparecimento de imagem de condensação radiológica ou de infiltrado progressivo. A evolução é inicialmente grave e observa-se toxemia, prostração, taquipnéia, comprometimento do estado geral, sinais de choque acompanhado de coagulação intravascular disseminada e de depressão medular.

O diagnóstico etiológico é particularmente difícil, pois a análise bacteriológica da secreção traqueobrônquica pode refletir contaminação por microrganismos colonizadores da orofaringe, e a positividade das hemoculturas é muito baixa, particularmente nos pacientes submetidos à antibioticoterapia prévia. Nos casos mais graves e na suspeita de infecção por agentes oportunistas, deve-se considerar a realização de biopsia pulmonar a céu aberto.

Recentemente, alguns autores têm valorizado a realização de escovado brônquico através de um sistema de duplo cateter com escova protegida e uma contagem bacteriana no material superior a 1.000 colônias/ml como diagnóstico etiológico altamente provável. Outros autores demonstraram que o crescimento bacteriano maior ou igual a 100.000 colônias/ml, a partir de material obtido do lavado broncoalveolar por broncoscopia, tem forte correlação com o diagnóstico etiológico da infecção bacteriana, além de ser um método ótimo para o diagnóstico de infecções oportunistas em pacientes imunodeprimidos.

Com base nessas considerações, diante da suspeita de pneumonia de aquisição intra-hospitalar, a terapêutica empírica inicial deve incluir uma penicilina anti-pseudomonas associada a um aminoglicosídeo ou a uma cefalosporina antipseudomonas (ceftazidima) ou ao imipenem. Em hospitais onde as cepas de *Staphylococcus aureus* resistentes à oxacilina são endêmicas ou epidêmicas, deve-se incluir vancomicina ao esquema terapêutico.

Se não houver melhora clínica ou radiológica após esse plano terapêutico, deve-se considerar outros agentes etiológicos, dependendo de fatores predisponentes, imunológicos e epidemiológicos, tais como fungos (*Candida* e *Aspergillus*), citomegalovírus, *Mycobacterium tuberculosis* e *Pneumocystis carinii*.

PNEUMONIA POR *PNEUMOCYSTIS CARINII*

O quadro clínico da pneumonia por *P. carinii* difere nos lactentes e nas crianças maiores. Nos lactentes, o início é insidioso, freqüentemente afebril, caracterizado por tosse, taquipnéia, dispnéia e cianose. A base histopatológica é uma pneumonite intersticial plasmocitária.

Nas crianças maiores, o início é súbito, com febre, tosse, taquipnéia e dispnéia progressiva. Histologicamente, ocorre alveolite difusa grave. Ocorre hipoxemia e aumento do gradiente alveoloarterial de O_2, geralmente acima de 30mmHg. A atividade da desidrogenase láctica (DHL) está usualmente aumentada com níveis entre 320 e 2.000UI/litro em crianças com síndrome da imunodeficiência adquirida (AIDS). No entanto, esta anormalidade não é específica da pneumonite por *P. carinii*. O curso clínico da pneumonite é progressivo, sendo que os pacientes não tratados desenvolvem taquipnéia, dispnéia, cianose intensa e acentuada hipoxemia. O óbito, nessa situação, ocorre em 100% dos casos.

A radiografia de tórax mostra infiltrado alveolar difuso bilateral. O início do infiltrado é peri-hilar, havendo progressão para a periferia e ápice pulmonar. Várias outras lesões têm sido descritas, porém são raras, podendo ser: lobar, miliar, numular, cavitária e nodular.

O diagnóstico definitivo da pneumonite por *P. carinii* requer a demonstração desse organismo no parênquima pulmonar ou nas secreções do trato respiratório inferior. O método mais sensível e específico é pela biopsia pulmonar a céu aberto e pela biopsia transbrônquica. Contudo, freqüentemente, o diagnóstico é realizado por meio do material obtido por broncoscopia e lavado broncoalveolar. A biopsia pulmonar é fundamental para o diagnóstico diferencial com a pneumonite linfóide intersticial, cuja terapêutica é diferente da pneumonite por *P. carinii*. O *P. carinii* pode ser identificado diretamente no material obtido por colorações especiais com nitrato de prata, azul-de-toluidina ou Giemsa. Outros métodos sensíveis, como imunofluorescência indireta e PCR, ainda não estão disponíveis em nosso meio.

A droga de escolha para o tratamento inicial é sulfametoxazol-trimetoprima na dose de 75 a 100mg/kg/dia (de sulfa) dividida em 3 ou 4 doses por via IV e infundida em 1 hora, durante 2 a 3 semanas. A medicação pode ser administrada por via oral após melhora clínica e radiológica. O efeito colateral mais freqüente é um "rash" cutâneo maculopapular transitório. Se houver "rash" cutâneo urticariforme ou "rash" da síndrome de Stevens-Johnson, a droga deverá ser suspensa.

Os pacientes que não obtiveram resposta ao tratamento após 5 a 7 dias, devem receber pentamidina na dose de 4mg/kg/dia por via IV por 2 a 3 semanas. Esta droga é hepatotóxica e nefrotóxica e seus efeitos colaterais são mais freqüentes.

PNEUMONIAS EM SITUAÇÕES ESPECIAIS

Em determinadas situações, a etiologia das pneumonias agudas pode estar relacionada aos fatores predisponentes e à condição imunológica e/ou da doença de base do hospedeiro. Assim, no quadro 48.2 estão esquematizadas algumas dessas situações especiais e os prováveis agentes etiológicos relacionados nos quais se deve pensar, investigar, quando possível, e dar cobertura antimicrobiana.

MEDIDAS TERAPÊUTICAS GERAIS

No atendimento de urgência das pneumonias agudas, além da antibioticoterapia, devem-se tomar medidas de apoio que visam melhorar as condições gerais do paciente, minimizar as complicações e reduzir o período de internação.

Jejum – deve-se evitar a alimentação de crianças com desconforto respiratório pela possibilidade de vômitos e aspiração deste material. Após melhora, deve-se iniciar com alimentação fracionada, com a criança em decúbito elevado e eventualmente por sonda nasogástrica.

Manutenção da permeabilidade das vias aéreas – através da aspiração freqüente de secreções e desobstrução nasal.

Hidratação venosa e correção dos distúrbios hidroeletrolíticos – a fluidoterapia deve ser baseada nos mesmos princípios básicos da hidratação. A oferta adequada de líquidos e calorias corrige os distúrbios ácido-básicos freqüentes e facilita a fluidificação das secreções. Nos casos mais graves, pode ocorrer síndrome

Quadro 48.2 – Pneumonias agudas em situações especiais: fatores predisponentes e principais agentes etiológicos envolvidos.

	Fatores predisponentes e/ou doença de base	Agentes prováveis
Pneumonia aspirativa	Síndromes convulsivas Paralisia cerebral grave Miopatias e neuromiopatias Anestesia geral Refluxo gastroesofágico, fístula traqueoesofágica Sondas gástricas	Bactérias anaeróbias (*Peptoestreptococcus, Fusobacterium, Bacterioides melanogenicus*) Bactérias gram-negativas Irritação química
Fibrose cística		Bactérias: *Staphylococcus aureus* *Haemophilus influenzae* *Pseudomonas aeruginosa* e cepácea Outros: vírus respiratórios e *Aspergillus*
Pneumonia em imunodeprimidos	Hipogamaglobulinemia	*Streptococcus pneumoniae* *Haemophilus influenzae*
	Neutropenia	*Streptococcus pneumoniae* *Staphylococcus aureus* Bacilos gram-negativos Outros: *Aspergillus, Legionella*
	Disfunção de linfócitos	*Mycobacterium tuberculosis* e *M. avium*, *Legionella pneumophyla* Outros: fungos, vírus, nocárdia, toxoplasma, *Pneumocystis carinii*
	Anemia falciforme	*Streptococcus pneumoniae* Outros: infarto pulmonar

inapropriada de hormônio antidiurético, caracterizada por retenção hídrica, edema, oligúria, hiponatremia, hiposmolaridade e natriurese. Deve-se estar atento para essas alterações e, quando detectadas, impõe-se restrição hídrica e correção plasmática do sódio se houver hiponatremia grave e/ou convulsões.

Oxigênio – deve ser administrado umidificado através de oxitenda ou máscara, em uma fração inspirada de O_2 (FiO_2) suficiente para manter a saturação de O_2 acima de 95%, avaliada por oximetria de pulso e/ou gasometria arterial.

Expectorantes, mucolíticos e sedativos da tosse – são na maioria dos casos desnecessários, exceto o uso de mucolíticos em pneumopatias com hiperviscosidade das secreções, tal como ocorre nas pneumopatias crônicas e na mucoviscidose.

Fisioterapia respiratória – visa promover a eliminação das secreções pulmonares por meio de mudanças de decúbito, drenagem postural e tapotagens ou vibrações. Tais medidas estão sempre indicadas nos pacientes com hipersecreção pulmonar, nos neuropatas, nos pacientes em ventilação mecânica e naqueles com alterações do nível de consciência.

PRINCIPAIS ANTIMICROBIANOS UTILIZADOS NO TRATAMENTO DAS PNEUMONIAS AGUDAS

Droga	Nome comercial	Posologia
Penicilina procaína	Wycillin	50.000U/kg/dia, IM, de 12 em 12h
Penicilina cristalina		100.000U/kg/dia, IV, de 4/4h
Amoxicilina	Amoxil Hiconcil Novocilin	50mg/kg/dia, VO, de 8/8h
Oxacilina	Staficilin-N	200mg/kg/dia, IV, de 6/6h
Cefalotina	Keflin	50-100mg/kg/dia, IV, de 6/6h
Cefalexina	Keflex	50-100mg/kg/dia, VO, de 6/6h
Cefaclor	Ceclor	40mg/kg/dia, VO, de 8/8h
Cefoxitina	Mefoxin	100mg/kg/dia, IV, de 6/6h
Cefuroxima	Zinnat	125mg/dose de 12/12h, VO, até 2 anos / 250mg/dose de 12/12h, VO, acima de 2 anos
	Zinacef	100-150mg/kg/dia, IV, de 8/8h
Ceftriaxona	Rocefin	100mg/kg/dia, IV ou IM, de 12/12h

Droga	Nome comercial	Posologia
Cefotaxima	Claforan	150-200mg/kg/dia, IV, de 8/8h
Ceftazidima	Kefadin Fortaz	100-150mg/kg/dia, IV, de 6/6h
Amicacina	Novamin	15mg/kg/dia, IV, de 8/8h ou 12/12h
Cloranfenicol	Quemicetina	50-100mg/kg/dia, VO ou IV, de 6/6h
Sulfametoxazol-trimetoprima	Bactrim	100mg/kg/dia de sulfa, IV, de 6/6h (terapêutica para *P. carinii*)
Eritromicina	Eritrex Ilosone Pantomicina	40mg/kg/dia, VO, de 6/6h
Claritromicina	Klaricid	15mg/kg/dia, VO, de 12/12h
Carbenicilina	Carbenicilina	400-600mg/kg/dia, IV, de 4/4h
Imipenem	Tienam	100mg/kg/dia, IV, de 6/6h
Vancomicina	Vancocina	40-60mg/kg/dia, IV, de 6/6h

BIBLIOGRAFIA

AOUN, M.; KLASTERSKY, J. – Drug treatment of pneumonia in the hospital – What are the choices? *Drugs*, 42(6):962, 1991.

BERMAN, S. – Epidemiology of acute respiratory infections in children of developing countries. *Rev. Infect. Dis.*, 13:454, 1991.

BONFORTE, R.J. – Pneumonia of infancy. In Hilman, B.C. *Pediatric Respiratory Disease, Diagnostic and Treatment*. Philadelphia, W.B. Saunders Companhy, 1993, p. 263.

CAVINATTO, J.N.; RODRIGUES, J.C. – Pneumonias bacterianas agudas. In Rozov, T.; Carvalho, C.R.R. *Doenças Pulmonares em Pediatria*. São Paulo, Harper & Row do Brasil Ltda., 1987, p. 156.

CHASTRE, J.; FAGON, J.Y.; TROUILLET, J.L. – Diagnosis and treatment of nosocomial pneumonia in patients in intensive care units. *Clin. Infect. Dis.*, 21:226, 1995.

CHIN, T.W.; NUSSBAUM, E.; MARKS, M. – Bacterial pneumonia. In Hilman, B.C. *Pediatric Respiratory Disease, Diagnostic and Treatment*. Philadelphia, W.B. Saunders Company, 1993, p. 281.

EJZENBERG, B.; FERANDES, V.O.; RODRIGUES, J.C.; BALDACI, E.R.; GRISI, S.J.F.E.; BELLIZIA, N.L.; HORITA, S.M.;

KIMURA, H.M. – Pesquisa de etiologia bacteriana em 102 crianças internadas com o diagnóstico de pneumonia aguda. *Pediatr. S. Paulo*, 8:99, 1986.

JOHNSTON, R.B. – Pathogenesis of pneumococcal pneumonia. *Rev. Infect. Dis.*, 13:509, 1991.

MAROLDA, J.; PACE, B.; BONFORTE, R.J.; KOTIN, N.M.; RABINOWITZ, J.; KATTAN, M. – Pulmonary manifestations of HIV infection in children. *Pediatr. Pulmonol.*, 10:231, 1995.

KAUPPINEN, M.; SAIKKU, P. – Pneumonia due to *Chlamydia pneumoniae*: prevalence, clinical features, diagnosis and treatment. *Clin. Infect. Dis.*, 21:244, 1995.

KETCHUM, D.G.; VAN DYKE, R.B. – Viral pneumonia. In Hilman, B.C. *Pediatric Respiratory Disease, Diagnostic and Treatment.* Philadelphia, W.B. Saunders Company, 1993, p. 285.

MAK, H. – *Mycoplasma pneumoniae* infections. In Hilman, B.C. – *Pediatric Respiratory Disease, Diagnostic and Treatment.* Philadelphia, W.B. Saunders Company, 1993, p. 282.

RAY, G.C.; HOLBERG, C.J.; MINNICH, L.L.; SHERAB, Z.M.; WRIGHT, A.L.; TAUSSIG, L.M.; The Group Health Medical Associates – Acute lower respiratory illnesses during the three years of life: potential roles for various etiologic agents. *Pediatr. Infect. Dis. J.*, 12:10, 1993.

REQUEJO, H.I.Z.; MATSUMOTO, T.K.; LOTUFO, J.P.B.; SANTOS, M.; OLIVEIRA, F.J.F.; RIBEIRO, T.M.; SOUZA, M.C.O.; PEREIRA, J.C.R. – Detecção de antígenos bacterianos em pneumonia aguda: métodos de preparação das amostras de urina, soro e líquido pleural para os testes de imunodiagnóstico. *Rev. Hosp. Clin. Fac. Med. S. Paulo*, 46(1):19, 1991.

RODRIGUES, J.C.; CAVINATTO, J.N.; ROZOV, T. – Pneumonias agudas bacterianas. In Nobrega, F.J.; Leone, C. – *Assistência Primária em Pediatria*, São Paulo, Artes Médicas, 1989, p. 369.

SHANN, F. – Pneumonia in children: a neglectes cause of death. *World Health Forum*, 6:143, 1985.

SHANN, F. – Etiology of severe pneumonia in children in developing countries. *Pediatr. Infect. Dis.*, 5:247, 1986.

SHANN, F. – The management of pneumonia in children in developing countries. *Clin. Infect. Dis.*, 21:218, 1995.

WORLD HEALTH ORGANIZATION, Geneva – Technical bases for de WHO recommendations on the management of pneumonia in children at first level health facilities. WHO/ARI/91.20, 1991.

WORLD HEALTH ORGANIZATION, Geneva – Acute respiratory infections in children: case management in small hospitals in developing countries. WHO/ARI/90.5, 1992.

SINOPSE

PNEUMONIAS AGUDAS

1. Métodos utilizados no diagnóstico etiológico – os resultados das *culturas do material de orofaringe* correlacionam-se pouco com os do aspirado pulmonar. *Hemocultura* apresenta positividade relativamente baixa, variando em pacientes internados de 10 a 35%. *Punção pulmonar aspirativa* é indicada apenas em investigações epidemiológicas especiais e em pneumonias de má evolução. *Métodos imunológicos (contra-imunoeletroforese, aglutinação pelo látex e crioaglutinação)* podem detectar antígenos de importantes agentes etiológicos. *Análise do líquido pleural* pode apresentar positividade de 50 a 75%. *Lavado broncoalveolar* é útil para a detecção de agentes oportunistas. *Biopsia pulmonar a céu aberto* é o método mais sensível para o diagnóstico específico. *Biopsia pulmonar transbrônquica* é pouco usada em crianças.

2. Etiologia das pneumonias agudas adquiridas na comunidade – são mais freqüentemente isolados o *Streptococcus pneumoniae*, o *Haemophilus influenzae*, o *Staphylococcus aureus* e as enterobactérias.

3. Tratamento das pneumonias agudas

Critérios para hospitalização – lactentes com menos de 2 meses de idade; sinais clínicos ou laboratoriais de insuficiência respiratória; comprometimento do estado geral; suspeita de pneumonia intra-hospitalar; pneumonia extensa e/ou presença de complicações; crianças com imunodepressão primária ou secundária; falha de resposta ao tratamento; recidiva do quadro pulmonar após alta.

Antibioticoterapia – administrar penicilina G procaína durante 5-7 dias ou amoxicilina durante 10 dias no paciente oriundo da comunidade, em bom estado geral. Não havendo melhora após 72 horas, suspeitar de *H. influenzae* e substituir por cloranfenicol.

Pneumonia viral – não há indicação de terapêutica antiviral específica.

Pneumonias atípicas – incluem as por *M. pneumoniae* (tratamento com eritromicina ou claritromicina ou azitromicina); *C. trachomatis* (tratamento com eritromicina ou claritromicina); *L. pneumophila* (tratamento com eritromicina ou claritromicina).

4. Síndrome da pneumonia afebril – a antibioticoterapia visa atingir inicialmente a maioria dos agentes suscetíveis.

5. Pneumonias de aquisição intra-hospitalar – os agentes etiológicos são mais virulentos. A terapêutica empírica inicial deve incluir penicilina antipseudomonas associada a um aminoglicosídeo ou a uma cefalosporina antipseudomonas. Não havendo melhora, considerar outros agentes: fungos, citomegalovírus, *M. tuberculosis* e *P. carinii*.

6. Medidas terapêuticas gerais – incluem regime alimentar, manutenção da permeabilidade das vias aéreas, hidratação e correção dos distúrbios hidroeletrolíticos, oxigênio, expectorantes, mucolíticos e sedativos de tosse e fisioterapia respiratória.

49

DERRAMES PLEURAIS

Joselina Magalhães Andrade Cardieri
Joaquim Carlos Rodrigues

CONCEITO

O espaço pleural, delimitado pelas pleuras parietal e visceral, é normalmente preenchido por um finíssimo filme de líquido claro e estéril, que facilita o deslizamento dos pulmões dentro da caixa torácica durante os movimentos respiratórios.

Em condições anormais, ocorre acúmulo de líquido nesse espaço, configurando a condição patológica de derrame pleural.

Devido à sua grande importância em Pediatria, este capítulo tratará principalmente dos derrames pleurais infecciosos ou derrames parapneumônicos.

ETIOPATOGENIA

ANATOMIA E FISIOPATOLOGIA

A pleura parietal reveste a superfície interna do tórax, enquanto a visceral recobre a parte externa dos pulmões. Seguem-se algumas características dessas membranas serosas:

Pleura visceral

Irrigação → principalmente os ramos da artéria pulmonar (circulação pulmonar); pequenos ramos das artérias brônquicas

Drenagem venosa → veias pulmonares

Drenagem linfática → linfonodos mediastinais

Inervação → sistema nervoso autônomo

Pleura parietal

Irrigação → artérias intercostais
    (circulação sistêmica)

Drenagem venosa → veias intercostais e brônquicas

Drenagem linfática
    sistema mamário interno (ventral)
    linfonodos intercostais (dorsal)
    linfonodos mediastinais (inferior)

Inervação
    nervo frênico
    nervos intercostais e espinais

Fisiologicamente, o líquido pleural encontra-se em equilíbrio dinâmico, ou seja, é produzido na mesma velocidade em que é reabsorvido. Esse fluxo contínuo obedece a lei de Starling para as trocas capilares, que inclui variáveis como pressão hidrostática (capilar e intersticial), pressão coloidosmótica (plasmática e intersticial) e forças teciduais ainda não bem estabelecidas.

A equação de Starling é a seguinte:

$$Qv = Kf\,[(Pc - Pis) - (\pi\,pl - \pi\,is)]$$

onde:

Qv = movimento de líquido por unidade de superfície capilar.

Kf = coeficiente de filtração capilar; reflete a permeabilidade capilar e depende da integridade do endotélio.

Pc = pressão hidrostática capilar. Do lado visceral é de +11cmH$_2$O e do parietal de +30cmH$_2$O.

Pis = pressão hidrostática intersticial (pressão intrapleural). Em repouso é subatmosférica = –5cmH$_2$O.

$\pi\,pl$ = pressão oncótica plasmática. Se a proteína sérica for de 7g/100ml, seu valor é de 34cmH$_2$O.

$\pi\,is$ = pressão oncótica pleural. É de 8cmH$_2$O, considerando-se a proteína normal do líquido de 1,5g/100ml.

Conclui-se que a pressão exercida sobre a pleura parietal é maior (pressão sistêmica) que a da pleura visceral (pressão pulmonar), induzindo a um fluxo constante e direcionado do líquido. Esse líquido é, portanto, filtrado da circulação sistêmica, através da pleura parietal, para o espaço pleural. Noventa por cento desse volume vai para a circulação pulmonar através da pleura visceral. Os 10% restantes, assim como as proteínas, os eritrócitos e as partículas maiores são drenados através dos linfáticos, de modo a manter uma concentração protéica intrapleural de 1,5g/100ml.

Qualquer alteração das pressões referidas pode alterar o equilíbrio dinâmico, propiciando uma coleção pleural. Se esta for de pequeno volume, poderá ocorrer sua reabsorção total, através dos mecanismos naturais criados, capilar e linfático. Quando a proteína pleural supera o nível de 4g/100ml, a absorção capilar passa a ser desprezível e resta somente a drenagem linfática.

CLASSIFICAÇÃO GERAL DOS DERRAMES PLEURAIS

Baseando-se no seu mecanismo de formação, os derrames pleurais podem ser classificados como se segue:

Transudatos – pleuras normais, doença sistêmica
- Aumento da pressão hidrostática pulmonar ou sistêmica: ICC, GNDA.
- Redução da pressão oncótica do plasma: desnutrição grave, cirrose hepática, síndrome nefrótica.

Exsudatos – pleuras acometidas, doença pleuropulmonar
- Aumento da permeabilidade capilar com extravasamento de proteínas para o espaço pleural: pneumonias com derrame pleural, tuberculose pulmonar, neoplasias, embolia pulmonar.
- Redução da drenagem linfática: espessamento da pleura parietal por tuberculose, obstrução linfática por neoplasias, linfomas.

Uma vez confirmada a presença de uma coleção pleural, esta deve ser caracterizada como um transudato ou um exsudato no sentido de se orientar a terapêutica. Como foi mostrado acima, no caso de transudatos não há doença pleural e, portanto, o tratamento visa principalmente a doença sistêmica que causou o derrame. Nos exsudatos, no entanto, é necessário um estudo detalhado das características do líquido pleural, no sentido de se orientar o tratamento da doença pleuropulmonar.

ANATOMIA PATOLÓGICA

Após atingirem a cavidade pleural por via hematogênica, linfática, ou por contigüidade, as bactérias induzem alterações anátomo-patológicas locais que didaticamente podem ser divididas em três fases:

1. Fase exsudativa – ocorre inflamação da pleura visceral e produção de material fluido em pequena quantidade, ainda não contaminado. Tem em média 48 horas de duração.
2. Fase fibrinopurulenta – acumulam-se leucócitos polimorfonucleares, proliferam bactérias e deposita-se fibrina em grande quantidade nas duas pleuras. Essa fibrina facilita a formação de lojas pleurais (derrame loculado) que podem ser intercomunicantes. A duração média é de 7 dias e é a fase de empiema propriamente dita.
3. Fase de organização – a presença de fibroblastos provenientes das duas pleuras leva à formação de uma membrana inelástica no local, que é lentamente absorvida em um prazo de até 6 meses sem deixar seqüelas.

Vale ressaltar que essa seqüência de eventos não ocorre nos derrames de origem tuberculosa.

As alterações anátomo-patológicas podem estacionar em qualquer dessas fases, dependendo do número de bactérias infectantes, das defesas naturais do organismo e da precocidade do início da terapêutica.

Com base no que foi exposto e no sentido de orientar a conduta, os derrames pleurais infecciosos não-tuberculosos podem ser classificados de acordo com o estágio anátomo-patológico no momento do diagnóstico em:

Derrames serosos – não loculados (fase exsudativa), loculados ou septados (fase fibrinopurulenta).
Derrames purulentos (empiemas).

ETIOLOGIA

O isolamento do agente etiológico em crianças com derrames pleurais parapneumônicos e empiemas é de máxima importância, já que a escolha, a duração da antibioticoterapia e o potencial de complicações estão intimamente associados ao patógeno responsável. Portanto a toracocentese para obtenção do líquido pleural é fundamental para caracterizar o tipo de derrame e sua posterior análise microbiológica.

Os estudos publicados na literatura referem que o agente etiológico é isolado por cultura do líquido pleural em cerca de 50 a 70% dos casos. As hemoculturas permitem a detecção do patógeno em cerca de 13 a 31% dos casos. Justifica-se esse alto índice de culturas negativas pelo uso prévio de antibióticos, pela técnica inadequada de colheita e semeadura do material, por poder se tratar de derrame em fase exsudativa ainda não contaminado e pela possibilidade de etiologia não-bacteriana.

Historicamente, o *Staphylococcus aureus* mostrou-se como agente etiológico mais freqüente dos empiemas na criança, sendo que as primeiras séries relatam esse patógeno como sendo responsável por até 90% dos casos. No entanto, os estudos mais recentes mostram um declínio significativo na proporção de casos por *Staphylococcus aureus* e um aumento concomitante de *Haemophilus influenzae* tipo B. O *Streptococcus pneumoniae* tem ocorrido em uma proporção relativamente alta em todas as faixas etárias.

Os organismos anaeróbios são raramente encontrados nos empiemas da infância, são mais freqüentes nos adultos, tendo como fatores predisponentes os processos aspirativos de material infectado da orofaringe, principalmente nos pacientes comatosos, em que o reflexo da tosse está abolido ou deprimido.

As bactérias gram-negativas, particularmente as enterobactérias, ocorrem numa proporção menor de casos e têm sido relacionadas às infecções adquiridas em ambiente hospitalar.

Em estudo realizado no Pronto-Socorro do Instituto da Criança "Prof. Pedro de Alcantara" do Hospital das Clínicas da FMUSP, foram analisadas prospectivamente 98 crianças, na faixa etária de 2 meses a 12 anos, no período de 1983 a 1986, portadoras de pneumonias agudas com derrame pleural. O agente etiológico foi isolado em 51 casos (52%) com a seguinte distribuição: 33 *Streptococcus pneumoniae* (64%), 8 *Haemophilus influenzae* (15%), 4 *Staphylococcus aureus* (7%), 3 *Streptococcus* sp. (5%), 2 *Salmonella* sp. (3%) e 1 *Proteus* (1%). Verificou-se que o *Streptococcus pneumoniae* foi freqüente em todas as faixas etárias, enquanto o *Haemophilus influenzae* e o *Staphylococcus aureus* foram mais freqüentes abaixo dos 2 anos de idade.

DIAGNÓSTICO

CLÍNICO

A sintomatologia dos derrames pleurais não é muito diferente daquela que acompanha o processo pneumônico inicial. A criança apresenta-se geralmente irritada, inapetente, febril, com tosse, taquipnéia e sinais de toxemia. A presença de empiema tende a piorar essa situação, podendo levar inclusive à cianose e à insuficiência respiratória.

A semiologia pulmonar depende da extensão do derrame e pode não ser reveladora em crianças muito pequenas, devido à reduzida espessura do tórax, que facilita a transmissão dos sons do pulmão sadio. Os sinais característicos no local do derrame são:
- diminuição da expansibilidade do hemitórax doente;
- submacicez;
- diminuição do frêmito toracovocal;
- diminuição do murmúrio vesicular;
- diminuição da ausculta da voz;
- atrito pleural inspiratório e expiratório (desaparece com o aumento do derrame).

Além destes, é importante a avaliação dos sinais específicos, tais como:
- abaulamento torácico localizado;
- sinal de Signorelli: é de grande utilidade no diagnóstico de pequenas coleções. Consiste na percussão dos espaços intervertebrais, que normalmente mostra timpanismo até a altura da linha do diafragma. O sinal é positivo quando existe submacicez acima desse limite;
- sinal de Ramond: é caracterizado pela contratura persistente da musculatura paravertebral na região do derrame e está presente mesmo em pequenas efusões.

RADIOLÓGICO

O diagnóstico radiológico é essencial não só na confirmação do derrame pleural como também da sua extensão. O estudo é realizado em posição póstero-anterior (PA) e perfil do lado doente. As primeiras alterações em PA são decorrentes do acúmulo de líquido no seio costofrênico, que é a região mais basal do tórax, traduzidas pelo borramento desse seio e discreto espessamento pleural.

À medida que aumenta de volume, o derrame assume aspecto de triângulo com a base no diafragma e com a borda medial côncava ou em forma de menisco.

Essa imagem vai aumentando à medida que o pulmão vai sendo comprimido contra o hilo, os espaços intercostais vão se alargando e desaparece o limite do diafragma. Em derrames muito extensos, o hemitórax está totalmente opacificado, e o mediastino, desviado para o lado são.

As radiografias em perfil mostram inicialmente velamento do seio costofrênico posterior, depois apagamento da linha do diafragma e, por fim, opacificação total do hemitórax.

Em alguns casos, o derrame pode ficar localizado na região subpulmonar, simulando um colapso patológico do diafragma. O diagnóstico correto é feito por radiografias realizadas com o paciente em decúbito lateral sobre o lado doente e com raios horizontais. Nessa posição, o líquido se mobiliza lateralmente, liberando a borda diafragmática, desde que ainda não tenha ocorrido loculação intrapleural.

A ultra-sonografia de tórax, técnica mais recente, tem a sua maior indicação no diagnóstico de pequenos derrames não detectados radiologicamente (até 5ml), na sua diferenciação entre espessamento pleural e derrames septados e na localização correta de lojas intrapleurais para se orientar a punção. O exame é bastante simples, rápido, pode ser realizado no leito e apresenta baixa porcentagem de falsos resultados. É, entretanto, considerado um exame complementar à radiografia simples.

PUNÇÃO PLEURAL

A conduta correta, após o diagnóstico clínico e radiológico de um derrame, é a punção pleural, não só para se caracterizar o tipo de derrame, como também, e principalmente, para se isolar o agente etiológico. Constituem exceção os casos de pequenas efusões de aspecto laminar à radiografia.

A técnica de punção consiste na introdução de uma agulha calibrosa no VI espaço intercostal, na linha axilar média ou posterior, na borda superior da costela inferior, para se evitar a lesão do feixe vasculonervoso. Se o derrame for septado, a punção será orientada de acordo com a loja a ser atingida.

O esvaziamento da cavidade deve ser lento e cuidadoso, retirando-se a maior quantidade de líquido possível. As complicações decorrentes dessa manobra, tais como embolia gasosa, sangramento e fenômenos vasovagais, são incomuns atualmente.

O material puncionado pode ter aspecto seroso (amarelo-citrino), purulento, quiloso ou hemorrágico. Os dois últimos tipos são pouco freqüentes na infância, não têm caráter infeccioso e, portanto, não serão objeto de maior discussão.

Os derrames quilosos são bastante raros e apresentam aspecto opalescente de linfa na cavidade pleural.

Os derrames hemorrágicos são decorrentes de lesões traumáticas de tórax, ou de erosão neoplásica ou inflamatória da parede dos vasos sangüíneos, com conseqüente sangramento no espaço pleural. É válido se ter em mente que o aspecto sanguinolento de uma efusão pleural pode ser devido a um acidente de punção, pois a presença de apenas 1ml de sangue em 500ml de fluido já lhe confere essa aparência.

Os empiemas ou coleções purulentas já são indicativos de processo infeccioso pelo seu próprio aspecto e, portanto, deverão ser encaminhados imediatamente para estudo bacteriológico.

Já os derrames serosos apresentam maior dificuldade diagnóstica, pois podem ter múltiplas etiologias, tais como processos infecciosos ainda em fase exsudativa, tuberculose e doenças sistêmicas levando à formação de transudatos. Não há dúvida de que a avaliação global da criança, em geral, direciona o diagnóstico para algumas destas, mas, em alguns casos, a concomitância de duas doenças pode dificultar o raciocínio. Exemplificando, uma criança com pneumonia e síndrome nefrótica poderá apresentar um derrame seroso pela doença de base (transudato) ou pela infecção (exsudato em fase inicial). Nessas situações, é necessário realizar-se alguns exames laboratoriais para diferenciar transudato de exsudato, como será visto adiante.

Apesar de não ser causa freqüente de derrame pleural, a tuberculose deve ser incluída no diagnóstico diferencial de derrames serosos pela sua alta incidência em nosso meio. A população mais atingida é a de escolares do sexo masculino, e sua pesquisa inclui teste de Mantoux, pesquisa de foco familiar e cultura do líquido pleural. Em casos de dúvida, a biopsia pleural pode ser de grande valia.

O líquido obtido à punção deverá ser encaminhado para análise bacteriológica e bioquímica em amostras distintas. Além disso, em casos especiais, uma parte deverá ser colhida anaerobicamente em seringa heparinizada e mantida em gelo até no máximo 8 horas, para o estudo do pH.

Ao se concluir que o derrame é infeccioso, ainda resta a dúvida se ele é loculado (vai evoluir para empiema) ou não-loculado (responde satisfatoriamente ao tratamento clínico e evolui para cura).

A análise do pH pode dar algum auxílio nessa diferenciação.

A punção pode, em alguns casos, não revelar a presença de líquido. Isto ocorre em fase muito precoce do derrame, em fase de organização ou quando o material é muito espesso e não flui através da agulha.

ESTUDO LABORATORIAL

Bioquímico – no sentido de se diferenciar transudato de exsudato, realizam-se os seguintes exames:

Proteína – a simples dosagem da proteína no líquido pleural leva a alta porcentagem de erro, por volta de 30%. Já a sua relação com a proteína plasmática reduz esse erro a 10%.

DLH – a desidrogenase láctica (DLH) é uma enzima que participa da fase intermediária do metabolismo dos glicídios e está elevada em várias doenças como hemopatias, cardiopatias, neoplasias e inflamação das serosas. Neste caso, também sua relação com o valor plasmático reduz a margem de falso diagnóstico.

A tabela 49.1 mostra os valores-limite desses parâmetros. O derrame que preencher todos os requisitos terá grande chance de estar corretamente classificado.

Tabela 49.1 – Características bioquímicas do transudato e do exsudato.

	Transudato	Exsudato
Proteína	< 3g/100ml	> 3g/100ml
Relação proteína pleural/plasmática	< 0,5	> 0,5
DLH	< 200UI	> 200UI
Relação DLH pleural/plasmática	< 0,6	> 0,6

Citologia – atualmente a citologia não é considerada muito útil no diagnóstico dos diferentes derrames. De qualquer forma, uma celularidade acima de 10.000 leucócitos/ml e 100.000 hemácias/ml é sugestiva de exsudato.

A maior aplicação da citologia é no diagnóstico das efusões neoplásicas, em que pode ser positiva em 90% dos casos.

O encontro de grande número de piócitos é sugestivo de derrame infeccioso.

Gasometria – esse exame não foi suficientemente estudado em pediatria, porém, alguns estudos em adultos mostram que pode auxiliar na diferenciação entre derrames loculados e não-loculados, como já foi citado.

Valores do pH inferiores a 7,2 costumam ocorrer em empiemas ou derrames serosos que logo evoluirão para empiema se não forem adequadamente drenados. Níveis superiores a 7,3 sugerem derrames não-loculados e de boa evolução sem a drenagem. Se os valores forem intermediários, entre 7,2 e 7,3, a conduta será de tratamento clínico, com nova punção e análise do pH após 24 horas.

Essas considerações somente serão válidas se o pH arterial estiver normal. Em pacientes com acidose, o valor-limite para drenagem será de 0,15 abaixo do pH arterial.

A queda do pH pleural é explicada pelo aumento da produção de CO_2 a partir da glicose, via "shunt" hexose monofosfato. Esse processo é secundário à fagocitose dos leucócitos polimorfonucleares. Há ainda aumento da produção de lactato via glicólise, além de dificuldade na eliminação do CO_2 devido ao espessamento pleural.

GLICOSE – a dosagem de glicose pleural pode mostrar valores baixos nos derrames inflamatórios, devido aos mesmos mecanismos de queda do pH. Ela pode, portanto, ser útil na diferenciação entre derrames loculados e não-loculados.

Não há uniformidade na literatura quanto ao nível limite, mas pode-se considerar que os empiemas e os derrames loculados apresentam glicose abaixo de 50mg/100ml. Os derrames tuberculosos também costumam ter esses valores. Níveis abaixo de 20mg/100ml sugerem artrite reumatóide, diferenciando-a do lúpus eritematoso disseminado.

ESTUDO BACTERIOLÓGICO – imediatamente após o diagnóstico de um derrame pleural e, se possível, antes de se iniciar a terapêutica antimicrobiana, deve-se realizar a pesquisa bacteriológica da forma mais completa possível. Essa pesquisa inclui os seguintes exames:

Bacterioscopia do derrame – é um exame fácil e rápido, orienta inicialmente o tratamento e pode ser um parâmetro útil para a indicação de drenagem.

Cultura e antibiograma do derrame – deve ser semeado em meios especiais para bactérias aeróbias, fungos, BK e em casos especiais para bactérias anaeróbias.

Hemoculturas com antibiograma – colhem-se pelo menos três amostras de sangue em curto espaço de tempo (algumas horas), de preferência antes do início da antibioticoterapia. Podem ser colhidas também três amostras ao mesmo tempo em locais diferentes.

Cultura e antibiograma do material obtido de qualquer foco infeccioso concomitante.

Contra-imunoeletroforese do líquido pleural – embora ainda não seja realizado de rotina, esse exame traz novas perspectivas para o diagnóstico etiológico precoce, mesmo que as culturas estejam negativas ou que já se tenha iniciado o tratamento. São utilizados anti-soros específicos contra *S. pneumoniae*, *S. aureus* e *H. influenzae* tipo B, colocados em contato com o líquido pleural do paciente em uma placa de eletroforese. As linhas de precipitação formadas após uma hora indicam que houve reação antígeno-anticorpo para alguma das bactérias citadas, demonstrando assim indiretamente sua presença no derrame.

Esse exame apresenta maior positividade que as respectivas culturas.

Inicia-se então a antibioticoterapia, baseada nos agentes etiológicos mais prováveis em relação à idade e ao quadro clínico, até que os resultados dos exames estejam disponíveis.

BIOPSIA PLEURAL – em pediatria, a biopsia pleural é considerada como exame adicional, somente sendo indicada nos casos de dúvida, principalmente quanto à etiologia tuberculosa e neoplásica.

Utilizam-se agulhas especiais, de Cope ou Abrams, na presença de volume adequado de líquido pleural, para maior segurança. Esse exame apresenta baixo índice de complicações que são as mesmas descritas para a punção.

Analisa-se o fragmento quanto à bacteriologia e anatomia patológica. Com isso, podem-se diagnosticar neoplasias com acometimento pleural em 50% dos casos e tuberculose em 95% aproximadamente.

TRATAMENTO

A opção terapêutica antimicrobiana deve levar em conta o agente etiológico isolado, baseando-se nos resultados das culturas, bacterioscopia e antibiograma. No entanto, em virtude do grande percentual de culturas estéreis e da demora dos resultados, a conduta inicial é geralmente empírica e orientada apenas pelos dados clínico-radiológicos e epidemiológicos.

A maioria dos antibióticos, quando administrados por via parenteral, atingem concentrações adequadas no líquido pleural, sendo desnecessária sua administração intrapleural.

A duração da antibioticoterapia é variável e depende basicamente do patógeno isolado, da resposta inicial à terapêutica empregada, da presença de outros focos infecciosos concomitantes (meningite, pericardite) e da ocorrência de complicações. Geralmente os empiemas estafilocócicos são tratados pelo menos por 3 a 4 semanas, enquanto aqueles causados pelo *Haemophilus influenzae*, *Streptococcus pneumoniae* e outros estreptococos são tratados por 10 a 14 dias.

No Pronto-Socorro do Instituto da Criança "Prof. Pedro de Alcantara" do Hospital das Clínicas da FMUSP, utiliza-se o seguinte esquema terapêutico empírico inicial, até o reconhecimento do agente etiológico e sua sensibilidade:

Crianças menores de 2 anos – nessa faixa etária, o pneumococo e o *Haemophilus influenzae* são os agentes mais freqüentes, seguidos pelo *Staphylococcus aureus* que ocorre em uma proporção menor de casos. Portanto, diante do paciente em bom estado geral não-toxemiado, sem desconforto respiratório importante, com padrão radiológico de pneumonia lobar, segmentar ou broncopneumonia acompanhado de derrame pleural de pequena monta, recomenda-se o uso de penicilina G cristalina. Em crianças desse grupo etário, tratadas com penicilina em doses adequadas, sem melhora dos parâmetros clínicos após 48 horas, recomenda-se a administração de cloranfenicol. Nos pacientes inicialmente mais graves, toxemiados e/ou com outras complicações visualizadas radiologicamente (pneumatoceles, abscessos), recomenda-se a associação de cloranfenicol e oxacilina.

Crianças acima de 2 anos – nessa faixa etária, o pneumococo é o agente predominante, e a penicilina G cristalina é droga de escolha. Nas pneumonias graves com derrame pleural acompanhadas de insuficiência respiratória, de focos múltiplos de condensação e/ou pneumatoceles e de comprometimento do estado geral, deve-se suspeitar do *Staphylococcus aureus* e introduz-se a oxacilina. O mesmo raciocínio é válido nos casos em que houver traumatismo com ou sem solução de continuidade.

Esse esquema terapêutico pode ser modificado quando os resultados da cultura e do antibiograma são disponíveis ou quando a bacterioscopia ou a contra-imunoeletroforese sugerem fortemente um determinado agente. Nos derrames pleurais por *Staphylococcus aureus*, a droga habitualmente utilizada é a oxacilina. Outras opções são as cefalosporinas de primeira ou de segunda geração e a amicacina. Na hipótese de se isolar um *S. aureus* resistente à oxacilina, pode-se optar pela vancomicina, pela clindamicina ou pela lincomicina. Na possibilidade de *Haemophilus influenzae*, inicia-se a terapêutica com cloranfenicol e, se houver sensibilidade à ampicilina, esta deve ser preferida por seus menores efeitos colaterais. Na eventualidade de derrame pleural por bactérias gram-negativas (infecção intra-hospitalar, pacientes imunodeprimidos), pode-se optar pela administração de amicacina ou de uma cefalosporina de segunda ou de terceira geração.

Na tabela 49.2 estão esquematizados os principais antimicrobianos e suas respectivas dosagens para o tratamento dos derrames pleurais infecciosos da infância.

DRENAGEM PLEURAL

Os objetivos da drenagem pleural são: permitir a completa reexpansão pulmonar, reduzir o desconforto respiratório e prevenir a formação de uma camada espessa pleural que restringe a expansibilidade pulmonar. Várias técnicas propostas na literatura podem ser efetivas no sentido de promover uma drenagem adequada do líquido pleural. O método específico a ser utilizado depende principalmente do estágio da infecção e da resposta clínica à terapêutica prévia.

Durante a fase exsudativa inicial de pequenas efusões parapneumônicas, uma ou mais punções aspirativas promovem uma drenagem adequada. Se houver rápido acúmulo de líquido, progressão para a fase fibrinopurulenta evidenciada pela presença de líquido turvo ou francamente purulento e/ou queda no pH do líquido pleural abaixo de 7,2 ou falta de resposta à terapêutica clínica, está indicada a drenagem contínua sob a água com tubo de calibre adequado para cada faixa etária.

Tabela 49.2 – Esquema dos principais antibióticos e suas dosagens para o tratamento dos derrames pleurais infecciosos.

Antibióticos	Via de administração	Dosagem kg/dia	Intervalo
Penicilina G cristalina	IV	50.000-100.000U	4/4h
Penicilina G procaína	IM	50.000U	12/12h
Ampicilina	IM, IV, VO	100-200mg	6/6h
Amoxicilina	VO	50-70mg	8/8h
Carbenicilina	IV	400-600mg	4/4h
Eritromicina	VO	40-50mg	6/6h
Clindamicina	IM, IV, VO	30-50mg	6/6h
Vancomicina	IV	40-60mg	6/6h
Cefalotina	IM, IV	100mg	6/6h
Cefazolina	IM, IV	100mg	8/8h
Cefaclor	VO	40-60mg	8/8h
Cefotaxima	IV	150mg	8/8h
Cefoxitina	IM, IV	100-150mg	6/6h
Ceftriaxona	IM, IV	50mg	única ou 12/12h
Cloranfenicol	IV, VO	50-100mg	6/6h
Gentamicina	IM, IV	7,5mg	8/8h
Amicacina	IM, IV	15mg	8/8 ou 12/12h
Oxacilina	IV	100-200mg	6/6h
Trimetoprima-sulfametoxazol	IV, VO	8-10mg TMP ou 40-50mg sulfa	12/12h

BIBLIOGRAFIA

BARTLET, J.G. et al. – Bacteriology of empyema. *Lancet*, 2:338, 1974.

CARDIERI, J.M.A. – Derrames pleurais. **In** Rozov, T. (coord.). *Afecções Respiratórias Não-Específicas em Pediatria*. 2ª ed., São Paulo, Sarvier, 1986.

CATTANEO, S.M.; KILMAN, J.W. – Surgical therapy of empyema in children. *Arch. Surg.*, 106:564, 1973.

FINLAND, M.; BARNES, M. – Changing ecology of acute bacterial empyema: ocurrence and mortality at Boston City Hospital during 12 selected years from 1935 to 1972. *J. Infect. Dis.*, 137:274, 1978.

FREIJ, B.J. et al. – Parapneumonic effusions and empyema in hospitalized children: a retrospective review of 227 cases. *Pediatr. Infect. Dis.*, 3(6):578, 1984.

GRYMINSKI, J.; KRAKOWKA, P.; LYPACEWICZ, G. – The diagnosis of pleural effusion by ultrasonic and radiologic techniques. *Chest*, 70:33, 1976.

HERRERA, P.; PRENZEL, I.; TORRES-GOITIA, J. – Derrame pleural no tuberculoso em niños. *Rev. Clin. Pediatr.*, 47:393, 1976.

HERRERA, P.; PRENZEL, J.; VILDOSOLA, C. – Empiemas pleurales por *Haemophilus influenzae* em niños. *Bol. Med. Hosp. Infant.*, 36:665, 1979.

KENDIG Jr., E.L. (ed.) – *Pulmonary disorders*. 4th ed., Philadelphia, W.B. Saunders, 1983.

LAMPE, R.M.; CHOTTIPITAYASUNONDH, T.; SUNAKORN, P. – Detections of bacterial antigen in pleural fluid by counterimmunoelectrophoresis. *J. Pediatr.*, 88:557, 1976.

LIGHT, R.W. – Management of parapneumonic effusions (editorial). *Chest*, 70:325, 1976.

LIGHT, R.W. et al. – Pleural effusions: the diagnostic separation of transudates and exsudates. *Ann. Inter. Med.*, 77:507, 1972.

POTTS, D.E.; LEVIN, D.C.; SAHN, S.A. – Pleural fluid pH in parapneumonic effusions. *Chest*, 70:328, 1976.

STILES, Q.R. et al. – Pleural empyema in children. *Ann. Thorac. Surg.*, 10:37, 1970.

SINOPSE

DERRAMES PLEURAIS

No atendimento de urgência da criança com suspeita de derrame pleural parapneumônico proceda como se segue:

1. Faça uma boa anamnese e exame físico, procurando a caracterização semiológica do derrame pleural.

2. Faça radiografia de tórax em póstero-anterior, perfil e decúbito lateral do lado acometido, no sentido de determinar a presença e a extensão do derrame.

3. Uma vez confirmada a presença do derrame, proceda à punção pleural do lado doente, no quinto ou sexto espaço intercostal, na linha axilar média ou posterior, na borda superior da costela inferior. Retire a maior quantidade de líquido possível.

4. Se o líquido pleural for purulento, envie o material para bacterioscopia, cultura e contra-imunoeletroforese quando possível. Não esqueça da colheita de hemoculturas. Se o derrame for extenso, deverá ser drenado imediatamente.

5. Se o líquido pleural for seroso, além dos exames bacteriológicos, envie material para a determinação do pH, proteína e DLH. Proceda à determinação concomitante desses parâmetros no sangue.

6. Procure diferenciar exsudato de transudato pelo seguinte esquema:

	Transudato	Exsudato
Proteína	< 3g/100ml	> 3g/100ml
Relação proteína pleural/plasmática	< 0,5	> 0,5
DLH	< 200UI	> 200UI
Relação DLH pleural/plasmática	< 0,6	> 0,6

7. Indique drenagem pleural para os derrames serosos nas seguintes condições: a) derrame pleural extenso, causando desconforto respiratório; b) bacterioscopia e/ou cultura positiva e/ou CIE positiva; c) pH pleural abaixo de 7,2 na ausência de acidose sistêmica concomitante.

8. Os derrames serosos com pH acima de 7,2 deverão ser tratados clinicamente.

9. Prescreva antibioticoterapia, utilizando o seguinte esquema inicial:

Crianças menores de 2 anos

BEG; não toxemiadas, sem desconforto respiratório, pneumonia lobar, segmentar ou broncopneumonia com derrame pleural pouco extenso → PENICILINA G CRISTALINA

Pacientes toxemiados, com desconforto respiratório e/ou complicações radiológicas (pneumatoceles) → OXACILINA + CLORANFENICOL

Crianças acima de 2 anos

Crianças em bom estado geral, não-toxemiadas → PENICILINA G CRISTALINA ou PROCAÍNA

Crianças toxemiadas, focos múltiplos de condensação, presença de pneumatoceles → OXACILINA

10. Reavalie o esquema após os resultados da cultura e antibiograma, ou a qualquer momento se não houver melhora dos parâmetros clínicos.

50

PNEUMOTÓRAX

Toshio Matsumoto
Uenis Tannuri

INTRODUÇÃO

Pneumotórax é caracterizado pela presença de ar no espaço pleural entre a pleura visceral e a parietal. Na faixa etária pediátrica, a maior incidência recai sobre os recém-nascidos. Fatores como doença de membrana hialina, ressuscitação vigorosa e aspiração de mecônio, inerentes a essas crianças, colaboram sobremaneira nessa alta incidência.

A freqüência de pneumotórax sintomático varia muito na literatura, oscilando entre 0,05 e 3%. Considerando-se os casos assintomáticos, cujo diagnóstico é feito apenas por radiografia, essa freqüência será significativamente maior. Em recém-nascidos, a freqüência de pneumotórax é similar para cada lado e é bilateral em 10% dos casos.

O pneumotórax pode ser espontâneo ou secundário. O espontâneo, raro em crianças e freqüente em adultos jovens, ocorre, em geral, devido à ruptura de pequenas bolhas subpleurais. O secundário é conseqüência direta de processos traumáticos ocasionados por elevação da pressão pulmonar ou agentes mecânicos (por exemplo, traumatismo torácico). Existe finalmente o pneumotórax induzido utilizado, no passado, para o tratamento de cavernas tuberculosas.

PATOGÊNESE

A patogênese do pneumotórax foi bastante estudada por Macklin, com bases clínicas e experimentais. Esse autor identificou dois fatores no mecanismo de ruptura alveolar e sua relação com o tecido conjuntivo adjacente: o fator "A" (distensão do alvéolo) e o fator "B" (redução do calibre dos vasos pulmonares). O fator "A", devido à distensão alveolar, necessita ser acompanhado de uma situação particular para que haja ruptura do alvéolo. Normalmente, na inspiração profunda, o alvéolo hiperdistende-se, mas há aumento correspondente do conteúdo de sangue nas artérias e nas veias pulmonares, evitando, assim, um gradiente pressórico entre esses dois compartimentos. Se ocorrer distensão alveolar sem aumento correspondente do conteúdo de sangue nos vasos, o resultado será fatalmente a ruptura alveolar pelo gradiente pressórico criado. Por outro lado, o fator "B" envolve a redução do calibre dos vasos pulmonares quando há diminuição do fluxo pulmonar e, pelo mesmo raciocínio anterior, é fácil entender a existência do gradiente pressórico entre o alvéolo e o vaso, mesmo sem haver distensão alveolar. Esses dois fatores podem ocorrer concomitantemente, e suas ações dependem do grupo alveolar envolvido.

Quanto às estruturas circunvizinhas, os alvéolos podem ser divididos basicamente em dois grupos: aqueles que têm suas bases em contato com os brônquios, bronquíolos e outros alvéolos, e aqueles que estão marginados pelos vasos sangüíneos. No primeiro grupo, a pressão que distende o alvéolo acaba por distender também o restante das vias aéreas, não havendo, portanto, gradientes pressóricos. Outro fator que determina a distribuição da pressão é a comunicação entre os alvéolos (poros de Kohn) e entre os bronquíolos (canais de Lambert). É importante lembrar que, nos recém-nascidos, essa ventilação colateral é escassa, prejudicando a distribuição e aumentando os riscos de ruptura.

Nos alvéolos circundados por vasos, a ruptura acompanha-se de infiltração de ar na bainha perivascular, no interstício pulmonar e em outras estruturas, acarretando diferentes afecções que estão relacionadas no quadro 50.1.

Um outro dado de interesse é que, na criança de pouca idade, a bainha perivascular é mais rica em tecido conjuntivo, o que propicia a formação de enfisema intersticial pulmonar.

Quadro 50.1 – Correlação entre locais de extravasamento de ar e afecções correspondentes.

Local de coleção de ar	Afecções
Espaço pleural	Pneumotórax
Mediastino	Pneumomediastino
Pericárdio	Pneumopericárdio
Interstício pulmonar	Enfisema intersticial pulmonar
Tecido subcutâneo	Enfisema subcutâneo
Capilares pulmonares	Embolia gasosa

Esse achado radiológico pode ser o primeiro indício de pneumotórax em formação. Por outro lado, sabe-se que o pneumotórax por ruptura de bolhas subpleurais raramente ocorre na criança.

O pneumotórax é mais freqüente no recém-nascido pré-termo e surge tanto mais tardiamente quanto mais prematura a criança. Esse fato correlaciona-se com a pressão transtorácica, a qual aumenta gradativamente com a maturidade do recém-nascido. Este, quando de termo, é capaz de gerar pressões transtorácicas de 40-100cmH$_2$O com a primeira respiração. Na presença de áreas de atelectasia ou consolidação, o diafragma terá capacidade suficiente para criar altas pressões e conseqüente ruptura alveolar.

A ventilação mecânica (VM) tem sido implicada na gênese de barotraumas. Os fatores responsáveis seriam as altas pressões em vias aéreas, PEEP (pressão positiva expiratória final) maior do que 15cm de água e altas freqüências respiratórias.

Por outro lado, fatores preexistentes, como bolhas enfisematosas, tecido cicatricial, fragilidade da parede alveolar, abscessos e necroses de parede bronquiolar, tornam o pulmão mais sensível ao barotrauma.

QUADRO CLÍNICO E ASPECTOS RADIOGRÁFICOS

O quadro clínico depende da intensidade do pneumotórax e, portanto, pode variar desde pequenas alterações à ausculta pulmonar de difícil percepção, até quadro dramático do pneumotórax hipertensivo que pode levar à parada cardíaca em poucos minutos.

O pneumotórax hipertensivo é uma situação de emergência e requer pronto diagnóstico e tratamento. Seu aparecimento é, em geral, súbito, com evidente piora das condições clínicas. O quadro característico inclui instabilidade hemodinâmica e insuficiência respiratória (taquipnéia, cianose, agitação, estridor). O estado de consciência pode estar alterado. O exame físico pode revelar dados elucidativos. Aparecimento de enfisema subcutâneo e deslocamento do *ictus* precordial são sinais de alerta para esse tipo de acidente. O murmúrio vesicular (MV) está diminuído ou ausente no lado comprometido, e há timpanismo à percussão. A expansibilidade torácica está comprometida no lado acometido e, também, no contralateral, este pela compressão mecânica das estruturas mediastinais. Pode-se observar abaulamento no hemitórax acometido. As bulhas cardíacas ficam abafadas principalmente na presença de pneumopericárdio. Outros dados auxiliares incluem: taquicardia, aumento súbito da pressão venosa central (PVC), hepatomegalia aguda e estase jugular.

Pacientes em ventilação mecânica e naqueles que sofreram procedimentos invasivos, como passagem de cateteres percutâneos e reanimação cardiopulmonar, merecem atenção especial para qualquer desses sinais, por constituírem uma população de risco.

Na literatura, há referências sobre o uso de eletrocardiograma (ECG) e transiluminação no auxílio diagnóstico. O ECG mostra ser útil em adultos, mas apenas quando o pneumotórax é à esquerda. Os achados mais comuns compreendem: "reaparecimento" de pequenas ondas R nas derivações precordiais, pequena diminuição do complexo QRS e inversão da onda T precordial. A transiluminação é realizada com fibroscópio de luz fria, permitindo demonstrar coleções de ar em cavidade pleural e mediastinal.

No pneumotórax não-hipertensivo não costuma haver a dramaticidade do quadro clínico encontrado no hipertensivo. O comprometimento hemodinâmico e respiratório não é uniforme, e o exame físico revela poucos sinais, principalmente em recém-nascidos. Em crianças maiores podem ocorrer dados mais sugestivos como diminuição de MV, timpanismo e diminuição da expansibilidade torácica.

O exame radiológico é imprescindível para a avaliação do paciente e permite diferenciar os locais de acúmulo de ar (ver Quadro 50.1). O pneumotórax é caracterizado pela presença de área hiperlucente na qual não se visualiza trama vasobrônquica (Fig. 50.1). A localização e a morfologia são variadas, havendo necessidade, por vezes, de radiografias em diferentes incidências para a elucidação do quadro. O pulmão tende a ficar colabado, retraído junto ao hilo, principalmente se o pneumotórax for hipertensivo. Neste há desvio das estruturas mediastinais para o lado contralateral, retificação da cúpula diafragmática e alargamento dos espaços intercostais (Fig. 50.2). É importante lembrar que o aspecto radiológico (com exceção do hipertensivo) não tem associação direta com o quadro clínico, ou seja, pneumotórax pequeno pode repercutir em insuficiência respiratória desproporcional e vice-versa.

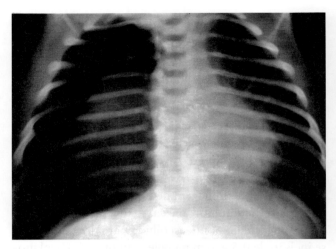

Figura 50.1 – Pneumotórax à direita, não-hipertensivo. Notar colapso do pulmão.

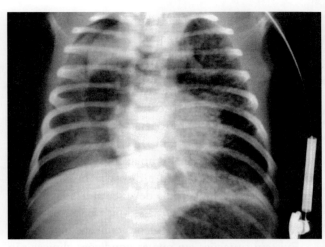

Figura 50.3 – Pneumomediastino. Notar a imagem do timo na porção superior.

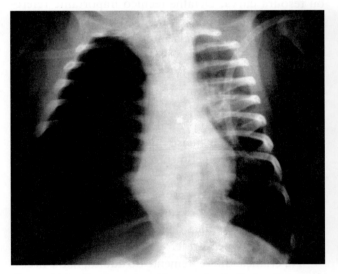

Figura 50.2 – Pneumotórax hipertensivo à direita. Desvio do mediastino para a esquerda.

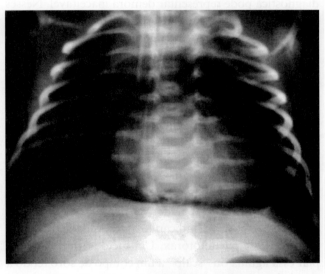

Figura 50.4 – Pneumopericárdio. Notar a imagem de hipertransparência em torno da silhueta cardíaca.

Algumas situações podem trazer confusão ao diagnóstico radiológico preciso: radiografia penetrada, quadros respiratórios obstrutivos com hiperinsuflação pulmonar, enfisema lobar, cisto pulmonar e pneumatoceles.

A imagem radiográfica do pneumomediastino é caracterizada por um halo de hipertransparência em torno do coração e do timo, tornando a visualização deste último bastante nítida. Essa imagem de hipertransparência é delimitada lateralmente pelas pleuras mediastinais (Fig. 50.3). O pneumopericárdio produz imagem radiográfica típica de hipertransparência contornando a silhueta cardíaca restrita à cavidade pericárdica (Fig. 50.4). O aspecto radiográfico do enfisema intersticial é caracterizado por pequenos cistos difusamente distribuídos em ambos os pulmões.

TRATAMENTO

É basicamente dividido em dois grupos: o conservador e o cirúrgico. A decisão entre um e outro tipo de tratamento depende da repercussão clínica, da avaliação radiográfica e dos fatores de risco envolvidos.

Na criança em ventilação mecânica recomenda-se drenagem cirúrgica precoce, pois o risco de um pequeno pneumotórax apresentar aumento súbito e tornar-se hipertensivo é muito grande.

O tratamento conservador é restrito aos pequenos pneumotórax e em pacientes assintomáticos, ou seja, naqueles em que não há repercussão clínica e não existe risco imediato. A criança é mantida sob observação, principalmente quanto a parâmetros respiratórios e hemodinâmicos. Se houver qualquer dado que sugira aumento do pneumotórax, solicitar imediatamente novo exame radiográfico para avaliação e eventual mudança terapêutica.

Em recém-nascidos tem-se preconizado a utilização de hiperoxia para acelerar a reabsorção do ar coletado no espaço pleural. Tal procedimento é baseado no aumento da reabsorção de nitrogênio por aumento do gradiente de oxigênio. No entanto, a criança sofre os riscos inerentes à própria oxigenoterapia, classicamente conhecidos: fibroplasia retrolental e displasia broncopulmonar. Assim sendo, a hiperoxia deve ser utilizada criteriosamente, pois a reabsorção mais rápida não traz vantagens adicionais sobre o tratamento convencional.

Existem situações em que as condições clínicas são críticas e há forte suspeita de pneumotórax hipertensivo. A realização de exame radiográfico para a confirmação diagnóstica pode representar demora inaceitável. Nesses casos está indicada a punção diagnóstica, que se torna, muitas vezes, terapêutica para alívio temporário. Trata-se de procedimento simples e rápido. A punção é realizada com a utilização de uma agulha (calibre 8) ou "scalp" (G-23) acoplada a uma seringa parcialmente preenchida com água destilada. O local da punção é o segundo espaço intercostal na linha hemiclavicular do lado suspeito. Após assepsia local, introduz-se a agulha em ângulo reto com a pele, procurando sempre passar junto à borda superior da costela inferior (evitando lesar o plexo vasculonervoso). Quando a agulha atingir o espaço pleural, aspira-se a seringa. Se houver presença de bolhas de ar, a prova é positiva, indicando a necessidade de esvaziamento desse pneumotórax. Um método rápido é acoplar essa agulha ou "scalp" a um equipo de soro tendo a extremidade distal em selo d'água. Com os movimentos respiratórios e a expansão pulmonar, a agulha pode lesar o pulmão. Assim sendo, é preferível trocar essa agulha por um cateter menos traumático. Temos utilizado o Jelco® ou o Intracath® de grosso calibre (14G). A punção é realizada no mesmo local com a mesma técnica da agulha. Após atingir o espaço pleural, introduzimos o cateter e o deixamos 2-3cm na cavidade. O sistema de drenagem é o mesmo, e a fixação do cateter pode ser feita com esparadrapo.

Com o alívio do pneumotórax, as condições da criança tendem a melhorar drasticamente, permitindo, agora mais tranqüilamente, a realização do exame radiográfico. Em muitos casos, esse tipo de drenagem é suficiente para o tratamento, podendo permanecer no local por alguns dias. Se não houver resolução do processo ou se ocorrer obstruções sucessivas, a drenagem cirúrgica está indicada.

A técnica cirúrgica classicamente recomendada para a drenagem do pneumotórax é a colocação do dreno tubular de Petzer ou Malecot na linha hemiclavicular ao nível do segundo espaço intercostal. Esse local é adequado para adultos, pois assumem a posição ortostática na maior parte do tempo. No entanto, para crianças ou recém-nascidos que permanecem deitados no leito, o melhor local de drenagem é o quarto ou quinto espaço intercostal, ao nível da linha axilar média. Esse local tem a vantagem de permitir, também, a eficiente drenagem de líquidos que porventura tenham se acumulado na cavidade pleural. Após a anestesia local no ponto escolhido para drenagem, faz-se incisão de 0,5 a 1cm na pele com bisturi. Os planos mais profundos (subcutâneo e múltiplos intercostais) são afastados com pinça hemostática tipo Kelly curvo ou tesoura curva. Detalhe técnico importante refere-se à penetração da pinça no espaço intercostal junto à borda superior da costela inferior, com o objetivo de se evitar a lesão do feixe vasculonervoso, o qual passa junto à borda inferior da costela superior. O dreno é conectado a um sistema semifechado, valvulado em selo d'água.

Após a drenagem pleural, habitualmente se obtém expansão pulmonar quase que imediata. No entanto, quando há comprometimento parenquimatoso (pneumonia, pneumatoceles), a expansão completa do pulmão só é obtida com a resolução do processo de base. Devem-se evitar exames radiográficos muito freqüentes. A avaliação clínica diária e a ausculta pulmonar permite um bom controle.

Na criança, diferentemente do adulto, não é necessário instalar aspiração contínua no frasco de drenagem, mesmo se houver fístula broncopleural.

O dreno deverá ser retirado após ter ocorrido a completa expansão do pulmão e ao se verificar que a oscilação da coluna de líquido no frasco de drenagem é mínima. Esse fenômeno ocorre geralmente entre o quinto e o sétimo dias e traduz acolamento das pleuras e bloqueio total do pulmão em torno do dreno. Deve-se lembrar, no entanto, que em crianças em respiração mecânica com pressão positiva o dreno torácico não poderá ser retirado enquanto persistir a assistência respiratória, devido ao risco de recidiva do pneumotórax.

Pneumomediastino, pneumopericárdio e enfisema subcutâneo são afecções em que raramente se torna necessário qualquer tratamento cirúrgico específico, por serem autolimitadas e desaparecerem espontaneamente com a cura do processo pulmonar.

BIBLIOGRAFIA

FELDMAN, T.; JANUARY, C.T. – ECG changes in pneumothorax. *Chest*, **86**(1):143, 1984.

KULMAR, A.; PONTOPPIDAN, H.; FALKE, K.J. et al. – Pulmonary barotrauma during mechanical ventilation. *Crit. Care Med.*, **1**:110, 1973.

MACKLIN, C.C. – Transport of air along sheaths of pulmonic blood vessels from alveoli to mediastinum. *Arch. Intern. Med.*, **64**:913, 1939.

MACKLIN, M.T.; MACKLIN, C.C. – Malignant interstitial emphysema of the lung and mediastinum as an important occult complication in many respiratory diseases and other conditions and interpretation of the clinical literature in the light of laboratory. *Medicine*, **23**:281, 1944.

MAYO, P.; SAHA, S.P. – Spontaneous pneumotorax in the newborn. *Am. Surg.*, **49**:192, 1983.

MC INTOSH, N. – Pulmonary air leaks in the newborn period. *Br. J. Hosp. Med.*, **29**:512, 1983.

NILSON, R.; GROSSMANN, G.; ROBERTSON, B. – Pathogenesis of neonatal lung lesions induced by artificial ventilation: Evidence against the role barotrauma. *Respiration*, **40**:218, 1980.

OHATA, M.; SUSUKI, H. – Pathogenesis of spontaneous pneumothorax. *Chest*, **77**(6):771, 1980.

POLLACK, M.M.; FIELDS, A.I.; HOLBROOK, P.R. – Pneumothorax and pneumo mediastinum during pediatric mechanical ventilation. *Crit. Care Med.*, **7**(12):536, 1979.

ZIMMERMANN, H. – Progressive interstitial pulmonary lobar emphysema. *Eur. J. Pediatr.*, **138**:258, 1982.

SINOPSE

PNEUMOTÓRAX

SUSPEITA CLÍNICA

- Piora respiratória súbita
- Ausência ou diminuição de murmúrio vesicular

Principalmente associadas a:

1. Ventilação mecânica
2. Passagem de cateteres percutâneos
3. Obstrução de drenos torácicos
4. Processos pulmonares extensos (pneumonias, atelectasias, pneumatoceles)
5. Reanimação cardiopulmonar
6. Traumatismos torácicos

PROVA DIAGNÓSTICA SE NECESSÁRIA

- Punção com agulha ou Butterfly® acoplada à seringa com 3-5ml de água destilada, no 2º EIC na linha hemiclavicular do lado suspeito. A prova é positiva quando há presença de bolhas à aspiração

TERAPÊUTICA

1. EMERGÊNCIA
   - Punção com Intracath® ou Jelco® (14G) no 2º EIC na LHC no lado acometido e acoplar a sistema de selo d'água
2. APÓS QUADRO AGUDO
   - Drenagem cirúrgica se necessária
   - Avaliação radiográfica

DIAGNÓSTICO

1. EXAME CLÍNICO:
   - MV ↓ ou abolido
   - Abafamento de bulhas
   - Enfisema subcutâneo

   No hipertensivo
   - Insuficiência respiratória
   - FC ↑
   - Desvio do *ictus* precordial
   - PVC ↑
   - Estase jugular
   - Hepatomegalia aguda

2. MÉTODOS AUXILIARES
   - Radiografia de tórax
   - Transiluminação
   - ECG

51

EMBOLIA PULMONAR

Helio Massaharo Kimura

INTRODUÇÃO

A embolia pulmonar (EP) é uma doença bastante comum no adulto, porém pouco diagnosticada. É de difícil diagnóstico, pois para seu estabelecimento requer um método invasivo e de disponibilidade limitada (arteriografia). Na faixa pediátrica, seu diagnóstico é raramente considerado.

Os recentes avanços no conhecimento de fatores predisponentes, etiológicos e fisiopatológicos da EP, aliados a melhoria das modalidades diagnósticas, possibilitam maior habilidade para seu reconhecimento e tratamento.

A apresentação inicial da EP mimetiza muitas doenças comuns, tornando imperativo um alto grau de suspeita para seu reconhecimento. Um rápido diagnóstico e tratamento constituem a chave para melhorar a sobrevida desses pacientes.

ETIOLOGIA

A EP desenvolve-se quando o segmento livre de um trombo é levado à circulação pulmonar e causa uma oclusão parcial ou total da artéria ou da arteríola pulmonar. A fonte mais comum dos êmbolos são os trombos do sistema venoso profundo acima dos joelhos. Outras, menos freqüentes, incluem: pélvis, fígado, veias renais e átrio direito.

Os fatores que contribuem para a formação do trombo venoso são a estase, a hipercoagulabilidade sangüínea e a alteração na integridade vascular. As condições clínicas associadas à EP estão listadas no quadro 51.1.

FISIOPATOLOGIA

RESPIRATÓRIA – após o desprendimento do trombo do sistema venoso profundo, ele é levado à circulação pulmonar pela artéria pulmonar ocasionando obstrução parcial ou total do fluxo sangüíneo. Imediatamente é criado um segmento pulmonar não-perfundido mas

Quadro 51.1 – Condições clínicas associadas à embolia pulmonar.

Trombose venosa profunda
Traumatismo da pelvis, extremidades inferiores
Imobilização prolongada (especialmente no período pós-operatório)
Obesidade
Doença cardíaca (especialmente ICC)
Estados de hipercoagulabilidade
Gravidez e período pós-parto
Ingestão de estrógenos (contraceptivos orais)
Policitemia
Deficiência de proteína C ou S
Deficiência de antitrombina III
Câncer (pancreático, gastrintestinal, geniturinário, pulmonar)

ventilado, resultando em aumento do espaço morto alveolar. O paciente tenta compensar o aumento do espaço morto aumentando a ventilação (dispnéia e taquipnéia). Se a área acometida for grande, ocorrerá insuficiência respiratória.

Além da diminuição da perfusão pulmonar ocorrem vasoconstrição e broncoconstrição secundária à liberação de fatores neuro-humorais (serotonina, histamina etc.) pela interação entre plaquetas circulantes e trombo. Nas primeiras 24 horas após a EP, há acentuada diminuição na produção de surfactante, secundária à diminuição do suprimento sangüíneo, resultando em atelectasia e transudação do fluido para o espaço alveolar. A atelectasia pode ocasionar "shunt" esquerdo-direito do fluxo sangüíneo e hipoxia persistente por vários dias após a ocorrência da EP.

HEMODINÂMICA – a redução da vasculatura pulmonar associada à EP resulta em imediato aumento da resistência vascular pulmonar. Para manter o débito cardíaco, o trabalho do ventrículo direito aumenta. Quando a extensão da oclusão excede 50% do leito vascular pulmonar, a sobrecarga de câmaras direitas desenvolve-se rapidamente.

QUADRO CLÍNICO

As manifestações clínicas da EP não são específicas, o que torna seu diagnóstico difícil e, muitas vezes, não realizado. Na tabela 51.1 estão listados em ordem decrescente os sinais e os sintomas mais freqüentemente observados. Os achados mais comuns são: dispnéia, taquicardia, tosse, ansiedade e síncope.

Tabela 51.1 – Incidência dos sintomas e dos sinais na embolia pulmonar.

Sintomas e sinais	Freqüência (%)
Sintomas	
Dor torácica	88
pleurítica	74
não-pleurítica	14
Dispnéia	84
Apreensão	59
Tosse	53
Hemoptise	30
Sudorese	27
Síncope	13
Sinais	
Dispnéia	92
Hipoxemia	85
Hiperfonese P_2	53
Taquicardia	44
Flebite	32
Ritmo de galope	34
Diaforese	36
Edema	24
Sopro	23
Cianose	19

A gravidade e a freqüência dos sintomas dependem da extensão da oclusão embólica e do estado cardiopulmonar prévio. O paciente pode apresentar-se assintomático até com quadro de choque cardiogênico clássico.

Os achados ao exame físico podem incluir, também, febre baixa e, menos freqüentemente, sibilância localizada e atrito pleural no lado acometido.

Os sinais e os sintomas da EP podem mimetizar outros processos patológicos (Quadro 51.2).

EXAMES LABORATORIAIS

GASOMETRIA ARTERIAL – apresenta normalmente alcalose respiratória secundária à hiperventilação reflexa e à hipoxemia arterial. Embora a hipoxemia seja freqüente (85 a 90%), não é universal, e nem a sua ausência exclui a possibilidade de EP.

RADIOGRAFIA DE TÓRAX – freqüentemente é normal (lembrar da hipótese de EP nos pacientes dispnéicos). As alterações mais freqüentes são: 1. elevação da hemicúpula diafragmática; 2. infiltrado parenquimatoso (atelectasia ou infarto); 3. derrame pleural; 4. atelectasia.

Quadro 51.2 – Diagnóstico diferencial das manifestações da embolia pulmonar.

Dispnéia	Hemoptise
Atelectasia	Pneumonia
Pneumonia	Neoplasia brônquica
Pneumotórax	Bronquite aguda
Edema pulmonar	Tuberculose
Bronquite aguda	**Insuficiência cardíaca direita**
Asma	Infarto do miocárdio
Hiperventilação	Tamponamento cardíaco
Acidose metabólica	Miocardite
Dor torácica pleural	**Colapso cardiovascular**
Pneumonia	Infarto do miocárdio
Pneumotórax	Hemorragia
Pericardite	Sepse
Neoplasia pulmonar	Tamponamento cardíaco
Irritação subdiafragmática	Pneumotórax hipertensivo
Estiramento muscular	
Fratura de costela	
Miosite	

Embora sejam alterações menos freqüentes, a presença de sinais de Westermark (hipertransparência pulmonar localizada correspondendo à área mal perfundida), a corcova de Hampton (imagem triangular com a base voltada para a pleura, e o ápice, para o hilo) e o aumento da artéria pulmonar hilar são achados clássicos da EP.

ELETROCARDIOGRAMA – é um exame inespecífico para o diagnóstico de EP. As alterações mais comuns são a taquicardia sinusal e as alterações do segmento ST. Pode apresentar também desvio do eixo para a direita, sinais de sobrecarga de ventrículo direito e padrão $S_1Q_3T_3$.

ECOCARDIOGRAMA – é um exame bastante útil. Pode mostrar hipocinesia e dilatação do ventrículo direito, e estruturas ecodensas representando trombos retidos nas cavidades direitas, no tronco da artéria pulmonar ou na sua bifurcação. O exame pode, contudo, ser normal, mesmo na presença de embolia pulmonar extensa. É útil na avaliação de hipertensão pulmonar e para afastar outras doenças cardiovasculares.

CINTILOGRAFIA PULMONAR – é o procedimento não-invasivo mais útil no diagnóstico de EP. A realização da cintilografia de ventilação não é um procedimento de fácil acesso. Dessa forma, habitualmente, se faz a cintilografia de perfusão e compara-se com a radiografia de tórax, sendo compatível quando mostra alterações na cintilografia sem expressão radiológica na mesma topografia. Quando a anormalidade na cintilografia ocorre em área também alterada na radiologia simples do tórax, o exame é considerado não-diagnóstico.

Da mesma forma, se o defeito de perfusão na cintilografia é não-segmentar em tamanho, a cintilografia é também considerada não-diagnóstica (Quadro 51.3).

Quadro 51.3 – Probabilidade diagnóstica de embolia pulmonar de acordo com os resultados da cintilografia pulmonar.

Probabilidade	Resultado
Alta	Áreas não-perfundidas com ventilação pulmonar normal, que podem ser múltiplos segmentos ou um lobo pulmonar
Intermediária	Múltiplos segmentos com áreas ventiladas e não-perfundidas, e áreas não-perfundidas e igualmente não ventiladas Um único segmento com áreas ventiladas e não-perfundidas
Baixa	Alteração da ventilação e da perfusão Alteração da perfusão e ventilação normal em um pequeno subsegmento
Normal	Ventilação e perfusão adequadas

A associação do achado da cintilografia combinado com a probabilidade clínica pode ter alto valor diagnóstico. Se a avaliação clínica e a cintilografia forem de alta probabilidade, o diagnóstico de EP estará correto em 96% dos casos. Se a avaliação clínica e a cintilografia forem de baixa probabilidade, o diagnóstico estará excluído em 90% dos casos.

No quadro 51.4 é apresentado o risco clínico de probabilidade de EP e, na figura 51.1, a avaliação clínico-cintilográfica de probabilidade de embolia pulmonar.

Quadro 51.4 – Risco clínico de probabilidade de embolia pulmonar (Hyers, 1995).

Alto (80-100% de probabilidade)	Fator de risco presente Dispnéia, taquipnéia e dor pleurítica não explicadas Radiografia de tórax e gasometria alteradas não explicadas
Intermediário (20-79% de probabilidade)	Nem alta nem baixa probabilidade
Baixo (1-19% de probabilidade)	Ausência de fatores de risco Dispnéia, taquipnéia e dor pleurítica podem estar presentes, mas são explicadas por outras condições Radiografia de tórax e gasometria podem estar alteradas, mas são explicadas por outras condições

DOPPLER/DÚPLEX DE MEMBROS INFERIORES – o dúplex de membros inferiores com compressão é um exame não-invasivo útil no diagnóstico de trombose venosa profunda. Apresenta sensibilidade e especificidade de 94% e 97%, respectivamente, para a coxa, 95% e 99% para as veias poplíteas e 89% e 100% para as veias das panturrilhas. O Doppler simples possui menor sensibilidade para os trombos em panturrilhas (50%).

PLESTIMOGRAFIA DE IMPEDÂNCIA – apresenta alta sensibilidade (93 a 100%) para os trombos localizados acima do joelho, sendo menos sensível para a detecção dos trombos limitados à panturrilha.

FIBRINOGÊNIO RADIOATIVO – método cintilográfico pela leitura do fibrinogênio marcado com iodo radioativo (^{125}I). Apresenta sua maior sensibilidade para os trombos localizados abaixo do joelho.

VENOGRAFIA – é considerada o padrão-ouro no diagnóstico de trombose venosa profunda. Atualmente, vem sendo menos utilizada devido aos novos métodos menos invasivos.

ARTERIOGRAFIA PULMONAR – é o método diagnóstico definitivo da EP, porém de limitada disponibilidade. Pode ser realizada até uma semana após o episódio agudo, sem prejuízo significativo do diagnóstico. As indicações da arteriografia são:

1. baixa a moderada probabilidade de EP pela cintilografia V/Q com moderada a alta pela clínica;
2. diagnóstico definitivo em paciente com alto risco para anticoagulação (sangramento digestivo, cirurgia recente etc.);
3. rápido diagnóstico de EP em paciente instável sob terapêutica trombolítica ou cirúrgica.

TRATAMENTO

ANTICOAGULAÇÃO – a anticoagulação plena é realizada inicialmente com heparina em dose adequada, por administração intermitente ou contínua, precedendo ou em associação com cumarínico. Em crianças, a infusão intravenosa contínua é a preferível. A dose inicial é de 50-100U/kg em bolo, seguida da infusão contínua de 10-25U/kg/h, podendo acrescentar 5U/kg/h até obter o efeito desejável.

O controle é realizado com dosagens seriadas do tempo de tromboplastina parcial (TTP), de 4/4 ou 6/6 horas, mantendo-o 2 a 3 vezes o valor basal (> 80s). O nível sérico da heparina deve permanecer entre 0,3 e 0,5U/ml.

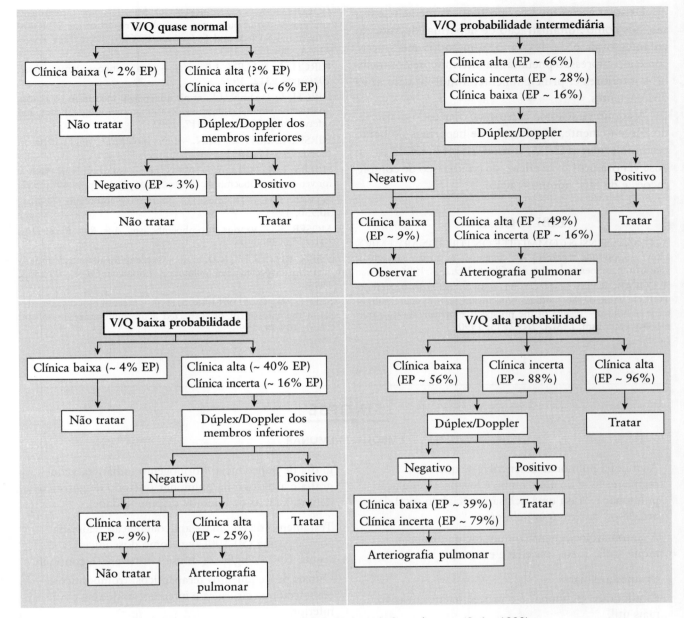

Figura 51.1 – Avaliação clínico-cintilográfica de probabilidade de embolia pulmonar (Stein, 1993).

TROMBOLÍTICOS – indicados para os casos de embolia maciça caracterizada por instabilidade hemodinâmica, com disfunção do ventrículo direito e hipotensão, e/ou quando apresenta hipoxemia persistente mesmo a altas concentrações de oxigênio. Essa terapêutica não está estabelecida em pediatria. Pode ser utilizada a estreptoquinase ou o r-TPA. A dose recomendada para adultos é:

Estreptoquinase – 250.000 de ataque, seguido pela infusão de 100.000U/h por 24 horas.

r-TPA – 100mg em infusão intravenosa por 2 horas.

A administração precoce produz maior percentagem de lise do trombo. Entretanto, o tratamento pode ser instituído até 7 dias após o evento agudo.

EMBOLECTOMIA CIRÚRGICA – está indicada para os casos de grandes êmbolos alojados na artéria pulmonar comum ou nos ramos principais. É de alta taxa de mortalidade, devido à gravidade dos casos em que a cirurgia é indicada e à pouca experiência com essa cirurgia.

INTERRUPÇÃO DA VEIA CAVA INFERIOR – realizada pela inserção transvenosa de um filtro (filtro de Greenfield) através da veia femoral ou jugular, tem como finalidade impedir a chegada dos trombos às câmaras direitas e aos vasos pulmonares.

PROFILAXIA – a elevada mortalidade observada nas primeiras horas do episódio embólico reforça o conceito de que a prevenção é a melhor estratégia para diminuir a mortalidade dessa doença.

Existem várias medidas profiláticas medicamentosas, tais como administração de heparina, de anticoagulantes orais e de dextrano, e métodos mecânicos, como a compressão pneumática intermitente dos membros inferiores e, principalmente, a mobilização ativa dos pacientes.

A administração de heparina é o método mais usado. Recentemente, a utilização de heparinas de baixo peso molecular (HBPM) tornou a profilaxia da trombose venosa profunda eficaz, de baixo risco de complicações e de fácil administração.

BIBLIOGRAFIA

ACCP CONSENSUS COMMITTEE ON PULMONARY EMBOLISM – Opinions regarding the diagnosis and management of venous thromboembolic disease. *Chest*, **109**:233, 1996.

A COLABORATIVE STUDY BY THE PIOPED INVESTIGATORS – Value of the ventilation/perfusion scan in acute pulmonary embolism – results of the prospective investigation of pulmonary embolism. *JAMA*, **263**:2753, 1990.

GOLDHABER, S.Z.; MORPURGO, M. – Diagnosis, treatment, and prevention of pulmonary embolism: report of the WHO/International Society and Federation of Cardiology Task Force. *JAMA*, **268**:1727, 1992.

HIRCH, J.; DALEN, J.E. et al. – Oral anticoagulants. *Chest*, **102**(Suppl.):312, 1992.

HIRCH, J.; DALEN, J.E. et al. – Heparin: mecanism of action, pharmacokinetics, dosing consideration, monitoring, efficacy, and safety. *Chest*, **102**(Suppl.):317, 1992.

HIRSH, J.; LEVINE, M.N. – Low molecular weight heparin. *Blood*, **79**:1-17, 1992.

HYERS, T.M.; HULL, R.D.; WEG, J.C. – Antithrombotic therapy for venous thromboembolic disease. *Chest*, **102**(Suppl.):408, 1992.

HYERS, T.M. – Diagnosis of pulmonary embolism. *Thorax*, **50**:930, 1995.

MOSER, K. – Venous thromboembolism. *Am. Rev. Resp. Dis.*, **141**:235, 1990.

STEIN, P.D.; HULL, R.D. et al. – Strategy for diagnosis of patients with suspected acute pulmonary embolism. *Chest*, **103**:1553, 1993.

STEIN, P.D.; GOLDWEBER, S. et al. – Arterial blood gas analysis in the assessment of suspected acute pulmonary embolism. *Chest*, **109**:78, 1996.

SINOPSE

EMBOLIA PULMONAR

A embolia pulmonar desenvolve-se quando o segmento livre de um trombo é levado à circulação pulmonar e causa uma oclusão parcial ou total da artéria ou da arteríola pulmonar.

A sintomatologia mais comum inclui: dispnéia, taquicardia, tosse, ansiedade e síncope.

Exames auxiliares

Cintilografia pulmonar é o procedimento invasivo mais útil.

Radiografia de tórax freqüentemente é normal.

Ecocardiograma também é um exame útil.

Outros exames: gasometria arterial, eletrocardiograma, Doppler/dúplex de membros inferiores, plestimografia de impedância, fibrinogênio radiativo, venografia e arteriografia pulmonar (método diagnóstico definitivo, mas de limitada disponibilidade).

Tratamento de escolha – anticoagulação realizada com heparina (50-100U/kg) como dose inicial, a seguir, 10-25U/kg/h em infusão intravenosa contínua.

Outros procedimentos terapêuticos: trombolíticos, embolectomia cirúrgica e interrupção de veia cava inferior.

Profilaxia – melhor estratégia de abordagem – pode ser medicamentosa (heparina, anticoagulantes orais ou dextrano) ou mecânica (compressão pneumática intermitente e mobilização ativa).

52

INSUFICIÊNCIA RESPIRATÓRIA AGUDA

Helio Massaharo Kimura

INTRODUÇÃO

A insuficiência respiratória aguda (IRA) é comum na criança e corresponde aproximadamente a 50% das admissões em unidades de tratamento intensivo pediátrico. Cerca de ⅔ das IRA ocorrem no primeiro ano de vida e, destes, 50% ocorrem no período neonatal.

A elevada incidência de IRA na criança pode ser atribuída, em grande parte, às imaturidades estrutural e funcional do sistema respiratório.

Ao se analisar algumas particularidades da função respiratória na criança, podemos compreender as razões que a tornam mais suscetível à IRA.

O recém-nascido e o lactente possuem caixa torácica pouco rígida, pressão pleural próxima a zero e alvéolo de pequena dimensão. A combinação desses fatores favorece o desenvolvimento de atelectasia.

Essa tendência para o desenvolvimento da atelectasia é definida matematicamente pela equação de La Place (pressão = tensão/raio). Pela equação, observa-se que quanto menor for o alvéolo, maior será a pressão necessária para a expansão alveolar. Além disso, devido à pequena pressão transpulmonar desenvolvida e, em alguns casos, associada à deficiência de surfactante, ocorre a atelectasia. Uma vez atelectasiado, a reexpansão do alvéolo torna-se mais difícil em razão da elevada complacência torácica, o que impossibilita o desenvolvimento de uma adequada pressão pleural. A criança, ao invés de aumentar o esforço respiratório, pode deixar de respirar. A atelectasia e a apnéia constituem os problemas respiratórios mais comuns nessa faixa etária.

Com o crescimento da criança, a caixa torácica torna-se mais rígida, a pressão pleural acentua-se e o alvéolo cresce. Por volta de um ano, o número e o tamanho dos alvéolos cresceram aproximadamente 500%. Entretanto, suas vias aéreas cresceram somente 30% no diâmetro e 20% na extensão. Dessa forma, a resistência das vias aéreas, que era elevada no período neonatal, permanece relativamente elevada em relação ao aumento das necessidades ventilatórias.

O estreitamento das vias aéreas por infecção, secreção e edema constitui causa freqüente de IRA nessa faixa etária. À medida que a criança se torna móvel, o traumatismo e a aspiração de corpo estranho vão-se tornando causas importantes.

DEFINIÇÃO

Em vista dos diferentes sinais e sintomas e da diversidade de causas, não há uma definição fisiologicamente precisa para a IRA. Muitas variáveis clínicas alteram com a idade, tais como freqüência respiratória, freqüência cardíaca, pressão arterial, volume corrente e pressões parciais de gases no sangue arterial (Tabela 52.1).

Tabela 52.1 – Valores normais de índice da função cardiovascular.

Parâmetro	Recém-nascido	Criança
Freqüência respiratória (resp/min)	40-60	20-30 (< 6 anos) 15-20 (> 6 anos)
Volume corrente (ml/kg)	5-6	7-8
Sangue arterial		
pH	7,30-7,40	7,30-7,40 (< 2 anos) 7,35-7,45 (> 2 anos)
pCO_2 (mmHg)	30-35	30-35 (< 2 anos) 35-45 (> 2 anos)
HCO_3^- (mEq/l)	20-22	20-22 (< 2 anos) 22-24 (> 2 anos)
pO_2 (mmHg)	60-90	80-100
Freqüência cardíaca (bat/min)	100-200	100-180 (< 3 anos) 70-150 (> 3 anos)
Pressão arterial (mmHg)		
sistólica	60-90	75-130 (< 3 anos) 90-140 (> 3 anos)
diastólica	30-60	45-90 (< 3 anos) 50-80 (> 3 anos)

A insuficiência respiratória pode ser definida como a inabilidade do sistema respiratório em satisfazer as demandas metabólicas teciduais no que se refere à oxigenação e à eliminação de dióxido de carbono.

CLASSIFICAÇÃO DA INSUFICIÊNCIA RESPIRATÓRIA

Auxilia na planificação do tratamento e fornece subsídios para prever seu curso, bem como seu prognóstico (Quadro 52.1).

Quadro 52.1 – Classificação da insuficiência respiratória.

> Fisiopatológica
>   Insuficiência respiratória hipoxêmica
>   Insuficiência respiratória ventilatória
> Duração
>   Insuficiência respiratória aguda
>   Insuficiência respiratória crônica
> Etiológica

Uma avaliação fisiopatológica da insuficiência respiratória permite a escolha da terapêutica mais adequada (suplementação de oxigênio ou assistência ventilatória ou ambas). O período de tempo em que os sintomas e as alterações da insuficiência respiratória ocorrem pode ser utilizado como guia da urgência na instituição das medidas terapêuticas. O conhecimento da etiologia da IRA é necessário para direcionar o tratamento específico e não apenas seus sintomas.

CLASSIFICAÇÃO FISIOPATOLÓGICA

A IRA pode ser dividida em duas categorias com base nas alterações das pressões parciais dos gases no sangue arterial (Quadro 52.2).

Quadro 52.2 – Classificação fisiopatológica da insuficiência respiratória.

> Insuficiência respiratória hipoxêmica
> $paO_2 < 55\text{-}60\,mmHg$
> $paCO_2 < 40\,mmHg$
> $p(A\text{-}a)O_2$ aumentada
>   Sinonímia: insuficiência respiratória tipo I
>   insuficiência respiratória não-ventilatória
> Insuficiência respiratória ventilatória
> $paO_2 < 55\text{-}60\,mmHg$
> $paCO_2 > 50\,mmHg$
> $p(A\text{-}a)O_2$ normal ou aumentada
>   Sinonímia: insuficiência respiratória tipo II
>   insuficiência respiratória hipoxêmica-hipercapnia

A insuficiência respiratória hipoxêmica é caracterizada por baixa pressão parcial de oxigênio no sangue arterial (paO_2) associada à baixa ou normal pressão parcial de dióxido de carbono (pCO_2).

As causas de hipoxemia são:
1. Desequilíbrio da ventilação/perfusão (V/Q).
2. "Shunt" pulmonar.
3. Alteração da difusão.
4. Baixo conteúdo de oxigênio no sangue venoso central.

A anormalidade mais comum em insuficiência respiratória não-ventilatória é o desequilíbrio V/Q. Isto é, um desequilíbrio da homeostase normal do pulmão que privilegia a perfusão capilar de áreas que estão sendo perfundidas. Ela está associada a doenças que afetam diretamente as vias aéreas inferiores e o parênquima pulmonar. Nos graus leves de desequilíbrio V/Q, o aumento da FiO_2 produz rápido aumento da paO_2 e de forma quase sempre linear. À medida que o desequilíbrio se acentua, a taxa de aumento da paO_2 é acentuadamente menor e torna-se curvilínea.

Nas anormalidades do desequilíbrio V/Q é incomum o aumento da $paCO_2$, pois, quando há essa tendência, os quimiorreceptores centrais e periféricos são estimulados, aumentando ventilação e reduzindo a $paCO_2$ para níveis normais. Só haverá aumento da $paCO_2$ em distúrbios V/Q muito graves.

Os "shunts" caracterizam-se pela perfusão de unidades pulmonares sem ventilação. Normalmente, essas unidades estão colabadas (atelectasias) ou preenchidas por fluidos (pneumonia, SARA, hemorragia alveolar). Nesses casos, a hipoxemia é refratária à administração de oxigênio a 100%.

As alterações de difusão podem ocorrer em pacientes portadores de fibrose ou edema pulmonar, devido ao aumento da espessura do septo alveolar. A hipoxemia, nessa condição, tem importância quando associada a débito cardíaco elevado, devido ao tempo insuficiente para que ocorra a troca gasosa.

A hipoxemia de origem circulatória ocorre quando há baixo conteúdo venoso de oxigênio, principalmente nos pacientes com "shunt" elevado.

Na insuficiência respiratória hipoxêmica há, em geral, ventilação alveolar aumentada. O gradiente alveoloarterial de oxigênio ($p[A\text{-}a]O_2$) está aumentado.

O gradiente é calculado pela fórmula:

$$p[A\text{-}a]O_2 = pAO_2 - paO_2$$

$$pAO_2 = \frac{(pB - pH_2O) \cdot FiO_2 - paCO_2}{R}$$

onde:
$p[A\text{-}a]O_2$ = diferença alveoloarterial de oxigênio
pAO_2 = pressão alveolar de oxigênio
paO_2 = pressão arterial de oxigênio
pB = pressão barométrica
pH_2O = pressão do vapor de água (= 47mmHg)
FiO_2 = fração de oxigênio no ar inspirado (= 21%)
$paCO_2$ = pressão parcial de dióxido de carbono
R = quociente respiratório (= 0,8)

A insuficiência ventilatória ocorre quando a eliminação do dióxido de carbono está prejudicada devido à hipoventilação alveolar. A hipoventilação alveolar pode ser decorrente de depressão do centro respiratório, doenças neuromusculares ou obstrução parcial ou total do fluxo aéreo.

A relação entre $paCO_2$, volume minuto (VE), volume do espaço morto (VD) e produção de dióxido de carbono (VCO_2) é fornecida pela equação:

$$paCO_2 = \frac{K \cdot VCO_2}{(VE - VD)}$$

Observa-se pela equação que a hipercapnia pode ocorrer nas situações em que há: aumento da produção de CO_2, diminuição do volume minuto (VE = volume corrente × freqüência respiratória) ou aumento do espaço morto.

O gradiente alveoloarterial de oxigênio é normal (< 10mmHg) nas hipoxemias devidas simplesmente à hipoventilação.

CLASSIFICAÇÃO DA INSUFICIÊNCIA RESPIRATÓRIA PELA DURAÇÃO

A insuficiência respiratória pode ser classificada levando-se em conta sua duração (Quadro 52.3).

Quadro 52.3 – Classificação da insuficiência respiratória pela duração.

Aguda
Desenvolve em minutos a dias
Hipoxemia
Tipo I associada com alcalose respiratória
Tipo II associada com acidose respiratória
Crônica
Desenvolve em meses a anos
Hipoxemia
Tipo I associada com hipertensão pulmonar
Tipo II associada com hipercapnia e alcalemia metabólica compensada

A insuficiência respiratória aguda desenvolve-se em minutos ou dias, não possibilitando a compensação fisiológica (equilíbrio ácido-básico). A hipoxemia está invariavelmente presente e associada à $paCO_2$ normal, elevada ou diminuída. A acidose metabólica, se presente, é devida ao metabolismo anaeróbio.

A insuficiência respiratória crônica desenvolve-se em meses ou anos, o que permite a atuação de mecanismos compensatórios que visam melhorar o transporte de oxigênio (policitemia, aumento do débito cardíaco) e a compensação da acidemia respiratória pela retenção renal de bicarbonato.

CLASSIFICAÇÃO DA INSUFICIÊNCIA RESPIRATÓRIA PELA ETIOLOGIA

A insuficiência respiratória pode ser classificada levando-se em conta a etiologia do processo (Quadro 52.4).

As doenças podem ser subdivididas levando-se em consideração os aspectos anatômicos e fisiológicos do sistema respiratório, bem como a natureza do agente agressor (medicamento, neoplásico, infeccioso, traumático).

De uma forma geral, as doenças que acometem o parênquima pulmonar resultam em insuficiência respiratória do tipo não-ventilatório; enquanto as que afetam o controle neuronal da respiração ou da expansão torácica determinam a insuficiência do tipo ventilatório.

Na criança, as causas mais freqüentes de insuficiência respiratória são devidas a: pneumonia, obstrução das vias aéreas superiores, doença cardíaca e mal asmático. As causas de acordo com a faixa etária estão descritas no quadro 52.5.

DIAGNÓSTICO

DIAGNÓSTICO CLÍNICO

O reconhecimento precoce da insuficiência respiratória baseia-se predominantemente em achados clínicos. O diagnóstico clínico pode não ser fácil inicialmente, exigindo cuidadosa e constante observação do paciente. Na presença de história de doença pulmonar, cardiopatia congênita, meningite, asma, intoxicação, pós-operatório, entre outras situações de risco para o desenvolvimento de insuficiência respiratória, deve-se avaliar a adequação da oxigenação e da ventilação.

A insuficiência respiratória pode ter início rápido ou insidioso e com uma ampla gama de intensidade de sintomas. Na anamnese deve-se considerar, sobretudo, a idade da criança, a história de sintomas ou doenças broncopulmonares, a presença de doença grave em qualquer órgão ou sistema e a administração recente de medicamentos ou anestésicos.

Os sintomas e os sinais mais comuns de insuficiência respiratória estão apresentados no quadro 52.6. Deve ser salientado que os sintomas e os sinais nem sempre são evidentes e que podem ser decorrentes de causas não-pulmonares.

É necessária uma avaliação clínico-laboratorial da insuficiência respiratória, pois alterações significativas dos gases sangüíneos podem ocorrer na ausência de sinais clínicos, bem como manifestações clínicas sem alterações na oxigenação arterial ou na ventilação alveolar.

Quadro 52.4 – Classificação da insuficiência respiratória conforme a etiologia.

DOENÇA NEUROLÓGICA
• Sistema nervoso central
    Estado de mal convulsivo
    Encefalopatia grave
    Meningoencefalite aguda
    Abscesso cerebral, hematoma, tumor
    Traumatismo
    Malformação
    Intoxicação medicamentosa
    Malformação de Arnold-Chiari
    Anestesia geral
• Medula espinal
    Mielite transversa
    Poliomielite
    Polirradiculoneurite (síndrome de Guillain-Barré)
    Síndrome de Werding-Hoffmann
• Junção neuromuscular
    Miastenia gravis
    Botulismo
    Tétano
    Miopatia
    Neuropatia
    Anestesia geral
    Drogas (Curare, organofosforado)
 	
OBSTRUÇÃO DE VIA AÉREA SUPERIOR
    Epiglotite
    Laringotraqueobronquite
    Aspiração de corpo estranho
    Hipertrofia de adenóides
    Abscesso retrofaríngeo
    Estenose subglótico
    Traqueomalacia
    Edema de laringe
    Encefalopatia
    Anomalias congênitas
	OBSTRUÇÃO DE VIA AÉREA INFERIOR
	    Asma
	    Aspiração de corpo estranho
	    Fibrose cística
	    Bronquiectasia
	    Traqueobroncomalacia
	    Displasia broncopulmonar
	    Deficiência de alfa-1-antitripsina
	    Ingestão de hidrocarboneto
	    Enfisema lobar congênito
	
	ALTERAÇÃO DA CAIXA TORÁCICA
	    Hérnia diafragmática
	    Pneumotórax, hemotórax, quilotórax
	    Cifoescoliose grave
	
	DOENÇA PULMONAR
	    Pneumonia
	    Tuberculose
	    Fibrose cística
	    Bronquiolite
	    Vasculite
	    Edema pulmonar
	    Disgenesia pulmonar
	    Quase-afogado
	
	OUTRAS DOENÇAS
	    Doença cardíaca
	    Anemia grave
	    Acidemia grave (sepse, cetoacidose diabética, doença renal, hepática)
	    Meta-hemoglobinemia
	    Intoxicação por CO
	    Hipotermia, hipertermia
	    Sepse
	    Apnéia do sono

Quadro 52.5 – Causas mais freqüentes de insuficiência respiratória aguda conforme a faixa etária.

< 1 mês	1-24 meses	2-12 anos
Doença de membrana hialina Apnéia neonatal Hipertensão pulmonar Sangramento do SNC Cardiopatia congênita Pneumonia Hérnia diafragmática	Broncopneumonia • Obstrução das vias aéreas superiores • Cardiopatia congênita • Mal asmático • Aspiração de corpo estranho • Intoxicação • Meningoencefalite	Mal asmático • Cardiopatia congênita • Broncopneumonia • Meningoencefalite • Polineurite periférica • Intoxicação • Traumatismo • Quase-afogado

Quadro 52.6 – Sinais e sintomas da insuficiência respiratória.

Respiratório
  Batimento das aletas nasais
  Cianose
  Diminuição ou ausência de ruídos respiratórios
  Gemido expiratório
  Retração da parede torácica
  Sibilância e/ou expiração prolongada
  Taquipnéia, bradipnéia, apnéia
Cardiovascular
  Bradicardia, taquicardia
  Hipertensão, hipotensão
  Pulso paradoxal > 12mmHg
  Parada cardíaca
Cerebral
  Irritabilidade
  Agitação
  Cefaléia
  Confusão mental
  Convulsão
  Coma
Gerais
  Fadiga
  Sudorese excessiva

DIAGNÓSTICO LABORATORIAL

O diagnóstico clínico de insuficiência respiratória deve ser sempre confirmado pelo estudo dos gases sangüíneos (gasometria). Quando exeqüíveis, são ainda desejáveis as seguintes determinações: capacidade vital (CV), capacidade residual funcional (CRF), relação espaço morto/volume corrente (VD/VT), complacência, força inspiratória, volume expiratório forçado (VEF1) e "shunt" (Tabela 52.2).

Tabela 52.2 – Critérios laboratoriais da insuficiência respiratória.

Gasometria	$paO_2 < 50mmHg$ ($FiO_2 = 0,21$)
	$paCO_2 > 50mmHg$ ($FiO_2 = 0,21$)
	Acidose (respiratória e/ou metabólica)
Capacidade vital (CV) (ml/kg)	10
Capacidade residual funcional (CRF) (ml/kg)	60% do valor predito
Relação espaço morto/volume corrente (VD/VT)	0,6
Complacência (cmH_2O)	0,02
Força inspiratória (cmH_2O)	–20
Volume expiratório forçado (VEF1) (ml/kg)	–10
"Shunt" (Qs/Qt)	15%

TRATAMENTO

O tratamento é baseado nos fatores etiológicos e na fisiopatologia da insuficiência respiratória aguda. Uma abordagem sistematizada é apresentada na figura 52.1.

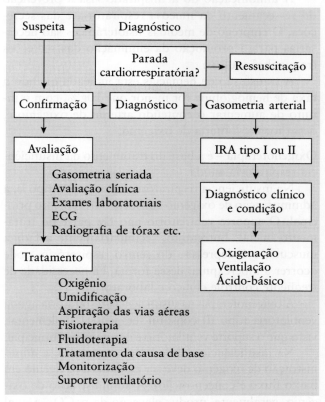

Figura 52.1 – Abordagem sistematizada da insuficiência respiratória aguda.

A terapêutica deve incluir os quatros pontos básicos:
1. Remoção do fator etiológico.
2. Medidas terapêuticas gerais.
3. Oxigenoterapia.
4. Suporte ventilatório mecânico.

Remoção do fator etiológico – o tratamento específico deve ser a preocupação principal e fundamental. Uma descrição detalhada do tratamento de cada causa de insuficiência respiratória encontra-se nos capítulos específicos.

O tratamento da causa pode significar, em algumas situações, a resolução da insuficiência respiratória (aspiração de corpo estranho, pneumotórax etc.).

Medidas terapêuticas gerais – o tratamento do paciente com insuficiência respiratória requer adequado atendimento e acompanhamento em unidade de terapia intensiva. A monitorização funcional dos órgãos vitais é de fundamental importância, principalmente o cardiocirculatório e o renal, pois a falência desses sistemas constitui fator limitante na recuperação da insuficiência respiratória.

A permeabilidade das vias aéreas e sua manutenção é o passo inicial e o mais importante no tratamento. Uma adequada hidratação é necessária para a fluidificação das secreções e sua eliminação.

A umidificação do ar inspirado visa à prevenção do ressecamento da mucosa respiratória e das secreções. O emprego de medidas fisioterápicas são necessárias para a promoção da eliminação das secreções traqueobrônquicas.

A transfusão de hemácias está indicada quando a taxa de hemoglobina for menor que 10g%, com o intuito de aumentar o conteúdo arterial de oxigênio e, dessa forma, a oferta de oxigênio.

Oxigenoterapia – é a base do tratamento da insuficiência respiratória aguda.

Na insuficiência respiratória hipoxêmica (tipo I), a administração de oxigênio constitui o tratamento principal. O suporte ventilatório não faz parte do tratamento inicial. Entretanto, secundariamente à fadiga muscular e à depressão do centro respiratório, pode ocorrer a hipercapnia; dessa forma, há necessidade de freqüente controle clínico e laboratorial.

A oxigenoterapia na insuficiência respiratória aguda ventilatória (tipo II) constitui terapêutica suplementar, visto que o suporte ventilatório é o tratamento principal.

Na insuficiência crônica descompensada, a administração de oxigênio deve ser cuidadosa (oxigênio em baixo fluxo e concentração). A administração de oxigênio, geralmente, produz elevação da $paCO_2$, a qual não deve ser motivo de preocupação se não ocorrer acidose respiratória ou hipoventilação.

A administração suplementar de oxigênio visa assegurar uma oxigenação tecidual adequada e eliminar a necessidade dos mecanismos compensatórios da hipoxia, tais como hiperventilação alveolar, aumentos do débito cardíaco e da atividade simpática periférica.

O suprimento de oxigênio, aquecido e umidificado, deve ser sempre monitorizado por meio da determinação da fração inspiratória de oxigênio e dos gases sangüíneos.

Suporte ventilatório mecânico – a ventilação mecânica constitui medida de suporte no tratamento da insuficiência respiratória, até que ocorra a melhora da função respiratória espontaneamente ou resultante do tratamento. A utilização da ventilação mecânica para o suporte da vida é prática corrente na assistência a pacientes graves. Vários métodos e aparelhos de ventilação são empregados.

Em linhas gerais, os objetivos fisiológicos da ventilação mecânica são:

1. Suporte à troca gasosa
   a) Ventilação alveolar ($paCO_2$ e pH)
      • normalizar a ventilação alveolar.
   b) Oxigenação arterial (paO_2, SaO_2 e CaO_2)
      • atingir e manter oxigenação arterial aceitável (paO_2 > 60mmHg; Sat O_2 > 90%).
2. Aumento do volume pulmonar
   a) Insuflação pulmonar ao final da inspiração
      • prevenir ou tratar atelectasia;
      • melhorar a oxigenação, a complacência e os mecanismos de defesa pulmonar.
   b) Capacidade residual funcional (CRF)
      • atingir ou manter CRF aumentada.
3. Redução do trabalho respiratório

Os objetivos clínicos da ventilação mecânica são:

1. Reversão da hipoxemia – Sat O_2 > 90%.
2. Reversão da acidose respiratória aguda – correção da acidemia grave (pH < 7,20).
3. Redução do desconforto respiratório.
4. Prevenção ou reversão de atelectasia.
5. Reversão da fadiga da musculatura respiratória.
6. Diminuição do consumo de oxigênio sistêmico ou miocárdico.
7. Permitir a sedação e/ou bloqueio neuromuscular.
8. Estabilização da caixa torácica.
9. Redução da pressão intracraniana (diminuição da $paCO_2$).

BIBLIOGRAFIA

ALDRICH, T.K.; PREZANT, D.J. – Indications for mechanical ventilation. In Tobin, M.J. (ed.). *Principles and Practice of Mechanical Ventilation*. St. Louis, McGraw-Hill, 1994.

BARKIN, R.M. – Classification of respiratory failure. In Civetta, J.M.; Taylor, R.W.; Kirby, R.R. (eds.). *Critical Care*. Philadelphia, J.B. Lippincott Company, 1988.

CHRISTOFHER, J.L.; NEWTH, B.S. – Recognition and management of respiratory failure. *Pediatr. Clin. North Am.*, **26**:617, 1979.

COMROE, J.H. – *Fisiologia da Respiração*. 2ª ed., Rio de Janeiro, Guanabara Koogan, 1977.

DANTZKER, D.R. – Pulmonary gas exchange. In Dantzker, D.R. (ed.). *Cardiopulmonary Critical Care*. Philadelphia, W.B. Saunders Company, 1991.

DeBRUIN, W.; NOTTERMAN, D.A.; MAGID, M.; GODWIN, T.; JOHNSON, S. – Acute hypoxemic respiratory failure in infants and children: clinical and pathologic characteristics. *Crit. Care Med.*, **20**:1223, 1992.

DEMLING, R.H.; NERLICH, M. – Acute respiratory failure. *Surg. Clin. North Am.*, **63**:337, 1983.

DEMLING, R.H.; KNOX, J.B. – Basic concepts of lung function and dysfunction: oxygenation, ventilation, and mechanics. *New Horizons*, **1**:362, 1993.

HORITA, S.M.; KIMURA, H.M.; EJVENBERG, B. — Insuficiência respiratória. In Schvartsman, S. (ed.). *Pronto-Socorro de Pediatria*, São Paulo, Sarvier, 1989.

INSELMAN, L.S.; MELLINS, R.B. – Growth and development of the lung. *J. Pediatr.*, **98**:1, 1981.

SLUTSKY, A.S. – Consensus conference on mechanical ventilation. *Intens. Care Med.*, **20**:64, 1994.

WEST, J.B. – Ventilation-perfusion relations. *Am. Rev. Resp. Dis.*, **166**:919, 1977.

SINOPSE

INSUFICIÊNCIA RESPIRATÓRIA AGUDA

Insuficiência respiratória aguda (IRA) pode ser definida como a inabilidade do sistema respiratório em satisfazer as demandas metabólicas teciduais no que se refere à oxigenação e à eliminação de dióxido de carbono.

A IRA pode ser classificada, de acordo com sua fisiopatologia, em hipoxêmica e ventilatória; de acordo com sua duração, em aguda e crônica; e de acordo com sua etiologia, em causada por doença neurológica, obstrução de vias aéreas superior e inferior, alteração da caixa torácica, doença pulmonar e outras doenças.

O reconhecimento precoce da IRA baseia-se predominantemente em achados clínicos.

Os sintomas e os sinais mais comuns incluem distúrbios respiratórios, cardiovasculares, cerebrais e gerais.

O diagnóstico clínico deve ser sempre confirmado pela gasometria e, quando exeqüíveis, determinação da capacidade vital, capacidade residual funcional, relação de espaço morto/volume corrente, complacência, força inspiratória, volume expiratório forçado e "shunt".

O tratamento deve incluir:
1. Remoção do fator etiológico.
2. Medidas terapêuticas gerais.
3. Oxigenoterapia.
4. Suporte ventilatório mecânico.

53

TOSSE

JOAQUIM CARLOS RODRIGUES

CONCEITO

A tosse é um dos fenômenos de depuração das secreções ou de material estranho do trato respiratório. Do ponto de vista clínico, não deve ser interpretada como doença, mas como sintoma desencadeado por um estímulo ou uma doença de base que deve ser investigada cuidadosamente. Portanto, é de importância fundamental o conhecimento dos aspectos anatômicos e fisiopatológicos da tosse, para seu diagnóstico etiológico apropriado e terapêutica adequada.

Na maioria das vezes, a tosse é aguda e autolimitada e geralmente secundária a uma infecção aguda das vias aéreas superiores. No entanto, um problema freqüentemente encontrado na prática pediátrica é a criança com tosse persistente ou recorrente. A tosse crônica é geralmente definida como a persistência da tosse por mais de 3 semanas, quando apresenta períodos de remissão é denominada recorrente.

ETIOPATOGENIA

Mecanismo fisiológico da tosse e sua regulação

A tosse simples consiste de uma inspiração rápida e profunda, a seguir, a glote fecha-se por um período curto no qual ocorre aumento de pressão nos espaços abdominal, pleural e alveolar por ação dos músculos expiratórios. Ocorre, também, elevação do soalho pélvico, o que aumenta ainda mais a pressão intra-abdominal que é transmitida ao tórax. Essa manobra violenta eleva as pressões circulatória, cerebral, liquórica e intra-ocular. O fenômeno culmina com a abertura súbita da glote e um esforço expiratório continuado com aceleração do fluxo aéreo para expelir quaisquer possíveis estimulantes.

Anatomia da tosse reflexa

Cada tosse envolve um arco reflexo complexo com três componentes:

1. Via aferente – as fibras dos nervos sensitivos (receptores da tosse) estão localizadas no epitélio ciliar e estendem-se desde a faringe até os brônquios terminais. Esses receptores estão concentrados na laringe, carina e na bifurcação dos brônquios de grande e médio calibres e são sensíveis a estímulos mecânicos e químicos. Os impulsos são transmitidos via nervo vago ao tronco cerebral.

2. Centro da tosse – os impulsos aferentes são processados no centro da tosse, localizados na parte superior do tronco cerebral e na protuberância. É provável que os medicamentos supressores da tosse atuem nesse nível.

3. Via eferente – é formada pelos nervos vago, frênico e motores espinais, que conduzem o estímulo do centro da tosse até a laringe, músculos intercostais, diafragma, músculos do abdômen e do soalho pélvico, produzindo contrações musculares complexas resultando no fenômeno da tosse.

DOENÇAS QUE CAUSAM TOSSE

As doenças listadas no quadro 53.1 causam tosse por meio da estimulação de receptores aferentes nas vias aéreas de grande e médio calibres. O estímulo pode-se originar de material localizado no interior de seu lúmen, tais como secreção pulmonar, irritantes, corpos estranhos, compressão extrínseca e outros fatores.

CAUSAS DE TOSSE CRÔNICA OU RECORRENTE

Apresentamos no quadro 53.2 uma classificação útil das causas de tosse crônica ou recorrente (adaptada de Mellis) subdividida em quatro grandes categorias e baseada no estado patológico primário desencadeador.

Quadro 53.1 – Doenças que causam tosse.

Faringe e laringe	Parênquima pulmonar	Mediastino
Faringite	Pneumonia	Tumores
Laringite aguda e crônica	Tuberculose	Linfadenopatia hilar
Neoplasias	Processos supurativos	Anel vascular
Aumento de amígdalas e adenóides	Processos aspirativos	**Causas não-pulmonares**
Parasitas	Neoplasias	Sinusite, drenagem pós-nasal
Traquéia e brônquios	Edema pulmonar	Irritação do meato auditivo externo
Traqueíte aguda e crônica	**Pleura**	Causas subdiafragmáticas: abscesso hepático ou subfrênico
Bronquite	Derrame pleural	Corpo estranho no esôfago
Fumos e gases irritantes	Empiema	Tosse psicológica
Corpos estranhos		
Bronquiectasias		
Mucoviscidose		
Asma		
Bronquiolite		

Quadro 53.2 – Causas de tosse crônica ou recorrente.

Bronquite Infecciosas • viral • bacteriana: primária (coqueluche, *Mycoplasma*, tuberculose) secundária (*Haemophilus influenzae, Streptococcus pneumoniae*) Alérgica • asma Química • aspiração de leite ou conteúdo gástrico • inalação de fumo Associada com doença crônica do trato respiratório superior • síndrome sinusobronquial	**Supurações pulmonares** Bronquiectasias Atelectasias Corpo estranho retido Mucoviscidose Malformações congênitas (broncomalacia, seqüestro pulmonar, cisto broncogênico etc.) **Lesões focais da laringe e da árvore traqueobrônquica** Corpo estranho Tumores pulmonares ou mediastinais Estenose subglótica e de traquéia, papilomas, cistos, hemangiomas **Tosse nervosa ou psicogênica**

DIAGNÓSTICO

Na avaliação clínica da criança com tosse, a abordagem diagnóstica mais útil é a de categorizar as causas prováveis de acordo com o grupo etário.

PRIMEIRA INFÂNCIA

Quando a tosse está presente ao nascimento, deve-se suspeitar de malformações congênitas, tais como fístula traqueoesofágica e fenda laríngea. Nas primeiras semanas ou meses de vida, a tosse pode indicar pneumonia intersticial ou bronquite secundária à rubéola congênita ou infecção por citomegalovírus. A pneumonia por *Chlamydia trachomatis* pode ser adquirida durante o nascimento pela cérvix infectada. O início da tosse ocorre com cerca de 6 semanas de idade e caracteristicamente é do tipo coqueluchóide. Os sinais clínicos incluem apirexia, estertores subcrepitantes e sibilos difusos, hiperinsuflação na radiografia de tórax e eosinofilia periférica. Cerca de 50% das crianças afetadas têm história de conjuntivite prévia. O agente pode ser isolado da faringe de crianças infectadas por cultura e/ou imunofluorescência. A sorologia para *Chlamydia* pode ser positiva em casos de cultura negativa.

Stagno et al., estudando lactentes com pneumonia intersticial, isolaram outros microrganismos, como citomegalovírus, *Ureaplasma urealiticum* e *Pneumocystis carinii*. O quadro clínico observado não é diferente do descrito para a *Chlamydia*.

A inalação de leite ou conteúdo gástrico para a árvore traqueobrônquica é causa comum de tosse na primeira infância. A aspiração ou microaspiração pode ocorrer como resultado da incoordenação motora da faringe, alterações da motilidade esofágica, refluxo gastroesofágico ou como conseqüência de doenças neurológicas e neuromusculares. A observação da criança, durante a alimentação, pode confirmar a suspeita de inalação (tosse ou engasgo durante as mamadas, regurgitações freqüentes, saída de leite pelas narinas).

A infecção pelo vírus respiratório sincicial pode causar bronquiolite e, a seguir, provocar tosse com ou sem sibilos durante meses. A síndrome coqueluchóide em lactentes causada por vírus ou *Bordetella pertussis* caracteriza-se por tosse paroxística, freqüentemente acompanhada de cianose e episódios de apnéia.

A hiper-reatividade brônquica decorrente de infecção virótica grave pregressa ocorre geralmente após infecções graves pelo adenovírus do tipo 3, 7 e 21, e pode ser causa de tosse persistente no lactente.

Tosse crônica ou recorrente acompanhada de diarréia, déficit ponderal e pneumonias de repetição é sugestiva de mucoviscidose, cujas manifestações clínicas podem ocorrer precocemente na infância.

PRÉ-ESCOLARES

Nesse grupo etário, as causas mais comuns de tosse estão relacionadas às infecções do trato respiratório superior e inferior, determinadas por vírus, bactérias e micoplasmas. Outras causas incluem a bronquite obstrutiva recorrente, crise asmática e aspiração de corpo estranho.

A aspiração de corpo estranho é de particular importância nessa faixa etária, determinando quadros de tosse súbita, vômitos, chiado, dispnéia e cianose, sem história de doença respiratória anterior. Quando o corpo estranho aspirado se localiza nas grandes vias aéreas, o início dos sintomas é abrupto e dramático. No entanto, quando o corpo estranho é pequeno, os sintomas podem ser menos proeminentes e o diagnóstico etiológico torna-se difícil. Muitas vezes, ocorre um período latente após a aspiração. A tosse poderá manifestar-se imediatamente, porém ocorre um período de remissão à medida que as terminações nervosas se adaptam à presença do objeto. As radiografias de tórax em inspiração e expiração estão indicadas na suspeita de aspiração de corpo estranho. A suspeita é reforçada quando se observa uma área de hiperinsuflação localizada que não se reduz à expiração. Nessa situação, está indicada a endoscopia para a retirada do corpo estranho.

ESCOLARES E ADOLESCENTES

Nessa faixa etária, as causas mais comuns de tosse são as infecções respiratórias virais que ocorrem com maior freqüência no início do período escolar. As crianças asmáticas, nesse grupo etário, manifestam tosse durante o período de crise, acompanhada de desconforto respiratório e sibilância.

Outra causa importante de tosse, nesse grupo etário, é o fumo. A porcentagem de adolescentes que fumam tem aumentado progressivamente nos últimos anos. Muitas crianças fumam subrepticiamente; outras, em quarto fechado, aumentando a irritação respiratória.

A tosse psicogênica, que usualmente ocorre em crianças maiores ou adolescentes, é caracteristicamente uma tosse ladrante, não produtiva, não se manifesta durante o sono e é mais notável quando a criança está sob estresse ou quando os outros chamam a atenção para a tosse.

TRATAMENTO

É importante insistir que a tosse é um sintoma e seu tratamento deve estar voltado fundamentalmente para a doença de base. Os medicamentos com finalidade supressora são, na maioria das vezes, paliativos, não isentos de efeitos colaterais e inconvenientes quando utilizados por tempo prolongado. Os antitussígenos podem ser utilizados somente quando a tosse é muito intensa, causando desconforto ou vômitos sucessivos. Os critérios e as recomendações do Comitê de Drogas da Academia Americana de Pediatria, publicados em 1978, relacionados ao uso de sedativos da tosse e expectorantes, são bastante pertinentes e devem servir como guia valioso para o pediatra ao prescrever esses tipos de medicamentos.

Os antitussígenos são drogas que, agindo ao nível central ou perifericamente nos receptores do trato, diminuem a intensidade e a freqüência da tosse. No quadro 53.3 é apresentada uma rápida revisão das propriedades farmacológicas das principais drogas, dosagens, toxicidade e efeitos colaterais.

BIBLIOGRAFIA

CHARLTON, A. – Childrens coughs related to parental smoking. *Br. Med. J.*, **288**:1647, 1984.

CLOUTIER, M.M.; LOUGHLIN, G.M. – Chronic cough in children: a manifestation of airway hiper reactivity. *Pediatrics*, **67**:6, 1981.

COHLAN, S.Q.; STONE, S.M. – The cough and the bedsheet. *Pediatrics*, **74**:11, 1984.

GODFREY, R.C. – Diseases causing cough. *Eur. J. Resp. Dis.*, **61**:57, 1980.

IRWIN, R.S.; ROSEN, M.J.; BRAMAN, S.S. – Cough – a comprehensive review. *Arch. Intern. Med.*, **137**:1186, 1977.

MELLIS, C.M. – Evaluation and treatment of chronic cough in children. *Pediatr. Clin. North Am.*, **26**:533, 1979.

MELLIS, C.M. – Children with cough. *Aust. Fam. Physician.*, **13**:122, 1984.

MILNER, A.D. – Psychogenic cough in childhood. *Br. Med. J.*, **290**:1847, 1985.

SACHA, R.F.; TREMBLAY, N.F.; JACOBS, R.L. – Chronic cough, sinusitis, and hiperreactive airways in children: an oftenoverlooked association. *Ann. Allergy*, **54**:195, 1985.

SCHNEIDER, A.P.; DAWS, W.R.; ADAMS, R.D. – The coughing child. *Postgrad. Med.*, **74**:253, 1983.

STAGNO, S.; BRASFIELD, D.M.; BROWN, M.B. – Infant pneumonitis associated and ureaplasma: a prospective study. *Pediatrics*, **68**:322, 1981.

TAUSSIG, M.M.; SMITH, S.M.; BLUMENFELD, R. – Chronic bronchitis in childhood: what is it? *Pediatrics*, **67**:1, 1981.

EIGEN, H. – The clinical evaluation of chronic cough. *Pediatr. Clin. North Am.*, **29**:67, 1982.

SCHVARTSMAN, S. – Sedativos de tosse. In Schvartsman, S. (Coord.). *Medicamentos em Pediatria*. 3ª ed., São Paulo, Sarvier, 1986.

SCHVARTSMAN, S.; RODRIGUES, J.C. – Expectorantes e mucolíticos. In Schvartsman, S. (Coord.). *Medicamentos em Pediatria*. 3ª ed., São Paulo, Sarvier, 1986.

COMMITTEE ON DRUGS AMA – *Use of codeine and dextrometorphan containing cough syrups in pediatrics*, **62**:118, 1978.

Quadro 53.3 – Principais características, contra-indicações, efeitos colaterais e dosagens das drogas antitussígenas.

	Droga	Características	Contra-indicações – cuidados	Efeitos colaterais	Dosagens
NARCÓTICOS	Codeína	Antitussígeno mais potente, bem absorvido por VO, metabolizado por glicuroconjugação, 10% é demetilado, formando morfina. Excreção urinária.	Contra-indicado em crianças com menos de 6 meses de idade (imaturidade da glicuroconjugação). Deve ser evitado em crianças menores de 2 anos de idade. Contra-indicado em crianças asmáticas (a codeína libera histamina). A dose tóxica está próxima da dose terapêutica. Doses acima de 5mg/kg causam intoxicação grave. A naloxona é o antagonista de escolha.	Anorexia, náuseas, vômitos, obstipação, tonturas, sonolência, cefaléia, vertigens, ataxia, miose. Em doses tóxicas: torpor, coma, depressão respiratória.	1mg/kg/dia, VO, dividido em 4 doses; não ultrapassar 60mg/dia.
	Dionina	Opióide semi-sintético com propriedades analgésicas e depressoras do sistema nervoso central (SNC).	Deve ser usado com cautela em pacientes pediátricos.	Os mesmos descritos para a codeína.	Não estabelecida. Sugere-se 5mg/dose, VO, 3 vezes ao dia (crianças acima de 3 anos de idade).
NÃO-NARCÓTICOS	Noscapina	Alcalóide derivado do ópio; em doses terapêuticas não tem ação depressora sobre o SNC e parece não produzir dependência física ou psíquica. Boa absorção VO. Potencial antitussígeno inferior ao da codeína.	Contra-indicado em pacientes hipersensíveis. Não deve ser usado em crianças menores de 2 anos de idade.	Sonolência, cefaléia, náuseas e reações alérgicas. Doses excessivas: depressão neurológica e respiratória.	7,5 a 15mg/dia, VO, dividido em até 4 vezes (crianças acima de 2 anos de idade).
	Pipazetato	Derivado fenotiazínico, potencializa a ação depressora do SNC causada pelos barbitúricos; tem ação anticolinérgica em doses elevadas.	Evitar a associação com barbitúricos.	Podem ocorrer efeitos colaterais semelhantes aos dos fenotiazínicos.	2mg/kg/dia, VO, dividido em 3 doses.
	Oxomemazina	Anti-histamínico de grupo dos fenotiazínicos.	Contra-indicado em pacientes hipersensíveis.	Sonolência, efeitos semelhantes aos dos anti-histamínicos.	0,4mg/dose, VO, 3 a 6 vezes ao dia (abaixo de 1 ano de idade). 1,5 a 4mg/dia, VO, dividido em 3 doses (1 a 4 anos de idade). 2,5 a 5mg/dia, VO, dividido em 3 doses (acima de 4 anos de idade).
	Clobutimol	Substância de síntese com ação antitussígena, sem ação analgésica ou sedativa.	Contra-indicado em pacientes hipersensíveis. Não se deve usar a via IM em crianças.	Desconforto gastrintestinal leve.	10-20mg/dose, VO, 3 a 4 vezes ao dia (abaixo de 3 anos de idade). 20-40mg/dose, VO, 3 a 4 vezes ao dia (acima de 3 anos de idade).
	Dextrometorfano	Isômero de levorfanol. Age centralmente aumentando o limiar da tosse. Eficácia comparável à da codeína.	Contra-indica-se a associação com penicilina, tetraciclinas, salicilatos, fenobarbital e iodetos. Em doses altas produz efeitos alucinógenos.	Sonolência, tonturas, náuseas e vômitos. Doses excessivas: náuseas, vômitos, borramento da visão, nistagmo, vertigens, ataxia, torpor, coma, distúrbios psíquicos. Naloxona é antagonista de alguma eficácia.	1mg/kg/dia, dividido em 3 a 4 doses.
	Zipeprol	Derivado da piperazina, ação antitussígena central, boa absorção VO, efetividade pouco inferior à da codeína, discreta atividade anti-histamínica e anticolinérgica.	Contra-indicado em pacientes hipersensíveis.	Excitação mental, alucinações e distúrbios perceptuais em altas doses. Doses excessivas: convulsões, coma e depressão respiratória.	Não estabelecida; sugere-se 2,5 a 5mg/kg/dia, VO, dividido em 4 doses (2 a 6 anos de idade). 45mg/dose, 2 a 3 vezes ao dia (acima de 6 anos de idade).

SINOPSE

TOSSE

Na abordagem da criança com tosse, proceda como se segue:

1. Faça uma boa caracterização clínica, procurando avaliar a natureza da tosse (tipo, expectoração), cronologia (diurna, noturna, paroxística, durante a alimentação) e os sinais associados (sibilos, desconforto respiratório, vômitos).

2. Proceda ao exame físico cuidadoso com atenção aos sinais de infecção das vias aéreas superiores e inferiores, aos sinais de obstrução ao fluxo aéreo e às mudanças no padrão respiratório.

3. Procure fazer o diagnóstico baseado nos dados de anamnese, exame físico e idade cronológica. Lembre-se de que a tosse é um sintoma desencadeado por um estímulo ou uma doença de base que deve ser investigada cuidadosamente.

4. Solicite, se necessário, os seguintes exames:

   Radiografia
   - de seio da face: na suspeita de sinusopatia aguda ou crônica;
   - lateral de pescoço: na suspeita de afecção da laringe e epiglote;
   - tórax (PA e perfil): na suspeita de afecção do trato respiratório inferior;
   - tórax, inspiratório e expiratório: na suspeita de enfisema obstrutivo causado por aspiração de corpo estranho;
   - contrastada da deglutição e esôfago-estômago-duodeno: na suspeita de refluxo gastresofágico ou incoordenação motora da faringe.

   Outros exames auxiliares
   - hemograma: na suspeita de processo infeccioso bacteriano grave;
   - testes sorológicos: na suspeita de infecção por *Chlamydia*, *Pneumocystis* e *Mycoplasma*;
   - culturas e hemoculturas: na vigência de afecção bacteriana grave das vias aéreas superiores (epiglotite) e inferiores (pneumonia, abscesso, derrame pleural);
   - PPD e pesquisa de BK em escarro ou suco gástrico: na suspeita de tuberculose pulmonar.

5. Indique avaliação endoscópica na suspeita clínica e radiológica de aspiração de corpo estranho.

6. Faça a abordagem terapêutica inicial dirigida à doença de base. Prescreva drogas antitussígenas somente quando a tosse for intensa e causar desconforto respiratório importante ou vômitos sucessivos. Pese os benefícios e os efeitos colaterais da droga a ser prescrita.

Seção VI

EMERGÊNCIAS CARDIOCIRCULATÓRIAS

54

INSUFICIÊNCIA CARDÍACA

EDMAR ATIK
MUNIR EBAID

A insuficiência cardíaca (IC) na infância constitui uma das mais temidas emergências pediátricas, atualmente reconhecida como a principal causa de morte de crianças portadoras de cardiopatias. Deve ser ressaltado, de início, que o diagnóstico dessa síndrome se torna tão mais difícil quanto menor a idade da criança, a ponto de, no recém-nascido, confundir-se com uma imensa gama de doenças que a mimetizam. Outro aspecto refere-se ao sucesso do tratamento, que muito depende do diagnóstico e do manuseio precoces, pois, com o passar do tempo, alterações estruturais do miocárdio processam-se até um ponto no qual a recuperação cardíaca é mais difícil de ser obtida, mesmo após correção cirúrgica dos defeitos cardíacos congênitos. Ainda mais, a insuficiência cardíaca na criança difere da encontrada no adulto em alguns tópicos como, por exemplo, na etiologia, no modo de aparecimento, no quadro clínico e no tratamento, como veremos adiante. Assim, é obrigatório o conhecimento adequado da clínica, da fisiopatologia e do tratamento da IC para o manuseio correto dessa síndrome na criança.

DEFINIÇÃO

Insuficiência cardíaca é uma síndrome clínica na qual há incapacidade do coração para suprir as necessidades orgânicas, resultante de uma causa que age de modo súbito ou prolongado. Essa incapacidade pode ocorrer em repouso ou somente ao esforço. Do ponto de vista fisiológico, IC representa uma circulação inadequada, manifesta por débito cardíaco baixo em relação às necessidades atuais do organismo e pelo acúmulo de sangue nos pulmões e sistema venocapilar periférico (elemento miocárdico e congestivo, respectivamente). Embora a IC seja bem caracterizada clinicamente, a natureza do defeito miocárdico, responsável pela falência, é ainda mal conhecida.

MECANISMOS DE COMPENSAÇÃO

Assim que o estresse incide sobre o coração ou que a função ventricular piore, entra em jogo uma série de mecanismos compensadores, cujos efeitos serão benéficos até um certo limite, além do qual o coração entra em maior falência. Esses mecanismos são: taquicardia, modificações de contratilidade e distensibilidade, dilatação e hipertrofia miocárdicas.

A taquicardia é um dos primeiros sinais de IC e é o meio que o coração dispõe para poder manter um débito adequado. No entanto, se a taquicardia se eleva muito, há encurtamento da diástole e diminuição da perfusão coronária, com conseqüente piora da função miocárdica. A mesma deterioração ocorre se a taquicardia se prolonga muito, pois ela aumenta o consumo de oxigênio pelo miocárdio. Sendo a IC um verdadeiro estresse para o organismo, há estimulação simpática e liberação de catecolaminas que aumentam a contratilidade e a distensibilidade miocárdicas, o que, de certa forma, melhora a função cardíaca.

Outro importante meio de compensação na IC é a dilatação das fibras miocárdicas, que ocasiona proporcionalmente maior força de contração (obedecendo a lei de Starling) até um certo limite, além do qual há maior falência miocárdica.

A hipertrofia é outro mecanismo de compensação nos casos de sobrecarga de pressão. Permite que a maior pressão ventricular mantenha um débito cardíaco adequado perante uma obstrução cardíaca. No entanto, a hipertrofia, a exemplo da taquicardia, não é um meio econômico de compensação, pois a exigência de oxigênio pelo miocárdio é maior, podendo, por isso, contribuir para a descompensação cardíaca futura dependendo da gravidade.

FISIOPATOLOGIA

A primeira manifestação hemodinâmica da insuficiência ventricular é a elevação da pressão diastólica final do ventrículo comprometido pela retenção sangüínea nessa câmara, levando à congestão venosa e ao débito cardíaco baixo.

Assim, quando o ventrículo esquerdo entra em falência, há aumento de sua pressão diastólica final e conseqüente elevação da pressão média do átrio esquerdo, da veia e do capilar pulmonar, com congestão pulmonar que, anatomicamente, traduz-se por vasos pulmonares ingurgitados, edema alveolar, espessamento das camadas íntima e média dos pequenos vasos pulmonares, edema de mucosa brônquica e até compressão brônquica com atelectasia secundária. Essas alterações levam à hiperventilação pulmonar pela estimulação de neurorreceptores localizados no próprio parênquima pulmonar, nos vasos e no coração, originando, com isso, uma alcalose respiratória pela dificuldade expiratória de ventilação, sobrevindo abaixamento da pO_2 e do pH e elevação da pCO_2.

A insuficiência do ventrículo direito origina elevação da pressão venosa periférica, com congestão sistêmica que anatomicamente se traduz, por sua vez, por vasos ingurgitados, edema de mucosa do aparelho gastrintestinal, edema de órgãos e tecidos e hepatomegalia.

A congestão sistêmica também decorre do próprio débito cardíaco baixo que influencia, secundariamente, a função renal e, conseqüentemente, propicia uma alteração metabólica e humoral responsável pela manutenção do edema e dos distúrbios eletrolíticos. Essa situação decorre das ações da aldosterona e do hormônio antidiurético sobre os túbulos renais, principalmente em sua parte distal. O fluxo sangüíneo renal diminuído promove a liberação de renina pelas células justaglomerulares, a qual estimula a formação de angiotensina II no sangue, agindo esta diretamente na zona glomerulosa do córtex adrenal para a produção de aldosterona (teoria de Davis), assim como, de forma indireta, via hipotálamo, para maior liberação de ACTH. A produção do hormônio antidiurético (HAD) decorre da própria hipovolemia por ação direta hipotalâmica. Esses dois hormônios seriam os responsáveis pela retenção de água e sal na IC; o fluido absorvido é retido nos espaços teciduais como edema, devido à pressão venosa aumentada. A aldosterona age também na mucosa entérica e nas glândulas sudoríparas, retendo maior quantidade de sódio. Só a digital, promovendo o aumento do fluxo renal e conseqüentemente da filtração glomerular, é capaz de terminar com o ciclo vicioso: "hipovolemia → maior produção de aldosterona e HAD → edema". O sódio plasmático baixo encontrado na IC é dilucional, decorrente da retenção de água pelo HAD. Contudo, não devemos nos esquecer de que o sódio total orgânico está aumentando na IC, sendo retido nos espaços extravasculares.

Há, na IC, vasoconstrição periférica reflexa pela estimulação de barorreceptores em virtude do débito baixo. Essa vasoconstrição é seletiva para determinados órgãos, para manter um débito sangüíneo adequado a órgãos vitais, como cérebro e coração. É nítida nos vasos cutâneos e esplâncnicos, principalmente aos esforços, quando a demanda de sangue aumenta para os músculos exigidos. Ressalte-se ainda que embora cada ventrículo possa entrar em falência isoladamente é mais comum que ambos falhem juntos, com predominância de um ou outro. Deve-se ressaltar também que a pressão diastólica ventricular pode estar elevada em alguns casos sem que haja insuficiência miocárdica, como ocorre em pacientes com acentuada hipertrofia ventricular, refletindo complacência diastólica diminuída e não necessariamente contratilidade miocárdica comprometida.

ETIOLOGIA

Em linhas gerais, as várias causas de IC podem ser classificadas baseando-se nos diferentes distúrbios funcionais impostos ao miocárdio. Incluem:

1. Sobrecarga de volume de ventrículo direito (VD) ou ventrículo esquerdo (VE), como ocorre em grandes "shunts" arteriovenosos e anemia.
2. Sobrecarga de pressão de VD e VE, como ocorre na obstrução das vias de entrada e saída dos ventrículos, hipertensão sistêmica e hiper-resistência pulmonar.
3. Obstrução ao retorno venoso pulmonar, como ocorre na drenagem anômala total das veias pulmonares (forma obstrutiva), estenose mitral congênita ou adquirida, *cor triatriatum*, estenose de veias pulmonares e síndrome de hipoplasia do coração esquerdo.
4. Distúrbios primários do músculo cardíaco caracterizados por acometimento do miocárdio por tecido anormal, processos inflamatórios, perfusão coronariana anômala, distúrbios metabólicos, endócrinos, hipoxia e acidose.
5. Alterações do cronotropismo representadas por taqui ou bradiarritmias.

As cardiopatias congênitas constituem a causa principal de IC no primeiro ano de vida, sendo posteriormente menos freqüentes. A partir desse período, as cardiopatias adquiridas assumem lugar de importância na gênese da IC. São representadas principalmente pela cardiopatia reumática, endocardite infecciosa, disritmias, endomiopericardiopatias (de origem virótica, bacteriana, parasitária, ou deficiência nutritiva). Citam-se, como causas infreqüentes, a anemia grave, a glicogenose, as conectivopatias, as mucopolissacaridoses, as distrofias musculares e outras doenças metabólicas, os tumores cardíacos, além da causa iatrogênica por rápida infusão de fluidos, especialmente de sangue e albumina.

A grande maioria das cardiopatias congênitas descompensa precocemente no primeiro ano de vida. Cerca de 20% dessas crianças desenvolvem IC na primeira semana de vida, 18% entre a primeira e a quarta semanas e 20% de 1 a 12 meses. Dentre as primeiras, há as que descompensam já nas primeiras horas de vida, em geral, de maneira dramática e com rápida evolução para o óbito. Nesses casos, a IC decorre de cardiopatias com exagerada sobrecarga de volume, como a insuficiência tricúspide, a insuficiência valvar pulmonar, as fístulas arteriovenosas, a hipoplasia do coração esquerdo e, mais raramente, a anemia intensa. Nas duas primeiras causas, a hipertensão pulmonar, por persistência do padrão arteriolar do feto, pode incrementar a regurgitação sangüínea ao nível valvar e conseqüentemente piorar a insuficiência cardíaca direita (ICD).

É bem comprovada a contribuição do padrão pulmonar fetal na gênese da ICD rebelde nesses casos, pois, com sua regressão, há nítida melhora do quadro. Qualquer anomalia congênita com predominância de insuficiência tricúspide pode evoluir dessa maneira nos primeiros dias de vida; citam-se, como exemplo, a anomalia de Ebstein, o *atrioventricularis communis*, a agenesia tricúspide e a própria insuficiência tricúspide congênita.

As diversas fístulas arteriovenosas de localização cerebral, hepática, pulmonar, coronariana, esplâncnica e até epidérmicas mostram também sinais de insuficiência cardíaca congestiva nos primeiros dias de vida, cuja gravidade depende do tamanho da comunicação entre os dois sistemas circulatórios. A evolução pode ser tão rápida que o tempo se torna curto para a execução de um tratamento eficaz.

A hipoplasia do coração esquerdo figura como a causa mais freqüente de descompensação na primeira semana de vida. É uma cardiopatia complexa e grave, representada por atresia ou hipoplasia aórtica e/ou mitral, com ventrículo esquerdo de pequenas dimensões, aorta ascendente hipoplástica e volumoso coração direito. A sobrevida depende do tamanho do canal arterial que leva o sangue para a aorta descendente, diretamente da artéria pulmonar.

Outras causas que descompensam o recém-nascido nos primeiros dias de vida incluem principalmente aquelas que deprimem a contratilidade miocárdica; assim, distúrbios metabólicos, como na hipoglicemia em filhos de mães diabéticas, hipocalcemias, asfixia neonatal, doença inflamatória miocárdica e anomalias de artérias coronárias nascendo da artéria pulmonar.

Talvez as situações menos graves se relacionem aos distúrbios metabólicos, nos quais o tratamento rápido com reposição de glicose, cálcio e bicarbonato restabeleça o quadro da normalidade funcional.

No grupo em que a IC se manifesta entre 1 e 4 semanas, figuram principalmente lesões obstrutivas com coartação da aorta, estenose aórtica e drenagem anômala total de veias pulmonares (com obstrução), transposição das grandes artérias, cardiopatias complexas com aumento da volemia pulmonar, cardiopatias com "shunt" tipo comunicação interventricular e persistência de canal arterial, em crianças prematuras, estenose ou atresia pulmonar com acentuada insuficiência tricúspide e determinadas disritmias, como o bloqueio atrioventricular total com freqüência ventricular baixa e taquiarritmias, como o "flutter" atrial e as taquicardias paroxísticas supraventriculares.

As lesões com grandes "shunts" de sangue do lado arterial para o venoso podem descompensar a partir do primeiro mês de vida, geralmente entre 1 e 3 meses, coincidindo com a queda da resistência pulmonar por regressão do padrão arteriolar fetal. Essas lesões são principalmente representadas pela comunicação interventricular (CIV), persistência de canal arterial (PCA), *atrioventricularis communis* e duplas vias de saída de ventrículo direito ou esquerdo (quando não associadas a estenose pulmonar).

Outras, menos comuns, como o *truncus arteriosus*, a atresia tricúspide ou mitral com ampla CIV, ventrículo único, transposição corrigida das grandes artérias com CIV, drenagem anômala total de veias pulmonares (sem obstrução) e algumas cardiopatias complexas, apresentam a mesma evolução. A comunicação interatrial, mesmo grande, raramente descompensa no primeiro ano de vida, possivelmente por persistência, nessa faixa etária, de uma complacência diminuída de ventrículo direito pela hipertrofia miocárdica que limita o "shunt" através do defeito.

QUADRO CLÍNICO

O diagnóstico clínico de insuficiência cardíaca congestiva (ICC) baseia-se simplesmente na presença de sinais e sintomas que decorrem da função miocárdica alterada com débito diminuído, da congestão venocapilar pulmonar e da congestão sistêmica.

Sinais e sintomas decorrentes do débito baixo e da função miocárdica alterada

Incluem-se aqui: cardiomegalia, taquicardia, ritmo de galope, pulso periférico diminuído, hipodesenvolvimento físico, sudorese, irritabilidade, extremidades frias, sonolência, fraqueza, fatigabilidade, palidez, pele fria, cianose e oligúria.

A cardiomegalia indica que o coração está submetido a um estresse, agudo ou crônico, com gravidade suficiente para causar dilatação. Assim, quando a área cardíaca é normal à avaliação radiográfica, representa importante sinal que geralmente afasta, em situações de dúvida diagnóstica, o de IC em qualquer idade. No entanto, em crianças com ICC, portadores de drenagem anômala total de veias pulmonares, com obstrução de estenose de veias pulmonares, *cor triatriatum*, estenose mitral e em alguns casos de miocardite aguda, a área cardíaca, em geral, apresenta-se com dimensões normais. Esses casos constituem, portanto, verdadeiras exceções e espelham uma das diferenças clínicas entre a IC da criança e a do adulto.

Freqüência cardíaca superior a 160bat./min em recém-nascidos, 120bat./min em crianças de 1 mês a 2 anos de idade e 100bat./min em crianças maiores é considerada como taquicardia e também constitui, a exemplo da cardiomegalia, um dos sinais importantes para o diagnóstico da IC, manifestando-se precocemente, por ser um dos mecanismos agudos de adaptação do coração. Não se observam comumente pulsos periféricos diminuídos ou pressão arterial baixa em crianças com ICC, a menos que seja acentuada e que a função miocárdica esteja muito comprometida. Pode-se verificar, ao contrário, pulsos amplos e pressão sistólica elevada, como ocorre em fístulas arteriovenosas, em persistência do canal arterial e em todas as outras cardiopatias com fuga sistêmica de sangue.

Cianose de extremidades, pele fria e sudorese decorrem da vasoconstrição reflexa, por hiperatividade do sistema nervoso adrenérgico, e de hipodesenvolvimento físico, fatigabilidade fácil, sonolência e irritabilidade, resultando em menor suprimento de oxigênio aos diferentes tecidos orgânicos. Maior extração de oxigênio no capilar sistêmico, com conseqüente dessaturação venosa mais acentuada que o habitual, também favorece o aparecimento de cianose periférica que, por vezes, se observa em crianças com IC de longa duração.

Oligúria é um sintoma que pode ser pronunciado e aparentemente resulta do baixo fluxo sangüíneo renal, conseqüente ao débito cardíaco diminuído. O cansaço em crianças com IC crônica pode decorrer de outras causas, como distúrbios hidroeletrolíticos, infecções crônicas e supersedação. Portanto, quando esse sintoma é predominante na criança, o baixo débito não deve ser admitido como uma causa, até que as outras sejam excluídas.

Sinais e sintomas decorrentes da congestão venocapilar sistêmica

São eles: hepatomegalia, distensão das veias do pescoço, edema periférico e efusões serosas decorrentes da deficiente função de bomba do coração, do tônus venomotor aumentado, bem como do volume de sangue no sistema venoso periférico.

A hepatomegalia constitui o sinal mais importante da congestão sistêmica, constante e útil para o diagnóstico de ICC. É significativa quando se estende a mais de 3cm abaixo do rebordo costal. Não se deve esquecer, porém, de que na infância é comum em distúrbios respiratórios, discrasias sangüíneas e infecções congênitas. O fígado pode aumentar rapidamente de um momento para o outro, especialmente em recém-nascidos, por isso, é útil marcar o nível da borda hepática na pele, para que as alterações em seu tamanho sejam prontamente apreciadas.

A distensão das veias do pescoço aparece em crianças maiores de forma nítida, sendo difícil sua visualização em recém-nascidos por apresentarem, em geral, pescoço curto.

Edema é raro em recém-nascidos. Quando presente, denuncia mau prognóstico. Ascite ou anasarca são também raras, exceto em crianças maiores com pericardite constritiva ou com função miocárdica muito deteriorada. O edema carece de valor como sinal isolado, principalmente em recém-nascidos, pela sua alta incidência em prematuros normais. Entretanto, é de valor quando associado a outros sinais de congestão, principalmente à hepatomegalia. Em doentes de ambulatório, o edema é notado no fim do dia, inicialmente nos pés e nos tornozelos, regredindo após uma noite de repouso no leito. Em pacientes acamados, o edema de origem cardíaca surge inicialmente na região sacra. É importante salientar que em lactentes e em crianças menores o edema facial ocorre como localização preferencial, o que apresenta outra diferença clínica com a IC do adulto. Como se sabe, o edema facial no adulto denota, na grande maioria das vezes, a presença de doença renal primária.

Outros sinais que decorrem da congestão venocapilar sistêmica são os relacionados à função do aparelho digestivo como anorexia, náuseas e vômitos. A cirrose hepática de causa anóxica por IC de longa data é raríssima em crianças.

Quando a IC direita é prolongada e acentuada, as efusões serosas em pleuras, pericárdio e peritônio podem desenvolver-se. Decorrem dos mesmos fatores responsáveis pelo edema periférico. No entanto, o alto conteúdo protéico desses transudatos, comparado com o encontrado usualmente no edema subcutâneo, indica que a permeabilidade aumentada dos capilares das membranas serosas é outro fator adicional. Embora o volume do fluido pericárdico esteja aumentado em pacientes com IC, o hidropericárdio de significado clínico parece raro em crianças. O mesmo pode ser dito em relação ao hidrotórax e ao hidroperitônio.

Sinais e sintomas decorrentes da congestão venocapilar pulmonar

Compreendem: taquipnéia, respiração sibilante, tosse, estertores subcrepitantes, cianose, deformidade torácica e infecções pulmonares.

Destes, a taquipnéia e a tosse devem ser mais valorizadas, principalmente quando acometem crianças com poucos meses de idade. A deformidade torácica (tórax *carinatum*) é comum em crianças maiores. A dispnéia é usualmente o sintoma mais precoce da insuficiência do coração esquerdo e inicialmente ocorre durante esforços, como por ocasião das mamadas ou após choro em lactentes, e ao correr, subir escadas e ladeiras, em crianças maiores. Com o passar do tempo e o declínio progressivo da reserva cardíaca, a dispnéia aparece a esforços menores e mesmo em repouso.

Convém lembrar que esse sintoma não é específico da IC, podendo manifestar-se em outras condições, como as enfermidades pulmonares, por exemplo. Habitualmente, essa diferenciação é simples, bastando ter-se em mente um princípio importante: a cardiomegalia está quase sempre presente quando a dispnéia é devida à falência miocárdica, o que não ocorre em crianças portadoras de pneumopatias. Por outro lado, a presença de estertores pulmonares crepitantes, de febre e de sinais de infecção pelo hemograma são elementos que tendem a afastar o diagnóstico de doença cardíaca. Quando a dúvida diagnóstica persiste, pode ser útil, inclusive como teste terapêutico, o emprego de diurético potente, por via intravenosa, que melhora sensível e rapidamente a dispnéia de origem cardíaca. Contrariando o primeiro pensamento que norteia a diferenciação entre os problemas pulmonar e cardíaco, a dispnéia de origem cardíaca pode associar-se a um tamanho normal do coração em determinadas anomalias congênitas, como na estenose mitral, no *cor triatriatum*, na drenagem anômala de veias pulmonares, com obstrução, nos quais a hipertensão venocapilar pulmonar é devida ao bloqueio do fluxo sangüíneo e não à falência da bomba cardíaca. Na idade adulta, pelo contrário, essa ocorrência é rara e limita-se praticamente a casos de pericardite constritiva.

Episódios de dispnéia paroxística (aparecimento ou acentuação súbita da dispnéia, sem fator predisponente) ocorrem também em crianças, nas quais há acentuada hipertensão venocapilar pulmonar, quer por obstrução em algum nível do coração esquerdo, quer por cardiopatias com grande fluxo pulmonar, como na transposição das grandes artérias, associada a comunicações intercavitárias amplas, e na drenagem anômala de veias pulmonares, associada a pequena comunicação interatrial. Esses episódios, raros em crianças, acompanham-se habitualmente de tosse, respiração sibilante e cianose, e podem levar o paciente rapidamente à morte. Difícil, por vezes, é a diferenciação desse quadro com o de uma crise hipóxica. São importantes nessas circunstâncias a história pregressa de sintomas decorrentes de hipertensão venocapilar pulmonar e os sinais de aumento da área cardíaca ao exame físico, confirmados pela radiografia de tórax, que afastam o diagnóstico de cardiopatias com obstrução pulmonar significante, aspecto anatômico básico para a patogenia da crise de hipoxia.

Os estertores subcrepitantes, sinais auscultatórios clássicos da insuficiência do coração esquerdo em adultos, são raros em crianças, especialmente em recém-nascidos, mesmo com quadros acentuados de falência cardíaca. Quando presentes, e principalmente se limitados a um lado do tórax, deve-se pensar na possibilidade de algum problema infeccioso pulmonar. Na criança, os estertores subcrepitantes podem ser considerados como manifestação tardia, ocorrendo apenas em ICC muito acentuada. Por outra, as infecções pulmonares ocorrem com grande freqüência na criança em IC, em decorrência da transudação de fluido dentro dos alvéolos, constituindo excelente meio de cultura para o desenvolvimento microbiano. Essas infecções podem causar aumento da dispnéia e intensificação da IC, cuja melhora depende do tratamento antibiótico adequado.

Diagnóstico clínico no recém-nascido

Para o diagnóstico de IC no recém-nascido é preciso que estejam presentes os quatro sinais cardinais que a caracterizam: cardiomegalia, taquicardia, taquipnéia e hepatomegalia. O conjunto desses sinais é tão importante que, na ausência de um só, deve ser questionado o diagnóstico de falência miocárdica. No recém-nascido, é difícil muitas vezes a diferenciação entre ICC, com ou sem cianose, e a síndrome de angústia respiratória. A grande diferença entre as duas reside na ausência de cardiomegalia nesta última, aspecto decisivo para a conclusão diagnóstica. O precórdio é hiperativo e os sopros e ruídos variam conforme a cardiopatia em questão. Os exames complementares não são importantes para o diagnóstico de IC, feito em bases puramente clínicas.

TRATAMENTO

O tratamento da IC em crianças, como no adulto, baseia-se em um conjunto de medidas que visam: 1. aumentar o débito cardíaco; 2. eliminar a retenção de água e sal; 3. eliminar causas interligadas e precipitantes da IC; 4. melhorar o desempenho miocárdico por adoção de outras medidas terapêuticas; e 5. tratamento da causa.

Aumentar o débito cardíaco

Consegue-se o aumento do débito cardíaco principalmente pela administração da digital, mas também pela associação de drogas inotrópicas e vasodilatadoras.

Digital – muito sobre a digital permanece no campo da especulação, principalmente em relação ao seu mecanismo de ação e ao metabolismo celular. De igual modo, a razão pela qual o recém-nascido tolera doses maiores da droga que o adulto, assim como a grande variabilidade das reações individuais. Aumentando a força contrátil miocárdica e melhorando a função cardíaca, a digital promove diminuição do volume sistólico residual, da pressão venosa e da cardiomegalia, redução da freqüência cardíaca e aumento do débito cardíaco, com o que se consegue a regressão dos sinais e dos sintomas de IC. Por isso, o primeiro passo no tratamento da IC na criança é a administração de um derivado digitálico, que permanece sendo a droga de escolha e a mais importante para tal. Como exceções a essa regra, citamos as IC causadas pela taquicardia paroxística supraventricular e pelo bloqueio cardíaco congênito em recém-nascido, quando escolhemos meios mais rápidos de resolução, como o choque elétrico e a instalação de marcapasso cardíaco, respectivamente; se a IC não for compensada após o emprego do marcapasso cardíaco, a digital pode então ser seguramente adicionada à terapêutica.

Digital é indicada no tratamento da IC, aguda ou crônica, direita, esquerda ou biventricular. Contudo, o medicamento é mais efetivo quando a IC é devida a uma piora gradual da contratilidade miocárdica, ou a uma sobrecarga de pressão ou volume, como ocorre aliás com a maioria das causas de IC na infância, representadas principalmente por cardiopatias congênitas. Torna-se menos efetivo quando há comprometimento inflamatório miocárdico (miocardites), processo endomiocárdico como na fibroelastose, processos fibróticos e infiltrativos, ou quando a IC resulta de cardiopatias com débito cardíaco elevado ou por hiperfuncionamentos glandulares, como na tireotoxicose.

Tem-se preconizado também o emprego da digital a crianças portadoras de cardiopatias de até moderada repercussão, com cardiomegalia, mas sem apresentarem sinais de IC, como ocorre principalmente em cardiopatias congênitas com curto-circuitos de sangue.

O uso profilático da digital baseia-se em estudos experimentais que mostram seu efeito benéfico na diminuição da magnitude e da rapidez de desenvolvimento da hipertrofia e dilatação ventricular, no atraso e início dos sinais de IC e na proteção do miocárdio contra intercorrências, como operações, infecções etc.

Os digitálicos mais usados em cardiologia pediátrica são a digitoxina, a digoxina e o lanactosídeo C. Esses glicosídeos variam entre si na absorção e na excreção e também na rapidez de ação e na duração do efeito (Tabela 54.1). Não há diferença qualitativa na ação inotrópica, mas a tendência atual em crianças, principalmente em recém-nascidos, é o emprego maior da digoxina, por apresentar algumas vantagens sobre a digitoxina. Relacionam-se à administração mais fácil e racional da digoxina (por conta-gotas graduados ao invés de gotas), pelo início de ação mais rápido e pela duração menor do efeito. No entanto, por ter a digoxina excreção rápida, identifica-se na prática um número crescente de cardiopatas subdigitalizados e que por isso requerem suplementação de doses de manutenção, na tentativa de obter o efeito terapêutico máximo. Assim, a omissão da dose de digoxina, mesmo por um só dia, pode reduzir as reservas da droga e ocasionar o reaparecimento de alguns sinais de insuficiência cardíaca.

Tabela 54.1 – Início de ação, máximo efeito e duração do efeito dos principais digitálicos.

Preparado	Via	Início da ação	Máximo efeito	Duração do efeito
Digoxina	VO	1-2h	4-8h	4-7 dias
	IV	5-10min	1-5h	4-7 dias
Digitoxina	VO	2-4h	8-24h	2-3 semanas
Lanactosídeo C	IV	5-10min	1-2h	1-3 dias

Sendo menor a duração do efeito da digoxina, o risco de intoxicação duradoura também o será, pois os efeitos tóxicos desaparecem mais rapidamente. Por isso, constitui a droga de escolha em casos em que há perigo de efeitos tóxicos, como nas miocardites ativas.

A dose digitálica varia conforme a idade e o peso da criança (Tabela 54.2). Deve ser lembrado que esses valores representam doses médias e que, em cada doente, maior ou menor quantidade pode ser necessária dependendo das respostas individuais e também de fatores que alteram a tolerância à digital. Em crianças, há fatores que aumentam a tolerância à digital, como febre, infecção, exercício, drogas antiarrítmicas; e outros que diminuem, como hipoxia, acidose, hipopotassemia, miocardite ativa, degeneração e fibrose miocárdica e prematuridade. Assim, as doses devem ser diminuídas em presença de doença inflamatória miocárdica, hipocalemia ou prematuridade, pois nessas circunstâncias há aproximação entre as doses terapêutica e tóxica e o risco da intoxicação digitálica é maior. O mesmo se aplica aos pacientes com insuficiência renal, quando a diurese é escassa.

Tabela 54.2 – Doses digitálicas (mg/kg).

| Preparado | Via | Doses de ataque ||||| Dose de manutenção |
		Prematuro a 1 mês	1 mês-10kg	10-20kg	> 20kg	> 10 anos	
Digoxina (administração em 3 dias)	VO	0,04-0,06	0,06-0,08	0,06	0,04	até 2mg (total)	$\frac{1}{3}$ a $\frac{1}{5}$ da dose de ataque
	IV	Dois terços da dose oral					
Digitoxina (administração em 3 dias)	VO	0,02-0,03	0,03-0,06	0,03-0,06	0,02-0,04	Até 2mg (total)	$\frac{1}{5}$ a $\frac{1}{10}$ da dose de ataque
Lanactosídeo C	IV	0,01	0,02-0,04	0,02-0,04	0,01	1,6mg (total)	—

A dose de ataque da digoxina é administrada em 18 a 24 horas, a metade inicialmente e a outra metade dividida a cada 8 horas. É sempre aconselhável examinar várias vezes o paciente no primeiro dia de digitalização, no sentido de seguir melhor sua evolução e de detectar qualquer sinal de superdosagem digitálica. É prudente, inclusive, que antes da terceira dose digitálica se faça o registro eletrocardiográfico de pelo menos uma derivação. Convém lembrar que o BAV de primeiro grau é um sinal inicial de intoxicação digitálica que, no entanto, não obriga a suspensão do medicamento.

A experiência indica não ser necessária a interrupção do tratamento digitálico se o intervalo PR não exceder, em crianças, a 0,20 segundo. Quando a IC é grave, preferimos a administração digitálica por via parenteral, intravenosa ou muscular. Por essa via, a dose de ataque de digoxina deve ser reduzida a dois terços da dose total, inicialmente, e o um terço restante dividido em 2 doses, 12 e 18 horas após. Tão logo a condição do paciente permita, as doses subseqüentes deverão ser administradas por via oral. A dose de manutenção da digoxina é dividida em duas tomadas diárias para manter um efeito uniforme.

Se houver preferência pelo lanactosídeo C, devem ser observados os mesmos esquemas utilizados para a digoxina. Tão logo ocorra a compensação do paciente com o lanactosídeo C, a administração por via oral deve ser iniciada com digoxina ou digitoxina, já com dose de manutenção. A redigitalização com doses de ataque é desnecessária nesses casos. A dose de manutenção varia de caso para caso e é determinada pela resposta individual. A eficácia da terapêutica digitálica manifesta-se inicialmente pela redução da freqüência cardíaca, mesmo em recém-nascidos que apresentam habitualmente freqüência elevada; é o sinal mais consistente de que a digitalização está sendo adequada, juntamente com a redução da freqüência respiratória.

A regressão da hepatomegalia ocorre bem mais tarde e lentamente. Lembramos que a eficácia do tratamento é julgada pela melhora dos sinais e dos sintomas de IC e não pelas alterações eletrocardiográficas.

Intoxicação digitálica – manifesta-se por alergia, distúrbios cardíacos, gastrintestinais e neurológicos. Destes, os cardíacos são os primeiros a se exteriorizarem, por alterações do ritmo. As mais freqüentes são extra-sístoles ventriculares e supraventriculares, taquicardia juncional, paradas sinusais, diferentes graus de bloqueios atrioventriculares, ritmo juncional e dissociação atrioventricular.

Os distúrbios gastrintestinais são usualmente representados por anorexia, náuseas e vômitos, podendo haver também diarréia e cólicas abdominais. Os neurológicos referem-se a inquietude, nervosismo e insônia, e os alérgicos, a erupções cutâneas e eosinofilia. A intoxicação digitálica deve ser diagnosticada clinicamente, antes que maiores alterações eletrocardiográficas apareçam. A digital exerce no ECG alguns efeitos que são habituais: redução da freqüência cardíaca, encurtamento da sístole ventricular (redução do intervalo Q-T), depressão do segmento ST e alterações da onda T, além de alongamento do espaço PR. Esses efeitos se tornam mais acentuados com a intoxicação digitálica, havendo bloqueios maiores, de segundo ou até de terceiro grau, dissociação atrioventricular, extra-sístoles, ritmo juncional, taquicardia e fibrilação ventricular.

Sinais de discreta superdosagem digitálica, como aparecimento de extra-sístoles, detectadas ao exame físico de rotina, indicam a necessidade de suspender uma ou mais doses de manutenção da digital, conforme a evolução do paciente. Além da digital, os diuréticos devem também ser interrompidos, a hipocalemia corrigida e o doente mantido em repouso. Se surgirem arritmias mais graves, administrar cloreto de potássio.

O potássio é altamente eficaz na supressão de ritmos ectópicos induzidos pela digital e por isso a administração de sais de potássio é o tratamento de escolha para tais arritmias. Ademais, o potássio não neutraliza a ação inotrópica da digital, não havendo risco de levar o doente ao estado prévio de IC. O cloreto de potássio pode ser administrado por via oral ou intravenosa. São suficientes, em crianças, doses fracionadas de 1 a 2g (13 a 27mEq) diárias, podendo elevar-se até a 4g (52mEq) em crianças maiores. Sua administração, por via intravenosa, deve ser cuidadosa, na dose de 0,5 a 0,75mEq/min, até o total de 5 a 10mEq, sempre com monitorização eletrocardiográfica, até que haja aparecimento de ondas T altas, quando a infusão deve ser interrompida.

Outra droga empregada é a difenil-hidantoína, que também abole arritmias induzidas pela digital, por depressão de focos ectópicos, sem alteração na condução pelos tecidos especializados, o que permite seu emprego quando há arritmias tipo bloqueio atrioventricular. Vários são os esquemas utilizados por via oral ou intravenosa. A dose preconizada oscila em torno de 7 a 10mg/kg/24h, podendo ser administrada em infusão intravenosa lenta, com soro fisiológico, ou em um período mais rápido de 20 a 30min, repetindo-se a dose por 2 ou 3 vezes, com monitorização eletrocardiográfica.

Outros medicamentos antiarrítmicos, como procainamida, quinidina, propranolol e lidocaína, depressores miocárdicos e do tecido especializado de condução, podem ser empregados na tentativa de reverter arritmias devidas à automaticidade aumentada no atrioventricular e não para aquelas com condução deprimida. A procainamida tem sido usada com sucesso para controlar taquicardias juncional e supraventricular, devidas à intoxicação digitálica em crianças, quando não respondem à administração de cloreto de potássio. A dose empregada é de 25mg/kg, por via intravenosa ou oral, sob controle eletrocardiográfico. As outras drogas são menos usadas, por causarem maior depressão miocárdica e pela imprevisibilidade de seus efeitos tóxicos. A quinidina na dose 4-6mg/kg, repetida 4 a 6 vezes ao dia; o propranolol de 1 a 3mg/kg/dia, via oral; e a lidocaína, 0,5 a 1mg/kg, em infusão intravenosa.

A cardioversão deve ser utilizada apenas quando todas as outras medidas tiverem sido ineficazes, pois pode induzir ao aparecimento de arritmias ventriculares mais graves, como a fibrilação ventricular, e ocasionar a morte. Marcapasso intracardíaco tem sido recentemente usado, também para suprimir arritmias provocadas por digital. Seu emprego baseia-se no princípio de que o estímulo elétrico conduzido a uma velocidade maior do que a do foco ectópico neutralizaria este último. Da mesma forma que a cardioversão, esse método deve ser usado apenas quando todas as outras medidas forem ineficazes.

Drogas inotrópicas e vasodilatadoras – têm sido utilizadas recentemente várias combinações de drogas que visam aumentar o débito cardíaco, quer pela diminuição da resistência vascular periférica e do trabalho cardíaco (vasodilatadores), quer pela melhora da contratilidade miocárdica (agentes inotrópicos). Os primeiros são representados pelo nitroprussiato de sódio, prazosina, captopril, apresolina, nitratos (com efeito aditivo na redução do trabalho cardíaco pela diminuição do retorno venoso) e os outros pelo isoproterenol, efedrina, dobutamina e dopamina. A utilidade dos vasodilatadores em produzir melhora hemodinâmica e clínica da IC pode ser limitada por sua ação hipotensora, pois a hipotensão pode desenvolver-se antes que o débito cardíaco seja restabelecido a um nível adequado. Por outro lado, os agentes inotrópicos podem aumentar o consumo de oxigênio pelo miocárdio, sem necessariamente restabelecer o débito cardíaco.

Uma associação terapêutica que vise simultaneamente reduzir a pós-carga e melhorar a contratilidade miocárdica pode ser benéfica em pacientes e resultar em respostas hemodinâmicas aditivas e superiores àquelas de qualquer das drogas empregadas isoladamente. Assim, o débito cardíaco aumentado, induzido por agentes inotrópicos, mantém a pressão arterial em nível adequado, enquanto os vasodilatadores, reduzindo a resistência periférica, favorecem o aumento do volume sistólico e conseqüente diminuição da pressão de enchimento ventricular. Por extensão do seu emprego eficaz em adultos, com IC refratária, abre-se outro campo terapêutico no manuseio das crianças cuja IC não pode ser controlada pelas medidas habituais.

Eliminar a retenção de água e sal

Esse objetivo, no tratamento da IC, consegue-se pela restrição hídrica e pela administração de diuréticos. Preconiza-se a restrição hidrossalina quando a criança está edemaciada ou em franca descompensação.

Diuréticos – após a digital, são as drogas mais úteis no tratamento da IC. A finalidade da terapêutica diurética é reduzir o volume do fluido extracelular, para eliminar ou prevenir a formação de edema. Esse efeito é conseguido pela excreção de sal em proporção maior à da ingestão. O diurético pode ser definido, segundo Berliner, como agente que produz um balanço negativo de sódio, pelo aumento de sua excreção renal. Os diuréticos são empregados em crianças com IC não controlada pela digital isoladamente, ou nas que se apresentam edemaciadas. No entanto, seu uso é muito discutido em recém-nascidos, pelo fato de poder provocar danos histológicos renais, nesse grupo etário. Apesar disso, a melhora clínica é nítida, principalmente quando o recém-nascido está edemaciado, sendo por isso seu uso recomendado pela grande maioria dos autores.

Há três tipos principais de diuréticos: a) os que aumentam a filtração glomerular (manitol, aminofilina); b) os que atuam sobre os túbulos renais (tiazídicos, ácido etacrínico, furosemida e bumetamida); e c) os antagonistas da aldosterona (espironolactona e triantereno). Os primeiros e os últimos são diuréticos fracos, quando administrados isoladamente. O efeito desses agentes é mais intenso quando associados com os diuréticos mais potentes. Os diuréticos mais empregados na prática clínica, em crianças, são os representados pelos dois últimos tipos.

O mecanismo farmacodinâmico primário dos derivados tiazídicos parece relacionado à inibição da reabsorção do sódio e cloro no túbulo distal e também no ramo ascendente da alça de Henle. Efeitos colaterais como hiperglicemia, hiperuricemia e azotemia não têm sido observados em crianças, mesmo quando os tiazídicos são empregados a longo prazo. No entanto, efeitos hematológicos como agranulocitose, neutropenia e trombocitopenia têm sido relatados mesmo em recém-nascidos, devido à administração dessas drogas às mães durante a gravidez. São de uso oral e agem aditivamente quando administrados com outros diuréticos. A clorotiazida é empregada na dose de 20 a 40mg/kg/dia (1 comprimido = 500mg), e a hidroclorotiazida é empregada na dose de 2,5 a 3mg/kg/dia (1 comprimido = 50mg).

A furosemida tem ação potente e a salurese é proporcional à dose administrada. Sua dose oral em crianças é de 1-4mg/kg/dia (1 comprimido = 40mg e 1ml = 10mg), podendo ser usada parenteralmente em edemas intensos e em graves descompensações cardíacas. Sua dose parenteral é variável, dependendo de cada caso em particular.

A bumetamida tem ação e potência similares à da furosemida e sua dose varia em crianças entre 0,25 e 1mg por dia.

Os antagonistas da aldosterona apresentam ação diurética franca apenas quando associados a outros diuréticos, potencializando a ação destes, e quando há hiperaldosteronismo secundário. A dose da espironolactona é de 1,5 a 3mg/kg/dia (1 comprimido = 25mg). A diurese máxima é alcançada no terceiro ou quarto dia de tratamento, diminuindo a seguir. Pela retenção de potássio, pode causar hipercalemia, especialmente na presença de função renal comprometida.

No emprego de diuréticos, deve ser lembrada sempre a possibilidade de ocorrerem graves distúrbios eletrolíticos, principalmente relacionados à depleção de potássio e cloro. Por isso, é aconselhável o controle eletrolítico rotineiro, assim como a administração conjunta de cloreto de potássio. A hiponatremia diluicional que ocorre em IC grave com acentuada retenção hídrica é mais bem tratada pela restrição de líquidos.

Quando a depleção de sódio é crônica, produzindo sintomas como fraqueza e câimbras musculares, em paciente sem edemas, a restituição do sódio à dieta é recomendada, até a normalização dos sintomas.

Tratamento das causas interligadas

Concomitantemente ao tratamento digitálico e diurético, deve-se investigar e tratar as causas precipitantes e perpetuadoras da IC. Compreendem principalmente as infecções, especialmente da árvore brônquica e aparelho geniturinário, anemia, desnutrição, beribéri, tireotoxicose, atividade reumática e endocardite infecciosa. Outras poderiam também ser citadas, como intervenções cirúrgicas, com anestesia geral, administração de fluidos em excesso por via parenteral, exercícios físicos, ingestão excessiva de sal, acidose e hipoxia. Todas essas causas podem perpetuar a IC, não permitindo que haja compensação cardíaca, apesar do tratamento médico adequado. Aliás, são caracterizadas por uma resposta precária ao tratamento digitálico. Por isso, devem ser tratadas com presteza e com a mesma ênfase dada à terapêutica digitálica e à diurética.

Outras medidas terapêuticas

Incluem as medidas que visam diminuir a congestão pulmonar, como a posição elevada da cabeça em relação ao pés; as que diminuem o trabalho cardíaco como o repouso, aplicável a crianças maiores; e em recém-nascidos eliminando o esforço da sucção, alimentando-o por sonda nasogástrica; as que tentam diminuir a retenção hídrica e sódica, como a administração limitada de líquidos e de sal, aplicável a crianças maiores; as que aumentam a tensão de oxigênio diminuída pela IC, por oxigênio umidificado; as que objetivam melhorar a hematose e tornar a respiração mais fácil, como a sedação pela morfina, no edema agudo de pulmão ou por outras drogas, como hidrato de cloral. Ademais, para a IC refratária a tratamento médico, pode-se recorrer à diálise peritoneal, para a remoção rápida do excesso de água e sal, mesmo na ausência de insuficiência renal.

Tratamento da causa

Crianças em IC que não respondem a doses médias de digital geralmente não melhoram mesmo com a elevação das doses até seus limites máximos de tolerância.

Ineficácia em responder a doses médias freqüentemente significa distúrbio mecânico grave, associado a condição anatômica desfavorável.

CORREÇÃO OPERATÓRIA DE DEFEITOS CARDÍACOS

Em presença de insucesso do tratamento médico, a cirurgia pode ser indicada, mesmo quando houver IC acentuada. Tal providência pode salvar crianças inicialmente admitidas como sem chances de sobrevida. Esse pensamento errôneo ocorre usualmente em recém-nascidos e deve ser evitado.

Assim, um grande canal arterial ou uma fístula arteriovenosa pode ser reparada, uma coartação da aorta, ressecada, e uma estenose pulmonar grave, aberta. No entanto, quando não se pode efetuar a correção total, a cirurgia paliativa está indicada.

As principais cirurgias paliativas que se realizam em crianças em IC são a de Blalock-Hanlon (septectomia atrial cirúrgica), a atriosseptostomia pelo cateter-balão e a cerclagem da artéria pulmonar. A cirurgia de Blalock-Hanlon e/ou a atriosseptostomia pelo cateter-balão é realizada nos casos que necessitam de uma comunicação interatrial maior para a sobrevivência, imediata pelo menos, como nas transposições das grandes artérias, atresia tricúspide, drenagem anômala total de veias pulmonares e atresia mitral. Os doentes que mais se beneficiam com esse procedimento são os portadores de transposição das grandes artérias, independente da lesão cardíaca associada. A melhora da IC nesses casos decorre, em última análise, da maior mistura de sangue entre as duas circulações, a sistêmica e a pulmonar.

A cerclagem de artéria pulmonar realiza-se em crianças portadoras de cardiopatia com fluxo pulmonar aumentado, como a CIV, *atrioventricularis communis*, transposição das grandes artérias, dupla via de saída de ventrículo direito sem estenose pulmonar, agenesia de valva pulmonar e ventrículo único sem estenose pulmonar.

PRESENÇA DE INFECÇÕES RESPIRATÓRIAS REFRATÁRIAS A TRATAMENTO

Quando em pacientes com cardiopatias acianóticas com hiperfluxo pulmonar, tipo CIV, ocorre processo infeccioso pulmonar acentuado e prolongado, mantido pelo próprio aumento do fluxo pulmonar e, por isso, refratário a vários esquemas terapêuticos, podendo-se colocar um cateter-balão de Swan-Ganz no tronco da artéria pulmonar. Com esse procedimento, haveria diminuição da hipertensão venocapilar pulmonar e aumento das pressões em ventrículo direito, com consequente limitação do fluxo da esquerda para a direita através da CIV, situação mais propícia ao controle da infecção.

Segundo Barbero Marcial et al., o balão intrapulmonar para alívio temporário da hipertensão pulmonar justifica-se quando a insuficiência cardiopulmonar é muito acentuada, fazendo supor que a cirurgia acarretaria sérios riscos tanto no pré como no pós-operatório.

INDOMETACINA E FECHAMENTO DO CANAL ARTERIAL

É oportuna a referência a outros tipos recentes de tratamento que visam combater a causa da IC em crianças. Um deles relaciona-se à administração da indometacina, por via oral ou intravenosa, três doses a cada 8 horas. Essa substância, inibidora da síntese de prostaglandinas, tem-se mostrado eficaz no fechamento do canal arterial de pacientes prematuros em IC. Com o fechamento farmacológico dessa anomalia vascular, oferece-se melhor perspectiva para esses doentes, pois poupa de uma intervenção cirúrgica que ainda apresenta alta mortalidade nessa faixa etária. Entre os malefícios potenciais da droga incluem-se acentuação da bilirrubinemia, diminuição do número de plaquetas e outras alterações dos fatores de coagulação, irritação gastrintestinal e insuficiência renal. Tais efeitos colaterais não se verificam quando a dose não ultrapassa a 0,3mg/kg de peso, o que deve ser observado rigorosamente.

HEMANGIOMAS HEPÁTICOS

Em hemangiomas hepáticos, principalmente do tipo capilar, que funcionam dinamicamente como grandes fístulas arteriovenosas e que evoluem para ICC acentuada, refratária ao tratamento clínico habitual, empregam-se alguns recursos agressivos, mas eficazes, como irradiação hepática, ligadura imediata da artéria hepática em sua origem e lobectomia, quando o processo é localizado.

MIOCARDIOPATIA EM RECÉM-NASCIDOS FILHOS DE MÃES DIABÉTICAS

Recém-nascidos, filhos de mães diabéticas, podem apresentar cardiomegalia e ICC aparentemente devidas a excesso de depósito ou infiltração de glicogênio no miocárdio, com piora de sua função. Apresentam-se, em geral, com hipoglicemia acentuada, algumas vezes abaixo de 10mg%. A IC é controlada na maioria das vezes após a normalização da glicemia. Todo o recém-nascido de mãe diabética é considerado de alto risco (mortalidade 10 vezes maior que a população geral de recém-nascidos) e como tal deve ser conduzido a berçário de cuidados intensivos, colocado em incubadora adequada a 32-34°C e umidade ambiente de 60 a 70%. O tratamento específico resume-se na administração inicial de soro glicosado a 25%, 2 a 4ml/kg por via intravenosa, à velocidade de 1 a 2ml/min, ou glucagon, 300µg/kg intramuscular; a seguir, soro glicosado a 15%, 75ml/kg/dia, à velocidade de 10mg/kg/min. Se a glicemia ultrapassar 40mg%, reduz-se a concentração da infusão de 5% cada 24h; se após 72h persistir a infusão de glicose, deve-se prescrever, em adição, 3 a 4mEq de sódio e 2 a 3mEq de potássio/kg/dia. Hidrocortisona, na dose de 5mg/kg de peso/dia, é administrada por via intravenosa, se a glicemia persistir abaixo de 30mg%.

HIPOCALCEMIA

A hipocalcemia, que freqüentemente ocorre nas crianças, também deve ser prontamente tratada, pois pode ocasionar, por si só, quadros de IC. Administra-se, nesses casos, gluconato de cálcio a 10%, 2ml/kg de peso, até o máximo de 10ml, em injeção lenta e em veia calibrosa, evitando-se extravasamento, à velocidade de 1ml/min; essa dose pode ser repetida após 8 horas, se necessário. Como dose de manutenção, 0,5g/kg de peso/dia por via oral, e vitamina D, 400U/dia por via oral. A acidose metabólica também deve ser pesquisada e corrigida.

MIOCARDITES

No manuseio das miocardites também deve, ao lado da adoção de medidas gerais do tratamento da IC e das eventuais complicações, é óbvio, admitir-se que terapêutica etiológica seja a mais eficaz. Infelizmente nem sempre é possível determinar o agente etiológico, e o tratamento da miocardite limita-se às medidas sintomáticas.

O miocárdio pode ser afetado secundariamente por uma doença sistêmica, e o tratamento da causa primária determinar a regressão do processo miocárdico. Isto se observa, com freqüência, nas meningites meningocócicas, febre tifóide, pneumopatias de várias origens e também em septicemias.

Na miocardite por vírus, o uso de corticosteróide é discutível. Na fase inicial, o corticóide pode generalizar a infecção virótica e favorecer fenômenos necróticos e hemorrágicos graves do miocárdio. Nas formas subagudas ou crônicas, no entanto, em que o coração ainda permanece grande, o corticóide pode determinar a regressão mais rápida do processo miocárdico. São usados em doses médias e decrescentes, por tempo relativamente longo, de 2 até 6 meses, ao lado de imunodepressores com resultados, hoje, alentadores.

PROGNÓSTICO

O prognóstico é reservado nas crianças com IC, principalmente quando ocorre precocemente. O grau e a época de aparecimento da IC são os principais fatores que influenciam o prognóstico. Assim, quanto mais precoce e mais grave for a IC, pior o prognóstico. Segundo Keith, se a IC se manifesta na primeira semana de vida, 85% dos casos terão êxito letal dentro do primeiro mês; entre 1 e 4 semanas de vida, 66% em futuro próximo; entre 1 e 2 meses, 58%; entre 2 e 6 meses, 50%; e de 1 a 10 anos de idade, 40% morrerão dentro de 2 anos de evolução.

Podemos concluir por esses dados que a IC na criança deve ser considerada emergência médica. Tais crianças devem ser cuidadas em centros especializados por pessoal treinado e experiente, pois muito se pode fazer atualmente, em especial do ponto de vista cirúrgico, para diminuir a mortalidade. Em decorrência do tratamento adequado, a sobrevida dessas crianças, mesmo gravemente doentes, é hoje uma realidade, e tem aumentado em todos os centros médicos.

BIBLIOGRAFIA

ATIK, E. – Insuficiência cardíaca na infância. *Arq. Bras. Cardiol.*, 33:359, 1979.

ATIK, E.; SOUZA, A.T.R.; MARTINS, C.O.; BASTOS, J.C.L. – Fechamento de canal arterial induzido pela indometacina em recém-nascido prematuro, em acentuada insuficiência cardíaca congestiva. *Pediatria*, 46(1):31, 1979.

AWAN, N.A.; MILLER, R.R.; MASON, D.T. – Comparison of effects of nitroprusside and prazosin on left ventricular function and the peripheral circulation in chronic refractory congestive heart failure. *Circulation*, 57:152, 1978.

BAYLEN, B.G.; JOHNSON, G.L.; TSANG, R.C. – The occurence of hyperaldosteronism in infants with congestive heart failure. *Am. J. Cardiol.*, 45:305, 1980.

BILLIG, D.M.; KREIDBERG, M.B. – *The Management of Neonates and Infants with Congenital Heart Disease*. New York, Grune & Stratton, 1973.

CHATTERJEE, K.; PARMLEY, W.W. – The role of vasodilator therapy in heart failure. *Prog. Cardiovasc. Dis.*, 19:301, 1977.

FRIEDMAN, W.F.; HIRSCHKLAN, M.J.; PRINTZ, M.P.; PITLICK, P.I.; KIRKPATRICK, S.E. – Pharmacologic closure of patent ductus arteriosus in the premature infant. *N. Engl. J. Med.*, 295:526, 1976.

HALLMAN, G.L.; COOLEY, D.A. – Cardiovascular surgery in newborn infants: Results in 1050 patients less than one year old. *Ann. Surg.*, 173:1007, 1971.

HEYMANN, M.; RUDOLPH, A.M. – Neonatal manipulation: Patent ductus arteriosus. In Engle, M.A. (ed.). *Pediatric Cardiovascular Disease*. Philadelphia, F.A. Davis Company, 1981.

KEITH, J.D. – Congestive heart failure. Review article. *Pediatrics*, 18:491, 1956.

SINOPSE

INSUFICIÊNCIA CARDÍACA

- Diferenciar a insuficiência cardíaca (IC) de quadros que a mimetizam, como respiratórios, cerebrais, infecciosos, hematológicos, metabólicos etc. Para tal, basta reconhecer os quatro sinais que caracterizam a IC: taquicardia, taquipnéia, hepatomegalia e cardiomegalia.

- Estabelecer a causa guiando-se para provável existência de cardiopatia congênita no primeiro ano de vida, cardiopatia reumática a partir de 5 anos e endomiopericardiopatias em qualquer período etário. Reconhecer ainda fatores precipitantes principalmente infecções, anemia, distúrbios eletrolíticos e metabólicos, que mantêm a IC, apesar do tratamento adequado.

- Tratamento da IC visa:

    1. Aumentar o débito cardíaco:
        Digital: ver tabela 54.1.
        Dopamina: 2-10µg/kg/min, IV.
        Dobutamina: 2,5-10µg/kg/min, IV.

    2. Eliminar a retenção de água e sal:
        Furosemida: 1-4mg/kg/dia, VO ou IV.
        Espironolactona: 1,5-3mg/kg/dia, VO.
        Diminuição da ingestão hídrica e de sal.

    3. Eliminar causas interligadas e precipitantes, como infecção, anemia, desnutrição, tireotoxicose, atividade reumática, endocardite, hipoglicemia, hipocalcemia, acidose, hipoxia.

    4. Adoção de outras medidas a fim de diminuir o trabalho cardíaco e melhorar a contratilidade miocárdica:
        Cabeça mais elevada que os pés.
        Repouso físico (em lactentes, alimentação através de sonda nasogástrica).
        Oxigenação.
        Sedação: hidrato de cloral a 10%, 1-2ml/kg, VO ou via retal.
        Diálise peritoneal para a remoção mais rápida de água e sal, mesmo sem insuficiência renal.
        Vasodilatadores arteriais:
            Hidralazina: 0,2-0,3mg/kg/dose, VO, a cada 8 a 12 horas.
            Prazosina: 0,04mg/kg/dia, VO.
            Captopril: 0,3mg/kg/dia, VO.
            Nitroprussiato de sódio: 0,5-8µg/kg/min, IV.

    5. Combater a causa.

    Em **cardiopatias congênitas**, considerar:
    a abertura da CIA (atriosseptostomia por cateter-balão) na IGA, DATVP, AM, hipoplasia do coração esquerdo, cirurgias paliativas e as várias corretivas.

    Em **PCA de prematuros até aproximadamente 20 dias:**
        Indometacina, 0,2-0,3mg/kg/dose (3 doses), VO ou IV.

    Em **miocardiopatias por hipoglicemia em recém-nascidos:**
    SG a 25% – 2 a 4ml/kg, IV; 1-2ml/min ou glucagon 300µg/kg, IM, com SG a 15% – 75ml/kg/dia.
    Se a glicemia for superior a 40mg: SG a 5% – 100ml/kg/dia.
    Considerar hidrocortisona – 5mg/kg/dia, IV, se a glicemia persistir abaixo de 30mg%.

    Em **hipocalcemia**: gluconato de cálcio a 10% – 2ml/kg, IV, a cada 8 horas, e 0,5g/kg, VO, como manutenção.

    Em **miocardite** – ver capítulo específico.

    Em **cardiopatias com "shunt" esquerdo-direito e infecções respiratórias refratárias e graves**, considerar a colocação de balão de Swan-Ganz no tronco da artéria pulmonar a fim de limitar o fluxo pulmonar e eliminar o fator precipitante da IC e a própria infecção pulmonar.

    Intoxicação digitálica:
    Quando discreta: suspensão da digital.
    Quando acentuada: KCl – 0,5-0,75mEq/min até o máximo de 5-10mEq, IV, sob monitorização.

    Em **BAV associado:**
        Hidantal, 7-10mg/kg/dia, IV, sob monitorização.

    Em **outras disritmias** raramente são necessários outros antiarrítmicos.

55

CRISES HIPOXÊMICAS

EDMAR ATIK
RADI MACRUZ

CONCEITO

Constituem-se em situações de emergência decorrentes do súbito decréscimo de pO_2 arterial.

ETIOPATOGENIA

Esta diminuição súbita da pO_2 arterial é determinada por:

1. Maior "shunt" de sangue do lado venoso para o arterial através de comunicações intercavitárias e/ou arteriais, quer por aumento da resistência pulmonar (espasmo do infundíbulo de ventrículo direito, estenose anulovalvar pulmonar acentuada, hipertensão da árvore arterial pulmonar), quer por diminuição da resistência sistêmica (vasodilatação arteriolar). Nesta primeira causa, é preciso que haja um estado anátomo-funcional constituído, em geral, por comunicação intercavitária ampla (CIV, ventrículo único) e estenose pulmonar (valvar, infundibular).

2. Diminuição do fluxo pulmonar por fechamento total ou parcial do canal arterial em pacientes com atresia pulmonar que dele dependem para a sobrevivência e por diminuição do fluxo pulmonar efetivo como na transposição das grandes artérias com pequenas comunicações intercavitárias.

3. Hipertensão venocapilar pulmonar acentuada, dificultando a hematose, em cardiopatias cianóticas com hiperfluxo pulmonar como, por exemplo, na transposição das grandes artérias com grandes comunicações intercavitárias, na drenagem anômala total das veias pulmonares, mais na forma obstrutiva, e na síndrome de hipoplasia do coração esquerdo.

FATORES PRECIPITANTES

Fatores ditos precipitantes favorecem o aparecimento das crises anóxicas, principalmente quando originam aumento da resistência pulmonar como ocorre no choro e nos esforços excessivos, estresse da criança, na administração de drogas inotrópico-positivas, como os digitálicos, em estados de anemia, processos infecciosos e frio ou quando levam à diminuição da resistência sistêmica, como ocorre no calor, temperatura corpórea elevada, e na administração de sedativos tipo levomepromazina.

QUADRO CLÍNICO

Clinicamente, caracterizam-se por aparecimento de cianose mais intensa, acidose metabólica, dispnéia, irritabilidade, sonolência, letargia, perda da consciência e até síncope. Ao lado dessas manifestações é importante ser salientado, mais para fins de diagnóstico diferencial, principalmente com disritmia cerebral e aspiração brônquica, que, na crise hipóxica de origem cardíaca, a freqüência do coração sempre se eleva, o sopro cardíaco desaparece e a duração da crise, em geral de 1 a 15 minutos, depende da permanência da causa.

A crise torna-se de alto risco quando sua ocorrência passa a ser diária e ainda podendo até se repetir em um mesmo dia, quando então o sopro desaparece mesmo no intervalo entre as crises e quando a duração se prolonga acima de 20 minutos. Essas crises que geralmente requerem intervenção operatória ocorrem ou muito precocemente na vida, antes de 8 semanas, ou após 2 ou mesmo 3 anos de idade.

ESTADO HIPOXÊMICO

Quando está presente atresia ou hipoplasia pulmonar extrema ou pequenas comunicações intercavitárias coexistindo com transposição das grandes artérias com conseqüente fluxo pulmonar efetivo bastante reduzido, pode haver exteriorização de quadro chamado de "estado hipoxêmico".

Diferencia-se da crise hipóxica por não ser repetitivo e, de igual modo que a crise de alto risco, constitui-se em emergência, pois tende a levar o paciente rapidamente para a morte.

Esse estado pode também estar presente em cardiopatias cianóticas de longa duração que ocasionam policitemia exagerada, em geral com hematócrito (Ht) acima de 75%.

Inicialmente, essa situação requer "sangria" com a finalidade de melhorar a oxigenação tecidual a mercê da diminuição da viscosidade sangüínea com conseqüente aumento da velocidade do fluxo sangüíneo e maior troca de gases ao nível capilar.

O volume de sangue a ser retirado deve ser dividido em 2 ou 3 dias consecutivos, conforme a fórmula:

$$\text{Volume de sangria} = \frac{(\text{Ht atual} - \text{Ht ideal}) \times \text{volemia}}{\text{Ht normal}}$$

sendo volemia = peso corporal × 77.

CONSEQÜÊNCIAS CLÍNICAS

Conseqüências são raras e relacionam-se à própria hipoxia. Para o lado cerebral, leva a edema tecidual, trombose e até infarto, responsáveis por aparecimento de disritmia cerebral, déficits motores e sensoriais ou ainda até à piora intelectual.

Para o miocárdio, por alterações enzimáticas e estruturais, a hipoxia afeta as propriedades de contratilidade e distensibilidade da fibra muscular, ocasionando disritmias, taquicardia, bradicardia, alterações eletrocardiográficas com depressão do segmento ST e da onda T responsáveis por parada cardíaca.

Para os vasos, acarreta aparecimento da dilatação vascular com conseqüente diminuição da resistência periférica, a qual é estímulo para persistência de grande passagem de sangue venoso para a artéria, perpetuando assim a crise hipóxica.

Para o lado dos tecidos orgânicos, em geral, instala-se metabolismo anaeróbio quando a pO_2 for inferior a 30mmHg com produção maior de substâncias ácidas e surgimento da acidose metabólica que leva à morte por alterações de todo o sistema enzimático do organismo.

TRATAMENTO DA CRISE

O tratamento da crise hipoxêmica visa aumentar o fluxo pulmonar efetivo, favorecendo a hematose e elevando a saturação arterial do oxigênio. Tal é conseguido por meio de medidas que diminuem a resistência pulmonar e/ou aumentam a sistêmica, além de outras que corrigem intercorrências que freqüentemente são responsáveis pela manutenção da crise por tempo mais prolongado ou constituem-se em causas de morte precoce, tais como acidose metabólica, hipoglicemia, desidratação e hipotermia.

• As medidas urgentes são:
1. Administração de oxigênio por cateter nasal, 1 a 3 litros/min, máscara ou sob a forma de tenda fechada, com concentração de 50-70%.
2. Colocação da criança em decúbito dorsal ou lateral com os membros inferiores fletidos sobre o abdômen, isto é, em posição genupeitoral, que aumenta a resistência sistêmica por acotovelamento arterial ao mesmo tempo em que favorece maior retorno venoso ao coração direito e à artéria pulmonar.
3. Administração de morfina, intramuscular, dose de 0,2mg/kg, que relaxa a musculatura do infundíbulo do ventrículo direito, além de exercer efeito sedativo que evita a agitação e assim diminui o consumo de oxigênio cerebral.
4. Na ineficácia de resposta adequada às três medidas anteriores, utilizam-se drogas vasoconstritoras sistêmicas com o intuito de aumentar a resistência sistêmica e diminuir assim a passagem de sangue para a artéria, o que favorece maior oferta de sangue aos pulmões. São empregadas a fenilefrina (Veritol®, Efortil®) na dose de 3 a 7,5mg por via intramuscular, que pode ser repetida até 6 vezes ao dia, ou a adrenalina 1:10.000 na dose de 0,01mg/kg (0,1ml/kg), via subcutânea, que pode, se necessário, ser repetida a cada 10 a 15 minutos.
5. O emprego de beta-bloqueadores adrenérgicos, que relaxa a hipertrofia muscular da via de saída ventricular e favorece maior passagem de sangue para a artéria pulmonar, é outra tentativa terapêutica.
No entanto, nessa situação de emergência, na qual esses medicamentos devem ser usados por via intravenosa, os riscos de hipotensão arterial sistêmica e de hipocontratilidade miocárdica são reais, podendo por isso constituir em medida maléfica se não for empregada com grande cautela e por pessoal experiente, capaz de transpor essas eventuais complicações. A dose do propranolol, na crise, é de 0,2mg/kg de peso por via intravenosa.

• Quando a crise se prolonga, surgem intercorrências responsáveis pela sua manutenção, podendo ser causas de morte. Por isso, seu controle é imperioso.
1. Acidose metabólica, decorrente do metabolismo anaeróbio que se instala devido à hipoxemia acentuada, é controlada com a administração de bicarbonato de sódio na dose de 1 a 3mEq/kg ou ainda seguindo-se a fórmula:

Quantidade de $NaHCO_3$ = 0,3 × excesso de base × peso corpóreo em quilogramas

2. Hipoglicemia, devida à maior utilização da glicose durante a crise, piora a contratilidade miocárdica mas é facilmente combatida com 10 a 20ml de glicose hipertônica por via intravenosa.
3. Desidratação, que aumenta a poliglobulia, a viscosidade sangüínea e a própria hipoxia, é combatida com o uso de soros por via intravenosa.
4. Hipotermia, decorrente de estresse e hipoxia, diminui a liberação de oxigênio aos tecidos e deve ser combatida prontamente por meio de colchões térmicos, incubadoras ou mesmo por calor artificial.

• Medidas especiais são efetivas, têm o mesmo propósito das ditas urgentes, o de aumentar o fluxo pulmonar mas com o emprego de outros meios como dilatação do canal arterial em cardiopatias com atresia pulmonar que dele dependem para a sobrevivência; criação de comunicação interatrial (septostomia atrial por cateter-balão ou septectomia atrial – cirúrgica) em cardiopatias tipo transposição das grandes artérias com pequeno forâmen oval que dificulta a mistura de sangue entre as duas circulações ou ainda por meio de técnicas operatórias para a realização de anastomoses sistêmico-pulmonares (Blalock-Taussig, Watherston-Cooley, Potts), quando todas as medidas acima tiverem sido ineficazes.

Prostaglandinas – melhoram o estado de hipoxia através de dilatação do canal arterial, que favorece maior oferta de sangue aos pulmões em cardiopatias congênitas cianóticas, nas quais o fluxo pulmonar depende essencialmente da persistência do canal arterial, como ocorre, por exemplo, na atresia pulmonar e eventualmente na transposição das grandes artérias. Nessa função, as prostaglandinas têm-se mostrado de grande eficácia e não apresentam efeitos colaterais significativos desde que a febre, a hipotensão arterial e a diarréia possam ser facilmente controladas pela diminuição da dose. Transformam rapidamente quadros hipóxicos graves, com cianose importante, acidose metabólica e dispnéia acentuada, em quadros hipóxicos leves, com cianose discreta e até desaparecimento da acidose metabólica. Segue-se pela dilatação do canal, até reaparecimento do sopro cardíaco. Como as prostaglandinas apresentam ação fugaz, devem ser administradas em gotejamento intravenoso contínuo e não podem ser descontinuadas até a intervenção operatória. Sua utilidade tem sido grande, apesar desses inconvenientes, pois coloca o paciente em melhores condições clínicas responsáveis pelo maior sucesso operatório, além de poder salvar a vida dos doentes que dependem do canal arterial para sua sobrevivência. A prostaglandina E_1 é empregada por via intravenosa, na dose de 0,1µg/kg/minuto, e a E_2, por via oral, na dose de 12 a 65µg/kg/dose, a cada 2 horas.

Septostomia atrial – criação de comunicação interatrial, pela técnica de Rashkind, com cateter-balão, durante a realização do cateterismo cardíaco, visando aumentar a mistura de sangue entre as duas circulações para maior oferta de sangue aos pulmões ou diminuir a hipertensão venocapilar pulmonar pela descompressão das cavidades esquerdas, na transposição das grandes artérias, com pequenas e grandes comunicações intercavitárias, respectivamente. A melhora da hipoxemia é rapidamente alcançada após a realização dessa técnica, havendo transformação clínica acentuada. Na primeira situação com desaparecimento do quadro hipóxico e, na segunda, do quadro de congestão venocapilar pulmonar, responsável por crises graves. A melhora observa-se em cerca de 80% desses casos e a operação cardíaca pode, nessa eventualidade, ser posposta para outra oportunidade com risco operatório menor, em geral entre 6 e 12 meses de idade.

Cirurgia cardíaca – cirurgia paliativa ou corretiva no intuito de aumentar o fluxo pulmonar estará indicada quando todas as medidas acima mencionadas tiverem sido ineficazes no controle da crise hipoxêmica ou do estado hipoxêmico. As paliativas consistem em anastomoses sistêmico-pulmonares, das quais a de Blalock-Taussig (término-lateral entre a artéria subclávia e a pulmonar) é a que melhores resultados tem dado. As corretivas são realizadas caso as condições anatômicas sejam favoráveis, assim como as condições clínicas.

PREVENÇÃO DAS CRISES HIPOXÊMICAS

A profilaxia das crises de hipoxia objetiva, em primeiro lugar, a prevenção das causas ou fatores precipitantes. Depois, impõe-se o emprego de substâncias que aumentam a resistência sistêmica, como as drogas simpaticomiméticas.

Relacionam-se, a seguir, diferentes medidas que também apresentam o propósito comum de prevenir as crises hipoxêmicas em cardiopatias congênitas:
• administração de substâncias capazes de diminuir a resistência pulmonar, relaxando o infundíbulo do ventrículo direito. Essas drogas são representadas, em particular, pelos beta-bloqueadores adrenérgicos;
• realização de ampla comunicação atrial nas cardiopatias com hipertensão venocapilar pulmonar.

De modo geral, pode-se afirmar que tais medidas são úteis no controle dessas crises. Se não as abolem, pelo menos diminuem significativamente sua intensidade e freqüência.

E assim se consegue postergar a intervenção para um período de menores riscos cirúrgicos ou possibilitar a cirurgia corretiva, evitando a intervenção em dois tempos.

Controle dos fatores precipitantes

No controle dos fatores precipitantes, corrige-se a anemia, mantendo-se taxas de hemoglobina e de hematócrito adequadas para a criança. Essa correção é obtida por transfusão de sangue e suplementação de ferro à dieta, que deve ser rica também em proteínas.

É bom lembrar que essas medidas são bastante eficazes, tanto que crises hipoxêmicas importantes podem ser prevenidas ou evitadas com elas.

O combate a infecções evita igualmente o aparecimento de crises e sua eficácia é grande. Como a clínica diária demonstra, as crises de hipoxia repetem-se e tornam-se mais intensas quando há infecção e desaparecem quando tais processos são debelados.

A prescrição de sedativos (tipo mepromazina) e de agentes inotrópico-positivos é importante nesses casos. Exceto, é claro, se o paciente apresenta insuficiência cardíaca.

Tratamento preventivo

Em termos de tratamento, ganham importância as substâncias que aumentam a resistência sistêmica ou diminuem a resistência pulmonar. Nesse grupo de agentes, são importantes os beta-bloqueadores adrenérgicos, que são eficazes no relaxamento da musculatura do infundíbulo do ventrículo direito, propiciam redução da resistência pulmonar, maior fluxo sangüíneo para os pulmões e, conseqüentemente, melhor oxigenação dos tecidos.

Os beta-bloqueadores não se mostram eficientes, a nosso ver, apenas em casos em que ocorre estenose pulmonar infundibular dita "fixa", por proliferação fibrosa.

Nessas situações, impõe-se necessária correção cirúrgica para a resolução da crise hipoxêmica. Nossa experiência com beta-bloqueadores, principalmente em pacientes com tetralogia de Fallot, revela que são mais eficazes nos pacientes que não apresentam estenose pulmonar infundibular acentuada.

Para ilustrar tal resposta, devemos mencionar que de 25 pacientes com tetralogia de Fallot, com idade inferior a 4 meses, nos quais beta-bloqueador adrenérgico foi usado, em 17 deles se obtve nítida melhora com redução do número de crises hipoxêmicas.

No grupo de 8 pacientes que não respondeu ao tratamento com beta-bloqueadores, 5 apresentavam estenose pulmonar infundibular muito acentuada e em 3 já era "fixa".

Vale assim ressaltar que com os beta-bloqueadores pode-se prevenir as crises e postergar a cirurgia cardíaca para períodos mais favoráveis.

A criação de uma comunicação interatrial em portadores de transposição dos grandes vasos, pela técnica de Rashkind, tanto naqueles com forâmen oval como naqueles com comunicação interventricular, é benéfica na prevenção das crises, aumentando o fluxo pulmonar na primeira situação e diminuindo a hipertensão venocapilar pulmonar na segunda.

Essa melhora é obtida em cerca de 80% dos pacientes, segundo nossa experiência. Com isso, consegue-se também adiar a intervenção para uma fase posterior, quando a mortalidade cirúrgica é consideravelmente menor.

Quando tudo falha na prevenção das crises e quando estas decorrem de alterações anatômicas importantes, com grandes distúrbios hemodinâmicos, é aconselhável a intervenção cirúrgica cardíaca, e paliativa se a criança for de baixo peso.

Tal intervenção, sem dúvida, previne o aparecimento de crises, melhora a oxigenação tecidual e, conseqüentemente, as próprias condições gerais de vida do paciente.

Observamos então que todas essas atitudes preventivas, quando bem conduzidas, são benéficas para as crianças com crises hipoxêmicas prévias.

BIBLIOGRAFIA

ATIK, E. – É eficaz o tratamento profilático das crises hipoxêmicas nas cardiopatias congênitas? *Ars. Curandi.*, 3:15, 1981.

BLALOCK, A.; TAUSSIG, H.G. – Surgical treatment of malformation of the heart in which there is pulmonary stenosis or pulmonary atresia. *JAMA*, 128:189, 1945.

EBAID, M.; KEDOR, H.H.; MAZZIERI, R. – Cardiopatias congênitas. In Cossermelli, W.W.; Saldanha, R.V.; Serro Azul, L.G.C.C. *Terapêutica Clínica*. Rio de Janeiro, Guanabara Koogan, 1979.

FORONDA, A.; EBAID, M. – Emergências nas cardiopatias cianóticas. In Marcondes, E.; Manissadjian, A. *Terapêutica Pediátrica 93*. S. Paulo, Sarvier, 1993.

LEES, M.H. – Cyanosis of the newborn infant. Recognition and clinical evaluation. *J. Pediatr.*, 77:484, 1970.

MACRUZ, R. – Cianose. *J. Bras. Med.*, 35:18, 1978.

NEUTZE, J.M.; STARLING, M.B.; ELLIOT, R.B.; BARRAT-BOYES, B.G. – Paliation of cyanotic congenital heart disease in infancy with E-type prostaglandins. *Circulation*, 55:238, 1977.

OLLEY, P.M.; COCEANI, F.; BODACK, E. – E-type prostaglandins. A new emergency therapy for certain cyanotic congenital heart malformations. *Circulation*, 53:728, 1976.

ROWE, R.D.; MEKRIZI, A. – *The Neonate with Congenital Heart Disease*. Philadelphia, W.B. Saunders Co., 1968.

SINOPSE

CRISES HIPOXÊMICAS

1. Conduta: diferenciar de outros processos como disritmias cerebrais, aspiração traqueobrônquica, edema pulmonar agudo, "perdas de fôlego". Lembrar que durante as crises hipoxêmicas, de origem cardíaca, há sempre taquicardia e desaparecimento do sopro cardíaco.

2. Estabelecer a causa cardíaca:
   - Cardiopatias tipo tetralogia de Fallot (CIV e EP).
   - Cardiopatias que dependem do canal arterial para a sobrevivência, como na atresia pulmonar.
   - Cardiopatias com hipertensão venocapilar pulmonar acentuada e com pequenas comunicações intercavitárias como na transposição, drenagem anômala das veias pulmonares, atresia mitral e hipoplasia do coração esquerdo.

3. Conhecer os fatores precipitantes que aumentam a resistência pulmonar (digital, anemia, infecção, frio) e os que diminuem a resistência sistêmica (calor, sedativos, vasodilatadores).

4. Tratamento: visa aumentar o fluxo pulmonar diminuindo a resistência pulmonar e elevando a sistêmica.

   Medidas urgentes:
   - Oxigênio.
   - Posição genupeitoral.
   - Morfina – 0,2mg/kg/dose (1ml = 10mg), IM ou Meperidina – 6mg/kg/dia (2ml = 100mg), IV ou IM, a cada 6 horas.

   Caso não melhore com essas medidas iniciais:
   - Adrenalina 1:10.000 (0,1mg/ml) na dose de 0,01mg/kg, SC, a cada 15 a 20 minutos.
   - Beta-bloqueador adrenérgico – propranolol 0,1 a 0,2mg/kg/dose, IV lento (1ml = 1mg).
   - Correção dos fatores que mantêm a crise: acidose metabólica, hipoglicemia, desidratação e hipotermia.

   Medidas especiais:
   - Dilatação do canal arterial em cardiopatias canal-dependente com prostaglandina E_1, 0,1µg/kg/min, IV, em bomba de infusão.
   - Septostomia atrial por cateter-balão (técnica de Rashkind) na TGA, DATVP, AM.
   - Cirurgia cardíaca, paliativa ou corretiva, quando todas as medidas acima forem ineficazes.

   Prevenção das crises:
   - Propranolol – 1-6mg/kg/dia, VO, 8/8h.
   - Controle dos fatores precipitantes, como anemia e infecção.
   - Intervenção cirúrgica paliativa ou corretiva.

56

DISRITMIAS CARDÍACAS

EDMAR ATIK
NANA MIURA IKARI

Disritmias cardíacas são raramente encontradas em crianças e, em geral, não guardam relação com a presença de defeitos cardiovasculares congênitos.

Ultimamente, maior atenção e estudo têm sido dedicados às disritmias, não só devido à ocorrência de mortes súbitas e inexplicadas, principalmente em recém-nascidos, presumivelmente atribuídas a elas, como também à maior facilidade de seu reconhecimento por meio de técnicas especiais de diagnóstico, além ainda do estímulo originado de melhores resultados obtidos com o tratamento atual.

Os avanços no diagnóstico devem-se ao advento do eletrocardiograma contínuo de 24 horas (sistema Holter), à realização do teste de esforço e de técnicas invasivas pelo cateterismo cardíaco.

Novas medidas terapêuticas vêm trazendo mais alento no resultado do manejo das disritmias cardíacas, sendo que o desenvolvimento mais excitante no tratamento tem sido o invasivo, por meio de técnicas cirúrgicas para o controle de taquiarritmias supraventriculares e mesmo ventriculares.

Qualquer tipo de disritmia pode estar presente na criança, mas os que se enquadram dentro de situações de emergência constituem-se nas taquiarritmias, bradiarritmias e as que potencialmente podem levar a complicações como a extra-sistolia. No entanto, antes da abordagem dessas disritmias, tornam-se imperiosas as considerações acerca da freqüência cardíaca em crianças normais, que muitas vezes é mal interpretada.

Freqüência cardíaca normal – grandes variações da freqüência cardíaca são verificadas em crianças normais. No recém-nascido, em especial, verifica-se queda abrupta de cerca de 180bpm ao nascer para 130-150bpm 30 a 60 minutos após. Não raramente, no lactente, a freqüência eleva-se sobremaneira a pequenos estímulos como ao chorar, ao sugar ou à simples movimentação do corpo.

É importante lembrar que a ausência dessa variação da freqüência ocorre em crianças portadoras de sérias afecções cerebrais com grave comprometimento de função.

Em média, considera-se freqüência normal em repouso valor de 140bpm desde recém-nascido até 3 meses de idade, de 120bpm com 12 meses, 100bpm com 5 anos de idade, decrescendo a seguir aos valores encontrados habitualmente no adulto, acima de 60bpm.

Bradicardia sinusal é considerada quando a freqüência cardíaca for menor que 100bpm em lactentes e abaixo de 80bpm em crianças.

Taquicardia sinusal está presente quando a freqüência cardíaca ultrapassa os valores considerados normais em situações de repouso.

ETIOLOGIA

As disritmias cardíacas em crianças decorrem, em geral, de processos infecciosos, de alterações metabólicas como hipoglicemia e hipocalcemia, de alterações endócrinas, como hipertireoidismo, de fenômenos hipóxicos ou ainda de afecções cerebrais, hipotermia, emoções, exercícios, anemia.

Em recém-nascidos, as desordens do ritmo são associadas a estados hipoxêmicos, em geral decorrentes de pneumopatias de várias origens.

A monitorização contínua de pacientes submetidos a cateterismo cardíaco, angiocardiografia, durante anestesia e cirurgia cardíaca e no pós-operatório favoreceu a descoberta de disritmias durante tais procedimentos e possibilitou assim seu controle rápido. O emprego crescente de drogas inotrópico-positivas, simpaticomiméticas e excitantes também propiciaram com maior freqüência o aparecimento de disritmias. Por outro lado, é sabida a associação de determinadas arritmias com alguns defeitos cardíacos congênitos como, por exemplo, síndrome de Wolff-Parkinson-White com anomalia de Ebstein, que freqüentemente se exterioriza por taquicardia paroxística supraventricular; extra-sístoles supraventriculares em cardiopatias com grande aumento dos átrios, como na insuficiência de valvas atrioventriculares; bloqueio da divisão ântero-superior do ramo esquerdo do feixe de His no *atrioventricularis communis* e na comunicação interventricular; bloqueio do ramo direito na anomalia de Ebstein e comunicação interatrial; bloqueios atrioventriculares na transposição corrigida dos grandes vasos, comunicação interatrial e *atrioventricularis communis*.

CONDUTA INICIAL

Em vigência de disritmias, essas causas devem merecer atenção especial e ser adequadamente combatidas, de modo a se obter sua resolução.

É importante, assim, ressaltar que não se deve administrar, pelo menos de início, nenhum agente antiarrítmico. Essa observação se justifica, uma vez que esse tipo de produto não irá atuar sobre a causa efetiva da disritmia e poderá provocar, no lactente, repercussões indesejáveis ou mesmo tóxicas.

Desse modo, o reconhecimento de alguma disritmia, nesse grupo etário, nem sempre implica a necessidade de tratamento. A cura da causa representa medida mais importante do que o próprio tratamento antiarrítmico.

A introdução de medida terapêutica está indicada quando a disritmia provocar distúrbio hemodinâmico importante, especialmente ao exteriorizar sinais de insuficiência cardíaca, ou de baixo débito sistêmico como sudorese, palidez, extremidades frias, irritabilidade, ou ainda quando potencialmente causar ameaça à vida levando até à parada cardíaca. Esses quadros ocorrem principalmente nas taquiarritmias, tanto ventriculares como supraventriculares, em extra-sistolia, em especial a ventricular, e nas bradiarritmias, como no bloqueio atrioventricular total e outras bradicardias.

EXTRA-SÍSTOLES

Constituem-se em batimentos originados em qualquer porção dos átrios e/ou ventrículos que despolarizam prematuramente o coração e por isso não permitem a ocorrência de estímulo normal subseqüente que deveria partir do nó sinusal. Quando isoladas, geralmente não causam sintomas, embora algumas crianças se queixem de palpitações. Estas correspondem ao batimento pós-extra-sistólico, o qual é mais intenso que o habitual devido ao enchimento diastólico maior.

Quando de múltiplos focos e/ou numerosas, podem acarretar aparecimento de situação clínica de grande desconforto, sinais de baixo débito cardíaco como palidez, hipotensão, pulsos diminuídos, ou mesmo até quadro de insuficiência cardíaca e sinais de hipertensão venocapilar pulmonar como dispnéia e tosse seca.

TRATAMENTO

Não é requerido para extra-sístoles isoladas e que não causam sintomas. Nesses casos, a terapêutica visa a eliminação da causa como, por exemplo, eliminação da infecção, toxicidade digitálica, deficiência eletrolítica etc.

O tratamento antiarrítmico é orientado caso haja sintomas.

Assim, quanto às extra-sístoles supraventriculares (Figs. 56.1 e 56.2), o tratamento é representado pela própria digital quando há insuficiência cardíaca; pela quinidina (5mg/kg/dose, 4-6 vezes ao dia), beta-bloqueador adrenérgico (propranolol 1-3mg/kg/dia) ou

S.C.L., 8ª, r. 21318, AT-1b

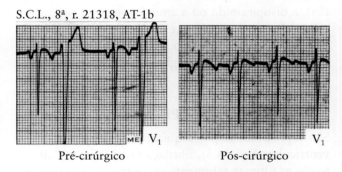

Figura 56.1 – Extra-sístoles ventriculares bigeminadas (traçado pré-cirúrgico) em criança com 8 anos de idade, portadora de atresia tricúspide – 1b, em hipoxemia acentuada – que desapareceu logo após cirurgia anastomótica de Blalock-Taussig (traçado pós-cirúrgico).

J.L.M.J., Masc., 4 meses.

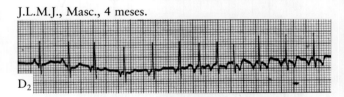

Digoxina + Amiodarona (10mg/kg/dia)

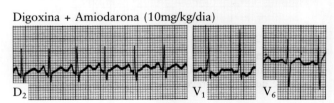

Figura 56.2 – Extra-sístoles supraventriculares que evoluíram para taquiarritmia por "flutter" atrial 2 = 1 (traçado superior – D_2), a qual reverteu a ritmo sinusal (traçados inferiores – D_2, V_1, V_6) com digoxina e amiodarona em criança de 4 meses de idade portadora de miocardite aguda por vírus.

amiodarona (5-10mg/kg/dia) na síndrome de Wolff-Parkinson-White, principalmente quando induz a taquicardias paroxísticas supraventriculares repetidas; difenil-hidantoína (10mg/kg/dia) em presença de disritmia cerebral; e até mesmo o marcapasso atrial que, embora pouco usado, se mostra bastante útil quando a criança apresenta doença do nó sinusal com freqüência cardíaca muito baixa.

As extra-sístoles ventriculares são, sem dúvida, as mais graves, pois, como se sabe, são precursoras de taquicardia e de fibrilação ventriculares.

A seleção da droga para a terapêutica desses quadros depende da gravidade do caso e da urgência do tratamento.

A lidocaína (1mg/kg por via intravenosa) é de escolha em pacientes pós-operados ou com arritmia induzida por estudos hemodinâmicos e mesmo na intoxicação digitálica.

Outras situações podem requerer o emprego de drogas como a quinidina, a procainamida (50mg/kg/dia), a disopiramida ou a amiodarona.

O cloreto de potássio e a solução polarizante são utilizados, é claro, quando o lactente apresenta extra-sistolia por intoxicação digitálica e/ou por hipopotassemia.

TAQUICARDIAS SUPRAVENTRICULARES

São representadas por taquicardia paroxística supraventricular (Fig. 56.3), fibrilação e/ou "flutter" atrial, sendo as últimas raramente encontradas em crianças.

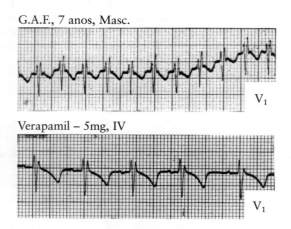

Figura 56.3 – Taquicardia paroxística supraventricular com freqüência ventricular de 230bpm em criança normal, 7 anos de idade, com discreto distúrbio de condução pelo ramo direito do feixe de His, que reverteu com verapamil por via IV.

TAQUICARDIA PAROXÍSTICA SUPRAVENTRICULAR – a onda P dificilmente é observada em qualquer dos tipos de taquicardia paroxística supraventricular e a freqüência ventricular é sempre superior a 250 batimentos por minuto.

Pode-se associar com síndrome de Wolff-Parkinson-White, anomalia de Ebstein, rabdomioma, fibroelastose ou miocardite.

Constitui causa de insuficiência cardíaca se a freqüência ventricular for elevada e se prolongar acima de 24 a 48 horas, principalmente no lactente.

Quando a criança é maior, não se verifica habitualmente tal quadro.

Por vezes, as taquicardias paroxísticas podem ser intermitentes e alternar com ritmo sinusal e desaparecer após vários anos de evolução. Nessa eventualidade, os sintomas muitas vezes não são alarmantes, embora se verifique em geral que a disritmia seja resistente a tratamento.

"FLUTTER" E FIBRILAÇÃO ATRIAL – "flutter" atrial é facilmente reconhecido pela presença de ondas "flutter" que dão o aspecto de um serrote (ver Fig. 56.2). A freqüência ventricular pode-se elevar a 300-400 batimentos por minuto. A fibrilação atrial origina freqüência ventricular variável e a intervalos R-R variáveis.

O termo fibrilo-"flutter" atrial é empregado caso haja dificuldade na diferenciação de ambas as situações. Acompanha defeitos congênitos que levam a grande aumento dos átrios, como na comunicação interatrial, persistência de canal arterial, insuficiência mitral, Ebstein, mas também podem ser manifestações cardíacas isoladas.

TRATAMENTO

As manobras vagais, massagem do seio carotídeo, provocação de vômito, raramente são eficazes na reversão a ritmo sinusal. Surgem, hoje, de mais valia, manobras reflexas por esfriamento da cabeça por 5 a 10 segundos, com aproximadamente 7 a 10°C, podendo ser repetidas. Caso não ocorra reversão, emprega-se inicialmente a digital, droga de escolha, via parenteral, administrando-se metade da dose total calculada de imediato e o restante dividido em 2 a 3 tomadas com intervalos de 6 horas.

A dose de manutenção é iniciada 12 a 24 horas após. Outras drogas são raramente necessárias mas, caso não haja resposta adequada à digital, pode-se empregar o sulfato de quinidina ou procainamida.

Verapamil tem sido empregado com freqüência, de maneira lenta, quando por via intravenosa, e sob controle eletrocardiográfico.

Constitui-se em agente antiarrítmico bloqueador de cálcio, inibindo sua entrada dentro da célula na fase dois do potencial de ação. É muito efetivo em taquicardias supraventriculares em crianças, que cessam em geral após 30 a 60 segundos da dose de 0,07 a 0,15mg/kg.

Freqüentemente se observam bloqueios atrioventriculares parciais transitórios, assim como extra-sístoles isoladas, logo após a interrupção da taquicardia.

O verapamil pode ser repetido cerca de 5 a 10 minutos após, caso não tenha sido efetivo inicialmente. Cloreto de cálcio deve ser administrado caso sobrevenham efeitos adversos que se relacionam em geral ou à superdosagem de verapamil ou ao somatório de efeitos com outras drogas antiarrítmicas que vinham sendo empregadas anteriormente, como quinidina, disopiramida ou beta-bloqueadores adrenérgicos.

Difenil-hidantoína é indicada quando a taquiarritmia é manifestação de disritmia cerebral. Amiodarona é usada na dose de 5mg/kg/dose, de maneira lenta, até o máximo de 20mg/kg/dia.

Os beta-bloqueadores adrenérgicos podem ser eficazes em casos refratários a essas outras medidas. Aumentos progressivos da dose dessa droga são eficazes no controle de disritmias resistentes. Vários autores têm empregado doses superiores a 4mg/kg/dia, em crianças, com bons resultados.

Cardioversão, raramente utilizada em lactentes, deve ser indicada em casos resistentes ao tratamento medicamentoso ou também quando as alterações hemodinâmicas forem muito importantes. Para tal, o paciente é anestesiado e não deve ter tomado digital nas últimas 48 horas, pois surgem disritmias ventriculares graves, por vezes difíceis de controlar.

Há alguns anos, o tratamento cirúrgico para a divisão de feixes acessórios anômalos presentes na síndrome de Wolff-Parkinson-White tem sido eficaz no controle da taquicardia paroxística supraventricular em aproximadamente 90% dos casos refratários ao manejo clínico.

TAQUICARDIAS VENTRICULARES

Manifestam-se de forma paroxística durante alguma agressão a um dos ventrículos, em geral através de cateter na realização de estudo hemodinâmico, ou durante anestesia e cirurgia cardíaca.

Podem ocorrer também em anomalias congênitas da artéria coronária, em intoxicações medicamentosas por digital, quinidina e procainamida e ainda em distúrbios eletrolíticos graves. A taquicardia ventricular pode desencadear aparecimento de fibrilação ventricular, que se caracteriza por ritmo irregular caótico que leva rapidamente à morte. O tratamento deve ser prontamente instituído devido à gravidade da situação.

Procura-se de início a eliminação da causa ao lado do emprego da lidocaína – 1mg/kg por via intravenosa – e da própria cardioversão elétrica.

O tratamento cirúrgico tem sido realizado quando a disritmia é refratária ao manejo clínico. Retirada de zonas endocárdicas fibrosadas, de aneurismas ventriculares, de divertículos congênitos tem-se mostrado eficaz no controle dessas disritmias ventriculares.

BLOQUEIO ATRIOVENTRICULAR

Não se manifestam em geral sintomas em presença de bloqueios atrioventriculares de primeiro (PR longo) ou de segundo grau (PR gradualmente maior até falta de estímulo ventricular e 2 ou 3 ondas P para cada complexo QRS).

O bloqueio atrioventricular total pode ser congênito (Fig. 56.4) ou adquirido. Em geral, não se associa a defeitos congênitos cardíacos, sendo a transposição corrigida o mais freqüente. Na forma adquirida, as infecções de qualquer natureza e traumatismos operatórios são as causas principais. Podem decorrer também de febre reumática, de intoxicações digitálicas ou do emprego de outras drogas.

A freqüência ventricular é maior em crianças que em adultos, quando de etiologia congênita, e raramente se observa nessa situação a síndrome de Stoks-Adams.

É de prognóstico bom quando é desacompanhado de outras lesões cardíacas.

Torna-se de alto risco quando houver lesão congênita associada ou decorrer de miocardite infecciosa aguda quando a freqüência ventricular estiver abaixo de 40bat./min e a atrial acima de 150bat./min e quando a cardiomegalia for acentuada.

TRATAMENTO

É indicado quando a criança se apresenta em insuficiência cardíaca ou tiver síncope, independentemente da causa. Se de origem infecciosa, o uso de drogas pode ser benéfico:

- Isoproterenol (Aleudrin, Isuprel), para manter a freqüência ventricular, na dose de 0,1 a 1µg/kg/min, gota a gota na veia, sob controle eletrocardiográfico, ou por via sublingual na dose de 5 a 20mg a cada 3 a 4 horas.
- Atropina, se o marcapasso ventricular estiver sofrendo influência vagal, na dose de 0,01 a 0,03mg/kg a cada 4 a 6 horas, por via intravenosa ou subcutânea, ou 0,4mg por dose, por via oral.
- Corticosteróides, em doses habituais, para acelerar a condução atrioventricular e como antiinflamatório.
- Digital e diuréticos nas doses usuais.
- Implantação de marcapasso artificial, quando o tratamento médico for ineficaz (Fig. 56.5).

Por outro lado, se o bloqueio atrioventricular total é de origem congênita, essas drogas que aumentam a condução atrioventricular e as antiinflamatórias são totalmente ineficientes e, por isso, seu emprego é desnecessário.

Digital e diuréticos podem melhorar os sinais de insuficiência cardíaca. A implantação de marcapasso, no entanto, é a medida mais eficaz e tem sido usada mesmo em recém-nascidos com algum sucesso.

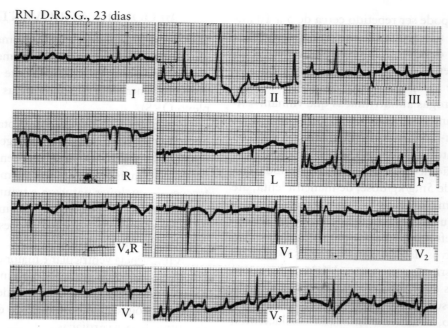

Figura 56.4 – Bloqueio atrioventricular total congênito com freqüência atrial de 190bpm e ventricular de 46bpm em recém-nascido em acentuada insuficiência cardíaca, com cardiopatia complexa.

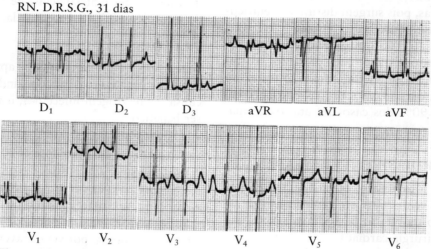

Figura 56.5 – Eletrocardiograma do mesmo paciente da figura anterior após implante de marcapasso endocárdico, com freqüência ventricular de 115bpm, com melhora acentuada da insuficiência cardíaca.

O prognóstico torna-se reservado quando há associação com outros defeitos, em especial os complexos. Nessa eventualidade, a colocação de marcapasso é imperiosa por ocasião da correção cirúrgica dos outros defeitos congênitos, pelo menos de maneira profilática.

BIBLIOGRAFIA

GARSON Jr., A.; KUGLER, J.D.; GILLETTE, P.C.; SIMONELLI, A.; Mc NAMARA, D.G. – Control of late postoperative ventricular arrhythmias with phenytoin in young patients. *Am. J. Cardiol.*, **46**:290, 1980.

GILLETTE, P.C. – Cardiac dysrhythmias in infants and children. In Engle, M.A. (ed.). *Pediatric Cardiovascular Disease*. Philadelphia, F.A. Davis Co., 1981.

GILLETTE, P.C. – The mechanisms of supraventricular tachycardia in children. *Circulation*, **54**:133, 1976.

GILLETTE, P.C.; GARSON Jr., A.; ETEROVIC, E. et al. – Oral propranolol treatment in infants and children. *J. Pediatr.*, **92**:141, 1978.

GILLETTE, P.C.; GARSON Jr., A.; KUGLER, J.D.; COOLEY, D.A.; ZINNER, A.; Mc NAMARA, D.G. – Surgical treatment of supraventricular tachycardia in infants and children. *Am. J. Cardiol.*, **46**:281, 1980.

GUTGESELL, H.P.; TACKER, W.A.; GEDDES, L.A. et al. – Energy dose for ventricular defibrillation of children. *Pediatrics,* **58**:898, 1976.

JACOBSEN, J.R.; GARSON Jr., A.; GILLETTE, P.C. et al. – Premature ventricular contractions in normal children. *J. Pediatr.,* **92**:36, 1978.

JOSEPHSON, M.E.; HARKEN, A.H.; HOROWITZ, L.N. – Endocardial excision: A new surgical technique for the treatment of recurrent ventricular tachycardia. *Circulation,* **60**:11430, 1979.

NADAS, A.S.; FYLER, D.C. – Arrhythmias. In Nadas, A.S.; Fyler, D.C. (eds.). *Pediatric Cardiology.* Philadelphia, W.B. Saunders Co., 1972.

PICKOFF, A.S.; ZIES, L.; FERRER, P.L. – High dose propranolol therapy in the management of supraventricular tachycardia. *Pediatrics,* **94**:144, 1979.

PORTER, C.J.; GILLETTE, P.C.; Mc NAMARA, D.G. – 24-hour ambulatory ECG's in the detection and management of cardiac dysrhytmias in infants and children. *Pediatr. Cardiol.,* **1**:203, 1980.

VETTER, V.L.; HOROWITZ, L.N.; JOSEPHSON, M.E. – Recurrent sustained ventricular tachycardia in pediatric patients. *Circulation,* **58**:II-196, 1978.

WOLFF, G.S.; HAN, J.; CURRAN, J. – Wolff-Parkinson-White syndrome in the neonate. *Am. J. Cardiol.,* **41**:563, 1978.

SINOPSE

DISRITMIAS CARDÍACAS

1. Estabelecer o tipo de disritmia cardíaca, inicialmente por meio do eletrocardiograma, sob monitorização, e determinar a possível causa.

2. Conhecer medicamentos em uso ou eventual cardiopatia associada, que podem desencadear o aparecimento de certas disritmias.

3. O combate à causa, caso seja conhecida, é preferível ao tratamento medicamentoso antiarrítmico.

4. Esse tratamento é indicado caso haja importante distúrbio hemodinâmico com insuficiência cardíaca, baixo débito, desconforto clínico, como palpitações e dispnéia, ou ainda em disritmias de alto risco, como em extra-sistolia ventricular polifocal.

Assim, emprega-se habitualmente em:

Extra-sístoles ventriculares
- Xilocaína a 2% – 1-2mg/kg/dose, IV, a cada 20 minutos, ou 10 a 50µg/kg/min (20ml = 400mg).
- Quinidina – 4-6mg/kg/dose a cada 4 a 6 horas, VO ou IM.
- Procainamida – 50mg/kg/dia, VO.
- Amiodarona – 5-20mg/kg/dia, a cada 6 ou 12h, VO ou IV.
- Propranolol – 1-6mg/kg/dia, VO, a cada 8h.

Taquicardias paroxísticas supraventriculares
- Manobras vagais (massagem do seio carotídeo, provocação de vômitos, manobras de Valsalva e esfriamento da cabeça por 5 a 10 segundos com água a 7-10°C).
- Verapamil – 0,05-0,07mg/kg/dose, IV, sob monitorização e lentamente (2,2ml = 5mg).
- Amiodarona – 5mg/kg/dose, IV, lentamente, até o máximo de 20mg/kg/dia.
- Digital (vide doses em insuficiência cardíaca).
- Emprega-se também quinidina, procainamida, difenil-hidantoína e propranolol.
- Cardioversão elétrica.
- Divisão cirúrgica de feixes acessórios é considerada caso as crises sejam refratárias ao tratamento médico.

Taquicardias ventriculares
- Xilocaína a 2% – 1 a 2mg/kg/dose, IV, a cada 20 minutos ou 10 a 50µg/kg/min (20ml = 400mg).
- Cardioversão elétrica.

Bloqueio atrioventricular total

Se **adquirido**:
- Isuprel – 0,1 a 1µg/kg/min (1ml = 0,2µg), IV.
- Aleudrin – 5-20mg sublingual a cada 3 a 4 horas.
- Atropina – 0,01-0,03mg/kg, a cada 4 a 6 horas, IV ou SC, ou 0,4mg/kg/dose, VO.
- Corticosteróides – doses habituais.
- Digital e diuréticos – vide IC.
- Marcapasso cardíaco, caso haja grave IC e refratária ao tratamento.

Se **congênito em insuficiência cardíaca**:
- Digital e diuréticos – doses habituais.
- Marcapasso cardíaco, caso não haja a melhora da insuficiência cardíaca.

57

MIOCARDITES

Paulo Roberto Camargo
Ricardo Mazzieri

CONCEITOS

Miocardite é um processo inflamatório do miocárdio que compromete parênquima e interstício de forma aguda ou crônica. É a causa mais comum de miocardiopatia dilatada na infância.

As miocardites de evolução aguda constituem-se, quase sempre, em condições de urgência em cardiologia pediátrica por, geralmente, acarretarem: insuficiência cardíaca congestiva (ICC), baixo débito, disritmias cardíacas, embolias sistêmica e/ou pulmonar, além do quadro clínico geral que dependerá do agente etiológico, de sua virulência, bem como das condições gerais e imunológicas do paciente. As miocardites de evolução crônica constituem-se em urgências quando agudizadas ou quando acarretarem complicações (disritmias e/ou embolias). Deve-se considerar, contudo, que a caracterização de miocardite aguda ou crônica deve basear-se não apenas em elementos clínicos, mas também histológicos (que podem ser obtidos, *in vivo*, por meio da biopsia endomiocárdica).

ETIOLOGIA

Quanto à etiologia, podemos dividir as miocardites em: infecciosas (vírus, bactérias, protozoários), decorrentes de reações auto-imunes ou de hipersensibilidade (doença reumática, colagenoses), causadas por agentes químicos, físicos, farmacológicos ou por mecanismos mistos, como a miocardite linfocitária ativa (MLA), que se presume ser conseqüente a infecção viral e ulterior agressão auto-imune do hospedeiro ao miocárdio alterado pelo vírus.

Neste tópico serão abordadas as miocardites infecciosas e a MLA, já que as demais são menos freqüentes no grupo pediátrico e quase sempre apresentam regressão quando controlado o quadro de base ou quando afastado o agente causal.

MIOCARDITES INFECCIOSAS

Os agentes infecciosos podem causar inflamação miocárdica, seja por invasão da célula cardíaca (vírus ECHO, *Trypanosoma cruzi*), seja por meio de toxinas que agridem o miocárdio (difteria) ou por mecanismo auto-imune (cardite reumática).

Miocardites virais – embora qualquer vírus possa causar miocardite, os considerados cardiotróficos são: coxsackie, ECHO, poliovírus, que fazem parte do grupo dos enterovírus. Estima-se que aproximadamente 40 a 50% das miocardites virais, no homem, sejam decorrentes de infecção pelo vírus coxsackie. Acredita-se, atualmente, que o vírus, após circular pela corrente sangüínea, atinja o coração, penetre na célula miocárdica e nela se replique, destruindo-a. Essa reação seria mediada por macrófagos e anticorpos neutralizantes, e a expressão clínica dessas alterações histológicas seria o comprometimento da função contrátil do miocárdio.

Miocardites bacterianas – quase sempre acompanham infecções sistêmicas. Classificam-se em:

- Inflamatórias agudas: estreptococos, estafilococos, meningococos, salmonelas.
- Granulomatosas: bacilo de Koch, *Treponema pallidum*.
- Endo e exotoxinas: bacilo diftérico. Essa miocardite tem grande importância pela freqüência que se estabelece nos pacientes acometidos pela difteria (25%), assim como pelas complicações decorrentes dos distúrbios da condução atrioventricular, como o bloqueio total (BAVT), que pode ser transitório ou definitivo.

Miocardites por protozoários – nesse grupo têm relevância as miocardites causadas pelo *Trypanosoma cruzi* (doença de Chagas) e pelo *Toxoplasma gondii* (toxoplasmose). A doença de Chagas aguda é rara, ocorrendo em aproximadamente 1% dos indivíduos infectados, sendo a forma crônica pouco freqüente no grupo pediátrico, embora não deva ser descartada em crianças maiores. A miocardite decorrente da infecção pelo toxoplasma pode ser congênita ou adquirida. Em geral acompanha as manifestações sistêmicas da doença.

Miocardites causadas por outros agentes infecciosos ou infestantes – as miocardites, embora mais raramente, podem também ser causadas por rickétsias, fungos, *Schistosoma*, cisticerco, *larva migrans* etc.

MIOCARDITE LINFOCITÁRIA ATIVA

Essa denominação é baseada em elementos histopatológicos, tais como: destruição de fibras cardíacas (necrose), edema e infiltrado intersticial (*agudas*), bem como hipertrofia de fibras e fibrose intersticial (*crônicas*). Pode expressar-se como miocardiopatia dilatada de evolução aguda, subaguda ou crônica. Seu diagnóstico pode ser suspeitado clinicamente, porém sua confirmação é histológica. Sua importância reside nas implicações terapêuticas e prognósticas.

DIAGNÓSTICO

As miocardites expressam-se por ICC, e, nos casos mais graves, o baixo débito cardíaco pode dominar o quadro. Cardiomegalia está invariavelmente presente.

Nos casos de evolução aguda geralmente se encontra uma criança taquidispnéica e agitada. Palidez e sudorese podem estar presentes. O pulso em geral é rápido e fino, eventualmente intercalado por extra-sístoles. Na vigência de quadro infeccioso, a freqüência de pulso mantém-se desproporcionalmente elevada quando comparada ao grau de hipertermia.

Ausência de abaulamento precordial com *ictus* pouco desviado para a esquerda e para baixo; presença de terceira e/ou quarta bulha, caracterizando ritmo de galope.

Sopro sistólico suave, de regurgitação mitral, pode ser auscultado, embora encontrado com maior freqüência nos casos de evolução crônica. Estertores crepitantes geralmente são audíveis nas bases de ambos os hemitórax; hepatomegalia quase sempre está presente; estase jugular e anasarca podem ocorrer nos casos de grave comprometimento ventricular direito.

Nos casos de evolução subaguda ou crônica, o paciente pode apresentar-se muito pouco sintomático, sendo o diagnóstico muitas vezes cogitado quando um processo infeccioso descompensa ICC latente. A pressão de pulso e a freqüência cardíaca geralmente se apresentam normais ou pouco elevadas. Abaulamento precordial está quase que invariavelmente presente, e o *ictus* é impulsivo e deslocado para a esquerda e para baixo. A terceira bulha pode ser ouvida e o sopro sistólico de regurgitação mitral pode estar presente. A ausculta pulmonar geralmente não revela ruídos adventícios; estase jugular e hepatomegalia podem não existir ou ser pouco expressivas.

O diagnóstico diferencial deve ser feito com a origem anômala de artérias coronárias, insuficiência mitral congênita, fibroelastose e miocardiopatia dilatada de etiologia não inflamatória.

EXAMES COMPLEMENTARES

Exame radiológico do tórax – cardiomegalia global e congestão pulmonar são achados de rotina.

Eletrocardiograma – o ritmo geralmente é sinusal; a freqüência cardíaca está quase sempre elevada. Extra-sístoles supra e, mais comumente, ventriculares podem estar presentes. São achados freqüentes as alterações difusas da repolarização ventricular, nos casos agudos, e sobrecarga de câmaras ventriculares e atuais, nos crônicos.

Ecocardiograma – observa-se dilatação das câmaras esquerdas ou das quatro câmaras, bem como hipocontratilidade da parede ventricular. Esse exame permite afastar o diagnóstico de cardiopatias congênitas, quantificar o grau de dilatação e contratilidade ventricular e detectar eventual presença de trombos intracavitários.

Exames laboratoriais – pesquisa de vírus no sangue, fezes, orofaringe, líquido pericárdico (punção), pesquisa de anticorpos antivírus (anticorpos neutralizantes, IgM e IgG), Mantoux, reações sorológicas para lues, Machado-Guerreiro, Sabin-Feldman.

Exames radioisotópicos – a) avaliação sincronizada das câmaras cardíacas ("gated") – que objetiva a análise da função ventricular esquerda e direita; b) mapeamento miocárdico com gálio-67 – que objetiva detectar presença ou ausência de processo inflamatório miocárdico.

Estudo hemodinâmico e cineangiográfico – utilizado para avaliar as pressões do sistema cardiopulmonar, tamanho e dinâmica de contração de ambos os ventrículos, bem como distribuição das artérias coronárias pela aortografia, no sentido de afastar eventual origem anômala de artérias coronárias, que pode-se manifestar como miocardiopatia dilatada.

Biopsia endomiocárdica – pode ser realizada por punção de veia jugular, com a criança anestesiada. O biótomo é introduzido, sob visão fluoroscópica, até o ventrículo direito, do qual são coletados de três a seis fragmentos do miocárdio, que serão encaminhados para análise histológica.

Deve-se enfatizar que é por meio da biopsia endomiocárdica que se pode firmar o diagnóstico de miocardite; os aspectos histológicos, contudo, não permitem extrapolação quanto ao agente etiológico.

TRATAMENTO

Poder-se-ia estabelecer uma seqüência no manuseio que auxiliaria a minimizar as dificuldades encontradas pelo médico na tentativa de resolução do problema: 1. adoção de medidas gerais; 2. tratamento da insuficiência cardíaca; 3. tratamento das complicações; 4. combate ao agente etiológico; 5. supressão do processo inflamatório miocárdico.

ADOÇÃO DE MEDIDAS GERAIS

Visam melhorar o estado clínico, reduzindo o trabalho cardíaco e melhorando a oxigenação tecidual do paciente, por meio do repouso no leito, restrição hídrica, dieta hipossódica, hiperprotéica, hipercalórica.

O repouso no leito constitui medida de especial importância e deve perdurar até que todas as manifestações clínicas de ICC e de envolvimento ativo do miocárdio tenham desaparecido.

TRATAMENTO DA INSUFICIÊNCIA CARDÍACA

O tratamento da ICC faz-se necessário tanto nos casos agudos como nos crônicos. Para tal, podem-se utilizar drogas inotrópicas positivas (digital, estimulantes beta-adrenérgicos), diuréticos e vasodilatadores.

Digital – a utilização da digital na ICC é imperativa. Nos casos agudos e nas ICC rebeldes, pode-se utilizar digital por via intravenosa (cedilanida ou digoxina), levando-se em conta que nesta condição o edema do trato digestivo dificulta a absorção da digital administrada por via oral (VO). Excetuando-se os casos mais graves, prefere-se medicação VO (digoxina na forma de elixir pediátrico). Deve-se, portanto, ter em mente que nas miocardites existe maior sensibilidade à digital, de tal modo que as doses utilizadas na fase aguda devem ser sempre menores que as utilizadas habitualmente (metade, um terço ou um quarto da dose preconizada), sendo reajustada conforme a necessidade e a resposta do paciente. Nas ICC agudas e graves, podem-se utilizar também estimulantes beta-adrenérgicos (dopamina e dobutamina).

Diuréticos – a medicação diurética é fundamental no controle da ICC. Podem-se utilizar diuréticos de alça (furosemida, bumetamida), por via intravenosa ou VO, assim como tiazídicos. Nos casos rebeldes, podem-se associá-los, já que apresentam locais diferentes de ação no néfron, podendo, dessa forma, potencializar-se. Os inibidores da aldosterona (espironolactona, triantereno, amilorida) têm sua indicação nos casos de ICC prolongada, quando existe hiperaldosteronismo secundário. Deve-se levar em conta, contudo, seu relativamente longo tempo de ação.

Vasodilatadores – medicação que diminui a pré e/ou pós-carga, reduzindo assim o trabalho cardíaco e, na maioria das vezes, aumentando o débito sistêmico.

Existem os que agem apenas na pós-carga, como a hidralazina (apressolina, dose de 0,5mg/kg de peso/dia), e os que agem na pré e pós-carga (prazosina e captopril). A prazosina deve ser administrada por VO, inicialmente na dose de 0,04mg/kg/dia, dividida em 3 tomadas; caso não haja redução dos níveis de pressão arterial ou elevação da freqüência cardíaca, pode gradativamente ser aumentada, até que se obtenha controle da ICC. O captopril deve também ser utilizado por VO, inicialmente na dose de 0,3mg/kg/dia, dividido em 3 tomadas; caso não ocorra hipotensão, a dose pode ser dobrada após o segundo dia e, se necessário, aumentada semanalmente, até se conseguir o efeito desejado.

O nitroprussiato de sódio é também medicação vasodilatadora, que age tanto na pré como na pós-carga; deve ser administrado por via intravenosa. Embora seja medicação muito potente, deve ser utilizado por curto intervalo de tempo, em decorrência de seus potenciais efeitos tóxicos.

TRATAMENTO DAS COMPLICAÇÕES

As complicações são relativamente mais freqüentes quanto mais graves as disfunções hemodinâmicas conseqüentes ao processo inflamatório miocárdico. As principais são as disritmias cardíacas e as manifestações tromboembólicas.

No tratamento das disritmias, deve-se ter precaução quanto ao uso de drogas depressoras do miocárdio, como a quinidina, a amiodarona e a procainamida em doses elevadas ou os bloqueadores beta-adrenérgicos (beta-bloqueadores).

Disritmias benignas dispensam tratamento, uma vez que, quase sempre, não acarretam disfunções hemodinâmicas importantes, raramente evoluem para disritmias mais graves e, geralmente, desaparecem espontaneamente, assim que o processo inflamatório regredir. As que merecem tratamento são: extra-sístoles ventriculares polifocais, taquicardias paroxísticas e BAVT.

As extra-sístoles podem ser tratadas com amiodarona na dose de 3 a 10mg/kg/dia, VO; quinidina na dose de 3 a 6mg/kg/dia, dividida em 4 tomadas, VO; procainamida, na dose de 40 a 60mg/kg/dia, dividida em 4 a 6 tomadas, VO. Em casos mais graves ou agudos, pode-se utilizar lidocaína intravenosa, na dose de 0,5 a 1mg/kg, em bolo, a cada 10 a 20 minutos, sem ultrapassar a dose total de 2mg/kg.

A taquicardia paroxística supraventricular (TPSV) pode ser tratada com verapamil, por via intravenosa, na dose de 0,1 a 0,3mg/kg, administrada lentamente (entre 30 e 60 segundos), podendo ser repetida após 10 a 20 minutos, sempre com controle eletrocardiográfico e da pressão arterial. A amiodarona, por via intravenosa, na dose de 2 a 5mg/kg, diluída em 25 a 50ml de solução glicosada a 5%, administrada em cerca de 20 minutos e com os mesmos cuidados, é outra opção em situações em que a taquicardia esteja comprometendo o débito cardíaco. A digital pode também ser uma opção terapêutica utilizada da seguinte forma: dose total de 20 a 40µg/kg, em que metade é administrada inicialmente e o restante dividido em 3 doses, com intervalo de 6 horas. Finalmente, a cardioversão elétrica (0,25 a 1 Joules/kg) está reservada para as TPSV que acarretam alterações hemodinâmicas importantes ou que sejam refratárias à terapêutica química, bem como nas taquicardias ventriculares (1 a 3 Joules/kg).

Quando ocorre BAVT, o marcapasso cardíaco deve ser indicado prontamente, embora possa ser transitório, uma vez que a baixa freqüência cardíaca associada ao mau desempenho ventricular pode levar a conseqüências irreversíveis.

Embolias sistêmica ou pulmonar devem ser tratadas rapidamente. Em algumas eventualidades, o paciente vítima de embolia sistêmica pode beneficiar-se com a embolectomia de urgência (embolia para a artéria principal de membros) e a administração de heparina, por via intravenosa, na dose de 100 unidades (1mg/kg) de 4 em 4 horas, mantendo-se o tempo de coagulação em torno de duas a três vezes superior ao valor obtido antes da anticoagulação. Esta medicação deve também ser utilizada na embolia pulmonar. Os anticoagulantes orais poderão ser administrados ulteriormente, a longo prazo, VO, mantendo-se o tempo de protrombina cerca de 20 a 25% do normal. Nos pacientes que não apresentam fenômenos tromboembólicos, mas nos quais se detecta presença de trombo intracavitário, por meio de exame ecocardiográfico, pode-se optar ou pela administração de cumarínicos ou pela associação de aspirina e dipiridamol.

COMBATE AO AGENTE ETIOLÓGICO

Nas miocardites que acompanham os processos infecciosos sistêmicos (meningococcemias, estreptococcias), a administração de antibióticos específicos permite debelar a infecção e, conseqüentemente, a normalização da função cardíaca.

O tratamento etiológico da miocardite diftérica baseia-se na administração de soro antidiftérico associado à eritromicina. Na miocardite pelo toxoplasma, utiliza-se sulfadiazina associada à pirimetamina. O tratamento etiológico da miocardite chagásica aguda é feito com benzonidazol.

SUPRESSÃO DO PROCESSO INFLAMATÓRIO MIOCÁRDICO

A utilização de corticosteróides no tratamento das miocardites tem sido ainda atitude polêmica, exceção feita à miocardite reumática ou à agressão miocárdica conseqüente a doenças auto-imunes. Nas miocardites de suposta etiologia viral não se recomenda seu emprego durante as primeiras três ou quatro semanas de início, já que a corticoterapia pode propiciar recrudescimento da viremia. Nos períodos subseqüentes, caso não haja regressão da ICC ou os exames subsidiários não evidenciarem melhora da disfunção miocárdica, deve-se submeter o paciente a exames mais sofisticados (mapeamento miocárdico com gálio-67 e biopsia endomiocárdica), com o objetivo de se confirmar a existência e avaliar a intensidade da inflamação miocárdica. Caso esta seja comprovada, pode-se estabelecer tratamento imunossupressor. Tal terapêutica tem mostrado excelentes resultados em uma grande porcentagem de pacientes; contudo, deve ser empregada por tempo prolongado e não é isenta de efeitos colaterais.

Atualmente, tem-se realizado a biopsia endomiocárdica com boa segurança nos grandes centros, não apenas quando se faz a suspeita clínica de miocardite aguda, mas também nos pacientes portadores de miocardiopatia dilatada de evolução prolongada. Esse procedimento permite não apenas comprovar o diagnóstico histológico de inflamação miocárdica (MLA), como avaliar sua evolução diante da medicação imunossupressora.

Quando se comprova o diagnóstico de inflamação miocárdica pela biopsia ou por meio do mapeamento com gálio-67, pode-se administrar:

1. apenas corticosteróides (prednisona), na dose inicial de 2,5mg/kg/dia, com redução subseqüente;
2. corticosteróides (prednisona) e azatioprina, ambos na dose de 2,5mg/kg/dia, também com redução subseqüente;
3. corticosteróides (prednisona) e ciclosporina; a primeira na dose de 1mg/kg/dia, e a segunda na dose de 10 a 15mg/kg/dia, com ajustes ulteriores.

Há que se ressaltar que o tempo de tratamento proposto é de seis meses, para que possa haver regressão do processo inflamatório miocárdico e evitar sua recrudescência caso haja suspensão precoce do tratamento.

Até o presente momento, acredita-se que a associação de corticosteróides com azatioprina ou ciclosporina seja mais efetiva que a administração de corticosteróides isoladamente.

Quando não se dispõe dos métodos diagnósticos anteriormente referidos (mapeamento com gálio-67 e biopsia endomiocárdica), mas onde elementos clínicos de história pregressa e exames subsidiários permitem inferir o diagnóstico de miocardite, faculta-se o emprego de medicação imunossupressora.

Com a administração dessas drogas, faz-se necessário o controle de hemograma, exame de urina, assim como de função renal e hepática.

Nos casos em que a miocardite aguda acarreta ICC grave ou choque cardiogênico, aconselha-se o emprego de corticosteróides por via intravenosa.

BIBLIOGRAFIA

EDWARDS, W.D.; HOLMES Jr., D.R.; REEDER, G.S. – Diagnosis of active lymphocytic myocarditis by endomyocardial biopsy. *Mayo Clin. Proc.,* 57:419, 1982.

FENOGLIO Jr., J.J.; URSELL, P.C.; KELLOG, C.F.; DRUSIN, R.E.; WEISS, M.B. – Diagnosis and classification of myocarditis by endomyocardial biopsy. *N. Engl. J. Med.,* 308:12, 1983.

KEREIAKES, D.J.; PARMLEY, W.W. – Myocarditis and cardiomyopathy. *Am. Heart J.,* **108**:1318, 1984.

MASON, J.W.; BILLINGHAM, M.E.; RICCI, R.R. – Treatment of acute inflammatory myocarditis assisted by endomyocardial biopsy. *Am. J. Cardiol.,* 43:1037, 1980.

O'CONNELL, J.B.; HENKIN, R.E.; ROBINSON, J.A.; SUBRAMANIAN, R.; SCANLON, P.J.; GUNNAR, R.M. – Gallium-67 imaging in patients with dilated cardiomyopathy and biopsy-proven myocarditis. *Circulation,* 70:58, 1984.

OLSEN, E.G.J. – Myocarditis – a case of mistaken identidy? *Br. Heart J.,* 50:303, 1983.

SHANES, J.G.; KRONE, R.J.; TSAI, C.C.; FISCHER, K.; WILLIAM, S.G.A. – Mild myocardial inflammation presenting as congestive cardiomyopathy responsive to immunossuppression. *Am. Heart J.,* 107:798, 1984.

WYNNE, J.; BRAUNWALD, E. – The cardiomyopathies and myocarditides. In Braunwald, E. (ed.). *Heart Disease. A Text Book of Cardiovascular Medicine.* Philadelphia, W.B. Saunders, 1980.

ZEE-CHENG, C.S.; TSAI, C.C.; PALMER, D.C.; PENNINGTON, D.G.; WILLIAMS, G.A. – High incidence of myocarditis by endomyocardial biopsy in patients with idiopathic congestive cardiomyopathy. *J. Am. Coll. Cardiol.,* 3:63, 1984.

SINOPSE

MIOCARDITES

Miocardite – processo inflamatório do miocárdio.

Manifestações clínicas – insuficiência cardíaca congestiva (ICC); baixo débito cardíaco.

Complicações: disritmias cardíacas; embolias sistêmica e/ou pulmonar.

Evolução
  Clínica
  - Aguda < 6 meses de duração
  - Crônica > 6 meses de evolução

  Histológica
  - Aguda:
    infiltrado inflamatório; necrose celular; agressão a fibras cardíacas; por células mononucleares; edema intersticial
  - Crônica:
    infiltrado inflamatório; hipertrofia de fibras cardíacas; fibrose intersticial

Etiologia
- Infecciosa: vírus; bactérias; protozoários, metazoários, fungos etc.
- Auto-imune ou de hipersensibilidade
- Agentes químicos, físicos, farmacológicos
- Mecanismos mistos (miocardite linfocitária ativa)

Diagnóstico clínico
  Em doenças agudas
  - ICC, baixo débito cardíaco
  - Taquidispnéia, sudorese, palidez
  - Pulso rápido e fino
  - Pressão arterial convergente
  - Ausência de abaulamento precordial
  - *Ictus* desviado para a esquerda e para baixo
  - Hipofonese de primeira bulha em área mitral
  - B_3 e/ou ritmo de galope
  - Disritmias (extra-sístoles)
  - Estertores crepitantes
  - Estase jugular, hepatomegalia
  - Edema de membros inferiores
  - Anasarca

  Em doenças crônicas
  - Criança pouco ou assintomática: o diagnóstico é feito geralmente quando o processo infeccioso descompensa ICC latente
  - Abaulamento precordial
  - *Ictus* impulsivo, desviado para a esquerda e para baixo
  - Bulhas: hipofonese de primeira bulha em área mitral, hiperfonese de segunda bulha em área pulmonar, presença de B_3
  - Sopro sistólico de regurgitação mitral e tricúspide
  - Estase jugular e hepatomegalia

Exames complementares
  Radiografia do tórax
  - Cardiomegalia
  - Congestão pulmonar

  Eletrocardiograma
  Em doenças agudas
  - taquicardia sinusal
  - disritmias (extra-sístoles)
  - alterações difusas da repolarização ventricular

  Em doenças crônicas
  - sobrecarga ventricular esquerda ou biventricular
  - sobrecarga atrial esquerda ou biatrial
  - disritmias (extra-sístoles)

Ecocardiograma – dilatação das câmaras ventriculares e atriais (mais comumente ventrículo e átrio esquerdos), hipocontratilidade da parede ventricular. Eventualmente, trombos intracavitários.

Laboratoriais – por vezes permitem diagnóstico etiológico específico.

Radioisotópico – "gated": avaliação da função ventricular que está invariavelmente deprimida. Mapeamento miocárdico com gálio-67: presença ou ausência de processo inflamatório miocárdico.

Estudo hemodinâmico e cineangiográfico – pressão no sistema cardiopulmonar, tamanho e dinâmica de contração das câmaras ventriculares, presença de disfunção de valvas atrioventriculares, visibilização da distribuição coronariana (afastar coronária anômala).

Biopsia endomiocárdica – comprovar ou afastar presença de processo inflamatório miocárdico (diagnóstico histológico de miocardite).

Diagnóstico diferencial
- Coronária anômala
- Insuficiência mitral congênita
- Fibroelastose
- Miocardiopatia dilatada "idiopática"

Tratamento

1. **Adoção de medidas gerais:** repouso; dieta hipossódica, hiperprotéica, hipercalórica; restrição hídrica
2. **Tratamento da ICC**
   a) **Digital**
      Via oral: **digoxina** – elixir pediátrico – 1ml = 0,05mg; administra-se 0,02mg/kg, ou seja, 0,2ml/kg dividido em 2 tomadas
      Via intravenosa: **cedilanida** – ampolas de 2ml; cada ml = 0,2mg; dose de 0,02mg/kg; ½ dose início e outras duas metades em intervalo de 8 horas
      Digoxina: ampolas de 2ml; cada ml = 0,25mg; dose de 0,02 a 0,04mg/kg/dia
   b) **Estimulantes beta-adrenérgicos**
      Dopamina: ampolas com 10ml (5mg/ml) – dissolver em SG a 5% – dose inicial de 5µg/min
      Dobutamina: 1 ampola = 250mg – dose de 2 a 8µg/kg/min (em SG a 5%)
   c) **Diuréticos**
      Furosemida
      - Intravenoso – 1 ampola = 2ml = 20mg; dose de 1mg/kg/dose
      - Oral – solução oral – 1ml = 10mg; dose de 1 a 3mg/kg/dia, dividida em 2 a 3 tomadas

      Bumetamida

      Tiazídicos
      - Clortiazida
      - Hidroclorotiazida (2,5 a 3mg/kg/dia; comprimido com 50mg)
      - Clortalidona

      Inibidores da aldosterona
      - Espironolactona (comprimidos de 25 e 100mg; dose de 1,5 a 3mg/kg/dia)
      - Triantereno
      - Amilorida
   d) **Vasodilatadores**
      - Hidralazina: comprimidos de 25 e 50mg; dose de 0,5mg/kg/dia, dividido em 3 tomadas
      - Prazosina: comprimidos de 1, 2 e 5mg; dose de 0,04mg/kg/dia em 2 a 3 tomadas
      - Captopril: comprimidos de 25, 50 e 100mg; dose de 0,3mg/kg/dia, dividido em 3 tomadas
      - Nitroprussiato de sódio: 1 frasco = 50mg; dose inicial, intravenosa, de 0,5µg/kg/min
3. **Tratamento das complicações**
   a) **Disritmias**
      - **Extra-sístoles ventriculares polifocais**
        - Amiodarona: cada gota = 6,6mg; dose de 3 a 10mg/kg/dia, VO
        - Quinidina: comprimidos com 200mg; dose de 3 a 6mg/kg/dia, dividido em 4 tomadas
        - Procainamida: comprimidos com 300mg; dose de 40 a 60mg/kg/dia, dividida em 4 a 6 tomadas
        - Lidocaína: 0,5 a 1mg/kg em bolo a cada 10 a 20 minutos ou infusão contínua 0,5 a 1,5mg/kg/h; diluição em SG a 5%
      - **Taquicardia paroxística supraventricular**
        - Verapamil: ampolas de 2ml = 5mg; uso intravenoso, dose de 0,1 a 0,3mg/kg/dose
        - Amiodarona: ampolas de 3ml = 150mg; dose de 2 a 5mg/kg em SG a 5%; administração intravenosa em 20 minutos
        - Digital (cedilanida ou digoxina): 20 a 40mg, ½ inicialmente e o restante a cada 6 ou 8 horas
        - Cardioversão elétrica: 0,25 a 1 Joule/kg
      - **Taquicardias ventriculares**
        - Lidocaína: em bolo e após em infusão contínua
        - Procainamida: ampolas de 5ml com 500mg; dose de 5mg/min, até reversão da taquicardia
        - Cardioversão elétrica: 1 a 3 Joules/kg
      - **Bloqueio atrioventricular total** – marcapasso cardíaco.
   b) **Embolias sistêmica ou pulmonar**
      - Fase aguda
        Heparina – frascos com 1.000 e 5.000U/ml; uso intravenoso, dose de 100 unidades ou 1mg/kg a cada 4 horas (TC 2 a 3 vezes o inicial)
      - Após fase aguda
        Marcoumar – comprimidos com 3mg; dose inicial de 0,04mg/kg/dia
        Dindevan – comprimidos com 50mg; dose inicial de 0,7mg/kg/dia (TC em torno de 20 a 25%)
4. **Combate ao agente etiológico**
   a) Miocardites que acompanham – antibióticos específicos
   b) Miocardite diftérica – soro antidiftérico e eritromicina
   c) Miocardite pelo toxoplasma – sulfadiazina e pirimetamina
   d) Miocardite chagásica (aguda) – benzonidazol
5. **Supressão do processo inflamatório miocárdico**
   Esquemas alternativos:
   - Prednisona: comprimido de 5 a 20mg
     dose: 2,5mg/kg/dia – 1 semana
     2mg/kg/dia – 1 semana
     1,5mg/kg/dia – 6 semanas
     1mg/kg/dia – 4 meses
   - Prednisona: mesmo esquema anterior
     e
     Azatioprina: comprimidos com 50mg
     dose: 2,5mg/kg/dia – 1 semana
     2mg/kg/dia – 1 semana
     1,5mg/kg/dia – 6 semanas
     1mg/kg/dia – 4 meses
   - Prednisona: dose: 1mg/kg/dia – 2 meses
     e 0,5mg/kg/dia – 4 meses
     Ciclosporina: líquido contendo 100mg/ml
     dose: 15mg/kg/dia – 2 semanas
     10mg/kg/dia – 6 semanas
     5 a 10mg/kg/dia – 4 meses

58

PERICARDITE AGUDA

RICARDO MAZZIERI
PAULO ROBERTO CAMARGO

O termo pericardite aguda aplica-se mais em um sentido clínico polietiológico que anatômico, integrado em uma síndrome caracterizada classicamente por febre, dor torácica e atrito pericárdico.

Essa forma clínica pode corresponder anátomo-patologicamente a um processo inflamatório agudo, com menor ou maior predomínio dos depósitos de fibrina e de infiltração celular, e com menor ou maior quantidade de derrame, que costuma ser mínimo nas formas habituais de pericardite idiopática ou virótica.

ETIOLOGIA

Segundo o agente etiológico, a pericardite pode ser classificada como segue.

Classificação etiológica

1. **Idiopática** (benigna).
2. **Infecciosas:**
   - Bacterianas inespecíficas: *Pneumococcus, Staphylococcus, Streptococcus* e *Meningococcus*.
   - Viróticas: *Coxsackie* A e B, ECHO, influenza, parotidite, varicela e mononucleose infecciosa.
   - Fúngicas: *Histoplasma, Blastomyces, Nocardia* e *Aspergillus*.
   - Parasitárias: *Toxoplasma, Tripanosoma cruzi* e *Echinococcus*.
   - Tuberculosa.
3. **Pericardites associadas com doenças de outros órgãos ou sistemas:**
   - Doenças difusas do tecido conjuntivo (doença reumática, lúpus eritematoso disseminado, artrite reumatóide).
   - Estados de hipersensibilidade (síndrome pós-pericardiotomia, doença do soro).
   - Doenças de estruturas contíguas (embolia pulmonar, pleurite).
   - Alterações metabólicas (uremia, mixedema).
   - Outras entidades (talassemia).

4. **Pericardites secundárias a agentes físicos:**
   - Traumatismo.
   - Radiação.
5. **Pericardites secundárias a agentes químicos:**
   - Procainamida.
   - Fenilbutasona.
   - Hidralazina.
6. **Pericardites secundárias a neoplasias:**
   - Primária.
   - Metastática.

Especialmente em países onde a febre reumática tem alta incidência, a pericardite de origem reumática ocupa um lugar de destaque, a ponto de constituir de 50 a 60% dos casos constatados na idade pediátrica.

A pericardite viral, também denominada *pericardite aguda idiopática*, pela dificuldade e pelo fracasso na identificação do vírus, responde, na maioria dos casos, à infecção pelo vírus Coxsackie B e da influenza.

A pericardite séptica ou purulenta é habitualmente produzida pelo estafilococo, se bem que outros agentes causais, como pneumococo, estreptococo e bactérias gram-negativas, podem também ser reconhecidos. Geralmente é resultado da complicação de um quadro de septicemia ou, mais raramente, após algum tipo de cirurgia de tórax.

Além dos grupos clássicos de pericardite infecciosa, devem mencionar-se as raras pericardites produzidas por fungos, parasitas ou toxoplasmose. Entre as colagenopatias, o lúpus eritematoso, a poliarterite nodosa e a artrite reumatóide são as causas mais freqüentes observadas na idade pediátrica. A pericardite tuberculosa, apesar de ainda se manifestar, especialmente, nos países onde a doença não for erradicada, tem diminuído bastante de incidência nestes últimos anos, devido ao controle da doença. Esta pericardite evolui habitualmente à cronicidade, sendo que 20 a 30% dos casos desenvolvem pericardite constritiva.

Entre as pericardites associadas a enfermidades metabólicas, o tipo mais comum é a urêmica, ligada à insuficiência renal.

As pericardites secundárias a neoplasias primárias ou metastáticas são situações raramente observadas na idade pediátrica.

QUADRO CLÍNICO

Como já foi mencionado, entende-se por pericardite aguda uma síndrome clínica constituída por dor precordial, febre e atrito pericárdico.

A **dor precordial** é o sintoma mais representativo de inflamação pericárdica. É uma dor de intensidade variável, de caráter superficial, irradiando ou não para o pescoço, ombros e costas. Certas atitudes antiálgicas podem aliviá-la, especialmente a inclinação do tronco para a frente.

A dor está freqüentemente em quase todos os pacientes com pericardite aguda idiopática ou viral. Entretanto, esse sintoma não se manifesta como tal no lactente ou no pré-escolar, nos quais se traduz por choro, irritabilidade, inquietude, taquipnéia e taquicardia.

A **febre** é muito freqüente, porém pode estar até ausente nas pericardites de curso muito agudo. Os valores térmicos são geralmente moderados.

O **atrito pericárdico** é o dado mais significativo para o diagnóstico. É auscultado em suas fases iniciais, qualquer que seja a etiologia da pericardite. Habitualmente se localiza sobre a borda arterial esquerda. Sendo o acúmulo de exsudato importante, poderá não ser auscultado, ou somente em determinadas posições. As bulhas cardíacas podem estar abafadas nos casos de derrame importante, ou quando os folhetos pericárdicos estão aderidos entre si.

Nas crianças, é importante estabelecer o diagnóstico diferencial com os *atritos pleurais,* pela freqüência que têm as afecções pleuropulmonares nos primeiros anos de vida.

EXAMES COMPLEMENTARES

O **eletrocardiograma** é de suma utilidade no diagnóstico de pericardite aguda. O achado mais freqüente e característico é a elevação do segmento S-T com concavidade superior e onda T positiva em várias derivações. Posteriormente, no decorrer dos dias, é típico registrar a volta do segmento S-T à linha isoelétrica, seguida de aparição de ondas T difusamente negativas e simétricas. As ondas T negativas podem permanecer assim durante vários meses, após a resolução clínica do processo.

A **radiologia** poderá mostrar uma imagem cardíaca praticamente normal na ausência de derrame de certa magnitude. Não é rara a comprovação de derrame pleural acompanhante em todos os tipos etiológicos de pericardite aguda. A pericardite virótica pode associar-se à imagem radiológica de pneumonite.

O **ecocardiograma** tem contribuído muito para o diagnóstico dos derrames pericárdicos, especialmente aqueles que por sua escassa magnitude não são reconhecidos ou suspeitados clinicamente.

DIAGNÓSTICO ETIOLÓGICO

O diagnóstico etiológico de uma pericardite aguda pode ser relativamente simples nos casos secundários à enfermidade sistêmica.

Nos casos de pericardite aguda recidivante e na maioria dos casos de pericardite aguda idiopática, a rapidez e a autolimitação do quadro clínico permitem o diagnóstico etiológico, por exclusão, da origem virótica ou imunológica do processo.

Uma forma menos freqüente de pericardite é a observada após a cirurgia cardíaca. Sua incidência é muito menor se considerada em relação à cirurgia cardíaca no adulto.

Conhecida como síndrome pós-pericardiostomia costuma cursar com febre, dor torácica, atrito pericárdico e efusão pleural discreta ou moderada. Essa manifestação é observada, em média, de duas a três semanas após a cirurgia aberta do coração, em aproximadamente 5 a 10% dos pacientes.

É considerada uma reação de hipersensibilidade não-específica ao traumatismo cirúrgico de pericárdio, tendo sido registrados na ocasião títulos elevados de anticorpos anticoração.

TRATAMENTO

O tratamento sintomático constitui uma parte básica da terapêutica e a *única* a ser aplicada nos muitos casos sem diagnóstico etiológico.

O **repouso no leito** é importante, enquanto persistir a febre e a dor torácica; a fase de convalescença nas pericardites viróticas varia entre duas e seis semanas. Especialmente nos casos com comprometimento miocárdico, o repouso prolongado deve ser uma imposição.

A **alimentação** deve ser hipercalórica com adequada taxa protéica e baixo teor de sódio.

O controle dos sintomas da enfermidade, febre e dor é feito pela administração de antiinflamatórios. A preferência geral é pelo *ácido acetilsalicílico* (50 a 100mg/kg/dia), com redução progressiva em duas a quatro semanas.

A *indometacina* (tomada com muita precaução) pode eventualmente ser usada no lugar de aspirina. Nos casos insidiosos de *pericardite benigna viral,* está indicado o uso de *esteróides* (prednisona) na dose de 2mg/kg/dia durante 10 a 15 dias; as doses progressivamente decrescentes dependerão da resposta clínica, até completar um total de seis a oito semanas.

A maioria dos pacientes com a síndrome pós-pericardiotomia responde muito bem à terapêutica antiinflamatória com aspirina ou corticóides nas doses assinaladas. O tratamento deverá ser mantido durante um período variável de um a dois meses.

Nos casos de qualquer etiologia, nos quais o controle da dor não é factível com os medicamentos acima assinalados, poderá ser necessária a administração de opiáceos (fosfato de codeína, de meperidina ou mesmo de morfina).

A pericardite tuberculosa requer um tratamento farmacológico combinado com quimioterápicos durante um período não menor de 9 meses. A tendência atual consiste em instaurar um tratamento com rifampicina, isoniazida e etambutol (ou estreptomicina) nas seguintes doses:

- Isoniazida: 10 a 20mg/kg/dia, sem ultrapassar 300mg (dose única).
- Rifampicina: 10 a 20mg/kg/dia, sem ultrapassar 600mg (dose única).
- Etambutol: 15 a 20mg/kg/dia (dose única) somente durante os dois ou três primeiros meses do tratamento.

A prednisona está indicada especialmente nos casos de pericardite tuberculosa com derrame manifesto. Pretende-se uma resolução mais rápida do processo, além da redução da incidência da constrição pericárdica tardia. A dose varia de 40 a 60mg/dia, simultaneamente ao tratamento tuberculostático, com redução paulatina e retirada em período de seis a oito semanas.

SINOPSE

PERICARDITE AGUDA

Etiologia – as formas mais freqüentes nas crianças são: reumatismo (febre reumática), viral ou idiopática, bacteriana (purulenta), traumática, urêmica, pós-pericardiotomia, tuberculosa e por colagenopatia (artrite reumatóide; lúpus eritematoso).

Quadro clínico
Tríade clássica: dor torácica; febre; atrito pericárdico.
Outros sintomas: tosse, dispnéia.

Diagnóstico
Da doença causal (na benigna idiopática ou viral é feito freqüentemente por exclusão).
Exames complementares:
Eletrocardiograma – é o exame mais útil para o diagnóstico. Mostra alterações típicas do segmento S-T e da onda T.
Ecocardiograma – aumento de intensidade dos ecos originados no pericárdio (dependendo do grau de inflamação da membrana).
É freqüente a visualização do pericárdio anterior. Derrames discretos poderão, ou não, ser localizados na região póstero-inferior do coração.

Tratamento:
1. Da doença causal (etiológico) – no caso da pericardite tuberculosa aplicar o esquema tríplice.
2. Sintomático:
   a) **Repouso** – no leito, obrigatório, enquanto persistir febre e dor (de 2 a 6 semanas). Havendo comprometimento miocárdico, repouso deve ser o mais prolongado possível.

b) **Febre e dor:**
- **Ácido acetilsalicílico** – 50 a 100mg/kg/dia (redução progressiva em 2 a 4 semanas).
- **Corticosteróides** (prednisona) – 2mg/kg/dia.
  Na pericardite idiopática benigna ou viral, durante um período de 6 a 8 semanas, com doses decrescentes a partir da segunda semana.
  Na síndrome pós-pericardiotomia durante um período de 4 a 8 semanas, com doses decrescentes a partir da segunda semana.
  Na pericardite tuberculosa, somente nos casos com derrame manifesto, durante um período de 6 a 8 semanas, 40 a 60mg/dia em doses decrescentes.
- **Indometacina** – 1 a 3mg/kg/dia, dividido em 3 a 4 doses. Não é recomendado em crianças menores de 14 anos de idade. Acima dessa idade é usado somente em crianças que não respondem à aspirina.
- **Opiáceos** – exclusivamente nos casos indispensáveis.
- **Fosfato de codeína.**
- **Meperidina.**
- **Sulfato de morfina.**

Em todo caso de pericardite tuberculosa deve ser introduzido o tratamento quimioterápico específico para a tuberculose por um período mínimo de 9 meses:
- **Isoniazida** – 10 a 20mg/kg/dia (dose única).
  Não ultrapassar 300mg/dia.
- **Rifampicina** – 10 a 20mg/kg/dia (dose única).
  Não ultrapassar 600mg/dia.
- **Etambutol** – 15 a 20mg/kg/dia (dose única) somente nos 2 ou 3 primeiros meses de tratamento.

59

DERRAME PERICÁRDICO

Ricardo Mazzieri
Paulo Roberto Camargo

O acúmulo de líquido na cavidade pericárdica não responde somente a processos inflamatórios. Pode também ser conseqüência de transudação, hemorragia ou outros processos. Praticamente todos os tipos etiológicos de *pericardite aguda* podem dar lugar a derrame.

A transudação serosa acontece por insuficiência cardíaca, hipoproteinemia ou anasarca de qualquer etiologia.

A hemorragia intrapericárdica tem origem variada: traumatismo aberto com ferimento cardíaco; ruptura iatrogênica do coração durante o cateterismo cardíaco, por perfuração direta da parede arterial ou ventricular; tratamento anticoagulante (portadores de próteses valvares); e mais raramente na idade pediátrica por leucemia, linfomas ou metástases tumorais.

A pericardite tuberculosa evolui freqüentemente com derrame do tipo sero-hemorrágico ou francamente hemorrágico.

Entre as enfermidades metabólicas é clássica a insuficiência renal. Deve-se também lembrar o derrame que aparece durante o curso de hemodiálise crônica.

O quilopericárdio é achado nas raras circunstâncias de traumatismo do ducto torácico (acidental; cirúrgico) ou doença neoplásica.

Devemos salientar que todas as causas de derrame pericárdico, dependendo do seu volume e velocidade de instalação, podem levar ao tamponamento cardíaco.

QUADRO CLÍNICO

As manifestações clínicas dependem da etiologia e das alterações hemodinâmicas determinadas pelo derrame pericárdico. Na maioria dos pacientes com derrame e sem compressão cardíaca, os sintomas são vagos ou estão ausentes ou eventualmente podem estar relacionados com a compressão de estruturas adjacentes ao pericárdio (esôfago, nervo frênico), levando à disfagia ou soluços. O exame físico, na ausência de tamponamento, pode ser pouco expressivo ou revelar achados sugestivos. Assim, podemos encontrar ingurgitamento jugular, taquipnéia, taquicardia e presença de pulso paradoxal, este último dado de mais difícil registro nas crianças em relação aos adultos. A ausculta cardíaca pode revelar abafamento de bulhas e/ou atrito pericárdico. Hepatomegalia, ascite e edema de membros inferiores podem estar presentes, especialmente no derrame de longa evolução.

MÉTODOS DIAGNÓSTICOS

Eletrocardiograma – tem baixa sensibilidade para o diagnóstico do derrame pericárdico. Entretanto, pode mostrar complexos de baixa voltagem, ondas T achatadas ou mesmo alterações típicas da pericardite aguda.

A presença de alternância elétrica do complexo QRS permite algumas vezes sugerir o derrame.

Radiografia – a radiografia simples de tórax é um valioso auxiliar no diagnóstico em caso de derrame abundante, sendo em muitos casos a origem da suspeita clínica. Entretanto, derrames pequenos ou até moderados podem passar despercebidos à radiografia.

Aspectos típicos constituem a área cardíaca em forma globular ou em "moringa", com apagamento dos vasos hilares e da borda cardíaca esquerda.

A fluoroscopia pode revelar diminuição ou ausência de pulsações cardíacas na vigência do derrame pericárdico. As mudanças da silhueta cardíaca, colocando o paciente em posição ereta e supina, com deslocamento superior do líquido pericárdico, confirmam esse diagnóstico, considerando o diagnóstico diferencial que deve ser feito em relação à miocardite congestiva.

Outras técnicas radiológicas ou isotópicas para a demonstração do derrame pericárdico têm sido, devido à sua complexidade e/ou pouca sensibilidade, superadas pela ecocardiografia.

Assim, agregados de albumina marcados com tecnécio, ou mesmo a tomografia computadorizada, podem ser empregados em pacientes selecionados, para detectar a presença de derrame pericárdico.

Ecocardiografia – constitui o procedimento mais sensível e específico para a demonstração do derrame pericárdico, relegando as outras técnicas diagnósticas a um segundo plano.

De outro lado, é um ótimo método para acompanhamento evolutivo.

A demonstração da presença do derrame é baseada no achado de um espaço livre de ecos entre a parede ventricular e o pericárdico propriamente dito. Existem fórmulas que permitem quantificar com relativa aproximação o volume do derrame.

TRATAMENTO

Quando a tolerância ao derrame é satisfatória e não há repercussão hemodinâmica, não são necessárias outras medidas que as oportunas para a doença causal ou para as pericardites agudas. A não ser que a análise do material seja essencial para o diagnóstico e conduta posterior, a pericardiocentese deve ser evitada nesses casos.

A pericardiocentese está indicada especificamente:
a) na presença de derrame pericárdico com repercussão hemodinâmica;
b) quando pelas circunstâncias clínicas se suspeita de hemopericárdio de qualquer origem. Mais raramente se indicará com finalidade exclusivamente diagnóstica.

O sítio da pericardiocentese mais utilizado nas crianças é o nível subxifóideo.

A inserção da agulha deve ser lenta e cuidadosa, aspirando freqüentemente, movendo ocasionalmente em várias direções (detecção de derrames saculares). Em casos de abundante coleção líquida ou de pericardite exsudativa recidivante, deve colocar-se um sistema de drenagem, similar aos casos de derrame pleural. A pericardiocentese deverá ser feita em um meio adequado, com monitorização eletrocardiográfica e hemodinâmica e fluoroscopia.

A perfuração do átrio direito ou o desgarroteamento do ventrículo direito são as complicações relatadas, que devem ser evitadas tomando as medidas de precaução já comentadas.

O líquido aspirado deve ser submetido a cultura, estudo virológico, inoculação animal na suspeita de tuberculose, detecção de células neoplásicas e provas sorológicas específicas.

Nos pacientes com derrame pericárdico secundário a processo neoplásico, a pericardiocentese pode ser usada isoladamente ou em combinação com radioterapia e quimioterapia local ou sistêmica.

Nos casos de acentuado derrame conseqüente a traumatismo (hemopericárdico), a exploração cirúrgica é indicada.

A drenagem cirúrgica (pericardiotomia) é indicada também nos casos de grandes derrames causados por pericardite purulenta associada sempre à antibioticoterapia específica pela via intravenosa. A pericardiotomia subxifóidea com a abertura de uma janela pericárdica é uma boa técnica alternativa, que facilita a drenagem do líquido pericárdico e possibilita simultaneamente a obtenção de material do pericárdio para análise histopatológica.

Um sistema de drenagem é sempre deixado no local.

A técnica da pericardiotomia subxifóidea tem facilitado o diagnóstico da pericardite tuberculosa, ao permitir a obtenção de biopsia pericárdica simultânea, a qual não pode revelar o granuloma típico, além da retirada obrigatória do líquido pericárdico que deverá ser encaminhado ao laboratório para cultura e inoculação em cobaia. A confirmação diagnóstica implica a instauração imediata do esquema tríplice.

A ressecção pericárdica (pericardiectomia) é preconizada nos casos de derrame crônico abundante, de natureza idiopática, com mais de 6 meses de persistência apesar de todas as medidas terapêuticas introduzidas. Essa indicação é baseada na observação da evolução de alguns casos para o tamponamento cardíaco fatal. Da mesma maneira, estão incluídos nessa indicação os derrames pericárdicos de repetição e que respondem a etiologias tão diversas como doenças do colágeno e doenças metabólicas.

A pericardiectomia é também recomendada nos casos de pericardite tuberculosa em que houver permanência de sinais de compressão cardíaca após drenagem pericárdica ou resposta pouco expressiva à terapêutica específica. Essa atitude intervencionista se justifica em face da alta incidência de pericardite constritiva nos casos sobreviventes.

SINOPSE

DERRAME PERICÁRDICO

Todos os tipos etiológicos de pericardite aguda podem evoluir com derrame pericárdico. Lembrar também os transudatos serosos da insuficiência cardíaca congestiva ou da hipoproteinemia de qualquer etiologia.

Quadro clínico – os sintomas serão os próprios da doença causal e das alterações hemodinâmicas determinadas pelo derrame pericárdico (quantidade e velocidade de acúmulo). Em geral, derrames moderados ou grandes, lentamente formados, poderão ser pouco expressivos clinicamente ou simplesmente exibir sintomas relacionados com a compressão de estruturas adjacentes ao pericárdio.

Diagnóstico:
- Da doença causal.
- Exames complementares.

Eletrocardiograma – de pouca sensibilidade para o diagnóstico de derrame. Entretanto, baixa voltagem e/ou alternância dos complexos QRS permitem suspeitar dele.

Radiologia – aspectos típicos: área cardíaca aumentada, de forma globulosa ou em "moringa"; pedículo vascular estreito; apagamento de vasos hilares. Entretanto, derrames discretos a moderados podem passar radiologicamente despercebidos. Observar a posição OAE, onde ocasionalmente podem ser notados esses derrames.

Ecocardiograma – é o procedimento mais sensível e específico para a demonstração do derrame, relegando atualmente as outras técnicas a um segundo plano.

Tratamento
- Da doença causal (etiológico). No caso de pericardite tuberculosa aplicar esquema tríplice.

- Sintomático (quando necessário).

- Conduta expectante, se o derrame é moderado, ou de acordo com sua etiologia.

- Pericardiocentese indicada na presença de:
  - derrame de repercussão hemodinâmica;
  - de hemopericárdio de qualquer origem;
  - excepcionalmente, com finalidade exclusivamente diagnóstica (derrames moderados) como na pericardite bacteriana, em que a análise de material (cultura) é essencial para diagnóstico e conduta.

- Pericardiotomia subxifóidea: indicada em todo caso de importante derrame hemorrágico ou purulento, deixando uma drenagem pericárdica aberta juntamente com antibióticos intravenosos apropriados, nos casos de derrame purulento. Evita-se, assim, a evolução por vezes fulminante para o tamponamento cardíaco.
Essa técnica permite a obtenção de material do pericárdio para análise laboratorial e histopatológica.

- Pericardiectomia: reservada para pacientes com derrames pericárdicos de repetição, mesmo sendo de boa tolerância clínica e hemodinâmica e que perdurem por mais de 6 meses apesar do tratamento clínico adequado.

60

TAMPONAMENTO CARDÍACO

Ricardo Mazzieri
Paulo Roberto Camargo

Entende-se por tamponamento cardíaco a situação resultante da compressão cardíaca produzida pelo derrame pericárdico. A pressão intrapericárdica é o fator fundamental das alterações hemodinâmicas resultantes do acúmulo de líquido no espaço pericárdico. Ela depende de alguns fatores:

1. volume e natureza do derrame;
2. velocidade de acúmulo de derrame;
3. características físicas do pericárdio (distensibilidade).

Assim, pacientes com grandes derrames com acúmulo lento, que não ocasionam aumento significativo da pressão intrapericárdica, podem evoluir sem sintomas, enquanto outros, nos quais haja acúmulo rápido do líquido pericárdico, mesmo que de pequena monta, podem apresentar sinais e sintomas de tamponamento cardíaco.

É necessário esclarecer que a denominação tamponamento cardíaco, como usada habitualmente na literatura anglo-saxônica, refere-se a todo tipo de transtorno hemodinâmico secundário ao derrame pericárdico, independente do grau de compensação. O tamponamento apresentaria, portanto, uma graduação de gravidade, podendo ser agudo ou crônico, compensado ou descompensado. Esta última característica dependerá do grau da pressão intrapericárdica na medida em que esta atinja os valores das pressões atriais e de enchimento ventricular. Essa equalização de pressão resultará na diminuição dos volumes diastólicos de ambos os ventrículos e em queda do volume sistólico. Essa queda será inicialmente compensada pela taquicardia e aumento da resistência vascular periférica; a pressão arterial sistêmica é mantida, até que os mecanismos de compensação não sejam mais suficientes, ocorrendo então falência na perfusão de órgãos vitais.

ETIOLOGIA

As causas do tamponamento cardíaco são as mesmas que as do derrame pericárdico. Uma causa freqüente é o sangramento intrapericárdico agudo (traumatismo aberto, cirurgia cardíaca), assim como os transtornos que produzem um derrame intensamente hemorrágico, tal como a pericardite urêmica.

Todos os tipos de pericardite infecciosa (virótica, purulenta, tuberculosa) podem ocasionar um quadro de tamponamento.

QUADRO CLÍNICO

Os sinais físicos mais destacados são os seguintes:

1. O estado geral do paciente em caso de tamponamento agudo ou descompensado corresponde a um estado de baixo débito cardíaco, com palidez, sudorese, pele fria a obnubilação. Na situação de tamponamento compensado, o estado geral do paciente não apresenta esses sinais.
2. Ingurgitação e hiperpulsatilidade jugular são clássicas.
3. Pulso paradoxal, apesar de sua inespecificidade, é um achado freqüente porém não constante. Consiste no exagero de um fenômeno normal (diminuição de pressão arterial durante a inspiração) e, sendo maior que 20mmHg em uma criança, é indicador seguro da presença de tamponamento cardíaco, sendo duvidosos valores de 10 a 20mmHg.
4. Hipotensão sistólica com redução da pressão diferencial é freqüente em todos os tipos de tamponamento cardíaco grave, significando débito cardíaco baixo.
5. Sinais tais como taquipnéia e taquicardia, apesar de constantes, são pouco específicos.
6. Outros sintomas como dor pericárdica, mal-estar torácico e dispnéia são variáveis e inespecíficos.
7. Precórdio quieto e tons cardíacos distantes sugerem acúmulo significativo de líquido.

Eletrocardiograma – pode mostrar dados compatíveis com pericardite ou com derrame pericárdico.

Radiologia – limita-se a mostrar os sinais típicos de derrame pericárdico. Ocasionalmente, em casos de tamponamento muito agudo, a sombra cardíaca pode ser até praticamente normal.

Ecocardiografia – aponta um dado valioso para o diagnóstico ao confirmar a presença do derrame pericárdico. Um sinal ecocardiográfico bastante sugestivo de tamponamento, sendo provavelmente o mais sensível e específico, é o colapso diastólico do átrio direito.

Cateterismo cardíaco – reservado para situações em que persistem sérias dúvidas diagnósticas. Entretanto, o cateterismo direito à beira do leito com cateter de Swan-Ganz pode ser eventualmente de ajuda, ao demonstrar pressões de enchimento ventricular direito elevadas na ausência de hipertensão arterial pulmonar.

TRATAMENTO

A existência do tamponamento cardíaco grave ou descompensado deve ser considerada como uma verdadeira emergência, constituindo indicação precisa de pericardiocentese ou de drenagem cirúrgica do pericárdio.

A drenagem cirúrgica é praticamente obrigatória em caso de: a) pericardiocentese não efetiva; b) não haver melhora significativa do quadro de tamponamento (suspeitar nesse caso também da possibilidade de constrição associada); c) recidiva do tamponamento após uma pericardiocentese correta.

A drenagem cirúrgica também é indicada nos casos de derrame purulento ou hemorrágico pós-traumático.

Deve-se considerar como medida complementar nos casos de tamponamento descompensado a possibilidade de se aumentar, mediante a perfusão de líquidos, a pressão de enchimento ventricular, fato este que favoreceria a manutenção do débito cardíaco. Por isso, os diuréticos estariam contra-indicados nesses casos.

BIBLIOGRAFIA

ENGLE, M.A.; ZABRISKIE, J.B.; SENTERFIT, L.B. et al. – Immunologic studies in the postpericardiotomy syndrome. *J. Pediatr.*, 87:1103, 1975.

FOWLER, N.O. – The recognition and management of pericardial disease and its complications. In Hurst, J.W. *The Heart*. New York, Mc Graw-Hill, 1978.

LORELL, B.H.; BRAUNWALD, E. – Pericardial disease. In Braunwald, E. (ed.). *Heart Disease*. Philadelphia, W.B. Saunders, 1984.

SINOPSE

TAMPONAMENTO CARDÍACO

Situação de real emergência, resultante da compressão cardíaca produzida pelo derrame pericárdico (tamponamento cardíaco descompensado). Sua etiologia é a mesma que a dos derrames pericárdicos.

Quadro clínico – os sinais físicos mais destacados são:
- palidez, sudorese, pele fria, obnubilação configurando um quadro de baixo débito cardíaco;
- ingurgitação e hiperpulsatilidade jugular;
- pulso paradoxal;
- hipertensão sistólica com redução da pressão diferencial;
- taquipnéia, dispnéia;
- hipofonese de bulhas cardíacas (nem sempre).

Diagnóstico
Essencialmente baseado no quadro clínico.
Exames complementares:

Eletrocardiograma – pode mostrar dados compatíveis com derrame pericárdico. As alterações de voltagem de P, QRS e T (alternância elétrica) são infreqüentes, porém muito específicas.

Radiologia – mostra os sinais típicos do derrame pericárdico. Em casos de tamponamento de instalação muito rápida, a sombra cardíaca pode ser pouco alterada.

Ecocardiograma – confirma a presença do derrame pericárdico. Um sinal sugestivo de tamponamento, específico e sensível, é o colapso diastólico do átrio direito.

Tratamento
Pericardiocentese.
Pericardiotomia subxifóidea obrigatória, em caso de:
- pericardiocentese improdutiva;
- ausência de melhora do quadro clínico;
- recidiva do tamponamento após pericardiocentese correta;
- derrame purulento ou hemorrágico por traumatismo;
- como medida complementar simultânea deve considerar-se a possibilidade de elevar a pressão e o enchimento ventricular, mediante administração de líquidos, com o intuito de manter um débito cardíaco adequado. Não está indicado o uso de diuréticos.

61

CRISE HIPERTENSIVA

Benita G. Soares Schvartsman
Maria Danisi Fujimura

A hipertensão arterial resulta de modificações da relação entre fluxo sangüíneo e resistência vascular a este fluxo nos diferentes órgãos e tecidos. Vários fatores, como neurais, hormonais, genéticos, entre outros, podem, direta ou indiretamente, promover alterações nessa relação fluxo/resistência, caracterizando os diferentes tipos de hipertensão. Esta é dita secundária quando uma causa etiopatogênica pode ser estabelecida (doenças renais, endócrinas, vasculares, tumorais etc.). Na ausência de uma doença de base, a hipertensão é considerada primária ou essencial.

Os critérios usados para definir hipertensão arterial na infância são diferentes dos usados para a população adulta. Na criança, a pressão arterial modifica-se com a idade e com o tamanho corpóreo e atinge os valores próprios do adulto apenas quando o crescimento longitudinal e a maturidade sexual se completam. Dessa forma, inúmeras tabelas e gráficos foram elaborados com base em estudos populacionais, estabelecendo-se valores normais de pressão arterial desde o início da vida até o final da adolescência. Nenhum desses estudos, no entanto, tem aceitação universal, uma vez que dificilmente podem representar adequadamente as várias diferenças e peculiaridades de cada população que possa vir a utilizá-los como referência. Optamos pelas tabelas da Segunda Força Tarefa Americana em Pressão Sangüínea Alta de 1987, atualizadas em 1996, com a inclusão de estudos complementares e classificação da pressão arterial sistólica e diastólica (percentis 90 e 95) de acordo com o sexo, a idade e os diversos percentis de altura de crianças e adolescentes entre 1 e 17 anos (Tabelas 61.1 e 61.2). Para lactentes, no primeiro ano de vida, são utilizadas as curvas de pressão arterial estabelecidas em 1987 por esse mesmo grupo de estudo (Figs. 61.1 e 61.2).

A crise hipertensiva caracteriza-se pela elevação súbita da pressão arterial sistêmica em relação aos valores habituais, com risco iminente ou já instalado de sofrimento visceral grave, acometendo principalmente cérebro, coração e rins. As condições clínicas nas quais se apresenta são muito variáveis, com diferentes níveis de gravidade e de urgência no tratamento. Pode ocorrer em pacientes com hipertensão crônica prévia ou na vigência de doenças agudas em indivíduos anteriormente normotensos. No paciente pediátrico, as manifestações clínicas graves mais freqüentes, consideradas emergências hipertensivas, são a encefalopatia hipertensiva e a insuficiência cardíaca esquerda com edema pulmonar. Tais complicações, embora reversíveis e de bom prognóstico quando rapidamente tratadas, podem cursar com mortalidade e morbidade elevadas se houver demora ou ineficiência na intervenção terapêutica.

O tratamento agressivo da crise hipertensiva é quase sempre necessário, porém o pediatra deve julgar a urgência em retornar a pressão sangüínea aos níveis normais em cada caso, considerando-se os problemas criados pela redução muito rápida dos níveis pressóricos. A necessidade de tratamento imediato é determinada não só pelo grau de elevação da pressão arterial, mas também pela sintomatologia apresentada e condição clínica de base.

ETIOPATOGENIA

Em estudos envolvendo a avaliação da pressão arterial na infância, realizados em pediatria geral, a hipertensão primária ou essencial vem sendo cada vez mais reconhecida, especialmente na presença de história familiar de hipertensão. No entanto, as formas graves e sintomáticas de hipertensão em crianças e adolescentes são quase sempre secundárias a uma doença de base, de natureza aguda ou crônica, com 70 a 80% de causas renais, embora diversas doenças e medicamentos possam estar envolvidos. O quadro 61.1 relaciona as causas que mais freqüentemente se associam à crise hipertensiva na faixa etária pediátrica.

Tabela 61.1 – Níveis de pressão sangüínea para percentis 90 e 95 de pressão sangüínea para meninas de 1 a 17 anos por percentis de altura.

Idade (anos)	Percentil de pressão sangüínea	\multicolumn{7}{c|}{Pressão sangüínea sistólica por percentil de altura* (mmHg)}							\multicolumn{7}{c}{Pressão sangüínea diastólica por percentil de altura (mmHg)}						
		5%	10%	25%	50%	75%	90%	95%	5%	10%	25%	50%	75%	90%	95%
1	90	97	98	99	100	102	103	104	53	53	53	54	55	56	56
	95	101	102	103	104	105	107	107	57	57	57	58	59	60	60
2	90	99	99	100	102	103	104	105	57	57	58	58	59	60	61
	95	102	103	104	105	107	108	109	61	61	62	62	63	64	65
3	90	100	100	102	103	104	105	106	61	61	61	62	63	63	64
	95	104	104	105	107	108	109	110	65	65	65	66	67	67	68
4	90	101	102	103	104	106	107	108	63	63	64	65	65	66	67
	95	105	106	107	108	109	111	111	67	67	68	69	69	70	71
5	90	103	103	104	106	107	108	109	65	66	66	67	68	68	69
	95	107	107	108	110	111	112	113	69	70	70	71	72	72	73
6	90	104	105	106	107	109	110	111	67	67	68	69	69	70	71
	95	108	109	110	111	112	114	114	71	71	72	73	73	74	75
7	90	106	107	108	109	110	112	112	69	69	69	70	71	72	72
	95	110	110	112	113	114	115	116	73	73	73	74	75	76	76
8	90	108	109	110	111	112	113	114	70	70	71	71	72	73	74
	95	112	112	113	115	116	117	118	74	74	75	75	76	77	78
9	90	110	110	112	113	114	115	116	71	72	72	73	74	74	75
	95	114	114	115	117	118	119	120	75	76	76	77	78	78	79
10	90	112	112	114	115	116	117	118	73	73	73	74	75	76	76
	95	116	116	117	119	120	121	122	77	77	77	78	79	80	80
11	90	114	114	116	117	118	119	120	74	74	75	75	76	77	77
	95	118	118	119	121	122	123	124	78	78	79	79	80	81	81
12	90	116	116	118	119	120	121	122	75	75	76	76	77	78	78
	95	120	120	121	123	124	125	126	79	79	80	80	81	82	82
13	90	118	118	119	121	122	123	124	76	76	77	78	78	79	80
	95	121	122	123	125	126	127	128	80	80	81	82	82	83	84
14	90	119	120	121	122	124	125	126	77	77	78	79	79	80	81
	95	123	124	125	126	128	129	130	81	81	82	83	83	84	85
15	90	121	121	122	124	125	126	127	78	78	79	79	80	81	82
	95	124	125	126	128	129	130	131	82	82	83	83	84	85	86
16	90	122	122	123	125	126	127	128	79	79	79	80	81	82	82
	95	125	126	127	128	130	131	132	83	83	83	84	85	86	86
17	90	122	123	124	125	126	128	128	79	79	79	80	81	82	82
	95	126	126	127	129	130	131	132	83	83	83	84	85	86	86

* Percentil de altura determinado por curvas-padrão do NCHS (EUA).

Tabela 61.2 – Níveis de pressão sangüínea para percentis 90 e 95 de pressão sangüínea para meninos de 1 a 17 anos por percentis de altura.

Idade (anos)	Percentil de pressão sangüínea	Pressão sangüínea sistólica por percentil de altura* (mmHg)							Pressão sangüínea diastólica por percentil de altura (mmHg)						
		5%	10%	25%	50%	75%	90%	95%	5%	10%	25%	50%	75%	90%	95%
1	90	94	95	97	98	100	102	102	50	51	52	53	54	54	55
	95	98	99	101	102	104	106	106	55	55	56	57	58	59	59
2	90	98	99	100	102	104	105	106	55	55	56	57	58	59	59
	95	101	102	104	106	108	109	110	59	59	60	61	62	63	63
3	90	100	101	103	105	107	108	109	59	59	60	61	62	63	63
	95	104	105	107	109	111	112	113	63	63	64	65	66	67	67
4	90	102	103	105	107	109	110	111	62	62	63	64	65	66	66
	95	106	107	109	111	113	114	115	66	67	67	68	69	70	71
5	90	104	105	106	108	110	112	112	65	65	66	67	68	69	69
	95	108	109	110	112	114	115	116	69	70	70	71	72	73	74
6	90	105	106	108	110	111	113	114	67	68	69	70	70	71	72
	95	109	110	112	114	115	117	117	72	72	73	74	75	76	76
7	90	106	107	109	111	113	114	115	69	70	71	72	72	73	74
	95	110	111	113	115	116	118	119	74	74	75	76	77	78	78
8	90	107	108	110	112	114	115	116	71	71	72	73	74	75	75
	95	111	112	114	116	118	119	120	75	76	76	77	78	79	80
9	90	109	110	112	113	115	117	117	72	73	73	74	75	76	77
	95	113	114	116	117	119	121	121	76	77	78	79	80	80	81
10	90	110	112	113	115	117	118	119	73	74	74	75	76	77	78
	95	114	115	117	119	121	122	123	77	78	79	80	80	81	82
11	90	112	113	115	117	119	120	121	74	74	75	76	77	78	78
	95	116	117	119	121	123	124	125	78	79	79	80	81	82	83
12	90	115	116	117	119	121	123	123	75	75	76	77	78	78	79
	95	119	120	121	123	125	126	127	79	79	80	81	82	83	83
13	90	117	118	120	122	124	125	126	75	76	76	77	78	79	80
	95	121	122	124	126	128	129	130	79	80	81	82	83	83	84
14	90	120	121	123	125	126	128	128	76	76	77	78	79	80	80
	95	124	125	127	128	130	132	132	80	81	81	82	83	84	85
15	90	123	124	125	127	129	131	131	77	77	78	79	80	81	81
	95	127	128	129	131	133	134	135	81	82	83	83	84	85	86
16	90	125	126	128	130	132	133	134	79	79	80	81	82	82	83
	95	129	130	132	134	136	137	138	83	83	84	85	86	87	87
17	90	128	129	131	133	134	136	136	81	81	82	83	84	85	85
	95	132	133	135	136	138	140	140	85	85	86	87	88	89	89

* Percentil de altura determinado por curvas-padrão do NCHS (EUA).

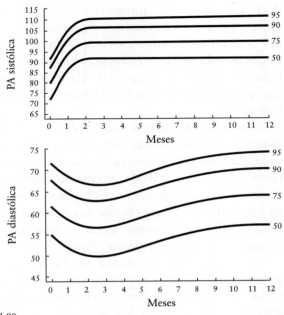

Percentil 90

PA sistólica	87	101	106	106	106	106	106	106	106	106	106	106	106
PA diastólica	68	66	63	63	63	66	66	67	68	68	69	69	69
Estatura em cm	51	59	63	66	68	70	72	73	74	76	77	78	80
Peso em kg	4	4	5	5	6	7	8	9	9	10	10	11	11

Figura 61.1 – Pressão arterial em meninos, do nascimento até 1 ano de idade.

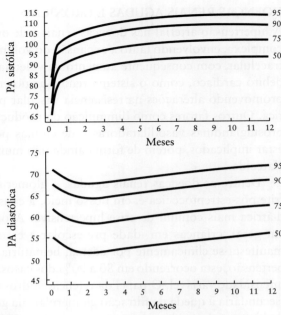

Percentil 90

PA sistólica	76	96	101	104	105	106	106	106	106	106	106	106	106
PA diastólica	68	66	64	64	65	66	66	66	66	67	67	67	67
Estatura em cm	54	56	56	56	61	63	66	68	70	72	74	75	77
Peso em kg	4	4	4	5	5	6	7	8	9	9	10	10	11

Figura 61.2 – Pressão arterial em meninas, do nascimento até 1 ano de idade.

Quadro 61.1 – Causas de crise hipertensiva.

Renais
 Glomerulonefrite aguda pós-estreptocócica
 Síndrome hemolítico-urêmica
 Púrpura de Henoch-Schönlein
 Nefrite lúpica
 Glomerulonefrite membrano-proliferativa
 Pielonefrite crônica
 Insuficiência renal aguda e crônica
 Transplante renal
 Hematoma perirrenal

Endócrinas
 Feocromocitoma
 Hiperplasia congênita de adrenal
 Síndrome de Cushing
 Hiperaldosteronismo primário
 Hipertireoidismo
 Hiperparatireoidismo

Cardiovasculares
 Coartação da aorta
 Fístulas arteriovenosas
 Estenose da artéria renal
 Vasculites

Sistema nervoso central
 Meningite
 Encefalite
 Traumatismo
 Tumor
 Hidrocefalia
 Poliomielite
 Síndrome de Guillain-Barré

Metabólicas
 Hipercalcemia
 Hipernatremia

Miscelânea – Ingestão de metais pesados
 Drogas:
  esteróides
  simpaticomiméticos
  anticoncepcionais
  anfetaminas
 Queimaduras
 Traumatismo ortopédico
 Traumatismo abdominal

DOENÇAS RENAIS AGUDAS E CRÔNICAS

A hipertensão arterial nas doenças renais é de origem complexa, envolvendo tanto a expansão do volume extracelular, com conseqüente aumento da volemia e do débito cardíaco, como o sistema renina-angiotensina, promovendo alterações na resistência vascular periférica. Outros fatores como diminuição da produção de prostaglandinas vasodilatadoras e de cininas podem estar implicados, porém de forma ainda não muito esclarecida.

Dentre as doenças renais agudas, a glomerulonefrite pós-estreptocócica é, em nosso meio, a causa pediátrica mais comum de crise hipertensiva. Acomete, em geral, crianças em idade pré-escolar e escolar e manifesta-se clinicamente por edema, hematúria e hipertensão, esta ocorrendo em 80 a 90% dos casos, com intensidade variável. O papel da retenção hidrossalina (secundária à queda da filtração glomerular) na gênese da hipertensão evidencia-se, na maioria dos casos, pelos efeitos benéficos da restrição de sal e pela queda da pressão arterial e do peso quando se instala diurese franca. Por vezes, não ocorre a melhora da hipertensão com a redução da volemia, o que pode sugerir a participação eventual do sistema renina-angiotensina, embora diversos autores observaram atividade plasmática de renina e concentração sérica de aldosterona diminuídas na fase aguda da doença, compatíveis com a expansão do espaço extracelular.

Como causa aguda de hipertensão, destaca-se ainda a síndrome hemolítico-urêmica. Acomete predominantemente lactentes e apresenta como sinais principais anemia hemolítica, trombocitopenia e insuficiência renal aguda. É em geral precedida de um período prodrômico de um a cinco dias, com presença de vômitos e diarréia sanguinolenta e, por vezes, febre. O início da doença é de instalação abrupta, com palidez intensa e oligúria. A hipertensão é comumente observada na vigência de insuficiência renal e quase sempre devida à retenção hidrossalina. O envolvimento do sistema renina-angiotensina também pode estar presente, especialmente quando ocorre acometimento arteriolar.

A hipertensão arterial é freqüente em pacientes com doenças parenquimatosas renais crônicas associadas a insuficiência renal moderada ou grave. Relaciona-se principalmente à inabilidade de excreção de água e sódio, devido à redução de massa renal funcionante. O aumento da volemia e do débito cardíaco desencadeia secundariamente aumento da resistência vascular periférica por meio dos mecanismos de auto-regulação de fluxo sangüíneo local. Os rins lesados podem ainda perder a capacidade de produzir prostaglandinas vasodilatadoras e cininas, constituindo um fator adicional na gênese da hipertensão. Alguns pacientes com doença renal crônica apresentam níveis elevados de renina, em geral secundários à isquemia renal difusa. Em crianças com natriurese elevada pode haver contração do volume extracelular, aumento da renina plasmática e elevações progressivas da pressão arterial, configurando-se um quadro de hipertensão maligna (ver adiante).

A pielonefrite crônica pode evoluir com hipertensão arterial grave, mesmo com a função renal preservada. Comumente se observa produção aumentada de renina pelo rim acometido, sugerindo a participação do sistema renina-angiotensina-aldosterona como causa da hipertensão. Infecções urinárias de repetição, associadas a refluxo vesicoureteral, são os principais determinantes das cicatrizes pielonefríticas.

A presença de traumatismo renal e de hematoma perirrenal pode determinar variações de pressão transmural, detectadas por barorreceptores em arteríolas aferentes, com liberação de renina pelas células justaglomerulares e hipertensão arterial sistêmica.

DOENÇAS CARDIOVASCULARES E ENDÓCRINAS

As doenças renovasculares e a coartação da aorta constituem a segunda causa mais freqüente de hipertensão arterial secundária na infância.

A coartação da aorta pode ocorrer em qualquer nível ao longo de seu comprimento, porém é mais freqüente logo após a origem da artéria subclávia esquerda ou abaixo da inserção do ligamento arterioso. Manifesta-se, em geral, com hipertensão nas extremidades superiores e diminuição ou ausência de pulsos em extremidades inferiores. Por vezes, a coartação é proximal em relação ao ducto arterioso. Nesse caso, sintomas referentes à insuficiência cardíaca e à hipertensão pulmonar são predominantes.

Diversos mecanismos estão envolvidos na patogênese da hipertensão. Os estudos de Goldblatt sugerem a participação do sistema renina-angiotensina, ativado inicialmente por diminuição do fluxo sangüíneo renal. O aumento secundário da produção de aldosterona ocasiona aumento do volume extracelular por retenção de sal e água e hipertensão sistêmica. Nessa fase de expansão da volemia, os níveis de atividade plasmática de renina estão próximos do normal. Outro mecanismo considerado é a própria obstrução mecânica ao fluxo sangüíneo pelo segmento estenosado. Observa-se ainda aumento generalizado da resistência vascular periférica, com hipertrofia vascular miointimal, afetando inclusive os segmentos localizados abaixo da coartação. A persistência da hipertensão em algumas crianças, mesmo após a correção da lesão, pode estar relacionada a este último evento.

A principal causa de hipertensão renovascular na infância é a displasia fibromuscular. No período neonatal tem importância ainda a trombose de artéria renal secundária a cateterismo umbilical. Em ambas as situações, a redução da perfusão renal no lado afetado é um forte estímulo para a liberação de renina e ativação do sistema renina-angiotensina-aldosterona. A hipertensão instala-se em função da intensa atividade vasoconstritora da angiotensina II, promovendo aumento da resistência vascular periférica. A retenção hidrossalina secundária ao aumento da aldosterona é um fator adicional nas formas bilaterais de estenose de artéria renal.

A arterite de Takayasu é causa mais rara de hipertensão na infância. Acomete artérias pulmonares, aorta e porção proximal de seus ramos principais. O envolvimento das artérias renais pode determinar estenose e trombose com hipertensão renina-dependente.

As doenças endócrinas são pouco freqüentes como causa de hipertensão secundária na criança. Os principais exemplos são feocromocitoma, síndrome de Cushing, hiperaldosteronismo e hipertireoidismo.

A ocorrência de crise hipertensiva associada a palidez cutânea, sudorese e taquicardia é muito sugestiva de feocromocitoma (ver adiante), embora, mais raramente, o neuroblastoma também possa estar implicado.

A síndrome de Cushing cursa com hipertensão arterial de etiologia complexa, envolvendo retenção de água e sal por efeito dos mineralocorticóides e aumento dos níveis de catecolaminas circulantes, afetando o débito cardíaco e a resistência vascular periférica e a liberação renal de renina por estimulação dos receptores beta-adrenérgicos no aparelho justaglomerular.

O hiperaldosteronismo primário é muito raro na infância. A hipertensão associada a anomalias na síntese de cortisol deve ser lembrada nos casos de virilismo ou malformações da genitália externa.

O hipertireoidismo pode-se manifestar com hipertensão sistólica, em geral de intensidade leve ou moderada e com elevação discreta da pressão diastólica.

OUTRAS ETIOLOGIAS

A hipertensão intracraniana de qualquer etiologia pode vir acompanhada de hipertensão sistêmica, cujo mecanismo fisiopatológico não está bem estabelecido. Os traumatismos cranianos e medulares, bem como a polirradiculoneurite, também podem evoluir com hipertensão arterial de instalação aguda.

Procedimentos ortopédicos, especialmente em membros inferiores, freqüentemente cursam com hipertensão arterial, que, segundo alguns autores, pode ser atribuída a uma resposta neurovascular à tração.

Pacientes queimados podem tornar-se hipertensos, quer por excesso de administração de fluidos, quer por aumento da atividade vasoconstritora secundária à liberação de catecolaminas e angiotensina.

A hipertensão medicamentosa é mais freqüentemente observada com o uso de corticosteróides, simpaticomiméticos e anticoncepcionais. Em recém-nascidos e lactentes pequenos, mesmo doses consideradas terapêuticas de vasoconstritores tópicos nasais podem desencadear crise hipertensiva. O uso de certos anestésicos, como a quetamina, e relaxantes musculares, como o brometo de pancurônio, têm sido ocasionalmente associados à hipertensão em crianças, sendo aconselhável monitorização dos níveis pressóricos quando a anestesia se faz necessária.

APRESENTAÇÕES CLÍNICAS:
EMERGÊNCIAS E URGÊNCIAS HIPERTENSIVAS

O aumento da pressão arterial detectado durante uma consulta ambulatorial de rotina, especialmente em ambiente de pronto-socorro, requer sempre confirmação dos valores encontrados, se possível, por mais de um observador, assegurando-se de que a técnica correta de medição de pressão arterial em crianças está sendo empregada. É fundamental a utilização de manguitos apropriados ao tamanho do braço (Tabela 61.3).

Tabela 61.3 – Manguitos para avaliação da pressão arterial.

	Largura da câmara (cm) interna	Comprimento da câmara (cm) interna
Recém-nascido	2,5-4,0	5,0-9,0
Lactente	4,0-6,0	11,5-18,0
Criança maior	7,5-9,0	17,0-19,0
Adulto	11,5-13,0	22,0-26,0

De acordo com as últimas recomendações da Força Tarefa Americana em Pressão Sangüínea Alta (1996), o manguito a ser escolhido deve possuir uma câmara interna com largura correspondente a 40% da circunferência do braço (medida no ponto médio entre o olécrano e o acrômio) e, idealmente, recobrir de 80 a 100% de seu valor, sem que haja superposição das extremidades que se encontram. A criança precisa estar tranqüila por 2 a 3 minutos, na posição sentada, com o braço sobre suporte, de forma que a fossa cubital esteja ao nível do coração. O braço direito é preferível, pois permite comparação com as tabelas padronizadas. A pressão sistólica corresponde ao início dos sons de Korotkoff e a pressão diastólica, ao seu desaparecimento (K_5). Em pacientes hipertensos, porém assintomáticos, é aconselhável a reavaliação da pressão arterial após um período de repouso de pelo menos 20 minutos. Hipertensão arterial é definida quando a média da pressão arterial sistólica ou diastólica, medida pelo menos três vezes, é superior ou igual ao percentil 95 para idade e sexo.

Diversas situações clínicas são encontradas na crise hipertensiva, com diferentes graus de gravidade da hipertensão e da sintomatologia, exigindo, conseqüentemente, diferentes níveis de urgência quanto à terapêutica e à intensidade de abaixamento da pressão sangüínea. Dessa forma, podemos subdividi-la em emergências e urgências hipertensivas (Quadro 61.2). Os sinais e os sintomas ocorrem, principalmente, por comprometimento de órgãos nobres como cérebro, coração e rins (Quadro 61.3).

Quadro 61.2 – Classificação da crise hipertensiva.

Emergências hipertensivas
Hipertensão grave associada a:
  Encefalopatia
  Acidente vascular cerebral
  Insuficiência cardíaca congestiva
  Feocromocitoma

Urgências hipertensivas
Hipertensão acelerada e maligna
Hipertensão grave de instalação aguda
Hipertensão grave no paciente com transplante renal
Hipertensão grave no pós-operatório

Quadro 61.3 – Achados clínicos na crise hipertensiva.

Neurológicos
  Náuseas, vômitos, cefaléia
  Distúrbios visuais, amaurose
  Confusão mental, sonolência
  Convulsões, coma
  Paralisia facial
  Acidente vascular cerebral (isquêmico ou hemorrágico)

Cardiovasculares
  Insuficiência cardíaca congestiva
  Edema agudo de pulmão
  Angina

Renais
  Hematúria, oligúria, proteinúria
  Insuficiência renal

EMERGÊNCIAS HIPERTENSIVAS

Podem ser definidas como elevações súbitas da pressão arterial determinando sofrimento visceral e disfunção grave de órgãos vitais, em geral progressivas e de mau prognóstico (quando não tratadas) que exigem, portanto, terapêutica agressiva e imediata.

ENCEFALOPATIA HIPERTENSIVA – complicação potencialmente fatal da hipertensão arterial sistêmica, que se caracteriza por disfunção cerebral secundária a variações no fluxo sangüíneo cerebral efetivo. Está mais relacionada à rapidez com que a pressão arterial se eleva do que aos valores pressóricos atingidos, embora, com freqüência, ocorra na vigência de hipertensão muito grave. Pode ser observada nas várias formas de doença hipertensiva, porém é mais comum em pacientes anteriormente normotensos que subitamente desenvolvem hipertensão arterial. Na infância é mais observada em crianças maiores, especialmente na síndrome nefrítica aguda e na hipertensão maligna.

Em estudos realizados em animais e no homem normal verificou-se que o fluxo sangüíneo cerebral se mantém constante em ampla faixa de variação da pressão arterial média por meio de um processo de auto-regulação, semelhante ao observado em outros órgãos como rins e coração. Tal auto-regulação envolve constrição arteriolar diante de aumentos na pressão arteriolar e vasodilatação quando ocorre hipotensão, de forma a manter o fluxo sangüíneo cerebral sempre ao redor de 50 a 55ml/100g de cérebro/minuto. Quando a pressão arterial média e a pressão de perfusão cerebral atingem níveis superiores à faixa normal de auto-regulação, os vasos cerebrais contraídos subitamente dilatam, inicialmente em áreas com tônus muscular menor (padrão fusiforme) e a seguir de forma difusa, produzindo vasodilatação generalizada. Como conseqüência, observa-se hiperperfusão cerebral em regime de altas pressões, ocasionando escape de fluido para áreas perivasculares e formação de edema cerebral. Observa-se ainda perda da integridade da barreira hematocerebral devido a lesões na superfície endotelial, com aumento de permeabilidade vascular, micro-hemorragias e agravamento do edema cerebral.

As principais manifestações clínicas da encefalopatia hipertensiva incluem cefaléia intensa, visão borrada, náuseas, vômitos e distúrbios de consciência. À medida que o quadro se agrava, surgem alterações neurológicas focais, freqüentemente transitórias e mutáveis, como afasia, hemiplegia e paralisia do nervo facial. Amaurose pode também ser observada. Evolui com convulsões e coma, não sendo raras tais manifestações em crianças. As convulsões são em geral do tipo tônico-clônicas generalizadas e podem ocorrer no início do quadro. O exame de fundo de olho revela espasmos arteriolares, exsudatos e hemorragias, além de edema de papila, embora tais alterações não sejam obrigatórias.

O diagnóstico diferencial com outras doenças envolvendo o SNC, como traumatismo craniano, acidente vascular cerebral, tumores e encefalopatias tóxica ou infecciosa, deve ser orientado por uma avaliação neurológica detalhada, incluindo exames complementares, como a tomografia computadorizada de crânio. Destaca-se, na encefalopatia hipertensiva, a presença da hipertensão e de alterações neurológicas, em geral mutáveis ou transitórias. Além disso, observa-se excelente resposta terapêutica, com pronta reversibilidade da sintomatologia quando o tratamento é rapidamente instituído e a pressão arterial se normaliza, o que não é comum nas demais situações. Quando a manifestação inicial é convulsão, torna-se, por vezes, difícil diferenciar crise hipertensiva que causa hipertensão de aumento da pressão arterial secundário a processo convulsivo. Porém, verificou-se que, após controlada a convulsão, no período pós-ictal, os pacientes com doença hipertensiva persistem com a pressão arterial elevada de forma significativa e grave, acima do quarto desvio-padrão da média para o sexo e a idade, enquanto os demais apresentam pressão arterial abaixo desses valores.

CRISE HIPERTENSIVA ASSOCIADA A INSUFICIÊNCIA CARDÍACA (ICC) – a pressão arterial elevada cursa com aumento da resistência vascular periférica e da pós-carga cardíaca, ocasionando aumento do trabalho cardíaco que, a longo prazo, resulta em hipertrofia ventricular esquerda. As alterações da função miocárdica observadas nessa situação podem progredir determinando falência ventricular esquerda e ICC com congestão e edema pulmonar, especialmente diante do agravamento súbito da hipertensão arterial. Nas formas hipervolêmicas de hipertensão, em geral agudas e associadas à queda da filtração glomerular, o aumento da pré-carga e o do retorno venoso ao coração, associados ao aumento da resistência periférica, são fatores que comprometem o trabalho cardíaco.

Na criança, freqüentemente se observa ICC global, envolvendo ambos os ventrículos. As manifestações clínicas usuais são taquicardia, cianose, diminuição da perfusão sangüínea periférica, ingurgitamento venoso (estase jugular), hepatomegalia e cardiomegalia, associados a taquipnéia, ortopnéia, sibilos e estertores pulmonares, dependendo da intensidade da congestão intersticial e do edema pulmonar associados.

CRISE HIPERTENSIVA ASSOCIADA A ACIDENTE VASCULAR CEREBRAL (AVC) – o AVC pode ser observado em qualquer forma grave de hipertensão arterial. Pode ser isquêmico (mais comumente observado em adultos idosos, portadores de doença ateromatosa) ou hemorrágico, envolvendo regiões intracerebrais ou subaracnóideas. Em Pediatria, sua ocorrência é bem mais rara, embora com conseqüências igualmente devastadoras. As manifestações clínicas são variáveis, desde a ocorrência de cefaléia e sinais neurológicos focais, confusão mental, distúrbios de comportamento, até convulsões e coma profundo. O diagnóstico envolve, além da avaliação neurológica, a realização de exames complementares, como a tomografia computadorizada, a cintilografia e a análise do líquido cefalorraquidiano.

CRISE HIPERTENSIVA ASSOCIADA AO FEOCROMOCITOMA – feocromocitoma é um tumor secretor de catecolaminas (dopamina, norepinefrina e epinefrina) que se origina nos tecidos cromafins da medula adrenal e gânglios simpáticos. Acomete principalmente adultos jovens, com pico de incidência na terceira e quarta décadas de vida. Mais comumente, é de localização adrenomedular, porém cerca de 10% dos casos são de localização extra-adrenal. É geralmente benigno, com freqüência de malignidade ao redor de 10%. Nos tumores extra-adrenais, essa taxa pode-se elevar de 20 a 30%. É considerado um tumor raro na infância. Aproximadamente 10% dos casos ocorrem na faixa etária pediátrica. Pode permanecer períodos variáveis de tempo sem ser reconhecido, durante os quais podem surgir sérias complicações cardiovasculares.

Os sinais clínicos mais freqüentes são episódios recorrentes de cefaléia, sudorese profusa, náuseas, vômitos, perda de peso e distúrbios visuais. Hipertensão mantida é o mais comum nos casos pediátricos, ocorrendo em cerca de 80% dos pacientes. Hipertensão intermitente é observada nos demais casos. A crise hipertensiva é freqüentemente grave e dramática, determinando complicações como encefalopatia, insuficiência cardíaca ou renal e AVC. A hipersecreção de epinefrina pode acarretar taquicardia e arritmias ventriculares e supraventriculares. Quando a hipertensão é determinada por norepinefrina, pode ocorrer bradicardia reflexa. As crises paroxísticas são espontâneas ou desencadeadas por refeições, posturas, drogas, cirurgia, anestesia, procedimentos angiográficos e palpação abdominal. Hipovolemia é freqüente, resultando em hipotensão postural, sendo também responsável pelo choque que se pode instalar logo após a retirada cirúrgica do tumor.

URGÊNCIAS HIPERTENSIVAS

Elevações significativas e de rápida instalação na pressão arterial (especialmente em crianças previamente normotensas), na presença de sintomatologia como epistaxe, cefaléia e zumbidos, porém sem complicações cardíacas ou cerebrais, requerem, muitas vezes, controle da hipertensão a curto prazo, sob supervisão médica em ambiente hospitalar. Hipertensão crônica agudizada em fase de malignização bem como hipertensão em pós-operatório recente (transplante renal, cirurgias cardíacas) também demandam observação e redução rápida dos níveis pressóricos.

HIPERTENSÃO ACELERADA E MALIGNA – pode ocorrer durante a evolução de qualquer quadro hipertensivo grave. Tem como principal característica o surgimento de arteriopatia progressiva, com fenômenos inflamatórios agudos nas arteríolas. Ao exame do fundo de olho, essas alterações se manifestam por hemorragias, exsudatos cotonosos e edema de papila. A presença de hematúria, cilindrúria e proteinúria reflete alterações semelhantes, ocorrendo nos rins. Os achados de necrose fibrinóide e proliferação miointimal em arteríolas interlobulares renais são patognomônicos dessa forma de hipertensão.

Como conseqüência de lesão vascular, observa-se a formação de trombos por aderência de plaquetas e fibrina ao endotélio lesado e anemia microangiopática. Freqüentemente, a lesão arteriolar acarreta hipoperfusão renal e ativação do sistema renina-angiotensina, o que conduz à piora dos níveis pressóricos, natriurese aumentada, hipovolemia e aumentos progressivos de renina, estabelecendo-se um círculo vicioso.

A hipertensão é chamada de acelerada quando se encontra retinopatia de grau III, segundo a classificação de Keith-Wegener, e de maligna quando se acrescenta o edema de papila (grau IV da mesma classificação). Do ponto de vista clínico, não há diferença entre as duas formas. Pode-se acompanhar de encefalopatia hipertensiva, ICC e insuficiência renal aguda.

OUTRAS SITUAÇÕES CLÍNICAS – a hipertensão arterial grave associada a doenças renais agudas (ver Etiologia), pré-eclampsia ou intoxicação medicamentosa é, com grande freqüência, sintomática devido à inexistência de mecanismos de adaptação geralmente encontrados na hipertensão de longa duração. Elevações modestas podem causar cefaléia, náuseas e outros sintomas inespecíficos, com rápida evolução para quadros clínicos de maior gravidade.

Deve-se enfatizar que muitas vezes aumentos acentuados de pressão arterial não constituem urgências hipertensivas, como por exemplo a hipertensão crônica grave, porém assintomática (com exame de fundo de olho de graus 0, I ou II), e a hipertensão associada à ansiedade e ao nervosismo.

TRATAMENTO

CONSIDERAÇÕES GERAIS

Constituem-se regras básicas na abordagem do paciente com crise hipertensiva a avaliação correta da pressão arterial (ver Apresentações clínicas), a determinação de situações clínicas que exigem redução imediata dos níveis pressóricos e a verificação, sempre que possível, da natureza e da cronicidade do processo etiológico envolvido na elevação da pressão arterial.

Um dos grandes problemas no atendimento da crise hipertensiva é saber quão rapidamente deve-se reduzir os níveis pressóricos, tendo-se em mente os problemas criados pela redução brusca da pressão arterial e os riscos decorrentes do quadro hipertensivo. O tratamento é considerado uma emergência todas as vezes que existir risco de vida ou de danos contínuos a órgãos vitais. O aumento generalizado da pressão arterial nessa situação acarreta prejuízo na perfusão de diversos órgãos, determinando lesões graves, de prognóstico desfavorável, que exigem intervenção terapêutica rápida e eficiente para serem revertidas com drogas por via parenteral. Nas urgências hipertensivas, a hipertensão, embora grave, ainda não determina complicações que expõem ao risco de vida imediato. No entanto, devido à possibilidade de evolução a curto prazo para a condição anterior, recomenda-se iniciar o tratamento ao diagnóstico. Objetiva-se uma redução progressiva e mais gradual na pressão sangüínea, preferencialmente com hipotensores de ação rápida, por via oral.

O conhecimento da etiologia do quadro hipertensivo é de fundamental importância, à medida que permite adequar as drogas à fisiopatologia envolvida na hipertensão. Da mesma forma, é importante saber os hipotensores já utilizados, uma vez que podem bloquear respostas compensatórias reflexas às drogas agudamente prescritas e potencializar seus efeitos.

Os pacientes hipertensos crônicos, que apresentarem um aumento súbito, porém sem complicações, dos níveis pressóricos devem, de preferência, receber ajustes nas doses dos medicamentos que estavam sendo utilizados, permanecendo em repouso sob observação rigorosa, até que a crise hipertensiva esteja controlada. Com freqüência, apenas o repouso já é suficiente. A redução da pressão arterial com medicamentos de ação rápida não deve atingir os valores normais (abaixo do percentil 95 para sexo, idade e altura) nesses pacientes. Uma vez fora de risco, a normalização pode ser obtida gradualmente em vários dias ou semanas. Obviamente, a presença de sintomatologia ou complicações obriga a um tratamento mais agressivo, porém cauteloso, considerando-se os riscos da diminuição da pressão arterial sobre a função cerebral e a renal. Embora a curva de auto-regulação de fluxo sangüíneo cerebral esteja desviada para a direita nesses pacientes, com limiares de auto-regulação mais elevados (Fig. 61.3), reduções de até 20% na pressão sistólica e na diastólica são inicialmente bem toleradas.

O paciente com crise hipertensiva deve permanecer em ambiente hospitalar, de preferência em terapia intensiva, com monitorização contínua ou intermitente de pressão arterial, função cardíaca e neurológica,

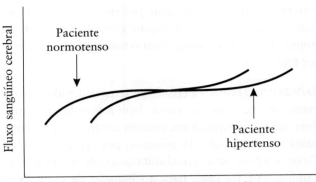

Figura 61.3 – Curva de auto-regulação de fluxo sangüíneo cerebral (adaptado de *Crit. Care Med.*, 24(2):311, 1996).

e com rigorosos controles de diurese, ingestão hídrica, peso e avaliação de hipotensão postural. Recomenda-se, ainda, repouso absoluto, com decúbito levemente elevado.

Uma vez controlada a pressão arterial, deve-se proceder a uma investigação minuciosa das causas envolvidas na hipertensão, de forma a permitir um planejamento terapêutico a longo prazo, individualizado para cada caso.

EMERGÊNCIAS HIPERTENSIVAS

ENCEFALOPATIAS HIPERTENSIVAS – pacientes com sinais e sintomas sugestivos de encefalopatia (cefaléia, vômitos, sonolência, convulsões, amaurose, coma) devem receber, por via parenteral, hipotensores que permitem modular a redução da pressão arterial desejada à intensidade do seu efeito, considerando-se a possibilidade de hipoperfusão cerebral com quedas muito bruscas da pressão arterial média. Drogas de ação e metabolização rápidas, de administração intravenosa contínua, como o nitroprussiato de sódio, são preferíveis. Seu uso requer monitorização da pressão arterial em terapia intensiva e observação cuidadosa dos sintomas neurológicos, já que atravessa a barreira hematocerebral, com possibilidade de vasodilatação e aumento da pressão intracraniana. De forma geral, os pacientes apresentam grande melhora dos sintomas referentes à encefalopatia, provavelmente devido à redução significativa da pressão arterial sistêmica, diminuindo o fluxo sangüíneo cerebral e, conseqüentemente, o edema, sem que a vasodilatação cerebral possa ser clinicamente significativa. Apresenta ainda a vantagem de ter efeito dose-dependente, que desaparece minutos após sua interrupção, o que o torna uma droga bastante segura.

O labetalol, um agente alfa e beta-bloqueador combinado, bastante utilizado em outros países (principalmente na Europa), não é disponível para uso intravenoso em nosso meio. O diazóxido, embora tenha ação muito rápida e exerça pouca ou nenhuma influência nos mecanismos de auto-regulação cerebral, é muito potente e tem ação prolongada, com risco de lesões isquêmicas cerebrais por queda abrupta e intensa na pressão arterial. Porém, na impossibilidade de uso do nitroprussiato, pode ser utilizado em esquema de "minidoses" (ver Quadro 61.4), repetidas a cada 5 a 10 minutos, ou em infusão contínua. Deve sempre ser evitado em pacientes com volemia diminuída, ou em uso de outros hipotensores, ou quando houver suspeita de AVC.

Na encefalopatia hipertensiva, devem ser evitados medicamentos que promovem sedação (metildopa), devido à sua interferência na avaliação neurológica seqüencial do paciente.

INSUFICIÊNCIA CARDÍACA CONGESTIVA (ICC) – na abordagem terapêutica da ICC associada a hipertensão grave, a redução da pressão arterial e a do volume extracelular (se houver hipervolemia) são, inicialmente, medidas fundamentais para melhorar o rendimento cardíaco. Na ICC grave, com cianose, queda da perfusão periférica e edema pulmonar, as drogas devem ser administradas por via intravenosa, sendo recomendados diuréticos potentes, como furosemida, e vasodilatadores que agem em território arterial e venoso, como o nitroprussiato de sódio. O aumento da capacitância venosa diminui o retorno sangüíneo para o coração (pré-carga), efeito este que, associado à queda na resistência vascular periférica (pós-carga) por vasodilatação arteriolar, facilita o trabalho cardíaco e reduz o consumo de oxigênio pelo miocárdio, permitindo sua recuperação funcional. Outras medidas, como oxigenação adequada, administração de drogas inotrópicas (dobutamina, dopamina), morfina e elevação de decúbito são igualmente necessárias. As hipertensões com hipervolemia associada à insuficiência renal, que não respondem ao esquema acima, devem ser tratadas por diálise ou hemofiltração em unidade de terapia intensiva.

Nos casos de ICC leve e incipiente, sem congestão pulmonar significativa, podem ser usados outros hipotensores de efeito rápido, como a nifedipina e a hidralazina, porém com muita cautela, uma vez que essas drogas provocam taquicardia reflexa, com conseqüente aumento de consumo de oxigênio pelo miocárdio. A nifedipina pode ter ação inotrópica negativa em pacientes com sofrimento miocárdico, efeito este em geral suplantado pelo estímulo simpático secundário e pela vasodilatação coronariana que promove. Nas formas moderadas e graves de ICC, deve ser evitada.

O captopril, bloqueador da enzima conversora, tem ação vasodilatadora arteriolar e venosa, constituindo-se em boa alternativa terapêutica na hipertensão com

ICC. Seu uso, no entanto, é limitado nas situações de urgência pelo início relativamente lento de sua ação. O enalapril é droga similar, que pode ser administrada por via intravenosa, porém, seu uso nessa situação clínica não está ainda estabelecido.

Algumas formas de hipertensão ocorrem com tendência à hipovolemia (hipertensão maligna, feocromocitoma), o que demanda observação rigorosa durante administração dos vasodilatadores, sendo contra-indicado o uso de diuréticos. Por vezes, é necessário administrar soluções salinas, caso surjam sinais de hipotensão postural.

ACIDENTE VASCULAR CEREBRAL – quando associado à crise hipertensiva, o tratamento da hipertensão deve ser individualizado, devido aos riscos de redução da pressão de perfusão cerebral com a diminuição da pressão arterial média. Na vigência de infarto cerebral trombótico ou hemorrágico, os mecanismos de auto-regulação de fluxo sangüíneo cerebral podem não estar normais nas áreas adjacentes ao infarto. Por outro lado, a hipertensão muito grave requer controle em função da continuidade da agressão ao endotélio vascular, possibilidade de novo sangramento e contribuição à formação de edema cerebral. São mais indicadas as drogas de ações rápida e curta como labetalol e nitroprussiato de sódio, pois permitem a obtenção gradual dos níveis pressóricos ideais para cada caso, conforme a monitorização do exame neurológico. Em geral, não é aconselhável diminuir a pressão arterial até os níveis normais, e a redução deve ser lenta, especialmente em pacientes hipertensos crônicos, devendo-se prevenir, de forma rigorosa, períodos de hipotensão. Diazóxido tem sido atualmente contra-indicado diante da lesão neurológica potencial ou instalada, pois seu efeito hipotensor é muito intenso e de difícil reversão, com riscos de uso maiores que os benefícios. Clonidina e metildopa são contra-indicadas por sua ação sedativa. A monitorização da pressão intracraniana e a utilização de anticonvulsivantes, bem como medidas para redução de edema cerebral, podem ser necessárias.

A hipertensão arterial pode estar associada a acidente vascular cerebral como resposta fisiológica reflexa, visando à manutenção da pressão de perfusão cerebral diante do comprometimento do fluxo sangüíneo por aumento da resistência vascular cerebral (hemorragia subaracnóidea, intraparenquimatosa, edema cerebral). Nesse caso, a redução da pressão arterial pode comprometer ainda mais o fluxo sangüíneo cerebral. Conseqüentemente, deve-se ponderar a necessidade de tratamento em cada paciente, com a participação do neurologista, não havendo regras claras de orientação terapêutica. A hipertensão leve pode ser observada, porém hipertensões intensas podem agravar a lesão neurológica e requerem algum grau de redução. Se houver piora neurológica com o tratamento, este deve ser reavaliado.

FEOCROMOCITOMA – a crise hipertensiva devida ao feocromocitoma responde muito bem à fentolamina, que deve ser administrada em infusão contínua ou a intervalos freqüentes (5 a 10 minutos) por via intravenosa. Deve-se administrar concomitantemente a fenoxibenzamina, por via oral, para a obtenção de controle a longo prazo (não disponível no Brasil). As drogas alternativas são o nitroprussiato de sódio para uso parenteral, freqüentemente usado com sucesso na crise, e a prazosina, associada posteriormente a propranolol, para uso oral na fase de manutenção.

URGÊNCIAS HIPERTENSIVAS

Nas urgências hipertensivas, recomenda-se iniciar a redução dos níveis pressóricos nos primeiros 30 minutos, porém, de preferência, com medicamentos por via oral.

HIPERTENSÃO ACELERADA OU MALIGNA – quando não associada a complicações como insuficiência cardíaca e encefalopatia, pode ser controlada com hipotensores administrados por via oral, como nifedipina, captopril, hidralazina e mesmo o minoxidil, em pacientes com resistência aos esquemas habituais. Estes podem ser associados a beta-bloqueadores ou a diuréticos de alça para potencializar sua ação e/ou controlar seus efeitos colaterais. Deve-se tomar o cuidado de avaliar a volemia antes da administração de diurético, uma vez que muitos pacientes apresentam hipovolemia durante a fase de malignização da hipertensão, o que contra-indica seu uso. O sistema renina-angiotensina em geral está ativado e a hipertensão responde muito bem ao captopril, que se constitui em uma opção terapêutica útil nesses pacientes.

HIPERTENSÃO AGUDA GRAVE – na síndrome nefrítica (por exemplo, secundária a glomerulonefrite aguda pós-estreptocócica), a hipertensão quando não associada a complicações deve ser tratada por via oral. Nifedipina e hidralazina são os medicamentos mais utilizados, juntamente com diuréticos potentes, como furosemida. Estes devem ser administrados em doses iniciais mais elevadas (1mg/kg por via intravenosa), já que um componente volume-dependente prepondera na gênese da hipertensão. Essa dose pode ser repetida após 1 a 2 horas, se necessário, com dose de manutenção de 2 a 4mg/kg/dia, devendo ser ajustada à diurese e à intensidade de edema. A restrição hídrica (300 a 400ml/m^2/dia) e de sal (dieta acloretada) também é necessária.

Após iniciada a recuperação da diurese, reduzir e suspender o diurético quando desaparecer o edema, de forma a evitar hipovolemia, que acarreta uremia e hipertensão secundária a vasoconstrição.

Na hipertensão que cursa também com componente renina-dependente (por exemplo, na síndrome hemolítico-urêmica), os bloqueadores da enzima conversora de angiotensina como captopril e enalapril (utilizado na fase de manutenção) são as drogas mais indicadas. Recomendam-se doses iniciais mais baixas, com aumentos graduais, até a obtenção do controle da hipertensão.

CARACTERÍSTICAS DAS DROGAS MAIS UTILIZADAS

O quadro 61.4 relaciona as principais drogas utilizadas na crise hipertensiva, dosagens preconizadas e os efeitos colaterais mais comumente observados. Suas características gerais e indicações de uso são discutidas a seguir.

NITROPRUSSIATO DE SÓDIO – é um vasodilatador potente (aumenta o óxido nítrico na musculatura lisa vascular) com ação tanto em território venoso como ar-

Quadro 61.4 – Drogas mais utilizadas na crise hipertensiva.

Drogas	Mecanismo de ação	Início de ação	Efeito máximo	Dose	Efeitos colaterais/ cuidados
Nitroprussiato de sódio	Vasodilatação arteriolar e venosa	Imediato	Imediato	0,3-8µg/kg/min IV em infusão contínua	Retenção hidrossalina; intoxicação por cianeto e tiocianato; metemoglobinemia; hipotensão grave. Proteja o equipo da luz e troque a solução a cada 4 horas
Diazóxido	Vasodilatação arteriolar	3-5min	5-10min	1mg/kg/dose, IV, a cada 10min, em "minibolo", máximo de 5mg/kg/dose, total 3 a 4 vezes ao dia	Taquicardia reflexa; retenção hidrossalina; hiperglicemia; hiperuricemia, necrose tecidual quando extravasa da veia, hipotensão, isquemia cerebral
Hidralazina	Vasodilatação arteriolar	VO: 30-60min IV ou IM: 15-20min	VO: 2 horas IV ou IM: 20-80min	VO: 1-4mg/kg/dia divididos em 2 a 3 doses IV ou IM: 0,1-0,2mg/kg/dose a cada 4 a 6 horas	Taquicardia reflexa; retenção hidrossalina; cefaléia; vômitos; reação tipo lúpus eritematoso
Nifedipina	Vasodilatação arteriolar (bloqueia canais de cálcio)	10-15min	30-90min	0,15-0,5mg/kg/dia, VO, divididos em 3 a 4 doses	Taquicardia reflexa; vômitos; cefaléia; rubor facial
Captopril	Vasodilatação arteriolar e venosa (bloqueia enzima conversora)	15min	60-90min	0,5-1mg/kg/dia, VO, divididos em 3 a 4 doses RN: iniciar com 0,05-0,2mg/kg/dose	Hipotensão; cefaléia; vômitos; erupção cutânea; neutropenia; insuficiência renal na estenose; artéria renal bilateral; proteinúria. Doses menores em RN e prematuros
Fentolamina	Bloqueio alfa-adrenérgico	30s	5min	IV: 0,1-0,2mg/kg/dose a cada 10 a 15min ou 1-5µg/kg/min IV em infusão contínua	Cefaléia; taquicardia; hipotensão
Furosemida	Bloqueio de reabsorção renal de cloro e sódio	VO: 30-60min IV: 5min	VO: 60-120min IV: 30-45min	VO: 1-4mg/kg/dia divididos em 3 doses IV: 0,5-2mg/kg/dose a cada 6 horas	Hipopotassemia; hiponatremia; alcalose metabólica hipoclorêmica; hiperuricemia

terial, promovendo queda da resistência periférica e do retorno venoso, com conseqüente diminuição da pré e pós-carga cardíaca, facilitando o trabalho do coração.

É considerado droga segura para o tratamento das emergências hipertensivas, especialmente quando associadas à insuficiência cardíaca congestiva e comprometimento cerebral. Sua principal vantagem é permitir controle ajustável, minuto a minuto, da pressão arterial.

Deve ser administrado por via intravenosa, em infusão contínua, na dose de 0,3 a 8µg/kg/min, com auxílio de bomba de infusão. O equipo deve ser protegido da luz, que pode inativar a droga. Seu efeito é imediato e dose-dependente, perdurando por até 10 minutos após a suspensão da infusão. A administração deve ser feita, de preferência, em unidade de terapia intensiva, com monitorização contínua de pressão arterial e freqüência cardíaca. Habitualmente, inicia-se com a dose mais baixa e, por meio de incrementos progressivos de 0,5 a 1µg/kg/min, a cada 10 a 15 minutos, tateia-se a dose mínima necessária.

Nos casos em que são necessárias doses elevadas de nitroprussiato por tempo prolongado (superior a 48 a 72 horas) ou em pacientes com insuficiência renal, podem ocorrer três tipos de intoxicação: metemoglobinemia, por cianeto e por tiocianato. Não deve ser usado em pacientes deficientes em cianocobalamina. Na vigência de insuficiência renal, os níveis séricos de tiocianato devem ser monitorizados diariamente. Outros efeitos colaterais incluem distúrbios gástricos, cefaléia, palpitações, sudorese e fasciculações musculares.

DIAZÓXIDO – é um derivado tiazídico sem efeito diurético, com potente ação hipotensora, agindo diretamente sobre a musculatura lisa da parede arteriolar, diminuindo a resistência periférica. Não tem ação direta sobre território venoso ou tônus simpático. Por via intravenosa, sua ação se inicia em 3 a 5 minutos, atingindo um efeito máximo em até 10 minutos. A duração da ação é de 4 a 24 horas, quando a pressão retorna aos níveis pré-tratamento. A dose anteriormente recomendada de 3 a 5mg/kg foi muitas vezes associada a episódios isquêmicos, em decorrência de queda da pressão de perfusão cerebral. Por essa razão, é preferível adotar o esquema de "minidoses" que, embora mais trabalhoso na forma de administrar, é mais seguro, promovendo reduções mais graduais nos níveis pressóricos. Utilizam-se doses repetidas de 1mg/kg a cada 5 a 10 minutos, em bolo, por via intravenosa, até que se obtenha a pressão arterial desejada, com sua monitorização a cada 3 a 5 minutos.

O diazóxido apresenta alguns efeitos adversos que exigem observação rigorosa: promove retenção de água e sódio, que pode requerer uso de furosemida (exceto em pacientes hipovolêmicos); desencadeia taquicardia reflexa devido à grande queda na resistência vascular periférica, dificultando seu uso em ICC e cardiopatias; reduz a secreção de insulina com conseqüente hiperglicemia; pode determinar hipotensão, especialmente quando associado a outros anti-hipertensivos. Pode acarretar, ainda, hiperuricemia, distúrbios gastrintestinais leves e, mais raramente, reações de hipersensibilidade. Seu extravasamento para o tecido celular subcutâneo determina intensas reações necróticas.

HIDRALAZINA – trata-se de vasodilatador com ação direta sobre a parede arteriolar, diminuindo a resistência periférica. Quando administrada por via oral, sua ação se inicia em 30 a 60 minutos, com efeito máximo em cerca de 2 horas e duração entre 1 e 6 horas. Por via intravenosa ou intramuscular, sua ação se inicia em 15 a 20 minutos, com efeito máximo entre 20 e 80 minutos e duração de 3 a 4 horas. A dose preconizada por via oral varia de 1 a 4mg/kg/dia, devendo-se iniciar com 0,2 a 0,3mg/kg/dose, com aumentos progressivos a cada 48 a 72 horas, conforme necessário. No tratamento da crise hipertensiva, deve ser administrada, de preferência, por via intravenosa, na dose de 0,1 a 0,3mg/kg, podendo ser repetida a cada 4 a 6 horas. Promove taquicardia reflexa e retenção hidrossalina, o que pode requerer uso concomitante de um diurético. Alguns pacientes podem desenvolver anticorpos antinucleares, com reações do tipo lúpus eritematoso, artrite reumatóide, febre e pancitopenia.

Seu efeito é muitas vezes inconsistente e variável, devido a diferenças individuais na capacidade de metabolização.

NIFEDIPINA – é droga bloqueadora dos canais de cálcio voltagem-dependentes da membrana celular, diminuindo as concentrações de cálcio citoplasmático e, conseqüentemente, a contração de miofibrilas, promovendo relaxamento da musculatura lisa da parede arteriolar e queda na resistência vascular periférica. Tem pouco efeito sobre o território venoso. Sua ação sobre a condução nodal atrioventricular é bem menos evidente, quando comparada aos bloqueadores de canal de cálcio tipo I (verapamil) e, em geral, é suplantada pela taquicardia reflexa decorrente de estimulação simpática por vasodilatação arterial. No entanto, há relatos esporádicos de piora da função miocárdica, com edema pulmonar, em pacientes com ICC grave.

Por via oral, seu efeito se inicia em 10 a 15 minutos, com pico em 30 a 90 minutos e duração variável, em média, de 3 a 5 horas. Por via sublingual, o início de ação é mais rápido, porém pequena parte do medicamento administrado é realmente absorvida por essa via, sendo a maior parte absorvida por via digestiva após a deglutição. A mastigação da cápsula facilita a absorção. A dose por via oral ou sublingual é de 0,15 a 0,5mg/kg (máximo de 10mg) a cada 6 a 8 horas. Alguns pacientes apresentam metabolismo rápido da nifedipina e necessitam de administrações a intervalos menores, de 2 a 4 horas. Nas crianças pequenas, sua administração nas apresentações disponíveis é mais difícil.

Embora tenha sido amplamente utilizada nas urgências hipertensivas não-complicadas em adultos e crianças, atualmente se recomenda cautela, usando-se doses menores, devido à rápida e à intensa queda de pressão arterial que provoca, especialmente em pacientes com volemia diminuída ou em uso de outros hipotensores. Os principais efeitos associados à sua administração são taquicardia reflexa, hipotensão, cefaléia, vômitos, sedação e rubor facial.

FENTOLAMINA – é um bloqueador alfa-adrenérgico usado na hipertensão grave secundária ao excesso de catecolaminas. Reduz rapidamente a resistência vascular sistêmica e a pulmonar, promovendo controle da pressão arterial. Sua principal indicação é o tratamento da crise hipertensiva associada ao feocromocitoma. Deve ser usada por via intravenosa, na dose de 0,1 a 0,2mg/kg. Sua ação se inicia em 30 segundos, com pico em 5 minutos e duração entre 10 e 60 minutos, devido a sua meia-vida muito curta. Os efeitos colaterais mais freqüentes são cefaléia, taquicardia e hipotensão.

MINOXIDIL – é uma pirimidina com potente ação vasodilatadora, que age sobre a musculatura lisa arteriolar, determinando queda da resistência periférica. Seu uso está reservado a hipertensões graves, resistentes às formas convencionais de tratamento. Sua ação se inicia em 1 hora, com efeito máximo em 2 a 3 horas, persistindo por 1 a 3 dias. A dose inicial é de 0,1 a 0,2mg/kg/dia (máximo de 5mg) por via oral, divididas em 2 vezes, com aumentos progressivos, até o controle adequado da pressão arterial. Doses superiores a 1mg/kg/dia geralmente não são necessárias.

Como os demais vasodilatadores, também provoca hiperatividade simpática e retenção hidrossalina. Deve ser usado em associação com diuréticos e/ou beta-bloqueadores. É um vasodilatador muito potente, requerendo supervisão médica freqüente. Sua retirada deve ser gradual devido ao risco de retorno abrupto da hipertensão. Tem como efeitos colaterais o desenvolvimento de hirsutismo, derrame pericárdico (particularmente em pacientes urêmicos e portadores de colagenoses), edema periférico e reações de hipersensibilidade.

CAPTOPRIL – é inibidor da enzima conversora da angiotensina I, bloqueando, portanto, a produção da angiotensina II (um potente vasoconstritor), promovendo redução da resistência vascular sistêmica e da pressão arterial. Inibe também a conversão de peptídeos vasodilatadores, como a bradicinina, em seus metabólitos inativos. Nos estados hiper-reninêmicos, bloqueia ainda o aumento da produção de aldosterona, facilitando o controle da volemia corpórea. É o primeiro medicamento para uso oral com certa especificidade para o tratamento da hipertensão renina-dependente, embora também seja efetivo em grande número de pacientes com atividade plasmática de renina normal.

O captopril é administrado por via oral, cerca de 1 hora antes das refeições, e sua absorção se faz em 30 a 90 minutos. Seu efeito máximo é observado 60 a 90 minutos após seu uso e tem duração variável, em média de 4 a 6 horas. A dose inicial em crianças maiores é de 0,5 a 1mg/kg/dia, dividida em 3 a 4 tomadas. Recém-nascidos e lactentes devem receber inicialmente 0,05 a 0,2mg/kg/dose a cada 8 a 12 horas. Os recém-nascidos, especialmente os prematuros, são muito sensíveis a esse medicamento, com efeito mais intenso e duradouro. A dose inicial para adolescentes e adultos é de 6,25 a 12,5mg, 3 a 4 vezes ao dia. Na urgência hipertensiva, as doses podem ser aumentadas gradualmente, a intervalos inferiores a 24 horas.

Os efeitos adversos incluem hipotensão, cefaléia, vômitos, estomatite, alterações de paladar, tosse, erupção cutânea, anorexia, neutropenia e, mais raramente, agranulocitose, bradicardia, hiperpotassemia e proteinúria. Pacientes hiper-reninêmicos podem apresentar hipotensão acentuada e abrupta após a primeira dose. Aconselha-se ainda cautela e doses iniciais menores em pacientes depletados de volume ou com insuficiência cardíaca. Em geral, não afeta preferencialmente o fluxo sangüíneo renal, cerebral ou cardíaco, porém, na vigência de estenose bilateral de artérias renais ou unilateral em rim único, pode ocorrer aumento dos níveis séricos de uréia e creatinina e oligúria, contra-indicando sua utilização.

A eliminação do captopril é primariamente renal e, portanto, as doses devem ser ajustadas à taxa de filtração glomerular.

FUROSEMIDA – trata-se de diurético potente, que age na porção ascendente da alça de Henle, bloqueando a reabsorção de sódio, acoplada à reabsorção ativa de cloro (sistema de co-transporte ativo $2Cl^--Na^+-K^+$, localizado na membrana luminal). Promove redução do espaço extracelular por meio de aumento da diurese e da excreção de sódio, sendo este seu principal mecanismo de ação. Apresenta, ainda, efeito vasodilatador, com diminuição da resistência vascular periférica.

A dose preconizada, por via oral, varia entre 1 e 4mg/kg/dia. Sua ação se inicia em 30 a 60 minutos, com pico em 1 a 2 horas e duração de 4 a 8 horas. Por via intravenosa, a dose inicial é de 0,5 a 2mg/kg, podendo ser repetida a cada 4 a 6 horas, conforme a resposta. Sua ação por essa via é rápida, com início em até 5 minutos, efeito máximo em 30 a 45 minutos e duração de 2 a 4 horas. Quando usada por tempo prolongado ou em doses muito elevadas, pode desencadear diversos distúrbios metabólicos: hipocalcemia, alcalose metabólica hipoclorêmica, hipopotassemia e hiponatremias, hiperuricemia e hiperglicemia. Distúrbios gastrintestinais leves, urticária e parestesias também são relatados, embora mais raramente. Doses elevadas na vigência de insuficiência renal podem determinar ototoxicidade, com hipoacusia, surdez e zumbidos.

INVESTIGAÇÃO DIAGNÓSTICA

A hipertensão grave e sintomática na infância está freqüentemente associada a uma doença de base, de forma que, na crise hipertensiva, a pesquisa sistemática da origem da hipertensão é sempre necessária.

A história clínica detalhada do paciente e de sua família com pesquisa sistemática de sinais e sintomas referentes às causas comuns de hipertensão na infância (ver Quadro 61.1) permanecem fundamentais na investigação. Os dados obtidos podem sugerir o diagnóstico e orientar a pesquisa etiológica. Eventos recentes, como alterações urinárias, erupções cutâneas, artralgias, febre, infecções de pele ou de vias aéreas superiores, ingestão de drogas (anticoncepcionais, simpaticomiméticos, corticosteróides) e sinais atuais referentes à gravidade da hipertensão, como alterações visuais e do sistema nervoso central, e sintomatologia cardiovascular (ver Quadro 61.3) devem ser rotineiramente questionados. A história pregressa pode trazer dados significativos, como uso de cateter umbilical no período neonatal, infecções urinárias de repetição ou traumatismo abdominal anterior. Informações sobre doenças endócrinas ou renais, hipertensão, infarto ou acidente vascular cerebral nos familiares são igualmente importantes.

Alguns dados de exame físico, quando presentes, apontam para uma etiologia específica. São exemplos clássicos os sinais clínicos associados ao feocromocitoma (sudorese, taquicardia, palidez cutânea, ansiedade) e a diminuição de pulso e pressão arterial em membros inferiores na coartação de aorta. Outros achados sugerem lesão secundária à hipertensão, como dispnéia, tosse, confusão mental e alterações de fundo de olho. O exame físico geral deve ser realizado tendo-se em mente todas as possibilidades etiológicos e deve incluir inspeção de pele, palpação cervical, palpação (incluindo lojas renais) e ausculta abdominal cuidadosas, avaliação de pressão arterial e pulsos nos quatro membros, além de avaliação neurológica, de fundo de olho e pesquisa de hipotensão postural.

Os testes laboratoriais e os exames complementares são direcionados pelos dados obtidos na anamnese e exame físico, levando-se em conta as doenças mais freqüentes nas diversas faixas etárias. Inicialmente, já no atendimento de emergência, os seguintes exames são recomendados:

- **Sangue** – uréia, creatinina, sódio, potássio, cloro, cálcio, magnésio, gasometria, ácido úrico e hemograma completo.
- **Urina** – urina tipo I, sódio, potássio, creatinina e cultura.
- **Outros** – radiografia de tórax e ecocardiografia (ou eletrocardiograma, na impossibilidade desta).

Considerando-se que vários medicamentos utilizados no tratamento da crise hipertensiva podem interferir na avaliação hormonal posterior, recomenda-se que, sempre que possível, sejam colhidas amostras de sangue para dosagem de catecolaminas, aldosterona e atividade de renina plasmática, antes mesmo da administração dos anti-hipertensivos, além de uma amostra de urina para metanefrinas urinárias. Uma vez controlada a hipertensão, a investigação prossegue com realização de ultra-sonografia renal e abdominal, incluindo Doppler para avaliação de fluxo sangüíneo arterial e venoso renal e avaliação de aorta, cintilografia renal e nefrograma com Tc^{99}-DMSA e Tc^{99}-DTPA (ácidos dimercapto-succínio e dietileno-tiamina-penta-acético, respectivamente, marcados com tecnécio-99).

A ultra-sonografia renal vem substituindo a urografia excretora na avaliação inicial da hipertensão arterial, já que fornece dados sobre o tamanho e a estrutura dos rins de maneira precisa e menos invasiva. A avaliação de fluxo sangüíneo com estudos de Doppler é complementar e pode sugerir lesões estenóticas em artérias renais e coartação de aorta. A urografia excretora só é necessária na impossibilidade da realização dos exames acima ou quando uma doença afetando a morfologia das vias urinárias foi detectada e sua definição anatômica não foi satisfatória.

A cintilografia renal acrescenta à ultra-sonografia dados funcionais individuais dos rins e morfológicos. O DMSA mapeia o córtex, sendo útil na identificação de cicatrizes pielonefríticas, rins pequenos, com pouca função nas doenças parenquimatosas e massas tumorais. O DTPA permite a avaliação da perfusão renal e filtração glomerular relativas e o tempo de trânsito renal. Ambos os exames podem ser realizados após a administração de captopril, com o objetivo de evidenciar melhor as regiões hipoperfundidas.

Avaliações mais específicas podem ser necessárias de acordo com os resultados obtidos nos exames anteriores. A tomografia computadorizada e a ressonância magnética podem ser úteis na localização de pequenos tumores. O mapeamento com I^{131}-metaiodobenzilguanidina tem sido utilizado na localização de tecidos secretores de catecolaminas (feocromocitoma, por exemplo), embora sua especificidade e sensibilidade sejam pouco definidas na criança. Estudos hormonais envolvendo testes estimuladores e de supressão só se justificam em função de um elevado índice de suspeita, considerando-se que a maioria das causas endócrinas de hipertensão são muito raras na infância.

A biopsia renal pode ser indicada para esclarecimento diagnóstico de vasculites e glomerulopatias.

Nenhum dos exames citados é suficientemente sensível para ser usado como "screening" para hipertensão renovascular. Alguns autores preconizam a realização do teste de captopril, com dosagem periférica da atividade plasmática de renina antes e após sua administração e avaliação da pressão arterial. Os diversos estudos existentes mostram resultados variáveis, porém evidenciam que não há relação consistente entre magnitude de efeito hipotensor e hipertensão renovascular. Da mesma forma, o aumento da atividade periférica da renina após administração de captopril não parece suficientemente sensível para selecionar os candidatos à angiografia. Dessa maneira, diante de uma criança com hipertensão grave, de difícil controle ou com sinais de malignização, com suspeita de hipertensão renovascular pelos exames anteriores, sem que outras causas de hipertensão tenham sido identificadas, torna-se necessária a investigação angiográfica renal e a dosagem de renina em veias renais e cava.

BIBLIOGRAFIA

BAILIE, M.D.; MATTIOLI, L.F. – Hypertension: relationships between pathophysiology and therapy. *J. Pediatr.*, **96**:789, 1980.

BUNCHMAN, T.E.; LYNCH, R.E.; WOOD, E.G. – Intravenously administered labetalol for treatment of hypertension in children. *J. Pediatr.*, **120**:140, 1992.

DE SANTO, N.G.; TREVISAN, M.; CAPASSO, G. – Blood pressure and hypertension in childhood: epidemiology, diagnosis and treatment. *Kidney Int.*, **34**:9, 1988.

DILLON, M.J. – Investigation and management of hypertension in children. *Pediatr. Nephrol.*, **1**:59, 1987.

EVANS, J.H.C.; SHAW, N.J.; BROCKLEBANK, J.T. – Sublingual nifedipine in acute severe hypertension. *Arch. Dis. Child.*, **63**:975, 1988.

GORDILLO-PANIAGUA, G.; VELASQUEZ, L.; MARTINI, R. – Sodium nitroprusside treatment of severe arterial hypertension in children. *J. Pediatr.*, **87**:799, 1975.

IDRISSI, A.; FOURNIER, A.; RENAUD, H. – The captopril challenge test as a screening test for renovascular hypertension. *Kidney Int.*, **34**:5, 1988.

JOHANSSON, B.; STRANDEAARD, S.; LASSEN, N.A. – On the pathogenesis of hypertensive encephalopathy. *Cir. Res.*, **34**:167, 1974.

KINCAID-SMITH, P. – Malignant hypertension: mechanism and management. *Pharmacol. Ther.*, **9**:248, 1980.

LOPEZ-HERCE, J.; ALBAJARA, L.; CAGIGAS, P. – Treatment of hypertensive crisis in children with nifedipine. *Int. Care Med.*, **14**:519, 1988.

MILLER, K. – Pharmacological management of hypertension in pediatric patients. *Drugs*, **48(6)**:868, 1994.

POPP, M.B.; SILBERSTEIN, E.B.; SRIVASTAVA, L.S. – A pathophysiologic study of the hypertension associated with burn injury in children. *Ann. Surg.*, **1983**:817, 1981.

PROULX, F.; LACROIX, J.; FARREL, C.; GAUTHIER, M. – Convulsions and hypertension in children: differentiating cause from effect. *Crit. Care Med.*, **21**:1541, 1993.

REPORT OF THE SECOND TASK FORCE ON BLOOD PRESSURE IN CHILDREN – 1987. *Pediatrics*, **79**:1, 1987.

ROCCHINI, A.P. – Childhood hypertension: etiology, diagnosis and treatment. *Pediatr. Clin. North Am.*, **31**:1259, 1984.

SINAIKO, A.R. – Pharmacologic management of childhood hypertension. *Pediatr. Clin. North Am.*, **40(1)**:195, 1993.

SINAIKO, A.R. – Hypertension in children. *N. Engl. J. Med.*, **335**:1968, 1996.

STRANDGAARD, S. – Cerebral blood flow in hypertension. *Acta Med. Scand.*, **678**:11, 1983.

TIETJEN, C.S.; HURN, P.D.; ULATOWSKI, J.; KIRSCH, J.R. – Treatment modalities for hypertensive patients with intracranial pathology: Options and risks. *Crit. Care Med.*, **24**:311, 1996.

TURNER, M.H. – What's new in the antihypertensive armamentarium? *Pediatr. Ann.*, **18**:579, 1989.

Update on the 1987 Task Force Report on High Blood Pressure in Children and Adolescents: A Working Group Report from the National High Blood Pressure Program. *Pediatrics*, **98**:649, 1996.

WILCOX, C.S. – Diuretics. In Brenner, B.M.; Rector, F.C. *The Kidney*. 4th ed., Philadelphia, W.B. Saunders, 1991, p. 2123.

62

CHOQUE

Adriana Vada Souza Ferreira
Amélia Gorete A.C. Reis
Edison Ferreira de Paiva

DEFINIÇÃO

Choque é a falência aguda do sistema circulatório em suprir as demandas de oxigênio e nutrientes aos tecidos do organismo; como conseqüência, ocorre disfunção celular que muitas vezes culmina na sua própria morte e determina o prognóstico do paciente. A função circulatória depende do volume sangüíneo, do tônus vascular e da função cardíaca; em qualquer tipo de choque, pelo menos um desses fatores está alterado.

CONSIDERAÇÕES FISIOLÓGICAS

Nos estágios iniciais do choque, o organismo lança mão de mecanismos protetores para manter, pelo menos temporariamente, uma perfusão adequada aos órgãos vitais. Esses mecanismos são compostos de reflexos neurais e humorais que interligados terão função crucial na sobrevida. Os principais são: 1. barorreceptores; 2. quimiorreceptores; 3. receptores cerebrais; 4. fatores humorais; 5. autotransfusão; e 6. auto-regulação dos vasos sangüíneos.

Há poucos estudos cardiovasculares em crianças; a maioria dos dados são obtidos de estudos em adultos e modelos experimentais. Provavelmente, durante a idade, ocorrem significantes mudanças quanto a estrutura, função, bioquímica e farmacologia do aparelho cardiovascular. Em relação ao adulto, o animal jovem possui freqüência cardíaca de repouso e consumo de oxigênio maiores, e a complacência miocárdica é menor devido à pequena quantidade de fibras musculares. Portanto, o coração do recém-nascido trabalha perto de sua capacidade máxima mesmo em condições fisiológicas, e variações do débito cardíaco são mal toleradas; sendo assim, os mecanismos compensatórios de uma criança em choque são menos eficazes, com maior suscetibilidade à descompensação.

BARORRECEPTORES

Localizam-se no seio carotídeo, no arco aórtico, nas paredes atriais, na junção das veias cava superior e inferior, no átrio e na circulação pulmonar. Em condições basais, tais receptores enviam estímulos inibitórios ao centro vasomotor e estimulam o centro cardioinibidor. Queda na pressão arterial leva à diminuição desses estímulos, com conseqüente vasoconstrição, aumento do inotropismo e da freqüência cardíaca.

A vasoconstrição não ocorre uniformemente em todos os tecidos, sendo predominante no músculo esquelético, na pele e no território esplâncnico. Os tecidos nobres como coração e cérebro são preservados, e é provável que ocorra até vasodilatação coronariana e cerebral. Durante o choque hemorrágico, também ocorre aumento do fluxo sangüíneo à medula adrenal, garantindo assim a liberação de catecolaminas. O rim também é protegido do hipofluxo sangüíneo devido à auto-regulação renovascular, entretanto, quando a perda sangüínea é intensa, tal mecanismo é perdido e pode inclusive ocorrer necrose cortical bilateral.

QUIMIORRECEPTORES

Esses receptores agem sinergisticamente com os barorreceptores na atividade eferente simpática. São estimulados pela hipoxia e pela acidose resultantes da hipoperfusão tecidual. Assim, o efeito da ação dos barorreceptores, devido à hipotensão, e dos quimiorreceptores, devido à hipoxia, resulta em um incremento da resposta circulatória simpática.

RECEPTORES CEREBRAIS

Esses receptores são estimulados quando a queda de pressão ultrapassa os limites de auto-regulação cerebral. A resposta simpática é intensa, porém, quando excessiva, pode-se acompanhar de estimulação vagal, com conseqüente bradicardia e piora da hipotensão.

FATORES HUMORAIS

Hormônios como adrenalina, noradrenalina, renina, vasopressina, esteróides, prostaglandinas e cininas têm efeito direto cardiovascular e renal, e indireto na transmissão adrenérgica periférica ou central.

Adrenalina e noradrenalina – ambas aumentam a contratilidade miocárdica e provocam vasoconstrição. A adrenalina, entretanto, tende a induzir vasodilatação em território do músculo esquelético.

Renina-angiotensina – a queda na pressão arterial provoca a liberação renal de renina; esta atua na transformação de angiotensinogênio em angiotensina I, que por sua vez é convertida na circulação pulmonar a angiotensina II. Além de potente vasoconstritor, a angiotensina II estimula a liberação de aldosterona pela supra-renal, levando à retenção de sódio e água e aumentando a volemia. Tal efeito, embora benéfico em situações como a de choque hemorrágico, pode, eventualmente, agravar a hipoperfusão em pacientes com choque cardiogênico.

Vasopressina – é liberada da pituitária posterior em resposta a alterações na osmolalidade e, pelo menos em pacientes com falência cardíaca, por meio da ação dos barorreceptores. Recentes observações sugerem que a angiotensina pode induzir a liberação desse hormônio por estímulo central. A vasopressina atua como vasoconstritor e aumenta a absorção de água livre no rim, expandindo o volume intravascular.

AUTOTRANSFUSÃO

O fluxo através da parede capilar é dependente de pressões hidrostáticas e oncóticas intra e perivasculares: $J_v = K_f (Piv - Ppv) - (\pi iv - \pi pv)$. O coeficiente de filtração K_f é relacionado às características da membrana basal, as quais podem ser alteradas no choque.

- J_v = taxa de transferência de fluido
- K_f = coeficiente de filtração
- Piv = pressão hidrostática intravascular
- Ppv = pressão hidrostática perivascular
- πiv = pressão oncótica intravascular
- πpv = pressão oncótica perivascular

A hipotensão arterial causa redução na pressão hidrostática capilar, levando à reabsorção de fluido do espaço intersticial para o vascular; esse mecanismo de autotransfusão é contrabalançado pela progressiva queda do hematócrito e da pressão oncótica intracapilar. Adicionalmente, embora em proporção menor, também há saída de fluido do intra para o extracelular, tal fenômeno parece ser dependente de cortisol.

AUTO-REGULAÇÃO DOS VASOS SANGÜÍNEOS

Os vasos sangüíneos possuem uma capacidade intrínseca de regular seu tônus dentro de uma faixa de variação da pressão de perfusão. Esse fenômeno é independente de fatores neurogênicos e humorais, e talvez seja dependente da resposta miogênica vascular, ou de metabólitos teciduais liberados localmente após um período transitório de isquemia. Não é conhecido um mediador específico para a vasodilatação. Provavelmente, há vários componentes envolvidos: alterações de oxigênio, gás carbônico, nitrogênio, intermediadores do ciclo de Krebs etc.

A auto-regulação do tônus vascular varia dependendo do local; as circulações cerebral, coronariana e renal são as mais potentes, sofrendo menos alterações com a queda da pressão arterial.

MECANISMOS DE LESÃO CELULAR

No choque circulatório existe desequilíbrio entre a oferta e a demanda de O_2 pelos tecidos, com baixa produção de ATP, desenvolvimento de metabolismo anaeróbio e conseqüente acidose láctica.

A queda na produção de ATP compromete mecanismos celulares dependentes de energia, dentre eles o funcionamento da bomba Na/K-ATPase. A disfunção da bomba acarreta influxo de sódio e efluxo de potássio da célula, levando à edema celular.

Além disso, durante a hipoxia, ocorre formação e acúmulo de purinas derivadas da extração de toda a fonte energética do ATP, representadas pela hipoxantina (Fig. 62.1). Essas purinas são osmoticamente ativas, colaborando para o edema celular que ocorre na lesão hipóxica. Simultaneamente, a enzima xantina desidrogenase é oxidada a xantina oxidase, que metaboliza a hipoxantina até ácido úrico.

Entretanto, nem só a isquemia é capaz de provocar lesão celular. Atualmente, acha-se que a reperfusão tecidual, após período de isquemia, também representa elemento de agressão celular muito importante.

Quando ocorre reperfusão, a oferta de O_2 leva à redução da xantina oxidase para xantina desidrogenase e à formação de radicais livres de oxigênio, como o ânion superóxido (O_2^-). O O_2^- é potente quimiotático para neutrófilos, que são atraídos para o tecido reperfundido, onde liberam enzimas líticas (proteases, colagenases, elastases) que contribuem para a agressão tecidual.

Como nos estados de choque circulatório ocorre redistribuição do fluxo sangüíneo, priorizando a circulação do SNC e do miocárdio em detrimento da circulação mesentérica, a mucosa do trato gastrintestinal sofre lesão precoce, com perda da barreira de defesa e conseqüente translocação bacteriana e de toxinas da luz intestinal para a circulação sangüínea.

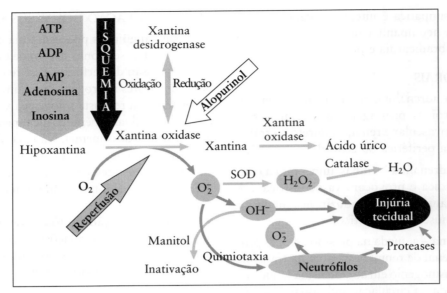

Figura 62.1 – Lesão celular na reperfusão tecidual (Schiller, Reilly e Bulckley).

Foi detectado aumento do polipeptídeo intestinal vasoativo (VIP) circulante no choque. Apesar de ser produzido potencialmente por diversos tecidos, demonstrou-se que sua fonte principal é o trato gastrintestinal.

Recentemente, o endotélio tem adquirido importância central como alvo e fonte de mediadores de lesão tecidual.

Existe uma tendência em considerar todo o endotélio do organismo como um único órgão, neste caso, o maior órgão do corpo. Portanto, a lesão endotelial e o comprometimento de suas funções têm papel crucial no choque circulatório e suas complicações.

A lesão endotelial pode ser secundária à isquemia, à reperfusão ou à agressão por componentes bacterianos (endotoxina, ácido teicóico etc.).

No choque hipovolêmico e no cardiogênico ocorre primeiro lesão endotelial isquêmica. No choque séptico, a lesão endotelial inicialmente é decorrente da ação de produtos bacterianos no compartimento vascular. Esses produtos bacterianos desencadeiam a síntese e a liberação de mediadores inflamatórios primários de macrófagos e células endoteliais, sendo o fator de necrose tumoral (TNF) e a interleucina-1 (ITL-1) os principais mediadores liberados.

A ação dessas citocinas promove aderência de neutrófilos ao endotélio, cuja interação resulta em aumento da permeabilidade vascular, com passagem de PMN para os tecidos adjacentes. Nesse momento, os neutrófilos são capazes de fagocitar e destruir bactérias ali presentes, mas também acabam agredindo o tecido local por liberação de enzimas proteolíticas, radicais tóxicos de oxigênio e outros mediadores que amplificam a resposta inflamatória inicial. Esses mediadores são chamados de secundários, sendo o fator de agregação plaquetária (PAF) e os eicosanóides os mais descritos.

O PAF é liberado por células do endotélio, leucócitos e plaquetas. Tem ação complexa, levando a aumento da permeabilidade vascular, agregação plaquetária e agregação mais ativação de leucócitos.

Derivados do metabolismo do ácido araquidônico (eicosanóides) são também liberados, exercendo efeitos múltiplos, por vezes protetores, ou então agressores ao organismo. Prostaglandinas são liberadas por células endoteliais e por macrófagos e possuem ação moduladora do sistema nervoso autônomo, estabilizam a membrana de lisossomos, são vasodilatadoras, aumentam o inotropismo e o fluxo sangüíneo coronariano.

Macrófagos estimulados pela endotoxina, além das prostaglandinas, produzem também leucotrieno B_4 com ação quimiotáxica de leucócitos, os leucotrienos C_4 e D_4 que são potentes vasoconstritores e broncoconstritores, tromboxano A_2 liberado de plaquetas, levando à vasoconstrição e à agregação plaquetária e as prostaciclinas responsáveis por vasodilatação e inibição da atividade plaquetária.

Como conseqüência da lesão endotelial, ocorre disfunção da sua atividade reguladora do tônus vascular.

As citoquinas descritas estão envolvidas nesse processo, assim como uma substância descrita como tendo ação vasodilatadora e produzida pelas células endoteliais: o óxido nítrico. Alterações nos seus níveis foram detectadas no choque séptico: aumento na fase inicial e diminuição na tardia.

A seguir serão descritos fenômenos concomitantes à agressão endotelial, certamente relacionados entre si.

Já foi claramente demonstrado que os opióides endógenos estão aumentados na circulação em diferentes tipos experimentais de choque (hemorrágico, neurogênico, anafilático, séptico). No entanto, seu exato sítio de ação e sua fonte ainda não foram estabelecidos.

Produtos bacterianos são também capazes de levar à atração direta do fator XII da coagulação (fator Hageman), estimulando a via intrínseca. Ocorre também liberação de fator tecidual por monócitos e endotélio, ativando o fator VII e conseqüentemente a via extrínseca da coagulação.

A ativação da cascata da coagulação pode desencadear coagulação intravascular disseminada (CIVD); o fator XII ativado estimula a conversão de pré-calicreína em calicreína e a subseqüente conversão de cininogênio em bradicinina, um potente vasodilatador que contribui para a hipotensão.

O sistema complemento também é ativado, tanto a via clássica quanto a alternativa, promovendo estimulação de polimorfonucleares, sendo que C_3 e C_{5a} (anafilotoxina) causam liberação de histamina de mastócitos, com vasodilatação e hipotensão.

Dessa forma, os vários mecanismos descritos acarretarão lesão vascular sistêmica, resultando em choque circulatório e contribuindo para lesões orgânicas específicas que muitas vezes acompanham o choque, como a síndrome da angústia respiratória do adulto (SARA) e a úlcera de estresse.

Além da lesão vascular sistêmica, foi demonstrada depressão miocárdica nos diferentes tipos de choque. Apesar de o débito cardíaco estar elevado na fase inicial do choque séptico, ocorre depressão miocárdica progressiva na endotoxemia.

Dados experimentais sugerem que fatores depressores do miocárdio são elaborados durante o choque, sendo o pâncreas sua maior fonte. A isquemia e a ação das citoquinas descritas anteriormente contribuem para a diminuição da contratilidade do miocárdio.

CLASSIFICAÇÃO E ETIOLOGIA

A classificação dos vários tipos de choque é difícil, devido à complexidade dos mecanismos fisiopatológicos e à presença de alterações hemodinâmicas comuns aos diversos tipos de choque. Muitas vezes, várias alterações hemodinâmicas estão presentes em um dado paciente, dependendo do estágio do choque no qual ele se encontra. Levando em conta essas ressalvas, pode-se classificar o choque como hipovolêmico, distributivo e séptico. Muitas vezes, o choque séptico é classificado como distributivo, mas merece classificação especial pelas suas peculiaridades.

CHOQUE HIPOVOLÊMICO

É a principal causa de choque na faixa etária pediátrica; é provocado pela perda de volume sangüíneo, seja sangue, seja plasma ou água e eletrólitos (Quadro 62.1).

Quadro 62.1 – Choque hipovolêmico.

Perda de sangue – hemorragias
Externas
Internas
gastrintestinal
ruptura de baço ou fígado
ruptura de grandes vasos
fraturas
intracraniana
Perda de plasma
Queimaduras
Hipoproteinemia
Obstrução intestinal
Síndrome nefrótica
Síndrome do extravasamento capilar
sepse
inflamações
Perda de água e eletrólitos
Vômitos e diarréia
Diurese osmótica
Insolação
Doenças renais
Doenças endócrinas
insuficiência adrenal
Diabetes mellitus
Diabetes insipidus

A principal causa de choque hipovolêmico em crianças de países subdesenvolvidos é a perda de fluidos conseqüente a gastrenterocolites. Nesses locais, a desidratação, aliada à desnutrição, constitui uma das maiores causas de mortalidade infantil. Muitas vezes ainda, além do choque hipovolêmico, há, concomitantemente, choque séptico pela disseminação do foco intestinal, o que, obviamente, traduz uma situação gravíssima de prognóstico reservado.

Em países desenvolvidos, a maior causa de choque hipovolêmico, em crianças acima de 1 ano de idade, é a perda de sangue devida a traumatismos e acidentes. Traumatismos abdominais com rupturas de baço e/ou fígado, acometimento de partes moles e ossos e ferimentos cutâneos extensos podem provocar grande perda sangüínea e necessitar de intervenção cirúrgica de urgência.

CHOQUE CARDIOGÊNICO

Nesse tipo de choque há disfunção da bomba cardíaca em suprir a demanda metabólica do organismo. Causas comuns de choque cardiogênico são as cirurgias intracardíacas; outras importantes são: doenças cardíacas congênitas, disritmias, miocardiopatias adquiridas (infecciosas ou não), intoxicação por drogas, hipoxia, sepse, acidose, hipotermia, hipoglicemia e uremia.

O choque cardiogênico é freqüentemente a via final comum de todos os tipos de choque, e vários mecanismos contribuem para tal fenômeno: liberação de substâncias depressoras do miocárdio, redução do fluxo sangüíneo coronariano, ação de endotoxina bacteriana etc.

Derrame ou espessamento pericárdico, pneumotórax hipertensivo, tromboembolismo pulmonar e mixoma de átrio podem também ser considerados causas de choque cardíaco por provocarem obstrução à ejeção do volume sistólico. Outros autores utilizam o termo choque obstrutivo.

CHOQUE DISTRIBUTIVO

É causado por uma diminuição do tônus vascular, o que leva à má distribuição do volume sangüíneo, provocando hipotensão e hipovolemia relativa. As principais etiologias são anafilaxia, injúria ao sistema nervoso central e intoxicação por drogas (Quadro 62.2).

Quadro 62.2 – Choque distributivo.

Anafilaxia
Antibióticos
Vacinas
Soros heterólogos
Anestésicos
Derivados de sangue
Alimentos
Picadas de insetos
Lesão do sistema nervoso central
Traumatismo craniano
Traumatismo medular
Drogas
Barbitúricos
Curares
Anti-hipertensivos
Tranqüilizantes

A anafilaxia é uma reação alérgica generalizada e grave mediada por anticorpos do tipo IgE; além do choque causado por vasodilatação generalizada e lesão capilar, é comum a observação de obstrução de vias aéreas superiores e inferiores, manifestações gastrintestinais e reações cutâneas.

A causa mais comum de choque neurogênico é a secção medular e a lesão craniana causadas por traumatismo. A perda do tônus cardiovascular simpático provoca hipotensão grave, e a hipotensão, por sua vez, piora a perfusão do sistema nervoso central, piorando o prognóstico. Em toda criança traumatizada grave deve-se pensar na possibilidade de lesão central contribuindo para o choque.

Intoxicação acidental por drogas é comum em criança. Essa possibilidade deve ser lembrada quando não há causa aparente para outros tipos de choque nem sinal de traumatismo.

CHOQUE SÉPTICO

Há muito tempo vem ocorrendo confusão na literatura com relação à terminologia empregada em situações de infecção sistêmica. A tendência de normatização dessa terminologia é importante tanto para a interpretação de estudos publicados quanto na prática clínica, para a definição diagnóstica mais precisa. Sendo assim define-se:

Sepse – evidências clínicas de infecção associada a sinais de resposta sistêmica à infecção (por exemplo: taquipnéia, taquicardia, hipertermia).

Síndrome séptica – diagnóstico clínico de sepse associado a evidência de alteração da perfusão orgânica. São critérios para diagnóstico em pediatria:
- evidência clínica de sepse;
- temperatura > 38°C ou < 35,6°C;
- FC > 100bpm (ou ajustada para a idade);
- FR > 40mpm (respiração espontânea);
- pelo menos uma das seguintes manifestações de disfunção orgânica ou perfusão inadequada:
  - hipoxemia: paO_2 < 75 em ar ambiente ou paO_2/FiO_2 < 350,
  - acidose metabólica,
  - oligúria (diurese < 1ml/kg/h),
  - alteração do estado mental: irritabilidade, letargia, rebaixamento do nível de consciência.

Choque séptico – diagnóstico de síndrome séptica associado a hipotensão por mais de 1 hora, que pode ser responsiva à terapêutica convencional.

São vários os mecanismos envolvidos na gênese desse tipo de choque, entre eles destacam-se: volume intravascular deficiente, alteração no tônus vascular e deficiência da bomba cardíaca, que surge precocemente, características estas semelhantes aos demais tipos de choque já descritos. No entanto, diferentemente dos demais tipos de choque, em que a falência circulatória precede as alterações celulares, no choque séptico o metabolismo celular é precocemente prejudicado e responsável por grande parte das alterações hemodinâmicas observadas. É uma doença grave, de evolução muitas vezes fulminante. Infecções generalizadas por meningococo, pneumococo e *Haemophilus influenzae* causam alta mortalidade tanto em crianças como em adultos.

Os microrganismos mais envolvidos em crianças são as bactérias gram-negativas, porém bactérias gram-positivas, fungos, vírus e rickétsias também estão implicados. Há alguns grupos de risco para o desenvolvimento de sepse: baixa idade (principalmente recém-nascidos), imunossupressão por doenças ou drogas, desnutrição, doenças congênitas (anormalidades do trato urinário, doença cardíaca) e crianças gravemente enfermas submetidas a tratamento em unidades de terapia intensiva.

Quanto às fases do choque, pode-se classificá-lo em três estágios: compensado, descompensado e irreversível.

Compensado – nesse estágio, os mecanismos compensatórios permitem boa perfusão aos órgãos vitais, sendo os sinais e os sintomas discretos. É nessa fase que a intervenção fornece melhores resultados.

Descompensado – os mecanismos compensatórios estão "a todo vapor", mas já se mostram insuficientes para garantir a perfusão aos órgãos vitais. São observadas disfunções de diversos sistemas: alteração do nível de consciência, sofrimento miocárdico, redução de débito urinário, icterícia, sangramentos, assim como sinais de descarga adrenérgica – extremidades frias, cianose e perfusão diminuída. A maioria dos pacientes é vista nessa fase. A intervenção imediata pode reverter o quadro.

Irreversível – a manutenção da hipoperfusão provoca alteração na função celular, desencadeando mecanismos (já discutidos) que culminam com sua destruição, levando assim à insuficiência progressiva de múltiplos órgãos e ao óbito (Fig. 62.2).

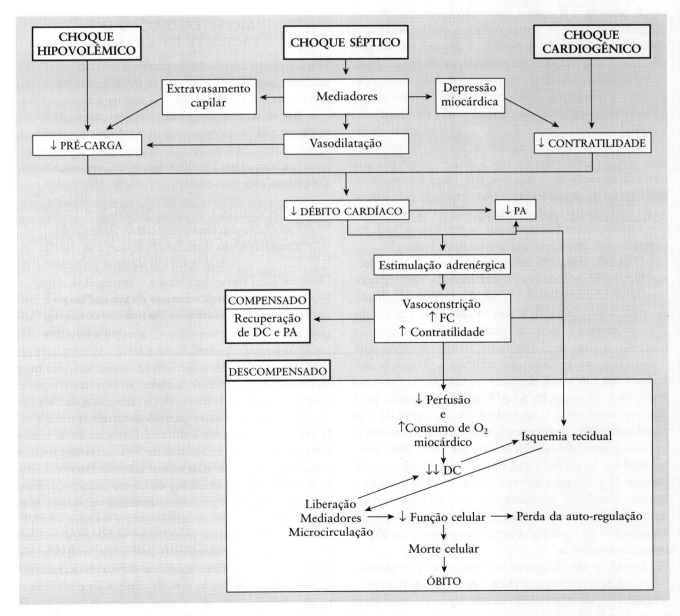

Figura 62.2 – Evolução dos diversos tipos de choque (Witte et al.).

DIAGNÓSTICO

É importante estar atento aos fatores etiológicos e de risco para o desenvolvimento de choque, pensando no diagnóstico antes que o quadro clínico se estabeleça. Quando os sinais clínicos e laboratoriais são evidentes, as medidas terapêuticas são freqüentemente ineficazes.

Muitas vezes é difícil distinguir os estágios precoces do choque. Quando considerar uma desidratação grave como choque hipovolêmico? Ou uma infecção como sepse? Ou uma insuficiência cardíaca como choque cardiogênico? A resposta é difícil, pois estamos diante de condições dinâmicas e evolutivas cuja barreira-limite é tênue. Por isso, crianças em choque, ou em risco de desenvolvê-lo, devem ser submetidas a vigilância constante com monitorização das principais funções vitais, para que a terapêutica seja precisa e imediata.

A história e o exame físico são essenciais para o diagnóstico. Deve-se tentar definir a etiologia, obtendo informações sobre exposição a drogas, perdas por vômitos e diarréia, perdas sangüíneas, traumatismos, doenças prévias, contato com doenças infecciosas, exposição a alérgenos, doenças na família, internações anteriores, condições da criança antes de chegar ao hospital etc.

Ao exame físico deparamos, classicamente, com uma criança apresentando alteração de consciência que varia de agitação ao coma, pele fria, cinza ou cianótica, diminuição da perfusão periférica detectada pela demora do enchimento capilar ao se pressionar as extremidades, taquipnéia, taquicardia, pulsos periféricos finos, hipotensão e débito urinário diminuído (< 1ml/kg/h).

O uso do tempo de enchimento capilar para detectar hipoperfusão tecidual é um método inespecífico, porém de alta sensibilidade; não há técnica adequada descrita, sendo sua interpretação subjetiva. Em condições normais, o retorno do sangue à área comprimida é rápida, menos de 3 segundos; tempos maiores que 5 segundos são seguramente anormais. Taquipnéia e taquicardia são sinais precoces no choque, o primeiro é devido à diminuição do pH no SNC causada pela acidose metabólica, o segundo é conseqüência da resposta adrenérgica ao estresse; esta também mantém a pressão arterial dentro dos limites normais inicialmente, sendo a hipotensão um sinal tardio no choque. A pressão de pulso geralmente é baixa devido à queda na pressão sistólica e manutenção, ou queda proporcionalmente menor na diastólica. Tal alteração é devida ao aumento na resistência periférica secundário à estimulação simpática.

Devido à vasodilatação sistêmica e ao elevado débito cardíaco, o choque séptico é peculiar em sua apresentação inicial. Nota-se um estado hiperdinâmico com pulsos periféricos cheios, extremidades quentes e pressão de pulso aumentada; posteriormente surgem sinais de falência cardíaca e depleção de volume intravascular.

Na suspeita de choque, uma investigação laboratorial é obrigatória tanto para estabelecer a etiologia como o estágio em que o paciente se encontra. É necessária a dosagem sérica de eletrólitos, cálcio e proteínas, hematimetria, leucograma, contagem de plaquetas, coagulograma, gasometria arterial e venosa, glicemia, uréia, creatinina, lactato arterial, bilirrubina e radiografia de tórax.

A gasometria arterial é obrigatória, pois, além de demonstrar a função pulmonar por meio das pressões parciais de oxigênio e gás carbônico, revela o grau de acidose metabólica, que se correlaciona com a gravidade e o prognóstico. Outros exames se farão necessários de acordo com o caso.

MONITORIZAÇÃO DO PACIENTE EM CHOQUE

O tratamento adequado do paciente em choque requer medidas constantes e acuradas de diversas variáveis, tais como: pressão arterial, freqüência e ritmo cardíacos, freqüência respiratória, estado mental, diurese, perfusão periférica, pressões de enchimento cardíaco, débito cardíaco e índices de função dos diversos órgãos (pulmão, rim, fígado, sistema de coagulação, medula óssea etc.).

Eletrocardiograma – permite monitorização adequada da freqüência e ritmo cardíacos, proporcionando detecção precoce e correção imediata diante de alterações nesses parâmetros, permitindo a manutenção do débito cardíaco.

Pressão venosa central e cateter de Swan-Ganz – o cuidado com um paciente grave e instável exige que freqüentemente lancemos mão de métodos de monitorização invasiva. A medida da pressão venosa central (PVC), por meio de colocação de cateter em veia cava ou átrio direito, é método simples, amplamente difundido e de grande ajuda na condução dos casos de choque.

No entanto, mesmo quando variáveis clínicas e laboratoriais são monitorizadas adequadamente, e embora contando com medidas de PVC seriadas, muitas vezes nosso paciente não evolui favoravelmente. Sabemos ainda que em situações de hipertensão pulmonar, falência ventricular predominantemente direita e algumas doenças cardíacas congênitas, a medida de PVC não reflete fielmente a pressão de enchimento de ventrículo esquerdo. Nesses casos, a colocação de cateter de Swan-Ganz poderá ajudar a definir mais precisamente o diagnóstico do tipo de choque e orientar tanto na administração de volume, quanto na escolha da droga vasoativa mais indicada para o caso.

Trata-se de um cateter com quatro vias, sendo duas utilizadas para medidas de pressão, uma para enchimento de um pequeno balão localizado na ponta do cateter e a última ligada a um termistor, também localizado próximo à ponta do cateter e que se destina ao registro de temperatura. Por meio de punção venosa central ou dissecção de veia, coloca-se o cateter de maneira que sua extremidade distal fique em uma das ramificações da artéria pulmonar, permitindo a medida da pressão de artéria pulmonar (PAP). Insuflando-se o balão mencionado anteriormente, oclui-se a artéria pulmonar, e a pressão medida passa a ser aquela a jusante ao cateter, ou seja, a pressão de capilar pulmonar que reflete a pressão de átrio esquerdo (PCP). Estando o cateter bem posicionado, a segunda via para a medida de pressão estará exatamente em contato com o átrio direito, permitindo a medida de sua pressão (AD). A medida do débito cardíaco (DC) pode ser obtida da seguinte maneira: injeta-se solução glicosada a 5% e a 0°C na via conectada ao átrio direito, e o termistor, que se encontra na artéria pulmonar, irá registrar a queda na temperatura e seu retorno ao valor basal; a área da curva determinada por essas variações de temperatura é integrada por um computador que fornece diretamente o valor do débito cardíaco em litros/min.

Com os valores obtidos acima, a medida da pressão arterial e as gasometrias arterial e venosa central, as seguintes variáveis podem ser calculadas: resistência vascular sistêmica (RVS), resistência vascular pulmonar (RVP), conteúdo arterial e venoso de oxigênio (CaO_2, CvO_2), diferença arteriovenosa de oxigênio ($Ca-vO_2$), extração, oferta e consumo de oxigênio (Ext. O_2, DO_2, VO_2). Ainda são poucos os estudos analisando dados hemodinâmicos em crianças, portanto, parte dos valores normais (Tabela 62.1) e interpretação das alterações encontradas têm sido baseadas em publicações prévias em adultos.

Uma discussão aprofundada das alterações hemodinâmicas e da importância das variáveis cardiorrespiratórias foge ao objetivo deste capítulo. Porém, alguns pontos merecem ser ressaltados.

Não infreqüentemente, acreditamos estar diante de um determinado tipo de choque, e após a realização das medidas surpreendemos a associação de um ou mais componentes, ou mesmo verificamos tratar-se de uma causa de choque não imaginada. Por exemplo, o encontro de uma RVS diminuída associada a um elevado débito cardíaco, quando imaginávamos estar diante de um choque hipovolêmico; ou uma PCP abaixo do normal quando a PVC já se encontrava acima dos valores normais, autorizando-nos, portanto, a tentar a administração de mais volume.

Tabela 62.1 – Variáveis cardiopulmonares.

Variável	Fórmula	Valor normal
AD*	Medida direta	1-9mmHg
PAP*	Medida direta	11-15mmHg
PCP*	Medida direta	0-12mmHg
IC**	IC = DC/SC	2,8-3,6 litros/min/m²
IS***	IS = IC/FC	30-50ml/m²
PA*	PAM = PS + 2PD/3****	82-102mmHg
IRVS***	IRVS = (PAM – PAD) × 79,92/IC	1.760-2.600 dinas·s/cm⁵·cm²
IRVP***	IRVP = (PAPM – PCP) × 79,92/IC	45-225 dinas·s/cm⁵·cm²
CaO₂	CaO₂ = 1,39 × Hb × Sat. a + 0,0031 × paO₂	19-20ml/dl
CvO₂	CvO₂ = 1,39 × Hb × Sat. v + 0,0031 × pvO₂	14-15ml/dl
Ca-vO₂	Ca-vO₂ = CaO₂ - CvO₂	4-5,5ml/dl
Ext. O₂	Ext. O₂ = Ca-v/Ca	22-30%
DO₂	DO₂ = IC × Ca × 10	520-720ml/min·m²
VO₂	VO₂ = IC × Ca-v × 10	100-180ml/min·m²

* Valores médios.
** IC = índice cardíaco = DC/superfície corpórea.
*** Valores em índice (valor/superfície corpórea).
**** PS = pressão sistólica; PD = pressão diastólica.

O consumo de oxigênio, por sua vez, correlaciona-se com o prognóstico do paciente. A maneira pela qual as células produzem energia depende da utilização do oxigênio como aceptor de elétrons na cadeia respiratória; portanto, é de se esperar que uma medida de utilização de O_2 tenha correlação com o prognóstico.

Cateterização arterial – muitas vezes, a vasoconstrição arterial dificulta a obtenção de pressão arterial através do esfigmomanômetro, particularmente em crianças. Nesses casos, a colocação de um cateter arterial é fundamental na orientação terapêutica. Medidas de pH e gases arteriais devem ser realizadas com freqüência, permitindo a adequada correção da acidose e hipoxia que freqüentemente são encontradas nesses casos.

Débito urinário – a monitorização do débito urinário é essencial, sendo um dos indicadores da perfusão e da função renais. Volumes menores que 1ml/kg/h são inadequados e freqüentemente conseqüentes a hipovolemia, a qual, na maioria das vezes, é subestimada, principalmente quando o paciente se encontra em sepse. Há casos, porém, em que a oligúria persiste, a despeito da administração adequada de volume, situação comum quando ocorre necrose tubular aguda secundária a septicemia ou hipovolemia prévia mantida.

TRATAMENTO

Pode-se dividir o tratamento do paciente em choque em quatro fases principais: medidas gerais, suporte cardiovascular, medidas coadjuvantes e medidas de suporte. Esta é apenas uma divisão didática, pois na prática nem sempre há distinção nítida entre elas.

MEDIDAS GERAIS

Consiste na terapia primária dirigida para o insulto de base e na terapia secundária dirigida para as alterações conseqüentes ao estado de choque.

A criança em choque deve ser colocada em decúbito dorsal horizontal com os membros inferiores levemente elevados, desde que essa posição não dificulte a respiração. Temperatura adequada deve ser garantida e medicação para a dor administrada se necessário.

O tratamento da causa de base é essencial para todos os tipos de choque. Hemorragias devem ser prontamente diagnosticadas e interrompidas; a intervenção cirúrgica muitas vezes é curativa; desidratação deve ser revertida prontamente com administração de fluidos. Na suspeita de sepse, o foco deve ser identificado e, se possível, erradicado, pois estas são certamente as medidas terapêuticas mais eficazes. Antibióticos de amplo espectro e escolhidos de acordo com cada caso devem ser administrados. Na presença de anafilaxia, a administração de fluidos e adrenalina é muitas vezes vital. Assim, de acordo com a causa aparente do choque, medidas específicas devem ser inicialmente tomadas.

Em uma fase inicial é imperiosa também a correção dos distúrbios metabólicos e ácido-básicos e a restauração da homeostasia. Hipoxemia é freqüente. Permeabilidade das vias aéreas e administração de oxigênio devem ser garantidas, e para tanto intubação endotraqueal e ventilação mecânica são muitas vezes necessárias. Adequação do nível de hemoglobina é importante para garantir uma oferta adequada de oxigênio aos tecidos.

A **acidose metabólica** é conseqüente à má perfusão tecidual e ao acúmulo de produtos do metabolismo anaeróbio. Essa situação é revertida com a restauração da volemia e da oxigenação. Às vezes, porém, o grau de acidose é acentuado e é necessária a administração de bicarbonato. Não há indicações seguras para a correção da acidose metabólica; há evidências de que níveis de bicarbonato menores do que 10mEq/l são prejudiciais nos choques séptico e cardiogênico; no choque hipovolêmico, porém, níveis menores podem ser bem tolerados. Valores menores do que 6mEq/l devem ser corrigidos nas fases precoces de todos os tipos de choque. A correção da acidose traz benefícios como melhora da função celular e desempenho miocárdico e diminui as resistências pulmonar e sistêmica; porém, a supercorreção é prejudicial e pode ocasionar alcalose metabólica, diminuindo a liberação tecidual de oxigênio, e provocar hipernatremia e hipertonicidade, o que é responsável por hemorragia intraventricular em crianças pequenas e em recém-nascidos. Portanto, a correção da acidose deve ser criteriosa e sob monitorização do pH e nível de bicarbonato sangüíneo. Quando necessário, administra-se bicarbonato de sódio na dose de 1 a 2mEq/kg por via intravenosa, seguido de doses subseqüentes calculadas pela fórmula: $0,3 \times peso \times déficit\ de\ bases = mEq\ de\ NAHCO_3$.

Acidose e alcalose respiratórias também são freqüentes em vários estágios de choque. O primeiro é devido ao acúmulo de gás carbônico de várias causas: obstrução de vias aéreas (corpo estranho, laringoespasmo, secreção etc.), exaustão dos músculos respiratórios e prejuízo nas trocas gasosas (pneumotórax, edema pulmonar, pneumonia etc.). As principais conseqüências do acúmulo de gás carbônico são a diminuição do fluxo sangüíneo cerebral, da contratilidade miocárdica e da resistência vascular periférica.

A alcalose respiratória é observada nas fases precoces do choque e devida à hiperventilação. Esta, por sua vez, pode ocorrer na presença de pneumonia, edema pulmonar ou estimulação do SNC em pacientes com sepse. Diminuições acentuadas do gás carbônico levam a broncoespasmo, diminuição do débito cardíaco, hipoperfusão cerebral, hipocalemia, disritmias cardíacas e prejuízo da liberação tecidual de oxigênio. A alcalose e a acidose respiratórias são corrigidas pela ventilação mecânica e pela remoção da causa precipitante.

Queda do **cálcio** ionizável é observada em doentes com diminuição da perfusão tecidual e precipitada, muitas vezes, pela correção da acidose metabólica. Como conseqüência, pode-se observar prejuízo na função cardíaca, arritmias, hipotensão, cianose, alteração no nível de consciência e tremores. Níveis menores que 2,5mg/dl de cálcio ionizável necessitam de correção com 100mg/kg de gluconato de cálcio ou 20mg/kg de cloreto de cálcio. A administração de cálcio deve ser cautelosa e sob monitorização eletrocardiográfica por precipitar arritmias. Maior cuidado deve ser tomado na presença de ação digitálica, hipocalemia e hipoalbuminemia. Falha de resposta ao tratamento com cálcio em indivíduo previamente com hipocalcemia faz pensar em hipomagnesemia.

O **fósforo** é outro íon a ser considerado, pois participa no estoque e na produção de energia. Hipofosfatemia acentuada (níveis inferiores a 1mg/dl) pode piorar as funções ventilatória, cardíaca e neurológica, diminuir a liberação de oxigênio dos tecidos, a fagocitose e a função plaquetária. A correção deve ser feita com fosfato de potássio ou de sódio na dose de 5 a 10mg/kg.

Alterações no metabolismo da **glicose** são freqüentes em toda situação de estresse, e mais freqüentemente se observa hiperglicemia, a qual é mais bem manipulada com a correção dos distúrbios de base do que com a administração de insulina.

SUPORTE CARDIOVASCULAR

Este envolve a manipulação de quatro parâmetros principais: freqüência cardíaca, pré-carga, contratilidade cardíaca e pós-carga.

Freqüência cardíaca – a freqüência e o ritmo cardíacos são essenciais para a manutenção do débito cardíaco. Arritmias na faixa etária pediátrica podem ser provocadas por acidose, hipocalcemia, hipocalemia, hipoglicemia, uso de drogas, febre, doença cardíaca congênita, traumatismo cardíaco, cateter intracardíaco etc. O tratamento é feito pela supressão de tais causas; se com essas medidas não houver retorno do ritmo ao normal, está indicado o uso de drogas específicas como: atropina para bradiarritmias, adenosina, verapamil, digoxina e beta-bloqueadores para taquicardia supraventricular e lidocaína para ectopia ventricular. Cardioversão e marcapasso podem ser necessários em algumas situações.

Pré-carga – mudanças na pré-carga alteram sensivelmente o débito cardíaco. Redução da pré-carga é principalmente devida à hipovolemia, levando a uma pressão diastólica final ventricular diminuída. Hipovolemia pode estar presente em qualquer tipo de choque, mesmo sem evidências de perda sangüínea externa ou interna. Devido às alterações na microcirculação com aumento da permeabilidade capilar e dano endotelial, há transferência de fluido do intravascular para o interstício. Sem uma restauração adequada do volume sangüíneo não se consegue normalizar o débito cardíaco e, além disso, o uso de drogas simpaticomiméticas em indivíduo hipovolêmico é inefetivo e pode até piorar a condição clínica; por outro lado, tais drogas podem ser efetivas em restaurar o débito cardíaco se o volume sangüíneo for adequado.

Se o indivíduo está em choque hipovolêmico, administração de 10 a 20ml/kg de fluido a cada 10 minutos é geralmente segura; se não há resposta, com melhora da perfusão tecidual, da pressão de pulso, da pressão arterial e do débito urinário, a monitorização invasiva deve ser considerada (Fig. 62.3). Tendo-se as medidas de pressão venosa central e pressão de capilar pulmonar, a manipulação de volume torna-se mais precisa e com menor risco de edema pulmonar (Tabela 62.2). Se não há restauração da função cardiovascular com a administração de volume, ou se esta não é possível devido ao aumento

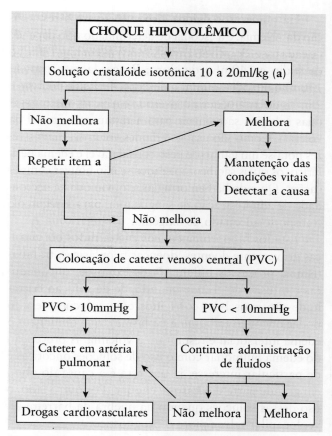

Figura 62.3 – Administração de fluidos no choque.

Tabela 62.2 – Administração de fluidos no choque hipovolêmico.

PVC	PCP	Administração de fluidos
< 6mmHg	< 8mmHg	10ml/kg ou 200ml a cada 10min
< 10mmHg	< 12mmHg	5ml/kg ou 100ml a cada 10min
≥ 10mmHg	≥ 12mmHg	3ml/kg ou 50ml a cada 10min

progressivo da pressão de capilar pulmonar e pressão venosa central, o uso de drogas para aumentar a contratilidade miocárdica está indicado.

Choques cardiogênico e séptico necessitam de monitorização com cateter de Swan-Ganz, pois a disfunção cardíaca é precoce nesses tipos de choque, exigindo adequada manipulação dos fluidos e drogas por meio dos parâmetros hemodinâmicos. Pacientes com doença pulmonar e lesão neurológica também exigem cuidado no manejo da volemia.

O aumento da pré-carga deve ser abordado quando houver progressiva elevação da pressão de enchimento ventricular sem conseqüente aumento do débito cardíaco. Além de não melhorar a perfusão tecidual, tal situação causa aumento da pressão venosa, agravando o edema intersticial que, no pulmão, pode ser o fator decisivo do prognóstico.

Há numerosos fluidos disponíveis para a restauração da volemia, e a escolha de determinado tipo depende de cada caso. Soluções salinas isotônicas contêm 140mEq de sódio e 140mEq de cloro; Ringer-lactato contém 130mEq de sódio, 108mEq de cloro, 4mEq de potássio e 28mEq de lactato, que é convertido em bicarbonato. Essas duas soluções são viáveis para a restauração inicial da volemia. Como são usados grandes volumes, muitas vezes nota-se um ganho de peso considerável e edema periférico, os quais são bem tolerados se não houver complicações. Quando há hemorragias, é óbvio que há necessidade de administração de sangue total para assegurar o transporte adequado de oxigênio.

Estados hipoproteinêmicos encontrados em crianças gravemente doentes, doenças neoplásicas, traumatismos, processos inflamatórios extensos, queimaduras e infusão de grande quantidade de solução cristalóide são mais bem corrigidos com soluções de alto poder oncótico (albumina e plasma), que diminuem o edema intersticial e restauram a volemia. A prevenção do edema pulmonar com o uso de soluções oncóticas é de particular interesse, já que esta é a causa do óbito em grande parte dos casos e choque. Por outro lado, o uso dessas soluções quando há quebra da barreira alveolocapilar talvez piore o prognóstico.

Contratilidade cardíaca – o aumento do débito cardíaco por meio da melhora da função do músculo cardíaco é conseguido pelo uso de drogas com ação inotrópica positiva, como dopamina, dobutamina e norepinefrina. Essas drogas são preferidas aos digitálicos por terem início de ação rápido, meia-vida curta e maior especificidade.

O efeito das catecolaminas depende da ação sobre os receptores adrenérgicos, que são divididos em três tipos: alfa, beta e delta (Quadro 62.3).

Em neonatos, o sistema nervoso simpático é subdesenvolvido e a quantidade de receptores adrenérgicos é menor; esses fatores são responsáveis pela menor resposta à administração exógena de catecolaminas nessa faixa etária.

As respostas a cada uma dessas drogas podem ter variação individual e de acordo com o estado hemodinâmico. Portanto, monitorização hemodinâmica invasiva é necessária para o manejo adequado das doses e respectivos efeitos.

Dopamina – é a droga mais comumente usada no choque. Seus efeitos dependem da dose empregada. Doses pequenas (1 a 3μg/kg/min) provocam principalmente vasodilatação esplâncnica e renal por ação nos receptores dopa. Com doses médias (3 a 10μg/kg/min) aparecem efeitos inotrópicos positivos, aumentando o volume sistólico e o débito cardíaco por efeito beta.

Quadro 62.3 – Receptores adrenérgicos e suas ações (Pediatrics Clinics of North America, vol. 27, n. 3, 1980).

Coração		
Nó sinoatrial	Beta-1	↑ freqüência
Nó atrioventricular	Beta-1	↑ freqüência
Átrio	Beta-1	↑ contratilidade
Ventrículo	Beta-1	↑ contratilidade
Circulação coronariana	Alfa	Vasoconstrição
Metabolismo cardíaco	Beta-1	↑ glicogenólise ↑ atividade da adenilciclase
Vasos periféricos		
Pele e mucosas	Alfa	Vasoconstrição
Músculo esquelético	Beta-2	Vasodilatação
Rins e esplâncnicos	Alfa	Vasoconstrição
	Delta	Vasodilatação
Pulmão	Beta-2	Broncodilatação
	Alfa	Broncoconstrição

Doses elevadas (maiores que 14μg/kg/min) levam à vasoconstrição generalizada por efeito alfa. Pode haver variação individual em relação às doses e aos efeitos. Efeitos colaterais como taquicardia e extra-sistolia podem ocorrer, mas são menos intensos que com outras drogas. Nota-se também em alguns casos hipertensão pulmonar.

Dobutamina – é uma amina simpaticomimética sintética com atividade predominantemente beta-1, tem efeito inotrópico positivo semelhante à dopamina com menor ação alfa-vasoconstritora e beta-vasodilatadora. Causa disritmias ventriculares com menor freqüência que a epinefrina e o isoproterenol, provoca aumento do consumo de oxigênio pelo miocárdio, levando ocasionalmente à isquemia miocárdica. Preconizam-se doses de 1 a 20μg/kg/min.

Epinefrina – droga vasoativa com atividade beta-1, alfa e em doses pequenas beta-2. Aumenta o débito e a freqüência cardíaca, a pressão arterial, a resistência vascular sistêmica e pulmonar e o consumo de oxigênio pelo miocárdio. Pode ser responsável ainda por isquemia renal, esplâncnica e disritmias ventriculares. A dose recomendada é de 0,05 a 1μg/kg/min.

Norepinefrina – tem ação nos receptores beta e alfa; a intensidade dos efeitos nos receptores alfa é dependente do órgão. É potente vasoconstritor em pele, músculo e território esplâncnico. Na coronária, ativa receptores alfa e beta-2 e, como nesse local há poucos receptores alfa, a ação resultante é a vasodilatação. Aumenta o débito cardíaco, a pressão arterial e os fluxos cerebral e cardíaco. O aumento no consumo de oxigênio pelo miocárdio pode levar à isquemia local, o que limita seu uso. Pode ser útil em casos de anafilaxia, choque neurogênico e choque séptico quando se deseja uma combinação de aumento da contratilidade cardíaca com um retorno do tônus vascular ao normal. Doses variam de 0,05 a 1µg/kg/min.

Isoproterenol – é agonista beta-adrenérgico com efeito beta-1, aumentando o cronotropismo e inotropismo cardíacos, e efeito beta-2, provocando vasodilatação periférica. A magnitude do efeito vasodilatador varia em diferentes regiões, sendo maior nos músculos esqueléticos e em território pulmonar. A despeito de aumentar a contratilidade cardíaca, leva a um maior consumo de oxigênio, precipitando isquemia miocárdica e arritmias. Seu uso deve ser reservado a bradicardias e bradiarritmias mantidas, não responsivas a outras medicações, e mesmo nesses casos a opção tem sido por utilização de marcapasso transcutâneo externo, até que um tratamento definitivo seja realizado. A dose recomendada é de 0,1µg/kg/min, podendo ser aumentada a cada 10 minutos, até 2µg/kg/min, se não surgirem arritmias e sinais de sofrimento miocárdico.

Pós-carga – o uso de vasodilatadores, diminuindo a pós-carga, pode ser útil nos casos em que há insuficiência cardíaca, principalmente quando esta é a causa primária do choque. A arteriolodilatação causada por essas drogas causa aumento na fração de ejeção e no volume sistólico. Alguns possuem também ação venodilatadora que leva à diminuição da pressão de enchimento ventricular, facilitando o trabalho cardíaco. A combinação de vasodilatadores e drogas inotrópicas positivas resulta em melhora hemodinâmica dificilmente obtida com o uso de uma droga isoladamente. O principal vasodilatador empregado é o nitroprussiato de sódio, que tem ação tanto em arteríolas quanto em vênulas; sua dose varia de 0,5 a 8µg/kg/min.

MEDIDAS COADJUVANTES

Várias modalidades terapêuticas têm surgido nos últimos anos. No entanto, comprovação inequívoca de sua eficácia não foi possível até o momento.

Corticosteróide – quando utilizado precocemente, demonstrou ser efetivo em diminuir a incidência de choque e a mortalidade na sepse induzida em animais de laboratório. No entanto, estudos clínicos realizados em adultos não demonstraram efeito benéfico e comprovaram maior incidência de efeitos colaterais. A corticoterapia é indiscutível quando há insuficiência adrenal, como na síndrome de Waterhouse-Friderichsen secundária a infecções graves por meningococo e *Haemophilus influenzae*.

Naloxona – a liberação de opióides endógenos ocorre em todas as formas de choque e pode contribuir para a hipotensão. Naloxona tem-se relacionado com reversão da hipotensão e melhora da sobrevida em vários experimentos. Estudos clínicos, no entanto, não confirmaram os mesmos resultados e chamam a atenção para a possibilidade de aparecimento de efeitos colaterais graves, como convulsão e agravamento de hipotensão. Até o momento, sem dados que justifiquem sua utilização.

Inibidores de metabólitos do ácido araquidônico – indometacina, ibuprofeno e dietilcarbamazina têm sido testados em estudos experimentais com resultados controversos.

Imunoterapia – a endotoxina das bactérias gram-negativas é constituída de uma porção lipossacarídica central (core) e de uma porção polissacarídica externa (antígeno O); o core apresenta pouca variação antigênica entre as diversas espécies de bactérias gram-negativas e é o principal responsável pelo desencadeamento das alterações celulares do choque séptico. A partir da imunização de indivíduos saudáveis com o mutante "J5" da *Escherichia coli*, cuja endotoxina é constituída apenas pela porção central, foi possível a produção de um anticorpo capaz de ser testado em infecções causadas por diversas espécies de bactérias gram-negativas. Estudos clínicos demonstraram melhora na sobrevida, além da prevenção do aparecimento de choque quando o anticorpo J5 foi utilizado profilaticamente. Tais resultados, associados à possibilidade de produção em larga escala, por meio da técnica de anticorpos monoclonais, são animadores. Porém, novos estudos e a utilização do anticorpo em terapêutica ainda são necessários. Anticorpos monoclonais anticitoquinas específicas, como por exemplo o anti-TNF, também estão sendo pesquisados.

Reposição de imunoglobulinas por via intravenosa tem sido utilizada em recém-nascidos e em prematuros com sepse, enquanto o fator estimulante de colônias de granulócitos (G-CSF, GM-CSF) tem sido empregado em recém-nascidos neutropênicos com sepse.

Depuradores dos produtos tóxicos do oxigênio – superóxido-dismutase catalase, manitol, alopurinol, vitamina E e outros quelantes dos radicais livres de oxigênio têm sido utilizados, porém ainda em pesquisa.

Pentoxifilina – derivada da metilxantina, inibe a enzima fosfodiesterase, aumentando o AMP-cíclico intracelular. Diminui a produção de TNF e a ruptura da barreira hematoencefálica em meningite bacteriana experimental em animais. Ainda não foi comprovado benefício no uso clínico dessa droga.

MEDIDAS DE SUPORTE

É importante reconhecer e tratar a insuficiência de múltiplos órgãos conseqüente ao estado de choque. Deve ser ressaltado, entretanto, que o pronto reconhecimento e a retirada do fator causal, assim como o restabelecimento das condições hemodinâmicas na fase precoce do choque ditam o prognóstico.

Sistema respiratório – são várias as causas que levam à falência respiratória em uma criança em choque: acidose, hipoxia, hipoperfusão e anormalidades metabólicas levam à fadiga dos músculos da respiração; sobrecarga de volume, múltiplas transfusões, hipoperfusão prolongada, coagulação intravascular disseminada, agregação de leucócitos e plaquetas e componentes da ativação do complemento provocam dano ao epitélio alveolar e ao endotélio capilar pulmonar com resultante edema intersticial. Esse conjunto de alterações é responsável pelo chamado "pulmão do choque" ou síndrome da angústia respiratória do adulto. Muitas vezes, a intubação e mesmo a utilização de respiradores artificiais são necessárias, e a demora em indicá-las pode ter influência decisiva no prognóstico da criança.

Rim – a manutenção de uma perfusão renal adequada, desde as fases iniciais do choque, é importante na prevenção do desenvolvimento de insuficiência renal. Se evidências de comprometimento renal são observadas (oligúria, alterações hidroeletrolíticas, elevação nos níveis de uréia e creatinina etc.), outras medidas devem ser consideradas: diuréticos, dopamina e diálise. É importante lembrar que um volume de diurese normal, ou mesmo elevado, não significa necessariamente que a função renal esteja mantida.

Trato gastrintestinal – as alterações mais comuns são: íleo paralítico freqüentemente associado a distúrbios eletrolíticos, sangramento e perfuração devidos a úlceras de estresse. O uso de bloqueadores H_2 e/ou antiácidos deve sempre ser considerado em toda criança em choque.

BIBLIOGRAFIA

BARON, B.J.; SCALEA, T.M. – Acute blood loss. *Emerg. Med. Clin. North Am.*, 14:35, 1996.

BONE, P. et al. – A controlled clinical trial of high-dose methylprednisolone in the treatment of severe sepsis and septic shock. *N. Engl. J. Med.*, 317:653, 1987.

BULCKLEY, G.B. et al. – The role of oxygen free radicals in human disease processes. *Surgery*, 94:407, 1983.

CRONE, R.K. – Acute circulatory failure in children. *Pediatr. Clin. North Am.*, 27(3):525, 1980.

FERGUSON, K.L.; BROWN, L. – Bacteremia and sepsis. *Emerg. Med. Clin. North Am.*, 14:185, 1996.

FINK, M.P. – Adequacy of gut oxygenation in endotoxemia and sepsis. *Crit. Care Med.*, 21:54, 1993.

HALL-ANGERAS, M. et al. – Effect of methylprednisolone, indomethacin, and diethylcarbamazine on survival rate following trauma and sepsis in rats. *Circ. Shock*, 20:231, 1986.

HIRSCH, A.T. et al. – Baroreceptor function in congestive heart failure: effect on neurohumoral activation and regional vascular resistence. *Am. Heart J.*, 75(Suppl. IV):36, 1987.

NICHOLSON, D.P. – Corticosterois in the treatment of septic shock and the adult respiratory distress syndrome. *Med. Clin. North Am.*, 67:717, 1983.

PAIVA, E.F. et al. – Septicemia: análise clínico laboratorial e fatores prognósticos de 50 doentes internados em Unidade de Terapia Intensiva. *Rev. Ass. Med. Bras.*, 32:169, 1986.

PARKS, D.A. et al. – Role of oxygen free radicals in shock, ischemia and organ preservation. *Surgery*, 94:428, 1983.

PARRILLO, J.E. – Pathogenetic mechanisms of septic shock. *N. Engl. J. Med.*, 328:1472, 1993.

Pediatric Advanced Life Support Manual – *American Heart Association*, 1994.

PERKIN, R.M. et al. – Shock in the pediatric patient. Patt I. *J. Pediatr.*, 101:163, 1982.

PERKIN, R.M. et al. – Shock in the pediatric patient. Patt II. *J. Pediatr.*, 101:319, 1982.

POLLOCK, M.M. et al. – Shock in infants and children. *Emerg. Med. Clin. North Am.*, 4:842, 1986.

ROCK, P. et al. – Efficacy and safety of naloxone in septic shock. *Crit. Care Med.*, 13:28, 1985.

SAEZ, L.X.; McCRACKEN, G.H. – Sepsis syndrome and septic shock in pediatrics: current concepts of terminology, pathophysiology and management. *J. Pediatr.*, 123:497, 1993.

SCHILLER, J.H.; REILLY, P.M.; BULCKLEY, G.B. – Antioxidant therapy. *Crit. Care Med.*, 21:593, 1993.

The Veterans Administration Systemic Sepsis Cooperative Study Group – Effect of high-dose glucocorticoid signs of systemic sepsis. *N. Engl. J. Med.*, 317:659, 1987.

WITTE, M.K.; HILL, J.H.; BLUMER, J.L. – Shock in the pediatric patient. *Adv. Pediatr.*, 34:139, 1987.

ZIEGLER, E.J. et al. – Treatment of Gram-negative bacteremia and shock with human antiserum to a mutant *Escherichia coli*. *N. Engl. J. Med.*, 307:1225, 1983.

SINOPSE

CHOQUE

O reconhecimento do choque é o primeiro passo para o tratamento adequado.

Os principais sinais e sintomas que contribuem para o diagnóstico são: alteração do nível de consciência, taquicardia, taquipnéia, extremidades frias e pálidas ou cianóticas, hipotensão, oligúria.

Variações no quadro clínico podem ser encontradas, dependendo da etiologia e da fase do choque.

Uma vez feito o diagnóstico, as seguintes medidas devem ser tomadas:

1. Estabelecer a etiologia.
2. Garantir linha de acesso intravenoso.
3. Manter adequada monitorização hemodinâmica:
   - Pressão venosa central.
   - Pressão arterial sistêmica.
   - Oximetria de pulso.
   - Débito urinário.
   - Cateter de Swan-Ganz, quando indicado.
4. Iniciar terapia para manter oxigenação tecidual adequada:
   - Aumentar a oferta de oxigênio.
   - Considerar a necessidade de intubação traqueal e ventilação mecânica.
   - Assegurar suporte cardiovascular adequado, o qual envolve manipulação de quatro itens:

   a) Freqüência e ritmo cardíacos:
   – remover desencadeantes de arritmias: anormalidades ácido-básicas; anormalidades hidroeletrolíticas; hipovolemia; febre;
   – usar drogas quando necessário: atropina para bradiarritmias; adenosina, verapamil e digoxina para taquicardia supraventricular; lidocaína para ectopia ventricular.

   b) Pré-carga:
   – assegurar volume sangüíneo circulante adequado;
   – repor as perdas de fluidos;
   – corrigir anormalidades de hematócrito e de pressão oncótica intravascular.

   c) Contratilidade miocárdica:
   – considerar o uso de agentes inotrópicos positivos se o aumento da pré-carga ocasionar elevação progressiva das pressões venosa central e capilar pulmonar.

Droga	Receptor	Dose µg/kg/min	Efeitos principais
Dopamina	α, β, dopa	1-3 ou 3-10 ou > 15	Vasodilatação renal Inotropismo Vasoconstrição
Dobutamina	$β_1$	1-10	Inotropismo
Isoproterenol	$β_1$, $β_2$	0,1-2	Metropismo Vasodilatação ↑ Consumo de O_2
Epinefrina	β > α	0,05-1	Inotropismo Cronotropismo
Norepinefrina	α > β	0,05-1	Inotropismo Cronotropismo

   d) Pós-carga:
   – administração de vasodilatadores nos casos em que há insuficiência cardíaca e as drogas inotrópicas não são suficientes para manter o débito cardíaco adequado.

5. Evitar o desenvolvimento de insuficiência de múltiplos órgãos:
   - Remover a causa do choque.
   - Ser vigoroso no tratamento inicial.
   - Tratar precocemente as alterações renais, gastrintestinais, neurológicas e hematológicas.

Seção VII

Emergências Hematológicas

63

ANEMIAS HEMOLÍTICAS AUTO-IMUNES

Mina Halsman
Fausto Celso Trigo

INTRODUÇÃO

As anemias hemolíticas auto-imunes (AHAI) são caracterizadas pela produção de anticorpos dirigidos contra os próprios eritrócitos, com conseqüente redução de sua sobrevida. São classificadas de acordo com as propriedades térmicas dos anticorpos antieritrocitários envolvidos, como se segue:

AHAI por anticorpos quentes – a atividade máxima do anticorpo ocorre a 37°C; é geralmente da classe IgG ($IgG_1 > IgG_3 > IgG_2 > IgG_4$), menos freqüentemente, IgM e, raramente, IgA. A IgG é dirigida contra o sistema Rh em 70% dos casos, porém não demonstra especificidade antigênica na maioria das vezes (auto-IgG indeterminado). Corresponde à maioria dos casos da infância (70-80%).

AHAI por anticorpos frios – a atividade máxima do anticorpo ocorre em temperaturas próximas a 0°C, porém com grande variabilidade até 32°C. É geralmente da classe IgM e, em raros casos, da classe IgG (anticorpo de Donath-Landsteiner, hemoglobinúria paroxística ao frio); a IgM é dirigida contra os antígenos I/i eritrocitários, correspondendo a 10-15% dos casos na infância.

AHAI do tipo misto – há a presença de anticorpos frios (IgM) e quentes (IgG), sendo rara na infância.

As anemias hemolíticas induzidas por drogas devem ser lembradas pelo seu comportamento clínico semelhante ao das anemias auto-imunes, apesar de não serem causadas por auto-anticorpos em sua maioria.

INCIDÊNCIA

As AHAI ocorrem principalmente em adultos (1:80.000 habitantes) e, em menor número, na infância (0,2:100.000 habitantes). Aqui, sua ocorrência é máxima nos primeiros 4 anos de vida, e a freqüência entre meninos e meninas é similar. Não parecem existir diferenças raciais quanto à freqüência. A mortalidade ocorre em 9-19% dos casos.

FISIOPATOLOGIA

A hemólise ocorre por mecanismos diferentes, de acordo com o antígeno envolvido; no entanto, ocorre preferencialmente no compartimento extravascular.

Nas AHAI por anticorpos quentes, o mecanismo primário da hemólise é a ligação das moléculas de IgG à superfície eritrocitária, deixando expostos os fragmentos Fc; estes são reconhecidos por receptores específicos dos macrófagos, localizados principalmente no baço, no qual a destruição ocorrerá; quando altos níveis de anticorpos estiverem presentes, esse processo poderá ocorrer também no fígado; caso as subclasses de IgG envolvidas sejam capazes de ativar o complemento (IgG_1 e IgG_3), as hemácias recobertas pela IgG e fração C3b do complemento serão mais facilmente destruídas nos macrófagos esplênicos e/ou hepáticos.

Nas AHAI por anticorpos frios, as moléculas de IgM interferem com a superfície eritrocitária de modo a ativar a via clássica do complemento (cada molécula de IgM liga-se a uma molécula C1 do complemento); como resultante, ocorre ligação da fração C3b à superfície eritrocitária; esse complexo é então envolvido pelos macrófagos localizados principalmente no fígado, ocorrendo a hemólise. O processo é totalmente dependente de complemento e pode ser atenuado por seus sistemas inativadores naturalmente existentes no plasma (como o sistema inativador de C3b). Caso a ativação do complemento ocorra de maneira intensa e completa, ocorrerá hemólise no compartimento intravascular. De modo geral, a gravidade da hemólise mediada por IgM é diretamente proporcional ao título do anticorpo e sua amplitude térmica. Quando a ativação do anticorpo IgM ocorrer próxima a 37°C, o quadro hemolítico é mais benigno e mais responsivo ao uso de esteróides.

ETIOLOGIA

As AHAI podem ser idiopáticas ou secundárias a várias condições clínicas (Quadro 63.1). Na criança, as formas idiopáticas são as mais freqüentes; nas secundárias, a causa mais comum é representada por infecções virais.

Quadro 63.1 – Etiologias secundárias nas AHAI (idades pediátrica e adulta).

Infecciosas
Virais: infecções respiratórias, CMV, E-B, HIV, hepatite, sarampo, rubéola, caxumba, varicela
Bacterianas: *Mycoplasma pneumoniae,* lues, septicemias
Auto-imunes
Doenças do colágeno
Colite ulcerativa, doenças tireoidianas, hepatite crônica ativa
Neoplasias
Linfoma não-Hodgkin, doença de Hodgkin, leucemia linfocítica aguda
Síndromes de imunodeficiência
Agamaglobulinemias, deficiência de IgA, síndrome de Wiscott-Aldrich
Drogas
Penicilina, cefalosporinas, alfa-metildopa, clorpromazina

QUADRO CLÍNICO

As AHAI da infância geralmente apresentam início agudo e duração limitada variável (semanas a meses); tal apresentação está freqüentemente relacionada à etiologia infecciosa viral ou idiopática. No entanto, podem apresentar início insidioso e tendência à cronicidade, especialmente em crianças abaixo de 2 anos de idade; não parece existir associação com doenças neoplásicas ou do colágeno, ao contrário do que ocorre com adultos; pode haver cura completa, melhora parcial ou evolução intermitente.

Nos quadros agudos, a criança apresenta-se com palidez cutaneomucosa, icterícia, febre, dor abdominal, urina escura e, em função do grau de anemia, manifestações de falência cardíaca. Tais sinais e sintomas estão atenuados quando a doença é de instalação insidiosa. Esplenomegalia ocorre na maioria dos casos (85%), bem como hepatomegalia. Pode ocorrer acrocianose e livedo reticular nas AHAI por anticorpos frios. Hemoglobinúria ocorre nos casos de hemólise intensa e com componente intravascular.

Outros sinais e sintomas relacionados às doenças de base podem estar presentes.

DIAGNÓSTICO

Baseia-se nas evidências de hemólise (queda de hemoglobina e hematócrito, aumento de desidrogenase láctica, queda de haptoglobina) e na presença de anticorpos e/ou complemento na superfície das hemácias. Isso é demonstrado pelo teste de Coombs direto, no qual às hemácias do paciente são adicionados anti-soros contra imunoglobulinas ou fração C3 do complemento; o teste é positivo quando ocorre aglutinação das hemácias. Aglutinação obtida com soro anti-IgG indica AHAI mediada por IgG; pode haver também aglutinação com soro anti-C3 (caso tenha havido ativação do complemento).

Nas AHAI mediadas por IgM, ocorre aglutinação somente com o soro anti-C3, já que a IgM não está ligada à superfície eritrocitária em grande intensidade à temperatura de 37°C.

Um pequeno número de casos de AHAI mediada por IgG mostrará teste de Coombs direto negativo, pelo número reduzido de moléculas de IgG ligadas às hemácias.

Na maioria das vezes não é possível identificar o antígeno contra o qual o anticorpo em questão é dirigido.

TRATAMENTO

Devem-se identificar doenças de base e tratá-las primariamente, quando for possível. Quando houver instabilidade hemodinâmica grave, deve-se abordar primariamente as repercussões hemolíticas antes mesmo da tentativa de identificação etiológica. Lembremos que a maioria dos casos de AHAI mediada por anticorpos do tipo IgM pode-se beneficiar apenas com repouso e medidas de aquecimento.

Suporte hemoterápico – as transfusões sangüíneas devem ser realizadas somente nos casos em que exista risco de vida relacionado ao grau de anemia (descompensação cardíaca grave, hipofluxo cerebral etc.); essa conduta é justificada pela grande dificuldade de obtenção de sangue compatível (reação cruzada positiva na maioria das bolsas) e conseqüente risco de destruição de hemácias do doador e receptor. Quando indicadas, as transfusões serão feitas utilizando-se o sangue menos incompatível e, se possível, de forma lenta e em pequenas alíquotas (10-15ml em 30 minutos). Nas AHAI por anticorpos frios, o sangue deverá ser pré-aquecido a 37°C.

Monitorização cardiorrespiratória e atenção a reações hemolíticas são necessárias durante todo o procedimento.

Corticosteróides – constituem-se nas drogas de primeira linha para o tratamento das AHAI por anticorpos quentes (IgG). Apresentam resultados favoráveis em 80% dos casos. Sua ação ocorre por meio de três mecanismos principais:
1. Redução do número e da função dos receptores macrofágicos para a fração C3 e porção Fc das imunoglobulinas (efeito imediato).
2. Eluição das imunoglobulinas da superfície eritrocitária.
3. Inibição da produção de IgG.

Os esquemas terapêuticos propostos utilizam doses de ataque de prednisona (1-2 até 10mg/kg/dia) ou metilprednisolona ("pulsos" de 30mg/kg/dia por 3-5 dias consecutivos), seguidos de doses menores de manutenção. Deve ser iniciada redução lenta e gradual da droga após normalização dos níveis de hemoglobina/hematócrito; pode ocorrer cura após a remoção da droga, córtico-dependência ou ausência de resposta.

Imunoglobulina intravenosa – observam-se melhoras clínicas em pelo menos 30% dos pacientes com AHAI após o uso isolado de imunoglobulinas por via intravenosa (400mg/kg/dia por 5 dias consecutivos). Deve, portanto, ser utilizada como terapia adjuvante nos casos de resistência ou dependência de altas doses de esteróides.

Esplenectomia – ocorre resposta em 50-70% das AHAI mediadas por IgG, reduzindo a hemólise e/ou necessidade de corticoterapia na manutenção; havendo também acentuado seqüestro hepático, nos casos de altos níveis de IgG, a resposta será apenas parcial. Em geral, a esplenectomia é ineficaz nos casos mediados por IgM. O efeito benéfico deve-se à redução da hemólise e da produção de IgG. Deverá ser indicada somente nos casos graves e com insucesso terapêutico (corticosteróides/imunoglobulinas), em função dos riscos cirúrgicos imediatos e possibilidade de ocorrência de septicemia. Se possível, vacinação prévia contra pneumococos, meningococos e hemófilos B deve ser realizada até 2 semanas antes da cirurgia, além de quimioprofilaxia com penicilina após.

Plasmaférese – existem evidências de melhora em alguns casos de AHAI mediadas por IgM com grande ativação de complemento, já que a hemólise é predominantemente intravascular.

Miscelânea – associação de drogas citostáticas como a ciclofosfamida ou azatioprina à prednisona pode determinar resultados favoráveis em até 40% dos casos mediados por IgG. A associação de clorambucil e ciclofosfamida à prednisona pode ser efetiva em alguns casos mediados por IgM. Também é descrita resposta em alguns casos tratados com danazol.

BIBLIOGRAFIA

DUNDAR, S.; OZDEMIR, O.; OZCEBE, O. – Cyclosporin in steroid-resistant auto-immune haemolytic anemia. *Acta Haematol.*, 86(4):200, 1991.

EMILIA, G.; MESSORA, C.; LONGO, G.; BERTESI, M. – Long-term salvage treatment by cyclosporin in refractory autoimmune haematological disorders. *Br. J. Haematol.*, 93(2):341, 1996.

FLORES, G.; CUNNINGHAM-RUNDLES, C.; NEWLAND, A.C.; BUSSEL, J.B. – Efficacy of intravenous immunoglobulin in the treatment of autoimmune hemolytic anemia: results in 73 patients. *Am. J. Hematol.*, 44(4):237, 1993.

FORSTER, J. – Autoimune hemolytic anemias. In Lee, G.R.; Bithell, T.C.; Forster, J.; Athens, J.W.; Lukens, J.N.; Wintrobe, S. *Clinical Hematology*. 9th ed., Malvern-PA, Lea & Febiger, 1993, p. 1170.

JEFFERIES, L.C. – Transfusion therapy in autoimmune hemolytic anemia. *Hematol. Oncol. Clin. North Am.*, 8(6):1087, 1994.

MEEKES, I.; van der STAAK, F.; van OOSTROM, C. – Results of splenectomy performed on a group of 91 children. *Eur. J. Pediatr. Surg.*, 5(1);19, 1995.

PATHARE, A.V. – Management of autoimmune hemolytic anemia. *Indian. J. Med. Sci.*, 50(5):162, 1996.

POTTIER, Y.; PIERARD, I.; BARCLAY, A.; MASSON, P.L.; COUTELIER, J.P. – The mode of action of treatment by IgG of haemolytic anaemia induced by an anti-erythrocyte monoclonal antibody. *Clin. Exp. Immunol.*, 106(1):103, 1996.

SCARADAVOU, A.; BUSSEL, J. – Evans syndrome. Results of a pilot study utilizing a multiagent treatment protocol. *J. Pediatr. Hematol. Oncol.*, 17(4):290, 1995.

SCHREIBER, A.D.; GILL, F.M.; MANNO, C.S. – Autoimmune hemolytic anemia. In Nathan, D.G.; Oski, F.A. *Hematology of Infancy and Childhood*. 4th ed., W.B. Saunders, Philadelphia, 1993, p. 496.

SINOPSE

ANEMIAS HEMOLÍTICAS AUTO-IMUNES

As anemias hemolíticas auto-imunes (AHAI) são caracterizadas pela produção de anticorpos dirigidos contra os próprios eritrócitos, com conseqüente redução de sua sobrevida.

São classificadas de acordo com as propriedades térmicas dos anticorpos em AHAI por anticorpos quentes, AHAI por anticorpos frios e AHAI de tipo misto.

A hemólise ocorre por mecanismos diferentes, preferencialmente no compartimento extravascular. Nas AHAI por anticorpos quentes, o mecanismo primário da hemólise é a ligação das moléculas de IgG à superfície eritrocitária, deixando expostos os fragmentos Fc. Nas por anticorpos frios, as moléculas de IgM interferem com a superfície eritrocitária de modo a ativar a via clássica do complemento.

As AHAI podem ser idiopáticas ou secundárias a várias condições clínicas, incluindo doenças infecciosas virais e bacterianas, doenças auto-imunes, neoplasias, síndromes de imunodeficiência e abuso de drogas.

O quadro clínico, geralmente de início agudo, caracteriza-se por palidez, icterícia, febre, dor abdominal, urina escura e, às vezes, falência cardíaca. Esplenomegalia ocorre na maioria dos casos, bem como hepatomegalia.

O diagnóstico baseia-se nas evidências de hemólise e presença de anticorpos e/ou complemento na superfície das hemácias, demonstrada pelo teste de Coombs direto.

O tratamento inclui as seguintes medidas:
1. Identificar doenças de base e tratá-las primariamente.
2. Suporte hemoterápico.
3. Corticosteróides.
4. Imunoglobulina intravenosa.
5. Esplenectomia.
6. Plasmaférese.
7. Associação de drogas citostáticas.

64

ERITROENZIMOPATIAS
HEMÓLISE POR DEFICIÊNCIAS ENZIMÁTICAS DOS GLÓBULOS VERMELHOS

(Abordagem para anemias hemolíticas não-esferocíticas)

ORLANDO CÉSAR DE OLIVEIRA PEREIRA BARRETO
JOSÉ MOURA MAGALHÃES GOMES FILHO

INTRODUÇÃO

É necessário pesquisar a ocorrência de deficiências enzimáticas nos eritrócitos quando crianças pequenas apresentam hemólise, sem esferocitose, auto-anticorpos e não são portadoras de talassemias ou hemoglobinopatias.

As principais enzimas que podem estar envolvidas nestas circunstâncias são:

Enzimas da via glicolítica (Embden-Meyerhof)
- Hexoquinase (HK).
- Glicose-fosfato-isomerase (GPI).
- Fosfofrutoquinase (PFK).
- Aldolase (ALD).
- Triose-fosfato-isomerase (TPI).
- Difosfoglicerato-mutase (DPGM).
- Fosfogliceratoquinase (PGK).
- Piruvatoquinase (PK).

Enzimas do "shunt" da monofosfato-hexose (MFH) e do metabolismo do glutation
- Glicose-6-fosfato-desidrogenase (G6PD).
- Glutation peroxidase (GSH-Px).
- Deficiência de GSH secundária à deficiência de:
    γ-glutamilcisteína sintetase;
    GSH sintetase.
- Glutation redutase (GSSG-R).

Enzimas do metabolismo de nucleotídeos
- Adenilatoquinase.
- Pirimidina 5'-nucleotidase.

METABOLISMO DA HEMÁCIA NORMAL

Na fase de maturação dos glóbulos vermelhos ocorre a perda das mitocôndrias e, portanto, as células maduras não têm capacidade de produção de energia oxidativa. A via glicolítica com a produção de lactato como produto final é a principal forma de obtenção de energia (via anaeróbia de Embden-Meyerhof – EM). Há produção líquida de 2mol de ATP e a redução de 2mol de NAD^+ a NADH por mol de glicose. O ATP tem o papel de manutenção da integridade da membrana, bombeando sódio e água para fora e potássio para dentro do eritrócito. A redução do NAD^+ desempenha importante papel na prevenção da oxidação do ferro do heme. A outra grande via de produção de energia, o "shunt" através da via de MFH, também denominado "shunt" das pentoses, reduz o $NADP^+$ a NADPH. A principal função da MFH é a manutenção de níveis adequados de glutation reduzido na hemácia, o qual é essencial para a proteção contra lesões oxidativas.

Há um importante "desvio metabólico" na via de EM denominado "shunt" de Rapoport-Leubering, o qual é controlado pela difosfoglicerato-mutase e gera 2,3-difosfoglicerato (2,3-DPG). Este é o fosfato intracelular mais importante nos eritrócitos humanos, pois seus níveis são reguladores da curva de dissociação da hemoglobina com a conseqüente capacidade do transporte de oxigênio. A velocidade de produção do 2,3-DPG é intimamente relacionada à taxa de glicólise.

Os bloqueios no início da via de EM causam redução da produção de 2,3-DPG, enquanto bloqueios no final, como por exemplo na deficiência de piruvatoquinase, produzem acúmulo de 2,3-DPG. Desse modo, os defeitos enzimáticos variam consideravelmente quanto aos seus efeitos sobre a produção de 2,3-DPG e, portanto, sobre o transporte de oxigênio na hemácia.

Em circunstâncias incomuns, o glóbulo vermelho pode obter energia por outras vias que não a glicolítica, que inclui substratos como adenosina, inosina, frutose, manose, galactose e lactato. Atividades enzimáticas específicas para estes substratos são encontradas nos reticulócitos e em hemácias maduras (Fig. 64.1).

DEFICIÊNCIAS ENZIMÁTICAS HEREDITÁRIAS

As duas principais deficiências hereditárias são as da glicose-6-fosfato-desidrogenase (G6PD) e da piruvatoquinase (PK). Estas duas serão descritas de forma detalhada.

DEFICIÊNCIA DE G6PD

A deficiência de G6PD é ligada ao sexo. Como um cromossomo X é desativado aleatoriamente durante o desenvolvimento (lionização), as mulheres heterozigotas têm níveis enzimáticos no sangue variáveis, desde o normal até tão baixo quanto os homens hemizigotos.

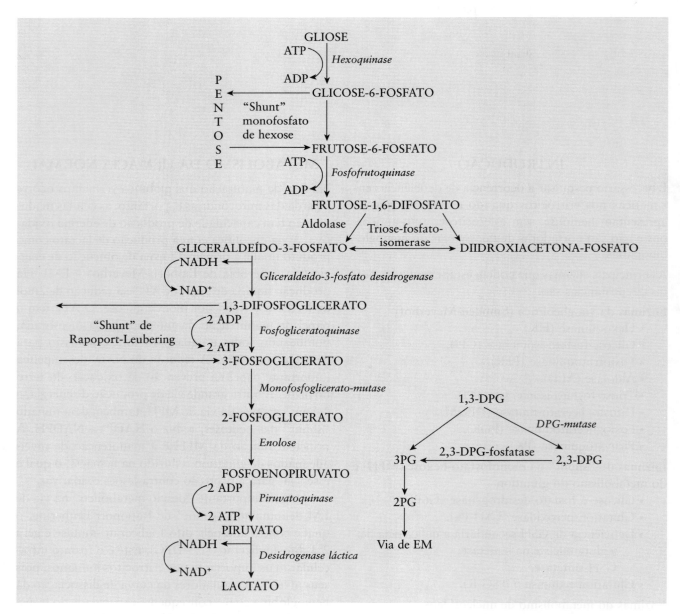

Figura 64.1 – Relação entre a via glicolítica principal da hemácia (Embden-Meyerhof) e as outras vias metabólicas. O suplemento mostra a produção de 2,3-DPG no "shunt" de Rapoport-Leubering.

A deficiência de G6PD é disseminada nas populações da África, do Mediterrâneo, do Oriente Médio e do sudeste asiático. Estima-se que haja mais de 100 milhões de indivíduos afetados na população mundial.

Foram descobertas mais de 100 variantes da G6PD. A de maior ocorrência é denominada tipo B. Na África, é freqüente a ocorrência da variante de tipo A. Uma forma mutante desta enzima de tipo A, sintetizada em quantidades normais, apresenta grande instabilidade e seu nível declina mais rapidamente durante o processo de envelhecimento da hemácia. A variante do Mediterrâneo, também muito comum, parece ser uma mutante estrutural com reduzida atividade enzimática.

O mecanismo preciso mediante o qual ocorre lesão e precipitação da hemoglobina na deficiência da G6PD ainda é incerto. Os corpúsculos de Heinz, inclusões intracelulares que consistem de hemoglobina denaturada e proteína estromal, caracterizam a hemólise da deficiência de G6PD. Algumas drogas e agentes químicos têm ação oxidante direta sobre a hemoglobina e formam também radicais livres que podem oxidar o glutation reduzido para a forma dissulfida (GSSG). As hemácias normais defendem-se desse processo reduzindo a GSSG à GSH através do "shunt" MFH, o que é impossível nas células com deficiência de G6PD. Os distúrbios clínicos associados a deficiência de G6PD são: hemólises induzidas por drogas, favismo que ocorre após a exposição a feijões *Vicia faba*, icterícia neonatal, anemia hemolítica crônica e hemólise associada a doenças intercorrentes. Os grupos de drogas que podem causar hemólise são: aminoquinolinas, sulfonas, sulfonamidas, nitrofuranos, ácido acetilsalicílico e derivados e um número de drogas como vitamina K, bolas de naftalina, probenecida, dimercaprol (BAL), azul-de-metileno, acetilfenilidralazina, fenilidrazina, ácido P-aminossalicílico.

Na ausência de hemólise, a maioria dos indivíduos com deficiência de G6PD tem um quadro hematológico normal e a identificação da doença será realizada por um ensaio específico para a enzima. Nos episódios hemolíticos, a par das alterações hematológicas, ocorre a presença dos corpúsculos de Heinz nas hemácias. Os indivíduos com deficiência de G6PD devem evitar drogas que possam provocar hemólise. Nos episódios muito graves pode ser necessária a transfusão sangüínea. A esplenectomia pode ser indicada se ocorrer hemólise persistente.

DEFICIÊNCIA DE PK

A deficiência de PK ocorre em muitas raças e os sexos são igualmente afetados. É autossômica recessiva, os homozigotos têm anemia hemolítica, esplenomegalia e grande deficiência da atividade da PK, os heterozigotos não apresentam hemólise e suas hemácias têm atividade de PK 50% menor que nos indivíduos normais.

Na via de EM, a deficiência de PK levará ao acúmulo de intermediários da glicólise, particularmente o 2,3-DPG e o fosfenolpiruvato.

A deficiência de PK mostra um variado grau de heterogeneidade molecular. Observa-se "deficiência de PK" em pacientes com leucemia aguda ou anemia refratária.

O quadro grave de anemia por deficiência de PK apresenta-se ao nascimento com icterícia neonatal e hemólise. Um grau variável de hemólise crônica acontece durante toda a vida e até mesmo alterações ósseas semelhantes àquelas encontradas na talassemia. Entretanto, é interessante notar que a anemia é muito bem tolerada, pois os altos níveis de 2,3-DPG nas hemácias, causando desvio à direita na curva de dissociação do oxigênio, promovem uma oxigenação mais eficiente dos tecidos. Crises aplásticas devidas ao parvovírus humano já foram registradas. O diagnóstico é confirmado por ensaio enzimático para PK.

Nos períodos de hemólise exacerbada é indicada a transfusão de glóbulos, e a esplenectomia deve ser realizada quando a hemólise é de difícil controle.

TRATAMENTO

As orientações a serem seguidas pelos pacientes portadores de alguma eritrozimopatia dependerão de diagnóstico preciso. Se a exposição a drogas ou a outras substâncias químicas forem os desencadeantes, como na deficiência de G6PD, esses portadores precisam estar sempre avisados dos riscos em potenciais contatos.

Em situações agudas, as exsangüineotransfusões ou hemacitaféreses, com substituição das hemácias anormais, podem ser necessárias. Esplenectomia só é indicada de emergência em situações muito raras, quando existir seqüestro esplênico. De forma eletiva, a retirada do baço deve ocorrer por judiciosa indicação.

O tratamento de suporte deve ocorrer com a oferta de ácido fólico e vitamina B_{12}, as transfusões devem sempre ser realizadas com glóbulos filtrados e previamente genotipados, impedindo isossensibilizações.

BIBLIOGRAFIA

BEUTLER, E. – Glucose 6-phosphate dehydrogenase deficiency. In Williams, W.J.; Beutler, E.; Erslev, A.J.; Lichtman, M.A. *Hematology*. 5th ed., New York, Mc Graw-Hill, 1995, p. 564.

CHEVION, M.; NAVOK, T.; GLASER, G. – Favism inducing agents: biochemical and mechanistic considerations. In Weatherall, D.J.; Fiorelli, G.; Gorini, S. *Advances in Red Blood Cell Biology*. New York, Raven Press, 1992, p. 381.

EMERSON, P.M.; GRIMES, A.J. – Red cell metabolism: the hereditary enzymophathies. **In** Hardisty, R.M.; Weatherall, D.J. *Blood and its Disorders.* 2nd ed., Oxford, Blackwell Scientific Publications, 1982, p. 265.

GORDON-SMITH, E.C. – The non-immune acquired haemolytic anaemias. **In** Hardisty, R.M.; Weatherall, D.J. *Blood and its Disorders.* 2nd ed. Oxford, Blackwell Scientific Publications, 1982, p. 515.

GORDON SMITH, E.C. – Drug induced oxidative haemolysis. *Clin. Haematol.,* 9:557, 1990.

KEITT, A.S. – Diagnostic strategy in a suspected red cell enzymopathy. *Clin. Haematol.,* **10**:3, 1991.

LUZZATO, L. – G6PD deficiency and hemolytic anemia. **In** Nathan, D.G.; Oski, F.A. *Hematology of Infancy and Childhood.* 4th ed., Philadelphia, W.B. Saunders Company, 1993, p. 674.

MENTZER, W.C. – Pyruvate kinase deficiency and disorders of glycolysis. **In** Nathan, D.G.; Oski, F.A. *Hematology of Infancy and Childhood.* 4th ed., Philadelphia, W.B. Saunders Company, 1993, p. 634.

MIWA, S. – Piruvate kinase deficiency and other enzymopathies of the Embden Meyerhof pathway. *Clin. Haematol.,* **10**:57, 1991.

VALENTINE, W.N.; PAGLIA, D.E. – Erytrocyte enzymopathies, hemolytic anaemia and multisystem disease: an annotated review. *Blood,* **64**:583, 1984.

SINOPSE

ERITROENZIMOPATIAS

As duas principais deficiências enzimáticas hereditárias de importância clínica são as da glicose-6-fosfato-desidrogenase (G6PD) e da piruvatoquinase (PK).

Os distúrbios clínicos associados à deficiência de G6PD são hemólises induzidas por drogas, favismo, icterícia neonatal, anemia hemolítica crônica e hemólise associada a doenças. Nos episódios hemolíticos, são encontrados corpúsculos de Heinz nas hemácias. Na ausência de hemólise, a maioria dos pacientes tem um quadro hematológico normal, sendo a doença identificada por um ensaio específico para a enzima.

Os indivíduos com deficiência de G6PD devem evitar substâncias químicas que podem provocar hemólise: aminoquinolinas, sulfonas, sulfonamidas, nitrofuranos, ácido acetilsalicílico, vitamina K, probenecida, dimercaprol, azul-de-metileno, acetilfenilidralazina, fenilidrazina, ácido P-aminossalicílico e naftalina. Nos episódios muito graves de hemólise, pode ser necessária a transfusão sangüínea. A esplenectomia pode ser indicada se ocorrer hemólise persistente.

O quadro grave de anemia por deficiência de PK apresenta-se ao nascimento com icterícia neonatal e hemólise. Um grau variável de hemólise crônica acontece durante toda a vida e até mesmo alterações ósseas semelhantes às da talassemia. Geralmente, a anemia é bem tolerada. O diagnóstico é confirmado por ensaio enzimático para PK.

Nos períodos de hemólise exacerbada, realizar transfusão de glóbulos. As transfusões devem sempre ser realizadas com glóbulos filtrados e previamente genotipados, impedindo isossensibilizações.

65

HEMOGLOBINOPATIAS

Flávia Dias Gal Vadaf
Marina E. Ivamoto Petlik

INTRODUÇÃO

O termo hemoglobinopatia, no seu sentido mais amplo, refere-se a um grupo de doenças hereditárias, caracterizadas por defeitos na síntese de hemoglobina que podem:

• levar à substituição da molécula normal por outra estruturalmente diferente: as hemoglobinopatias *sensu strictu* ou
• ocasionar diminuição na produção da hemoglobina: as síndromes talassêmicas.

A hemoglobina é um tetrâmero molecular, contendo dois pares de cadeias de globina. Um dos pares, as α-globinas, é encontrado em todos os tipos de hemoglobinas normais após o período embrionário. O par não-α modifica-se conforme o estágio de desenvolvimento do indivíduo e é responsável pela variação nas propriedades das diferentes hemoglobinas. Durante grande parte da vida intra-uterina, predomina no sangue a hemoglobina fetal (HbF), cujo par não-α é a γ-globina ($\alpha_2\gamma_2$). Após o nascimento, a γ-globina é gradativamente substituída pela β-globina, formando-se a hemoglobina A ($\alpha_2\beta_2$) que passa a constituir a principal hemoglobina circulante, a partir do segundo semestre de vida pós-natal. Além destas, existe uma pequena porcentagem de hemoglobina A_2, cuja estrutura é $\alpha_2\delta_2$.

Os genes responsáveis pela síntese da α-globina estão localizados no cromossomo 16, enquanto os determinantes das β, δ e γ-globinas situam-se no cromossomo 11.

Certos tipos de mutações nesses genes podem ocasionar diminuição ou ausência total de síntese de uma cadeia de globina. Quando este tipo de mutação ocorre nos genes da α-globina, haverá diminuição proporcionada de todas as hemoglobinas e essa condição é denominada α-talassemia. Se a mutação acomete o gene da β-globina, haverá diminuição da síntese de hemoglobina A, constituindo as β-talassemias. Quando o gene afetado é o da γ-globina, haverá diminuição da concentração de hemoglobina F e a doença é chamada de γ-talassemia.

Outras mutações levam à alteração na seqüência de aminoácidos da globina, determinando a produção de uma hemoglobina anormal, com diminuição ou até ausência de síntese da hemoglobina correspondente. A variante de hemoglobina pode ser "silenciosa" ou manifestar-se clinicamente com anemia hemolítica (crônica ou episódica), cianose (metemoglobinemia) ou poliglobulia.

Estudos em populações brasileiras demonstram que as hemoglobinopatias mais comuns são as doenças falciformes e as síndromes talassêmicas, que serão objeto de análise neste capítulo.

DOENÇAS FALCIFORMES

As doenças falciformes são um grupo de hemoglobinopatias caracterizadas pela transformação da hemácia em estruturas alongadas, em forma de foice ou folha, associadas a hemólise de gravidade variável e decorrentes da presença de uma hemoglobina anormal, a hemoglobina S (HbS). Esta hemoglobina difere da hemoglobina A somente por um aminoácido e depende de mutação no gene da β-globina, mutação esta originária da África, Península Arábica e Índia.

A condição de homozigose para o gene da HbS é chamada anemia falciforme (SS), que, em nossa população, é a doença falciforme mais prevalente, além de ser uma das principais causas de doença hemolítica crônica.

O gene da HbS pode associar-se a um outro gene da β-globina alterado, como ocorre na hemoglobinopatia SC (associação com o gene da HbC), hemoglobinopatia SD (associação com gene da HbD), hemoglobinopatia SE (associação com gene da HbE) etc. Destas, prevalece no Brasil a hemoglobinopatia SC, cujo quadro clínico, embora mais benigno, sobrepõe-se ao da anemia falciforme.

O gene da HbS pode ainda associar-se a um gene da β-talassemia, originando a Sβ-talassemia ou S/Thal, com quadro de igual ou menor intensidade que o da anemia falciforme e com prevalência, no Brasil, igual ou pouco maior do que a da hemoglobinopatia SC.

O diagnóstico da associação do gene da HbS com o gene da persistência hereditária da hemoglobina fetal e a associação da anemia falciforme com α-talassemia requerem exames laboratoriais mais sofisticados. Assim, estas doenças não têm sido relatadas em estudos populacionais no Brasil, mas dados de literatura apontam para quadros clínicos mais leves, quando são comparadas com a anemia falciforme.

FISIOPATOLOGIA

A HbS difere da HbA pela substituição do ácido glutâmico por valina, na posição 6 da cadeia de β-globina, resultando em alterações na estabilidade, solubilidade e carga elétrica da molécula.

Quando a HbS libera oxigênio para os tecidos, pode sofrer polimerização em fibras alongadas, com estrutura helicoidal, fato que resulta na falcização da hemácia. Com a reoxigenação, a hemácia reverte à sua forma normal, porém, quando esse processo é repetido várias vezes, a membrana celular acaba sendo lesada de forma definitiva e ocorre a morte celular.

As hemácias em foice têm maior fragilidade mecânica e tendem a se agregar na microcirculação, ocasionando obstrução ao fluxo sangüíneo. A hipoxia que resulta dessa estase propicia, por sua vez, a falcização de hemácias, formando-se um ciclo vicioso. Além da hipoxia, também a desidratação, a hiperosmolaridade e a acidose desencadeiam a formação de hemácias em foice.

Os fenômenos vasoclusivos, quando extensos, causam necrose tecidual podendo ocasionar dor, caracterizando as chamadas *crises dolorosas*. A extensão e a gravidade da lesão tecidual dependem do fluxo capilar colateral. São descritos episódios vasoclusivos agudos graves no cérebro, pulmão, cabeça do fêmur e retina, além dos episódios mais freqüentes que acometem o sistema osteoarticular.

A sobrevida das células falciformes é de apenas 20 dias em média, devido a vários fatores:

- maior fragilidade mecânica com possibilidade de hemólise intravascular;
- menor capacidade de deformação dessas hemácias, com lesão de membrana, captação pelo SRE, seguida de destruição;
- maior captação pelo baço nas crises de seqüestro esplênico.

A anemia resultante pode ainda acentuar-se durante as infecções, devido à menor produção medular e, ocasionalmente, pode levar a risco de vida, devido à sua intensidade, caracterizando as crises aplásticas.

A presença de quantidade aumentada de HbF protege o paciente da falcização, tornando o quadro clínico mais benigno. O mesmo acontece quando há associação com HbC ou com o gene da α-talassemia. Já a associação com o gene da β-talassemia pode ou não modificar o quadro clínico.

QUADRO CLÍNICO

Cerca de 50% dos casos apresentam sintomas no primeiro ano e praticamente 100% dos casos já se manifestaram antes do quinto ou sexto ano de vida. A sintomatologia pode ser inespecífica (pneumonias, infecções de repetição, sepse) ou sugerir o diagnóstico de anemia falciforme (dor óssea, dactilite, necrose asséptica da cabeça do fêmur, hiperesplenismo, crise aplástica, AVC).

A anemia torna-se evidente após o quarto mês de vida, coincidindo com a queda da HbF, embora a hemólise seja detectada a partir do segundo mês. A anemia tende a ser macrocítica, devido à presença de hemácias mais jovens e, ocasionalmente, à deficiência de ácido fólico.

Órgãos e sistemas

Na doença falciforme praticamente todo o organismo é afetado, especialmente:

Sistema cardiovascular – na tentativa de aumentar o débito cardíaco e compensar a anemia crônica, o paciente desenvolve cardiomegalia precocemente. Pode apresentar, ainda, sopro sistólico e insuficiência mitral relativa. Em casos de seqüestro esplênico ou crise aplástica, pode ocorrer insuficiência cardíaca aguda devido à acentuação da anemia.

Aparelho respiratório – a função pulmonar é freqüentemente alterada no paciente falciforme, com decréscimo progressivo da pressão arterial de oxigênio. Há maior suscetibilidade a infecções, como pneumonias. Insuficiência respiratória aguda e grave pode-se desenvolver devido ao infarto pulmonar, associado ou não a processo infeccioso, caracterizando a "síndrome torácica aguda". Hipertensão pulmonar pode ocorrer secundária a infartos pulmonares recorrentes.

Aparelho geniturinário – hipoxia, acidose e hipertonia, inerentes à região medular renal, favorecem a formação de hemácias falcizadas, com infartos parenquimatosos e necrose papilar. Como conseqüência, ocorre hipostenúria. A baixa concentração urinária pode ocasionar enurese e/ou nictúria, queixas presentes em mais de 50% dos pacientes.

Em 5% dos doentes do sexo masculino ocorrem episódios de priapismo, secundários à obstrução e ao ingurgitamento do corpo cavernoso peniano, provocando dor e predispondo, posteriormente, até à impotência sexual.

Sistema hepatobiliar – a hepatomegalia é comum desde o primeiro ano de vida. Há dilatação e congestão dos sinusóides secundárias à obstrução ocasionada pelas hemácias falcizadas, além de graus variados de necrose e fibrose. Em conseqüência, ocorre elevação dos níveis séricos das enzimas hepáticas (TGO, TGP, DHL e fosfatase alcalina) e das bilirrubinas.

A incidência de cálculos biliares é mais elevada após o quinto ano de vida, chegando a acometer 30% dos pacientes com idade superior a 10 anos. A colecistectomia é, em geral, reservada aos casos sintomáticos.

Nas situações de elevação acentuada de transaminases e bilirrubinas, deve-se sempre fazer o diagnóstico diferencial com hepatite viral.

Olhos – cerca de 90% dos pacientes falciformes desenvolvem alterações oculares, por oclusão de pequenos vasos e diminuição do fluxo sangüíneo local. A retinopatia é geralmente observada a partir do fim da segunda década de vida. A ruptura dos vasos retinianos pode resultar em glaucoma, descolamento de retina e perda de visão.

Baço – o baço sofre grandes mudanças durante a evolução na doença falciforme. Após os seis meses de vida, há esplenomegalia que, após um período variável, passa a sofrer involução, fenômeno conhecido por *auto-esplenectomia*. O doente falciforme apresenta disfunção esplênica precoce que parece ocorrer anteriormente à auto-esplenectomia.

Crises falciformes

São conhecidos três tipos de crises no doente falciforme:
1. Crise vasoclusiva – osteoarticular, abdominal, síndrome torácica aguda, acidente vascular cerebral.
2. Crise aplástica.
3. Crise de seqüestro esplênico.

Crise vasoclusiva – é a crise mais comum dos pacientes falciformes e pode ser desencadeada por vários fatores, tais como: febre, infecção, desidratação e acidose.

Os níveis de plaquetas podem apresentar queda acentuada nos episódios dolorosos. O fibrinogênio tem sua concentração freqüentemente elevada e apresenta "turnover" aumentado.

O quadro clínico dessa manifestação é freqüentemente variável, dependendo do órgão acometido. Em geral, os pacientes apresentam-se ansiosos e o quadro doloroso é intenso, podendo simular doenças cirúrgicas quando acomete o abdômen. As crises normalmente duram alguns dias, mas podem persistir por uma a duas semanas.

Dor musculoesquelética é a queixa mais comum, sendo a *síndrome mão-pé* característica da criança menor de 2 anos de idade. Esta manifestação é resultante da dactilite (infarto simétrico dos metacarpos e metatarsos, com edema, aumento de temperatura local e irritabilidade), sendo a primeira manifestação em 30% dos casos. As alterações radiológicas aparecem, em geral, após a terceira semana, com sinais de periostite ou reabsorção óssea. Estes acometimentos osteoarticulares da crise vasoclusiva devem ser diferenciados de osteomielite. O mapeamento com tecnécio-99^m e os exames microbiológicos podem ser de utilidade para esta avaliação.

A síndrome torácica aguda caracteriza-se por febre, dor pleurítica e infiltrado pulmonar detectado ao exame radiológico. Além de infecções comuns, como as bacterianas (pneumococo e hemófilo) e diversas viroses, a oclusão vascular pulmonar também pode contribuir para o desenvolvimento da síndrome. Esta vasoclusão pode resultar da falcização *in situ* ou por tromboembolismo de gorduras originárias de infartos ósseos.

A vasoclusão aguda no SNC pode ser responsável por 16% dos óbitos no grupo pediátrico, atingindo crianças em torno de 10 anos. Estudos angiográficos mostram o acometimento de grandes vasos cerebrais e a tomografia computadorizada é de utilidade na avaliação e no controle evolutivo desses pacientes.

Crise aplástica – neste tipo de crise, ocorre comprometimento da função medular, com instalação de anemia grave, que pode persistir por uma a duas semanas. O nível de hemoglobina cai rapidamente, assim como a contagem de reticulócitos. O mielograma mostra diminuição importante de precursores eritrocitários.

O mecanismo é desconhecido, embora pareça estar relacionado a infecção viral, em especial o parvovírus B19.

Crise de seqüestro – acomete em geral crianças entre 5 meses e 2 anos de idade e representa uma das principais causas de óbito na faixa etária pediátrica.

Caracteriza-se por aumento súbito do baço com seqüestro sangüíneo ocasionando anemia aguda e choque hipovolêmico. Se o choque é revertido, parte do sangue seqüestrado é remobilizado, com retorno dos níveis de hemoglobina aos valores basais. Os pacientes que apresentaram um episódio de seqüestro são mais suscetíveis a recorrências.

TRATAMENTO

Medidas gerais

Os pacientes devem seguir uma rotina básica de seguimento. Consultas periódicas, com exames laboratoriais (hemograma, contagem de reticulócitos, radiografia de tórax, eletrocardiograma), devem estabelecer um padrão individual de normalidade para cada paciente. É fundamental a orientação e a educação dos pacientes em como evitar (e manipular) as crises álgicas e as infecções, para a redução da taxa de morbidade e de hospitalizações. Deve ser feito ainda o aconselhamento genético.

Todos os pacientes devem receber, além das vacinas do calendário oficial, as de ação contra pneumococo, hemófilos e hepatite B.

Penicilina profilática deve ser dada a todas as crianças menores de 5 anos de idade, mesmo vacinadas.

Ácido fólico, 1mg/dia, é recomendado, devido ao risco de deficiência de folato, causada pela hemólise crônica.

Exames oftalmológicos devem ser iniciados nos escolares e repetidos periodicamente.

Cuidados odontológicos são importantes, pois as cáries predispõem a infecções.

Quadro infeccioso

Devido à alta taxa de morbimortalidade por infecções bacterianas nesses pacientes, deve-se sempre estar atento para estas complicações. Febre, contagem de bastonetes maior que 1.000 células/mm^3 e VHS elevado indicam risco de infecção. Nestes casos, dependendo da sintomatologia, hemocultura, radiografia de tórax e urocultura devem ser realizadas.

Pode ser prudente a introdução de terapêutica antimicrobiana até os resultados das culturas serem avaliados. O antibiótico de primeira escolha deve ser um agente antipneumocócico. Na primeira década de vida, o *H. influenzae* tem alta freqüência, principalmente nos casos de otite média aguda e infecções respiratórias altas. O *Mycoplasma pneumoniae* pode estar envolvido em pneumonias com infiltrado lobar, e, assim, quando a pesquisa de crioaglutinina é positiva, a eritromicina deve ser prescrita. A *Salmonella* é também um agente freqüente nos pacientes falciformes, principalmente nos casos de osteomielite.

A osteomielite nesses pacientes tem múltipla etiologia e requer, para seu diagnóstico etiológico, punção aspirativa e culturas do material, sangue e fezes. A escolha do antibiótico deve ser voltada para cobertura de *S. aureus* e *Salmonella*, até os resultados dos exames microbiológicos.

Crise álgica

A maioria das crises álgicas é tratada em casa com sucesso, com aumento da ingestão líquida, calor local e analgésicos do tipo dipirona ou codeína. No hospital, costuma-se indicar hidratação, preferencialmente por via oral, com volume de 2.500ml/m^2/dia, além de analgesia mais intensa e de horário.

Não se deve subestimar a intensidade da dor nos episódios vasoclusivos. Os doentes descrevem-na como lancinante e geralmente costumam necessitar de drogas com potência similar à da morfina para obterem melhora. Deve ser dada atenção especial para efeitos colaterais do medicamento, interação medicamentosa e meia-vida das drogas, observando as funções renal e hepática do paciente, a fim de se evitar intoxicações. Hipoventilação é o mais sério efeito colateral dos analgésicos e dos sedativos, porém constipação e retenção urinária também podem ocorrer.

Transfusão

O paciente falciforme tolera níveis baixos de hemoglobina e necessita de transfusão apenas esporadicamente e em circunstâncias específicas como: seqüestro esplênico, AVC, crise aplástica, antes de cirurgias e pneumonias com hipoxemia. No seqüestro esplênico e na crise aplástica, há necessidade de restaurar as hemácias da circulação. Nas outras situações, a necessidade é de diminuir o nível de HbS da circulação, objetivo este que pode ser atingido mais rapidamente com a exsangüineotransfusão.

Transfusões programadas são indicadas naqueles pacientes que tiveram intercorrências graves, como AVC, insuficiência cardíaca ou pulmonar crônica, hematúria prolongada, além de gestação com complicações.

TALASSEMIAS

As alterações genéticas que levam à talassemia podem ser decorrentes da deleção de parte ou de todo o *locus* do gene, com diminuição de produção e menor estabilidade ou disfunção do RNA mensageiro relacionado àquele gene.

O tipo de transmissão genética das talassemias é matéria de discussão, sendo que muitos autores as classificam como doenças autossômicas recessivas, pois clinicamente os casos heterozigotos são praticamente assintomáticos e somente os homozigotos têm quadro clínico relevante. Outros consideram as talassemias como doenças autossômicas dominantes ou co-dominantes, pois mesmo os heterozigotos apresentam alterações hematológicas.

As α-talassemias ocorrem principalmente na África, no Mediterrâneo, no Oriente Médio e Sul e no Sudeste da Ásia. As β-talassemias ocorrem com maior freqüência nas mesmas regiões, exceto na África. No Brasil, não há estudos populacionais em grande escala sobre incidência de talassemias, em especial as do tipo alfa. Os casos de talassemia beta *major* e intermédia, em nossa população, ocorrem principalmente em descendentes de países do Mediterrâneo. Quanto às α-talassemias, acredita-se que devam ter prevalência considerável, já que ocorrem em até 40% da população africana, da qual descende a maioria do nosso povo.

FISIOPATOLOGIA

A relação entre a reduzida produção de cadeias α ou β e a hemólise das hemácias envolvidas tem vários pontos a serem discutidos:

- O desbalanço entre a produção das diferentes cadeias de globina leva a um aumento da produção dos pares não afetados; assim, na β-talassemia, ocorre aumento da produção de cadeias α e δ, e na α-talassemia aumenta a produção de cadeias β e δ.
- O excesso de cadeia de α-globina ocasiona a produção de tetrâmeros instáveis ($α_4$) que precipitam e promovem hemólise intramedular (eritropoiese ineficiente), por interferência com a maturação de eritroblastos.
- O excesso de cadeias β e δ determina a formação de tetrâmeros estáveis, respectivamente, $β_4$ que origina a hemoglobina H e $δ_4$ que origina a hemoglobina de Bart. Em virtude da maior estabilidade destes tetrâmeros, nas α-talassemias ocorre menor grau de eritropoiese ineficiente. Isso ocasiona anemia menos intensa, mesmo sabendo-se que com o envelhecimento das hemácias haja precipitação desses tetrâmeros, com conseqüente hemólise extramuscular.
- As inclusões formadas por tetrâmeros de globina podem unir-se à membrana celular das hemácias tornando-as menos flexíveis e mais suscetíveis à captação pelo SRE do baço, com ulterior hemólise. As inclusões também podem atuar como agentes oxidantes causando alterações irreversíveis na membrana das hemácias.

CLASSIFICAÇÃO

As α e β-talassemias incluem diversas síndromes clínicas, com gravidade variável.

Como os genes de α-globina são duplicados no cromossomo 16, cada célula diplóide humana contém quatro cópias do gene de α-globina. Se representarmos o genótipo normal por αα/αα, as quatro síndromes de α-talassemia serão: carreador silencioso (αα/α–), traço α-talassêmico (αα/– – ou α–/α–), doença da hemoglobina H (α–/– –) e hidropisia fetal (– –/– –), que refletem o defeito em um, dois, três ou quatro genes de α-globina, respectivamente.

As β-talassemias também incluem quatro síndromes clínicas de gravidade variável. São elas: carreador silencioso, traço talassêmico, talassemia intermédia e talassemia *major*. Cada cromossomo 11 possui apenas um gene responsável pela produção de β-globina. Então, cada célula diplóide contém apenas dois genes de β-globina. Portanto, a variedade clínica das β-talassemias representa mutações específicas que afetam a expressão do gene da β-globina. Algumas mutações abolem completamente a expressão do gene ($β^o$), outras causam diminuição variável da expressão do β-gene ($β^+$). A capacidade do paciente de sintetizar cadeia de γ-globina determina o nível de gravidade da doença, pois, havendo maior quantidade de γ-globina, ocorrerá menor formação de tetrâmeros de α-globina.

QUADRO CLÍNICO

Talassemia *major* (anemia de Cooley) – a talassemia *major* é caracterizada por sintomatologia grave, com anemia hemolítica crônica, que em geral se manifesta após o sexto mês de vida, quando a concentração da HbF atinge valores inferiores aos da HbA.

Os pacientes apresentam níveis de hemoglobina entre 3 e 7g/dl, dependendo do grau de eritropoiese extramedular compensatória. Como conseqüência, apresentam várias complicações sistêmicas que podem ser prevenidas com esquema de transfusões seriadas, introduzidas precocemente. As complicações são decorrentes da interação da anemia grave e do excesso de ferro absorvido no intestino ou adquirido através das transfusões.

No paciente inadequadamente transfundido, ocorrem alterações ósseas, mais proeminentes a partir do segundo ano de vida. Nos ossos longos, a expansão medular torna a região cortical adelgaçada, podendo acarretar fraturas patológicas. A calota craniana pode apresentar aumento da díploe, com trabeculação óssea no sentido vertical, levando ao aspecto radiológico denominado *imagem em pente*. Não ocorre pneumatização dos seios maxilares na época prevista e há expansão da medula óssea maxilar, causando proeminência dessa região, com má oclusão dentária e separação das órbitas, que caracterizam o fácies de Cooley. Essas alterações acarretam complicações, como sinusite crônica e dificuldade de fonação. Essas deformidades podem ser prevenidas com esquema de transfusões seriadas, desde que iniciadas em idade precoce.

As complicações cardíacas são freqüentes e algumas delas inevitáveis mesmo com esquema transfusional. São elas: pericardite recorrente, disfunção miocárdica e arritmias. Essas alterações podem levar à insuficiência cardíaca congestiva intratável e ao óbito.

A expansão extramedular dos tecidos eritropoiéticos também acarreta hepatoesplenomegalia, massas intratorácicas e intra-abdominais, com compressão de várias estruturas, incluindo a medula espinal.

A hepatomegalia aparece mais tardiamente nos pacientes em regime de transfusões seriadas e às vezes só é evidente após os 10 anos de idade. É resultado da eritropoiese extramedular associada a depósitos de hemossiderina. Fibrose hepática pode ser induzida pelo acúmulo de ferro extracelular, associado às hepatites adquiridas pelas múltiplas transfusões, levando à disfunção hepática e à cirrose. Calculose biliar também é comum.

O acúmulo de ferro também pode ocasionar complicações endócrinas, que geralmente se manifestam após a segunda década de vida. Retardo de crescimento ocorre em 50% dos doentes em esquemas transfusionais adequados e em praticamente 100% dos inadequadamente transfundidos. *Diabetes mellitus,* atraso puberal nos pacientes do sexo masculino e amenorréia nas mulheres também ocorrem com freqüência.

Úlceras crônicas de membros inferiores são relatadas nos pacientes não-transfundidos e são de difícil tratamento.

Talassemia β-intermédia – alguns pacientes homozigotos são capazes de manter níveis basais de hemoglobina entre 6 e 8g/dl, não necessitando de transfusões seriadas. Essa condição é denominada talassemia intermédia. Os níveis de hemoglobina são mais elevados, devido à maior produção de cadeias β e/ou à eritropoiese mais eficiente. Alterações ósseas e cardíacas, hepatoesplenomegalia e hemossiderose ocorrem, porém em menor grau que na talassemia *major*. Em geral, estes pacientes apresentam atraso no desenvolvimento pondo-estatural, retardo na maturação sexual e eritropoiese extramedular.

Traço beta-talassêmico ou talassemia *minor* – os portadores apresentam anemia microcítica e hipocrômica leve, com hepatomegalia e esplenomegalia em pequeno número de casos.

Hidropisia fetal – nestes casos, existe ausência completa de cadeias α, não ocorrendo produção de HbF ou HbA. Na eletroforese de hemoglobina são detectadas hemoglobina de Bart (γ_4) e hemoglobina H (β_4), que têm grande afinidade pelo oxigênio e não o liberam para a periferia. Essa doença resulta, então, em aborto ou óbito logo após o nascimento. O feto desenvolve anemia grave, edema e grande hepatoesplenomegalia.

Doença da hemoglobina H – essa doença é caracterizada por anemia microcítica moderada, acompanhada de esplenomegalia e icterícia variáveis.

Traço α-talassêmico – muitos pacientes desse grupo são assintomáticos, mas apresentam anemia microcítica e hipocrômica leve.

TRATAMENTO

Medidas gerais

Os portadores de traço talassêmico, seja α ou β, não necessitam de tratamento e a conduta mais importante nesses casos é a orientação genética, realizada após estudo hematológico cuidadoso dos pais e dos irmãos. Além disso, devem ser orientados a não usar medicamentos com ferro, prática comum ditada pela confusão diagnóstica com anemia ferropriva.

Os doentes talassêmicos, isto é, aqueles com doença da hemoglobina H, talassemia β-intermédia e talassemia *major*, devem ter seguimento regular em um serviço de referência. Recomenda-se que no primeiro ano de vida sejam avaliados cuidadosamente, em especial quanto ao crescimento e ao nível de hemoglobina. Se o doente não estiver crescendo bem e se não conseguir manter a hemoglobina acima de 7g/dl, deve ser encaminhado para programa de transfusões regulares. Transfusão também pode ser indicada nos casos moderados com massas medulares ectópicas, úlceras persistentes, fraturas patológicas e durante a gravidez.

Dosagens de ferro, saturação de transferrina e ferritina são importantes, especialmente nos pacientes transfundidos, pois valores aumentados indicarão restrição de ferro na dieta e, posteriormente, uso de quelantes.

Todos os doentes devem ser vacinados contra a hepatite B e aqueles que forem submetidos a esplenectomia devem ser também vacinados contra pneumococo e hemófilos. Estes últimos devem ainda receber profilaxia penicilínica e, mesmo assim, ser orientados a procurar serviço médico imediatamente, caso tenham febre alta, sem causa evidente. Tais cuidados justificam-se pela alta taxa de mortalidade das septicemias pós-esplenectomias que podem ser causadas não só por cepas comuns do pneumococo, mas também por cepas resistentes desta mesma bactéria, além de gram-negativos e estafilococo.

Antes de receberem sua primeira transfusão, devem ter determinada sua tipagem sangüínea (ABO, Rh, Kell, Duffy e Kidd) e, posteriormente, ser estudados quanto à presença de anticorpos eritrocitários e com testes sorológicos contra vírus da hepatite, CMV e HIV.

Suplemento de ácido fólico parece ser desnecessário nos pacientes em transfusão crônica. A vitamina C, embora mobilize o ferro e potencialize a ação de quelantes, deve ser evitada ou ser utilizada apenas em baixas doses, pelo risco de toxicidade aguda causada pelo ferro livre.

Transfusão

No início da vida de uma criança com talassemia *major* e em qualquer época naquelas com doença da hemoglobina H ou talassemia β-intermédia, pode ser necessário transfundir-se um doente devido à anemia com comprometimento cardiocirculatório. Nessas situações recomenda-se a utilização de pequenas alíquotas de sangue (máximo de 5ml/kg), infundidas lentamente.

Nas transfusões seriadas, o objetivo é manter níveis de hemoglobina próximos aos valores normais para se obter oxigenação tecidual adequada e, assim, evitar retardo de crescimento, deformidades ósseas e esplenomegalia. Normalmente, isto é conseguido por meio de transfusões de glóbulos na quantidade de 10 a 15ml/kg, a cada 2 a 4 semanas.

A cada transfusão devem ser feitas prova cruzada e pesquisa de anticorpos, e o sangue deve ser filtrado para evitar-se sensibilização. Na falta de filtros, podem ser utilizadas hemácias lavadas.

A cada ano, deve ser calculado o volume de sangue consumido, expresso como ml de concentrado de hemácias por kg de peso. Se esse volume exceder 180ml e não houver evidência de sensibilização, deve-se pensar em hiperesplenismo. Essa hipótese é corroborada pela presença de esplenomegalia, especialmente quando associada a leucopenia e plaquetopenia. Nesses casos, existe indicação de esplenectomia.

Quelação

A hemossiderose, atualmente a maior causa de morbimortalidade do doente com talassemia, é secundária às transfusões e, nos não-transfundidos ou nos inadequadamente transfundidos, ao aumento na absorção intestinal de ferro. Como não se dispõe de um mecanismo fisiológico para a excreção desse excesso de ferro, torna-se necessária a indicação de uma droga quelante. Até o momento, a desferoxamina dada por via subcutânea em infusão lenta é o tratamento padrão para a hemossiderose. Com essa terapia, tanto a duração como a qualidade de vida têm-se prolongado. A droga é praticamente isenta de efeitos colaterais e seus dois maiores problemas são: a necessidade de uso diário por via subcutânea, através de bomba de infusão, e o custo (da própria droga, da infusão, além da seringa, agulha etc.).

Complicações agudas

Anemia – além dos doentes com talassemia *major*, que se não transfundidos mantêm níveis de hemoglobina inferiores a 7g/dl, aqueles com doença moderada podem, em geral na presença de infecção, apresentar também quedas acentuadas do nível de hemoglobina. Acentuação da anemia pode ser decorrente de crise aplástica transitória, associada à parvovirose ou à reação hemolítica transfusional. No caso de anemia sintomática secundária a infecção ou crise aplástica indica-se transfusão.

Infecções – alguns doentes, especialmente os esplenectomizados, apresentam infecções piogênicas recorrentes, mas costumam responder adequadamente à antibioticoterapia convencional. Deve-se enfatizar a importância da septicemia pós-esplenectomia, cuja incidência é muito maior na talassemia do que em outras anemias hemolíticas e cujo prognóstico está intimamente relacionado à precocidade diagnóstica. Com a disponibilidade de testes sorológicos específicos, diminuiu sensivelmente a incidência de infecção por vírus B e HIV na população de doentes com anemia transfusão-dependente e espera-se que o mesmo ocorra com a infecção pelo vírus da hepatite C. Deve-se lembrar, entretanto, que esses vírus podem ser adquiridos por outras vias e, portanto, não devem ser descartados quando houver alguma evidência clínica ou laboratorial compatível.

Reações transfusionais

- **Reação hemolítica aguda:** caracteriza-se por febre, tremores, dispnéia, dor torácica e lombar que ocorrem logo após o início da infusão e evoluem para hemoglobinúria, choque, insuficiência renal aguda e/ou CIVD. Geralmente ocorre por incompatibilidade ABO e quase sempre por troca de frasco de amostra e/ou bolsa de infusão. O tratamento inclui: parada da transfusão, hidratação e diurese forçada, além de medidas de suporte.

- **Reação hemolítica tardia:** caracteriza-se por febre, icterícia e queda da hemoglobina, ocorrendo 3 a 10 dias após transfusão. Raramente evolui como quadro hemolítico agudo, e estes casos devem ser tratados como os anteriores.

- **Reação febril:** é um diagnóstico de exclusão e deve-se a anticorpos contra os antígenos leucocitários ou a proteínas plasmáticas. A suspeita diagnóstica é feita por meio da história transfusional pregressa e, principalmente, quando há recorrências do quadro. A conduta é indicar a transfusão com filtros e dar antitérmicos antes da infusão.

- **Reações alérgicas:** podem variar desde urticária isolada até choque anafilático e dependem da sensibilização contra as proteínas plasmáticas. Deve-se parar a infusão e dar anti-histamínicos. Nos casos leves, pode-se depois reiniciar a infusão; os casos graves podem necessitar de epinefrina, corticosteróides e medidas antichoque.

- **Transfusão de sangue contaminado:** é um evento raro mas com alta taxa de mortalidade. Pode iniciar-se como reação febril, mas evolui com dor generalizada ou abdominal, choque e CIVD. O tratamento consiste de antibioticoterapia e medidas de suporte.

- **Hipervolemia**: geralmente ocorre por velocidade de infusão inadequada em doente com comprometimento cardíaco prévio. Caracteriza-se por dispnéia, taquicardia e hipertensão, e o tratamento é feito com diuréticos de ação rápida. Raramente são necessários garroteamento de membros ou sangria.

Insuficiência cardíaca – geralmente depende da falência miocárdica, secundária à anemia e/ou hemossiderose, mas também pode ocorrer por sobrecarga de volume, miocardite, pericardite. Os casos agudos devem ser tratados de acordo com a causa desencadeante e com restrição hídrica, diuréticos e digitálicos. Os casos crônicos, que geralmente estão associados a hemossiderose, podem beneficiar-se com esquema intensivo de terapia quelante intravenosa.

BIBLIOGRAFIA

BEUTLER, E. – The sickle cell diseases and related disorders. **In** Beutler, E.; Lichtman, M.A.; Coller, B.S.; Thomas, J.K. (eds.). *Hematology.* 5th ed., New York, Mc Graw-Hill, 1995, p. 616.

HONIG, G.R. – Hemoglobin disorders. **In** Behrman, R.E.; Kliegman, R.M.; Nelson, E. (eds.). *Textbook of Pediatrics.* 14th ed., Philadelphia, W.B. Saunders, 1992, p. 1246.

LANE, P.A. – Doença falciforme. *Clínicas Pediátricas da América do Norte,* 43(3):615, 1996.

McDONAGH, K.T.; NIENHUIS, A.W. – The talassemias. **In** Nathan, D.G.; Oski, F.A. (eds.). *Hematology of Infancy and Childhood.* 4th ed., Philadelphia, W.B. Saunders, 1993, p. 783.

PLATT, O.S.; DOVER, G.J. – Sickle cell disease. **In** Nathan, D.G.; Oski, F.A. (eds.). *Hematology of Infancy and Childhood.* 4th ed., Philadelphia, W.B. Saunders, 1993, p. 732.

WEATHERALL, D.J. – The talassemias. **In** Beutler, E.; Lichtman, M.A.; Coller, B.S.; Thomas, J.K. (eds.). *Hematology.* 5th ed., New York, Mc Graw-Hill, 1995, p. 581.

SINOPSE

HEMOGLOBINOPATIAS

As hemoglobinopatias mais comuns nas populações brasileiras são as doenças falciformes e as síndromes talassêmicas.

Doenças falciformes são um grupo caracterizado pela transformação da hemácia em estruturas alongadas, em forma de foice ou folha, associadas a hemólise de gravidade variável e decorrentes da presença de uma hemoglobina anormal, a hemoglobina S.

A sintomatologia pode ser inespecífica (pneumonias, infecções de repetição, sepse) ou sugerir o diagnóstico de anemia falciforme (dor óssea, dactilite, necrose asséptica da cabeça do fêmur, hiperesplenismo, crise aplástica, AVD).

São conhecidos três tipos de crises no doente falciforme: venoclusivo (osteoarticular, abdominal, síndrome torácica aguda, acidente vascular cerebral), aplástico e de seqüestro esplênico.

O tratamento inclui, além das medidas gerais, o combate aos quadros infecciosos, em virtude de sua alta taxa de morbimortalidade. O antibiótico de primeira escolha deve ser um agente antipneumocócico. A maioria das crises álgicas é tratada com aumento da ingestão de líquidos, calor local e analgésicos tipo dipirona ou codeína. O paciente tolera níveis baixos de hemoglobina e necessita de transfusão apenas esporadicamente e em circunstâncias específicas.

As talassemias incluem as α-talassemias com 4 síndromes: carreador silencioso, traço α-talassêmico, doença da hemoglobina H e hidropisia fetal, e as β-talassemias, também com 4 síndromes: carreador silencioso, traço talassêmico, talassemia intermédia e talassemia *major*.

Talassemia *major* (anemia de Cooley) é caracterizada por sintomatologia grave, com anemia hemolítica crônica, que em geral se manifesta após o sexto mês de vida.

Os doentes talassêmicos devem ter seguimento regular em serviço de referência. A transfusão de sangue (5ml/kg) pode ser necessária no início da vida de uma criança com talassemia *major* e em qualquer época naquelas com doença da hemoglobina H ou talassemia β-intermédia. Nas transfusões seriadas recomendam-se 10-15ml/kg (glóbulos) a cada 2-4 semanas. Hemossiderose, atualmente a maior causa de morbimortalidade, é tratada com um agente quelador, a desferoxamina, por via subcutânea.

66

APLASIA MEDULAR

Jorge David Aivazoglou Carneiro

INTRODUÇÃO

Aplasia medular é uma doença rara, caracterizada por pancitopenia no sangue periférico causada por falência medular. A medula óssea é hipocelular e substituída em graus variáveis por tecido adiposo, na ausência de células neoplásicas ou fibrose medular.

A doença pode ser adquirida (maioria dos casos), constitucional (genética, mas não necessariamente expressa ao nascer) e/ou congênita (presente ao nascer). Define-se aplasia medular grave quando estão presentes pelo menos dois dos seguintes achados: contagem de neutrófilos < 500/mm^3, plaquetas < 20.000/mm^3, reticulócitos < 60.000/mm^3 (ou < 1% após correção de acordo com o hematócrito), além de biopsia medular hipocelular (celularidade < 30%).

O termo aplasia medular não-grave deve ser reservado para pacientes com citopenia leve a moderada e celularidade da medula óssea normal ou mesmo aumentada, sem necessidade de transfusão sangüínea. Por outro lado, neutropenia < 200/mm^3 define aplasia medular muito grave, cuja mortalidade é muito alta em curto tempo de evolução. Essas diferenças são críticas em termos prognósticos e para a escolha da terapêutica.

EPIDEMIOLOGIA

A incidência anual de aplasia medular nos Estados Unidos e na Europa é de 2 a 6 casos por milhão de habitantes (na leucemia aguda temos 50 casos por milhão de habitantes). A maior incidência ocorre nos adultos jovens (20-25 anos) e idosos (> 60 anos), contudo um pequeno pico de incidência é observado na infância (5-9 anos) devido à inclusão de casos constitucionais.

Não há predileção quanto ao sexo e são observadas variações geográficas devido a fatores ambientais e não-étnicos, com aproximadamente 30 casos por milhão de habitantes em alguns países asiáticos.

ETIOLOGIA

A causa real da aplasia medular em geral é desconhecida, de modo que 65 a 70% dos casos são classificados como idiopáticos (Quadro 66.1). Entre as causas adquiridas, a aplasia medular pode resultar de uma agressão direta da medula óssea por agentes físicos ou químicos como radiações, solventes, inseticidas ou medicamentos (Quadro 66.2).

Quadro 66.1 – Classificação das anemias aplásticas (Alter e Young).

Hereditárias
    Anemia aplástica de Fanconi
    Disqueratose congênita
    Síndrome de Shwachman-Diamond
    Disgenesia reticular
    Amegacariocitose
    Disfunção medular familiar
    Síndromes não-hematológicas
      (de Dubowitz, de Seckel)

Adquiridas
- Secundárias
    Radiação
    Drogas e agentes químicos
      por exposição regular (por ex., benzeno)
      por idiossincrasia (por ex., antiinflamatórios, cloranfenicol)
    Vírus
      EBV
      hepatite
      parvovírus
      HIV
    Doenças imunológicas
      hipoimunoglobulinemia
    Timoma
    Gravidez
    Hemoglobinúria paroxística noturna
    Pré-leucemia
- Idiopáticas

Quadro 66.2 – Etiologia – principais agentes químicos reconhecidos (Alter e Young).

Agentes que produzem regularmente depressão medular
    Antibióticos (daunorrubicina, cloranfenicol)
    Antimetabólitos (arabinosilcitosina, metotrexato)
    Antimitóticos (vincristina, vimblastina)
    Benzeno e compostos que o contenham
    Alquilantes (ciclofosfamida, melfalan)

Agentes possivelmente associados
(baixa probabilidade relativa ao uso)
    Cloranfenicol
    Inseticidas (clorofenotano, gama-benzeno hexacloreto)
    Anticonvulsivantes (carbamazepina, hidantoínas)
    Antiinflamatórios não-hormonais
      (indometacina, fenilbutazona)
    Anti-histamínicos (cimetidina, ranitidina)
    Antiprotozoários (quinacrina, cloroquina)
    Sulfonamidas (antidiabéticos, acetazolamida)
    Penicilamina
    Metais (ouro, bismuto)

Agentes mais raramente associados
    Alopurinol
    Antibióticos (tetraciclinas, SMZ/TMP)
    Carbimazol
    Guanidina
    Lítio
    Metildopa
    Perclorato de potássio
    Quinidina
    Sedativos (clordiazepóxido, clorpromazina)
    Tiocianato

Em crianças, as infecções virais (hepatites, parvovírus, vírus Epstein-Barr e vírus da imunodeficiência humana) são causas freqüentes. As doenças imunológicas, as síndromes pré-leucêmicas e a gestação também podem cursar com falência medular.

Entre as causas constitucionais, a mais comum é a anemia de Fanconi, condição autossômica recessiva associada com baixa estatura, alterações esqueléticas (rádio e polegar), hiperpigmentação na pele (manchas tipo "café-com-leite"), alterações geniturinárias e microcefalia. Outras condições hereditárias mais raras como a disqueratose congênita e a síndrome de Shwachman-Diamond (neutropenia com insuficiência pancreática) podem evoluir com aplasia medular em 50% dos casos.

QUADRO CLÍNICO

Estudos retrospectivos de aplasia medular associada a drogas e vírus e observação de pacientes com dosagens sangüíneas seriadas indicam um período de latência de 6 a 8 semanas entre o evento desencadeante e o início da pancitopenia. A realização de uma história cuidadosa pode revelar a exposição aos agentes químicos, drogas ou uma infecção viral precedente.

A maioria dos pacientes com aplasia medular procura atenção médica devido aos sintomas da pancitopenia. O sangramento é a manifestação mais alarmante e freqüentemente leva o paciente ao médico. Em geral, a trombocitopenia não se associa com sangramento grave, ao invés disso, o paciente relata leves hematomas, petéquias, sangramento gengival ao escovar os dentes e epistaxe. Fluxo menstrual intenso ou sangramento vaginal irregular ocorrem em mulheres jovens, enquanto sangramentos visíveis nos tratos urinário e gastrintestinal são raros na apresentação da aplasia.

Hemorragia intensa pode ocorrer em qualquer órgão, mas em geral tardiamente no curso da doença e quase sempre associada com infecções (especialmente por fungos), tratamento (úlceras devido ao uso de corticosteróides) ou com procedimentos invasivos (implante de cateter).

A capacidade de adaptação à anemia é extraordinária. O paciente com início insidioso de anemia pode relatar fadiga, astenia e até dispnéia, porém, alguns indivíduos toleram baixos níveis de hemoglobina sem queixas.

A infecção não é um sinal freqüente na apresentação da aplasia medular, exceto nos casos muito graves com neutrófilos < 200/mm^3. A maioria dos pacientes não tem sintomas sistêmicos, assim, a presença de perda de peso, febre persistente e perda de apetite apontam para outros diagnósticos.

Os achados do exame físico refletem a gravidade da pancitopenia e o paciente pode apresentar desde sutis variações do normal até alterações graves com sangramentos e toxemia. As petéquias estão presentes com freqüência nos membros e na orofaringe e as equimoses são visualizadas em áreas expostas a traumatismos.

As mucosas e as superfícies palmares são pálidas. O paciente pode estar febril, mas sinais específicos ou localizatórios de infecção não são comuns. Caquexia, esplenomegalia e linfadenopatia não estão associadas com aplasia medular, e a detecção destes achados deve alertar a possibilidade de outros diagnósticos, como as doenças mieloproliferativas.

O examinador deve estar atento para achados clínicos compatíveis com anemia de Fanconi.

EXAMES LABORATORIAIS

Sangue periférico – as contagens sangüíneas estão por definição diminuídas e a falência medular não ocorre simultaneamente em todas as séries. No esfregaço sangüíneo verifica-se pobreza de leucócitos e plaquetas, os eritrócitos são morfologicamente normais, com certo grau de macrocitose, e a contagem absoluta de reticulócitos apresenta-se diminuída. No paciente ainda não-transfundido, a hemoglobina fetal e o antígeno eritrocitário estão aumentados, os quais, juntos com a macrocitose, são manifestações de eritropoiese-padrão fetal. As dosagens de vitamina B_{12} e folato são normais ou elevadas, bem como os níveis séricos de eritropoetina.

Medula óssea – o exame da medula óssea deve ser realizado por aspiração e biopsia com o objetivo de avaliar a celularidade de modo qualitativo e quantitativo. As amostras são hipocelulares (celularidade < 30%), com espículas vazias, pobres em células precursoras hematopoiéticas, com muita gordura, linfócitos, plasmócitos, mastócitos e células reticulares. O estudo citogenético realizado nas células do aspirado medular é normal nas aplasias adquiridas e alterado na anemia de Fanconi e na mielodisplasia.

DIAGNÓSTICO DIFERENCIAL

A aplasia medular adquirida não é a causa mais comum de pancitopenia. Esta pode resultar de processos periféricos com função medular normal, como nos casos de hiperesplenismo, doenças infecciosas (calazar, sepse, tuberculose miliar), doenças do colágeno (lúpus eritematoso sistêmico). A pancitopenia também pode ocorrer em outras doenças primárias medulares (mielodisplasia, mielofibrose, leucemias) ou por substituição medular (tumoral ou por doenças de depósito).

Assim, mesmo antes de se realizar um exame de medula óssea, os diagnósticos possíveis devem ser considerados com base na história, no exame físico e na epidemiologia do paciente.

FISIOPATOLOGIA

Um achado consistente em todos os casos de aplasia medular é a redução na atividade hematopoiética evidenciada na histologia da medula óssea. Há redução nas células precursoras das três séries (granulócitos, megacariócitos, eritrócitos) e baixo número de células $CD34^+$.

Em teoria, a falência medular na aplasia pode ser conseqüência de lesão tanto dos precursores hematopoiéticos como das células do estroma medular; contudo, os estudos mostram que a função das células do estroma e a produção de fatores de crescimento são normais na grande maioria dos pacientes com aplasia medular adquirida.

Assim, a grande maioria das aplasias medulares adquiridas parece ser secundária à destruição das células medulares mediada por mecanismo imune.

A falência hematopoiética na aplasia medular provavelmente é mediada por linfócitos T citotóxicos detectados no sangue e na medula. Estas células produzem as citocinas γ-interferon (γ-INF) e o fator de necrose tumoral β (β-TNF), os quais possuem ação supressora e destrutiva induzindo morte celular no compartimento $CD34^+$, provavelmente por meio de apoptose Fas-mediada. O γ-INF não é detectado na medula óssea normal, porém é produzido na medula da maioria dos pacientes com aplasia medular adquirida.

O grande número de associações clínicas com aplasia medular (drogas, vírus, gestação e doença enxerto *versus* hospedeiro) sugere que uma variedade de eventos pode ativar o sistema imune levando à destruição medular e à falência hematopoiética.

Após a exposição a um antígeno indutor, células e citoquinas do sistema imune atuam destrutivamente sobre as células germinativas na medula, reduzindo seu número de tal modo que os níveis normais de leucócitos, eritrócitos e plaquetas não são mantidos.

TRATAMENTO

O tratamento do paciente com aplasia medular grave envolve terapias de manutenção com relação às conseqüências da pancitopenia (anemia, sangramentos, infecções) e a terapia definitiva da aplasia, seja por meio da reposição das células germinativas pelo transplante de medula óssea (TMO) ou do tratamento não substitutivo de medula óssea com o uso de regimes imunossupressores. Assim, deve-se iniciar precocemente as tipagens HLA do paciente e dos familiares para a decisão quanto à viabilidade da realização de um TMO.

TRATAMENTO DE MANUTENÇÃO

Se o paciente possuir doador HLA compatível e perspectiva de TMO, o suporte com hemoderivados deverá ser o mínimo possível para evitar sensibilizações e os doadores desses derivados não deverão ser familiares do paciente.

Sangramentos (plaquetopenia + anemia)

O suporte transfusional com plaquetas e concentrado de hemácias teve um impacto muito grande na sobrevida na aplasia medular, tornando os quadros infecciosos a principal causa de morte.

A utilização da infusão de plaquetas deve ser orientada pelo balanço entre o risco de hemorragias graves e a sensibilização decorrente do seu uso freqüente. Transfusões profiláticas de plaquetas para aplasia medular não são usadas tão freqüentemente quanto nas leucemias e são dadas quando há sintomas de sangramento ou quando a contagem de plaquetas for $\leq 10.000/mm^3$.

Outras medidas para reduzir os sangramentos incluem boa higiene dental, uso de escova macia, prevenção de traumatismos e evitar o uso de aspirina, bem como de antiinflamatórios não-hormonais. Pequenos sangramentos locais podem ser controlados com o uso de agentes tópicos como cola de colágeno (colagel), gelfoam e antifibrinolíticos (ácido tranexâmico) tópicos ou sistêmicos.

Os glóbulos vermelhos devem ser transfundidos à medida que houver necessidade. Deve-se usar hemácias filtradas para remover os leucócitos e diminuir o risco de sensibilização com antígenos leucocitários. Semelhantes às plaquetas, as hemácias devem ser irradiadas para pacientes imunossuprimidos ou candidatos ao TMO.

Nos estágios iniciais da doença, a hemoglobina deve ser mantida em 9-10g/dl, contudo na doença crônica com a criança hemodinamicamente estável (adaptada) e sem infecção são tolerados níveis de hemoglobina de 7-8g/dl. A ferritina sérica deve ser monitorizada e a quelação do ferro iniciada quando a ferritina exceder 500ng/ml.

Infecções

Não há indicação para o uso de antibiótico profilático na criança com aplasia medular que se encontra bem e afebril, exceto se estiver em uso de imunossupressão com ciclosporina A. Nesse caso, faz-se necessária a prevenção de infecção por *Pneumocystis carinii* com sulfametoxazol e trimetoprima.

A infecção bacteriana nos pacientes neutropênicos graves pode ser rapidamente fatal. Dentro do contexto febre com neutropenia grave ($\leq 500/mm^3$), a avaliação clínica completa e a pesquisa de foco infeccioso (culturas, exames radiológicos etc.) devem ser seguidas por antibioticoterapia parenteral com medicamentos bactericidas de amplo espectro. A escolha dos agentes antibacterianos dependerá da flora bacteriana da comunidade, da flora bacteriana hospitalar e da disponibilidade de cada instituição.

A seguinte proposição é feita no I.Cr., no qual, por exemplo, *Pseudomonas* é recuperado de modo infreqüente: ceftriaxona 100mg/kg/dia, 2 doses, IV, e amicacina 800mg/m²/dia, 4 doses, IV, em infusão lenta. A vancomicina não é acrescentada de início, a não ser em pacientes portadores de cateteres permanentes, na dose de 1.200mg/m²/dia, 4 doses, IV, em infusão lenta.

Infecções fúngicas, especialmente por *Candida* e *Aspergillus* sp., ocorrem após diversos tratamentos com antibacterianos. O *Aspergillus* é especialmente resistente à anfotericina B e causa freqüente de morte na aplasia medular refratária. As infecções virais são raras como causa de complicações na aplasia.

A prevenção de infecções é muito importante; higiene dental e das mãos são medidas simples e efetivas. A dieta deve ser rica em fibras para a manutenção do trânsito intestinal adequado, evitando o risco de obstipação e formação de fissuras anais. Estas lesões podem apresentar uma solução de continuidade, propiciando porta de entrada para enterobactérias, com formação de abscesso perianal ou disseminação hematogênica.

TRATAMENTO ESPECÍFICO

Lembrando-se de que fisiopatologicamente a anemia aplástica na maioria dos pacientes é decorrente da destruição das células medulares por processo imune, duas abordagens terapêuticas são possíveis: substituição dos precursores hematopoiéticos deficientes e concomitantemente do sistema imune pelo transplante de medula óssea ou a supressão do processo imunológico destrutivo.

Transplante de medula óssea

O transplante alogênico de medula óssea pode curar a maioria dos pacientes com aplasia medular, com 65 a 80% de sobrevida em 5 anos. Porém, grande parte dos pacientes não é elegível para este procedimento pela falta de doador histocompatível ou restrições quanto à idade. Além disso, deve-se considerar que o transplante medular tem complicações graves (rejeição do enxerto, doença enxerto *versus* hospedeiro, pneumonite intersticial, infecções virais e fúngicas) e custo elevado.

Imunossupressão

A imunossupressão é eficaz na aplasia medular. Embora não ocorra substituição das células germinativas, a supressão da hemopoiese mediada pelos linfócitos T é atenuada ou eliminada de tal modo que a função medular é restabelecida. O regime de imunossupressão ideal deverá combinar uma baixa toxicidade com alta taxa de resposta e baixo risco de recidiva. Atualmente, a globulina antitimocítica (GAT) ou a globulina antilinfocítica (GAL) são usadas como terapia de primeira linha. Estas consistem em preparações de imunoglobulinas purificadas a partir do plasma de animais (cavalos ou coelhos) imunizados com timócitos de criança (GAT) ou com linfócitos do ducto torácico (GAL).

As globulinas antitimocítica e antilinfocítica possuem efeito linfocitotóxico sobre linfócitos ativados e melhoram a função medular por meio da indução da produção de fatores de crescimento hemopoiético nas células linfóides e da estimulação direta das células progenitoras hemopoéticas. As globulinas GAT e GAL são usadas por via intravenosa (infusão lenta de 6 a 8 horas) e a dose preconizada é de 40mg/kg/dia por 4 dias. O tratamento por tempo prolongado (7 a 10 dias) pode resultar em aumento do risco de doença do soro sem benefício significativo. Corticosteróides em doses moderadas (prednisona 1mg/kg/dia) são utilizados para diminuir o risco de reações alérgicas imediatas e aliviar os sintomas de doença do soro. Outro efeito tóxico freqüente é a redução temporária nas contagens sangüíneas, em especial agravo da plaquetopenia, a qual deve ser avaliada com rigor durante o uso das globulinas (manter plaquetas $\geq 20.000/mm^3$). Um curso isolado de GAT ou GAL induz remissão hematológica em aproximadamente 50% dos pacientes com aplasia medular grave.

A ciclosporina A é um agente imunomodulador mais específico que bloqueia a proliferação de células T e a função do linfócito. O medicamento é utilizado via oral, em altas doses, de 10 a 12mg/kg/dia com ajustes para manter nível sérico de 100 a 200ng/ml (radioimunoensaio monoclonal) durante 6 meses. Os efeitos colaterais mais comuns são hipertensão, hiperplasia gengival e tremores. Efeitos mais raros, porém mais graves, são convulsões, insuficiência renal e infecção por *P. carinii*, os quais podem ser evitados por meio de: nível sérico de magnésio, nível sérico da ciclosporina e de creatinina, bem como profilaxia para o *P. carinii* com sulfametoxazol e trimetoprima.

A ciclosporina A pode restabelecer a hematopoiese em pacientes que não responderam ao uso de GAT ou GAL. Quando combinada com estas imunoglobulinas, a ciclosporina intensifica a imunossupressão e aumenta a taxa de resposta hematológica para 75%. Um regime combinado é especialmente eficaz em crianças e nos pacientes neutropênicos graves. Os protocolos europeus e norte-americanos têm resultados de 70 a 90% de sobrevida em 2 anos.

Os fatores de crescimento hemopoiético têm sido usados na aplasia medular como medida adjuvante à terapia imunossupressora para apressar a recuperação hematológica, como terapia de consolidação para pacientes que tiveram resposta parcial após imunossupressão e como tratamento de primeira linha para melhorar o número de neutrófilos em pacientes em sepse. O advento das citoquinas recombinantes criou uma grande esperança e infelizmente a experiência clínica tem mostrado que geralmente os pacientes refratários à terapia imunossupressora também falham ao tratamento com fatores de crescimento hemopoiético.

Andrógenos e corticosteróides foram drogas usadas no passado como tratamento para a aplasia medular. Os andrógenos não melhoram a sobrevida na aplasia medular adquirida quando se analisam os estudos controlados. Corticosteróides em doses convencionais podem melhorar a doença do soro durante o uso de GAT ou GAL, mas têm pouca atividade isoladamente sobre a doença. Doses extremamente elevadas de metilprednisolona podem induzir remissão, mas não são preferenciais às imunoglobulinas devido à sua toxicidade (os pacientes com aplasia medular são especialmente vulneráveis a necrose asséptica de grandes articulações). O uso de baixas doses de corticosteróides para melhorar a estabilidade vascular tem pouco embasamento, quer em experimentos laboratoriais quer clínicos.

Concluindo, o prognóstico da aplasia medular adquirida dependerá fundamentalmente do diagnóstico precoce e da instituição imediata de medidas terapêuticas de acordo com a idade do paciente, a disponibilidade de doador HLA compatível e da gravidade da doença.

BIBLIOGRAFIA

ATLER, B.P.; YOUNG, N.S. – Bone marrow failure syndromes. In Nathan, D.G.; Oski, F.A. *Hematology of Infancy and Childhood*. 4th ed., Philadelphia, W.B. Saunders, 1993, p. 216.

BACIGALUPO, A. – Guidelines for the treatment of severe aplastic anemia. *Haematologica*, 79:438, 1994.

LAWLOR, E.R. et al. – Immunossuppressive therapy: alternative to bone marrow transplantation as inicial therapy for acquired severe aplastic anemia in childhood? *J. Pediatr. Hematol. Oncol.*, 19:115, 1997.

MATLOUB, Y.H. et al. – One course versus two courses of antithymocyte globulin for the treatment of severe aplastic anemia in children. *J. Pediatr. Hematol. Oncol.*, 19:110, 1997.

ROSENFELD, S. et al. – Intensive immunossuppression with antithymocyte globulin and cyclosporine as treatment for severe acquired aplastic anemia. *Blood*, 85:3058, 1995.

SHADDUCK, R.K. – Aplastic anemia. In Willians, H. et al. *Hematology*. 5th ed., New York, 1995, p. 238.

YOUNG, N.S.; MACIEJEWSKI, J. – The pathophysiology of acquired aplastic anemia. *N. Engl. J. Med.*, 336:1365, 1997.

YOUNG, N.S. – Aplastic anemia. *Lancet*, 346:228, 1995.

YOUNG, N.S.; BARRETT, A.J. – The treatment of severe acquired aplastic anemia. *Blood*, 85:3367, 1995.

YOUNG, N.S.; ALTER, B.P. – *Aplastic Anemia Acquired and Inherited*. 1st ed., Philadelphia, W. B. Saunders, 1994, p. 3.

SINOPSE

APLASIA MEDULAR

Aplasia medular é uma doença rara caracterizada por pancitopenia no sangue periférico causada por falência medular. Define-se aplasia medular grave quando estão presentes pelo menos dois dos seguintes achados: neutrófilos < 500/mm³, plaquetas < 20.000/mm³, reticulócitos < 60.000/mm³, além de biopsia medular hipocelular.

A causa real é geralmente desconhecida, sendo 65-70% dos casos classificados como idiopáticos. Entre as causas conhecidas são incluídos agentes físicos ou químicos como radiações, solventes, inseticidas ou medicamentos. Entre as causas constitucionais, a mais comum é a anemia de Fanconi.

A maioria dos pacientes procura atenção médica devido aos sintomas de pancitopenia, particularmente em virtude do sangramento.

Pode ocorrer hemorragia em qualquer órgão, quase sempre associada com infecções, tratamento ou procedimentos invasivos.

Contagens sangüíneas estão diminuídas. Hemoglobina fetal e antígeno eritrocitário estão aumentados. O exame da medula óssea deve ser realizado por aspiração e biopsia. As amostras são hipocelulares, pobres em células precursoras hematopoiéticas.

O tratamento envolve terapias de manutenção relacionadas às conseqüências da pancitopenia (anemia, sangramentos, infecções) e terapias definitivas por meio da reposição das células germinativas pelo transplante de medula óssea ou do tratamento não-substitutivo da medula óssea com o uso de regimes imunossupressores.

67

HEMOFILIA

ÉLBIO ANTONIO D'AMICO
JORGE DAVID AIVAZOGLOU CARNEIRO

INTRODUÇÃO

A hemofilia é uma doença reconhecida desde o século II, quando foram descritos vários casos de óbito por hemorragia após circuncisão. Porém, somente no século XX sua etiologia foi elucidada com conseqüente melhora no tratamento e sobrevida dos acometidos. Coagulopatia hereditária caracterizada pela deficiência ou anormalidade da atividade coagulante dos fatores VIII (hemofilia A) ou IX (hemofilia B), a hemofilia é uma doença de herança recessiva, ligada ao sexo, conseqüente a mutações nos genes dos fatores VIII ou IX localizados no braço longo do cromossomo X.

Sua incidência nos diversos grupos étnicos é variável, sendo que na hemofilia A é de 1/10.000 nascimentos de crianças do sexo masculino (70 a 85% dos casos) e na hemofilia B é de 1/30.000 (15 a 30% dos casos).

Outro aspecto genético importante é que 30% dos casos ocorrem por mutação nova, sem história familiar evidente.

Clinicamente, as hemofilias A e B são semelhantes e os testes laboratoriais com dosagens específicas da atividade dos fatores VIII e IX é que irão distingui-las.

FISIOPATOLOGIA

O controle do sangramento após uma injúria vascular depende da ativação de três sistemas biológicos aparentemente independentes porém interligados: vasos, plaquetas e proteínas do sistema de coagulação. O primeiro estágio ocorre segundos após a lesão e consiste de vasoconstrição reflexa, que é tanto maior quanto maior for a lesão e mais significativa na região arterial. Em seguida ocorre a adesão de plaquetas ao endotélio lesado mediada pela presença do fator von Willebrand. Segue-se então a ativação e a agregação plaquetária com formação do "plug" hemostático plaquetário. Estes dois estágios constituem a fase primária da hemostasia e são responsáveis pela contenção inicial do sangramento no sítio de lesão vascular.

A fase seguinte, secundária, consiste na ativação das proteínas do sistema de coagulação sangüínea com formação de fibrina, a qual, ao sofrer polimerização, consolida o "plug" plaquetário (Fig. 67.1).

A fase secundária depende da ativação seqüencial de uma série de proteínas plasmáticas denominadas fatores de coagulação, os quais, exceto o fator von Willebrand, são de síntese hepática. A formação de fibrina pode ser iniciada por meio de duas vias de ativação (vias intrínseca e extrínseca).

Na via intrínseca, as alterações da superfície vascular levam à ativação seqüencial dos fatores XII, XI e IX. O fator IX ativado interage com o fator VIII, o fator III plaquetário e íons cálcio ativando o fator X (Fig. 67.2).

Na via extrínseca, a tromboplastina tecidual liberada dos tecidos lesados interage com o fator VII ativando-o, e este por sua vez irá ativar o fator X. Na via final comum, o fator X ativado juntamente com o fator V, íons cálcio e fosfolípides farão a conversão da protrombina (fator II) para trombina (fator IIa). A trombina cliva o fibrinogênio em monômeros de fibrina, os quais sofrem polimerização, são estabilizados pelo fator XIIIa e juntamente com o "plug" plaquetário formam o coágulo estável.

A geração de trombina, a partir do complexo protrombinase (fator X ativado), é a etapa mais importante para a formação do coágulo estável, e a presença do fator VIII ativado associado ao fator IX ativado é essencial na formação do complexo protrombinase, desse modo justificando a semelhança clínica entre a hemofilia A e a B. Nos pacientes com hemofilia, a formação do coágulo é lenta, uma vez que a produção de trombina está muito diminuída. O coágulo formado é friável e removido com facilidade, levando a sangramento excessivo e dificuldade de cicatrização.

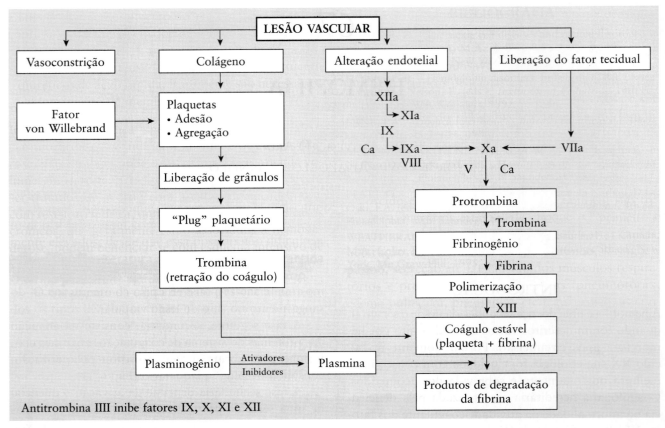

Figura 67.1 – Sistemas de coagulação e fibrinólise.

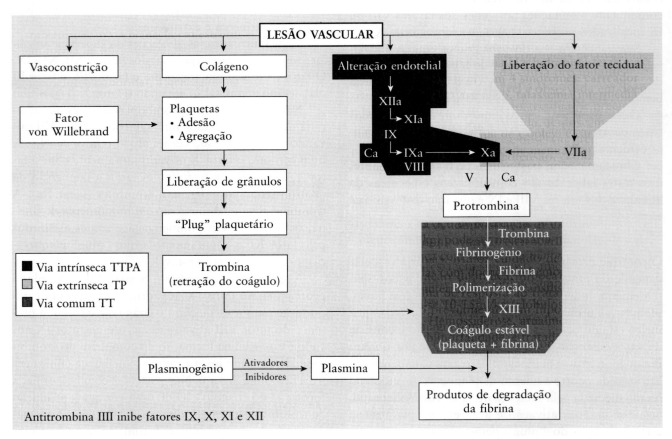

Figura 67.2 – Coagulograma × sistema de coagulação.

QUADRO CLÍNICO

A apresentação clínica é heterogênea e está relacionada com a gravidade da doença, a qual é classificada de acordo com o nível plasmático de fator de coagulação VIII-C ou IX-C em: deficiência grave < 1%, deficiência moderada 1 a 5% e deficiência leve > 5 a 30% (nível normal de 50 a 200%).

Aproximadamente 50% dos casos de hemofilia são graves e o quadro clínico inclui hemartroses, hemorragias musculares e em outros tecidos e cavidades após traumatismos ou mesmo espontâneas. Uma vez que o fator VIII não atravessa a placenta, uma tendência hemorrágica pode ser evidente no período neonatal. Hematomas após injeções e sangramentos após circuncisão são comuns, contudo muitos recém-nascidos afetados não apresentam alterações clínicas e a hemorragia intracraniana no período neonatal é rara.

Os episódios hemorrágicos em geral se acentuam quando a criança começa a andar e são caracterizados por grandes hematomas musculares e subgaleais e sangramentos mucosos, especialmente após ferimentos nos lábios ou na língua.

Dos pacientes com doença grave, 90% apresentam evidência clínica de coagulopatia por volta do primeiro ano de vida. As hemartroses são as complicações mais freqüentes e acometem as articulações dos joelhos, cotovelos, tornozelos e quadril, causando dor, edema e limitação do movimento articular. Podem ser induzidas por pequenos traumatismos ou aparecer espontaneamente. Sangramentos repetidos levam à artropatia crônica com alterações degenerativas, atrofia muscular e, em um nível extremo, perda funcional da articulação. Dentre os episódios hemorrágicos mais graves estão a hemorragia intracraniana (principal causa de morte até o surgimento do HIV), os sangramentos intracavitários abdominais (ileopsoas), os hematomas cervicais e de retrofaringe (risco de compressão das vias aéreas). Estas situações devem ser avaliadas criteriosamente, com pronta reposição do fator de coagulação deficiente e posterior encaminhamento para avaliações especializadas e/ou exames radiológicos.

Pacientes com atividade de fator VIII ou IX maior que 6% não manifestam sangramentos espontâneos. Esses pacientes com hemofilia leve apresentarão hemorragia após exodontias, cirurgias ou grandes traumatismos.

DIAGNÓSTICO

O diagnóstico será realizado com base na história clínica em que deverá ser caracterizado: tipo de sangramento (defeito na hemostasia secundária e locais acometidos), antecedentes familiares (herança ligada ao sexo), antecedentes de sangramentos pós-operatórios tardios (amigdalectomia, exodontia) e magnitude destes sangramentos (necessidade de reposição com hemoderivados).

Na avaliação laboratorial teremos coagulograma com tempo de tromboplastina parcial ativado (TTPA) prolongado, o qual é corrigido com a adição de plasma normal a 50%. Os tempos de protrombina (TP) e de trombina (TT) são normais. Nas dosagens específicas dos fatores de coagulação teremos diminuição da atividade do fator VIII ou IX. As dosagens do fator von Willebrand e do co-fator de ristocitina devem ser normais, excluindo assim a doença de von Willebrand (principal diagnóstico diferencial da hemofilia A).

TRATAMENTO

O tratamento do hemofílico compreende a reposição específica do fator de coagulação, o uso de medicações adjuvantes e a profilaxia dos sangramentos.

Em pronto-socorro, algumas observações são importantes para a terapêutica do hemofílico: em qualquer sangramento considerar o nível do fator do paciente igual a zero; evitar punções intramusculares ou procedimentos invasivos antes de efetuar a reposição de concentrado do fator; evitar o uso de ácido acetilsalicílico é deve-se indagar o paciente quanto à presença de inibidor.

A reposição do fator de coagulação deve ser realizada com o uso de concentrados industrializados, os quais possuem alto grau de pureza e segurança quanto ao risco de transmissão de doenças infecciosas. O uso de produtos não industrializados como o crioprecipitado e o plasma fresco tem sido desaconselhado pela Federação Mundial de Hemofilia, pela maior incidência de reações transfusionais e maior risco de transmissão de infecção. Os níveis hemostáticos para os fatores VIII e IX são de 25 a 30%, e o cálculo da quantidade de concentrado do fator de coagulação a ser infundido no paciente é feito de acordo com a equação:

$$N^{\circ} UI = \frac{peso\ (kg) \times \%\ fator\ desejado}{2\ (hemofilia\ A)\ ou\ 1\ (hemofilia\ B)}$$

Fator VIII: 1U/kg eleva o fator plasmático em 2%; vida média de 8 a 12 horas.

Fator IX: 1U/kg eleva o fator plasmático em 1%; vida média de 18 horas.

Crioprecipitado: 1 bolsa contém em média 100UI de fator VIII.

Plasma fresco: 1ml contém 1UI de qualquer fator de coagulação; dose máxima de 15 a 20ml/kg.

A reposição do fator deverá ser o mais precoce possível, e a quantidade dependerá da gravidade e do local do sangramento, como descrito na tabela 67.1.

Tabela 67.1 – Reposição do fator de coagulação de acordo com o tipo de sangramento.

Tipo de sangramento	Terapêutica não-específica	Terapêutica específica	Freqüência
Epistaxe/sangramento oral	Antifibrinolítico	20-30%	1 vez
Exodontia	Antifibrinolítico	30-50%	1-3 dias
Hemartrose/sangramento muscular	Repouso, gelo, antiinflamatório	30-50%	1-3 dias
Fratura	Imobilização	50-80%	3-5 dias
Sangramento muscular com acometimento neurológico e retroperitônio e retrofaríngeo	Repouso, gelo, prednisona 1mg/kg por 3-7 dias	80-100% 40-50%	1 vez 12/12h por 3-7 dias
Hematúria	Repouso, hidratação por VO	Após 24h, 30-50%	1 vez
Pequenas cirurgias e hemorragia digestiva	Observação e jejum de 24h e investigação da HDA	80-100% 40-50%	1 vez 12/12h por 5 dias
Hemorragia do SNC	Corticóide (discutível) Repetir TC com 14 dias	80-100% > 40% > 30%	1 vez 7 dias 7-14 dias

Entre os medicamentos adjuvantes utilizados para o tratamento dos pacientes hemofílicos temos: antifibrinolíticos, analgésicos, antiinflamatórios, DDAVP, hormônios esteróides e cola de fibrina.

Os antifibrinolíticos atuam por meio da inibição da plasmina, formando um coágulo mais firme. Não devem ser usados em sangramentos em cavidades fechadas (hematúria, hemartrose, sangramento muscular), pois teríamos a formação de um coágulo muito estável com difícil reabsorção. Esses medicamentos podem ser usados no local do sangramento ou via sistêmica nas seguintes doses: ácido tranexâmico 10 a 20mg/kg/dose de 6/6h e ácido épsilon-aminocapróico 40 a 100mg/kg/dose de 6/6h, máximo de 6g.

Os analgésicos comumente utilizados são o acetominofeno e a dipirona, podendo ser associados à codeína.

Os antiinflamatórios são utilizados para diminuir a dor e o edema nas sinovites (evitar bloqueadores da cicloxigenase) e os corticosteróides, para edemas extensos ou persistentes com comprometimento neurológico.

O DDAVP é indicado para os hemofílicos A leves. Atua na mobilização dos estoques de fator VIII e von Willebrand, com elevação dos níveis basais em 2 a 6 vezes. Em geral, utiliza-se o medicamento por via intravenosa, 0,3µg/kg, ou por via subcutânea na mesma dose. A resposta terapêutica é obtida com uma a duas aplicações ao dia por 3 a 4 dias. Os efeitos colaterais mais comuns são rubor facial, cefaléia e retenção hídrica.

Entre as medidas profiláticas estão a manutenção de uma boa forma física para menor incidência de sangramentos, os exercícios fisioterápicos e a manutenção de uma boa saúde oral.

As complicações mais freqüentes da doença e de seu tratamento são: pseudotumor, desenvolvimento de inibidor (o qual implicará uma estratégia de tratamento com derivados específicos e imunossupressão), aquisição de doenças infecciosas pós-transfusionais e alterações imunológicas (reações alérgicas, anemia hemolítica e alteração da função imune).

Concluindo, a atenção global à saúde do hemofílico envolve a participação de uma equipe multiprofissional especializada: médicos, enfermeiras, odontólogos, psicólogos, fisioterapêuticas e assistentes sociais, bem como a participação da família.

BIBLIOGRAFIA

BERMAN, R.E.; KLIEGMAN, M.R.; NELSON, W.E.; VAUGHAN, V.C. – Congenital and inherited coagulation disorders. In *Textbook of Pediatrics*. 14th ed., 1992, p. 1275.

FOSCHI, N.M. – Tratamento do defeito hemostático na hemofilia, em especial dos pacientes com inibidores. *Série de Monografias da Escola Brasileira de Hematologia*, 4:29, 1997.

JONES, P.; BOULYJENKOV, V.V. – Guideliness for the development of national programme for haemophilia. *WHO/WFH*, 1:5, 1996.

SINOPSE

HEMOFILIA

Aproximadamente 50% dos casos de hemofilia são graves e o quadro clínico inclui hemartroses, hemorragias musculares e em outros tecidos e cavidades após traumatismos ou mesmo espontâneas.

Dos pacientes com doenças graves, 90% apresentam evidência clínica de coagulopatia por volta do primeiro ano de vida.

O diagnóstico será realizado com base na história clínica e na avaliação laboratorial, incluindo tempo de tromboplastina parcial prolongado e diminuição da atividade do fator VIII ou IX.

A reposição do fator de coagulação deve ser realizada com concentrados industrializados.

Crioprecipitado e plasma fresco têm sido desaconselhados. A quantidade de concentrado é determinada pela fórmula:

$$n^{\underline{o}} \text{ de UI} = \frac{\text{peso (kg)} \times \text{\% do fator desejado}}{2 \text{ (hemofilia A) ou } 1 \text{ (hemofilia B)}}$$

Antifibrinolíticos, que podem ser usados no local do sangramento ou por via sistêmica, incluem ácido tranexâmico (10-20mg/kg/dose a cada 6 horas) e ácido épsilon-aminocapróico (40-100mg/kg/dose a cada 6 horas).

DDAVP é indicado para os hemofílicos A leves, na dose de 0,3µg/kg, IV ou SC, 1-2 vezes por dia, durante 3-4 dias.

68

COAGULAÇÃO INTRAVASCULAR DISSEMINADA

Artur Figueiredo Delgado
José Nélio Cavinatto
Pedro Takanori Sakane

CONCEITO

Coagulação intravascular disseminada (CIVD) é uma complicação que pode ocorrer na evolução de diversas doenças, caracterizando-se pela presença de fenômenos trombóticos em vasos sangüíneos, concomitantes a uma diátese hemorrágica generalizada.

Outros termos utilizados como sinônimos de CIVD são: síndrome da desfibrinação, coagulação intravascular com fibrinólise e atividade proteolítica anormal.

ETIOLOGIA

As principais condições clínicas que podem ser associadas com CIVD são:

Infecciosas
- septicemia
- influenza
- meningites
- malária por *Plasmodium falciparum*
- dengue
- tuberculose
- febre tifóide

Doenças malignas
- carcinomatose
- leucemias e linfomas
- neuroblastoma

Condições não-específicas
- falência hepática aguda
- queimaduras extensas
- cirurgia cardíaca
- lúpus eritematoso disseminado
- hemangioma gigante
- síndrome hemolítico-urêmica
- traumatismo craniano
- hipotermia
- transfusão de sangue incompatível
- transplantes
- síndrome de angústia respiratória do adulto
- síndrome da membrana hialina do recém-nascido
- doença hemolítica do recém-nascido grave
- picadas de animais peçonhentos
- anemia falciforme
- púrpura trombocitopênica trombótica
- politraumatismos extensos

Condições obstétricas
- abortamento
- descolamento prematuro de placenta
- síndrome do feto morto
- eclâmpsia
- mola hidatiforme

FISIOPATOLOGIA

Muito do conhecimento da CIVD no homem tem sido construído a partir dos estudos da reação de Schwartzman em animais. Este modelo experimental induz em coelhos, após injeções sucessivas de endotoxina de *E. coli*, ao quadro de CIVD, levando à depleção de fatores da coagulação, múltiplas tromboses, necroses e morte tecidual. A primeira injeção da endotoxina induz à formação de trombina, que é removida da circulação pelo sistema retículo-endotelial (SER). A segunda injeção da endotoxina na presença do SER, já bloqueado, leva a um episódio explosivo de depleção dos fatores da coagulação.

No homem, o evento iniciador de todo o processo acaba desempenhando um papel primordial na evolução do quadro. Estes "iniciadores" podem ter ação direta (tromboplastina tecidual ou outras enzimas proteolíticas como as dos venenos de cobras), ativando a cascata da coagulação em vários estágios intermediários, levando a geração de trombina, depósito de fibrina, consumo de plaquetas com dano tecidual e concomitante fibrinólise. Os "iniciadores" indiretos (endotoxina e complexos antígeno-anticorpo) não podem ativar essa seqüência diretamente, mas o farão quando se ligarem com certos mediadores.

Na figura 68.1 está representada a seqüência de eventos da CIVD no homem.

Essa seqüência de eventos sugere que a CIVD pode ter muitas formas de expressões. Em sua forma mais simples, a reação do hospedeiro para determinada lesão é, basicamente, uma resposta hemostática. Em uma próxima fase de gravidade dessa resposta, pela ativação da coagulação, seqüência fibrinolítica e consumo plaquetário, podem-se produzir alterações que sejam interpretadas como as de CIVD. Contudo, até o estágio II, essas alterações seriam mais benéficas do que perigosas. Quando o processo atinge o estágio III e produz depósitos de fibrina locais ou difusos e/ou depleção de plaquetas e fatores da coagulação com o aumento concomitante da resposta fibrinolítica, o processo entra em um estágio em que pode haver lesões teciduais irreversíveis ou hemorragias generalizadas.

QUADRO CLÍNICO

A síndrome clínica da CIVD resulta da ativação do mecanismo da coagulação, tendo como conseqüência formação de fibrina, tromboses localizadas ou difusas e ativação da via fibrinolítica, causando dissolução do coágulo e hemorragia. A maioria dos casos que ocorrem no grupo pediátrico manifesta-se na forma de diátese hemorrágica agudamente descompensada e o sucesso do tratamento dependerá do pronto reconhecimento do fenômeno.

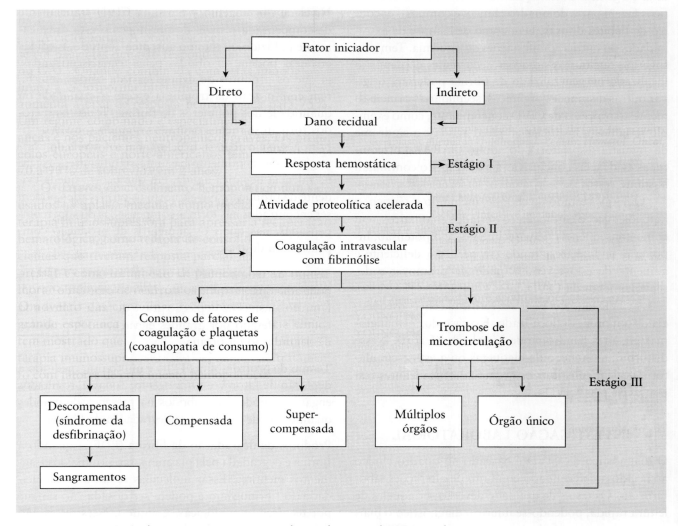

Figura 68.1 – Seqüência de eventos que ocorrem no desenvolvimento da CIVD no homem.

A CIVD é mais freqüente no período neonatal. A presença de tal processo nessa faixa etária é mais comumente encontrada em pacientes que nasceram após gestações complicadas, com índice de Apgar baixo, doença da membrana hialina ou septicemia. O prognóstico é melhor naquelas crianças com maior idade gestacional, maior peso ao nascimento e melhores valores do índice de Apgar.

Depois do período neonatal, a causa mais comum de CIVD é a sepse bacteriana. Nesse caso são freqüentes os seguintes sinais e sintomas: febre ou hipotermia, anorexia, vômitos, distensão abdominal, hepatoesplenomegalia, letargia, taquicardia e distúrbios respiratórios (principalmente cianose e apnéia).

Em geral, os pacientes pediátricos com CIVD apresentam sangramentos em um ou em vários locais, que podem ocorrer na forma de petéquias, equimoses, epistaxes, hemoptise, ou ainda sangramentos de mucosas ou nos locais de punção venosa. Ademais, verificam-se, em alguns casos, sangramentos no trato gastrintestinal ou geniturinário. Quando os fenômenos trombóticos fazem parte do quadro clínico, é comum o encontro de flebites difusas, bem como de cianose de extremidades ou outras manifestações de isquemia. Tem sido sugerido que outras situações decorrentes do depósito localizado ou generalizado de fibrina poderiam originar outras disfunções orgânicas, secundárias principalmente ao processo de CIVD concomitante; como exemplo teríamos a insuficiência renal aguda e a síndrome de angústia respiratória do adulto (SARA). Entretanto, as evidências conclusivas a esse respeito continuam bastante restritas.

Qualquer estado de choque, incluindo o séptico, o hipovolêmico, o cardiogênico e estados anafiláticos, tem como conseqüência o aparecimento de hipotensão, hipoxia e acidose, resultando em perfusão deficiente e aumento da estase venosa, podendo promover o desenvolvimento da CIVD.

A CIVD também pode ser verificada em conseqüência de um processo localizado. É o caso dos hemangiomas gigantes (síndrome de Kasabach-Merritt). Nesse distúrbio, a retenção de plaquetas ou a estase circulatória podem constituir os eventos desencadeantes responsáveis pela CIVD.

INVESTIGAÇÃO LABORATORIAL

O diagnóstico da CIVD é baseado no quadro clínico associado a determinado conjunto de alterações laboratoriais. Os testes de utilidade deverão ser aqueles de leitura rápida, podendo-se inferir o diagnóstico o mais precocemente possível.

São utilizados os seguintes testes:

Hemograma – pode ou não haver presença de anemia, sendo, contudo, mais freqüente seu encontro. Não é raro o desenvolvimento de CIVD sem a presença de hemácias crenadas (células vermelhas fragmentadas pela ação da fibrina). Essas hemácias podem existir normalmente no hemangioma gigante e na síndrome hemolítico-urêmica. Pode haver leucocitose, leucopenia ou número de leucócitos normais. Contudo, a leucopenia parece indicar pior prognóstico. Uma contagem normal de plaquetas sugere CIVD compensada ou supercompensada ou ainda sua inexistência. O erro laboratorial na contagem, mesmo nas mãos de técnicos experientes, ocorre com facilidade.

Tempo de trombina – esse é um dos testes mais simples e úteis, pois mede a depleção de fibrinogênio ou a presença de produtos de degradação da fibrina que interferem com a ação proteolítica da trombina ou a taxa de polimerização da fibrina. A sensibilidade desse teste pode ser aumentada pela diluição da trombina.

Nível de fibrinogênio – em uma CIVD francamente descompensada o nível de fibrinogênio está drasticamente reduzido ou mesmo ausente. Contudo, medidas errôneas podem ser obtidas pelas técnicas utilizadas, já que os produtos de degradação da fibrina interferem com a ação da trombina e com a qualidade ou quantidade dos polímeros de fibrina. Todos os métodos tornam-se menos acurados quando o nível de fibrinogênio cai abaixo de 0,5g/l. Baixos níveis de fibrinogênio são geralmente bastante significantes, exceto na falência hepática aguda, em que ocorre queda evidente de produção. Níveis normais ou elevados podem ser encontrados nas formas compensadas ou supercompensadas, nas quais os aumentos de produção compensarão a destruição.

Tempo de tromboplastina parcial ativada (TTPA) – pode adicionar novas informações na suspeita de CIVD. É muito sensível na depleção grave de fator VIII, sendo contudo afetado por grandes elevações dos produtos de degradação da fibrina.

Tempo de protrombina (TP) – é muito útil, medindo a depleção de fator V e fibrinogênio. Todavia, resultados enganosos podem ser obtidos na presença de grandes quantidades de produtos de degradação da fibrina.

Produtos de degradação da fibrina (PDF) – quando a fibrina é degradada pela plasmina, são produzidos fragmentos menores. Essas moléculas retêm a antigenicidade do fibrinogênio e podem ser dosadas no sangue por técnicas imunológicas. Contudo, esses testes não diferenciam os PDF do fibrinogênio. Além disso, esses

PDF têm meia-vida curta e desaparecem rapidamente da circulação. Os PDF têm atividade antiagregante plaquetária e efeito vasodilatador.

Testes de precipitação etanol gel/sulfato de protamina – quando a trombina ativa o fibrinogênio *in vivo*, podem ser produzidas macromoléculas, que, igualmente aos fragmentos maiores dos produtos de degradação da fibrina, têm ação anticoagulante. Essas moléculas podem ser demonstradas por separação em colunas ou ser detectadas em gel com etanol a 70% ou precipitar-se em sulfato de protamina.

Na prática, nenhum teste laboratorial único pode ser usado para confirmar ou excluir o diagnóstico de CIVD, mas a combinação de baixa contagem plaquetária, coagulograma alterado, níveis de fibrinogênio reduzidos e produtos de degradação da fibrina aumentados, vistos no contexto da doença de base, parecem ser os indicadores mais úteis.

No período neonatal, o diagnóstico de CIVD é mais difícil, principalmente porque os valores dos tempos de coagulação são normalmente mais prolongados.

As principais características do processo de coagulação no recém-nascido são:

- Os fatores envolvidos nas fases iniciais da coagulação (XII, XI, IX) estão reduzidos no recém-nascido normal. Isto leva a tempos de protrombina e de tromboplastina parcial ativada prolongados.
- Os fatores vitamina K dependentes (II, VII, IX, X) são também fisiologicamente diminuídos tanto no prematuro como no recém-nascido de termo.
- O tempo de trombina está moderadamente prolongado no recém-nascido normal, principalmente nos primeiros dias de vida.
- Os recém-nascidos de termo têm níveis de plasminogênio moderadamente diminuídos, altos níveis de ativadores e inibidores totais. Assim, a atividade fibrinolítica está aumentada. Menores quantidades de atividade fibrinolítica são encontradas em prematuros e em recém-nascidos pós-termo.
- A diminuição dos fatores da coagulação é bem mais acentuada nos prematuros, principalmente naqueles com peso de nascimento abaixo de 1.000 gramas.
- Os prematuros parecem ter uma fragilidade capilar aumentada e tempo de sangramento prolongado. Isto, provavelmente, seria devido a um defeito qualitativo na atividade plaquetária.

Na tabela 68.1 estão representados os valores considerados normais para os principais tempos e fatores da coagulação.

Tabela 68.1 – Valores considerados normais para os fatores de coagulação.

Teste	Recém-nascidos	Crianças e adultos
TP	12-18 segundos	12-14 segundos
TTPA	41-80 segundos	38-50 segundos
TT	8-18 segundos	7-9 segundos
Plaquetas	200-400 $10^3/mm^3$	200-450 $10^3/mm^3$
Fibrinogênio	157-369mg%	190-420mg%
Fator II	24-166%	70-120%
Fator V	60-140%	70-150%
Fator VIII	64-147%	60-150%

TP = tempo de protrombina. TTPA = tempo de tromboplastina parcial ativada com caolim. TT = tempo de trombina.

DIAGNÓSTICO DIFERENCIAL (Quadro 68.1)

Quadro 68.1 – Diagnóstico diferencial da CIVD.

Dosagens	CIVD	Doença hepática grave	Deficiência de vitamina K	Sepse	Por diluição
TTPA	P	P	P	P	P
TP	P	P	P	P	P
Fibrinogênio	R	R	N	E	R
Fator II	R	R	R	R	R
Fator V	R	R	N	E	R
Fator VIII	R	N-E	N	E	R
Plaquetas	R	N-R	N	N-R	R
PDF	+	±	0	0	0
Fibrina solúvel	+	0	0	0	0

Por diluição = transfusões maciças.
TTPA = tempo de tromboplastina parcial ativada. TP = tempo de protrombina. PDF = produtos de degradação de fibrina.
N = normal. + = presente. E = elevado. P = prolongado.
R = reduzido. 0 = ausente.

TERAPÊUTICA

Ainda hoje muitos métodos terapêuticos são discutíveis quanto à sua eficácia.

O tratamento da doença de base e a terapia de suporte são as primeiras e mais importantes fases a serem executadas. A expansão do volume sérico, se depletado, o controle da acidose, a correção dos distúrbios hidroeletrolíticos e a antibioticoterapia adequada são de suma importância no tratamento. Se sangramentos evidentes estão ocorrendo, os fatores da coagulação devem ser repostos pela administração de plasma fresco. A infusão de plaquetas é de pouca utilidade pela sua meia-vida curta e pelo rapidíssimo consumo no processo de CIVD.

Na grande maioria dos casos, desde que se consiga o controle da doença de base, a CIVD resolver-se-á por si mesma.

Deve-se evitar a aplicação de drogas por via intramuscular, pois isso pode causar hemorragias locais, com menor absorção do medicamento utilizado.

Outras terapêuticas utilizadas:

Corticoterapia – não há evidência concreta de que os corticosteróides possam alterar a evolução natural de uma CIVD. Desse modo, quando necessários, são empregados apenas no controle da doença de base. Dever-se-ia evitar sua utilização de maneira irregular e sem indicação, devido à ineficácia de todas as outras terapêuticas.

Heparina – o uso da heparina está cada vez mais restrito. Alguns autores recomendam tal medicamento apenas em situações específicas como púrpura fulminante e tromboembolismo venoso, feto retido morto e hipofibrinogenemia, sangramento associado com hemangioma gigante e relacionado à leucemia promielocítica. Há poucas evidências de que a heparina reverta disfunções orgânicas associadas à CIVD. A maioria dos estudos sugere que não diminui a morbidade ou a mortalidade.

Antitrombina III – nos casos de CIVD associados à falência hepática, foram dosados níveis praticamente indetectáveis de antitrombina III. Relatos recentes têm indicado a utilidade de tal fator nessa doença por meio da infusão de plasma ou concentrados de antitrombina III.

Exsangüineotransfusão – nos últimos 10 anos, tem sido crescente o número de trabalhos que relatam graus variáveis de eficácia da exsangüineotransfusão como terapêutica da CIVD das mais variadas causas. Os resultados obtidos são extremamente controversos. Vários estudos nos quais a maioria das crianças apresentava septicemia e choque não mostraram sua vantagem em relação a grupos tratados apenas com a administração de plasma fresco e plaquetas ou a grupos nos quais foi feito apenas o tratamento da doença de base, sem nenhuma terapêutica mais específica para a coagulopatia. As vantagens da exsangüineotransfusão seriam: remoção de toxinas, restauração dos fatores de coagulação, melhora da oxigenação tecidual secundária ao aumento da oferta de oxigênio da hemoglobina do adulto e restauração de fatores imunes, principalmente humorais. Os riscos mais freqüentemente associados ao procedimento são: necessidade de cateter em veia calibrosa, múltiplas alterações metabólicas, instabilidade vasomotora e risco aumentado de fibroplasia retrolental no período neonatal. Principalmente nos casos de CIVD associada à septicemia, temos realizado a exsangüineotransfusão rotineiramente com resultados aparentemente promissores.

Inibidores e ativadores fibrinolíticos – o ácido aminocapróico, o ácido tranexâmico e a aprotinina têm sido recomendados por alguns autores no tratamento da lise excessiva que pode acompanhar a CIVD. Essas substâncias acabam estimulando a CIVD em situações experimentais e parecem ser mais perigosas do que úteis. Se estas drogas forem usadas, dever-se-ia associar concomitantemente a heparina.

PROGNÓSTICO

A taxa de mortalidade relatada em várias séries de pacientes com CIVD, devido a várias etiologias, está entre 50 e 85%. Essa variação, provavelmente, reflete a taxa de mortalidade da desordem básica e não a mortalidade da CIVD por si mesma. Não há dúvida de que o maior determinante da sobrevivência é a doença de base.

BIBLIOGRAFIA

COLMAN, R.W.; ROLBOY, S.J.; MENNA, J.D. – Disseminated intravascular coagulation: a reapprasial. *Ann. Rev. Med.*, 30:359, 1979.

CORRIGAN, J.J. – Disseminated intravascular coagulopathy. *Pediatr. Rev.*, 1:37, 1979.

FEINSTEIN, D. – Diagnosis and management of disseminated intravascular coagulation: the role of heparin therapy. *Blood*, 60:284, 1982.

HAMILTON, P.J.; STALKER, A.L.; DOUGLAS, A.S. – Disseminated intravascular coagulation: a review. *J. Clin. Pathol.*, 31:609, 1978.

HATHAWAY, W.E. – Coagulation problems in the newborn infant. *Pediatr. Clin. North Am.*, 17:929, 1970.

LAURSEN, B.; MORTENSEN, J.Z.; FROST, L.; HANSEN, K.B. – Disseminated intravascular coagulation in hepatie failure treated with antithrombin III. *Thromb. Res.*, 22:701, 1981.

MacDONALD, M.M.; JACOLSON, L.J.; HAY, W.W.; HATHAWAY, W.E. – Heparin studies in the newborn. *Pediatr. Newborn*, 13:436, 1979.

MANT, M.J.; KING, E.G. – Severe acute disseminated intravascular coagulation. A reappraisal of its pathophysiology, clinical significance and therapy based on 47 patients. *Am. J. Med.*, 67:557, 1979.

MERSKEY, C. – In Biggs, R. (ed.). *Human Blood Coagulation Haemostasis and Thrombosis*. Oxford, Blackwell Scientific Publ., 1972.

SHARP, A.A. – Diagnosis and management of disseminated intravascular coagulation. *Br. Med. Bull.*, 33:265, 1977.

SIEGAL, T.; SILIGSOHN, V.; AGHAI, E.; MODAN, M. – Clinical and laboratory aspects of disseminated intravascular coagulation. A study of 118 cases. *Thromb. Haemost.*, 39:122, 1978.

SPERO, J.A.; LEWIS, J.H.; HOSIBA, U. – Disseminated intravascular coagulation. *Thromb. Haemost.*, 38:33, 1980.

WINTROBE, M.M.; LEE, G.R.; BOGGS, D.; BITHELL, T.C.; FOERSTER, J.; ATHENS, J.W.; LUKENS, J.N. – Acquired coagulation disorders. In Wintrobe, M.M. (ed.). *Clinical Hematology*. 8th ed., Philadelphia, Lea & Febiger, 1981.

YAMADA, K. et al. – Therapy of DIC in newborn infants. *Bibl. Haematol.*, 49:329, 1983.

SINOPSE

COAGULAÇÃO INTRAVASCULAR DISSEMINADA

1. Coagulação intravascular disseminada (CIVD) é uma complicação de diversas doenças, caracterizando-se por fenômenos trombóticos em vasos sangüíneos, concomitantes a uma diátese hemorrágica generalizada.

2. Etiologia
   doenças infecciosas
   doenças malignas
   condições não-específicas
   condições obstétricas

3. Quadro clínico
   sangramento em um ou em vários locais
   flebites difusas
   cianose de extremidades

4. Exames de laboratório
   - Hemograma: anemia, leucopenia em casos mais graves, plaquetopenia ou número normal de plaquetas.
   - Tempo de trombina aumentado.
   - Nível de fibrinogênio reduzido.
   - Tempo de tromboplastina parcial ativada prolongado.
   - Tempo de protrombina prolongado.
   - Produtos de degradação da fibrina presentes.
   - Testes de precipitação etanol gel/sulfato de protamina.
   - Fatores II, V, VIII reduzidos.

5. Tratamento
   - Tratamento da doença de base é medida fundamental.
   - Corticoterapia: ineficaz.
   - Heparina é de resultados discutíveis.
   - Exsangüineotransfusão: resultados aparentemente promissores.

69

RECURSOS HEMOTERÁPICOS

André Luís Albiero
Carlos Roberto Jorge
José Nélio Cavinatto

INTRODUÇÃO

A variedade de produtos hemoterápicos existentes tornou a hemoterapia em pediatria uma realidade que exige conhecimento essencial dos profissionais da área de saúde para que seu potencial possa ser explorado ao máximo, com o mínimo de riscos, como recursos de suporte em diversas condições emergenciais e não-emergenciais, clínicas e cirúrgicas.

Atualmente, a hemoterapia concentra esforços no sentido de garantir a segurança das transfusões. Apesar de pequenos, os riscos ainda persistem: transmissão de hepatites virais, retrovírus (HIV, HTLV-I/II), parvovírus, citomegalovírus, malária, doença de Chagas etc.

Há riscos imunológicos: hemólise aguda e tardia, reações alérgicas, anafiláticas, reações enxerto *versus* hospedeiro. A longo prazo, a aloimunização contra antígenos eritrocitários e HLA pode comprometer gestações e futuras transfusões.

Pode ocorrer também alteração da resposta imune (imunomodulação), proporcionando maior índice de recidiva tumoral, infecções no pós-operatório de pacientes politransfundidos e riscos de sobrecarga de volume, de ferro e de potássio. Além destes riscos, raramente os estoques de hemocomponentes são suficientes para atender a demanda. A doação de sangue ainda está aquém das necessidades e requer incentivos constantes.

Diante de tantas limitações, a hemoterapia atual propõe um compromisso básico: o "uso racional do sangue".

Racionalizar o uso do sangue é praticar a hemoterapia seletiva, isto é, utilizar o hemocomponente específico para determinada doença, assim como lançar mão de todos os recursos alternativos disponíveis para reduzir a necessidade transfusional de sangue homólogo.

Em Pediatria, a prática da doação de sangue autólogo é limitada, mas não pode deixar de ser considerada para cirurgias eletivas, desde que a criança apresente condições clínicas, seja suficientemente colaborativa e os pais a autorizem formalmente. Pode-se praticar a hemodiluição normovolêmica perioperatória e até a coleta de sangue de cordão umbilical para a transfusão autóloga em recém-nascidos, ainda em fase experimental.

O fracionamento do sangue total otimiza a disponibilidade dos produtos para estoque e sua qualidade, na medida em que cada hemocomponente é estocado da maneira mais adequada para preservar suas propriedades: são raríssimas as situações em que a demanda por sangue total não possa ser atendida pela reconstituição de suas partes.

Para evitar que o fracionamento, seguido de reconstituição, junte-se às causas de exposição do receptor a doadores múltiplos, já existem recursos informatizados para garantir a reconstituição com produtos correspondentes, isto é, coletados do mesmo doador.

O uso do sangue total e do plasma simples para fins terapêuticos foi praticamente abolido na hemoterapia moderna. Esses produtos passaram a figurar apenas como matéria-prima para outros hemocomponentes e produção de diversos hemoderivados, respectivamente.

TRANSFUSÃO DE CONCENTRADO DE HEMÁCIAS

Do ponto de vista hemoterápico, o "princípio ativo" dos glóbulos vermelhos é a hemoglobina. Esta, por sua capacidade de transporte de oxigênio, está indicada toda vez que houver riscos de hipoxia tecidual e a hemorragia é o mais iminente deles.

As hemorragias com perda inferior a 20% da volemia podem não apresentar sinais clínicos concomitantes ou apenas sinais clínicos mínimos e transitórios. Perdas de 20 a 30% da volemia levam a hipotensão, taquicardia, pulso fino e extremidades frias com redução da perfusão tecidual. Perdas acima de 30%, além dos sinais anteriormente descritos, levam a diminuição do nível de consciência, choque hipovolêmico, pressão venosa central muito baixa ou negativa e oligoanúria.

Diante de uma hemorragia importante, a ponto de provocar hipotensão, o médico deve priorizar: hemostasia, acesso venoso adequado, suporte com volume e/ou drogas vasoativas e encaminhar amostra(s) à agência transfusional.

O uso de soluções cristalóides ou colóides pode, em muitos casos, manter o paciente durante os 30 minutos necessários aos testes pré-transfusionais que garantem a segurança da transfusão.

A reposição de volume em criança pode ser feita com solução fisiológica, solução hipertônica de NaCl e Ringer-lactato. Dentre as soluções colóides, as soluções de albumina humana e o hidroxietilamido de baixo peso molecular a 6% podem ser usados em Pediatria (ver Capítulo Choque).

O produto de escolha para a reposição de volume depende da causa e da importância do sangramento. Se a causa está ligada a distúrbios básicos da hemostasia, o uso de plasma fresco congelado e concentrado de plaquetas pode ser duplamente terapêutico: pela correção do distúrbio e pelo próprio volume.

A infusão de Ringer-lactato e de soluções glicosadas é contra-indicada simultaneamente à transfusão de concentrados de glóbulos: a primeira, pela presença de Ca^{++}, que pode antagonizar a ação do citrato e provocar a coagulação do sangue no sistema, e a segunda pode provocar hemólise e/ou causar interferência na interpretação de alguns testes pré-transfusionais, dependendo da sua concentração.

Se o médico julgar 30 minutos um tempo excessivamente longo para o término das provas pré-transfusionais, pode dispensar formalmente o banco de sangue da obrigatoriedade desses testes, assumindo por escrito esta responsabilidade legal.

Dependendo da disponibilidade em estoque, o banco de sangue pode liberar unidade(s) de concentrado de hemácias "O negativo" e/ou "O positivo" sem as provas obrigatórias completas: tipagem do receptor, pesquisa de anticorpos irregulares e teste de compatibilidade. À medida que esses testes terminam, a liberação é normalizada.

Os riscos desse procedimento são excepcionais. Porém, pode ocorrer reação transfusional em pacientes previamente sensibilizados contra antígenos eritrocitários irregulares.

O objetivo da transfusão de glóbulos deve ser o de manter níveis de hemoglobina suficientes à oxigenação de tecidos nobres. Pacientes com anemia aguda toleram níveis de hemoglobina entre 6 e 7g/dl.

É evidente que a tolerância a níveis baixos de hemoglobina, sendo diretamente proporcional à reserva funcional dos órgãos, é menor em crianças com doenças disfuncionais de base.

A transfusão em recém-nascidos é procedimento que não deve ser realizado em pronto-socorro. O ambiente ideal para esse tipo de procedimento é uma unidade de cuidados intensivos neonatais, em que a causa da anemia, a necessidade de transfusão e, sobretudo, o desempenho do recém-nascido durante a transfusão podem ser mais bem avaliados. A indicação de transfusão de hemácias em recém-nascidos pode dar-se entre 10 e 14g/dl, segundo a associação de diversos parâmetros clínicos, idade, grau de prematuridade e presença ou ausência de riscos associados.

Como são necessárias 6 a 8 horas entre a cessação da hemorragia e o restabelecimento do equilíbrio homeostático para definir o nível sérico residual da hemoglobina e do hematócrito (Hb/Ht), a indicação de reposição de concentrado de hemácias baseia-se mais pelos sinais clínicos que pelo Hb/Ht.

O volume de concentrado de hemácias (em CPDA-1) de 10ml/kg de peso, em infusão lenta, não causa risco de sobrecarga circulatória e proporciona um rendimento aproximado de 3,3g/dl de hemoglobina. Para aumentar 1g/dl de hemoglobina, a posologia indicada é de 3ml/kg de peso. Uma unidade inteira de concentrado de hemácias tem aproximadamente 300ml. Crianças com menos de 30kg recebem unidades fracionadas.

Os concentrados com solução aditiva (SAG-M, AS-1) possuem concentração de hemoglobina cerca de 25% menor que os concentrados em CPDA-1. Logo, para terem rendimento semelhante, esses produtos precisam ser prescritos em volumes cerca de 25% maiores e o cuidado com a sobrecarga circulatória deve ser redobrado.

Ainda não está bem estabelecida a segurança de transfusões maciças (por exemplo: exsangüineotransfusão) com produtos em solução aditiva em prematuros e em crianças com insuficiência hepática ou renal.

A velocidade da transfusão ideal é de 2,5ml/min e depende de dois fatores: o calibre do acesso venoso e a viscosidade do concentrado. O hematócrito da unidade, em torno de 70%, pode ser diminuído, acrescentando-se um volume de solução fisiológica correspondente a 20% do volume solicitado em equipos com bureta ou com um equipo em "Y", fazendo-se a transferência da solução para dentro da unidade.

Existem dispositivos (bombas de infusão) apropriados para sangue. Deve-se tomar o cuidado de não submeter a unidade a pressão ao ponto de causar hemólise mecânica.

Os pacientes com baixa reserva funcional cardíaca e/ou renal podem sofrer sobrecarga circulatória e desenvolver edema agudo de pulmão. Nesses casos, a transfusão deve ser mais lenta, mas nunca ultrapassar o limite de 4 horas, devido ao risco de contaminação e proliferação bacteriana no sistema aberto.

Às vezes, a necessidade transfusional de hemácias torna-se muito grande. Define-se transfusão maciça em Pediatria a transfusão de volume correspondente a uma ou mais volemias em período inferior a 6 horas.

As transfusões maciças implicam precauções adicionais.

O 2,3-difosfoglicerato (2,3-DPG) é um ligante da hemoglobina que permite liberar o oxigênio aos tecidos. Nas hemácias estocadas, o conteúdo de 2,3-DPG diminui linearmente até menos de 10% do conteúdo inicial após 2 semanas de estocagem. Após a transfusão de hemácias, seu conteúdo de 2,3-DPG demora de 3 a 8 horas para readquirir metade de sua capacidade funcional e 24 horas para recuperar sua capacidade funcional plena.

Como, na transfusão maciça, a oferta de oxigênio aos tecidos depende em grande parte das hemácias recém-transfundidas, surgiu o conceito de sangue "fresco", ou recente, com maior conteúdo de 2,3-DPG, para permitir que elas possam realizar a hematose prontamente.

A definição de sangue fresco varia de autor para autor, mas nenhum deles o considera com mais de 7 dias de estocagem, quando o conteúdo de 2,3-DPG está em torno de 50% do conteúdo original. Logo, para transfusões maciças, quanto menor o tempo de estocagem, melhor.

A temperatura dos produtos transfundidos só é importante em transfusões muito rápidas (> 70ml/minuto) ou em recém-nascidos de muito baixo peso.

A transfusão de produtos em temperatura baixa proporciona risco de arritmias cardíacas: bradicardia sinusal e arritmias complexas ventriculares. Existem sistemas de aquecimento controlado do sangue, mas os cuidados básicos são: monitorização cardíaca, aquecimento do paciente e correção da velocidade de infusão.

Os equipos de transfusão "standard" têm um filtro de macroagregados (de 170μ), mas as transfusões maciças trazem o risco de microembolia pulmonar. Para evitar esse risco, criou-se um filtro especial, com poros de 20 a 40μ, o filtro de microagregados. A utilização desse filtro não teve aceitação unânime porque, interposto ao equipo, torna a transfusão muito lenta.

Os componentes podem ser filtrados antes de serem estocados. Embora a filtração pré-estocagem tenha sido concebida para eliminar leucócitos, a eliminação de microagregados soma-se às vantagens dessa técnica para melhorar a qualidade dos produtos disponíveis para crianças.

A geração "3 log" de filtros com fibras de poliéster ou polietileno reduz a quantidade de leucócitos contida na unidade em até 99,9%. Isso reduz o risco de transmissão de CMV a níveis comparáveis ao de produtos com sorologia negativa para CMV, o que é importante sobretudo para recém-nascidos e crianças imunossuprimidas.

Ao diminuir a exposição a antígenos do sistema HLA, a deleucocitação dos produtos diminui as reações febris pós-transfusionais não-hemolíticas entre os pacientes sensibilizados e tem ação profilática para os não-sensibilizados. Diminui o efeito imunomodulador induzido por transfusão, a rejeição contra transplantes alogênicos de medula óssea e órgãos sólidos e o risco de refratariedade à transfusão de plaquetas.

As transfusões maciças podem causar acidose metabólica inicial em conseqüência do excesso de citrato (anticoagulante das unidades), que é metabolizado rapidamente, do que advém uma alcalose metabólica de rebote. Logo, o uso de bicarbonato é contra-indicado.

Crianças com hipocalcemia, hipercalcemia e insuficiência hepática têm maior risco de intoxicação pelo citrato: parestesia perioral, tremores, sinal de Chvostek, tetania, alterações no traçado do ECG.

Recomenda-se que para cada 100ml de concentrado de hemácias transfundido, além da volemia, deve ser administrado 1ml de solução de Ca^{++} a 10%.

Por fim, a transfusão maciça pode ainda causar coagulopatia e/ou plaquetopenia diluicionais. Cabe ao médico reconhecer essa situação e repor o que estiver faltando: fatores de coagulação (plasma fresco congelado, crioprecipitado etc.) e/ou concentrado de plaquetas (ver adiante).

Além das hemorragias, a anemia hemolítica auto-imune constitui uma outra situação grave em que a criança se apresenta ao pronto-socorro e que requer participação do banco de sangue no diagnóstico e no tratamento.

O risco de sobrecarga circulatória (o paciente é sempre normovolêmico nesses casos) e o de hemólise acelerada da unidade transfundida requerem que essa transfusão seja sempre lenta e assistida, não raro com uso de corticóide intravenoso antes da aplicação do produto e sempre com a anuência formal do médico assistente.

Já estão disponíveis para uso experimental os perfluorocarbonetos e as soluções de hemoglobina, ambos transportadores alternativos de oxigênio aos tecidos, que podem, futuramente, vir a substituir o uso de concentrado de hemácias em situações de emergência.

As anemias de instalação lenta devem ter suas causas de base tratadas, independentemente dos níveis séricos de hemoglobina/hematócrito. O tratamento com transfusão de hemácias deve ser reservado às crianças sintomáticas.

As exceções a essa regra são os pacientes crônicos: talassêmicos, falcêmicos, aplásticos e oncológicos, que não têm perspectiva de melhora sem a oferta transfusional por longos períodos e precisam da hemoglobina em níveis adequados para garantir crescimento e desenvolvimento.

Invariavelmente, as características dos produtos destinados aos pacientes politransfundidos são diferenciadas: filtrados, irradiados, fenotipados e, muito raramente, lavados. Este capítulo não é destinado a aprofundar a discussão sobre as indicações de transfusão de produtos com as características acima por não ser uma prática destinada ao atendimento em pronto-socorro.

REAÇÕES TRANSFUSIONAIS

Toda transfusão deve ser acompanhada pelo menos durante seus 10 minutos iniciais, quando as reações hemolíticas mais graves podem ser reconhecidas. Devem-se ter registros dos sinais vitais antes, durante e depois da transfusão.

Quaisquer sinais ou sintomas ocorridos durante a transfusão devem ser considerados como uma possível reação transfusional. Os mais comuns são febre, tremores, náuseas e vômitos, dores vagas ou localizadas, desconforto respiratório e hipotensão. A transfusão deve ser interrompida imediatamente, o acesso venoso mantido com solução fisiológica e a agência transfusional notificada.

Coletar amostras em tubo seco e com EDTA, com cuidado para evitar hemólise adicional, e enviá-las à agência transfusional. Coletar urina para pesquisar hemoglobinúria. Devolver à unidade (ou o que restou dela), durante a qual ocorreu a reação para a repetição das provas.

Podem sobrevir insuficiência renal aguda, icterícia e distúrbios de hemostasia.

Nos casos de reações muito graves e persistentes, sobretudo se a transfusão foi somente de concentrado de plaquetas, suspeitar fortemente de contaminação bacteriana e encaminhar amostras da(s) unidade(s) para bacterioscopia e cultura e do paciente para hemocultura. Não existem recursos terapêuticos especificamente destinados para esse tipo de situação. Alguns autores propõem plasmaférese ou exsangüineotransfusão, mas os resultados dessas ações são comparáveis aos de um suporte avançado bem feito: monitorização das funções cardiocirculatória e respiratória, do débito urinário e da hemostasia. A mortalidade é elevada.

O segundo tipo de reação mais freqüente em Pediatria é a urticariforme, que representa uma reação alérgica da criança contra proteínas plasmáticas transfundidas. A reação alérgica transfusional em sua forma mais grave manifesta-se com broncoespasmo seguido de edema de glote. Foram descritos choques anafiláticos em portadores de deficiência congênita de IgA com anticorpos anti-IgA.

As reações leves podem ser tratadas com administração intravenosa de anti-histamínicos ou corticóides. Em casos extremos, pode ser necessário o uso de adrenalina.

A profilaxia desse tipo de reação pode ser feita com o uso de anti-histamínicos/corticóides antes da transfusão ou com a retirada do plasma dos produtos (lavagem) para os casos mais graves e resistentes. Pode ocorrer após a transfusão de hemácias, plaquetas ou plasma.

As reações febris não-hemolíticas pós-transfusionais são de instalação mais tardia que as hemolíticas, 30 minutos a 2 horas após o início da transfusão. São precedidas de tremores e calafrios e representam em sua maioria a reação de anticorpos presentes no receptor contra antígenos leucocitários do doador, presentes em leucócitos íntegros ou estroma leucocitário, ou a infusão de interleucinas liberadas pelos leucócitos após sua lise durante a estocagem. Não causam conseqüências sérias além do desconforto, entretanto, merecem o mesmo tipo de tratamento e investigação que as reações hemolíticas, até que sua natureza seja definida. São comuns em pacientes politransfundidos e podem ocorrer após a transfusão de hemácias ou plaquetas.

A profilaxia para esse tipo de reação é o uso do filtro de leucócitos descrito acima. O filtro à beira do leito é menos efetivo que a filtração pré-estocagem.

CONCENTRADO DE PLAQUETAS

O concentrado de plaquetas é o segundo tipo de hemocomponente mais solicitado em Pediatria.

A transfusão de concentrado de plaquetas está indicada sempre que houver sangramento ativo e plaquetometria inferior ao nível hemostático (100.000 plaquetas/mm^3). Esse valor é considerado para não-portadores de disfunção plaquetária (por exemplo, "storage pool diseases") e não usuários de medicamentos inibidores dessa função (por exemplo, aspirina).

A transfusão profilática de plaquetas está indicada principalmente nos casos em que há comprometimento de produção reconhecido: aplasia primária, secundária a químio/radioterapia, ou infiltração medular (leucemias, linfomas, tuberculose).

Raramente haverá indicação de transfusão profilática em pacientes com produção normal ou aumentada porque, nesses casos, a causa da plaquetopenia deve ser um aumento de consumo.

A idade da criança e a presença ou ausência de riscos associados são fatores determinantes dos limites plaquetométricos dessa indicação. Esses limites ainda não estão definitivamente estabelecidos. Os manuais da AABB (American Association of Blood Banks) sugerem que recém-nascidos prematuros (idade gestacional < 37 semanas), estáveis, tenham indicação de transfusão profilática de plaquetas com níveis de 50.000/mm^3 e doentes, com níveis de 100.000/mm^3.

Essa indicação decorre do fato de o prematuro ter riscos de hemostasia associados: sistema de coagulação imaturo, deficiência fisiológica dos fatores dependentes de vitamina K, capacidade significativamente diminuída de produzir trombina e maior fragilidade vascular.

Aliás, o distúrbio de hemostasia secundária associado é outro fator que sempre deve ser considerado na indicação profilática de plaquetas em crianças de qualquer idade.

Os produtos plaquetários também se desenvolveram de modo a fazer variar a posologia de acordo com suas características. Os concentrados de plaquetas "por aférese" ($1,5 \times 10^9$ plaquetas/ml) são suspensões mais concentradas que os concentrados de plaquetas "standard" ($9,1 \times 10^8$ plaquetas/ml). O volume das unidades de concentrado de plaquetas "standard" varia entre 50 e 70ml e o das unidades de plaquetas "por aférese", entre 200 e 600ml. A agência transfusional prepara alíquotas dessas unidades em função dos volumes solicitados.

O cálculo do volume indicado para transfusão (V) depende do produto utilizado (AF ou STD), da diferença entre a plaquetometria vigente e a que se deseja alcançar (Δplaq), do rendimento plaquetário após 1 hora (geralmente, 0,80) e da volemia da criança (calcular volemia em função do peso).

Logo,

$$V \text{ (ml)} = \frac{\Delta\text{plaq (/mm}^3) \times 1.000 \times \text{volemia (ml)}}{(\text{STD ou AF}) \times 0,80}$$

onde: STD e AF correspondem à concentração de plaquetas nos produtos "standard e aférese": $9,1 \times 10^8$ plaquetas/ml e $1,5 \times 10^9$ plaquetas/ml, respectivamente.

Os melhores rendimentos são obtidos com plaquetas isogrupo. Plaquetas com incompatibilidade ABO maior têm rendimento menor e com incompatibilidade ABO menor têm rendimento tão bom quanto as isogrupo, mas podem representar risco de hemólise no receptor, dependendo dos títulos de anticorpos no plasma sobrenadante.

Alguns serviços fazem, além da pesquisa de anticorpos irregulares no plasma do doador, obrigatória no Brasil desde 1993, a titulação de iso-hemaglutininas e teste de compatibilidade entre o plasma do doador e as hemácias da criança.

As plaquetas não portam antígenos do sistema Rh. Entretanto, durante o processo de fracionamento, hemácias Rh positivo podem contaminar o concentrado de plaquetas. Essas hemácias contaminantes podem sensibilizar pacientes Rh negativo contra o antígeno D eritrocitário. Portanto, se for necessário transfundir plaquetas Rh positivo em pacientes Rh negativo, recomenda-se o uso profilático de imunoglobulina anti-D.

A via de administração preferencial de imunoglobulina anti-D é a via intravenosa, na dose de 20μg/unidade transfundida, até 24 horas depois da transfusão. Na Europa, o anti-D intravenoso já é usado amplamente há vários anos. Nos Estados Unidos, foi aprovada pelo FDA (Food and Drugs Administration) em fevereiro de 1996. No Brasil, esse hemoderivado ainda não é disponível para administração intravenosa, somente intramuscular.

A prática de redução de volume dos produtos plaquetários para prevenir sobrecarga circulatória é ultrapassada, leva invariavelmente a perdas na qualidade e quantidade de plaquetas e prejudica o rendimento transfusional.

Para pacientes refratários à transfusão de plaquetas, recomenda-se a transfusão do volume calculado acima, a cada 8 horas, para induzir tolerância imunológica, além do uso de imunossupressores, ou transfusão de plaquetas HLA compatível.

PLASMA FRESCO CONGELADO

O uso de plasma fresco congelado está indicado em coagulopatias por deficiência combinada de fatores de coagulação: quando os fatores deficientes são múltiplos, não há tempo nem recursos para identificá-los e nem fatores liofilizados disponíveis (por exemplo, fatores VIII e IX no tratamento de hemorragias em portadores de hemofilias A e B, respectivamente).

O melhor exemplo dessa situação é a coagulopatia de consumo. Nessa situação, devem-se repor todos os fatores, e o hemocomponente que atende melhor a essa necessidade é o plasma fresco congelado. Além dessa reposição, alguns autores preconizam o uso de heparina em doses controladas, como terapia coadjuvante, para bloquear esse consumo. O uso de heparina em coagulopatia de consumo não é consenso, é prudente condicioná-lo a outras circunstâncias.

A correção de coagulopatias com plasma fresco congelado não prescinde de outras alternativas bastante razoáveis, e tão efetivas quanto mais próximo estivermos do diagnóstico: uso de vitamina K, complexos protrombínicos, vasopressina, aprotinina e antifibrinolíticos (ácido ε-aminocapróico e ácido tranexâmico).

O uso do plasma fresco congelado está indicado na reconstituição de sangue total, como foi mencionado, para exsangüineotransfusão e "priming" de sistemas de perfusão extracorpóreos.

A reposição de plasma fresco congelado é necessária aos pacientes submetidos a plasmaférese. É muito útil no tratamento de intoxicação por dicumarínicos, na púrpura trombocitopênica trombótica e na síndrome hemolítico-urêmica.

Pode ser usado também profilaticamente em transfusões maciças para evitar coagulopatia dilucional.

As unidades de plasma fresco congelado têm entre 200 e 250ml. O volume inicial recomendado é de 10 a 15ml/kg de peso.

CRIOPRECIPITADO

O crioprecipitado é obtido pelo descongelamento controlado do plasma fresco congelado. É rico em fator VIII e de von Willebrand, fibrinogênio e fibronectina.

As principais indicações de uso do crioprecipitado são deficiência congênita de fibrinogênio e disfibrinogenemia. É o tratamento de segunda escolha no sangramento de portador de hemofilia A. A primeira escolha é o fator VIII liofilizado.

A quantidade de fator VIII por unidade de crioprecipitado é estimada entre 80 e 120UI. Uma UI é a quantidade de fator VIII presente em um volume correspondente a 1ml de um "pool" de PFC humano normal.

O volume de cada unidade de crioprecipitado varia de 10 a 20ml.

O cálculo da dose inicial necessária em UI é: peso (kg) × 0,5 × Δfator (expresso em %) (diferença entre a quantidade de fator encontrado e o desejado). Visto que a quantidade de fator no hemolítico que está sangrando é próximo de zero, a fórmula pode ser resumida para: peso (kg) × 0,5 × fator desejado (%).

Repetir um terço da dose calculada de 8 em 8 horas até o sangramento parar.

Em sangramento nos portadores da doença de von Willebrand não-responsivos à vasopressina, pode ser usado em associação a concentrado de plaquetas.

Seu uso em sepse, pelas propriedades adesivas da fibronectina, já foi cogitado, mas atualmente é considerado injustificado.

CONCENTRADO DE GRANULÓCITOS

Em recém-nascidos com menos de 2 semanas de vida, septicemia bacteriana e contagem de neutrófilos abaixo de 3.000/mm^3 a transfusão de concentrado de granulócitos é recurso que pode ser explorado.

As complicações pulmonares relacionadas à ativação do sistema complemento, TRALI ("transfusion-related acute lung injury"), o desenvolvimento de novas gerações de antibióticos de amplo espectro, as dificuldades operacionais para obterem-se granulócitos em quantidade suficiente e disponibilidade de fatores estimulantes de colônias (G-CSF e GM-CSF) têm reduzido as indicações de concentrado de granulócitos para situações extremas. A eficácia terapêutica ainda não está bem definida.

AFÉRESES

Os procedimentos de aférese consistem na retirada de grandes quantidades de um determinado componente do sangue, poupando os demais.

Esse procedimento pode ser proposto para pacientes que têm indicação terapêutica, mas também pode ser feito em doador sadio para a obtenção de produtos hemocomponentes para uso terapêutico (mencionado anteriormente).

Existem centrífugas de alta precisão que permitem realizar o procedimento automatizado em crianças de até 10 a 12kg.

Assim, a plasmaférese pode ser indicada para tratar algumas doenças agudas de fisiopatologia relacionada a proteínas plasmáticas: crise de lúpus eritematoso sistêmico, *miastenia gravis*, púrpura trombocitopênica trombótica, polirradiculoneurites, paraproteinemias e síndrome de hiperviscosidade.

A eritrocitaférese é terapêutica proposta em crianças com anemia falciforme em algumas circunstâncias: crise de dor resistente aos tratamentos convencionais, com acidente vascular cerebral e em crise de priapismo. Pode ser proposta profilaticamente no preparo pré-operatório desses pacientes.

A leucocitaférese é proposta em pacientes leucêmicos, crônicos ou agudos, cuja leucometria esteja acima de 100.000/mm^3 ou com sinais e sintomas de leucostase.

O equipamento de aférese pode ter ainda outras funções, como a de coleta de células-tronco hematopoiéticas periféricas para transplante autólogo ou alogênico.

HEMODERIVADOS

Hemoderivados são produtos estáveis, industrializados, tendo no plasma humano sua principal fonte de matéria-prima. De uma maneira geral, são obtidos por método de fracionamento de Cohn, ou de cromatografia, associados a métodos de inativação viral.

Assim, são hemoderivados: fatores liofilizados VII, VIII e IX, complexos protrombínicos ativados e parcialmente ativados, solução de albumina humana, imunoglobulinas mono e polivalentes, antitrombina III, α_1-antitripsina, colas biológicas etc.

O fator VIII liofilizado é o tratamento de primeira escolha para interromper hemorragia em paciente portador de hemofilia A. O cálculo da dose (em UI) é: peso da criança (kg) × 0,5 × fator desejado (expresso em %) (ver comentários em "crioprecipitado").

O fator IX liofilizado é o tratamento de primeira escolha para estancar hemorragia em paciente portador de hemofilia B. O cálculo da dose (em UI) é: peso da criança (kg) × fator desejado (expresso em %). Já existem fatores VIII e IX recombinantes, produzidos por engenharia genética.

As principais indicações do uso de soluções de albumina humana são: hipoproteinemia secundária a enteropatias exsudativas, se a diarréia for maior que 2 litros/dia e o nível sérico de albumina estiver abaixo de 2g/dl, como terapia adjuvante na hiperbilirrubinemia neonatal, no transplante hepático, quando o nível sérico estiver abaixo de 2,5g/dl, se a pressão capilar pulmonar for abaixo de 12mmHg e o hematócrito acima de 30%, como fluido de reposição na plasmaférese e na síndrome nefrótica aguda ("short-term use"), em conjunto com diuréticos.

Para a reposição de fluidos em grandes queimados, os protocolos atuais dispensam o uso de albumina.

Em pacientes com hipoproteinemias crônicas, seu uso não tem nenhum impacto na sobrevida nem na qualidade de vida dos doentes, a menos que sejam submetidos a cirurgia: indicado nos períodos peri e pós-operatórios.

Os limites da albuminemia que indicam seu uso variam de país para país. Os mais rigorosos preconizam a indicação de albumina humana quando os níveis séricos estão entre 2 e 2,5g/dl.

A dose (g) é calculada pela fórmula: peso da criança (kg) × 0,8 × Δalbuminemia (g/dl) (diferença entre a encontrada e a desejada). Acima de 4g/dl, sua taxa de catabolismo aumenta.

Cada frasco de albumina humana a 20% (50ml) contém 10g. A infusão tem de ser lenta, mesmo em pacientes hipovolêmicos. Calcular um acréscimo de 18ml na volemia para cada 1g de albumina infundida. Ocorre equilíbrio de distribuição intravascular/extravascular em 24 horas. Portanto, deve-se repetir o controle do nível sérico em 24 horas.

Se não houver excesso de perdas, sua vida média é de 19 dias.

O uso em desnutrição, em síndrome nefrótica crônica e em hepatopatias crônicas é injustificado.

Os demais hemoderivados não costumam ser usados em pronto-socorro.

BIBLIOGRAFIA

CARNIELLI, V.; MONTINI, G.; DA-RIOL, R. et al. – Effect of high doses of human recombinant erythropoietin on the need for blood transfusions in preterm infants. *J. Pediatr.*, 121(1):98, 1992.

CHAMBERS, L.A.; ISSIT, L.A. – Supporting the pediatric transfusion recipient, Bethesda, MD, American Association of Blood Banks, 1994.

ESHELEMAN, J.R.; AKIMBI, H.; PLEASURE, J. et al. – Prospective double bind study of small volume neonatal transfusion with RBCs up to 35 days old. *Transfusion*, 34(10S):32S, 1994.

GOODSTEIN, M.H.; LOCKE, R.G.; WLODZARCZYK, D. et al. – Comparison of two preservation solutions for erythrocyte transfusions in newborn infants. *J. Pediatr.*, 123(5):783, 1993.

ISERSON, K.V.; HUESTIS, D.W. – Blood warming: current applications and techniques. *Transfusion*, 31(6):558, 1991.

LEVY, G.J.; STRAUSS, R.G.; HUME, H. et al. – National survey of neonatal transfusion practices: I. Red blood cell therapy. *Pediatrics*, 91(3):523, 1993.

LIU, E.A.; MANNINO, F.L.; LANE, T.A. – Prospective, randomized trial of the safety and efficacy of a limited donor exposure transfusion program for premature neonates. *J. Pediatr.*, 125(1):92, 1994.

LUBAN, N.L.; STRAUSS, R.G.; HUME, H.A. – Commentary on the safety of red cells preserved in extended-storage media for neonatal transfusions. *Transfusion*, 31(3):229, 1991.

PETZ, L.D.; SWISHER, S.N.; KLEINMAN, S.; SPENCE, R.K.; STRAUSS, R.G. – *Clinical Practice of Transfusion Medicine*. 3th ed., New York, Churchill Livingstone, 1996.

RODRIGUES, J.W.; MANNINO, F.; LANE, T. – Limitation of donor exposure in premature neonates and elimination of blood wastage using a novel transfusion strategy. *Transfusion*, 34(10S):32S, 1994.

VAZ, F.A.C. – Hemoterapia: transfusão de sangue, plasma e hemoderivados. In Santoro, M.; Diniz, E.M.A. *Manual de Neonatologia*. Sociedade de Pediatria de São Paulo. Comitê de Neonatologia. Rio de Janeiro, Revinter, 1994.

WALKER, R.H. – *Technical Manual* – American Association of Blood Banks. 11th ed., Bethesda, 1993.

SINOPSE

RECURSOS HEMOTERÁPICOS

A **transfusão de concentrado de hemácias** está indicada nas hemorragias com distúrbios hemodinâmicos e em pacientes crônicos sintomáticos. O volume prescrito é calculado em 10ml/kg/peso.

Na suspeita de reação transfusional, esta deve ser interrompida imediatamente e o Banco de Sangue deve ser avisado.

A **transfusão de plaquetas** está indicada em pacientes plaquetopênicos com sangramento ativo e, profilaticamente, de acordo com o risco de sangramento espontâneo do paciente. Aproximadamente 1U "standard" para cada 4kg de peso.

O **plasma fresco** está indicado em casos de coagulopatia com deficiência de múltiplos fatores: 10 a 15ml/kg de peso.

O **crioprecipitado** é o tratamento de segunda escolha no tratamento das hemorragias em pacientes com hemofilia A: peso (kg) × 0,5 × fator desejado (%). Cada unidade de crioprecipitado tem aproximadamente 100UI.

A **transfusão de concentrado de granulócitos** tem raras aplicações e é de difícil operacionalização. Usar fatores estimulantes de colônias (G-CSF e GM-CSF).

As **aféreses** são indicadas para extrair apenas os componentes do sangue indesejáveis: plasma (plasmaférese), hemácias (eritrocitaférese) e leucócitos (leucocitaférese). O limite inferior de peso que permite à criança o uso do equipamento automático é de 10kg.

O **fator VIII liofilizado** é o tratamento de escolha para hemorragia em hemofílicos A e o IX, em hemofílicos B. O cálculo da dose (UI) de fator IX é: peso (kg) × fator desejado (%).

O uso de **solução de albumina humana** é restrito a situações agudas e o cálculo da dose (g) é: peso (kg) × 0,8 × Δalbuminemia (g/dl). Acima de 4g/dl, sua taxa de catabolismo aumenta. Cada frasco de albumina humana a 20% (50ml) contém 10g.

Seção VIII

EMERGÊNCIAS DO APARELHO DIGESTIVO

70

VÔMITOS

Amélia Gorete A.C. Reis
Tania Maria R. Zamataro

Vômito é um dos sintomas mais freqüentes da infância; é definido como a expulsão forçada do conteúdo gástrico e intestinal através da boca. Geralmente é precedido ou acompanhado de sinais de descarga autônoma como taquipnéia, hipersalivação (devido à proximidade do centro do vômito ao centro medular da salivação), dilatação das pupilas, sudorese, palidez e alterações do ritmo cardíaco (taquicardia durante a náusea, ou bradicardia durante a ânsia). Pode ser a manifestação de uma variedade de doenças em diversos órgãos e, por si só, pode ocasionar sérias complicações como pneumonias aspirativas, síndrome de Mallory-Weiss, ruptura esofágica (síndrome de Boerhaave), desnutrição e distúrbios hidroeletrolíticos e ácido-básicos.

São descritos três componentes do vômito: náuseas, ânsia e emese (vômito propriamente dito), sendo que náuseas podem ocorrer sem ânsia ou vômito, e ânsia pode ocorrer sem vômito. Alterações da motilidade do trato gastrintestinal são determinadas em cada um dos três estágios:

Náusea – é a experiência psíquica da redução do tônus e do peristaltismo gástrico e do aumento do tônus do duodeno e do jejuno proximal.

Ânsia – consiste no movimento respiratório espasmódico com a glote fechada, durante o qual movimentos inspiratórios da parede torácica e do diafragma se opõem às contrações dos músculos abdominais. Ocorre contração do antro, enquanto o fundo gástrico e a cárdia encontram-se relaxados, e a boca, fechada.

Vômito – ocorre quando o conteúdo gástrico é expelido, resultado da reversão da pressão intratorácica de negativa para positiva.

ETIOPATOGENIA

O centro do vômito localiza-se na região dorsolateral da substância reticular do bulbo. É ativado diretamente por estímulos aferentes advindos do sistema nervoso central ou de órgãos periféricos, ou indiretamente, via humoral, por meio da zona quimiorreceptora no assoalho do 4º ventrículo.

Condições patológicas do sistema nervoso central como as que produzem hipertensão intracraniana, alterações inflamatórias e vasomotoras estimulam o centro do vômito. Estímulos referentes aos órgãos periféricos encontram-se em várias vísceras: esôfago, estômago, intestino delgado e grosso, fígado, vesícula biliar, pâncreas, rins, vias urinárias, aparelho genital e peritônio. Estimulação via humoral ocorre em várias situações: cetoacidose, uremia, insuficiência hepática etc.

FISIOPATOLOGIA
(Mecânica do vômito)

Inicialmente se observa: inspiração profunda e imobilização do diafragma, elevação do osso hióide e da laringe para manter aberto o esfíncter cricoesofágico, fechamento da glote, elevação do palato mole ocluindo completa ou parcialmente as fossas nasais posteriores e inibição da respiração normal. Após essa seqüência inicial, ocorre forte contração do diafragma para baixo, juntamente com contração de toda a musculatura abdominal e compressão do estômago: inicialmente o antro contrai-se, enquanto o corpo permanece hipotônico, permitindo a ascensão do conteúdo gástrico. Concomitantemente, há aumento da produção mucosa e diminuição da secreção ácida no estômago, contração rítmica do duodeno, relaxamento gástrico e reversão do gradiente de pressão, forçando o retorno do conteúdo duodenal.

As partes mais distais do duodeno permanecem paradas durante o vômito, enquanto o cólon torna-se mais ativo (movimentos vagais). Com o aumento da pressão intra-abdominal, parte do esôfago é deslocada através do diafragma, permanecendo relaxada, permitindo o esvaziamento gástrico nesta. À medida que as contrações abdominais diminuem, o diafragma desloca-se para baixo, ocorrendo retorno do conteúdo esofagiano para o estômago. Há, entretanto, uma repetição imediata do ciclo, dessa vez, com esforço expulsivo violento que empurra parte do conteúdo do esôfago pelo esfíncter faringoesofagiano, saindo pela boca. Após alguns segundos, recomeça a peristalse no esôfago superior, ocorrendo esvaziamento deste novamente no estômago, com fechamento do esfíncter esofagiano inferior. Se um volume considerável retornar ao estômago, um novo episódio de vômito ocorrerá.

CARACTERIZAÇÃO DOS SINTOMAS

Na avaliação desse sintoma, é importante caracterizar o tipo e a quantidade de material eliminado, as circunstâncias em que este ocorre (relação com alimentação, precedido ou não por náuseas ou ânsia), a duração e os sintomas associados.

Tipo e quantidade de vômito

A análise da qualidade do vômito é importante na determinação da doença de base. O vômito de material não digerido costuma ocorrer logo após sua ingestão e está mais relacionado com doenças esofagianas ou gástricas como obstrução ou irritação aguda da mucosa desses órgãos, alterações psicogênicas e erros no preparo ou administração do alimento. O vômito de material digerido indica que este permaneceu algum tempo no estômago e indica possível distúrbio de esvaziamento (por exemplo, na estenose pilórica). Vômitos biliares sugerem obstrução distal à ampola de Vater, sendo porém freqüentemente observados em vômitos prolongados de qualquer etiologia, devido ao relaxamento do piloro.

Vômitos sanguinolentos podem ser decorrentes da deglutição de sangue (fissuras mamárias, ingestão em canal de parto, hemoptise); hematêmese reflete geralmente processos inflamatórios esofagogástricos, úlcera péptica, varizes esofagianas e discrasias sangüíneas. Material fecalóide ocorre nas obstruções intestinais altas (jejuno e íleo proximal), peritonites com íleo e fístulas gastrocólicas (Quadro 70.1).

Grande quantidade de vômito indica grave atonia ou dilatação gástrica, ou ainda obstruções de maior monta.

Circunstâncias em que ocorrem e sintomas associados

Vômitos não acompanhados de náuseas ou ânsia ("vômitos em jato") podem estar relacionados ao aumento da pressão intracraniana. Vômitos associados à hemicrânia, de intensidade crescente, acompanhada de fotofobia e fenômenos vagais, são vistos durante crises de enxaqueca. Vômitos desencadeados por movimentos bruscos da cabeça ou durante viagens em veículos terrestres, marítimos ou aéreos (cinetoses) ou por alteração do equilíbrio são encontrados na síndrome de Menière.

Início e duração

Vômitos de início abrupto e de curta duração sugerem freqüentemente processos autolimitados relacionados

Quadro 70.1 – Tipos de vômitos, ocorrência pós-prandial e principais causas.

Material eliminado	Ocorrência pós-prandial	Principais doenças responsáveis
Alimentos Não-digeridos	Precoce	Doenças obstrutivas esofagianas ou gástricas, irritação de mucosas, erros no preparo ou administração do alimento, distúrbios psíquicos
Digeridos	Tardia	Estase gástrica por obstruções ou alterações na motilidade (neuropatia diabética), pancreatites
Suco gástrico	Precoce	Gastrites e duodenites
Bile	Precoce ou tardia	Colecistopatias
Muco	Precoce	Irritação de mucosa gástrica ou esofagiana
Sangue Não-digerido	Precoce	Gastrite aguda hemorrágica, ruptura de varizes esofagianas, úlcera péptica sangrante
Digerido	Tardia	Úlcera péptica sangrante, carcinoma gástrico
Fecalóide	Independe	Obstrução intestinal alta

a agentes infecciosos ou tóxicos (por exemplo, gastroenterocolite aguda), ou ao uso de drogas que estimulam o vômito (por exemplo, agonista dopaminérgicos, opióides, digitálicos, agentes quimioterápicos), ou por irritação da mucosa gástrica deferindo estimulação por via aferente ao centro do vômito (por exemplo, ácido acetilsalicílico e antiinflamatórios).

A síndrome dos vômitos cíclicos é decorrente de vômitos intensos e recorrentes a intervalos regulares, muitas vezes associados a cefaléia, dor abdominal e febre. A etiologia é desconhecida, tem provável caráter familiar, afeta crianças menores de 6 anos e pode persistir até a adolescência. Alterações eletroencefalográficas podem ocorrer, e o vômito pode ser considerado equivalente epiléptico. Alguns estudos sugerem componente emocional.

PRINCIPAIS DOENÇAS E DESORDENS ASSOCIADAS A VÔMITOS

Recém-nascido – o vômito nos primeiros dias de vida pode ocorrer por irritação da mucosa gástrica decorrente de material ingerido durante o parto: líquido amniótico, mucosidades, mecônio ou sangue; por lesões obstétricas: edema, hemorragia ou anoxia; por obstrução intestinal alta: geralmente bilioso, com intensificação do peristaltismo gástrico e aumento de gases nos segmentos distais do intestino; íleo meconial, por distúrbios metabólicos: acidose metabólica, hiperuremia, erros inatos do ciclo de aminoácidos; e processos infecciosos: sepse, meningite, pielonefrite, enterocolite necrotizante. Podem ainda estar presentes malformações do trato digestivo: fístula esofágica, estenose e atresia intestinal ou esofágica, obstrução duodenal, volvo por vício de rotação, estenose hipertrófica de piloro (início após 2 semanas de vida, não-biliosos, oliva palpável em ponto eqüidistante à margem costal e umbigo, junto à borda lateral do músculo reto abdominal direito), duplicação entérica, doença de Hirschsprung, refluxo gastroesofágico.

Deve-se considerar, também, erros alimentares qualitativos ou administração excessiva ou de forma errônea (deglutição de ar), manipulação excessiva da criança, alterações neurológicas (hidrocefalia, kernicterus). Recém-nascidos podem, ainda, apresentar regurgitação fisiológica por imaturidade da válvula cardioesofágica. São saudáveis, geralmente com 2 a 4 semanas de vida, apresentando ganho de peso apropriado. Não há esforço abdominal, podendo o quadro persistir até os 6-9 meses de vida (Quadro 70.2).

Quadro 70.2 – Causas importantes de vômitos no RN.

	Doença	Comentários
Anormalidades anatômicas	Fístula traqueoesofágica	Hipersalivação; cianose, geralmente com distensão abdominal
	Atresia duodenal	Nível aéreo no estômago e no duodeno (sinal de dupla bolha)
	Doença de Hirschsprung	Ausência de ar em ampola retal
	Volvo com má rotação	Vômitos biliosos, eliminação de sangue pelo ânus, massa abdominal palpável
	Estenose hipertrófica de piloro	80% sexo masculino, geralmente primeiro filho; sintomas após 2 semanas de vida; ausência de bile nos vômitos, sem náuseas; ondas peristálticas, oliva palpável, altas concentrações de gastrina sérica
	Refluxo gastroesofágico	Sintomas respiratórios associados; baixo peso, vômitos e regurgitação, esofagite
	Atresia de esôfago	Vômitos logo após o parto; alimento não-digerido; hipersalivação
	Obstrução duodenal	Vômitos espásticos, biliosos, logo após o nascimento; ondas peristálticas visíveis; dupla imagem hidroaérea
	Acalasia da cárdia	Espasmo cardioesofagiano, associado à tosse. Diagnóstico esofagográfico
	Calásia da cárdia	Início do 3º ao 10º dia de vida. Pode originar hemorragia e até estenose esofágica
Outras causas	Íleo meconial	Distensão abdominal e vômitos no 1º dia de vida. Manifestação intestinal da doença fibrocística do pâncreas. Imagem de miolo de pão à radiografia de abdômen
	Enterocolite necrotizante	Mais comum em pré-termos; pneumatose intestinal; fezes com sangue e plaquetopenia

Quadro 70.3 – Algumas causas de vômitos em lactentes e crianças maiores.

	Doença	Comentários
Alimentares	Intolerância	Geralmente intolerância gástrica à gordura
	Alergia ao leite de vaca	Três apresentações: 1. vômitos violentos com quadro grave de desidratação e até choque; 2. vômitos habituais, crônicos; 3. vômitos em jato, com evidente peristalse abdominal. Com outras manifestações alérgicas
Infecciosas	Gastrenterite aguda	Associada, na maioria das vezes, à diarréia. Causa comum
	Apendicite	Vômitos e/ou náuseas associados à febre baixa e dor inicialmente periumbilical/epigástrica que se localiza na fossa ilíaca direita. Rara abaixo dos 2 anos de vida
	Peritonite	Vômitos violentos, incoercíveis, relacionados com íleo paralítico; abdômen abaulado e doloroso
	Hepatite	Geralmente precede a icterícia, associada à dor no abdômen superior
	Vômitos epidêmicos	Em surtos, principalmente no inverno, durando de poucas horas a 2 dias. De etiologia viral, podem vir acompanhados de hipertermia discreta, hiperemia de faringe, cefaléia, náuseas, diarréia (sem grandes proporções)
Metabólicas	Hiperplasia de supra-renal	Encontra-se carência de cortisol e excesso de hormônio androgênico. Quando se associa à falta de aldosterona, ocorrem vômitos desde a primeira semana de vida
	Doença de Addison	Episódios recorrentes de náuseas e vômitos, diarréia e desidratação sem causa óbvia. Fraqueza, hiperpigmentação cutânea, hipotensão arterial, microcárdia, hiponatremia, hipocloremia e hiperpotassemia
	Cetoacidose	Muitas vezes acompanhada de dor abdominal, desidratação, hiperpnéia e alterações de sensório. Devida à gastroparese diabética e à dilatação gástrica aguda. Pode ser decorrente de gastrite hemorrágica
	Enxaqueca	Incomum nessa faixa etária; há náuseas, vômitos com hemicrânia
Neurológicas	Epilepsia abdominal	Dor abdominal recorrente associada a vômitos, sem explicação evidente. Alterações no EEG
	Síndrome de Reye	Vômitos repetidos e sonolência crescente chegando até ao coma, após quadro viral respiratório, gastrintestinal ou varicela
	Labirintites	Náuseas, vômitos, vertigens, zumbido e nistagmo
	Úlcera péptica	Geralmente gástrica, decorrente de uso de medicações, lesões do SNC, infecções graves, desnutrição, queimaduras extensas, estresse
Gastrintestinais	Síndrome de má absorção	Manifestação inicial em 65% dos casos
	Intussuscepção	Associada a dor abdominal intensa e paroxística. Fezes com aspecto de geléia de framboesa
	Pancreatite	Pode ser de origem viral, medicamentosa ou traumática
Outras	Psicogênica	Geralmente, após o 2º ano de vida, associada com tensão emocional na hora das refeições, alimentação à força, medo, raiva
	Gravidez	Vômitos ocorrem em 25-50% das grávidas e náuseas em 50-90%. Principalmente em primigestas, mulheres jovens, obesas, não-fumantes, desaparecendo após o 4º mês de gestação. A origem permanece obscura; hormonal ou psicogênica
	Hiperemese gravídica	Vômitos gestacionais intratáveis que originam distúrbios eletrolíticos ou nutricionais. Mais comuns em prenhez múltipla (gemelares) ou em mola hidatiforme
	Vômitos reflexos	Podem ocorrer em quadros com corrimento pós-natal intenso, principalmente por irritação gástrica decorrente do acúmulo de secreção mucopurulenta deglutida. Também em pacientes com o reflexo faríngeo exacerbado (vômito do "abaixador de língua")
	Tosse emetizante	Após acesso de tosse, principalmente na coqueluche, pneumonias por *Mycoplasma* e adenopatias mediastinais
	Cinetose	Associados a náuseas, ocorrem em viagens em automóveis, aviões, barcos. Precedidos por náuseas, desconforto epigástrico, sudorese fria, cefaléia e hipersalivação. Decorrente da ativação do centro do vômito por meio de estímulos do sistema vestibular

Lactente, crianças maiores e adolescentes – vômito é um dos problemas mais comuns encontrados nessas faixas etárias. Pode ser resultante de doenças alimentares (superalimentação, alergia e intolerância alimentar, aerofagia), infecciosas (meningites, sepse, infecções do trato urinário, das vias aéreas superiores, hepatites, coqueluche, gastrenterite aguda, apendicite, peritonite, vômitos epidêmicos), metabólicas (uremia, acidose metabólica, hipoglicemia, acidose, erros inatos do metabolismo, insuficiência corticoadrenal, síndrome de Reye), neurológicas (edema cerebral, tumores, hidrocefalia, epilepsia abdominal, enxaqueca), renais (uropatia obstrutiva, insuficiência renal), gastrintestinais (obstruções, estenose pilórica, volvo, duplicação entérica, intussuscepção, doença de Hirschsprung, gastrites, úlcera péptica, pancreatites, íleo paralítico, doença celíaca). Outras causas a serem lembradas são as medicamentosas (aspirina, teofilina, digoxina, alguns antibióticos), as psicogênicas, a cinetose e a gravidez.

Alguns lactentes, após as refeições, forçam por várias vezes o refluxo do conteúdo gástrico à boca, sendo este provado, "mastigado" com evidente satisfação e novamente deglutido. Esse fenômeno, de origem desconhecida, é conhecido como **ruminação**, sendo observado principalmente em crianças com internações prolongadas (pressupõe-se que haja interferência de componentes emocionais) (Quadro 70.3).

COMPLICAÇÕES DOS VÔMITOS

Os distúrbios hidroeletrolíticos e ácido-básicos, as deficiências nutricionais, as injúrias esofágicas e gástricas são as principais conseqüências dos vômitos, especialmente quando repetidos.

A desidratação ocorre por perda de fluido; a hipocalemia, pela perda de potássio por meio de vômitos, diminuição da ingestão e troca no túbulo renal de sódio por potássio. A alcalose é resultante da perda de íon hidrogênio, contração do volume extracelular e pelo "shift" dos íons hidrogênio do espaço extracelular para o intracelular, secundário à hipocalemia. Verifica-se também depleção de sódio por perdas pelo vômito ou renais quando o transporte renal máximo (Tm) é ultrapassado.

Vômitos e náuseas crônicas podem levar tanto à redução da ingestão calórica quanto à perda, ocasionando deficiências nutricionais.

Quanto às injúrias mecânicas podem ocorrer lacerações esofágicas (síndrome de Mallory-Weiss) ou até perfuração e ruptura (síndrome de Boerhaave) ou gástricas.

Pneumonias aspirativas, injúrias dentárias (erosões) e púrpura (por aumento da pressão intratorácica) também são relatadas.

TRATAMENTO

O tratamento deve ser voltado aos fatores etiológicos, podendo, portanto, ser de caráter clínico ou cirúrgico. Se o caso não demandar jejum absoluto, deve-se fazer um aconselhamento dietético, visando diminuir a dilatação gástrica e as perdas.

Tratamento sintomático

Anti-histamínicos – são úteis principalmente em vômitos de origem vestibular, como na cinetose. Por sua baixa toxicidade, são utilizados freqüentemente na faixa pediátrica. Os efeitos colaterais mais comuns são: sedação, fraqueza, tontura, insônia e tremores (Quadro 70.4).

Fenotiazínicos – poderosos agentes antieméticos, mesmo em baixas doses (Quadro 70.5).

Quadro 70.4 – Anti-histamínicos.

Droga	Posologia	Comentários
Dimenidrinato	5mg/kg/dose 4 vezes ao dia, via oral ou intramuscular	Dose máxima de 300mg/dia. Muito utilizado
Meclizina	–	Utilizada principalmente em cinetoses

Quadro 70.5 – Fenotiazínicos.

Droga	Posologia	Comentários
Clorpromazina	2mg/kg/dose 4 vezes ao dia, via oral, intramuscular ou intravenosa	Não recomendada para menores de 6 meses. Dose máxima para menores de 5 anos é de 40mg e de 75mg para maiores
Metopimazina	0,5-1mg/kg/dose 3 a 4 vezes ao dia para lactentes e 2-5mg/dose para crianças maiores, via oral, intramuscular ou retal	–
Domperidona	0,3-0,4mg/kg/dose, via oral, ou 0,1-0,2mg/kg/dose, via intramuscular, 4 vezes ao dia	Ação semelhante à metoclopramida. Sua absorção é prejudicada pela administração de anticolinérgicos, anti-histamínicos H2 e antiácidos

Anticolinérgicos – não são drogas antieméticas por excelência (Quadro 70.6).

Antagonistas dopaminérgicos – a metoclopramida age diretamente no centro do vômito e na zona de gatilho, além de diminuir a sensibilidade dos nervos aferentes que transmitem os impulsos do trato gastrintestinal (Quadro 70.7).

Antagonistas serotoninérgicos (5-hidroxitriptamina tipo 3) – ondansetron bloqueia o início dos reflexos causados pelo 5-HT, produzido por agentes quimioterápicos e radioterápicos no intestino delgado e também próximo à zona de gatilho (Quadro 70.8).

Outras drogas – (Quadro 70.9).

Quadro 70.6 – Anticolinérgicos.

Droga	Posologia	Comentários
Escopolamina (hioscina)	0,01mg/kg, dose única, via oral ou subcutânea	Atualmente, pouco usada. Os principais efeitos colaterais são: midríase, mucosa seca, pele quente, taquicardia, retenção urinária, distúrbios visuais, cefaléia, confusão mental, hiper-excitabilidade, alucinação e agitação

Quadro 70.7 – Antagonistas dopaminérgicos.

Droga	Posologia	Comentários
Metoclopramida	0,5-1mg/kg/dose 3 a 4 vezes, via oral, intramuscular e retal	Dose máxima diária de 15mg. Crianças menores de 6 anos não devem receber mais do que 0,1mg/kg/dose. Principais efeitos colaterais: distonias com espasmos periódicos dos músculos da face, região posterior do pescoço, dorso e membros
Trimeto-benzamida	–	Menos efetiva que a anterior. Efeitos colaterais: sintomas extrapiramidais, convulsões, tonturas, sonolência
Cisaprida	0,2mg/kg/dose 3 vezes ao dia	Usada nas dismotilidades gástricas. Ocasiona aumento do tônus do esfíncter esofagiano inferior e estimula a peristalse esofágica e o esvaziamento gástrico

Quadro 70.8 – Antagonistas serotoninérgicos.

Droga	Posologia	Comentários
Ondansetron	5mg/m^2/dose 3 vezes ao dia, via intravenosa ou oral	Efeitos adversos: cefaléia, sensação de calor ou rubor na cabeça e no epigástrio, obstipação, diarréia e elevação reversível de transaminases
Granisetron	Dose única 10μ/kg na quimioterapia com cisplatina; 40μ/kg em ciclos repetidos	Efeitos adversos: cefaléia, sonolência, diarréia, constipação. Melhores resultados se associado a corticóide

Quadro 70.9 – Outras drogas utilizadas no tratamento de vômitos.

Droga	Posologia	Comentários
Bromoprida	0,5-1mg/kg/dose 5 a 6 vezes ao dia antes das refeições	Atua no centro do vômito, provocando aumento do tônus e da motilidade do trato digestivo e da pressão no esfíncter inferior do esôfago. Útil em refluxo gastresofágico. Efeitos colaterais semelhantes aos da metoclopramida, em menor intensidade
Difenidol	1mg/kg/dose, via oral, ou 0,5mg/kg/dose, via intramuscular, até 4 vezes ao dia para maiores de 6 meses e com mais de 12kg	Contra-indicado em pacientes com glaucoma piloroespasmo, doenças gastrintestinais e geniturinários obstrutivas e taquicardia. Os principais efeitos colaterais são: secura de mucosas, irritação gastrintestinal, agitação, borramento de visão, tontura, erupções cutâneas, cefaléia e hipotensão arterial transitória
Eritromicina	–	Acelera o esvaziamento gástrico. Utilizada na gastroparesia diabética
Tetra-hidrocanabinol (THC)	–	Componente ativo da marijuana, ativo antiemético utilizado pós-quimioterapia. Os efeitos colaterais são: hipotensão ortostática, taquicardia, boca seca, ansiedade, depressão, alucinações visuais

BIBLIOGRAFIA

ALVAREZ, O.; FREEMAN, A.; BEDROS, A.; CALL, S.K.; VOLSCH, J.; KALBERMATTER, O.; HALVERSON, J.; CONVY, L.; COOK, L.; MICK, K.; ZIMMERMAN, G. – Randomized double-blind crossover ondansetron-dexamethasone versus ondansetron-placebo study for the tratment of chemotherapy-induced nausea and vomiting in pediatric patients with malignancies. *J. Pediatr. Hematol. Oncol.*, **17**(2):145, 1995.

BRUTON, L.L.A. – Agents affecting gastrointestinal water flux and motility. In Goodman; Gilmann. *The Pharmacological Basis of Therapeutics.* 9th ed., 1995, p. 917.

DAVENPORT, H.W. – Vômito. In Davenport, H.W. *Fisiologia do Trato Digestivo.* 3ª ed., 1978, p. 77.

DICK, G.S.; MELLER, S.T.; PINKERTON, C.R. – Randomized comparison of ondansetron and metoclopramide plus dexamethasone for chemotherapy induced emesis. *Arch. Dis. Child.*, 73:243, 1995.

GUYTON, A.C. – Fisiologia dos distúrbios gastrintestinais. In Guyton. *Tratado de Fisiologia Médica.* 6ª edição, vol. 66, 1981, 715.

HENRETIG, F.M. – Vomiting. In *Pediatric Emergency Medicine.* 1991, p. 506.

LEE, M.; FELDMAN, M. – Nausea and vomiting. In *Gastroenterology Disease.* Vol. 26, 1992, p. 509.

PENNA, H.A.O. – Vômito. In Marcondes, E. *Pediatria Básica.* 8ª ed., Sarvier, São Paulo, 1991, p. 201.

PERNETTA, C. – Vômitos. In *Diagnóstico Diferencial em Pediatria.* 3ª ed., Sarvier, São Paulo, 1987, p. 641.

PFAU, B.T.; Li, B.U.K.; MURRAY, R.D.; HEITLINGER, L.A.; JUHLING, H.; HAYES, J.R. – Differentiating cyclic from chronic vomiting atterns in children: quantitative criteria and diagnostic implications. *Pediatrics,* **97**(3):March, 1996.

SINOPSE
VÔMITOS

1. Vômito é conceituado como a expulsão rápida e forçada do conteúdo gástrico pela boca, envolvendo contração da musculatura da parede abdominal, contração do piloro e do centro, elevação da cárdia, diminuição da pressão do esfíncter inferior do esôfago e dilatação esofágica.

2. Na sua caracterização é importante verificar:
   - Tipo e quantidade.
   - Circunstância em que ocorre e sintomas associados.
   - Início e duração.

3. As principais doenças e desordens associadas variam com a idade do paciente.

4. As complicações mais comuns são os distúrbios hidroeletrolíticos e ácido-básicos, deficiências nutricionais, injúrias esofágicas e gástricas.

5. Tratamento:
   - Reconhecimento e afastamento dos fatores etiológicos.
   - Orientação dietética.
   - Drogas antieméticas:
     Anti-histamínicos: dimenidrinto, meclizina.
     Derivados fenotiazínicos: clorpromazina, metopimazina, domperidona.
     Anticolinérgicos: escopolamina.
     Antagonistas dopaminérgicos: metoclopramida.
     Antagonistas 5-HT: ondansetron.
     Outras: bromoprida, difenidol, eritromicina, tetra-hidrocanabinol.

71

DIARRÉIA AGUDA

Luiz Bellizia Neto
Sandra J.F.E. Grisi
Ana Maria de Ulhôa Escobar

CONCEITO

Diarréia aguda ou gastrenterite aguda é um dos mais freqüentes problemas na população pediátrica, secundado apenas pelas infecções de vias aéreas superiores. É definida como um aumento de freqüência e volume das fezes. Outras queixas como anorexia, náuseas, vômitos, dor abdominal e febre freqüentemente estão associadas.

ETIOPATOGENIA

A diarréia pode ser conseqüente da *invasão* da mucosa intestinal por microrganismos. Exemplos: *E. coli* enteroinvasiva, *Salmonella* sp., *Shigella*, *Campylobacter jejuni*, *Yersinia enterocolytica*, *Entamoeba histolytica*.

Pode também ser induzida pela exposição do intestino a uma toxina bacteriana. Exemplos: *E. coli* enterotoxigênica, *Vibrio cholerae*, *Shigella disenteriae* tipo 1, *Clostridium perfringens*, *Salmonella*.

Gastrenterite também pode ser devida à aderência de bactérias à mucosa do trato gastrintestinal. Exemplo: *E. coli* ou infecção por protozoários como *Giardia lamblia*, *Cryptosporidium muris*, *Isosporas belli* e outros.

Os vírus são responsáveis por mais de 50% dos casos de diarréia aguda.

Na infância, além do rotavírus e do *Norwalk* "like" vírus, outros vírus aparecem agora como agentes etiológicos da gastrenterite. Estes vírus incluem adenovírus, astrovírus, calicivírus, coronavírus, minirreovírus e outros.

Muitos pacientes com diarréia associada a vírus têm história precedente de doença de vias aéreas superiores com coriza, tosse e eritema de faringe.

Comumente, infecções extrínsecas ao trato gastrintestinal como otite média aguda, infecções do trato urinário e pneumonias podem acompanhar-se de diarréia.

DIAGNÓSTICO

Deve-se obter história cuidadosa: número de evacuações, volumes das perdas, características das evacuações, presença de muco e sangue nas fezes, dor abdominal, tenesmo e febre.

Completam a história a ingestão de fluidos e alimentos, bem como freqüência e características das micções. Em nosso meio, é muito importante verificar história de internação pregressa (possibilidade de infecção hospitalar).

O quadro 71.1 resume as características clínicas da diarréia infecciosa segundo a etiologia.

Ao exame físico é muito importante a avaliação do estado de hidratação e do estado nutricional do paciente. Verificar a presença de outros focos infecciosos a distância.

DIAGNÓSTICO LABORATORIAL

1. **Esfregaço de fezes** – deve ser realizado com os seguintes objetivos: a) quantificar os leucócitos das fezes; b) verificar presença de protozoários; c) identificar o *Campylobacter* no esfregaço corado pelo método de Gram ou no exame a fresco em campo escuro.
2. **Cultura de fezes** – deve ser obtida para isolar possível bactéria com os meios de cultura usuais. Quando houver suspeita diagnóstica de *Yersinia enterocolytica* (dor abdominal pronunciada, suspeita de adenite mesentérica ou apendicite, contato com cão ou gato doente), o laboratório deve ser avisado, para utilizar técnica adequada para o isolamento.
3. **Em casos em que há infecção, hemoculturas devem ser obtidas.**
4. **Pesquisa de rotavírus nas fezes** – deve ser feita de rotina principalmente em casos ambulatoriais.

Quadro 71.1 – Características clínicas da diarréia infecciosa.

	Cólera	E. coli entero-toxigênica	E. coli entero-invasiva	E. coli entero-patogênica	Shigella forma diarréica	Shigella forma disentérica	Salmonella	Rotavírus
Sítio de ação	Delgado	Delgado	Grosso	Delgado	Delgado	Grosso	Delgado e grosso	Delgado
Mecanismo de ação	Toxina	Toxina	Invasão		?	Invasão	?	?
Idade				1 ano	2 anos			7 anos
Característica do início	Abrupto	Abrupto	Abrupto	Gradual	Abrupto	Gradual	Gradual	Abrupto
Vômitos	+ (tardio)	++	0	+	++	+	+	++
Cólicas	++	++	++	?	0	++	+	?
Tenesmo	0	0	?	?	0	++	+	?
Febre ≥ 39°C	0	0	++	0	++	+	0	0
Convulsões	0	0	0	0	++	0	0	0
Características das fezes	Volumosas aquosas, pouco odor	Volumosas aquosas	Pouco volume, sangue e muco	Volume moderado, pouco sangue e muco	Grande volume, aquosa, sem odor	Pequeno volume, mucosa sanguinolenta	Volume moderado, fétida	Volume grande, aquosa sem odor forte
Leucócitos nas fezes	0	0	++	+	+	++	++	0
Duração da diarréia não tratada	3-6 dias	5-10 dias	?	7-14 dias	2-3 dias	7-14 dias	3-7 dias	5-7 dias

5. **Hemograma** – a contagem total de leucócitos pode estar normal, aumentada ou diminuída. Mas os bastonetes encontram-se aumentados nas diarréias com microrganismos invasivos.
6. **pH e substâncias redutoras** – importante realizar o pH e substâncias redutoras no acompanhamento de casos com diarréia aguda, pois pH < 5,5 e substâncias redutoras > 0,25mg podem ser indicativos de aparecimento de disdissacaridose secundária que pode complicar o curso de uma diarréia aguda.
7. **Outros procedimentos** são realizados apenas em laboratórios de pesquisa de referência (Quadro 71.2).

Quadro 71.2 – Exames especiais para investigação de diarréia aguda.

Laboratórios de pesquisa de referência	Tipo de teste
E. coli enterotoxigênica	Imunoensaio, cultura de tecido, bioensaio, investigação do genoma
E. coli enteroinvasiva e enteropatogênica	Sorotipagem, bioensaio, estudo de plasmídeos
Norwalk "like" vírus	Imunoensaio, imunoeletromicroscopia

TRATAMENTO

Sendo a diarréia aguda um processo geralmente autolimitado, as medidas terapêuticas principais são aquelas voltadas à manutenção ou à correção dos distúrbios hidroeletrolíticos e do estado nutricional, sendo o tratamento específico com antimicrobianos reservado para casos especiais e o tratamento sintomático deve quase de todo ser evitado.

Correção dos distúrbios hidroeletrolíticos – objeto de discussão em outro capítulo.

Tratamento dietético – como norma geral, a alimentação deve ser iniciada o mais rápido possível evitando-se pausas alimentares prolongadas que contribuem para a instalação ou o agravamento da desnutrição.

De modo geral, a realimentação em lactentes é feita com o mesmo leite que a criança vinha recebendo. No caso de leite materno, a oferta deve ser *ad libitum*. Caso a criança esteja em uso de leite de vaca, iniciar a oferta com 20% de volume que a criança vinha recebendo e ir aumentando gradualmente, observando a aceitação e a tolerância.

Enquanto a criança recebe o leite, deve-se ficar atento ao aparecimento de intolerância à lactose e/ou à proteína do leite de vaca. Nestas circunstâncias, normalmente ocorre agravamento do processo diarréico e/ou reaparecem os vômitos. A determinação do pH e das substâncias redutoras nas fezes corrobora laboratorialmente a intolerância à lactose. Nessas circunstâncias, estaria indicada a substituição do leite de vaca por uma fórmula com leite de soja (Sobee®; Isolac®).

Crianças menores devem ser alimentadas preferencialmente com produtos não-lácteos; os alimentos devem ser oferecidos cozidos para aumentar a digestibilidade. Produtos ricos em celulose não devem ser utilizados.

Antibioticoterapia – os agentes antimicrobianos não devem ser usados rotineiramente na gastrenterite aguda de etiologia não determinada, pelos seguintes motivos:

1. A diarréia aguda geralmente é um processo autolimitado.
2. A antibioticoterapia não altera o curso clínico de boa parte dos casos e pode prolongar o tempo de excreção de determinadas bactérias (por exemplo: *Salmonella*).
3. Os antimicrobianos promovem alteração da flora intestinal, podendo selecionar uma população bacteriana resistente.
4. A antibioticoterapia pode provocar o crescimento desproporcional do *Clostridium difficile* induzindo ao aparecimento de colite pseudomembranosa; casos graves, de evolução potencialmente fatal.
5. Todos os antimicrobianos podem apresentar efeitos colaterais adversos.
6. Encarecimento do tratamento.

O uso de antimicrobianos estaria reservado para os seguintes casos:

1. Casos de duvidosa autolimitação do processo, como ocorre nos pacientes com resposta imunológica alterada; recém-nascidos, desnutridos graves, pacientes em uso de drogas imunossupressoras, portadores de leucoses etc.
2. Crianças com quadros disentéricos graves com muito muco e sangue nas fezes, toxemia, febre alta.
3. Crianças institucionalizadas com quadros disentéricos (na suspeita de shiguelose), usar antimicrobiano que diminua o tempo de excreção. A terapêutica antimicrobiana deve, sempre que possível, ser guiada pelo antibiograma devido à existência de cepas multirresistentes.

TERAPÊUTICA ANTIMICROBIANA

Shigella
SMX-TMP (sulfametoxasol + trimetoprima) – 40mg/kg de sulfa, 12/12h, por 5 dias.

Ampicilina – 100mg/kg/dia se houver sensibilidade. Existência de cepas multirresistentes em nosso meio.

Campylobacter jejuni
Eritromicina – 40mg/kg/dia, 6/6h, por 5-7 dias. Para casos graves, eritromicina, aminoglicosídeo e cloranfenicol.

Salmonella
Lactentes < 6 meses:
- Bacteriemias
- Focos metastáticos (osteomielites, abscesso etc.)
- Criança com doença de base
- Existência de cepas multirresistentes

Cefoxitina: 100-150mg/kg/dia, 6/6h, IV, e/ou
Poliximina B: 25.000U/kg/dia, 12/12h, IM.

E. coli
Recém-nascidos
- EPEC (enteropatogênicos clássicos)
  Amicacina, 15mg/kg/dia, 12/12h, IM ou
  Cefoxitina, 100mg/kg/dia, 6/6h, IV.
- Existência de cepas multirresistentes
  EIEC (enteroinvasiva): SMX + TMP (?)
  ETEC (enterotoxigênica): nenhum ou SMX-TMP.

Yersinia enterocolytica
Gastrenterite: nenhum.

Sepse: gentamicina, cloranfenicol, SMX + TMP.

Giardia
Furazolidona: 5-8mg/kg/dia, VO, 6/6h, por 7 dias.

Metronidazol: 20mg/kg/dia, VO, 8/8h, por 5-10 dias (máximo de 750mg/dia).

Clostridium difficile
Vancomicina: 10-40mg/kg/dia, VO, 6/6h, por 7 dias.

Metronidazol: 15-40mg/kg/dia, VO, 8/8h, por 7 dias.

Aeromonas hydrofila
SMX + TMP ou ampicilina

? = quanto à eficácia.

TRATAMENTO NÃO-ESPECÍFICO

Os agentes comumente utilizados no tratamento sintomático da diarréia podem ser agrupados por seu mecanismo de ação no trato gastrintestinal em (Quadro 71.3): 1. Modificadores da motilidade intestinal. 2. Adsorventes. 3. Alteração da flora intestinal. 4. Drogas que atuam na secreção intestinal.

Quadro 71.3 – Compostos usados no tratamento não-específico da diarréia aguda.

Mecanismo de ação	Compostos	Valor	Comentários
Alteração da motilidade intestinal	Codeína Atropina Morfina Paregórico Meperidina (demerol) Difenoxilato + atropina Loperamida	↓ Diarréia ↓ Cólicas	1. Não são recomendados para lactentes e crianças pequenas (depressão respiratória) 2. Podem potencializar infecção por *Shigella* e *Salmonella* 3. Rápido início de ação
Adsorventes	Caolim + pectina Hidróxido de alumínio Colestiramina	↑ Consistência das fezes	1. Seguros 2. Pouca efetividade 3. Adsorção de nutrientes, enzimas e antibióticos, particularmente se usados por períodos prolongados
Alteração da flora intestinal	Preparações contendo lactobacilos	Não provado	Seguro
Mecanismo desconhecido	Subsalicilato de bismuto	↓ Diarréia ↓ Cólicas	1. O salicilato é absorvido após uma ou múltiplas doses (risco de intoxicação) 2. É efetivo na diarréia do viajante

BIBLIOGRAFIA

GUERRANT, R.L.; LOHR, J.A.; WILLIANS, E.K. – Acute infections diarrhea. I. Epidemiology, etiology and pathogenesis. *Pediatr. Infect. Dis.*, 5:353, 1986.

GUERRANT, R.L.; LOHR, J.A.; WILLIANS, E.K. – Acute infections diarrhea. II. Diagnosis, treatment and prevention. *Pediatr. Infect. Dis.*, 5:458, 1986.

PICKERING, L.K. – Antimicrobial therapy of gastrointestinal infections. *Pediatr. Clin. North Amer.*, 30(2):373, 1983.

WATE, J.K.; ISOBAS, A. – Pediatric diarrhea diseases: a global perspective. *Pediatr. Infect. Dis.*, 5(Suppl.):521, 1986.

SINOPSE

DIARRÉIA AGUDA

1. Diarréia aguda é definida como um aumento de freqüência e volume das fezes.

2. A diarréia pode ser conseqüente à invasão da mucosa intestinal por microrganismos, pela exposição do intestino a uma toxina bacteriana, pela aderência de bactérias ou a infestação por protozoários e pela ação de vírus.

3. O diagnóstico é feito pela história e pelo quadro clínico, confirmado por exames laboratoriais incluindo:
   - Esfregaço das fezes
   - Cultura das fezes
   - Pesquisa de rotavírus nas fezes
   - Hemograma
   - pH e substâncias redutoras nas fezes
   - Exames especiais: imunoensaio, bioensaio, investigação do genoma, sorotipagem, estudo de plasmídeos, imunoeletromicroscopia

4. Tratamento
   - Correção dos distúrbios hidroeletrolíticos
   - Tratamento dietético
   - Antibioticoterapia
     Shigella – SMX + TMP e ampicilina
     Campylobacter – eritromicina e, se necessário, aminoglicosídeo e cloranfenicol
     Salmonella – cefoxitina e polimixina B
     E. coli – amicacina e cefoxitina, SMX + TMP (?)
     Yersinia – gentamicina, cloranfenicol e SMX + TMP
     Giardia – furazolidona e metronidazol
     Clostridium – vancomicina e metronidazol
     Aeromonas – SMX + TMP e ampicilina
   - Tratamento não-específico

INSUFICIÊNCIA HEPÁTICA AGUDA

Gilda Porta

CONCEITO

A insuficiência hepática aguda (IHA) é uma síndrome caracterizada por acometimento da função hepática, resultante de necrose aguda de uma grande proporção de hepatócitos ou de comprometimento súbito e grave da função hepatocelular. Pode ocorrer em indivíduos previamente sadios e, mais raramente, representar a primeira manifestação de uma hepatite auto-imune ou da doença de Wilson.

IHA grave pode ser definida como IHA sem encefalopatia e com decréscimo ≥ 50% dos fatores de coagulação produzidos pelo fígado. Pode ou não ser seguida por hepatite fulminante.

Hepatite fulminante (HF) é um termo que indica IHA com encefalopatia em pacientes sem evidências de lesão hepática prévia.

ETIOLOGIA

Várias doenças podem levar à IHA grave. As mais freqüentes, de acordo com a faixa etária, estão citadas no quadro 72.1.

Alguns outros agentes infecciosos podem levar à hepatite fulminante: sarampo, adenovírus, varicela, febre amarela, vírus Ebola, dengue, togavírus, leptospirose, malária.

São outras causas de IHA: septicemias por germes gram-negativos, hepatite auto-imune, doença metastática hepática, rejeição aguda pós-transplante hepático, não funcionamento primário do fígado no pós-operatório imediato de transplante hepático, hepatectomia parcial, hipertermia, retículo-endoteliose, anastomose ileojejunal, abscesso hepático amebiano, insuficiência circulatória aguda e suspensão da quimioterapia imunossupressora em portadores do vírus da hepatite B, hepatite delta, hepatite E em pacientes grávidas, anemia falciforme.

A infecção aguda pelo vírus da hepatite A (VHA) é diagnosticada pela presença da IgM anti-VHA no soro do paciente. É uma infecção freqüente em nosso meio, porém a incidência de casos de IHA é muito baixa, varia de 0,1 a 0,4%.

A infecção aguda pelo vírus da hepatite B (VHB) é diagnosticada pela presença da IgM anti-HBc no soro do paciente. Em grandes séries publicadas na literatura nas regiões endêmicas, a prevalência de infecção aguda pelo VHB variou de 25 a 75%, e de IHA, de 1 a 4% dos pacientes. O risco aumentava quando havia concomitância com o vírus da hepatite delta (VHD).

A infecção aguda pelo vírus da hepatite C (VHC) levando à HF é muito rara em qualquer faixa etária, mesmo após transplante hepático. O diagnóstico da infecção aguda é realizado pela detecção do VHC pela técnica de cadeia em polimerase (PCR).

A infecção pelo VHD é demonstrada pela presença do anticorpo anti-VHD. Parece que a infecção pelo VHD tem pouco papel na etiologia de HF na infância.

A infecção pelo VHE é grave em pacientes grávidas, podendo chegar a 20% de casos que evoluem para HF. Na infância, não há casos descritos de evolução fulminante.

A infecção pelo(s) vírus não A-não B, não C e não E parece ser responsável por evolução fulminante em aproximadamente 20% dos casos nos EUA.

Com exceção do período neonatal, outros agentes virais raramente são causa de HF.

PATOGENIA

A compreensão da patogênese na HF é ainda limitada. Na infância, na maioria dos casos, o agente é desconhecido e, mesmo quando se sabe, o mecanismo no qual o(s) agente(s) produz(em) o dano e a morte dos hepatócitos ainda é obscuro.

Quadro 72.1 – Causas de IHA mais freqüentes nas diferentes idades.

PERÍODO NEONATAL	
Infecção viral e bacteriana	Herpesvírus, echovírus, adenovírus, vírus Epstein-Barr, vírus da hepatite B, Coxsackie A e B, citomegalovírus, hepatite não A-não B, septicemia
Doença metabólica	Galactosemia, frutosemia, tirosinemia, síndrome de Zellweger, hemocromatose neonatal, deficiência de α_1-antitripsina, defeitos na cadeia dos citocromos
Outras	Hepatite neonatal idiopática
Insuficiência vascular	Cardiopatia congênita/cirurgia cardíaca, asfixia grave, miocardite
LACTENTE	
Infecção viral e bacteriana	Vírus das hepatites A, B, C, D, E, não A-não B, não C, não E, vírus Epstein-Barr, citomegalovírus, herpesvírus, septicemia
Drogas	Acetaminofeno, valproato, isoniazida, rifampicina, halotano, propiltiouracil, agentes antiinflamatórios não-esteróides, flucloxacilina
Toxinas	*Amanita phalloides*, fósforo, CCl4
Insuficiência vascular	Cardiopatia congênita, miocardite viral, outras miocardiopatias, cirurgia cardíaca
Doença metabólica	Degeneração cérebro-hepática
Outras	Síndrome de Reye, leucemia aguda, linfomas, infiltração maligna
PRÉ-ESCOLARES E ESCOLARES	
Infecção viral e bacteriana	Vírus das hepatites A, B, C, D, E, não A-não B, não C, não E, vírus Epstein-Barr, citomegalovírus, herpesvírus, septicemia
Drogas	Idem a lactentes
Toxinas	*Amanita phalloides*, fósforo, CCl4
Insuficiência vascular	Cardiopatia congênita, miocardite viral, outras miocardiopatias, cirurgia cardíaca
Outras	Síndrome de Reye, leucemia aguda, linfomas, infiltração maligna
ADOLESCENTES	
Infecção viral	Vírus das hepatites A, B, C, D, E, não A-não B, não C, não E, vírus Epstein-Barr, citomegalovírus, herpesvírus
Drogas e toxinas	Idem a lactentes
Doença metabólica	Doença de Wilson, esteatose aguda da gravidez
Insuficiência vascular	Cardiopatia congênita, miocardite viral, outras miocardiopatias, cirurgia cardíaca, síndrome de Budd-Chiari
Outras	Síndrome de Reye, leucemia aguda, linfomas, infiltração maligna

A suscetibilidade do hospedeiro ao dano hepático é determinada por vários fatores: idade, estado e diversidade da resposta imune. Os recém-nascidos são mais suscetíveis às infecções pelos herpesvírus, e os lactentes e as crianças maiores, às infecções pelo VHA e VHB.

Além disso, na infecção causada por vírus a concomitância de agentes infecciosos, a virulência da cepa infectante, o tamanho do inóculo são hipóteses para explicar a evolução para IHA. A concomitância do vírus da hepatite A e B, o encontro do antígeno delta em portadores crônicos do VHB ou mesmo quando adquirido simultaneamente ao VHB fortalece a primeira hipótese (30 a 70% dos casos de hepatite B fulminantes estão associados ao antígeno delta).

Em relação ao tamanho do inóculo, nos casos exclusivamente de hepatite pelo VHA, há evidência de que nas formas graves a quantidade de vírus infectante seja muito alta. Diferentes respostas imunológicas do hospedeiro são provavelmente as responsáveis pela determinação de formas graves de hepatite pelo VHB. O AgHBs é clareado muito mais rapidamente nas formas fulminantes, havendo aparecimento precoce de anticorpos anti-HBc e anti-Hbe no soro.

O mecanismo patogenético nas infecções virais pode ser de efeito citopático direto (mais raramente) ou induzido por uma resposta imune que leva a dano celular grave. O dano pode ser tão grave que leva à perda da viabilidade celular. Isto se deve principalmente à lesão da membrana com perda de fatores solúveis das células. Em conseqüência, ocorre influxo de íons cálcio para dentro das células lesadas e inicia a via final da necrose celular.

Certos eventos que ocorrem após o início da necrose celular podem potencializar o efeito do agente sobre a função hepatocelular. Por exemplo, endotoxinas circulantes podem ser detectadas na circulação de pacientes com IHA. A fonte provavelmente é intestinal e deve-se à falência do sistema imune. As endotoxinas podem causar necrose hepatocelular e coagulação intravascular, amplificando os eventos e levando à HF. Fator de necrose tumoral (TNF) pode ser o provável mediador de choque endotóxico.

A síndrome de Reye, embora de causa desconhecida, acomete principalmente crianças; trata-se de um processo que afeta as mitocôndrias e que leva a uma diminuição transitória na atividade de enzimas das mitocôndrias com reflexos no metabolismo de gorduras, hidratos de carbono e compostos nitrogenados.

Em erros inatos do metabolismo, o acúmulo de produtos do metabolismo da galactose, da frutose, da tirosina e do ferro ocasiona lesões hepáticas graves.

Em casos de obstrução das veias hepáticas, como na síndrome de Budd-Chiari, independente da causa primária, o fluxo venoso hepático diminui acentuadamente, podendo acarretar necrose hepática por vezes maciça.

A hepatite auto-imune pode-se apresentar como um quadro clínico sugestivo de hepatite aguda grave, podendo ter evolução fatal em poucas semanas; ocorre intensa necrose de hepatócitos com infiltrado inflamatório linfocitário.

Certas drogas induzem IHA por sua ativação metabólica pelos hepatócitos. Tal ativação pode levar à formação de metabólitos que se ligam covalentemente a importantes macromoléculas celulares. Indução de enzimas metabolizadoras de drogas (por exemplo, fenobarbital) pode amplificar esse efeito. Além disso, os efeitos hepatotóxicos dos metabólitos das drogas podem ser potencializados pela depleção de substâncias intracelulares com os quais formam conjugados (por exemplo, glutationa).

Intensas hipertermias podem levar à necrose maciça de hepatócitos, seja por isquemia, seja por coagulação intravascular disseminada ou ainda por dano térmico direto aos hepatócitos.

O transplante hepático pode levar à IHA por problemas no fígado do doador durante sua retirada ("harvesting"), não funcionamento primário do fígado, rejeição aguda, infecções hepáticas, isquemia aguda por trombose da artéria hepática associada ou não à trombose da veia hepática ou porta.

A necrose dos hepatócitos pode levar à regeneração hepática. Alguns fatores são mediadores de regeneração hepática como: fator de crescimento epidérmico (EGF), fator α-transformador de crescimento (TGF-α) e fator de crescimento dos hepatócitos (hHGF). Níveis elevados destes fatores, principalmente hHGF, são influenciados pelo tipo e pelo grau de dano celular. Na HF parece haver liberação dos fatores acima citados ou de fatores que inibem a replicação celular. Estes inibiriam a replicação do DNA, cujo mecanismo ainda é obscuro. A presença contínua de agentes pode levar à necrose dos hepatócitos que eventualmente estariam se regenerando. O balanço entre a regeneração e a morte hepatocelular é que vai determinar o curso final de hepatite aguda grave.

QUADRO CLÍNICO

As manifestações clínicas da IHA podem-se desenvolver de forma gradual ou abruptamente, acometendo múltiplos órgãos. O quadro clínico pode-se iniciar com sintomas leves como mal-estar, mialgia, náuseas e vômitos e, na maioria das vezes, caracteriza-se por icterícia rapidamente progressiva, colúria, anorexia, febre. O *fetor hepaticus* aparece em quase todos os casos. No início pode não haver manifestações neurológicas e após alguns dias manifesta-se com letargia, às vezes alucinações (Quadro 72.2). Raramente ocorre diátese hemorrágica. É freqüente o paciente chegar ao hospital sonolento, confuso, com incontinência e rapidamente evoluir para coma hepático, podendo atingir grau máximo, não-responsivo a estímulos.

Ao exame físico podemos encontrar hepatomegalia ou fígado de tamanho normal ou diminuído. Nos casos em que há hepatomegalia, durante a evolução da IHA, pode ocorrer redução progressiva do fígado. A presença de esplenomegalia sugere hepatopatia crônica prévia. Às vezes, pode ocorrer hipertensão portal de forma aguda com esplenomegalia, sem doença hepática prévia.

EXAMES LABORATORIAIS

Testes bioquímicos

Bilirrubinas – os níveis de bilirrubinas elevam-se progressivamente à custa de bilirrubina direta e também indireta. O aumento da fração indireta sem hemólise indica insuficiência hepática grave.

Aminotransferases – no início podem estar bastante elevadas, e em poucos dias diminuir abruptamente, chegando a níveis normais, principalmente quando há necrose hepática maciça. Já nos casos de doenças metabólicas, como doença de Wilson e tirosinemia, em geral os níveis são pouco elevados.

Glicemia – geralmente há hipoglicemia, principalmente na infância, sendo muitas vezes persistente e de difícil correção.

Quadro 72.2 – Estadiamento da encefalopatia hepática.

Graus	Manifestações mentais	EEG	"Flapping"
I (leve)	Raciocínio lento, confusão mental, fases de euforia ou depressão, irritabilidade, alteração do ritmo do sono, mudanças de personalidade, fases de ausência, apraxia constitucional	Supressão generalizada do ritmo α	Raro
II (moderado)	Acentuação do grau I, letargia, comportamento impróprio, desorientação intermitente, alteração da fala, sonolência	Alterações grosseiras, ondas com ritmo lento (atividade teta)	Freqüente
III (grave)	Sonolento mas responsivo, desorientação no tempo e no espaço, intensa confusão mental, incapacidade de escrever, períodos de coma respondendo a estímulos dolorosos	Ondas com atividade de teta e trifásicas	Contínuo
IV (coma)	Coma profundo, podendo responder ou não a estímulos dolorosos	Aparecimento de ondas delta	Impossível de ser pesquisado

Eletroforese de proteínas plasmáticas – a albumina sérica em níveis normais tende a cair com a progressão da doença. Quando seu nível inicial for baixo ou se os níveis de gamaglobulina estiverem elevados, suspeitar de doença hepática prévia.

Amônia – seu nível sangüíneo está geralmente elevado (2 a 8 vezes o valor normal).

Fatores de coagulação e valores hematológicos – os fatores de coagulação estão sempre alterados. O tempo de protrombina está elevado e não responde à administração de vitamina K. Há queda dos fatores sintetizados pelo fígado (I, II, V, VII, IX e X). Os níveis de plaquetas freqüentemente estão diminuídos, e os leucócitos, com valores aumentados ou diminuídos.

Uréia e creatinina – os níveis de creatinina sérica e o débito urinário são os melhores parâmetros para avaliação da função renal do que a uréia sérica. Isso se deve à menor síntese de uréia pelo fígado na IHA e complicações associadas que elevam sua concentração plasmática. Os níveis de creatinina podem estar elevados em decorrência de complicações renais secundárias.

Eletrólitos – freqüentemente há anormalidades nos níveis séricos de sódio, potássio, cálcio, fósforo e magnésio (ver mais adiante em complicações).

Gasometria arterial – vários distúrbios metabólicos são encontrados no paciente com IHA: alcalose respiratória, acidose metabólica e respiratória, geralmente associada com hipoxemia. A acidose láctica é comum devido à falência da neoglicogênese hepática e ao aumento do metabolismo anaeróbio.

Eletroencefalograma (EEG)

Na IHA, o EEG deve ser realizado freqüentemente, sendo útil para monitorizar o estado clínico e neurológico do paciente, facilita alterações precoces na terapêutica e determina o prognóstico. As alterações observadas no EEG não são específicas de falência hepática e geralmente precedem a piora clínica. Não há sempre correlação entre a gravidade da encefalopatia avaliada clínica e eletroencefalograficamente. Acentuação das anormalidades observadas no traçado pode estar associada com súbita piora clínica (ver Quadro 72.2).

Potencial evocado visual (PEV)

Trata-se de um método não-invasivo que quantifica a função do SNC, tem alta especificidade, sendo útil na hepatite fulminante, permitindo a monitorização dos pacientes que recebem antagonistas do complexo receptor GABA-benzodiazepínico. A técnica baseia-se na realização de estímulos visuais aferentes aplicados sob a forma de "flashes" de luz no qual o sistema nervoso central responde através da geração de descargas sincrônicas pela rede de neurônios. Os eventos neuronais medidos por esta técnica refletem a sucessão de alterações dos potenciais de membranas de neurônios situados no córtex cerebral.

Pesquisa da etiologia

Deve-se levar em consideração a faixa etária, os fatores epidemiológicos e ambientais, a história de ingestão de drogas, familiar e da moléstia atual (Quadros 72.1 e 72.3).

COMPLICAÇÕES

ENCEFALOPATIA

A presença de encefalopatia pode ser verificada no início do quadro clínico de hepatite, mesmo antes do aparecimento da icterícia. É essencial componente no diagnóstico da HF, e, portanto, ocorre em 100% dos casos. Os sintomas neuropsiquiátricos são muitos e di-

Quadro 72.3 – Exames laboratoriais para pesquisa etiológica de IHA.

Agentes infecciosos

Sorologias para VHA, VHB, VH não A-não B (vírus da hepatite C pós-transfusional ou esporádica), hepatite delta, citomegalovírus, vírus Epstein-Barr, herpes simples

Doenças metabólicas
- Pesquisa de substâncias redutoras e cromatografia de açúcares na urina
- Teste do nitrosonaftol, dosagem de succinilacetona ou succinilacetoacetado na urina
- Dosagem de ferritina sérica
- Dosagem de α_1-antitripsina sérica e fenotipagem para α_1-antitripsina
- Ceruloplasmina sérica, dosagem de cobre urinário e pesquisa do anel de Kayser-Fleischer

Outros

Pesquisa de auto-anticorpos séricos: FAN, anticorpos antimúsculo liso (antiactina e antimicrossomo fígado-rim)

---

versificados; desenvolvem-se rapidamente, podendo evoluir para o coma em horas ou dias. Isto torna difícil o manuseio desses pacientes, traduzindo-se por uma situação clínica na qual o prognóstico é quase sempre reservado e grave. As alterações consistem desde distúrbios leves da personalidade, mudanças no ritmo do sono, até graves confusões mentais, delírio, intensa sonolência, convulsões, estupor e coma. Em lactentes, torna-se difícil o diagnóstico clínico, porém pode ocorrer irritabilidade ou apatia. Já a partir da faixa pré-escolar as manifestações clínicas são semelhantes às dos adultos (ver Quadro 72.2), ou ainda apresentam involução no comportamento, tornando-se mais infantilizados, querendo mais atenção e respondendo inapropriadamente quando solicitados. "Flapping", menos específico do que o *fetor hepaticus* é o sinal neurológico mais comum, porém não é freqüentemente detectado nos estágios mais precoces da encefalopatia e também em crianças. Os reflexos tendíneos estão normais inicialmente, nos estágios II e III estão mais ativos e com respostas plantares extensoras bilaterais; no estágio IV, estão ausentes. Os reflexos oculoencefálicos e oculovestibulares apresentam-se preservados, a não ser nas complicações como edema cerebral com herniação.

A encefalopatia hepática (EH) associada à IHA é uma síndrome clínica caracterizada por disfunção cerebral em conseqüência de necrose hepática aguda e/ou inflamação de grau elevado, ocasionando primariamente anormalidades metabólicas, sendo as alterações anatômicas insuficientes para explicar essas manifestações potencialmente reversíveis. A EH progride por meio de estágios que são muito variáveis, podendo chegar desde um estado de confusão mental até coma em horas ou dias (ver Quadro 72.2). A taxa de mortalidade no grau máximo (IV) é de 80%. A escala para graduação da EH associada à IHA foi realizada basicamente para pacientes adultos. Em crianças, particularmente recém-nascidos e lactentes, é de pouco valor em virtude da dificuldade das avaliações nas manifestações clínicas.

Os conhecimentos atuais a respeito da fisiopatologia da EH provêm de estudos realizados em pacientes adultos e principalmente de trabalhos com animais de experimentação. Os principais mecanismos são:

a) acúmulo de substâncias neurotóxicas ou neuroativas no cérebro devido ao prejuízo da função de filtro do fígado, como amônia, aminoácidos e seus produtos (falsos neurotransmissores), mercaptanos, ácidos graxos, fenóis, neurotransmissores (serotonina, catecolaminas, glutamato-aspartato) e substâncias que interagem com o complexo receptor do ácido aminobutírico (GABA);

b) diminuição da função hepática altera o perfil dos aminoácidos do plasma, resultando em acúmulo de falsos neurotransmissores e depleção de neurotransmissores verdadeiros;

c) aumento dos níveis de substâncias neuroinibidoras, tais como ácido gama-aminobutírico (GABA) no tecido cerebral.

Estudos realizados com animais de experimentação mostraram que na IHA não ocorre prejuízo no metabolismo energético cerebral.

A amônia é produzida no trato gastrintestinal pela ação de bactérias colônicas e das enzimas da mucosa sobre as proteínas endógenas e exógenas. Níveis elevados de amônia sangüínea resultam da falha do fígado em converter a amônia em uréia devido à deficiência enzimática ou necrose hepatocelular. O sangramento digestivo pode provocar elevação acentuada dos níveis de amônia sangüínea.

A amônia é neurotóxica. Em animais produz sintomas cerebrais, incluindo convulsões, coma e óbito. Pacientes com doença hepática ou "shunt" portossistêmico podem responder à administração de amônia com desenvolvimento de sintomas indistinguíveis do coma hepático.

No cérebro, a amônia pode induzir alterações no transporte de aminoácidos sangue-cérebro, diminuição da concentração cerebral de glutamato (aminoácido neurotransmissor excitatório e alterações do metabolismo energético cerebral). Além disso, a amônia altera diretamente a atividade neuronal elétrica inibindo a geração de potenciais inibitórios e excitatórios pós-sinápticos.

Além da amônia, várias neurotoxinas, tais como mercaptanos, ácidos graxos de cadeia curta e ácidos fenólicos, podem produzir HF por suas interações sinergísticas no SNC. A toxicidade destas substâncias são potencializadas na presença de hipoglicemia, hipovolemia, hipoxemia e hipocalemia.

Os pacientes com insuficiência hepática têm perfil de aminoácidos plasmáticos alterado, caracterizado por níveis elevados de metionina e aminoácidos aromáticos (fenilalanina, tirosina e triptofano) e níveis diminuídos de aminoácidos de cadeia ramificada (leucina, isoleucina e valina). Na hepatite fulminante, ocorre elevação dos níveis de todos os aminoácidos, exceto os de cadeia ramificada. A elevação da amônia cerebral provoca aumento da conversão de glutamato em glutamina; o decréscimo da razão aminoácidos ramificados/aminoácidos aromáticos no sangue, associado ao aumento de glutamina cerebral, promove o influxo de aminoácidos aromáticos para o cérebro com efluxo da glutamina, resultando em aumento do conteúdo de aminoácidos aromáticos no cérebro, os quais são precursores de falsos neurotransmissores (octopamina, feniletanolamina). Estes diminuem a excitação neural.

A alteração nas concentrações das substâncias neurotransmissoras resulta no acúmulo de fracos "falsos" neurotransmissores (octopaminas, serotonina, histamina e feniletanolamina) e dos neurotransmissores inibitórios (GABA e glicina) dentro do cérebro. Estas substâncias prejudicam a neurotransmissão deslocando os neurotransmissores excitatórios (norepinefrina e dopamina) dos sinaptossomos das terminações nervosas pré-sinápticas.

EDEMA CEREBRAL

É uma complicação neurológica freqüentemente encontrada em mais de 80% dos casos, sendo a maior causa de morte na IHA. Os sinais de hipertensão intracraniana só se tornam aparentes quando a pressão intracraniana (PIC) é maior do que 30mmHg e em conseqüência há diminuição da perfusão cerebral e evolução para herniação infratentorial cerebral. O aumento na pressão intracraniana resultaria da expansão de pelo menos um dos três maiores compartimentos dentro do crânio: o fluido cerebroespinal, o volume sangüíneo ou o tecido cerebral que correspondem a 25%, 5% e 70% do volume intracraniano normal, respectivamente.

O quadro clínico mostra tônus muscular aumentado, mioclono, convulsões focais, diminuição ou abolição dos reflexos fotomotores direto e consensual, posturas de descerebração e decorticação, midríase paralítica, abolição dos reflexos oculocefálico e oculovestibular. As alterações na resposta pupilar são particularmente sinais confiáveis na HIC, principalmente quando o paciente está sob ventilação mecânica cujos outros sinais estão mascarados pelo uso de drogas musculoparalisantes. Estas alterações podem ser uni ou bilaterais. Quando bilaterais indicam dano cerebral irreversível na maioria das vezes. Na ausência de reflexos oculocefálico e oculovestibular, o dano é sempre irreversível.

COAGULOPATIA

Na IHA ocorre diminuição da síntese hepática tanto dos fatores de coagulação (I, II, V, VII, IX e X) como dos fatores fibrinolíticos. O aumento do tempo de protrombina é um índice sensível de disfunção hepática, porém como a meia-vida é 2,8-4,4 dias, pode demorar para se alterar. Já os fatores V e VII como têm meia-vida curta, 12-15 horas e 2-6 horas, respectivamente, alteram-se muito precocemente. Assim, o fator VII, com meia-vida de 2 horas, é o primeiro fator depletado na disfunção hepatocelular grave e é o primeiro a se normalizar com a melhora da função do fígado. Nível baixo de fator V indica diminuição de síntese hepática independente de vitamina K.

Plaquetopenia ocorre em cerca de 50% dos casos em adultos e 70% em crianças. Podem ocorrer alterações de agregação e da morfologia da membrana das plaquetas por:
1. ativação do receptor do fibrinogênio glicoproteína IIb/IIIa, seguida de exposição de colágeno ou estímulo do ADP ou trombina;
2. ligação do receptor glicoproteína Ib/IX da plaqueta ao colágeno subendotelial pelo fator von Willebrand (proteína mutimérica sintetizada pelas células endoteliais e megacariócitos);
3. alteração na composição dos fosfolípides da membrana das plaquetas;
4. ativação das fosfolipases das membranas das plaquetas e produção de tromboxano A_2 – potente agregador plaquetário e vasoconstritor.

O resultado final é que se formam inicialmente agregados de plaquetas e depois produção de fibrina e de coágulo maduro. Pode ocorrer também alteração da adesão plaquetária por distúrbios do metabolismo do ácido araquidônico, alterações dos lípides plasmáticos, aumento do fator von Willebrand e efeitos da coagulação intravascular disseminada.

Elevação dos níveis de fibrina ou dos produtos de degradação do fibrinogênio e diminuição dos níveis de ativador do plasminogênio, plasminogênio e plaquetas sugerem a coexistência de coagulação intravascular disseminada.

Aproximadamente 70% das crianças com IHA apresentam sangramentos em pele e mucosas, hemorragia no trato gastrintestinal (estômago, duodeno), região retroperitoneal e árvore traqueobrônquica; estes podem ocorrer em qualquer fase da doença, mesmo no período de convalescença do quadro.

DISTÚRBIOS RESPIRATÓRIOS

Alterações ventilatórias e trocas gasosas são freqüentes. Deve-se a aumento da PIC, distúrbios metabólicos ou anormalidades pulmonares locais.

Observa-se comumente hipoxemia decorrente da depressão do centro respiratório. Esta pode ser exacerbada na presença de complicações respiratórias como pneumonia, atelectasia, edema pulmonar, aspiração gástrica e menos freqüentemente a problemas de ventilação-perfusão por defeitos de perfusão-difusão, hemorragias pulmonares ou fraqueza muscular respiratória secundária a hipofosfatemia.

A presença de "shunt" intrapulmonar também contribui para a hipoxemia na hepatite fulminante e desaparece na fase de recuperação.

Em estágios precoces do quadro (graus II e III) pode ocorrer hipocapnia e hiperventilação, resultando em alcalose respiratória. Pacientes em coma grau IV desenvolvem hipoventilação, hipoxia e hipercapnia. A gasometria arterial revela geralmente distúrbio misto com acidose respiratória e metabólica. Pode ocorrer aumento da ventilação por hipoxia transitória, porém esta não se mantém se a hipoxia for prolongada.

Infecções pulmonares freqüentemente complicam o curso da HF. Os fatores envolvidos são edema pulmonar, intubação, ventilação mecânica, deficiências imunológicas. Os agentes mais freqüentemente encontrados são: *Staphylococcus aureus*, germes entéricos gram-negativos, *Pseudomonas* sp. e *Candida*.

DISTÚRBIOS CARDÍACOS

Arritmias cardíacas são freqüentemente observadas: taquicardia sinusal, extra-sístoles ventriculares, bloqueios e bradiarritmias decorrentes de alterações na oxigenação das fibras de condução miocárdica nos níveis séricos de potássio e hidrogênio. O edema cerebral pode contribuir para as alterações cardíacas na hepatite fulminante por inibição do centro vasomotor.

HIPOTENSÃO

Alterações hemodinâmicas graves são freqüentes na HF, como a hipotensão refratária à reposição de volume e a drogas por resistência vascular diminuída. É comum ocorrer evidências clínicas, como extremidades quentes, rubor facial, eritema de mãos e pés, apesar de o paciente estar hipotenso. Pode ocorrer distúrbio da microcirculação, com agrupamento de vasos e "shunts" de sangue fora do tecido respiratório, de modo a diminuir a distribuição de oxigênio tecidual. A hipoxia tecidual leva a acúmulo de ácido láctico e, conseqüentemente, acidose metabólica. Esta acidose é exacerbada pela diminuição do "clearance" hepático de lactato e aparecimento de insuficiência renal.

Em cerca de 40% dos pacientes pode ser explicada pela presença de hemorragia, bacteriemia, anormalidades cardíacas ou respiratórias, perfusão extracorpórea ou estado pré-terminal. A causa da hipotensão não é óbvia nos casos restantes. O débito cardíaco tende a ser elevado e a resistência periférica a ser baixa e está associada à venodilatação.

A vasodilatação periférica que aparece leva à baixa perfusão tecidual e ao uso reduzido de O_2 disponível.

DISFUNÇÃO RENAL

A insuficiência renal (IR) é um achado freqüente, podendo ser pré-renal, secundária à necrose tubular aguda ou funcional. Nessas condições, há diminuição do "clearance" de creatinina. A elevação da uréia sérica por si só não significa insuficiência renal, pois pode ocorrer na desidratação ou por absorção de componentes nitrogenados pelo intestino após hemorragia do tubo digestivo. Por outro lado, a uréia sérica pode estar baixa devido à menor síntese pelo fígado. Clinicamente, pode ocorrer oligúria e anúria.

A IR pré-renal ocorre por diminuição do volume plasmático efetivo em decorrência de desidratação, escape de fluidos para o espaço extravascular, uso inapropriado de diuréticos de alça. A desidratação é devida a vômitos, diarréia e hemorragias.

A IR por necrose tubular aguda é conseqüência de hipotensão, icterícia obstrutiva que potencializa o dano renal anóxico, aminoglicosídeos que agem sinergicamente com as endotoxinas presentes na IHA, uso de diuréticos (furosemida).

DISTÚRBIOS HIDROELETROLÍTICOS

Hiponatremia está freqüentemente presente, resultante de hemodiluição e da falência da bomba de Na^+ e K^+. A retenção renal de sódio aumentada em pacientes com IHA comumente se associa a hipocalemia clinicamente significativa. A ingestão inadequada de diuréticos, principalmente os de alça (furosemida), predispõe à hiponatremia e à hipocalemia. Esta pode exacerbar o quadro de encefalopatia hepática. Fatores iatrogênicos como administração de soluções salinas hipotônicas podem predispor à hiponatremia. A hipernatremia é menos comum e geralmente resulta de fatores iatrogênicos, principalmente o uso de lactulose.

Hipocalemia é freqüente na HF devido ao aumento da retenção de sódio pelos rins em decorrência de vários mecanismos, dentre eles hiperaldosteronismo secundário, vômitos, sucção nasogástrica contínua, uso abusivo de diuréticos. Ocasionalmente, hipercalemia é observada em virtude da necrose hepática maciça ou hemólise.

Hipocalcemia e hipomagnesemia são achados comumente encontrados.

DISTÚRBIO ÁCIDO-BÁSICO

Vários distúrbios estão associados à HF. Uma característica comum é a hiperventilação que pode provocar alcalose respiratória ainda nos estágios precoces da HF. É causado por hiperventilação central.

A necrose hepática maciça, especialmente na presença de hipotensão, pode resultar em acidose metabólica com acúmulo de ácido láctico, piruvato, acetoacetato, citrato, succinato, fumarato e ácidos graxos livres. A cetose é geralmente mínima. A utilização de sangue com citrato pode contribuir para a acidose. Falência de preservar a pressão arterial e a perfusão tecidual resulta em hipoxia e metabolismo anaeróbio com produção de lactato. A IR pode contribuir para a acidose metabólica.

A depressão do centro respiratório decorrente da presença de toxinas circulantes ou de edema cerebral com ou sem herniação ou uma infecção respiratória associada pode levar à hipercapnia e à acidose respiratória.

HIPOGLICEMIA

Freqüentemente complica a IHA em crianças. Os depósitos de glicogênio são depletados e a gliconeogênese está comprometida quando a necrose hepática é maciça. Alterações nas concentrações séricas de insulina, glucagon e hormônio de crescimento e infecção bacteriana secundária podem contribuir para a patogênese da hipoglicemia. A hiperinsulinemia que aparece na HF parece estar relacionada a um aumento da secreção mais do que à diminuição do "clearance" de insulina. Hipoglicemia refratária apresenta implicação prognóstica grave e freqüentemente está associada ao óbito.

INFECÇÕES

Pacientes com IHA têm maior incidência de infecções, cerca de 80% dos casos em adultos e 50% em crianças, cujos agentes podem ser bacterianos ou fúngicos. O uso de cateter intravenoso, sonda vesical e tubo endotraqueal predispõe à infecção. Bacteriemia, infecções do trato respiratório e urinário são as mais freqüentes e, segundo alguns autores, há predomínio de germes gram-positivos e segundo outros, de germes gram-negativos.

A predisposição às infecções bacterianas deve-se à menor atividade da enzima Na^+-K^+-ATPase dos leucócitos, à diminuição na capacidade de ativação das vias clássica e alternada do sistema complemento, à diminuição da migração do neutrófilo ou ainda ao uso de corticosteróides. Há também menor capacidade quimiotática de neutrófilos e opsonizante do soro, além de uma menor capacidade fagocitária das células de Kuppfer e do SRE hepático para bactérias a partir da circulação portal e sistêmica na IHA. Defeitos na atividade de Na^+-K^+-ATPase em leucócitos podem causar anormalidades em leucócitos, já que o fluxo Na^+-K^+ é importante na locomoção celular. Há defeito na expressão ou bloqueio dos receptores de integrina em leucócitos pela fibronectina ou pelos fragmentos de fibrina resultando em CIVD.

A fibronectina, importante opsonina para micropartículas circulantes, tem papel também na formação de "plug" hemostático e na integridade do citoesqueleto; baixos níveis são encontrados na hepatite fulminante por menor síntese pelo fígado e consumo no processo fagocítico.

Foram evidenciados altos níveis de fator de necrose tumoral (TNF) e interleucina-1 *in vitro*, liberados de monócitos e macrófagos de pacientes com HF. A liberação destas citoquinas em decorrência da septicemia ou da endotoxemia pode mediar os múltiplos danos na HF.

OUTRAS COMPLICAÇÕES

Pancreatite ocorre em pequena porcentagem de casos. Depressão da medula óssea pode afetar todos os componentes ou somente uma das séries; é rara e geralmente irreversível. Ascite surge como complicação tardia; quando aparece precocemente, é sinal de mau prognóstico.

TRATAMENTO

O manuseio do paciente com hepatite fulminante é complexo, exigindo-se internação em uma unidade de terapia intensiva. Aqueles em coma graus 3 e 4 devem ser transferidos para serviços especializados, em que seja possível a realização de eventual transplante hepático.

As bases terapêuticas estão fundamentadas na aplicação de medidas que previnam ou tratem as complicações que quase sempre se fazem presentes (Quadro 72.4).

Quadro 72.4 – Fatores que agravam a encefalopatia hepática.

Sangramentos digestivos	Uremia
Hipovolemia	Infecções
Hipocalemia	Alta ingestão protéica
Hipoglicemia	Obstipação intestinal
Sedativos e anestésicos	

Monitorização do paciente

É feita observando-se os seguintes itens:

1. Exame físico geral e especial evolutivo do paciente visando o aparelho cardiovascular, respiratório, sistema nervoso central e mensuração do fígado por meio da percussão e da palpação.
2. Monitorização dos sinais vitais e débito urinário a cada hora e do peso 1 a 2 vezes por dia.
3. Monitorização cardiovascular e respiratória.
4. Balanço hidroeletrolítico a cada 6-12 horas.
5. Eletrólitos séricos, glicemia, gases arteriais, osmolaridade sangüínea e urinária, hemograma completo, amonemia, bilirrubina total e frações no soro, uréia e creatinina séricas, aminotransferases plasmáticas e tempo de protrombina – todos de caráter diários.
6. Glicose plasmática: por meio do uso de Dextrostix – a cada hora, colhendo-se glicemia para a confirmação sempre que necessário.
7. Eletroencefalograma ou potencial evocado visual – deve ser realizado freqüentemente.

8. Monitorização da pressão intracraniana usando-se parâmetros clínicos (escala de Glasgow) e laboratoriais como a medida feita por meio de um eletrodo implantado no espaço extradural do paciente.

Procedimentos

1. Passagem de sonda nasogástrica, com drenagem gravitacional.
2. Sondagem vesical.
3. Instalação de cateter venoso central através da passagem de um Intracath® ou de uma dissecção de veia.
4. Cateterização arterial ou monitorização não-invasiva para controle da pressão arterial média.
5. Oxigenação, intubação endotraqueal e ventilação mecânica sempre que necessário.
6. Esterilização da flora intestinal – alterando-se a flora intestinal, ocorre menor produção e absorção de amônia e outras aminas intestinais. Pode-se usar sulfato de neomicina, lactulose ou lactitol. A dose de neomicina recomendada é de 50 a 100mg/kg/dia dividida em 4 doses, durante poucos dias, já que esta droga pode provocar oto e nefrotoxicidade. Dá-se preferência à lactulose, dissacáride sintético não-absorvível e hidrolisado no ceco pela ação bacteriana, que resulta em ácido láctico e acético, produzindo diarréia ácida. O mecanismo de ação é, portanto, reduzir o pH do cólon, diminuindo a absorção de amônia e de aminoácidos aromáticos. A dose utilizada é de 1ml/kg/dose por via oral 3 vezes ao dia, aumentando-se a dose até obter pelo menos 3 evacuações por dia. O lactitol é tão eficaz quanto a lactulose e mais bem tolerado por ser menos doce. Recomenda-se no início do tratamento o esvaziamento do cólon por meio de enemas.
7. Cuidados gerais solicitados em unidades de terapia intensiva; vigilância constante, mudança ativa e constante de decúbito, fisioterapia respiratória e higiene geral.

Dieta, fluidos e eletrólitos

1. Manter o paciente em jejum. Não administrar proteínas ou aminoácidos.
2. Introduzir alimentação parenteral com soluções de aminoácidos de cadeia ramificada quando o nível de albumina começar a diminuir.
3. Uso de glicose hipertônica variando de 10 a 50% para manter a glicemia ao redor de 90-100mg/dl.
4. Suplementação de potássio, cálcio e magnésio por via oral ou intravenosa quando necessário.
5. Cuidado com a administração de fluidos e sódio.

Encefalopatia e edema cerebral

A terapêutica da encefalopatia refere-se à profilaxia dos fatores que a agravam, ao uso de dieta restrita em proteínas ricas em aminoácidos de cadeia ramificada e à esterilização da flora intestinal. Drogas sedativas devem ser evitadas, particularmente diazepam e paraldeído. Alguns autores preconizam pequenas doses de lorazepam ou oxazepam em pacientes com graves distúrbios motores e de comportamento. Evita-se o uso de anti-histamínicos H_1, que são encontrados em drogas antieméticas e em beta-bloqueadores.

A monitorização do edema cerebral é feita por meio de:

1. Observação de alterações de comportamento, resposta verbal, reflexos fotomotores direto e consensual, respostas oculocefálicas e oculovestibulares, postura de descerebração e decorticação, padrão respiratório e níveis pressóricos arteriais.
2. Medida invasiva da pressão intracraniana através de um cateter extradural permitindo rápido tratamento nas elevações da PIC antes de ocorrerem anormalidades pupilares. Esta medida ajuda a manter a pressão de perfusão cerebral acima de 50mmHg. A monitorização da PIC é muito segura utilizando-se a técnica de Camino, em que 2mm de cateter é introduzido no espaço subdural por uma pequena broca.
3. Monitorização com EEG é útil principalmente quando o paciente está intubado, com drogas paralisantes. O rápido reconhecimento da atividade epileptiforme permitirá o uso de drogas como diazemoles e/ou fenitoínas para minimizar o edema cerebral secundário. Em decorrência desta monitorização há diminuição da saturação de O_2 do bulbo jugular como resultado do aumento do fluxo sangüíneo e consumo de O_2 pelo cérebro.

As medidas antiedema cerebral são:

1. Manter a posição do tronco em um ângulo de 20° da horizontal para maximizar a pressão de perfusão cerebral (PPC). Deve-se evitar rotação, extensão ou flexão acentuada da cabeça, pois isso impede o retorno venoso da cabeça, aumentando a pressão intracraniana, e também evitar estímulos tácteis.
2. Hiperventilação por curto período de tempo parece ser eficaz na diminuição da pressão intracraniana. Ocorre vasoconstrição e diminuição do fluxo sangüíneo cerebral.
3. Uso de manitol a 20% por via intravenosa nos casos em que os níveis de pressão intracraniana estiverem acima de 30mmHg por mais de 5 minutos. Infunde-se 0,25-1g/kg de peso por via intravenosa, em forma de bolo, a cada 10 minutos, podendo-se repetir quantas vezes for necessário, desde que a osmolaridade plasmática não ultrapasse 320mOsm. Antes da infusão, o manitol deve ser filtrado para remover cristais. Nos casos de pressões acima de 60mmHg, o manitol deve ser usado com cautela, já que pode ocorrer efeito paradoxal com elevação ainda maior da pressão intracraniana e morte cerebral. Nos pacientes com oligúria ou

insuficiência renal incipiente, ultrafiltração ou hemodiafiltração arteriovenosa é recomendada para retirar 2-3 vezes o volume de manitol infundido. Tiopentano pode ser útil nos casos resistentes ao manitol.

4. O uso de corticosteróides está contra-indicado na IHA. Em estudos controlados não se demonstrou benefícios em relação ao placebo. Seu emprego em altas doses determina o aparecimento de graves efeitos colaterais, aumentando a taxa de mortalidade.
5. O uso de N-acetilcisteína não tem efeito sobre a PIC. Entretanto, pode impedir ou retardar o desenvolvimento da PIC, pois interfere no aumento do fluxo sangüíneo cerebral.
6. O resfriamento do doente, utilizando-se colchão térmico ou compressas geladas, diminui a pressão intracraniana.

Várias medidas foram propostas ao paciente com hepatite fulminante para dar um suporte biológico temporário, incluindo exsangüineotransfusão, plasmaférese, perfusão com fígado isolado de porco, boi e macaco, circulação cruzada com doadores humanos, hemoperfusão e hemodiálise. Outra técnica usada é a utilização de fígado bioartificial com culturas de células de hepatoblastoma humano. Estes procedimentos podem levar à melhora temporária e devem ser utilizados somente nos pacientes com insuficiência hepatocelular aguda potencialmente reversível e naqueles aguardando o transplante hepático. O objetivo é a remoção de metabólitos tóxicos e manter o paciente vivo até que seu próprio fígado possa funcionar satisfatoriamente. Os resultados dependem, portanto, da capacidade de regeneração do fígado.

Existem várias drogas ainda em experimentação para o tratamento da IHA: L-dopa, insulina e glicose, prostaglandinas e antagonistas dos receptores benzodiazepínicos. Há estudos clínicos mostrando reversão do coma hepático com a administração de flumazenil, antagonista benzodiazepínico. As prostaglandinas são agentes citoprotetores, com grande componente de ácidos graxos poliinsaturados, particularmente a prostaglandina E (PGE) que se encontra em grande quantidade nos hepatócitos. A PGE quando administrada sistemicamente tem múltiplos efeitos nos tecidos musculares, induzindo vasodilatação disseminada, aumento do fluxo sangüíneo, hipotensão, aumento do débito cardíaco, broncodilatação, hipermotilidade intestinal e contrações uterinas. As prostaglandinas administradas exogenamente podem proteger o fígado contra diversas formas de dano celular, incluindo hipoxia, drogas-induzidas, virais e imunológicas. Os estudos ainda estão em andamento, porém alguns autores não indicam as prostaglandinas pelos maus resultados que obtiveram.

O transplante hepático deve ser considerado em pacientes em coma graus 3 e 4. É difícil determinar qual é o momento certo para se realizar este procedimento. Vários critérios foram estabelecidos, sendo os mais conhecidos o do King's College em Londres e o do Clichy em Paris.

Na doença de Wilson, que se manifesta sob a forma fulminante, o transplante hepático está sempre indicado.

Recentemente, uma outra opção é o transplante auxiliar de fígado no qual se preserva o fígado doente e coloca-se próximo o do doador. As vantagens seriam o uso temporário de drogas imunossupressoras até que o fígado do receptor se recupere e se retire o do doador quando este estiver completamente regenerado. Há dois tipos de suporte hepático auxiliar: heterotópico e ortotópico.

Transplante de hepatócitos tem sido pesquisado em animais de laboratório com sucesso parcial. Estes estudos têm documentado a viabilidade dos hepatócitos a longo prazo e a identificação de problemas para se optimizar esta técnica.

Sangramentos

Freqüentemente os pacientes com IHA apresentam sangramentos. O local mais freqüentemente acometido é o trato gastrintestinal.

Dois mecanismos favorecem sua instalação:
1. hipercloridria levando à quebra na barreira mucosa do estômago e do esôfago;
2. distúrbios de coagulação.

A terapêutica recomendada é:
1. uso de antagonistas H_2 (cimetidina, ranitidina) por via intravenosa, para manter o pH gástrico > 5, na dose de 20 a 40mg/kg/dia de cimetidina e 2 a 4mg/kg/dia de ranitidina;
2. uso de plasma fresco e plaquetas em casos de sangramentos graves e de papa de glóbulos vermelhos para manter o hematócrito em torno de 30%. O plasma fresco não deve ser utilizado profilaticamente com a finalidade de repor fatores de coagulação;
3. a utilização de vitamina K por via intravenosa ou intramuscular tem pouco efeito sobre o complexo protrombínico em pacientes com IHA. Entretanto, recomenda-se seu uso diário na dose de 5 a 10mg, por via intramuscular, já que o paciente se encontra em jejum e sob provável antibioticoterapia que desequilibra sua flora intestinal;
4. o uso de heparina pode melhorar os parâmetros de CIVD, porém aumenta o risco de hemorragia.

Insuficiência renal

Os critérios utilizados para a correção dos distúrbios hidroeletrolíticos e ácidos-básicos e para a indicação de diálise nesses pacientes não diferem daqueles utilizados para qualquer paciente grave. O uso de diuréticos pode induzir a hipovolemia, não melhora a função renal, devendo ser utilizados com extrema cautela. É importante excluir agentes que causam insuficiência renal. Devem-se limitar fluidos contendo sódio, pois a maioria dos pacientes demonstra retenção sódica.

A hemodiálise ou a diálise peritoneal não aumenta a sobrevida final. Seu objetivo é permitir a manutenção das condições vitais do doente por tempo mais prolongado, aguardando-se a possibilidade de regeneração hepática ou o transplante hepático. A diálise pode melhorar o quadro de encefalopatia.

O tratamento da hiponatremia deve ser muito cauteloso, pois a administração deste sal pode levar à mielinólise central pontina. Recomenda-se tratar quando os níveis de Na sérico são menores do que 120mmols/l.

Infecções

O paciente com IHA necessita de monitorização microbiológica rigorosa, com culturas diárias de sangue, urina, escarro e ponta de cateteres. Deve-se evitar o uso profilático de antibióticos, mas, tão logo haja evidências bacteriológicas ou clínicas de presença de infecção, o tratamento deve ser iniciado. Embora a presença de leucocitose e febre sejam indicadores úteis de infecção subjacente, sua ausência não exclui a possibilidade de processo infeccioso. A cobertura antibiótica deve ser feita para germes gram-negativos e gram-positivos até o isolamento do agente. Não devemos esquecer de pesquisar também fungos, pois estes são freqüentemente encontrados na HF.

Distúrbios cardiorrespiratórios

O manuseio do paciente com edema pulmonar e com arritmias cardíacas é semelhante àquele dispensado para outras etiologias.

Na hipotensão arterial administram-se expansores de volume, preferencialmente colóides, como a albumina. É freqüente o emprego de dopamina, apesar de sua eficácia ainda não estar bem estabelecida nessa síndrome. Recentemente, Wendon mostrou que a adrenalina e a noradrenalina são efetivas na manutenção da pressão arterial sistêmica. Estas drogas acompanham a queda do consumo de oxigênio como resultado do efeito da perfusão tecidual.

No choque séptico há liberação maciça de óxido nítrico pelas células endoteliais vasculares e musculares. A infusão de pequenas doses de antagonistas LNMMA restauram a pressão arterial.

A infusão de N-acetilcisteína melhora o fluxo sangüíneo e a liberação de O_2 e extração pelos tecidos nas circulações cerebral e sistêmica.

BIBLIOGRAFIA

BERNUAU, J.; RUEFF, B.; BENHAMOU, J.-P. – Fulminant and subfulminant liver failure: definitions and causes. *Semin. Liver Dis.*, **6**:97, 1986.

BERNUAU, J.; SAMUEL, D.; DURAND, F. et al. – Criteria for emergency liver transplantation in patients with acute viral hepatitis and factor V below 50% of normal: a prospective study. *Hepatology*, **14**:49A, 1991.

BUTTERWORTH, R.F. – Hepatic encephalopathy. In Arias, I.M.; Boyer, J.L.; Fausto, N.; Jakoby, W.B.; Schachter, D.A.; Shafritz, D.A. (eds.). *The Liver: Biology and Pathobiology*. 3th ed., New York, Raven Press, Ltd., 1994, p. 1193.

COOPER, A.J.L.; PLUM, F. – Biochemistry and physiology of brain amonia. *Physiol. Rev.*, **67**:440, 1987.

EDE, R.J.; MOORE, K.P.; MARSHALL, W.J. et al. – Frequency of pancreatitis in fulminant hepatic failure using isoenzyme markers. *Gut*, **29**:778, 1988.

EDE, R.J.; WILLIAMS, R. – Hepatic encephalopathy and edema cerebral. *Semin. Liver Dis.*, **6**(2):107, 1986.

ELLIS, A.; WENDON, J. – Circulatory, respiratory, cerebral, and renal derangements in acute liver failure: pathophysiology and management. *Sem. Liver Dis.*, **16**:379, 1996.

FIACCADORI, F.; PEDRETTI, C.; PIZZAFERRI, P. et al. – Insulin and glucagon levels in fulminant hepatic failure in man. *Dig. Dis. Sci.*, **36**:801, 1991.

FIORE, L.; LEVINE, J.; DEYKEN, D. – Alterations of hemostasis in patients with liver disease. In Zakin, D.; Boyer, T.D. (eds.). *Hepatology. A Textbook of Liver Disease*. Philadelphia, W.B. Saunders, 1990, p. 546.

FORBES, A.; ALEXANDER, G.J.; O'GRADY, J.G. et al. – Thiopental infusion in the treatment of intracranial hypertension complicating fulminant hepatic failure. *Hepatology*, **10**:306, 1989.

GAZZARD, B.G.; LEWIS, M.L.; ASH, M.I. et al. – Coagulation factor concentrate in the treatment of the haemorrhagic diathesis of fulminant liver failure. *Gut*, **15**:993, 1974.

GAZZARD, B.G.; RAKE, M.O.; FLUTE, P.T. et al. – Bleeding in relation to hte coagulation defect of fulminant hepatic failure. In Williams, R.; Murray-Lyon, I.M. (eds.) *Artificial Liver Support*. London, Pitman Medical, 1975.

HOOFNAGLE, J.H.; CARITHERS Jr., R.L.; SHAPIRO, C. et al. – Fulminant hepatic failure: summary of a workshop. *Hepatology*, **21**:240, 1995.

MOWAT, A.P. – Fulminant and severe acute liver failure. In Mowat, A.P. (ed.). *Liver Disorders in Childhood*. Butterworth Heinemann, 1994, p. 151.

MUÑOZ, S.J.; ROBINSON, M.; NORTHRUP, B. et al. – Elevated intracranial pressure and computed tomography of brain in fulminant hepatocelular failure. *Hepatology*, **13**:209, 1991.

O'GRADY, J.G.; GIMSON, A.E.S.; O'BRIEN, C.J. et al. – Controlled trials of charcoal hemoperfusion and prognostic in fulminant hepatic failure. *Gastroenterology*, **94**:1192, 1988.

O'GRADY, J.G.; IANGLEY, P.G.; ISOLA, L.M. et al. – Coagulopathy of fulminant hepatic failure. *Semin. Liver Dis.*, **6**(2):159, 1986.

O'GRADY, J.G.; PORTMANN, B.; WILLIAMS, R. – Fulminant hepatic failure. In Schiff, L.; Schiff, E.R. (ed.). *Diseases of the Liver*. Philadelphia, J.B. Lippincott Company, 1993, p. 1077.

O'GRADY, J.G.; SCHALM, S.W.; WILLIAMS, R. – Acute liver failure: redefining the syndromes. *Lancet*, **342**:273, 1993.

PAPPAS, S.C. – Fulminant hepatic failure and the need for artificial liver support. *Mayo Clin. Proc.*, **63**:198, 1988.

PLUM, F.; HINDFELT, B. – The neurological complications of liver disease. In Vinken, B.J.; Bruyn, G.W.; Klawans, H.L. (eds.). *Handbook of Clinical Neurology. Metabolic and Deficiency Diseases in the Nervous System*. New York, American Elsevier Publishing, 1976, p. 349.

PORTA, G.; GAYOTTO, L.C.C.; ALVAREZ, F. – Anti-liver-kidney microsome antibody-positive autoimmune hepatitis presenting as fulminant liver failure. *J. Pediatr. Gastroenterol. Nutr.*, 11:138, 1990.

RAKHMANOVA, A.G.; AMERIKANTSEVA, N.F.; MURADNAZAROVA, T.B. – Bacterial complications in acute hepatic failure in patients with hepatitis B. *Klin. Med.*, 69:77, 1991.

RECORD, C.O.; BUXTON, B.; CHASE, R. et al. – Plasma and brain amino acids in fulminant hepatic failure and their relashionship to hepatic encephalopathy. *Eur. J. Clin. Inv.*, 6:387, 1976.

ROLANDO, N.; HARVEY, F.; BRAHM, J. et al. – Fungal infection: a common, unrecongnized complication of acute liver failure. *J. Hepatol.*, 2:1, 1991.

ROLANDO, N.; HARVEY, F.; BRAHM, J. et al. – Prospective study of bacterial infection in acute liver failure: an analysis of fifty patients. *Hepatology*, 11:49, 1990.

ROZGA, J.; PODESTA, L.; LePAGE, E. et al. – A bioartificial liver to treat severe acute liver failure. *Ann. Surg.*, 219:538, 1994.

ROZGA, J.; WILLIAMS, F.; Ro, M.-S.; NEUZIL, D.F. et al. – Development of bioartificial liver: properties and function of a hollow-fiber module inoculated with liver cells. *Hepatology*, 17:258, 1993.

SMEDILE, A.; FARCI, P.; VERME, G. et al. – Influence of delta infection on severity of hepatitis B. *Lancet*, 2:945, 1982.

SUSSMAN, N.L.; GISLASON, G.T.; CONLIN, C.A. – The hepatix extracorporeal liver assist device: initial clinical experience. *Artificial Organs*, 18:390, 1994.

TAKAHASHI, T.; MALCHESKY, P.S.; NOSE, Y. – Artificial liver: state of the art. *Dig. Dis. Sci.*, 36:1327, 1991.

VALLA, D.; FLEJOU, J.F.; LEBREC, D. et al. – Portal hypertension and ascites in acute hepatitis: clinical, hemodynamic and histological correlations. *Hepatology*, 10:482, 1989.

VILSTRUP, H.; IVERSEN, J.; TYGSTRUP, N. – Glucoregulation in acute liver failure. *Eur. J. Clin. Invest.*, 16:193, 1986.

WENDOM, J.A.; KEAYS, R.; HARRISON, P.M. et al. – Cerebral blood flow and cerebral metabolism in fulminant hepatic failure. *Hepatology*, 19:1407, 1994.

WHITINGTON, P.F. – Fulminant hepatic failure in children. In Suchy, F.J. (ed.). *Liver Disease in Children*. Mosby, Year Book, Inc., 1994, p. 180.

WILKINSON, S.P.; HURST, D.; PORTMANN, B. et al. – Pathogenesis of renal failure in cirrhosis and fulminant hepatic failure. *Postgrad. Med. J.*, 51:503, 1975.

WILKINSON, S.P.; MOODIE, H.; ALAM, A. et al. – Renal retention of sodium in cirrhosis and fulminant hepatic failure. *Postgrad. Med. J.*, 51:527, 1975.

WILLIAMS, R. – Treatment of acute liver failure. In Arroyo, V.; Bosch, J.; Rodés, J. *Treatments in Hepatology*. Barcelona, Masson, S.A., 1995, p. 365.

ZIMMERMAN, H.J. – *Hepatotoxicity: The Adverse Effects of Drugs and Other Chemicals on the Liver*. New York, Appleton-Century-Crofts, 1978.

SINOPSE

INSUFICIÊNCIA HEPÁTICA AGUDA

Insuficiência hepática aguda (IHA) é uma síndrome caracterizada por acometimento da função hepática resultante da necrose aguda de uma grande proporção de hepatócitos ou do comprometimento súbito e grave da função hepatocelular. Hepatite fulminante (HF) é um termo que indica IHA com encefalopatia em pacientes sem evidências de lesão hepática prévia.

As manifestações clínicas da IHA podem-se desenvolver de forma gradual ou abruptamente, acometendo múltiplos órgãos.

O quadro clínico pode-se iniciar com mal-estar, mialgia, náuseas e vômitos. Caracteriza-se por icterícia rapidamente progressiva, colúria, anorexia e febre. *Fetor hepaticus* está quase sempre presente. As manifestações neurológicas evidenciam-se principalmente por letargia e, às vezes, por alucinações. O fígado está aumentado, normal ou diminuído. Diátese hemorrágica raramente ocorre.

Testes bioquímicos indispensáveis para o diagnóstico e a monitorização do paciente incluem: bilirrubinas, aminotransferases, glicemia, eletroforese de proteínas plasmáticas, amônia, fatores de coagulação e valores hematológicos, uréia e creatinina, eletrólitos e gasometria arterial.

Outros exames importantes são: eletroencefalograma, potencial evocado visual e exames para pesquisas da etiologia.

As principais complicações da IHA são encefalopatia, edema cerebral, coagulopatia, distúrbios respiratórios, cardíacos, hidroeletrolíticos e ácido-básicos, disfunção renal, hipotensão, hipoglicemia e infecções.

O manuseio do paciente com IHA é complexo, exigindo internação em UTI. Aqueles em coma graus 3 e 4 devem ser transferidos para serviços especializados, onde seja possível a realização de eventual transplante hepático.

O paciente deve ser completa e cuidadosamente monitorizado.

Esterilizar a flora intestinal utilizando neomicina (50-100mg/kg/dia), lactulose (1mg/kg/dose, VO, 3 vezes por dia, aumentando-se a dose até obter pelo menos 3 evacuações diárias) ou lactitol.

Manter o paciente em jejum. Não administrar proteínas ou aminoácidos. Instituir alimentação parenteral com soluções de aminoácidos quando o nível de albumina começar a diminuir. Administrar glicose hipertônica para manter a glicemia ao redor de 90-100mg/dl.

A terapêutica da encefalopatia refere-se à profilaxia dos fatores que a ajudam, ao uso de dieta restrita em proteínas ricas em aminoácidos de cadeia ramificada e à esterilização da flora intestinal.

As medidas antiedema cerebral inclue posição adequada do tronco, hiperventilação por curto período de tempo, manitol a 20% (0,25-1g/kg) a cada 10 minutos, desde que a osmolaridade não ultrapasse 320mOsm.

O transplante hepático deve ser considerado em pacientes em coma graus 3 e 4. Na forma fulminante da doença de Wilson, o transplante está sempre indicado.

Transplante auxiliar do fígado, no qual se preserva do fígado doente, é uma opção recentemente introduzida.

Seção IX

Emergências Nefrourológicas

Seção IX

Emergências Neurológicas

73

PIELONEFRITE AGUDA

BENITA G. SOARES SCHVARTSMAN
MARIA FERNANDA RAMOS

INTRODUÇÃO

Em condições normais, o trato urinário, com exceção da uretra anterior, é estéril. O termo "infecção do trato urinário" engloba um grupo heterogêneo de condições clínicas em que há crescimento de um número significativo de bactérias em qualquer ponto do trato urinário. Dessa forma, sempre que há acometimento do parênquima e da pélvis renal, a infecção é designada pielonefrite. Sua incidência na infância varia conforme a faixa etária; estima-se que representa cerca de 95% dos casos de infecção do trato urinário no primeiro ano de vida, diminuindo significativamente a partir de então, quando passam a predominar as infecções localizadas no trato urinário inferior (cistites).

É fundamental que se estabeleça o diagnóstico e o tratamento precocemente, visando não só minimizar os possíveis riscos de uma infecção grave, mas também (e principalmente) prevenir o desenvolvimento de cicatrizes renais e suas potenciais conseqüências a médio e longo prazos, tais como a hipertensão arterial sistêmica e a insuficiência renal crônica.

ETIOPATOGENIA

AGENTES ETIOLÓGICOS

As enterobactérias são os principais agentes implicados na pielonefrite, sendo a *Escherichia coli* responsável por 80 a 90% das infecções urinárias em crianças. No sexo masculino, destaca-se ainda a presença de espécies do gênero *Proteus*. Em recém-nascidos, a *Klebsiella* sp. e as várias espécies de enterobactérias são comuns. Em indivíduos imunodeprimidos ou após manipulação do trato urinário, pode-se encontrar *Pseudomonas* sp. e fungos.

A estrutura clonal das *E. coli* é determinada pelos antígenos K (capsulares), O (da parede celular) e H (do flagelo); no entanto, a sorotipagem em geral é feita com base apenas no antígeno O; apesar do enorme número de combinações possíveis entre os três tipos de antígenos, poucos sorotipos O são uropatogênicos, dentre eles o 1, 2, 4, 6, 7, 8, 9, 18, 25, 50 e 75.

VIAS DE INFECÇÃO

Ascendente – evidências clínicas sugerem que a grande maioria das infecções urinárias se desenvolve a partir da contaminação do trato urinário por germes provenientes do reservatório fecal. A colonização prévia do intróito vaginal e tecidos periuretrais, inclusive o prepúcio de meninos não-circuncidados, permite a ascensão destes germes para a bexiga através de adesão ao uroepitélio e ascensão para ureteres, pélvis e parênquima renal (mesmo na ausência de refluxo vesicoureteral), determinando pielonefrite. Diversos fatores relacionados ao hospedeiro e ao agente agressor são responsáveis pela maior suscetibilidade à infecção do trato urinário e serão discutidos posteriormente.

Hematogênica – durante o curso de uma bacteriemia ou sepse, os rins podem ser acometidos, sob forma de focos secundários de infecção. Esta via de infecção renal é, no entanto, rara e tem maior importância no primeiro ano de vida. Atualmente, acredita-se que a grande maioria das infecções do trato urinário ocorra por via ascendente.

FATORES PREDISPONENTES

DO AGENTE AGRESSOR – inúmeros fatores determinarão a virulência da bactéria:

Aderência bacteriana – o primeiro passo para a infecção é a aderência da bactéria a receptores específicos das células uroepiteliais; nesse sentido, dois importantes fatores de virulência, que se inter-relacionam, devem ser citados:

- **Fímbrias tipo P** – presentes nas *E. coli* pielonefritogênicas; conferem às bactérias a capacidade de se aderirem firmemente às células do uroepitélio, mediante o reconhecimento de sua estrutura específica.
- **Hemaglutinação manose-resistente** – as bactérias portadoras das P-fímbrias ligam-se também às hemácias humanas, induzindo hemaglutinação manose-resistente (MHRA), outro comprovado fator de virulência. As *E. coli* P-fimbriadas são encontradas na imensa maioria das pielonefrites na ausência de refluxo vesicoureteral.

Hemolisina – toxina capaz de lisar hemácias e lesar células tubulares renais; é produzida pela maioria das cepas de *E. coli* nefritogênicas e, juntamente com as P-fímbrias e a MHRA, forma a principal tríade determinante da virulência bacteriana.

Aerobactina – age especificamente captando ferro para seu crescimento, sendo também um fator de virulência.

Endotoxinas – são lipopolissacárides que prejudicam os movimentos peristálticos ureterais, causando aumento da pressão e levando ao surgimento de refluxo intra-renal.

Do hospedeiro

Anomalias do trato urinário – quando cursam com obstrução anatômica (válvula de uretra posterior, ureterocele, estenose de junção ureteropiélica) e/ou presença de urina residual (refluxo vesicoureteral, bexiga neurogênica, dissinergia vesicoesfincteriana) dificultam o clareamento de bactérias do trato urinário e constituem fator de risco para pielonefrite. Estas alterações não são, no entanto, obrigatórias, uma vez que a pielonefrite pode ocorrer em crianças sem uropatia obstrutiva e sem refluxo vesicoureteral evidente, contrariando a noção antiga de que era necessária a existência de refluxo para a ocorrência de infecção do trato urinário alto e desenvolvimento de cicatriz renal.

Corpo estranho e instrumentalização do trato urinário – cálculos, cateteres e instrumentos podem interferir com os mecanismos normais de defesa ou introduzir bactérias no trato urinário.

Diminuição de IgA secretora urinária – crianças com infecção do trato urinário recorrente têm menor concentração urinária de IgA.

Presença do grupo sangüíneo P_1 – indivíduos com pielonefrite aguda são portadores deste grupo sangüíneo com maior freqüência, sugerindo predisposição associada.

Densidade de receptores aumentada – pacientes com pielonefrite aguda apresentam maior densidade de receptores para adesinas de bactérias fimbriadas no uroepitélio sugerindo maior suscetibilidade.

Erradicação da flora bacteriana vaginal normal – o uso de antibióticos de amplo espectro com modificação da flora intestinal e vulvovaginal predispõe à colonização com bactérias uropatogênicas.

QUADRO CLÍNICO

A pielonefrite em geral apresenta-se com sinais sistêmicos como febre elevada (maior que 38°C), prostração, dor abdominal e vômitos, dor lombar referida ou notada por meio da punho-percussão (sinal de Giordano) e sintomas miccionais como disúria, polaciúria e urgência miccional. No decorrer da doença pode surgir bacteriemia e evolução para sepse, especialmente nos portadores de obstrução de fluxo urinário.

Nos recém-nascidos, o quadro clínico é inespecífico, predominando sintomas como déficit de ganho ponderal, irritabilidade, letargia e anorexia, podendo ainda ocorrer diarréia, distensão abdominal, vômitos e icterícia. A febre é observada apenas em 30 a 40% dos casos. A pielonefrite por vezes faz parte de um processo septicêmico, sendo esta situação clínica mais freqüente no sexo masculino. Nos lactentes, a sintomatologia é ainda bastante inespecífica e, à semelhança do observado em recém-nascidos, não é possível localizar a infecção do trato urinário apenas com base nos critérios clínicos. Déficit de ganho pondo-estatural, vômitos, diarréia e dor abdominal são sintomas comuns, a febre é mais freqüente e a incidência de bacteriemia é menor. A observação cuidadosa pode revelar alterações no padrão miccional ou no odor da urina.

A ausência de sinais sistêmicos, embora incomum, não exclui totalmente o diagnóstico de pielonefrite, especialmente nos pacientes com anomalias do trato urinário ou com infecções urinárias de repetição.

ASPECTOS LABORATORIAIS

UROCULTURA

Métodos de coleta da urina

Nos pacientes sem controle esfincteriano, a urina é em geral coletada por saco coletor, porém o elevado grau de contaminação pelo períneo torna obrigatória a coleta de 2 ou 3 amostras para a confirmação diagnóstica. O saco coletor deve ser colocado após assepsia rigorosa com água e sabão (tomando-se o cuidado de não deixar resíduos) e trocado a cada 20 a 30 minutos. Diante da necessidade de tratamento imediato, em crianças gravemente enfermas recomenda-se a punção suprapúbica (ver Capítulo 116) ou o cateterismo vesical, métodos em que uma única amostra de urina será suficiente para o diagnóstico.

Nas crianças maiores com capacidade de controlar as micções, o método de escolha é o jato médio. A possibilidade de contaminação ainda existe, principalmente no sexo feminino, e pode ser minimizada pela retração do prepúcio ou pequenos lábios no momento da coleta.

A urina coletada por quaisquer dos métodos citados deve ser imediatamente resfriada a 0-4°C até que se proceda a semeadura.

Conceito de bacteriúria significativa

Os sintomas clínicos de inflamação do trato urinário nem sempre apresentam correlação direta com a presença real de infecção, tornando-se necessária uma confirmação objetiva de bacteriúria significativa por meio de cultura quantitativa. Conforme o método de coleta da urina, o número de bactérias indicativo de infecção varia da seguinte forma (segundo os critérios de Kass):

- saco coletor: mais de 100.000UFC/ml de urina;
- sondagem vesical: mais de 10.000UFC/ml;
- punção suprapúbica: qualquer número de bactérias, embora alguns autores considerem positiva somente a presença de mais de 1.000UFC/ml.

Valores menores que os especificados para cada método podem representar infecção real com contagem baixa de colônias (diluição urinária, antibioticoterapia prévia, síndrome uretral, acidez excessiva da urina, uropatias obstrutivas, germes gram-positivos, principalmente os estafilococos coagulase-negativos) ou contaminação maior, observada principalmente no sexo feminino. Em ambas as situações, a cultura deve ser repetida.

Em locais onde existe a dificuldade de realização de culturas ou demora na obtenção dos resultados, a semeadura pode ser feita pelo próprio médico em laminocultivos. Estas lâminas recobertas por meios seletivos de cultura podem ser lidas por meio de comparação com um padrão fornecido pelo fabricante, em 24 horas, se mantidas em temperatura superior a 20°C. Posteriormente, podem ser enviadas ao laboratório para identificação do germe e realização do antibiograma.

SEDIMENTO URINÁRIO E BACTERIOSCOPIA

A contagem de leucócitos no sedimento de urina centrifugada (mais de 5 leucócitos/campo ou mais de 10.000/mm^3) pode ser indicativa de infecção urinária, havendo, na presença de leucocitúria **associada a bacteriúria**, correlação de cerca de 85% com urocultura positiva; porém, como método isolado, não deve ser utilizada para diagnóstico desta infecção. A leucocitúria resulta de processos inflamatórios genitais ou do trato urinário de etiologias diversas e pode ocorrer ainda em certos processos infecciosos sistêmicos e em quadros febris. O envio de uma amostra de urina para cultura é imprescindível para o diagnóstico definitivo.

A bacterioscopia da urina recém-emitida, colhida assepticamente, constitui um exame auxiliar de grande valia. Trata-se de exame simples, rápido e barato, que requer apenas uma gota de urina não centrifugada para análise em câmaras de contagem; o encontro de uma ou mais bactérias em lâminas coradas pelo método de Gram correlaciona-se com culturas positivas em 80 a 90% das vezes e apresenta baixos índices de resultados falso-positivos.

EXAMES COMPLEMENTARES

Se o diagnóstico preciso de infecção do trato urinário é por vezes difícil em crianças, e diferenciação entre pielonefrite e cistite representa outro obstáculo, uma vez que, principalmente em recém-nascidos e lactentes, a pielonefrite pode não apresentar as manifestações sistêmicas clássicas. Com a finalidade de localizar a infecção, pode-se lançar mão dos exames descritos a seguir.

Hematológicos e urinários – o hemograma apresenta leucocitose e neutrofilia com predomínio de formas jovens. Nos casos de sepse, pode haver leucopenia, neutropenia e plaquetopenia. Os aumentos nos níveis séricos de proteína C reativa (> 30mg/l) e na velocidade de hemossedimentação (> 25mm/h), embora inespecíficos, demonstram grande sensibilidade como critérios diagnósticos de pielonefrite aguda quando associados a urocultura positiva e febre.

As concentrações séricas de uréia e creatinina podem-se elevar discretamente, e mais raramente podem refletir a presença de franca insuficiência renal aguda.

Vários marcadores inflamatórios, sugestivos de acometimento do parênquima renal, já foram detectados na urina, entre eles o DHL, a β_2-microglobulina, as interleucinas-6 e 8; no entanto, nenhum deles é específico, podendo estar presentes em outros quadros infecciosos.

Métodos de imagem – em pacientes com pielonefrite aguda, a ultra-sonografia (US) renal e de vias urinárias, quando realizada por operador experiente, pode evidenciar aumento de volume renal, perda da definição da junção corticomedular e alterações da ecogenicidade do parênquima. Estes achados, no entanto, não são específicos de pielonefrite aguda e sua ausência também não a excluem. Em alguns casos, podem ser encontradas alterações na própria ecogenicidade da urina, sugerindo líquido mais espesso com ou sem presença de grumos. Independentemente desses achados, a US é habitualmente realizada na suspeita de pielonefrite aguda, pois poderá fornecer dados preciosos, como dilatação do trato urinário sugerindo doença obstrutiva e presença de cálculos.

Atualmente, há um consenso de que o melhor método para a detecção de pielonefrite aguda é a cintilografia renal com ácido dimercaptossuccínico marcado com tecnécio-99 (^{99m}Tc-DMSA), que mostra uma ou mais áreas de hipocaptação do radiofármaco, freqüentemente em pólos superiores ou na zona média dos rins, com preservação ou discreto aumento do contorno renal. A freqüência relatada na literatura de alterações cintilográficas renais em crianças com infecção do trato urinário sintomática é bastante variável, entre 32 e 92%, devido às diferenças na seleção dos pacientes e, principalmente, ao intervalo entre o início dos sintomas e do tratamento e a realização do exame, variável nos diversos estudos. Nessa fase aguda, o DMSA é superior à urografia excretora, que pode mostrar apenas rins de volume aumentado. A urografia excretora deve ser evitada na fase aguda da doença devido aos riscos inerentes ao contraste iodado.

TRATAMENTO

O tratamento da pielonefrite aguda depende da natureza da bactéria, da gravidade da infecção e da idade do paciente e também da existência prévia de uropatia e da diminuição do ritmo de filtração glomerular. De forma geral, tem os seguintes objetivos principais:

Esterilização da urina – ocorre horas após o início do tratamento.

Alívio da dor e da febre e melhora do estado geral – usualmente em 3-4 dias.

Supressão da infecção com rápida recuperação – o tempo para esterilização do tecido renal depende da intensidade da infecção e da existência ou não de abscessos.

Prevenção de cicatrizes renais – a ocorrência de cicatrizes secundárias ao processo agudo é maior nos pacientes tratados tardiamente e na presença de doenças urinárias obstrutivas. Recém-nascidos e lactentes jovens são mais suscetíveis e, nesta faixa etária, toda infecção do trato urinário deve, *a priori*, ser tratada como pielonefrite.

Na maior parte das séries relatadas na literatura, cepas de bactérias gram-negativas predominam, sendo que a *Escherichia coli* está presente em 70 a 80% dos casos, seguida pelas bactérias *Proteus mirabilis*, *Klebsiella pneumoniae* e *K. oxytocca*. Os cocos gram-positivos são raros e respondem por 2 a 4% dos casos (*Streptococcus* do grupo D e *Staphylococcus*). Em casos de infecção nosocomial ou na vigência de instrumentação do trato urinário, a *Pseudomonas* sp. deve ser considerada na escolha do antibiótico.

O antimicrobiano deve ser bactericida, cobrir o espectro usual de enterobactérias antes da confirmação laboratorial, atingir concentrações séricas satisfatórias e alcançar elevada concentração em tecido renal, ter excreção predominantemente urinária e, em caso de administração por via oral, rápida absorção e biodisponibilidade suficiente para a obtenção de níveis séricos adequados e estáveis.

Várias classes de antimicrobianos preenchem essas especificações, os quais podem ser utilizados isolados ou em associação. As drogas consideradas de "primeira linha" para o tratamento da pielonefrite aguda incluem: cefalosporinas de segunda e terceira geração, monobactâmico (aztreonam) e aminoglicosídeos. As fluoroquinolonas (ciprofloxacina), embora sejam excelentes opções nas infecções do trato urinário, não estão ainda liberadas para uso na infância, por seus possíveis efeitos adversos sobre a cartilagem de crescimento, devendo ser reservadas para situações extremas. As associações sulfametoxazol-trimetoprima e amoxicilina-ácido clavulânico, bem como as cefalosporinas de primeira geração, devem ser utilizadas apenas diante da comprovação de sensibilidade bacteriana pelo antibiograma, devido à maior possibilidade de cepas resistentes a esses agentes em nosso meio.

De modo geral, recomenda-se a via intravenosa em recém-nascidos e lactentes jovens e em pacientes com comprometimento significativo do estado geral. Nesses pacientes, alguns autores recomendam associação de dois antibióticos até o isolamento da bactéria e verificação da sensibilidade antimicrobiana. A hospitalização é necessária para hidratação intravenosa e melhora das condições gerais do paciente. A melhora clínica substancial em crianças sem complicações obstrutivas no trato urinário, com desaparecimento da febre e urocultura de controle negativa, permite a continuidade do tratamento por via intramuscular. A duração do tratamento é de 10 a 14 dias. As crianças maiores, com sintomatologia branda, podem ser tratadas inicialmente por via intramuscular, com complementação do tratamento por via oral de acordo com o antibiograma e a vigilância rigorosa da evolução clínica. Atualmente são disponíveis cefalosporinas de terceira geração também para uso oral. Em qualquer das situações, a antibioticoterapia deverá ser ajustada ao antibiogra-

Tabela 73.1 – Agentes microbianos mais comumente utilizados no tratamento das pielonefrites agudas.

	Dose (mg/kg/dia)	Intervalo entre as doses	Via de administração
Amicacina	15	8-12	IV, IM
Ampicilina	100	6	IV, VO
Amoxicilina	100	8	VO
Cefalexina	50-100	6	VO
Cefalotina	100	6	IV
Cefetamet-pivoxil	20	12	VO
Cefixima	8	12	VO
Cefotaxima	100	6	IV
Cefoxitina	100	6	IV
Ceftriaxona	100	12-24	IV, IM
Cefuroxima-axetil	15 (máximo, 250mg/dia)	12	VO
Ciprofloxacina	20-30	12	IV, VO
Sulfametoxazol + trimetoprima	40mg de sulfa ou 8mg de trimetoprima	12	VO
Tobramicina	3	8	IM, IV
Vancomicina	40	6	IV

ma e à taxa de filtração glomerular. Na vigência de comprometimento da função renal, os aminoglicosídeos devem ser evitados. As doses dos antimicrobianos mais comumente utilizados estão apresentadas na tabela 73.1.

Preconiza-se de rotina a realização de culturas de controle após 48 a 72 horas do início e do final do tratamento. Nos casos bem-sucedidos, a negativação da cultura já ocorre no segundo dia de tratamento.

A pielonefrite aguda, quando adequadamente tratada, apresenta bom prognóstico. No entanto, conforme referido, freqüentemente se associa a anomalias do trato urinário e pode ter caráter recidivante. Tais fatos, associados à possibilidade de evolução com formação de cicatrizes renais, requerem um acompanhamento ambulatorial rigoroso e a pesquisa sistemática de uma causa predisponente, especialmente nas pielonefrites de repetição. A administração de antibioticoterapia profilática ao término do tratamento está recomendada até que se proceda à complementação da investigação da causa básica e também nos pacientes com uropatia aguardando correção cirúrgica.

BIBLIOGRAFIA

ALON, U.; PERY, M.; DAVIDA, G.; BERANT, M. – Ultrassonography in the radiologic examination of children with urinary tract infection. *Pediatrics*, 78:58, 1986.

BRUN, P.; MARIANI-KURKDJIAN, P. – Traitement de l'infection urinaire de l'enfant. *Arch. Pédiatr.*, 3:81, 1996.

FRANÇOIS, P.; CROIZÉ, J.; BOST, C.; WOLLSCHLAGER, K. – Étude comparant le cefixime à l'association amoxicilline-acide clavulanique dans le traitement par voie orale des infections urinaires de l'enfant. *Arch. Pédiatr.*, 2:136, 2995.

GINSBURG, C.M.; MACRACKEN, C.H. – Urinary tract infections in young infants. *Pediatrics*, 69:409, 1982.

HIRAOKA, M.; HIDA, Y.; HORI, C.; TSUCHIDA, S.; KURODA, M.; SUDO, M. – Urine microscopy on a counting chamber for diagnosis of urinary infection. *Acta Paediatr. Jpn.*, 37:27, 1995.

NAIRN, S.J.; SUGARMAN, J.M. – Adequacy of follow-up in children diagnosed wih urinary tract infections in a pediatric emergency department. *Pediatr. Emerg. Care*, 11:156, 1995.

PRYLES, C.V.; LUSTIK, B. – Laboratory diagnosis of urinary tract infection. *Pediatr. Clin. North Amer.*, 18:233, 1971.

ROBERTS, J. – Factors predisposing to urinary tract infections in children. *Pediatr. Nephrol.*, 10:517, 1996.

STOCKLAND, E.; HELLSTROM, M.; JACOBSSON, B.; JODAL, U.; LUNDGREN, P.; SIXT, R. – Early ^{99m}Tc dimercaptosuccinic acid (DMSA) scintigraphy in symptomatic first-time urinary tract infection. *Acta Pediatr.*, 85:430, 1996.

SINOPSE

PIELONEFRITE AGUDA

Escherichia coli é responsável por 80-90% das infecções urinárias em crianças.
Destacam-se ainda o gênero *Proteus* no sexo masculino, *Klebsiella* em recém-nascidos e *Pseudomonas* e fungos nos imunodeprimidos.

O quadro clínico caracteriza-se por sinais sistêmicos como febre elevada, prostração, dor abdominal e vômitos, dor lombar e sintomas miccionais.
Em recém-nascidos, o quadro clínico é inespecífico.

A confirmação laboratorial é feita pela urocultura, pelo exame do sedimento urinário, pela bacterioscopia e pelos exames complementares.
O número de bactérias indicativo de infecção varia conforme o método de coleta
 – saco coletor: > 100.000UFC/ml;
– sondagem vesical: > 10.000UFC/ml;
– punção suprapúbica: qualquer número.

Considera-se atualmente que o melhor método de imagem para a detecção da pielonefrite aguda é a cintilografia renal com ácido dimercaptossuccínico associado com tecnécio-99.

O tratamento tem por objetivo:
1. Esterilização da urina, que ocorre em poucas horas.
2. Alívio da dor, da febre e do estado geral, que ocorre usualmente em 3-4 dias.
3. Supressão da infecção.

São consideradas drogas de primeira linha:
– Cefalosporinas de segunda e terceira geração
– Monobactâmicos (aztreonam)
– Aminoglicosídeos

74

COMPLICAÇÕES RELACIONADAS À SÍNDROME NEFRÓTICA

Maria Danisi Fujimura
Rosemary de Arruda Pozzi

INTRODUÇÃO

A síndrome nefrótica (SN) é uma entidade que tem causas múltiplas e caracteriza-se pelo aumento da permeabilidade glomerular a proteínas. Manifesta-se pela proteinúria maciça e lipidúria, havendo tendência variável a edema, hipoalbuminemia e hiperlipidemia.

Na criança, instala-se mais freqüentemente entre 1 e 6 anos de idade, com proteinúria abundante na ausência de lesão morfológica renal ou com lesões glomerulares mínimas. Em 30 a 60% dos casos, revela-se após doença infecciosa banal, principalmente rinofaringite.

Do ponto de vista da resposta ao corticosteróide, distinguem-se empiricamente duas formas: uma córtico-sensível, mais freqüente e homogênea, de boa evolução; outra córtico-resistente, de apresentação clínica e evolução variáveis.

A patogenia ainda é desconhecida e é possível que estejam agrupadas sob o nome de SN doenças diferentes, sobretudo nos casos resistentes aos corticosteróides.

Os sintomas são secundários à perda protéica urinária maciça e serão mais ou menos intensos, dependendo do grau de proteinúria e da precocidade do diagnóstico.

Em geral, o diagnóstico é feito por ocasião do aparecimento dos edemas ou, excepcionalmente, em conseqüência de uma complicação da SN.

Os edemas são geralmente localizados em pálpebras e tornozelos, moles, indolores, sem sinais inflamatórios. Podem também ser difusos, acometendo serosas, levando a ascite e derrames pleurais e, mais raramente, pericardite.

Além do quadro clínico, o diagnóstico baseia-se em dados laboratoriais. Os mais importantes estão relacionados no quadro 74.1.

Quadro 74.1 – Alterações laboratoriais na síndrome nefrótica.

> Proteinúria: superior a 50mg/kg/dia e, na maioria dos casos, superior a 250mg/kg/dia
> Proteinemia: inferior a 50g/l, geralmente inferior a 40g/l
> Albumina: inferior a 20g/l, chegando a taxas tão baixas como 5g/l
> Gamaglobulinas: bastante diminuídas
> Alfa-2-globulinas: bastante aumentadas
> Lípides totais, colesterol e triglicérides: bastante elevados
> Taxa de filtração glomerular: geralmente normal

COMPLICAÇÕES

As principais complicações da SN são edema, hipovolemia, insuficiência renal aguda, hiponatremia, infecções bacterianas, tromboembolismo e hipocalcemia.

EDEMA

A presença e a gravidade do edema correlacionam-se em geral com o grau da hipoalbuminemia. Outros fatores, entretanto, são responsáveis pelo acúmulo de sal e água.

Em crianças com SN por lesões glomerulares mínimas, o edema é classicamente atribuído à hipoalbuminemia: devido à diminuição da pressão oncótica intravascular haveria extravasamento de fluidos para o compartimento extracelular levando a um estado de depleção do volume plasmático. A hipovolemia resultante levaria à estimulação do sistema renina-angiotensina-aldosterona, acarretando aumento da reabsorção tubular distal de sódio. No entanto, as mensurações do volume plasmático em pacientes com síndrome nefrótica mostraram que a maioria dos pacientes tem volemia normal e, em algumas circunstâncias, está diminuída e, às vezes, até aumentada. Entretanto, retenção importante de sal ocorre em todos eles. Evidências clínicas, confirmadas por estudos experimentais com rins de ratos nefróticos, isolados e perfundidos, mostram que na SN ocorre reabsorção aumentada de sódio na presença de alterações variadas da volemia. Mecanismos intra-renais estão implicados no processo: acredita-se que a resposta ao fator natriurético atrial (FAN) estaria inadequada, em porções de néfron distal, levando a um estado de retenção salina, com conseqüente agravamento dos edemas.

O tratamento dos edemas moderados faz-se com medidas dietéticas e, eventualmente, diuréticos.

Dietéticas – a dieta ideal é aquela em que não ocorre adição de sal. Quando a aceitação alimentar diminui por causa da sua restrição, pequenas quantidades de sal de cozinha podem ser acrescentadas (0,5 a 1g/dia). Não é necessário fazer restrição de líquidos, a menos que ocorra hiponatremia, a qual é dilucional na maioria dos casos.

Diuréticos – os mais freqüentemente utilizados são a furosemida e os tiazídicos.

A furosemida, um dos mais potentes diuréticos, age na porção medular ascendente da alça de Henle, inibindo o transporte de cloretos, levando à diurese e à natriurese. Sua ação se exerce mesmo quando há diminuição do ritmo de filtração glomerular. A dose, para uso oral, é de 0,5 a 2mg/kg/dia fracionada em duas a três vezes. Deve-se monitorizar os níveis de potássio séricos e se necessário suplementar a dieta ou associar diurético poupador de potássio como a espironolactona, 1-2mg/kg/dia, em pacientes com ritmo de filtração glomerular normal.

Os diuréticos tiazídicos agem principalmente no túbulo distal e são menos potentes que a furosemida, pois dependem da quantidade de sódio e cloro que chega ao seu local de ação para exercerem o efeito diurético. Além disso, dependem da filtração glomerular e são ineficientes com ritmo de filtração glomerular diminuído em 50% ou mais. A inibição da reabsorção de sódio é acompanhada pelo aumento da excreção de potássio, podendo levar à hipocalemia se ocorrer uso prolongado. Nessa situação, recomenda-se a monitorização dos níveis séricos de potássio e suplementação ou uso concomitante de diurético poupador de potássio. A dose do tiazídico mais freqüentemente usado, hidroclorotiazida, é de 1mg/kg/dia.

Em geral, nos pacientes nefróticos há diminuição do edema com o uso desses diuréticos isoladamente. Entretanto, em alguns casos, pode-se associar furosemida e hidroclorotiazida para se obter uma somação de efeitos, já que têm ação em setores diferentes do néfron. Por outro lado, quando há aderência à dieta com restrição de sal, o controle dos edemas é conseguido com relativa facilidade, não havendo necessidade de introdução de tratamento com diuréticos. Esses últimos devem ser indicados com economia, com o objetivo de evitar seus efeitos colaterais. Nunca devem ser usados em crianças nefróticas hipovolêmicas e/ou hemoconcentradas, já que podem precipitar quadro clínico de insuficiência renal aguda ou tromboembolismo.

Existem situações nas quais os edemas persistem apesar das medidas dietéticas e medicamentosas já descritas. Nos casos em que a hipoalbuminemia é muito intensa e associada a desconforto respiratório devido a derrame pleural ou ascite, edema escrotal intenso que impede a deambulação, peritonite ou rachaduras na pele, sugere-se o uso de albumina humana associada ou não à furosemida.

A infusão intravenosa de albumina deve ser feita na dose de 0,5 a 1g/kg no mínimo em 4 horas, com bomba de infusão e monitorização da pressão arterial a cada 15 minutos. Quando o tempo de infusão é mais curto, podem surgir quadros de hipervolemia, já que se sabe que a administração dessa quantidade de albumina pode elevar a volemia em até 30% dos níveis basais. Várias vezes preconiza-se fracionar a infusão de albumina, isto é, prescreve-se 0,5g/kg em 4 horas, e após 6 a 8 horas essa dose é repetida. O uso intravenoso de furosemida (0,5mg/kg no meio e 0,5mg/kg no fim da infusão) estaria reservado àqueles casos em que não há hipovolemia ou hemoconcentração. Por isso, uma avaliação laboratorial prévia, com determinação de uréia/creatinina séricas, proteinemia e albuminemia, hemoglobina do sangue e hematócrito, deve ser realizada antes de se prescrever o uso de albumina associada à furosemida.

Nos casos com queda de filtração glomerular e/ou hipertensão arterial pode ocorrer sobrecarga de volume, que deve ser evitada pelos riscos que acarreta.

Quando ocorre hipertensão durante administração de albumina, em geral é controlada pela diminuição da velocidade de infusão e pelo uso de furosemida.

HIPOVOLEMIA E INSUFICIÊNCIA RENAL AGUDA (IRA)

Embora se afirme que crianças com SN por lesões mínimas tenham diminuído seu volume plasmático, sintomas associados à hipovolemia são infreqüentes, a não ser quando existe doença associada promovendo depleção de volume, como diarréia e vômitos ou uso vigoroso de diuréticos. É também incomum o aparecimento de IRA nesses pacientes. Outras possibilidades são uso de antiinflamatórios não-esteróides, nefrite induzida por diuréticos (hipersensibilidade) ou trombose da veia renal bilateral. O diagnóstico e o tratamento da IRA serão discutidos em capítulo pertinente.

HIPONATREMIA

É em geral discreta (sódio de até 130mEq/l) e assintomática. Ocorre freqüentemente em nefróticos submetidos à restrição dietética de sal, uso de diuréticos potentes e com ingestão livre de água. O tratamento é baseado apenas na restrição de água (perdas insensíveis mais diurese).

INFECÇÕES BACTERIANAS

A predisposição aumentada pelas infecções por germes encapsulados (pneumococos, *Haemophilus* ou *Klebsiella*) deve-se em parte à deficiência de IgG em pacientes com proteinúria maciça, à deficiência de fator b com opsonização deficiente ou à depressão da resposta imunológica não-específica pelo estado de desnutrição protéico-calórica, particularmente em pacientes com SN persistente. São mais freqüentes as celulites, peritonites e as pneumonias pneumocócicas. Mais raramente ocorrem quadros infecciosos graves, de instalação rápida e fatal. O tratamento é feito com antibioticoterapia por via intravenosa, em particular penicilinas. Se o paciente estiver em uso de prednisona em dose terapêutica ($60mg/m^2$/dia), ela deve ser reduzida para dose duas ou três vezes superior à de manutenção, que é de $12mg/m^2$/dia. Os imunossupressores devem ser suspensos.

TROMBOEMBOLISMO

Na SN há um estado de hipercoagulabilidade em que ocorrem episódios trombóticos na circulação arterial ou venosa. Esse estado de hipercoagulabilidade tem múltiplas etiologias, sendo influenciado pelo aumento da agregabilidade plaquetária e pela perda na urina de proteínas de baixo peso molecular, responsáveis pela regulação da coagulação sangüínea. Este estado pode ser agravado pelo aumento da viscosidade resultante do uso de diuréticos.

Uma variedade de alterações da coagulação é descrita na SN. Existem deficiência de fator XII que se traduz em aumento do tempo de tromboplastina parcial, deficiência de fator IX, grande aumento dos fatores VIII e V que leva a uma diminuição do tempo de tromboplastina parcial, aumento do fibrinogênio, diminuição de antitrombina III (alfaglobulina e principal inibidor da trombina), trombocitose (em 60% dos pacientes) geralmente associada a alterações da agregação plaquetária em resposta ao ADP e colágeno.

Episódios tromboembólicos envolvem vasos pulmonares, veia cava inferior, veia renal e artéria mesentérica levando à necrose do intestino delgado, das artérias femoral, subclávia, retiniana e coronária. A incidência real destes episódios na criança é desconhecida e é possível que em parte não sejam clinicamente reconhecidos e, portanto, não diagnosticados e que em parte ocorram episódios subclínicos.

O tratamento varia de acordo com o local acometido. O uso profilático de terapêutica anticoagulante ou de agentes antiplaquetários tem sido postulado em pacientes com complicações tromboembólicas prévias e que estejam submetidos a risco, como por exemplo imobilização, fratura etc.

HIPOCALCEMIA

Na SN descompensada ocorre perda urinária de metabólitos da vitamina D, sobretudo da proteína carregadora de 1,25-diidroxi-vitamina D e de 25-hidroxi-vitamina D. No entanto, hipocalcemia é fenômeno incomum, sobretudo quando os períodos de proteinúria maciça não são prolongados. Em algumas situações, por exemplo, na presença de diarréia ou uso de diuréticos de alça (que promovem aumento de excreção renal de cálcio), pode ocorrer hipocalcemia, com redução do cálcio iônico do soro, que pode-se expressar clinicamente por câimbras e dores musculares, sobretudo nas extremidades. A correção da hipocalcemia é feita com suplementação de cálcio por via oral (1.000mg de cálcio elementar/m^2) administrado longe de refeição e pela reposição de vitamina D (calcitriol) na dose de 0,25µg/dia.

SINOPSE

COMPLICAÇÕES RELACIONADAS À SÍNDROME NEFRÓTICA

As principais complicações da SN são edema, hipovolemia, insuficiência renal aguda, hiponatremia, infecções bacterianas, tromboembolismo e hipocalcemia.

Os edemas são tratados com medidas dietéticas e diuréticos (furosemida, tiazídicos). Quando persistem e ocorre hipoalbuminemia intensa, sugere-se o uso de albumina humana (0,5-1g/kg por via intravenosa, em 4 horas) associada ou não à furosemida.

O tratamento da hiponatremia é baseado apenas na restrição de água.

As complicações infecciosas mais freqüentes são celulites, peritonites e pneumonias pneumocócicas.

O tratamento é feito com antibioticoterapia por via intravenosa, particularmente com penicilinas. A dose terapêutica da prednisona deve ser diminuída e os imunossupressores suspensos.

O tratamento do tromboembolismo varia de acordo com o local atingido. Sugere-se o uso profilático de anticoagulantes ou agentes antiplaquetários em pacientes com complicações tromboembólicas prévias.

A correção da hipocalcemia, não freqüente, é feita com cálcio por via oral (1.000mg de cálcio elementar/m^2) e reposição de vitamina D (calcitriol) na dose de 0,25µg/dia.

75

INSUFICIÊNCIA RENAL AGUDA

Benita G. Soares Schvartsman
Yassuhiko Okay

A insuficiência renal aguda (IRA) é uma síndrome caracterizada por declínio abrupto da função renal, com conseqüente incapacidade de manutenção da homeostase de água e eletrólitos e retenção de produtos nitrogenados. Apesar dos avanços na compreensão dos mecanismos precipitantes envolvidos e também das novas modalidades terapêuticas disponíveis, cursa ainda com morbidade e mortalidade elevadas tanto em crianças como em adultos.

O conhecimento dos princípios fisiopatológicos e etiopatogênicos relacionados à IRA permite ao médico aprimorar e racionalizar a conduta clínica nos casos bem estabelecidos e também reconhecer as situações de risco potencial e, muitas vezes, prevenir ou atenuar sua evolução por meio da introdução precoce de medidas preventivas ou terapêuticas.

ETIOLOGIA

A IRA é uma síndrome que comporta diferentes etiologias, didaticamente agrupadas em três categorias: **pré-natal** (IRA funcional), **renal** (causas renais intrínsecas) e **pós-renal** (causas obstrutivas). A IRA pré-renal relaciona-se à diminuição da função renal por perfusão sangüínea renal deficiente e implica pronta recuperação, à medida que a circulação renal se restabelece. Se a hipoperfusão ou outro evento etiológico (toxinas, drogas, eventos imunológicos, alterações vasculares, entre outros) causou lesão anatômica renal, a IRA é classificada como renal. As causas relacionadas à obstrução ao fluxo urinário ao longo das vias urinárias (pélvis renal, ureteres, bexiga e uretra) referem-se à IRA pós-renal.

A etiologia da IRA é também variável com a idade. Em recém-nascidos, asfixia perinatal, hipovolemia e doenças congênitas são as causas mais freqüentes. No lactente, desidratação grave, sepse e síndrome hemolítico-urêmica (SHU) predominam, ao passo que na criança maior a IRA é freqüentemente associada a glomerulopatias, especialmente glomerulonefrite difusa aguda (GNDA).

Redução da perfusão renal

O espectro de acometimento renal que se segue à redução da perfusão dos rins é amplo, envolvendo desde insuficiência renal funcional, transitória e prontamente reversível com a normalização da volemia efetiva, até necrose cortical bilateral, que pressupõe a presença de alterações anatômicas e morfológicas nos rins, muitas vezes de caráter irrecuperável. Vários distúrbios têm em comum a redução da volemia efetiva (volume sangüíneo que efetivamente perfunde os tecidos):

Perdas externas – a contração do volume extracelular secundária à desidratação grave por doença diarréica aguda está entre as causas mais freqüentes de azotemia pré-renal e IRA pós-isquêmica no lactente, principalmente em países em desenvolvimento. Em pacientes politraumatizados ou com distúrbios de coagulação, hemorragias maciças podem determinar IRA por hipotensão ou choque. A perda de líquidos por via renal é causa rara de IRA na infância. No entanto, perdas não adequadamente repostas podem ocasioná-la em pacientes com descompensação diabética, diabete insípido central ou nefrogênico e com o uso de diuréticos potentes. Nos casos de lesões extensas de pele, como ocorre nas queimaduras graves, as perdas dérmicas de líquido podem provocar IRA. Estima-se que cerca de 20% dos queimados com mais de 15% de superfície corpórea afetada desenvolvem IRA, principalmente na forma não-oligúrica.

Choque séptico – a sepse é um evento precipitante de IRA bastante conhecido, especialmente o choque séptico, no qual sua incidência pode atingir 50%. A IRA, nesse caso, geralmente não é um evento isolado, estando inserida na síndrome de disfunção orgânica múltipla, que cursa com mortalidade bastante elevada.

Choque cardiogênico – é causa menos freqüente de IRA na faixa etária pediátrica, podendo ocorrer em cardiopatias congênitas, miocardites, arritmias e infarto do miocárdio. A IRA é uma complicação importante em pacientes submetidos a cirurgias cardíacas e, quando presente, determina pior prognóstico (mortalidade de até 65%).

Redistribuição interna – o seqüestro de fluidos em cavidades e tecidos, nos quais normalmente não estão presentes, pode desencadear depleção de volume e hipoperfusão renal (por exemplo: pancreatites, peritonites). A hipoalbuminemia grave freqüentemente evolui com oligúria funcional, secundária à transferência de líquido do espaço intravascular para o intersticial (por exemplo: síndrome nefrótica, insuficiência hepática grave e vasculites).

Glomerulopatias

Nefrite lúpica, púrpura de Henoch-Schönlein e glomerulonefrites rapidamente progressivas também podem-se apresentar como IRA, bem como a síndrome de Goodpasture e a poliarterite nodosa. Manifestações sistêmicas extra-renais geralmente estão presentes, mas, por vezes, a doença renal grave é a manifestação inicial.

Lesões de microvasculatura renal associadas a IRA são também observadas na SHU e na coagulação intravascular disseminada. A SHU caracteriza-se pelo aparecimento abrupto de anemia hemolítica, insuficiência renal e plaquetopenia, precedidos de diarréia aguda, sendo observada principalmente em lactentes. Em nosso meio, sua ocorrência é menos comum, porém em países como Argentina ocorre de forma endêmica, constituindo-se na principal causa de IRA no lactente.

Nefropatias tubulares e tubulointersticiais

Necrose tubular aguda (NTA) – é responsável por cerca de três quartos dos casos de IRA em adultos. Pode resultar de agressão isquêmica de origem extra-renal (hipovolemia, hipotensão ou choque – ver Hipoperfusão renal) ou nefrotóxica (toxinas endógenas ou exógenas), mas freqüentemente é multifatorial. Dentre as nefrotoxinas exógenas, incluem-se metais pesados (mercúrio e chumbo), certos quimioterápicos usados em tratamento de câncer (cisplatina), solventes orgânicos industriais, meios de contraste radiológico e, principalmente, antibióticos. Os aminoglicosídeos apresentam afinidade específica pelo tecido renal e são notórios pela sua nefrotoxicidade, que está diretamente relacionada à dose e à duração do tratamento e à presença de fatores predisponentes como depleção de volume, insuficiência renal prévia e administração concomitante de outras drogas nefrotóxicas. A NTA foi demonstrada ainda com o uso de anfotericina, colistina e certas cefalosporinas. As toxinas endógenas constituem um grupo amplo, destacando-se a hemoglobinúria por hemólise ou transfusão de sangue hemolisado e a mioglobinúria por lesões traumáticas ou infecciosas. A hiperbilirrubinemia, por si só, não causa NTA, mas predispõe à lesão por outras agressões. A NTA secundária à hiperuricemia nos pacientes em tratamento quimioterápico (síndrome da lise tumoral), embora ainda ocorra, é atualmente mais rara, graças às medidas preventivas rotineiramente adotadas.

Nefrites tubulointersticiais – as formas agudas são geralmente resultantes de uma reação alérgica a drogas e apresentam-se com febre, exantema, artralgia, linfadenopatia e eosinofilia. As principais drogas envolvidas são penicilinas, sulfonamidas, rifampicina, cefalosporinas, anticonvulsivantes e antiinflamatórios não-esteróides. As nefrites intersticiais podem ainda ser de natureza auto-imune, infecciosa ou idiopática.

Doenças renovasculares

A trombose de veias renais é causa freqüente de IRA no período neonatal e está associada a asfixia ao nascimento, desidratação com perda de 15 a 25% do peso (mais comum na segunda quinzena de vida), diabetes materno e cardiopatias cianóticas. São fatores predisponentes acidose, colapso circulatório, anormalidades de coagulação e fibrinólise, próprios do recém-nascido. Em lactentes, sua ocorrência é mais rara e, geralmente, está relacionada a desidratações graves. Pacientes com síndrome nefrótica são propensos ao desenvolvimento de lesões tromboembólicas e estas, quando ocorrem nas veias renais, podem precipitar IRA.

A trombose de artérias renais freqüentemente se desenvolve como complicação de lesões estruturais (estenose de artéria renal) ou inflamatórias (vasculites) no pedículo renovascular. É observada também com o uso de cateteres umbilicais no período neonatal, podendo determinar IRA.

Obstrução de vias urinárias

A insuficiência renal de origem pós-renal é, geralmente, conseqüência de obstrução bilateral de vias excretoras por malformações congênitas, cálculos, coágulos ou compressão extrínseca de vias urinárias baixas (bexiga e uretra) por tumores, abscessos ou hematomas.

Em lactentes e recém-nascidos do sexo masculino, a válvula de uretra posterior é causa comum de uropatia obstrutiva. A estenose de junção pieloureteral ou ureterovesical pode determinar IRA obstrutiva em pacientes com rim único. A presença de cálculos na bexiga ou na uretra associa-se a anúria, geralmente de instalação abrupta, e deve ser lembrada em qualquer faixa etária.

FISIOPATOLOGIA

Vários mecanismos foram propostos para explicar o decréscimo na filtração glomerular (FG) observado na IRA. A importância de cada mecanismo é variável, conforme o tipo e a intensidade da agressão, sendo mais provável que a queda na FG resulte da combinação destes mecanismos do que da atuação isolada de cada um deles.

Alterações hemodinâmicas

A redução do fluxo sangüíneo renal (FSR) é observada em vários modelos experimentais e humanos de IRA e é um achado constante nos estados de circulação sistêmica deficiente, responsáveis pela azotemia funcional. Observa-se, nessa situação, redução do FSG de até 50%, com aumento da resistência vascular renal. Na IRA funcional, a normalização da perfusão sangüínea renal, por meio de manobras terapêuticas visando ao aumento da volemia efetiva, prontamente restabelece o FSR com recuperação da FG.

Na IRA estabelecida, por outro lado, o FSR permanece diminuído por um tempo prolongado após a agressão precipitante, mesmo após a normalização da volemia efetiva e da pressão arterial sistêmica, observando-se vasoconstrição renal persistente. Manobras que visam sua normalização (vasodilatadores, expansão salina do extracelular, bloqueadores alfa-adrenérgicos ou do sistema renina-angiotensina), porém, não induzem a uma recuperação da FG ou modificação da evolução da IRA.

Alterações regionais no FSR assumem maior importância na fisiopatologia da IRA e contribuem para sua manutenção. Após agressão isquêmica, o fluxo sangüíneo medular parece diminuir em maior extensão que o cortical e permanece reduzido por um tempo maior, afetando principalmente a região medular mais externa (com congestão nas mais internas). Ocorre grave prejuízo na oxigenação dessa área, que, em condições normais, é precária. Em conseqüência, segmentos do néfron aí localizados, como as alças espessas ascendentes medulares de Henle, com sua elevada taxa metabólica e consumo de oxigênio (em função do transporte ativo) e o segmento S_3 (porção reta do túbulo proximal), tornam-se extremamente vulneráveis à lesão isquêmica.

Diversas substâncias foram implicadas como mediadoras da vasoconstrição intra-renal, como endotelina, adenosina, leucotrienos e tromboxanos. A isquemia parece induzir aumento da secreção endotelial de endotelina com diminuição da produção de óxido nítrico, que teria papel importante em contrabalançar seu efeito vasoconstritor. A lesão isquêmica do endotélio estaria relacionada também à formação de agregados de leucócitos e plaquetas, que além de produzir obstrução da luz vascular e edema endotelial nos vasos da junção corticomedular liberariam potentes vasoconstritores, como os tromboxanos e os leucotrienos.

Alguns pesquisadores destacaram também a importância do "feedback" tubuloglomerular na manutenção da vasoconstrição renal e a redução da FG na IRA pós-isquêmica. Tal mecanismo teria um efeito protetor evitando perda excessiva de água e solutos diante da deterioração da função absortiva tubular. Alguns autores sugerem uma participação do sistema renina-angiotensina na modulação do "feedback" tubuloglomerular, porém sua exata contribuição é ainda controversa.

A depleção de energia nas células tubulares, secundária à lesão tóxico-isquêmica, parece relacionar-se com o aumento da produção de adenosina, que se difunde livremente através da membrana celular. A reperfusão das células lesadas promove também a liberação de radicais livres de oxigênio, que, além de aumentar a lesão celular, parecem induzir aumento da degradação de óxido nítrico contribuindo para a vasoconstrição renal.

Diminuição do coeficiente de ultrafiltração (Kf)

O Kf representa o produto entre a permeabilidade hidráulica da membrana capilar glomerular e a superfície capilar disponível para a filtração. Alterações em quaisquer destes fatores promovem variações no Kf e, conseqüentemente, na FG. As células mesangiais podem, à semelhança das células musculares lisas vasculares renais, contrair na presença das substâncias vasoconstritoras liberadas na IRA. Sua contração determina aumento da resistência glomerular e diminuição da área filtrante, com conseqüente redução do Kf. Em algumas formas de IRA (por aminoglicosídeos, por exemplo), tais mecanismos estão implicados e parecem ser, em parte, mediados pela angiotensina. Agentes vasoativos podem também promover alterações na resistência vascular glomerular e no Kf, afetando a filtração glomerular.

Alterações tubulares

Obstrução tubular – a precipitação intratubular de fragmentos de células tubulares lesadas, de segmentos da borda em escova das células proximais, bem como de cristais de ácido úrico e oxalato, é observada em diversos modelos de IRA isquêmica e nefrotóxica. Tais elementos podem coalescer nas porções distais do túbulo proximal ou ainda formar rolhas obstrutivas quando associados às proteínas de Tamm Horsfall nas porções mais distais do néfron. A lesão celular isquêmica também se associa à diminuição de integrinas, substâncias que participam da adesão intercelular e das células com a membrana basal tubular. Sua deficiência predispõe à perda da integridade do epitélio tubular e descamação de células até mesmo viáveis para a luz tubular. A obstrução tubular acarreta aumento da pressão hidráulica intratubular, com conseqüente diminuição da FG. Esse mecanismo parece ter importância nas formas mais graves de IRA, principalmente nas fases iniciais de sua instalação.

Retrodifusão ("backleak") – alterações na integridade do epitélio tubular e na permeabilidade da célula tubular lesada podem permitir a retrodifusão de substâncias filtradas pelo glomérulo para o interstício renal, no qual são reabsorvidas, retornando para a circulação sangüínea. Estudos recentes, tanto no homem quanto em animais, comprovaram a existência da retrodifusão tubular, atribuindo, porém, maior importância a este mecanismo nas formas oligúricas de IRA secundárias a agressões isquêmicas ou nefrotóxicas graves, geralmente associadas a lesões tubulares mais extensas.

APRESENTAÇÃO CLÍNICA

As manifestações clínicas da IRA refletem a interação da doença de base com o quadro de disfunção renal e os distúrbios dela decorrentes.

Alguns sinais e sintomas como febre inexplicada, exantema, púrpura, artrite, anemia e icterícia, alterações gastrintestinais ou pulmonares podem sugerir que a causa da IRA é uma doença sistêmica com envolvimento renal (por exemplo, lúpus eritematoso disseminado, púrpura de Henoch-Schönlein etc.).

Os sintomas clínicos relacionados especificamente à IRA incluem modificações da diurese, edema e outras manifestações de hipervolemia e, com a progressão da doença, sintomas relacionados a acidose metabólica, distúrbios eletrolíticos e uremia.

A oligúria pode ser definida como diurese inferior a 250ml/m^2/dia ou 0,7ml/kg/hora, sendo um achado comum na IRA, geralmente associado a NTA. Sua presença porém não é obrigatória. Alguns estudos referem incidência de IRA intrínseca com diurese preservada (**formas não-oligúricas**) em até 30 a 50% dos casos. As formas oligúricas evoluem por tempo mais prolongado e sua mortalidade é mais elevada. A IRA não-oligúrica apresenta melhor prognóstico, cursa com menor freqüência de procedimentos dialíticos e menor duração total da doença. É mais comumente associada aos agentes nefrotóxicos ou isquêmicos e, também, às obstruções parciais do trato urinário.

A oligúria é ainda característica da azotemia pré-renal, sendo freqüentemente observada nas glomerulopatias agudas e nas obstruções urinárias (quando pode ser de natureza flutuante). A anúria é bem mais rara e, quando presente, sugere obstrução ureteral bilateral, oclusão bilateral de artéria renal ou ausência completa de função cortical, como na necrose cortical bilateral.

A etiologia envolvida também pode ser sugerida por alterações na coloração da urina, como, por exemplo, pela presença de sangue, hemoglobina ou mioglobina.

A ocorrência de edema periférico ou anasarca é comum em pacientes que recebem líquidos ou sódio além de sua capacidade excretora renal. A insuficiência cardíaca, acompanhada ou não de edema pulmonar ou hipertensão arterial, é a manifestação mais grave do estado hipervolêmico. Por outro lado, sinais sugestivos de diminuição do volume extracelular e da volemia efetiva (mucosas secas, pulsos finos e rápidos, hipotensão, hipoperfusão periférica, turgor diminuído da pele etc.) são observados na IRA funcional e podem, se persistentes, ser encontrados na NTA, nas fases iniciais, dificultando a diferenciação apenas com dados clínicos das duas formas de IRA.

Os distúrbios eletrolíticos mais comuns na IRA incluem hiperpotassemia, hiponatremia e hipocalcemia. A hiperfosfatemia é também freqüentemente encontrada durante sua evolução, especialmente em estados hipercatabólicos ou com lesões teciduais significativas, como ocorre no politraumatizado e em pós-operatório de cirurgias extensas. A hiperpotassemia é a que causa maior preocupação, pois geralmente é assintomática, e só quando muito acentuada pode determinar arritmias, parada cardíaca, parestesias e fraqueza muscular progressiva. As formas mais graves são observadas em pacientes com processos infecciosos, lesões teciduais extensas, anemias hemolíticas e grandes hematomas.

A acidose metabólica é uma manifestação relativamente precoce e pode ser grave o suficiente para produzir sintomas como taquipnéia, letargia e convulsões, especialmente em pacientes com perfusão periférica reduzida ou com doenças pulmonares associadas. Sua intensidade depende da capacidade residual do rim de excretar ácido e da taxa de produção diária de ácidos fixos que, por sua vez, depende do grau de catabolismo e de oferta protéica.

As alterações decorrentes da uremia mais freqüentemente surgem na evolução da IRA, porém, nos processos acompanhados de intenso catabolismo já podem ser notadas nas fases iniciais. Letargia, vômitos, confusão mental e manifestações hemorrágicas surgem, em geral, quando os níveis de uréia sérica são superiores a 120mg%. A pericardite urêmica é uma complicação mais rara.

Anemia está sempre presente na IRA em conseqüência de hemodiluição, supressão de eritropoiese, hemólise e perda por sangramentos, principalmente gastrintestinais.

Alterações neurológicas de gravidade variável (confusão mental, sonolência, agitação, convulsão e coma) são comuns e refletem a interação entre uremia, distúrbios eletrolíticos e alterações da volemia, com conseqüente hipertensão arterial.

ALTERAÇÕES LABORATORIAIS E DIAGNÓSTICO

Considerando que as determinações bioquímicas são tão importantes na avaliação da função renal, deve-se observar que, por vezes, níveis séricos elevados de uréia e creatinina não refletem necessariamente queda na FG. A administração de certas drogas como cefalosporinas (principalmente cefoxitina) e sulfametoxazol-trimetoprima, bem como a presença de cetoácidos e hiperbilirrubinemia podem produzir falsas elevações na concentração de creatinina sérica, por interferência com o método de dosagem. A cimetidina diminui a secreção tubular renal de creatinina, elevando seus níveis séricos, sem que haja alterações na FG.

Os níveis de uréia podem-se elevar em função de ingestão protéica excessiva ou estados hipercatabólicos, bem como na sepse, no tratamento com corticosteróides e na vigência de sangramentos intestinais.

O quadro 75.1 mostra os exames laboratoriais básicos na avaliação inicial de pacientes com IRA.

Inicialmente, na abordagem do paciente urêmico, deve-se considerar a distinção entre um processo agudo ou crônico agudizado. Esta distinção é fundamental não apenas para determinar o prognóstico, que é reservado na doença renal crônica, mas também por suas implicações terapêuticas que, desde o início, devem visar um suporte a longo prazo. A existência de doença renal pregressa deve sempre ser pesquisada, porém, por vezes, estes dados estão ausentes ou a evolução foi oligossintomática. Por outro lado, na IRA observa-se com freqüência um evento precipitante recente. Pacientes com insuficiência renal crônica apresentam geralmente crescimento deficiente e sinais radiológicos e bioquímicos de osteodistrofia renal. Sintomas vagos como noctúria, poliúria, cansaço fácil e anorexia são comuns e podem estar presentes na história anterior à descompensação. Outro sinal significativo é a presença de rins contraídos à ultra-sonografia. Na IRA, os rins encontram-se normais ou aumentados de volume pelo processo inflamatório. Anemia e hiperfosfatemia são sinais menos confiáveis, uma vez que podem-se desenvolver rapidamente na IRA, porém relato de anemia persistente, de difícil tratamento, é dado relevante a favor de doença crônica. Muito raramente é necessário biopsia para um diagnóstico definitivo.

Quadro 75.1 – Exames complementares na avaliação inicial da insuficiência renal.

Sangüíneos
 Hemograma com reticulócitos e plaquetas, uréia e creatinina, sódio e potássio, cálcio, fósforo e fosfatase alcalina
 Gasometria
 Osmolaridade
 CH_{50} e C_3
 Proteínas totais e frações
 Culturas

Urinários
 Urina tipo I
 Sedimento quantitativo
 Sódio e potássio, uréia e creatinina
 Osmolaridade

Complementares
 Radiografia torácica
 Radiografia de punhos
 Ultra-sonografia de rins e vias urinárias
 Outros, de acordo com a suspeita etiológica

Uma vez estabelecido o diagnóstico de IRA, o passo seguinte consiste no diagnóstico diferencial entre as formas funcionais (azotemia pré-renal), renais intrínsecas e obstrutivas (pós-renais).

A insuficiência renal funcional é conseqüência de uma queda no FSR suficientemente grave para determinar redução da FG, porém com função tubular preservada e morfologia renal intacta. As condições clínicas que se associam à diminuição da perfusão renal cursam com contração do volume extracelular ou insuficiência cardiocirculatória e oligúria e são evidenciadas por meio de anamnese e exame físico detalhados na maioria dos pacientes (Quadro 75.2). As provas laboratoriais refletem função tubular normal com intensa atividade absortiva. Dessa forma, observa-se excreção urinária de água livre e de sódio diminuída e osmolaridade urinária elevada em relação à plasmática (Tabela 75.1). Os níveis séricos de uréia mostram-se desproporcionalmente elevados (relação $\geq$ 40:1) em relação aos níveis de creatinina, em função da maior absorção da uréia filtrada em néfron distal diante de fluxo urinário lento.

Tabela 75.1 – Diagnóstico diferencial da IRA pré-renal e renal – NTA (*J. Pediatr.*, 109(3):401, 1986).

Índices urinários	Crianças		Recém-nascidos	
	Pré-renal	Intrínseca	Pré-renal	Intrínseca
Osmolaridade urinária (mOsm/kg H_2O)	> 500	< 350	> 400	< 400
Osmolaridade urinária/plasmática	> 1,3	< 1,1	> 1,3	≤ 1,0
Creatinina urinária/plasmática	> 40	< 20	> 30	< 10
Fração de excreção de sódio (%)*	< 1	> 2	< 2,5	> 2,5
Sódio urinário (mEq/l)	< 20	> 20	< 30	> 30
Índice de falência renal**	< 1	> 2	< 3	> 3

$$*FE_{Na} = \frac{Na_U}{Cr_U} \times \frac{Cr_P}{Na_P} \times 100$$

$$**IFR = \frac{Na_U}{Cr_U} \times Cr_P$$

Na_U = sódio urinário
Na_P = sódio plasmático
Cr_U = creatinina urinária
Cr_P = creatinina plasmática

Quadro 75.2 – Avaliação da volemia arterial efetiva.

História
  Perdas de líquidos
    Gastrintestinais
    Terceiro espaço
    Renais
    Cutâneas
    Sangramentos
  Sede
  Secura de mucosas
  Diminuição da diurese

Exame físico
  Diminuição de turgor da pele
  Mucosas secas
  Extremidades frias
  Diminuição da perfusão periférica
  Pulsos finos e rápidos
  Hipotensão arterial
  Diminuição da pressão venosa central
  Diminuição da pressão arterial
  Aumento da freqüência cardíaca em posição ortostática

A uropatia obstrutiva é causa potencialmente reversível de IRA e deve ser sempre descartada inicialmente. Mudanças repentinas no jato urinário, incluindo anúria de instalação abrupta, períodos de oligoanúria alternados com poliúria e dificuldades na micção são sinais sugestivos de obstrução. Por outro lado, fluxo urinário normal ou mesmo aumentado não exclui IRA pós-renal, sendo compatível com obstrução parcial do trato urinário. O exame físico pode fornecer informações auxiliares, como presença de massas renais ou bexiga palpável. A ultra-sonografia renal geralmente permite a localização e o esclarecimento do processo obstrutivo, dispensando na maior parte dos casos outros procedimentos mais invasivos, que, entretanto, podem vir a ser necessários posteriormente.

Sempre que possível, deve-se evitar a urografia excretora na fase aguda devido a uma maior suscetibilidade renal à toxicidade pelo contraste.

Na ausência de evidências clínicas sugerindo IRA pré-renal ou pós-renal, deve-se focalizar a atenção nas causas renais (glomerulopatias, NTA, nefrites tubulointersticiais, SHU e outras). Certos sinais e sintomas podem sugerir etiologia específica, porém isso nem sempre se verifica. Outras vezes, torna-se difícil estabelecer os limites entre as formas funcionais e intrínsecas, como por exemplo a ocorrência de NTA nas situações clínicas com hipoperfusão renal.

A presença de diurese não reflete obrigatoriamente função renal preservada. Conforme mencionado, a incidência de formas não-oligúricas de NTA é elevada (30 a 50%). A análise da composição urinária, por outro lado, pode fornecer informações valiosas, desde que se obtenha uma amostra de urina antes da administração de diuréticos ou da realização de provas diagnósticas ou terapêuticas, como o uso de expansores de volume ou drogas vasodilatadoras renais (dopamina, por exemplo).

Quando a função tubular está prejudicada (na NTA e nas nefrites tubulointersticiais, por exemplo), observam-se distúrbios na capacidade de concentração urinária e na reabsorção tubular de solutos. A osmolaridade urinária é equivalente ou inferior à plasmática e a fração de excreção de sódio (FE_{Na}) é elevada (superior a 2%). Esse índice é muito útil na diferenciação entre azotemia pré-renal e NTA, atingindo cerca de 90% de especificidade e sensibilidade em adultos, embora existam relatos incompatíveis. Nas formas não-oligúricas de NTA, a FE_{Na} e a concentração urinária de sódio podem ter valores variáveis, desde francamente elevados (como na NTA clássica), até valores intermediários ou mesmo compatíveis com oligúria funcional, com FE_{Na} < 1%.

Certas doenças renais com comprometimento glomerular exibem padrões de composição urinária característicos de azotemia pré-renal, pelo menos nas fases iniciais. Na glomerulonefrite difusa aguda, por exemplo, a redução da FG é conseqüente a acometimento glomerular e a função tubular está geralmente preservada. A análise da composição bioquímica urinária pode evidenciar concentração diminuída de sódio e o diagnóstico deve, portanto, ser orientado pelos achados próprios de síndrome nefrítica, como presença de edema e hipertensão, associados a oligúria, hematúria e proteinúria (vistos no exame de urina tipo I). Pacientes em estado de avidez pelo sódio (insuficiências cardíaca e hepática) podem ter distúrbios na capacidade de concentração e diluição urinária, por liberação inadequada de solutos para a alça de Henle, com diminuição da hipertonicidade medular, secundária à intensa reabsorção do túbulo proximal. Dessa forma, os índices de função tubular nem sempre refletem a hipoperfusão renal normalmente observada nessas condições clínicas.

Muitos dos critérios diagnósticos utilizados são afetados por diuréticos potentes, freqüentemente administrados aos pacientes com suspeita de IRA. Mesmo na ausência de uma resposta diurética plena, os níveis de sódio urinário podem aumentar a níveis compatíveis com NTA. A relação entre osmolaridades plasmática e urinária, caracteristicamente elevadas na IRA pré-renal, pode ser reduzida pelos diuréticos. A relação da creatinina sérica e urinária, que reflete a reabsorção de filtrado ao longo do néfron, é provavelmente um indicador melhor da integridade funcional do túbulo nesse caso, por ser menos afetada por esses agentes.

A tabela 75.1 relaciona os testes mais usados no diagnóstico diferencial entre IRA pré-renal e parenquimatosa (NTA). O quadro 75.3 mostra os achados dos testes bioquímicos e do sedimento urinário.

Provas funcionais como a administração de manitol são descritas para a diferenciação entre oligúria funcional e NTA. São pouco utilizadas, entretanto, pelo risco de descompensação cardíaca e desenvolvimento de edema pulmonar em pacientes com volemia normal ou aumentada, que já estejam com comprometimento renal.

Muitas doenças sistêmicas podem cursar com envolvimento renal e IRA. Antecedentes de febre inexplicada, artralgia ou artrite, exantema, púrpura e sintomas pulmonares podem estar presentes. Exames laboratoriais específicos são necessários para o esclarecimento dessas doenças. A análise da urina geralmente evidencia hematúria e proteinúria significativas, sugerindo acometimento glomerular. O diagnóstico precoce se faz necessário, uma vez que medidas terapêuticas (como o tratamento da nefrite lúpica com corticosteróides ou imunossupressores) podem modificar substancialmente a evolução e o prognóstico dessas doenças.

A síndrome hemolítico-urêmica deve ser sempre considerada em lactentes com história anterior de diarréia ou vômitos ou IVAS que se apresentam com IRA associada a sangramentos cutaneomucosos, petéquias ou equimoses e anemia. Os exames laboratoriais mostram níveis séricos de uréia e creatinina elevados, com distúrbios eletrolíticos próprios da IRA, além de hematúria e proteinúria de intensidade variável. O hemograma evidencia anemia com sinais de hemólise (número elevado de reticulócitos, DHL elevada, diminuição de haptoglobina), de características microangiopáticas (presença de hemácias crenadas no esfregaço sangüíneo) e plaquetopenia.

TRATAMENTO

A abordagem inicial inclui a identificação e o tratamento do processo etiológico primário da insuficiência renal. O reconhecimento pronto da oligúria funcional, seu tratamento com expansores de volume e a normalização das condições cardiocirculatórias podem prevenir o desenvolvimento da insuficiência renal intrínseca. Da mesma forma, a obstrução das vias urinárias impõe correção cirúrgica imediata. Caso as condi-

Quadro 75.3 – Achados urinários na insuficiência renal aguda.

Condição clínica	Análise microscópica	Testes laboratoriais
IRA pré-renal	Sedimento esparso com cilindros ocasionais, hialinos e finamente granulados	Proteinúria ausente ou mínima
Necrose tubular aguda	Muitas células tubulares renais, células degeneradas, cilindros com granulações grosseiras e pigmentos escuros	Graus variáveis de proteinúria não-seletiva
Glomerulonefrites e vasculites	Grande número de hemácias, cilindros hemáticos	Proteinúria moderada ou acentuada
Nefrites intersticiais	Leucócitos e cilindros leucocitários. Eosinófilos nas formas secundárias à hipersensibilidade	Proteinúria mínima ou moderada

ções clínicas do paciente não permitam, podem-se recorrer a procedimentos paliativos, como drenagem ureteral ou até diálise, até que estas se tornem favoráveis.

As doses dos medicamentos administrados devem ser meticulosamente ajustadas, em função do grau de insuficiência renal.

Até o momento, nenhuma forma de tratamento permite rápida recuperação da função renal na IRA intrínseca. A abordagem terapêutica é primariamente de suporte e tem como objetivo a correção e a prevenção dos distúrbios secundários à queda da FG, bem como a manutenção do estado nutricional do paciente, até que seus rins voltem a funcionar normalmente.

Diuréticos e drogas vasoativas

As formas não-oligúricas de NTA evoluem com prognóstico melhor do que as formas oligúricas, apresentando índices mais baixos de mortalidade e menor freqüência de tratamento dialítico. Além disso, em pacientes não-oligúricos observa-se risco menor de hipervolemia, permitindo o uso mais liberal de alimentação por via enteral ou parenteral e maior facilidade no manejo desses pacientes em terapia intensiva.

Com base nessas observações, surgiram estudos avaliando a eficácia de diuréticos de alça, como a furosemida, associados ou não à dopamina, em converter as formas oligúricas de NTA em não-oligúricas. Nesses estudos, no entanto, apesar de haver melhora significativa da diurese em algumas séries, não se observou modificação das taxas de filtração glomerular e do tempo de evolução da doença. A recuperação da diurese não se associou necessariamente a um melhor prognóstico da IRA (tal como ocorre na NTA não-oligúrica), uma vez que a mortalidade não se modificou substancialmente.

O uso de furosemida nas fases iniciais da IRA isquêmica e nefrotóxica poderia, teoricamente, reduzir as necessidades energéticas na alça espessa ascendente de Henle, por bloqueio da reabsorção ativa de sódio e cloro nessa região, exercendo um efeito protetor, além de promover, por aumento do fluxo urinário, melhora da obstrução tubular nos segmentos mais distais do néfron. Estas considerações são, no entanto, de natureza teórica e não existem estudos clínicos até o presente momento que comprovem estes efeitos benéficos na IRA. Por outro lado, é importante ressaltar que a administração de furosemida pode ocasionar perdas de água e sódio suficientes para comprometer a volemia e adicionar uma lesão pré-renal sobre uma NTA já instalada. Isto é plenamente possível em pacientes submetidos a restrição hídrica rigorosa, muitas vezes edemaciados, mas com volemia intravascular diminuída, e pode constituir-se em fator agravante na evolução da IRA.

Dessa forma, fica claro que os diuréticos são de uso controverso na IRA e que não existem evidências de que contribuem para um melhor prognóstico. Por outro lado, muitas vezes facilitam o manejo clínico dos pacientes que não se encontram em tratamento dialítico, por promoverem melhora da diurese. Com essa finalidade, observa-se maior eficácia quando são administrados por infusão contínua.

A dopamina quando usada em doses baixas (1 a 3μg/kg/min) é considerada droga vasodilatadora renal por estímulo de receptores dopaminérgicos. Em estudos com indivíduos normais voluntários observou-se, com seu uso, aumento do fluxo sangüíneo renal e da diurese. Por esta razão foi largamente utilizada como agente protetor renal, muito embora não existam estudos controlados demonstrando esse efeito. Mais recentemente, essa indicação tem sido questionada em função de efeitos colaterais como taquicardia e, também, da possibilidade de sobrecarga do trabalho medular, decorrente de maior oferta de sódio para a alça de Henle, secundária à diminuição da sua reabsorção em túbulo proximal. Este efeito natriurético da dopamina se acompanha de aumento da diurese em pacientes com IRA, porém sem modificação da taxa de filtração glomerular. Seu uso também não promoveu diminuição da mortalidade ou do tempo de evolução da doença.

A dobutamina tem sido usada em pacientes com choque séptico objetivando-se aumentar o débito cardíaco e promover melhor perfusão renal. A associação de noradrenalina (0,2 a 4μg/kg/min) ou dopamina em doses alfa-adrenérgicas nos pacientes com choque hiperdinâmico com hipotensão pode efetivamente melhorar a diurese e a função renal à medida que restaura a pressão arterial sistêmica e a circulação renal.

Tratamento conservador

O tratamento conservador da IRA deve ser tentado inicialmente em todos os pacientes que não apresentam complicações graves. Inclui uma série de medidas terapêuticas que visam à manutenção da homeostase e ao controle das manifestações letais da IRA.

Manutenção do equilíbrio hidrossalino

A oferta de líquidos deve-se restringir à reposição das perdas insensíveis e das mensuráveis (perdas por sonda nasogástrica, diarréia, diurese, drenos etc.). A água endógena, proveniente do metabolismo, também deve ser computada, especialmente nos estados hipercatabólicos. Fatores que podem modificar as perdas insensíveis, como febre, sudorese excessiva, calor radiante e ventilação mecânica, precisam ser adequadamente valorizados. Idealmente, espera-se perda de peso diária ao redor de 0,5 a 1% (devido ao catabolismo) e natremia dentro dos limites normais se a oferta hídrica estiver satisfatória.

De forma geral, uma oferta hídrica inicial de 300 a 400ml/m² de superfície corpórea (perdas insensíveis menos água endógena) adicionada das perdas mensuráveis é suficiente até que a oferta hídrica ideal para cada paciente possa ser estabelecida, por meio de balanço hídrico e pesagem a cada 12 a 24 horas. Em pacientes edemaciados ou com sinais clínicos de hipervolemia, as perdas mensuráveis devem ser repostas apenas parcialmente, até que haja reversão desses sintomas.

A administração continuada de sódio, por via oral ou parenteral, nos pacientes oligúricos somente é necessária quando existem perdas extra-renais anormais. Em geral, esses pacientes se apresentam edemaciados, por ingestão excessiva de líquidos (superior à capacidade excretora) na fase anterior ao diagnóstico e com hiponatremia dilucional. A restrição hídrica rigorosa permite a normalização da natremia na maioria dos casos, sendo desnecessária a administração de sódio. Nas formas de IRA com diurese preservada, a reposição de sódio é orientada pelas perdas renais (por vezes significativa) e extra-renais e pelos níveis séricos.

Ocasionalmente, a hiponatremia pode ser grave o suficiente para produzir sintomatologia e, nessa situação, deve-se administrar cloreto de sódio a 3%, calculando-se a quantidade de sódio a ser administrada por meio da fórmula:

mEq de sódio necessário = ([Na] sérico desejado − [Na] sérico observado) × peso (kg) × 0,6

A eficácia e a segurança do tratamento, especialmente em pacientes oligúricos, na maioria das vezes somente são obtidas por meio de diálise. A hipernatremia é uma complicação bem mais rara na IRA e, quando presente, geralmente é conseqüência de administração excessiva de sódio, principalmente na forma de bicarbonato para a correção de acidose.

Distúrbios eletrolíticos e do equilíbrio ácido-básico

A hiperpotassemia é uma complicação de maior risco na IRA, sendo observada principalmente em pacientes oligúricos, em estado hipercatabólico ou com lesões teciduais extensas. Por ser inicialmente assintomática, requer monitorização freqüente, incluindo a realização de eletrocardiograma (ECG) e a dosagem dos níveis séricos a cada 6 a 12 horas. A toxicidade cardíaca do potássio nem sempre apresenta correlação direta com as concentrações séricas medidas e pode ser potencializada por hiponatremia, acidose e hipocalcemia concomitantes.

O tratamento da hiperpotassemia (Tabela 75.2) deve levar em conta sua gravidade. Níveis séricos entre 5,5 e 6mEq/l com ECG normal devem ser tratados pela restrição rigorosa da oferta de potássio e de sua remoção do organismo por meio de resinas trocadoras de íons.

Quando as concentrações séricas se situam entre 6 e 7mEq/l e/ou o ECG mostrar aumento da amplitude da onda T, o tratamento deve ser mais agressivo e imediato, incluindo, além das medidas citadas, o uso inalatório de beta-2-agonistas e de solução polarizante constituída de glicose e insulina por via intravenosa. Estas substâncias atuam promovendo o desvio do potássio do meio extracelular para o intracelular, diminuindo suas concentrações séricas temporariamente. Na presença de acidose metabólica, está também indicado o bicarbonato de sódio, uma vez que o potássio tende a sair da célula nesse distúrbio, em troca pelo hidrogênio.

Hiperpotassemias graves, excedendo 7 a 7,5mEq/l, e/ou alterações eletrocardiográficas, tais como ausência de onda P, alargamento do complexo QRS e arritmias, indicam a utilização intravenosa de gluconato de cálcio (cujo início de ação é inferior a 5 minutos). Objetiva-se, com seu uso, antagonizar os efeitos da

Tabela 75.2 – Tratamento da hiperpotassemia.

Droga	Dose	Início da ação	Duração da ação	Observações
Gluconato de cálcio a 10%	0,5-1ml/kg	Imediato	Minutos	IV, em 5 a 10min, com monitorização de ECG
Salbutamol	2,5mg se < 25kg, 5mg se > 25kg	15-30min	4-6 horas	Nebulização em 10-15min
Bicarbonato de sódio (se houver acidose)	1-2mEq/kg	15-30min	Horas	IV, em 10-30min
Glicose	0,5-1g/kg	30-60min	Horas	IV, em 15-30min
Insulina	0,1U/kg			IV ou SC
Resina trocadora de K⁺ (Kayexalate® ou Sorcal®)	1g/kg	1-2 horas	4-6 horas	VO ou enema, diluído em SG a 10%, 2 a 4ml/g de resina, com 1 a 2 horas de retenção, 6/6 horas

hiperpotassemia sobre a excitabilidade neuromuscular. Seu efeito é transitório e requer a administração de glicose e insulina, beta-2-agonistas e bicarbonato de sódio (somente se houver acidose) em seguida, além de medidas para a remoção do potássio corpóreo. A diálise remove efetivamente potássio corpóreo, mas a redução dos níveis séricos em diálise peritoneal faz-se lentamente, em várias horas. Conseqüentemente, não é suficiente para o tratamento imediato da hiperpotassemia moderada ou grave. É medida preventiva e complementar, devendo ser sempre considerada quando se observa uma tendência a elevações progressivas dos níveis séricos de potássio.

Hiperfosfatemia e hipocalcemia ocorrem precocemente e são distúrbios freqüentes em pacientes com IRA, porém em geral de intensidade moderada. Hiperfosfatemia grave está habitualmente associada a catabolismo intenso, rabdomiólise ou politraumatismo, destruição tecidual ou ainda após quimioterapia ou radioterapia com lise tumoral. Cursa com risco aumentado de hipocalcemia sintomática e depósito de cálcio e fósforo em diversos órgãos, incluindo rins. Deve ser controlada por meio da restrição de fósforo na dieta enteral ou nas soluções parenterais e do uso de quelante. Hidróxido de alumínio (até 30 a 50mg/kg/dia em 3 ou 4 doses por via oral) pode ser usado inicialmente, por alguns dias, devendo ser substituído por carbonato de cálcio posteriormente, em função de sua conhecida toxicidade (encefalopatia, osteomalacia), quando usado por longo prazo em crianças com insuficiência renal. Carbonato de cálcio (doses individualizadas) é quelante eficaz em pacientes crônicos e tem-se mostrado útil também em crianças com IRA.

Na maioria das vezes, a hipocalcemia em pacientes com IRA é leve e assintomática e melhora com a normalização dos níveis de fósforo e a administração das necessidades diárias de cálcio. As formas sintomáticas requerem correção intravenosa com gluconato de cálcio, porém o efeito é transitório se não houver melhora concomitante da hiperfosfatemia. Hipercalcemia é raramente observada na IRA, podendo ocorrer tardiamente em pacientes com rabdomiólise.

Acidose metabólica (com "anion gap" aumentado) secundária à diminuição da excreção ácida renal e à retenção de ácidos fixos pela queda da FG é quase sempre encontrada na IRA, sendo em geral de intensidade moderada. A presença de sepse, choque e condições hipercatabólicas pode aumentar substancialmente sua intensidade, requerendo a administração exógena de bicarbonato de sódio.

A fórmula clássica de correção de acidose pode ser utilizada para estimar a dose necessária de bicarbonato de sódio:

$$\text{mEq NaHCO}_3 = ([\text{NaHCO}_3]_{\text{sérica desejada}} - [\text{NaHCO}_3]_{\text{sérica observada}}) \times \text{peso (kg)} \times 0,3$$

onde: $[\text{NaHCO}_3]_{\text{sérica desejada}}$ deve situar-se em torno de 15mEq/l. A diálise é o método de escolha para o controle da acidose grave em pacientes com riscos de complicações relacionadas à hipervolemia, que pode ser agravada pelas soluções de bicarbonato de sódio. Formas persistentes e progressivas também são mais bem controladas por meio de diálise.

Outras complicações

Hipertensão é um problema freqüente na IRA, especialmente na vigência de glomerulopatias e SHU. A hipertensão grave, manifestada por encefalopatia hipertensiva ou insuficiência cardíaca, requer controle rápido, que pode ser obtido por meio de vasodilatadores como o nitroprussiato de sódio (0,5 a 8µg/kg/min em infusão intravenosa contínua). Formas agudas não-complicadas podem ser controladas com hidralazina por via intravenosa (0,1 a 0,2mg/kg/dose) ou nifedipina (0,15mg/kg/dose) por via oral. Na vigência de sinais de hipervolemia, o uso de diuréticos e a restrição hídrica podem trazer algum resultado. Hipertensão intratável ou relacionada a hipervolemia grave é indicação formal de terapêutica dialítica.

Suporte nutricional

O suporte nutricional tem recebido grande ênfase em pacientes com IRA. Embora ainda não haja definição sobre seu impacto na morbidade, mortalidade e tempo de recuperação da função renal, diversos estudos evidenciam sua importância na redução do catabolismo protéico. Conseqüentemente, diminui o agravamento da acidose, uremia e hiperpotassemia, especialmente nos estados hipercatabólicos associados a pós-operatório, sepse e politraumatismos.

A utilização de dietas individualizadas é preferível desde que o paciente possa ser alimentado por via enteral. Recomenda-se restrição protéica moderada inicialmente de 1 a 2g/kg de peso corpóreo em lactentes e de 1g/kg em crianças maiores, com proteínas de alto valor biológico. Na vigência de diálise, a oferta deve ser aumentada, até atingir as necessidades mínimas diárias normais, considerando as necessidades protéicas de acordo com a doença de base também, de forma a manter a uréia sangüínea abaixo de 100mg%. Como fonte calórica, são utilizados carboidratos (60 a 70%) e lípides (30 a 40%) objetivando-se atingir as necessidades energéticas normais para idade e peso (100kcal/kg/dia em lactentes e 60 a 80kcal/kg/dia em crianças maiores e adolescentes). É recomendada ainda restrição de sódio, potássio e fósforo em função dos níveis séricos observados. Deve-se evitar a administração desnecessária de magnésio, cuja excreção renal está diminuída na IRA.

Quando a nutrição parenteral se faz necessária, são utilizadas soluções hipertônicas de glicose, soluções lipídicas e de aminoácidos. O uso exclusivo de aminoácidos essenciais é controverso, sendo preferíveis soluções mais completas contendo misturas de aminoácidos essenciais e não-essenciais. Em terapia intensiva, não é infreqüente se encontrar pacientes com IRA que também apresentam insuficiência respiratória. Há relatos de aumento nos níveis séricos de pCO_2 em função do uso de soluções hipertônicas na diálise peritoneal neste tipo de situação clínica. Deve-se, em conseqüência, monitorizar pCO_2 e glicemia, caso a nutrição parenteral também seja necessária.

Indicações de tratamento dialítico

A diálise pode vir a ser necessária em pacientes com IRA, mesmo nas formas não-oligúricas. As indicações mais freqüentes incluem hiper-hidratação, hiperpotassemia e uremia sintomática.

As indicações clássicas são:

- Estados hipervolêmicos associados a insuficiência cardíaca, edema pulmonar ou hipertensão arterial refratária ao tratamento conservador.
- Hiperpotassemia grave, geralmente com nível sérico de potássio acima de 7mEq/l, não responsiva às medidas conservadoras ou com progressão rápida.
- Hiponatremia ou hipernatremia graves.
- Uremia sintomática (vômitos intratáveis, sangramentos, pericardite, convulsões, sonolência e coma) ou de progressão rápida (com nível sérico de uréia acima de 200mg/100ml).
- Acidose metabólica grave (considerar também se o pH se mantiver persistentemente inferior a 7,20 apesar da terapêutica).

A diálise é ainda utilizada para facilitar a manutenção do estado nutricional em pacientes hipercatabólicos, permitindo o uso mais liberal e efetivo da nutrição parenteral.

BIBLIOGRAFIA

BREZIS, M.; ROSEN, S.; EPSTEIN, F.H. – Acute renal failure. In Brenner, B.M.; Rector, F.C. *The Kidney*. 4th ed., Philadelphia, W.B. Saunders Co., 1991, p. 993.

BOCK, H.A. – Pathogenesis of acute renal failure: new aspects. *Nephron*, **76**:130, 1997.

CAMERON, J.S. – Acute renal failure in intensive care unit today. *Intens. Care Med.*, **12**:64, 1986.

CHEVALIER, P.L.; CAMPBELL, F.; FENDRIDGE, A.G. – Prognostic factors in neonatal acute renal failure. *Pediatrics*, **74**:265, 1984.

COUNAHAN, R.; CAMERON, J.S.; SOOG, C.S. et al. – Presentation, management, complications and outcome of acute renal failure in childhood: five years experience. *Br. Med. J.*, **1**:599, 1977.

DIXON, B.S.; ANDERSON, R.J. – Nonoliguric acute renal failure. *Am. J. Kidney Dis.*, **6**:71, 1985.

FAVRE, H. – Importance des index urinaires dans le diagnostic differentiel des insuffisances. *Schweiz Med. Wschr.*, **109**:401, 1986.

FELD, G.F.; CACHERO, S.; SPRINGATE, J.E. – Fluid needs in acute renal failure. *Pediatr. Clin. North Am.*, **37**:337, 1990.

GAUDIO, K.M.; SIEGEL, N.J. – Pathogenesis and treatment of acute renal failure. *Pediatr. Clin. North Am.*, **34**:771, 1987.

HAYS, S.R. – Ischemic acute renal failure. *Am. J. Med. Sci.*, **304**:93, 1992.

KELLUN, J.A. – Use of diuretics in the acute setting. *Kidney Internat.*, **53**(Suppl. 66):s67, 1998.

KIERDORF, H.P. – The nutritional management of acute renal failure in the intensive care unit. *N. Horizons*, **3**:699, 1995.

LIANO, F.; GARCIA-MARTIN, F.; GALLEGO, A.; ORTE, L. et al. – Easy and early prognosis in acute tubular necrosis: a forward analysis of 228 cases. *Nephron*, **51**:307, 1989.

NISSENSON, A.R. – Acute renal failure. Definition and pathogenesis. *Kidney Internat.*, **53**(Suppl. 66):s7, 1998.

NORMAN, M.E.; ASADI, F.K. – A prospective study of acute renal failure in the newborn infant. *Pediatrics*, **63**:475, 1979.

SHAH, V.B.; MERCHANT, M.R.; ALMEIDA, A.R. et al. – Prognosis of acute renal failure in pediatrics. *Indian Pediatr.*, **22**:361, 1985.

STEWART, C.L.; BARNETT, R. – Acute renal failure in infants, children, and adults. *Crit. Care Clin.*, **13**:575, 1997.

ZARICH, S.; FANG, L.S.T.; DIAMOND, J.R. – Fractional excretion of sodium. Exceptions to its diagnostic value. *Arch. Intern. Med.*, **145**:108, 1985.

SINOPSE

INSUFICIÊNCIA RENAL AGUDA

Insuficiência renal aguda (IRA) é uma síndrome caracterizada por declínio abrupto da função renal, com conseqüente incapacidade de manutenção da homeostase de água e eletrólitos e retenção de produtos nitrogenados.

A síndrome de IRA comporta três categorias:
1. pré-renal (IRA funcional);
2. renal (causas renais intrínsecas);
3. pós-renal (causas obstrutivas).

A IRA pode ser devida a:
1. redução da perfusão renal;
2. glomerulopatias;
3. nefropatias tubulares e tubulointersticiais;
4. doenças renovasculares;
5. obstrução de vias urinárias.

Os sintomas clínicos relacionados especificamente à IRA incluem modificações da diurese, edema e outras manifestações de hipervolemia e sintomas relacionados com a acidose metabólica, distúrbios eletrolíticos e uremia.

O tratamento implica inicialmente a identificação e o controle do processo etiológico primário. Diuréticos são de uso controverso e não existem evidências de que contribuem para um prognóstico melhor. Dopamina, quando usada em doses baixas (1-3µg/kg/min), é considerada vasodilatadora renal.

O tratamento conservador deve ser tentado inicialmente em todos os pacientes que não apresentam complicações graves. Inclui uma série de medidas que visam à manutenção da homeostase e o controle das manifestações letais:

- Manutenção do equilíbrio hidrossalino.
- Correção dos distúrbios eletrolíticos e do equilíbrio ácido-básico.
- Controle da hipertensão.
- Suporte nutricional.

As indicações mais freqüentes de tratamento dialítico incluem hiper-hidratação, hiperpotassemia e uremia sintomática. Outras indicações incluem estados hipervolêmicos, hiponatremia ou hipernatremia graves e acidose metabólica grave.

76

TRAUMATISMO DE URETRA E PARAFIMOSE

Sidney Glina
Samuel Saiovici

TRAUMATISMO DE URETRA

CONCEITO

Os traumatismos de uretra são relativamente raros na prática pediátrica.

A ruptura ureteral não é uma emergência do ponto de vista vital para o paciente. As altas taxas de mortalidade observadas devem-se a lesões associadas de outros órgãos; porém este traumatismo traz consigo alta taxa de morbidade, com graves complicações futuras: impotência sexual no menino, incontinência urinária, fístula uretrovaginal, estenose uretral, além de hospitalizações repetidas por períodos prolongados para a correção das seqüelas.

No menino, as lesões mais freqüentes são as do segmento próstato-membranoso da uretra, geralmente associadas à fratura de bacia; e da uretra bulbar relacionada a traumatismo perineal como a "queda a cavaleiro". A uretra peniana é raramente atingida por sua mobilidade, estando sujeita a traumatismos abertos com ferimento por arma de fogo ou arma branca.

A uretra feminina pode ter um menor comprimento e por estar anatomicamente menos fixa às estruturas ósseas da bacia raramente é atingida em traumatismos. Quando isso ocorre, geralmente se associa a lacerações vaginais.

Em ambos os sexos têm papel importante as lesões iatrogênicas, causadas fundamentalmente pela instrumentação uretral, por pessoal menos experiente.

ETIOPATOGENIA

A lesão uretral pode ocorrer por traumatismos fechados (fratura de bacia, "queda a cavaleiro"), ferimentos penetrantes ou por manipulação uretral (cateterismo vesical, uretrocistoscopia, introdução de corpos estranhos).

A ruptura da uretra é classificada como total, quando toda sua circunferência é atingida, havendo separação dos cotos, ou parcial, quando parte da parede uretral permanece intacta.

Para melhor compreensão dos mecanismos de lesão, alguns pontos da anatomia da uretra masculina devem ser relembrados. A uretra posterior, ou uretra continente, compreendendo a porção prostática e membranosa, está intimamente relacionada com o colo vesical e a próstata, cruza o diafragma urogenital e está fixa à sínfise púbica, e conseqüentemente ao arcabouço ósseo pélvico, pelo ligamento puboprostático.

A uretra anterior, ou uretra incontinente, constituída pela porção bulbar e peniana, é envolvida pelo corpo esponjoso e relaciona-se com os corpos cavernosos.

Nos traumatismos de bacia, mesmo com a maior flexibilidade e mobilidade dos ossos da criança, ocorrendo fratura, principalmente dos ramos isquiopúbicos, ocorre tração do ligamento puboprostático que, por sua vez, traciona a porção prostática da uretra. Como a uretra membranosa é fixa pelo diafragma urogenital, ocorre seu cisalhamento, com avulsão do segmento proximal, afastamento cranial da bexiga e próstata e formação de grande coleção de urina e sangue, com tendência à separação dos cotos uretrais (Fig. 76.1). Freqüentemente a essa lesão se associa ruptura extraperitoneal da bexiga devida à ação direta de espículas ósseas ou por tração do ligamento pubovesical.

Na "queda a cavaleiro", o choque do períneo contra uma estrutura rígida impulsiona bruscamente a uretra bulbar contra a borda inferior da sínfise púbica,

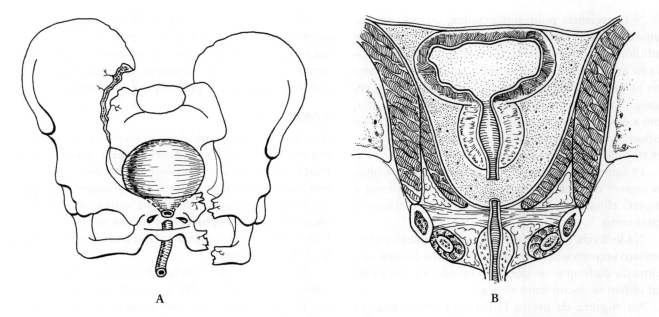

Figura 76.1 – Traumatismo da uretra membranosa. **A)** Fratura da bacia com lesão total da uretra membranosa. **B)** Afastamento cranial da bexiga e próstata com formação de grande coleção uro-hemática.

podendo ocorrer lesão uretral. Quando a fáscia conjuntiva que envolve uretra, corpo esponjoso e corpos cavernosos (fáscia de Buck) permanece íntegra, o extravasamento uro-hemático será por ela contido, levando à formação de hematoma peniano de grau variável. Se ocorrer ruptura da fáscia de Buck, o extravasamento invade o períneo, "desenhando" um hematoma perineal, facilmente reconhecível ao exame clínico. Em algumas ocasiões, a uretra não é lacerada e a lesão passa despercebida até alguns anos depois, quando a criança é atendida em virtude de estenose uretral "de causa desconhecida".

As lesões causadas por instrumentação uretral são geralmente localizadas e podem ocorrer em qualquer porção da uretra. Traduzem-se geralmente por perfurações da parede do órgão ("falso trajeto") ou lacerações longitudinais da mucosa. No cateterismo vesical, a não-lubrificação das paredes uretrais, a utilização de sondas muito finas ou muito grossas, a insuflação do balão de retenção das sondas de demora na uretra posterior ao invés da bexiga são erros não incomuns e que podem lesionar a uretra infantil.

No passado, o uso indiscriminado da cistoscopia para fins propedêuticos (pielografia retrógrada) ou terapêuticos (cauterização de válvula de uretra posterior) era causa importante de lesão uretral. Atualmente, o conhecimento da suscetibilidade da uretra da criança a traumatismos levou ao desenvolvimento de aparelhos mais delicados e finos e a preocupação de se evitar a manipulação da uretra, principalmente, de meninos. Assim, prefere-se a utilização de pielografia por punção renal ou a cauterização de válvula de uretra posterior por via vesical em crianças abaixo dos 5 anos de idade.

DIAGNÓSTICO

Nos casos de lesão do segmento próstato-membranoso da uretra, geralmente existe a concomitância da fratura de bacia (Fig. 76.1). O quadro clínico da lesão uretral *per si* é a presença de dificuldade miccional e até mesmo retenção urinária, ocasionalmente com a presença de hematúria em lesões parciais. No exame físico pode-se encontrar globo vesical palpável, e o toque retal identificará coleção líquida na próstata e dificuldade para palpá-la, a qual se encontra rechaçada cranialmente.

Nos meninos com história de "queda a cavaleiro", a dificuldade miccional em graus variáveis, a presença de uretrorragia e o hematoma perineal e/ou peniano sugerem o diagnóstico clínico de ruptura de uretra bulbar.

Nestas duas situações dificilmente um profissional menos habituado cede à tentação de uma tentativa de cateterismo vesical. Este pode ser diagnóstico e até terapêutico em lesões mínimas, porém os riscos de ampliação de rupturas parciais, infecção e agravamento do hematoma são proibitivamente altos, além de dificultar a avaliação da extensão real da lesão.

Nas lesões iatrogênicas, principalmente no cateterismo vesical, o diagnóstico é feito instantaneamente, quer pela falta de drenagem de urina, quer pelo sangramento excessivo.

Nos pacientes politraumatizados, quando se suspeita de lesão ureteral, deve-se proceder à exploração radiológica do trato urinário, iniciando-se pela urografia excretora. Esta mostrará a integridade de ambos os rins, a drenagem ureteral e eventuais lesões vesicais. A ultra-sonografia pode substituir a urografia, com a desvantagem de não avaliar a excreção renal, de importância em grandes quedas nas quais pode ocorrer trombose de artéria renal.

O diagnóstico definitivo de ruptura uretral é obtido através da uretrografia retrógrada que confirma a suspeita clínica, avalia a extensão da lesão e orienta o tratamento.

Na lesão da uretra posterior evidencia-se um afastamento uretrovesical com extravasamento de contraste acima do diafragma urogenital. Quando a lesão é parcial obtém-se enchimento vesical.

Na ruptura da uretra bulbar, o extravasamento ocorre no bulbo da uretra (Fig. 76.2).

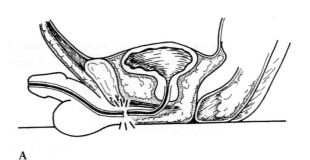

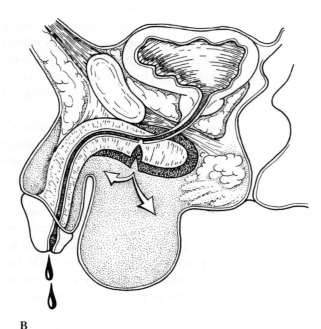

Figura 76.2 – Traumatismo da uretra bulbar. **A)** "Queda a cavaleiro". **B)** Formação de hematoma períneo-escrotal e uretrorragia.

Caso, equivocadamente, tenha-se "conseguido" o cateterismo vesical prévio, a uretrografia ainda deve ser realizada introduzindo-se um cateter fino ao lado da sonda posicionada e injetando-se contraste para avaliar a extensão da lesão, o prognóstico e a terapêutica.

TRATAMENTO

A orientação terapêutica no momento do traumatismo uretral permanece controversa, principalmente em relação às lesões da uretra posterior. Nestes casos, existem duas linhas de conduta: a abordagem cirúrgica imediata da lesão, com reconstrução da uretra ou, simplesmente, a realização de derivação urinária suprapúbica (cistostomia) com tratamento cirúrgico das seqüelas 3 a 6 meses após.

Nossa conduta, principalmente em crianças nas quais a experiência da literatura é restrita, é a realização de cistostomia, sem manipulação uretral no momento do traumatismo, corrigindo-se as seqüelas posteriormente. Com esta abordagem não se agravam lesões parciais, que podem cicatrizar-se sem estenose; a reabsorção do hematoma aproxima os cotos favorecendo a uretroplastia posterior, e os índices de incontinência urinária por lesão esfincteriana e de impotência sexual são menores.

As lesões da uretra anterior masculina e da uretra feminina são tratadas de acordo com sua extensão. Rupturas parciais de pequena extensão são tratadas com a manutenção de cateter vesical, por via uretral, durante 7 a 10 dias. Ferimentos totais são abordados cirurgicamente para a realização de anastomose primária.

Nas lesões ocorridas durante sondagem vesical, a melhor conduta é a suspensão imediata das manobras, evitar "tentar mais uma vez" e, quando a drenagem vesical for imperativa (por exemplo: retenção urinária), optar pela realização de cistostomia.

PARAFIMOSE

Fimose é a inabilidade de retrair o prepúcio, exteriorizando a glande. Esta situação ocorre na grande maioria dos recém-nascidos. Com 1 ano, 50% apresentam o prepúcio retrátil, isto ocorre em 80% aos 2 anos e 96% dos meninos em idade escolar.

A fimose pode resultar de uma retração fibrótica da abertura prepucial com estenose.

A **parafimose** ocorre quando o prepúcio com fimose é retraído, expondo a glande, e não é prontamente reduzido. O anel estenótico fica geralmente preso no sulco coronal, levando à formação de edema da glande e da mucosa.

Trata-se de situação de urgência pela dor e pela compressão peniana e ocorre em 0,7% dos meninos não-circuncisados.

O tratamento é feito pela redução da parafimose que pode ser conseguida com compressão e tração sobre o prepúcio edemaciado com contrapressão simultânea da glande (Fig. 76.3). O médico segura o prepúcio com os dedos indicador e médio, enquanto empurra a glande com o polegar.

Quando a redução não é conseguida, geralmente nos casos de longa evolução, deve-se processar a incisão cirúrgica do anel fibrótico.

Após a resolução do quadro agudo está indicada a realização da postectomia.

BIBLIOGRAFIA

ARAP, S.; LUCON, A.M.; MITRE, A.I. et al. – Correção do estreitamento traumático completo de uretra bulbar e membranosa através de uretroplastia término-terminal. *Rev. Hosp. Clin. Fac. Med. S. Paulo*, **41**:31, 1986.

BORRELLI, M.; GOES, G.M.; WROCLAWSKI, E.R.; GLINA, S. et al. – *Urgências Urológicas*. Rio de Janeiro, Livraria Atheneu, 1985.

CUKIER, J.; MOULONQUET, A.; VIVILLE, C. et al. – Table ronde: traumatismes récents de l'urethre masculin. *J. Urol.*, **90**:659, 1984.

FAURE, G.; DAVIN, J.I.; RAMBEAUD, R. et al. – Ruptures recéntes de l'urethre. *J. Urol.*, **90**:187, 1984.

HERZOG, I.W.; ALVAREZ, S.R. – The frequency of foreskin problems in uncircuised children. *AJDC*, **140**:254, 1986.

KELALIS, P.P.; KING, L.R.; BELMAN, A.B. – *Clinical Pediatric Urology*. Philadelphia, W.B. Saunders, 1985.

NETTO, N.R. – The surgical repair of posterior urethral strictures by the transpubic urethroplasty or pull-through technique. *J. Urol.*, **133**:411, 1985.

WATERHOUSE, R.K. – Transpubic repair of membranous urethral strictures. *Urol. Clin. North Amer.*, **4**:105, 1977.

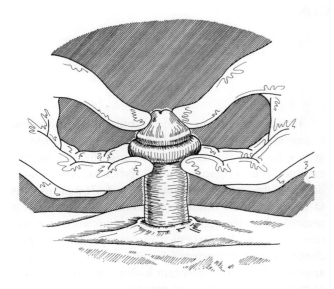

Figura 76.3 – Redução da parafimose.

SINOPSE

TRAUMATISMO DE URETRA

1. Não tentar fazer cateterismo vesical antes da confirmação diagnóstica.
2. Fazer urografia excretora (ou ultra-sonografia renal) e uretrografia retrógrada.
3. Traumatismo de uretra posterior: abordagem cirúrgica.
4. Traumatismo de uretra anterior e de uretra feminina:
   • rupturas pequenas ou parciais: sonda vesical por 7 a 10 dias
   • rupturas totais: abordagem cirúrgica.
5. Lesão durante sondagem vesical: suspender as manobras e quando necessário fazer cistostomia

PARAFIMOSE

1. Redução da parafimose: segurar o prepúcio com os dedos indicador e médio e empurrar a glande com o polegar.
2. Quando não se consegue reduzir a parafimose, faz-se a incisão cirúrgica na região dorsal do anel fibrótico.

ESCROTO AGUDO

Sidney Glina

Escroto agudo é uma síndrome na qual se enquadram todas as doenças que causam agudamente aumento do volume escrotal, acompanhado de sinais inflamatórios: calor, rubor e dor. À semelhança do abdômen agudo, classifica-se em: vascular (torção do cordão espermático e dos apêndices testiculares e epididimários), inflamatório (orquite, epididimite e orquiepididimite), traumático e obstrutivo (hérnia encarcerada).

Neste capítulo será discutido basicamente o escroto agudo de origem vascular, que apresenta sua maior incidência na criança. O traumatismo escrotal não apresenta dificuldade diagnóstica, a hérnia encarcerada será analisada em outra seção e a epididimite, a orquite e a orquiepididimite, apesar de serem diagnósticos diferenciais importantes e por vezes difíceis em relação à torção de cordão, ocorrem excepcionalmente em crianças. Enquanto no adulto a epididimite aguda é a causa mais comum de escroto agudo, sua ocorrência é bastante rara em crianças. Mittmeyer et al., revendo 610 casos de epididimite aguda, encontraram menos de 15% com idade inferior a 18 anos. A orquite pós-caxumba, o tipo mais comum de orquite, raramente ocorre no período pré-púbere. Beard et al. não encontraram nenhum caso com menos de 11 anos entre 132 pacientes com orquite pós-caxumba.

TORÇÃO DO CORDÃO ESPERMÁTICO

Embora a torção do cordão espermático, erroneamente chamada de torção de testículo, seja provavelmente a emergência geniturinária mais freqüente na criança, continua sendo não identificada ou mal diagnosticada, fazendo com que testículos sejam desnecessariamente perdidos, comprometendo o potencial da fertilidade desses meninos.

A torção do cordão espermático ocorre preferencialmente nas 2 primeiras décadas, com 65% dos casos situando-se entre 12 e 18 anos de idade. Seis a doze por cento dos casos incidem na fase perinatal.

O testículo é um órgão que sabidamente resiste mal à isquemia e sua integridade depende diretamente do grau e da duração da torção e conseqüente comprometimento da irrigação arterial testicular. Assim, Sonda e Lapides mostraram que torção de 360 graus causa necrose em 24 horas e torção de 180 graus leva o testículo à necrose em 48 horas. Alguns autores notaram que 80% dos testículos são recuperados quando distorcidos nas primeiras 5 horas, e que após 10 horas apenas 20% não apresentam lesões irreversíveis. Dessa maneira, o diagnóstico precoce e o tratamento de urgência são fatores preponderantes na manutenção da vitalidade do órgão.

Etiopatogenia – a torção do cordão espermático pode ocorrer dentro ou fora da cavidade delimitada pelas túnicas vaginais. A torção extravaginal ocorre quase que exclusivamente na fase perinatal, podendo acontecer intra-útero. Este tipo de torção ocorre porque imediatamente após o descenso testicular, na fase final da gestação, as túnicas testiculares inexistem ou têm aderências frouxas com a parede escrotal, permitindo que o testículo gire livremente sobre seu eixo.

A torção intravaginal depende de anormalidades anatômicas, quase sempre bilaterais. Há ocasiões nas quais a túnica que une o testículo ao epidídimo e por onde passa a irrigação testicular, o mesórquio, é muito longa, permitindo ao testículo torcer sobre si mesmo. Essa situação caracteriza a verdadeira torção do testículo e é de ocorrência muito rara (Fig. 77.1).

A causa mais comum da torção intravaginal é a fixação anômala da túnica vaginal. Esta normalmente só não recobre o testículo em sua porção póstero-lateral, onde se reflete formando o mesórquio. Dessa forma, a maior parte da face posterior do epidídimo encontra-se aderida à parede escrotal, sendo este o principal mecanismo que impede a livre torção do cordão espermático. O envolvimento completo do testículo e do epidídimo pela túnica vaginal permite que a gônada torça sobre seu pedículo vascular (Fig. 77.1).

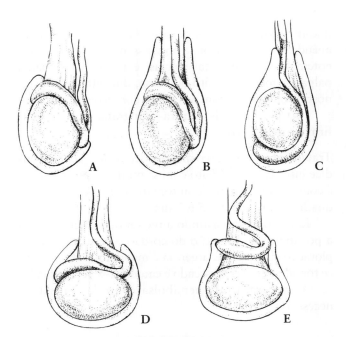

Figura 77.1 – Anomalias associadas à torção de cordão espermático intravaginal. **A)** Normal. **B)** Envolvimento completo pela túnica vaginal. **C)** Inversão do epidídimo. **D)** Horizontalização do testículo. **E)** Mesórquio longo.

Diagnóstico – o sintoma mais característico da torção do cordão espermático é a dor presente em 90% dos casos. Tem caráter súbito, normalmente de grande intensidade, surge na região escrotal e, eventualmente, irradia-se para a região inguinal e hipogástrio. Náuseas e vômitos ocorrem em 25% dos casos. Excepcionalmente, o quadro acompanha-se de sintomas urinários. No recém-nascido, o quadro básico é o aumento do volume escrotal, por vezes indolor, com sinais inflamatórios e manutenção do estado geral.

Quadros semelhantes de melhora espontânea são freqüentemente relatados, visto haver possibilidade de a torção desfazer-se espontaneamente ou pelo próprio paciente, manualmente.

O exame físico geral não apresenta anormalidades, raramente se encontrando febre. A hemibolsa afetada apresenta-se edemaciada, eritematosa e com aumento da temperatura local. Sua palpação é dolorosa. O achado do epidídimo em sua posição habitual, póstero-superior ao testículo, pode significar torção de 360 graus.

Em um terço dos casos, o testículo afetado encontra-se em posição mais alta no escroto em relação à gônada contralateral (sinal do *redux testis*), visto que a torção do cordão provoca seu encurtamento. Examinando-se o paciente em pé, algumas vezes encontra-se o testículo não afetado horizontalizado, indicando anomalia da fixação da túnica vaginal, que, quase sempre, é bilateral (sinal de Angel). A elevação manual do escroto não provoca alívio da dor nos quadros de torção do cordão espermático, ao contrário do que acontece nos quadros inflamatórios, por redução da tração (sinal de Prehn). Normalmente, o reflexo cremastérico está abolido nesses quadros, o que não ocorre nas epididimites e na torção de anexos testiculares e ependidimários.

Alterações do leucograma e do sedimento urinário são exceções.

A utilização de exames complementares para avaliação da irrigação e perfusão testicular com o uso do estetoscópio Doppler ou cintilografia com tecnécio é de utilidade nos casos duvidosos, embora não sejam instrumentos de uso corrente e não estejam à disposição diuturnamente, dificultando seu uso em uma situação em que o tempo é fator limitante. A ultra-sonografia escrotal na fase inicial não mostra alterações específicas do quadro vascular, porém na fase de necrose o testículo mostra-se extremamente hipoecogênico.

Tratamento – a exploração cirúrgica escrotal imediata deve ser realizada sempre que houver suspeita clínica de torção do cordão espermático. Nestes casos, o tratamento é a distorção e a fixação do testículo à parede da bolsa, quando este apresenta condições de viabilidade. Nos momentos que antecedem a cirurgia, deve ser tentada a redução da torção externamente rodando o testículo no sentido "de dentro para fora". A infiltração do cordão com cloridrato de lidocaína facilita a manobra, embora com isso se perca o parâmetro do alívio da dor para confirmar que se obteve sucesso.

Em lactentes, o acesso cirúrgico é inguinal, devido ao diagnóstico diferencial com hérnia inguinal encarcerada. Em crianças maiores, o acesso é escrotal. Uma vez exposto o testículo, desfaz-se a torção e envolve-se a gônada com compressas aquecidas. Quando persiste a dúvida quanto à viabilidade do órgão, procede-se ao exame anátomo-patológico de congelação. Os testículos viáveis são fixados com 3 ou 4 pontos de fios inabsorvíveis passados na albugínea e no septo escrotal.

Os testículos não-viáveis são retirados, juntamente com o epidídimo, visto que sua manutenção leva a um maior risco de infecção e pode comprometer a função testicular contralateral por fenômenos mediados imunologicamente.

No mesmo ato operatório procede-se à fixação do outro testículo da mesma maneira, uma vez que as anomalias anatômicas são normalmente bilaterais e o risco de torção contralateral subseqüente é significante.

TORÇÃO DOS APÊNDICES INTRA-ESCROTAIS

Os apêndices escrotais são estruturas remanescentes do desenvolvimento embriológico do sexo masculino. Podem existir em número de 4 (Fig. 77.2). Invariavelmente, são encontrados 1 ou 2 em todos os homens. O *appendix testis* ou hidátide de Morgagni, resquício da

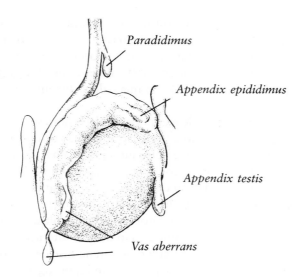

Figura 77.2 – Anatomia dos apêndices intra-escrotais.

extremidade cranial do ducto mülleriano, ocorreu em 92% dos casos, sendo bilaterais em 69%, em homens autopsiados. Nessa mesma série, o *appendix epididimus* foi encontrado em 34%. O *paradidimus* ou órgão de Giraldes e o *vas aberrans* são raramente encontrados. Estes três últimos são resquícios dos ductos mesonéfricos ou de Wolff.

Por se tratar de estruturas ovóides de no máximo 1cm de diâmetro com pedículo estreito, estão sujeitas à torção sobre seu eixo e à conseqüente isquemia. A etiologia dessa torção não é conhecida, embora haja correlação com traumatismos ou esforços físicos.

Diagnóstico – a torção dos apêndices intra-escrotais tem seu pico de incidência na fase pré-púbere, embora possa ocorrer ao longo das duas primeiras décadas. Ambas as hemibolsas são afetadas igualmente e em 90% dos casos a torção é do *appendix testis*. Em 25% dos casos os episódios são recorrentes.

Dor é usualmente o sintoma de apresentação, geralmente de intensidade moderada, de instalação súbita e localizada no pólo superior do testículo afetado. Ocasionalmente, a dor tem maior intensidade e irradia-se para o hipogástrio e a fossa ilíaca correspondente.

O exame físico precoce revela freqüentemente nódulo pequeno, doloroso, duro e móvel, preso ao epidídimo ou ao testículo. Por vezes, nota-se à inspeção ponto azul que transparece através da pele e que corresponde ao apêndice infartado. Com a progressão do quadro ocorre eritema e edema escrotal e inclusive hidrocele residual; a palpação torna-se muito dolorosa, dificultando o diagnóstico diferencial com torção do cordão espermático.

Nas fases iniciais, a ultra-sonografia escrotal confirma o diagnóstico.

Tratamento – quando o diagnóstico de torção de apêndice intra-escrotal é feito com segurança, o tratamento é conservador a base de sintomáticos e repouso, pois o quadro resolve-se em 5 a 7 dias.

Entretanto, persistindo a menor dúvida em relação à possibilidade de torção do cordão espermático, a exploração cirúrgica de urgência é mandatória. O apêndice torcido deve ser ressecado e cauteriza-se seu pedículo.

A exploração da hemibolsa contralateral não é necessária.

BIBLIOGRAFIA

BEARD, C.M.; BENSON Jr., R.C.; KELALIS, P.P. et al. – The incidence and outcome of mumps orchitis in Rochester, Minnesota, 1935 to 1974. *Mayo Clin. Proceedings*, **52**:3, 1977.

BORRELLI, M.; GOES, G.M.; WROCLAWSKI, E.R.; GLINA, E. et al. – *Urgências Urológicas*. Rio de Janeiro, Livraria Atheneu, 1985.

HOLLAND, J.M.; GRAHAM, J.R.; IGNETOFF, J.M. – Conservative management of twisted testicular appendages. *J. Urol.*, **125**:213, 1981.

KELALIS, P.P.; KING, L.R.; BELMAN, A.B. – *Clinical Pediatric Urology*. Philadelphia, W.B. Saunders Company, 1985.

NAGLER, H.M.; DE VERE WHITE, R. – The effect of testicular torsion on the contralateral testis. *J. Urol.*, **128**:343, 1982.

PURI, P.; BARTON, D.; O'DONNELL, B. – Prepubertal testicular torsion: subsequent fertility. *J. Pediatr. Surg.*, **20**:598, 1985.

RABINOWITZ, R. – Cremasteric reflex in acute scrotal swelling. *Soc. Pediatric Urol. Newsletter*, **4**:103, 1982.

RODRIGUEZ, D.D.; RODRIGUEZ, W.C.; RIVERA, J.J. et al. – Doppler ultrasound versus testicular scanning in the evaluation of the acute scrotum. *J. Urol.*, **125**:343, 1981.

ROLNICK, D.; KAWANGUE, S.; SZANTO, P. et al. – Anatomical incidence of testicular appendages. *J. Urol.*, **125**:213, 1981.

SONDA, I.P.; LAPIDES, J. – Experimental torsion of the spermatic cord. *Surg. Forum*, **12**:502, 1961.

STOLLER, M.I.; KOGAN, R.A.; HRICAK, H. – Spermatic cord torsion: diagnostic limitations. *Pediatrics*, **76**:926, 1985.

WILLIAMSON, R.C. – Torsion of the testis and allied conditions. *Brit. J. Surg.*, **63**:465, 1976.

SINOPSE

TORÇÃO DO CORDÃO ESPERMÁTICO:
Distorção externa manual: rodar o testículo de "dentro para fora".
Exploração cirúrgica escrotal.

TORÇÃO DOS APÊNDICES ESCROTAIS:
Tratamento sintomático e repouso.
Em caso de dúvida: exploração cirúrgica.

Seção X

Emergências Endócrinas e Metabólicas

Seção X

EMERGÊNCIAS ENDÓCRINAS E METABÓLICAS

78

CETOACIDOSE DIABÉTICA

SULIM ABRAMOVICI

CONCEITO

O diabetes é a endocrinopatia mais freqüente na população pediátrica e cursa com importantes repercussões metabólicas.

O *Diabetes mellitus* tipo I, antes conhecido como infanto-juvenil, aparece precocemente em virtude de uma disfunção progressiva das células beta-pancreáticas, responsáveis pela produção de insulina. Apresenta rápida evolução e os pacientes tornam-se dependentes de insulina exógena. Está relacionado a fenômeno de auto-imunidade com antígenos do sistema HLA de histocompatibilidade. Existem evidências de que fatores ambientais e infecciosos possam ser responsáveis pelo aparecimento da doença.

A alteração patológica mais precoce é uma agressão auto-imune com a presença de anticorpos antiilhotas pancreáticas no sangue de pacientes com diabetes tipo I. O início dos sintomas ocorre em crianças e adolescentes predominantemente.

A cetoacidose é uma condição potencialmente letal e constitui uma emergência clínica que necessita de atendimento preciso e criterioso. Existe atualmente um consenso de que o controle adequado das alterações metabólicas pode retardar o aparecimento das complicações tardias, tornando o diagnóstico precoce da descompensação e o tratamento dos distúrbios metabólicos importantes no prognóstico de cada paciente.

A cetoacidose diabética é conseqüente a uma deficiência de insulina e considera-se que ocorre quando há:
- hiperglicemia com concentração sangüínea de glicose maior do que 300mg/dl;
- cetonemia com cetonas séricas maiores do que 3mmol/litro;
- cetonúria com cetonas positivas na urina em reação com nitroprussiato de sódio;
- acidose com pH sangüíneo menor do que 7,3 ou bicarbonato sérico menor do que 15mEq/litro.

DIAGNÓSTICO

O diagnóstico de diabetes deve ser suspeitado quando ocorrem os sinais clássicos: poliúria, polidipsia, polifagia e emagrecimento. A confirmação laboratorial é feita quando a glicemia de jejum for maior do que 140mg/dl ou a glicemia após 2 horas de uma refeição exceder 200mg/dl.

A criança deve ser avaliada com especial atenção para o fator desencadeante da descompensação: dose inadequada, má conservação ou falta de aplicação de insulina. Deve ser investigada a presença de um foco infeccioso ou um fator de estresse físico ou emocional eventualmente envolvidos.

Um sinal importante de descompensação diabética é a dor abdominal que pode ser localizada, simulando apendicite ou pancreatite, ou generalizada, sugerindo abdômen agudo cirúrgico. A amilase sérica pode estar elevada, porém este aumento se faz à custa da amilase salivar. Na maioria dos casos, a dor abdominal desaparece com a hidratação, a correção dos distúrbios eletrolíticos e a administração de insulina.

A desidratação, difícil de ser avaliada, é um achado freqüente e depende da duração dos sintomas, da presença de vômitos e da administração prévia de insulina.

O aumento da osmolaridade sérica devido à hiperglicemia provoca passagem de água do intra para o extracelular. A glicosúria determina perda de água proporcionalmente maior em relação à perda de sódio, que é parcialmente compensada pelo desvio de líquido do intra para o extracelular.

A conseqüência da hipoperfusão prolongada é a hipoxia, que piora a acidose metabólica e diminui a perfusão renal.

A cetoacidose é reconhecida pela respiração de Kussmaul com hálito cetônico característico, podendo ocorrer vasodilatação periférica com rubor facial.

A acidose é devida ao acúmulo e à dissociação de cetoácidos orgânicos; contribuem, ainda, a acidose láctica por hipoperfusão e a acidose hiperclorêmica, principalmente após a terapêutica intravenosa com soluções de cloreto.

Para se avaliar a cetonemia ou cetonúria, utilizam-se testes baseados na reação de nitroprussiato. Esta técnica dosa os níveis de acetoacetato e acetona, porém não os de beta-hidroxibutirato. Na cetoacidose diabética, os níveis de butirato podem ser até 15 vezes maiores que os de acetoacetato e acetona, levando a subdosagens. Por outro lado, com a terapêutica, ocorre oxidação do ácido beta-hidroxibutírico até acetoacetato, levando a um falso aumento de cetonemia ou cetonúria dosadas, sem significar piora do paciente.

A criança pode apresentar diferentes graus de comprometimento do nível de consciência, variando desde sonolência até coma. Fraqueza muscular e hipertermia podem ser encontradas durante a descompensação.

A contagem leucocitária freqüentemente está alterada, chegando a atingir 20.000 leucócitos/mm^3, com predomínio de polimorfonucleares, sem significar a presença de infecção. Isto ocorre devido ao estresse e à acidose.

As reservas de potássio corpóreo total estão sempre depletadas, porém os níveis séricos à entrada podem ser normais ou elevados; isto ocorre porque em acidose o potássio é desviado do espaço intra para o extracelular (com conseqüente perda urinária). Os vômitos e a falta de ingestão contribuem para o agravamento do quadro. A deficiência de insulina com o catabolismo aumentado é responsável pela presença de hipercalemia.

O fósforo é um íon intracelular que se comporta como o potássio; em situações de acidose ocorre passagem do intra para o extracelular e, com a perda urinária, há depleção. Os níveis séricos, no entanto, podem ser normais.

Hiponatremia é um achado comum, porém não reflete a depleção real, pois a perda de água por diurese osmótica não é proporcional à perda de sódio. A passagem de água do intra para o extracelular provoca uma aparente hiponatremia (para cada 100mg de aumento de glicemia ocorre uma diminuição de 1,6mEq/litro de sódio sérico). A hiperlipidemia também pode provocar falsa hiponatremia.

A creatinina sérica pode estar elevada por interferência das cetonas nas dosagens, sem refletir algum grau de insuficiência renal.

Alguns relatam a ocorrência de hipocalcemia como complicação da terapêutica com fosfato, porém isto não tem sido observado na faixa etária pediátrica.

O diagnóstico diferencial da cetoacidose diabética deve ser feito com:

- acidose láctica, que pode indicar um erro inato do metabolismo, no qual a dosagem de lactato no sangue excede 7mmol/litro;
- intoxicação por salicilato e teofilina;
- coma hiperosmolar, no qual não há cetonemia e cetonúria;
- acidose de causa renal.

ETIOPATOGENIA

O aparecimento da cetoacidose pode ser explicado por uma série de eventos, nos quais a deficiência absoluta ou relativa de insulina e o excesso de produção de hormônios contra-reguladores (adrenalina, glucagon, cortisol e hormônio de crescimento) combinam-se para produzir hiperglicemia, hiperlipidemia, cetonemia e acidose.

Em condições fisiológicas normais, a secreção de insulina é regulada pelo consumo metabólico. A insulina estimula os processos anabólicos em três tecidos principais: fígado, músculos e tecido adiposo, permitindo a utilização da glicose e o armazenamento de energia ingerida na forma de açúcares, proteínas e gorduras. O aumento na concentração de insulina diminui a glicogenólise, neoglicogênese, proteólise, lipólise e cetogênese.

No estado diabético, como resultado da deficiência de insulina, ocorre aumento na produção de glicose sem utilização periférica, levando à hiperglicemia. Como conseqüência, ocorre diurese osmótica manifestada por poliúria com perdas importantes de água e eletrólitos, desidratação e hiperosmolaridade.

Em condições normais, a contribuição da glicose para a osmolaridade é pequena, porém, em hiperglicemia grave, como ocorre na cetoacidose, a influência passa a ser considerável. Lembrar que:

osm sérica (mOsm/l) =
$2(Na + K)(mEq/l) + \frac{glicose}{18} (mg/dl) + \frac{uréia}{6} (mg/dl)$

Em situações em que ocorre deficiência de insulina, a lipólise aumentada e a produção em excesso de corpos cetônicos levam à cetonemia. O glicerol pode ser utilizado pelo fígado como substrato na neoglicogênese. É produzido no tecido adiposo pela quebra de triglicérides sob a ação de uma lipase ativada por catecolaminas, pelo glucagon e pelo cortisol, resultando em aumento da lipólise com acúmulo de glicerol e ácidos graxos livres.

O glicerol é transportado até o fígado entrando na via metabólica dos carboidratos como fonte de neoglicogênese.

A insulina inibe a neoglicogênese (formação de açúcar a partir de proteína). No diabetes, a neoglicogênese está estimulada e, além disso, o cortisol, que aumenta na descompensação, ativa as enzimas hepáticas responsáveis por este processo.

Para o estabelecimento do estado cetótico, devem ocorrer adaptações metabólicas nos sistemas orgânicos. É necessário que haja um aumento da oferta de ácidos graxos livres a partir de locais de depósito, como o tecido adiposo, para o órgão responsável pela cetogênese, que é o fígado.

Os ácidos graxos livres são oxidados no fígado para produzir acetilcoenzima A, que é convertida em acetoacetato e beta-hidroxibutirato, os quais entram na circulação. Estes corpos cetônicos excedem a capacidade de utilização levando à hipercetonemia e à cetonúria.

A conseqüência do acúmulo de cetonas é uma acidose metabólica devida à rápida dissociação do beta-hidroxibutirato e acetoacetato com liberação do íon hidrogênio, excedendo a capacidade tampão.

A acetona formada a partir do acetoacetato está presente em grande quantidade, porém não contribui para a acidose.

Se a diminuição da insulina é o determinante na direção dos processos metabólicos, a velocidade com que estes processos se desenvolvem é controlada direta ou indiretamente pela hipersecreção dos hormônios contra-reguladores.

Estes hormônios afetam os processos catabólicos antagonizando a ação da insulina. A resposta a estes hormônios pode estar aumentada, induzindo a hiperglicemia e cetonemia, em situações de estresse, infecções, vômitos ou traumatismos. Isto explica o rápido aparecimento da cetoacidose mesmo em pacientes adequadamente tratados com insulina.

TRATAMENTO

O tratamento da cetoacidose diabética consta de quatro etapas principais:
1. Hidratação com restauração do intravascular.
2. Correção dos distúrbios eletrolíticos.
   - reposição de potássio;
   - reposição de fosfato.
3. Correção dos distúrbios metabólicos com administração de insulina.
4. Correção criteriosa da acidose.

HIDRATAÇÃO

A criança desidratada exige uma rápida terapêutica: a instalação de venóclise para a reposição de volume deve ser a conduta inicial, independente da gravidade da descompensação.

A reparação deve ser feita por meio da infusão intravenosa de solução fisiológica isotônica na velocidade de 20ml/kg/peso/h. Em casos de desidratação grave, com má perfusão periférica, a velocidade inicial de infusão pode chegar a 50ml/kg/h até o máximo de 1.000ml/h.

Quando a glicemia estiver próxima de 250mg%, acrescentar glicose ao soro (SF:SG a 5% em partes iguais).

A infusão deve ser feita em veia periférica evitando-se dissecções. Em casos graves, é recomendável a inserção de cateter venoso central (o paciente diabético deve ter suas veias preservadas para futuras venóclises).

CORREÇÃO DOS DISTÚRBIOS ELETROLÍTICOS

Reposição de potássio

Com a terapêutica insulínica, correção da acidose e hidratação, ocorre rápida entrada de potássio na célula com diminuição dos níveis séricos e risco potencial de hipocalemia, que é considerada a mais grave complicação terapêutica.

Recomenda-se a infusão precoce de potássio a partir da segunda hora de expansão. Deve ser evitada inicialmente devido à possibilidade de a criança apresentar hipercalemia agravada pela presença de uma função renal eventualmente prejudicada.

Os casos graves devem ser monitorizados por meio de eletrocardiograma para se controlar arritmias causadas pelo potássio.

A administração de cloreto de sódio e cloreto de potássio nas soluções hidratantes pode levar à sobrecarga de cloro, causando acidose hiperclorêmica. Se o potássio for administrado em forma de fosfato, este excesso pode ser evitado.

A quantidade de potássio a ser infundida deve ser de 40mEq/l de solução sob a forma de fosfato preferencialmente (1ml de KH_2PO_4 25% = 1,8mEq de K) ou ainda cloreto (1ml de KCl a 19,1% = 2,5mEq de K), não excedendo a velocidade de 0,5mEq/kg/h.

Reposição de fosfato

O fosfato sérico, a exemplo do potássio, apresenta-se diminuído, podendo levar a problemas clínicos com depressão da atividade miocárdica e prejuízo da função do sistema nervoso central.

A depleção de fosfato leva à diminuição dos níveis de 2,3-difosfoglicerato (2,3-DPG), influindo na dissociação da hemoglobina. Em casos de deficiência, ocorre desvio da curva para a esquerda, isto é, aumenta a afinidade de hemoglobina pelo oxigênio, diminuindo sua liberação tecidual. A acidose, ao contrário, desvia a curva de dissociação para a direita, compensando o efeito da deficiência de 2,3-DPG.

Se houver correção rápida da acidose, sem administração simultânea de fosfato, deixará de existir o efeito compensador, com desvio da curva para a esquerda e conseqüente hipoxia tecidual.

A infusão precoce de fosfato normaliza em 24 horas os níveis de 2,3-DPG, enquanto, se não houver esta suplementação, a recuperação poderá demorar até 4 dias.

A quantidade preconizada é de 40mEq de fosfato monobásico de potássio por litro de solução que está sendo infundida; deve ser prescrito a partir da segunda hora de hidratação no soro de expansão ou no de manutenção (1ml de KH_2PO_4 a 25% = 1,8mEq de PO_4).

A infusão de fosfato na hidratação pode estar associada ao aparecimento de hiperfosfatemia e hipocalcemia, não tendo sido observadas, entretanto, em nossa experiência de pronto-socorro em Pediatria.

INSULINOTERAPIA

O antigo tratamento da cetoacidose diabética baseava-se no uso de altas doses de insulina e, freqüentemente, levava a complicações graves como hipoglicemia, hipopotassemia e edema cerebral.

O entendimento correto dos processos fisiopatológicos que envolvem a descompensação levou ao uso de pequenas doses de insulina, igualmente eficazes no tratamento, com redução sensível do número de complicações.

A terapêutica hidroeletrolítica com correção da desidratação, reposição dos déficits de potássio e fosfato, proporciona sensível melhora no estado clínico, permitindo a administração de doses pequenas de insulina.

Várias são as alternativas de tratamento, devendo a insulinoterapia ser individualizada. A aplicação de insulina pelas vias intramuscular, subcutânea e intravenosa é igualmente eficaz.

O método de infusão contínua de baixas doses, por via intravenosa, mostrou-se a forma eficaz e mais fisiológica de tratamento. Baseia-se no conceito de que uma concentração constante de insulina permite uma resposta celular estável. Com a infusão contínua, a velocidade de declínio da glicemia é linear. A infusão não requer o uso de bomba, podendo ser feita por gotejamento gravitacional; um inconveniente é que a administração deve ser feita em veia separada daquela em que se está corrigindo a desidratação e os distúrbios eletrolíticos, e o gotejamento deve ser rigorosamente controlado.

Prepara-se uma solução contendo 1U de insulina para 10ml de soro fisiológico (em geral 10U em 100ml de soro). Esta solução apresenta a concentração de 0,1U/ml. Administra-se, inicialmente, 1ml/kg/peso, em bolo, e, a seguir, 1ml/kg/h. Quando a glicemia atingir 250mg%, acrescenta-se glicose ao soro de reparação em uma concentração de 2,5% (ou 5% no soro de manutenção) e reduz-se a infusão à metade ou passa-se à aplicação de doses intramusculares, 0,2U/kg de 4/4 horas, o que é mais seguro.

A maneira mais prática é o uso de insulina regular por via intramuscular ou subcutânea na dose de 0,2U/kg a cada 2 horas. Em casos mais graves, metade da dose inicial pode ser feita por via intravenosa e metade por via intramuscular.

Um método antigo, embora não considerado fisiológico, era baseado no cálculo estimado da insulina. Serve atualmente para referência sobre a necessidade de insulina.

Antes de se aplicar a insulina, procede-se à colheita de sangue para a dosagem de glicemia. Ao se receber o resultado, aplica-se a fórmula:

Unidades de insulina estimada =
$$\frac{(glicemia\ inicial - 100)}{400} \times peso\ em\ kg \times 0,6$$

Aplicam-se doses de 0,2U/kg de 2/2 horas por via intramuscular, até completar a dose calculada. O paciente pode ser considerado compensado quando estiver consciente, hidratado, alimentando-se por boca, sem sinais de acidose e com glicemia abaixo de 150mg%.

Se a criança já recebia insulina semilenta, corrigir a causa da descompensação e, se necessário, aumentar a dose diária (o acréscimo deve ser de no máximo 5 a 10% por dia). Se o diagnóstico for recente, iniciar o tratamento com metade da dose utilizada em 24 horas para a compensação, até o máximo de 0,5U/kg/dia. Deve-se adequar o horário de administração ao horário desejado dos picos, procurando-se evitar a hipoglicemia.

CORREÇÃO DA ACIDOSE

Com a administração de insulina, os corpos cetônicos são metabolizados, dando origem a bicarbonato. Devido a esta fonte potencial endógena, o uso de bicarbonato no tratamento deve ser criterioso.

O bicarbonato administrado, ao se combinar com o hidrogênio, dissocia-se em CO_2 e H_2O. A barreira hematoliquórica é bastante permeável à passagem de CO_2, porém o HCO_3^- atravessa lentamente. Como o estado de consciência está mais relacionado ao pH do líquor que ao sangüíneo, a correção rápida da acidose pode piorar o nível de consciência, pelo aumento da concentração de CO_2 no líquor.

A alcalose pode também desviar a curva de dissociação da hemoglobina para a esquerda, somando-se ao efeito da diminuição da 2,3-DPG, aumentando a afinidade com conseqüente prejuízo da oxigenação tecidual.

A administração do bicarbonato favorece a passagem mais rápida de potássio para o espaço intracelular, podendo ocorrer uma complicação temida no tratamento da cetoacidose, que é a hipocalemia, com riscos de arritmias cardíacas.

Apesar das desvantagens do uso do bicarbonato, a presença de acidose grave pode produzir hipotensão com vasodilatação periférica, reduz a função miocárdica e diminui o volume-minuto respiratório.

Com base nestas considerações, o uso de bicarbonato deve ser indicado quando o pH estiver abaixo de 7,1 e em doses baixas como 1mEq/kg/peso em 2 horas (lembre que 1ml de $NaHCO_3$ a 3% = 0,35mEq de HCO_3^-).

Não esquecer de que a criança com má perfusão periférica ou choque deve receber oxigênio por máscara ao mesmo tempo em que se adotam outras medidas terapêuticas.

A sonda nasogástrica deve ser indicada na presença de vômitos devido ao risco de aspiração.

BIBLIOGRAFIA

ANDROGUE, H.J.; WILSON, H.; BOYD, A.E. et al. – Plasma acidbase patterns in diabetic ketoacidosis. *N. Engl. J. Med.*, **307**:1603, 1982.

DROP, S.L.S.; DUVAL-ARNOULD, B.J.M.; GOBER, A.E. et al. – Low dose intravenous insulin infusion versus subcutaneous insulin injection: a controlled comparative study of diabetic ketoacidosis. *Pediatrics*, **59**(5):733, 1977.

KAYE, R. – Diabetic ketoacidosis – the bicarbonate controversy. *J. Pediatr.*, **87**(1):156, 1975.

KELLER, U.; BERGER, W. – Prevention of hypophosphatemia by phosphate infusion during treatment of diabetic ketoacidosis and hyperosmolar coma. *Diabetes*, **29**:87, 1980.

KREISBERG, R.A. – Diabetic ketoacidosis: new concepts and trends in pathogenesis and treatment. *Ann. Intern. Med.*, **88**:681, 1978.

ROSENBLOOM, A.L.; KOHRMAN, A.; SPERLING, M.A. – Classification and diagnosis of diabetes mellitus in children and adolescents. *J. Pediatr.*, **99**(2):320, 1981.

SHERWIN, R.; FELIG, P. – Pathophysiology of diabetes mellitus. *Med. Clin. North Am.*, **62**(4):695, 1978.

SPERLING, M.A. – Diabetes mellitus. *Pediatr. Clin. North Am.*, **26**(1):149, 1979.

SPERLING, M.A. – Diabetic ketoacidosis. *Pediatr. Clin. North Am.*, **31**(3):619, 1984.

SINOPSE

CETOACIDOSE DIABÉTICA

1. Lembre-se de que toda criança em cetoacidose diabética está desidratada em torno de 10% apesar de os sinais clínicos poderem indicar grau mais leve.

2. Avalie rigorosamente:
   - distúrbios eletrolíticos
   - presença de acidose grave

3. Suspeite de diabetes em:
   - desidratação grave (sem causa aparente)
   - acidose inexplicada
   - coma a esclarecer

4. Dose à entrada:
   - glicemia
   - eletrólitos séricos
   - gases sangüíneos

5. Inicie imediatamente a hidratação parenteral com solução fisiológica (NaCl a 0,9%) na velocidade de 20ml/kg/h (em casos graves, 50ml/kg/h).

6. Acrescente fosfato monobásico de potássio ao soro, a partir da segunda hora de hidratação, na quantidade de 40mEq/l de solução (lembre-se que 1ml de KH_2PO_4 a 25% = 1,8mEq de PO_4). Se não estiver disponível, substitua por cloreto de potássio na mesma quantidade (lembre que 1ml de KCl a 19,1% = 2,5mEq de K).

7. Em caso de acidose grave (pH < 7,1), prescreva bicarbonato de sódio na quantidade de 1mEq/kg/peso, em 2 horas (lembre que 1ml de $NaHCO_3$ a 3% = 0,35mEq).

8. Prescreva insulina simples na velocidade de 0,1ml/kg/h por via intravenosa ou intramuscular na dose de 0,2U/kg de 2/2 horas.
   Estime a dose de insulina apenas para controle:

   $$\text{Unidades} = \frac{(\text{glicose} - 100)}{400} \times \text{peso (em kg)} \times 0{,}6$$

9. Pesquise um fator desencadeante da cetoacidose: infecção, estresse físico ou emocional ou dose inadequada de insulina.

10. Estabeleça uma folha de controle para o paciente com anotações de volumes administrados, diurese, horários de administração de insulina.

11. Estabeleça controles hemodinâmicos (pulso, pressão arterial e perfusão periférica) e do nível de consciência.

79

HIPOGLICEMIA

Durval Damiani
Vaê Dichtchekenian
Nuvarte Setian

DEFINIÇÃO

Quando se trata de hipoglicemia, a definição não tem apenas caráter acadêmico, mas assume importante aspecto de conduta diante do quadro. A definição deverá implicar tratamento, assumindo-se que tal nível glicêmico seja potencialmente deletério ao sistema nervoso central (SNC) da criança. Se recordarmos que o cérebro do recém-nascido é ainda mais ávido por glicose, as necessidades glicêmicas nessa faixa etária, se não preenchidas, levarão a dano cerebral.

Cornblath propõe que, no recém-nascido de baixo peso, glicemia menor do que 20mg/dl (sangue total) ou menor do que 25mg/dl (plasma ou soro) deva ser tomada como hipoglicemia, enquanto no recém-nascido de peso normal nas primeiras 72 horas níveis inferiores a 30mg/dl (sangue total) ou 35mg/dl (plasma ou soro) devam ser considerados baixos. Após 72 horas, há razoável acordo de que níveis abaixo de 40mg/dl (sangue total) são definitivamente anormais.

Na Unidade de Endocrinologia Pediátrica, independentemente da idade ou do estado de maturidade ou de nutrição do recém-nascido, consideramos que todo nível glicêmico em sangue total inferior a 40mg/dl defina hipoglicemia e obrigue a uma intervenção.

FISIOLOGIA HOMEOSTÁTICA DA GLICOSE

Os episódios hipoglicêmicos assumem gravidade tanto maior quanto menor a idade da criança. O SNC necessita de suprimento contínuo de glicose para a manutenção de seu metabolismo, podendo utilizar-se de corpos cetônicos alternativamente à glicose, porém com uma adaptação incompleta, o que o torna visceralmente dependente desse açúcar. Por outro lado, é um órgão que apresenta reserva de glicose muito pobre, não a sintetiza e não a capta contra o gradiente. Acresça-se a isso o fato de o cérebro do recém-nascido ser seis vezes maior que o do adulto, em relação à superfície corpórea, e, portanto, consumir seis vezes mais glicose, o que é contrabalançado por uma capacidade de produção hepática de glicose quatro a seis vezes maior no recém-nascido, ainda em relação à superfície corpórea.

Diante de uma parada abrupta no fornecimento de glicose, no momento do parto, a homeostase glicêmica dependerá da ingestão, da neoglicogênese, dos depósitos de glicogênio, proteínas e gorduras, de fatores hormonais e neurais, bem como da própria auto-regulação exercida pela glicose.

A glicogenólise é iniciada como o processo contra-regulador inicial. Uma vez exauridos os depósitos de glicogênio, outros substratos como proteínas e gorduras passam a ser mobilizados por meio da neoglicogênese induzida pelos hormônios contra-reguladores como glucagon, catecolaminas, hormônio de crescimento e cortisol.

Diante destes fatos fisiológicos, podemos dizer que em todos os mamíferos recém-nascidos, após a cessação abrupta da nutrição placentária, uma hipoglicemia transitória é quase universal. Nos seres humanos, o processo é autolimitado, tendendo à normalização dos níveis glicêmicos.

A produção de glicose em um recém-nascido é de 5 a 8mg/kg/min, para fazer frente à utilização e manter a glicemia em faixa de normalidade. No entanto, os mecanismos adaptativos acima mencionados não amadurecem concomitantemente, o que torna o recém-nascido extremamente vulnerável à baixa glicêmica. Assume prioridade a regulação hormonal: insulina × hormônios contra-reguladores (Quadro 79.1).

Quadro 79.1 – Principais ações dos hormônios contra-reguladores e ACTH sobre o metabolismo de hidratos de carbono (adaptado de Pagliara et al., 1973).

	Glucagon	Cortisol	Epinefrina	GH	ACTH
Inibição da captação muscular de glicose	–	+	+	+	–
Maior suprimento de aminoácidos neoglicogênicos a partir do músculo	–	+	–	–	–
Ativação da lipólise e aumento de FFA e glicerol para a neoglicogênese	+	+	+	+	+
Inibição da secreção de insulina pelo pâncreas	–	–	+	–	–
Ativação aguda de enzimas neoglicogênicas e glicogenolíticas	+	–	+	–	–
Indução crônica da síntese de enzimas neoglicogênicas	+	+	–	–	–

FFA = ácidos graxos livres   GH = hormônio de crescimento   ACTH = hormônio adrenocorticotrófico

Nas crianças amamentadas sob demanda, vários episódios de glicemia inferior a 45mg/dl podem ocorrer, gerando uma marcada resposta cetogênica, que é, de certa forma, protetora, pois corpos cetônicos podem ser usados pelo cérebro como combustível alternativo à glicose.

Não devemos esquecer, no entanto, que as ações hormonais podem mudar de acordo com o estágio de desenvolvimento. Por exemplo, o hormônio tireoidiano e o hormônio de crescimento (GH) não têm efeito no crescimento do feto e do recém-nascido, mas assumem papel relevante mais tarde. As induções de enzimas específicas, tão necessárias à adaptação do recém-nascido à "parada de infusão contínua de glicose" promovida pelo cordão umbilical, são dependentes das ações integradas de cortisol, glucagon, hormônio tireoidiano e insulina. No feto, a insulina é um hormônio crítico para o crescimento e ganho de peso, enquanto no recém-nascido passa a ter um profundo efeito no metabolismo de hidratos de carbono. Tanto no feto quanto no recém-nascido, a insulina tem efeitos sobre o metabolismo de fosfolípides e sobre as vias neoglicogênicas.

Cryer et al. concluíram em seus experimentos que o hormônio primariamente envolvido na resposta contra-reguladora à hipoglicemia aguda é o glucagon e, secundariamente, a epinefrina. Mehta ressalta que 70 anos após sua descoberta ainda não se apreciou o papel essencial do glucagon nesse processo homeostático.

A elevação dos níveis de glucagon e epinefrina promovem um aumento na produção de glicose, aumentando-se a neoglicogênese e a glicogenólise, sem nenhuma mudança na utilização de glicose, que se mantém elevada. Cortisol e GH não participam desse mecanismo, pois sua produção tem uma demora de cerca de 2 horas, tempo suficiente para que já se tenha estabelecido a normoglicemia.

Não é, no entanto, a hipoglicemia aguda a situação clínica mais comum, mas a hipoglicemia mantida.

Para estudar o papel dos hormônios contra-reguladores nessa situação, Bolli et al. fizeram um experimento com voluntários humanos em que uma dose de 0,15U/kg de insulina era dada por via subcutânea, provendo-se um nível insulinêmico de duas a três vezes o normal, e avaliaram as respostas dos hormônios contra-reguladores. Concomitantemente à elevação dos níveis insulinêmicos, a produção de peptídeo C era inibida, mostrando a redução na taxa de produção de insulina, e tanto a produção de glicose aumentava como a recuperação dos níveis glicêmicos.

Nesse experimento de hipoglicemia mantida, a queda da glicemia deveu-se primariamente à redução na produção de glicose, enquanto na hipoglicemia aguda, tanto a redução na produção quanto o aumento na utilização estiveram envolvidos. Em pacientes com hiperinsulinismo, o mecanismo hipoglicêmico é predominantemente devido à supressão da produção de glicose.

A diferença do nível insulinêmico determina qual mecanismo será ativado: a supressão da produção de glicose ocorre com níveis de 30 a 40μU/ml, enquanto a estimulação da utilização de glicose ocorre com níveis de 60 a 120μU/ml. Assim, na hipoglicemia aguda, induzida com insulina intravenosa, níveis de 250 a 1.000μU/ml estimulam ambas as vias, enquanto na hipoglicemia prolongada os níveis de 30μU/ml estimulam somente a supressão da produção de glicose.

É curioso observar-se que os níveis de hormônios contra-reguladores elevam-se a princípio e depois caem, mesmo com a manutenção da hipoglicemia. Talvez a taxa de queda da glicemia seja um fator de estímulo para tais hormônios. Alternativamente, a utilização de corpos cetônicos pelo cérebro pode inibir o estímulo de produção de hormônios contra-reguladores.

No pâncreas ocorre uma interação entre os quatro tipos celulares presentes: células A, produtoras de glucagon, células B, produtoras de insulina, células D, produtoras de somatostatina, e células PP, produtoras de polipeptídeo pancreático. A somatostatina é inibidora da insulina. As células PP apresentam-se aumentadas em casos de hipoglicemia prolongada. Na hipoglicemia neonatal tem sido encontrada diminuição das células D, associadas a número normal de células B, questionando-se a hipoatividade das células D mais que a hiperatividade das células B poderia conduzir ao hiperinsulinismo. Nos quadros de hipoglicemia hiperinsulinêmica persistente da infância (PHHI), Otonkoski et al. concluem, em experimentos com células pancreáticas fetais humanas e células pancreáticas de pacientes com PHHI, que as células B são relativamente insensíveis à somatostatina, possivelmente devido a baixos níveis celulares da AMP-cíclico.

ETIOLOGIA

O quadro 79.2 relaciona as principais etiologias das hipoglicemias no recém-nascido, em lactentes e em crianças maiores. Cerca de 50% das hipoglicemias em período neonatal são assintomáticas e detectadas por haver fatores predisponentes, como prematuridade ou desnutrição intra-uterina, ou mesmo agravos perinatais importantes, como anoxia ou retardo na introdução alimentar. Muitas dessas crianças se recuperam espontaneamente, mas 10 a 20% podem necessitar de infusão de glicose por via intravenosa.

Aproximadamente 15% das hipoglicemias em período neonatal pertencem ao grupo das hipoglicemias transitórias do recém-nascido, que são sintomáticas e requerem infusão de glicose por via intravenosa. Em geral, são crianças pequenas para a idade gestacional e ocorre predominância do sexo masculino (2,5:1). Nesses casos, verifica-se alta incidência de gemelaridade e de toxemia gravídica.

As condições associadas a hiperinsulinemia, hipopituitarismo ou defeito metabólico são formas persistentes ou recorrentes de hipoglicemia e potencialmente mais lesivas ao SNC. Respondem por 1 a 2% dos casos de hipoglicemia neonatal.

Nas crianças maiores, assumem importância três grupos de doenças: os estados hiperinsulinêmicos, as deficiências de hormônios contra-reguladores e a baixa reserva de substratos.

Hipoglicemia hiperinsulinêmica persistente da infância – é um distúrbio altamente complexo que requer tratamento agressivo para evitar seqüelas decorrentes de hipoglicemia rebelde. Mais comumente conhecida como nesidioblastose, cursa com uma desorganização das ilhotas de Langerhans com proliferação de células B a partir dos ductos pancreáticos ou mesmo nos ácinos do pâncreas exócrino.

Quadro 79.2 – Classificação das hipoglicemias em lactentes e crianças.

NEONATAL – TRANSITÓRIA	
Associada a substrato inadequado ou a função enzimática defeituosa: • Prematuridade • Pequeno para a idade gestacional • O menor dos gêmeos • Desconforto respiratório grave • Filho de mãe toxêmica	Associada a hiperinsulinemia: • Filho de mãe diabética • Eritroblastose fetal

NEONATAL, DO LACTENTE OU DA CRIANÇA – PERSISTENTE	
Estados hiperinsulinêmicos: • Hipoglicemia hiperinsulinêmica persistente da infância (nesidioblastose) • Hiperplasia de célula B • Adenoma de célula B • Síndrome de Beckwith-Wiedemann • Sensibilidade à leucina Deficiência hormonal: • Pan-hipopituitarismo • Deficiência isolada de GH • Deficiência de ACTH • Doença de Addison • Deficiência de glucagon • Deficiência de epinefrina Limitada pelo substrato: • Hipoglicemia cetótica • Cetonúria de cadeia ramificada (doença da urina em xarope de bordo)	Doença de depósito de glicogênio: • Deficiência de glicose-6-fosfatase (tipo I) • Deficiência de amilo-1,6-glicosidase (tipo III) • Deficiência de fosforilase hepática (tipo VI) • Deficiência de glicogênio sintetase Distúrbios da neoglicogênese: • Intoxicação alcoólica aguda • Deficiência de carnitina • Intoxicação salicílica • Deficiência de frutose-1,6-difosfatase • Deficiência de piruvato carboxilase • Deficiência de fosfoenolpiruvato carboxiquinase Outros defeitos enzimáticos: • Galactosemia (deficiência de galactose-1-fosfato uridiltransferase) • Intolerância à frutose (deficiência de frutose-1-fosfato aldolase)

No entanto, o mecanismo fisiopatológico desse processo ainda não está completamente definido, tornando difícil a estratégia terapêutica, com experiências próprias de cada grupo levando a resultados muitas vezes controversos.

A alteração estrutural que tem sido observada nesses casos não significa necessariamente alteração funcional, já que parece que tal desorganização possa ser uma característica de desenvolvimento, ocorrendo também em crianças normais.

Os dados de um grande número de trabalhos recentes sugerem que a PHHI seja um distúrbio autossômico recessivo, com características semelhantes, quer em casos esporádicos, quer em casos familiares. Também há sugestão de que apenas um gene esteja envolvido, devendo as pesquisas futuras ater-se no gene candidato a etiológico no processo.

Adenoma de células B – apesar de pouco freqüente no recém-nascido, vários casos têm sido descritos e caracterizam-se por hiperinsulinismo acentuado e de início precoce que requerem pronta intervenção médica, com remoção cirúrgica às vezes não só do adenoma, mas também de parte do pâncreas.

Síndrome de Beckwith-Wiedemann – a tríade clássica desta síndrome inclui gigantismo, exonfalocele e macroglossia. Uma leve microcefalia, visceromegalia, hiperplasia de rins, pâncreas e células intersticiais das gônadas também podem ser detectadas. As pregas no lobo da orelha são patognomônicas, mas não ocorrem em todos os casos. Cerca de 50% das crianças com a síndrome apresentam hipoglicemia, usualmente grave e possivelmente relacionada ao retardo mental que apresentam. O hiperinsulinismo é secundário à hiperplasia e à hipertrofia das células B, mas também têm sido documentadas deficiências de glucagon e redução das células D.

Sensibilidade à leucina – são crianças que apresentam hipoglicemias nas primeiras semanas de vida e demonstram uma vigorosa liberação de insulina quando estimuladas por leucina. Atualmente, parece que tal sensibilidade seja um achado comum em hipoglicemias secundárias a doenças de células da ilhota, quer hiperplasia, quer adenoma ou mesmo PHHI (nesidioblastose).

Deficiências hormonais – no grupo das deficiências hormonais, o pan-hipopituitarismo pode manifestar-se nas primeiras horas de vida, com grave hipoglicemia. A despeito de deficiência de GH, são crianças que nascem com tamanho normal ou até aumentado. No entanto, com maior freqüência, as manifestações clínicas das deficiências hormonais apresentam-se mais tarde, com retardo de crescimento, alterações metabólicas, e os diagnósticos específicos serão estabelecidos nessa fase.

Falta de substratos – no grupo de baixa reserva de substratos, merece um comentário especial a hipoglicemia cetótica. Na verdade, não se trata de um diagnóstico específico, mas sim do resultado de um grande número de deficiências hormonais ou enzimáticas. Assim, deficiência de glicogênio sintetase, glicose-6-fosfato desidrogenase, frutose-1,6-difosfatase, entre outras, podem manifestar-se como hipoglicemia cetótica. Ocorre do primeiro ano à idade escolar e tem sido a forma mais freqüente de hipoglicemia nessa faixa etária. Nos casos em que se descartam as deficiências hormonais, há tendência ao desaparecimento do quadro antes dos 10 anos de idade, talvez por maturação de algum mecanismo enzimático até então não-funcionante. Tipicamente, as crianças não toleram um jejum prolongado ou processos infecciosos acompanhados de baixa ingestão alimentar e/ou vômitos.

Doenças de depósito – as doenças de depósito de glicogênio são o resultado de deficiências enzimáticas na via glicogenolítica e o exemplo clássico é a doença de von Gierke, em que ocorre deficiência da glicose-6-fosfatase. A falta desta enzima impossibilita a liberação de glicose pelo fígado, ocasionando hipoglicemia persistente e grave, associada a hepatomegalia, hiperlipidemia, acidose metabólica e hiperuricemia. A glicogenose tipo III é um distúrbio mais leve e raramente produz hipoglicemia no período neonatal. Também a deficiência de fosforilase pode não se manifestar até vários meses de vida e a hepatomegalia é o achado que freqüentemente leva à suspeita diagnóstica. Na deficiência de glicogênio sintetase não ocorre produção de glicogênio, de modo que não é, tecnicamente, uma glicogenose. O quadro hipoglicêmico é grave, manifesta-se precocemente e é provavelmente fatal.

Distúrbios da neoglicogênese – a neoglicogênese é um processo bioquímico em que a produção de glicose é conseguida a partir de substratos protéicos, particularmente aminoácidos como alanina, lipídicos, particularmente glicerol, bem como piruvato e lactato. Na intoxicação alcoólica aguda, a transformação de álcool em acetaldeído utiliza co-fatores importantes à neoglicogênese e, por ter preferência de metabolização, depleta tais fatores e torna o fígado limitado na sua neoglicogênese.

A carnitina é um co-fator importante na oxidação de ácidos graxos de cadeia longa e sua deficiência limita a oxidação de ácidos graxos, deixando a criança na dependência exclusiva da oxidação da glicose para a obtenção da sua oferta energética. A hipoglicemia nessas crianças é do tipo não-cetótica.

Um passo crucial na entrada de alanina e lactato, através de piruvato, para a produção de glicose requer a conversão em oxaloacetato e a fosfoenolpiruvato, envolvendo três enzimas-chaves: fosfoenolpiruvato carboxiquinase, piruvato carboxilase e piruvato desidrogenase. Em caso de deficiência de uma dessas enzimas, a neoglicogênese fica comprometida e ocorrerá hipoglicemia de jejum. Já a deficiência de frutose-1,6-difosfatase é semelhante à glicogenose tipo I, cursando com hipoglicemia grave logo nas primeiras semanas de vida.

A galactosemia é uma deficiência genética da galactose-1-fosfato uridiltransferase e leva à doença hepática séria e ao óbito se não tratada adequada e precocemente.

A intolerância hereditária à frutose deve-se à deficiência da frutose-1-fosfato aldolase e a hipoglicemia ocorre quando a criança ingere frutose.

QUADRO CLÍNICO

O quadro clínico das hipoglicemias varia de acordo com a idade e com a causa básica. Em crianças maiores, o quadro é semelhante ao do adulto e inclui as alterações associadas à liberação de epinefrina como sudorese, tontura, taquicardia, ansiedade, fraqueza, fome, náuseas e vômitos, bem como manifestações que refletem a glicopenia no cérebro, como dor de cabeça, confusão mental, sonolência, alterações de personalidade, incapacidade de concentração, convulsões e perda de consciência.

Já nos lactentes, tais alterações podem ser mais inespecíficas e incluir episódios de cianose, apnéia, recusa alimentar, crises de palidez, abalos mioclônicos, sonolência, temperatura subnormal e convulsões. Como tais sintomas são inespecíficos, é importante que se demonstre sua reversão, uma vez corrigidos os níveis glicêmicos, pois outras condições podem ser a causa de sintomas erroneamente atribuídos à hipoglicemia. Não devemos esquecer, no entanto, que em algumas situações a hipoglicemia já levou a algum grau de dano cerebral, reversível ou não a longo prazo, de modo que, corrigida a glicemia, o quadro neurológico persiste.

Ao lado do quadro clínico da hipoglicemia, as características clínicas da criança podem oferecer indícios importantes para o diagnóstico etiológico: as condições associadas à falta de substrato como prematuridade ou desnutrição intra-uterina são avaliadas clinicamente. Crianças com gigantismo, exonfalocele e macroglossia enquadram-se na síndrome de Beckwith-Wiedemann. A presença de microfalo ou defeitos faciais de linha média chamam a atenção para o hipopituitarismo. As doenças de depósito de glicogênio apresentam hepatomegalia, ao lado de alterações bioquímicas como hiperuricemia, acidose metabólica, cetonemia e elevação de ácidos graxos livres.

DIAGNÓSTICO

Em virtude das implicações do quadro hipoglicêmico no que diz respeito a seqüelas a longo prazo, propõe-se sempre uma abordagem terapêutica quase que concomitante a uma abordagem diagnóstica, ou seja, no momento da correção da hipoglicemia, que jamais pode ser retardada, já aproveitamos para colher elementos que permitam um diagnóstico etiológico. Particularmente no período neonatal, como a sintomatologia clínica pode ser inespecífica, um alto grau de suspeita deve ser exercido pelo médico para que se possa detectar a hipoglicemia. Já na criança de mais idade será, muitas vezes, necessário induzir-se uma hipoglicemia para que se possam obter os elementos essenciais a um diagnóstico etiológico.

Em crianças amamentadas sob demanda, mesmo sem os fatores de risco para hipoglicemia, podemos documentar níveis glicêmicos inferiores a 45mg/dl, o que poderia torná-las, teoricamente, vulneráveis a algum tipo de dano cerebral. No entanto, a monitorização de toda criança amamentada nessas condições, adequada à idade gestacional e de termo, é desnecessária e potencialmente lesiva ao bem-estar dos pais e à adequada instituição do aleitamento materno.

Já os pré-termo são menos capazes de montar um esquema contra-regulatório eficiente, além do que crianças com menos de 32 semanas estão sob outros riscos de dano cerebral, justificando a monitorização glicêmica. Não concordamos com a afirmativa de alguns autores de que crianças com baixa idade gestacional são mais "tolerantes" à hipoglicemia.

Discutiremos a seguir a abordagem diagnóstica de acordo com a faixa etária em que incide a hipoglicemia.

Abordagem diagnóstica no período neonatal – nas primeiras 48 horas de vida, algumas situações podem levar à hipoglicemia: pequeno para a idade gestacional (PIG), grande para a idade gestacional (GIG), eritroblastose fetal, hepatomegalia isolada, história de irmão com hipoglicemia ou morte inexplicada em irmão, anoxia ou agravos perinatais graves (Apgar menor do que 5 em 1 minuto), microfalo ou defeito de linha média anterior ou a tríade gigantismo, exonfalocele e macroglossia da síndrome de Beckwith-Wiedemann. Em presença de um ou mais desses fatores de risco, devemos monitorizar as glicemias com fita reagente (Dextrostix, Haemo-Gukotest ou outra equivalente) em 2, 4, 6, 12, 24 e 48 horas de vida. Se for constatada a hipoglicemia em uma criança assintomática, colhemos amostra de sangue para dosagem laboratorial de glicose e, confirmada a baixa de nível glicêmico, passamos a infundir glicose por via intravenosa no ritmo de 6-8mg/kg/min até que a glicemia se normalize. Se os sintomas de hipoglicemia com convulsões ou nível de consciência reduzido se fizerem presentes, uma dose de 3ml/kg de glicose a 10% pode ser dada, seguida imediatamente por infusão de glicose em taxa adequada para preencher as necessidades da criança. Injeção "em bolo" de grandes volumes de solução hipertônica deve ser evitada porque causam rápidas elevações glicêmicas, que pioram a função neurológica e podem ser seguidas por hipoglicemia de rebote. Em crianças de mais idade, tal tratamento pode ocasionar edema cerebral e óbito.

Se a criança for sintomática, colhe-se glicemia para dosagem laboratorial e inicia-se imediatamente a infusão de 8-10mg/kg/min de glicose intravenosa que deve *reverter os sintomas* (exceção feita à lesão cerebral provocada pela própria hipoglicemia, situação em que os sintomas não serão revertidos imediatamente após a normalização dos níveis glicêmicos). Caso tal reversão não ocorra, procuramos uma doença primária em SNC, sepse, cardiopatia, intoxicação por drogas, entre outras. Se os sintomas revertem, o quadro pode normalizar-se em 2 a 5 dias e teremos o diagnóstico de *hipoglicemia neonatal transitória*. Se a normalização não ocorre e a hipoglicemia é persistente, necessitando de taxas de infusão elevadas (até 25mg/kg/min), pensamos em hiperinsulinismo, hipopituitarismo ou defeito metabólico.

Para esclarecermos qual o distúrbio básico causador da hipoglicemia, devemos colher uma amostra de sangue no momento da baixa glicêmica e administrar glucagon na dose de 30μg/kg de peso (máximo de 1g), com nova colheita de sangue após 30, 60 e 90 minutos. Serão dosados glicose, insulina, cortisol e GH nesses tempos e, apenas no tempo 30 minutos, ácidos graxos livres, cetonas, ácido úrico, tiroxina (T_4) e hormônio tireotrófico (TSH).

• Diagnóstico de hiperinsulinismo – 1. aumento de glicemia superior a 40mg/dl sobre o valor basal, após a administração de glucagon, cetonas ausentes ou baixas, ácidos graxos livres baixos; 2. nível de insulina maior do que 10μU/ml no momento em que a glicemia é menor que 30mg/dl ou relação insulina (μU/ml): glicemia (mg/dl) superior a 1:4 (em algumas situações, chegamos a ter um nível de insulinemia superior ao de glicemia, o que dá uma relação maior que 1).

• Diagnóstico de deficiência hormonal – os níveis de insulina no momento da hipoglicemia serão inferiores a 10μU/ml, em associação com níveis baixos de cortisol, T_4, TSH ou GH, de acordo com a deficiência hormonal presente.

A elevação glicêmica após o glucagon será subnormal (inferior a 20mg/dl sobre o valor basal), bem como os níveis de corpos cetônicos, ácidos graxos livres e ácido úrico serão normais.

• Diagnóstico de defeito metabólico – a glicogenose tipo I, a galactosemia e a cetonúria de cadeia ramificada (doença da urina em xarope de bordo) podem causar hipoglicemia no período neonatal. O aumento glicêmico após glucagon é subnormal, verifica-se acidose metabólica, elevação de ácido úrico e ácido láctico, cetonemia, cetonúria e elevação de ácidos graxos livres.

Abordagem diagnóstica no lactente e na criança – além do período neonatal, diminui a incidência de hipoglicemias, em geral, as quais são causadas por um grau mais leve de hiperinsulinismo, deficiência hormonal adquirida ou defeito metabólico com manifestação mais tardia. Muitas vezes, o episódio hipoglicêmico não é detectado, havendo apenas o relato por parte dos familiares de sintomas compatíveis com hipoglicemia mas, no momento da colheita de uma amostra de sangue para dosagem do nível glicêmico, a ação dos hormônios contra-reguladores já se encarregou de normalizar a glicemia. Nesses casos, é conveniente internar-se a criança e colocá-la em jejum, a fim de que se provoque uma hipoglicemia, sempre sob estrita monitorização, colhendo-se amostra de sangue para as dosagens mencionadas no item anterior (abordagem diagnóstica da hipoglicemia neonatal) e procedendo-se à administração de glucagon (30μg/kg por via intramuscular ou intravenosa) com nova colheita 30, 60 e 90 minutos após.

Os critérios utilizados para diagnosticar-se hiperinsulinismo no período neonatal também aplicam-se à criança maior e devemos lembrar que, nos primeiros 6 meses de idade, esta é a causa mais freqüente de hipoglicemia.

As deficiências de GH e cortisol raramente causam hipoglicemia após o primeiro mês de vida e tais hipoglicemias só ocorrem após jejum muito prolongado. Baixa estatura, baixa velocidade de crescimento, hiperpigmentação da pele, "fome de sal", hiponatremia, hipercalemia são chaves para o diagnóstico dessas deficiências hormonais. As dosagens hormonais com estímulos específicos permitem o diagnóstico dessas deficiências.

Uma situação clínica mais comum no adulto que na criança e seguramente diagnosticada com certo exagero é a *hipoglicemia reativa*, ou seja, a baixa glicêmica que ocorre 2 a 3 horas após uma refeição. Na suspeita de tal diagnóstico, procede-se a um teste de tolerância à glicose, com dose de 1,75g/kg de peso (máximo de 75g) por via oral, com colheitas de sangue a cada 30 minutos por 5 horas. O diagnóstico é feito se demonstrarmos queda glicêmica a níveis inferiores a 50mg/dl entre 3 e 5 horas.

Também não devemos esquecer que as *hipoglicemias factícias*, ou seja, as hipoglicemias causadas pela administração de substâncias hipoglicemiantes, particularmente insulina, podem verificar-se nesse grupo etário. Se houver suspeita de administração indevida de insulina, a dosagem dos níveis insulinêmicos ao lado da dosagem de peptídeo C pode esclarecer o diagnóstico, já que quando ocorre administração de insulina os níveis de peptídeo C estarão suprimidos.

Os diagnósticos dos defeitos enzimáticos, quer na via glicogenolítica, quer na via neoglicogênica, são mais trabalhosos e requerem ensaios enzimáticos em leucócitos e/ou em tecido hepático obtido por biopsia ou ainda infusões de lactato, alanina ou glicerol para, indiretamente, inferir-se o ponto de bloqueio.

TRATAMENTO

Como já exposto, a hipoglicemia requer um tratamento pronto para evitar-se que seqüelas neurológicas irreversíveis se instalem. Em um primeiro momento, a infusão intravenosa de glicose faz-se necessária, mas devemos ter o cuidado de manter uma infusão suficiente para a manutenção da euglicemia, já que infusões exageradas podem preservar o quadro hipoglicêmico por um mecanismo semelhante ao que ocorre com o filho de mãe diabética. Nesses casos, a retirada de glicose é seguida por violenta hipoglicemia e mais glicose torna-se necessária, criando-se um círculo vicioso. Muito cuidado também com os "bolos" de glicose em altas concentrações, pois as oscilações osmóticas que tal medida provoca são muitas vezes mais deletérias que a própria hipoglicemia, podendo daí advirem seqüelas neurológicas.

No entanto, no momento do diagnóstico etiológico é que será programado um tratamento a longo prazo. Dessa forma, se diagnosticarmos hiperinsulinismo em recém-nascido, estaremos diante de uma hipoglicemia, em geral rebelde. O tratamento que classicamente tem sido recomendado nesses casos é uma pancreatectomia subtotal, mas algumas observações têm feito com que se evite a pancreatectomia.

Em primeiro lugar, muitos dos pacientes apresentam recorrência da hipoglicemia após a cirurgia, o que exige uma nova intervenção, que pode não controlar totalmente o paciente. Um de nossos pacientes, após duas cirurgias, necessitou de gastrostomia para alimentações freqüentes, o que, convenhamos, é um absoluto insucesso terapêutico! Alguns autores como Glaser et al. afirmam que 80 a 90% dos pacientes operados continuam a requerer tratamento médico após a cirurgia.

Por outro lado, os efeitos a médio ou longo prazo da pancreatectomia, quer no aspecto de má absorção, quer no desenvolvimento de *Diabetes mellitus*, são maiores do que se pensava a princípio. O *Diabetes mellitus* que se desenvolve nesses pacientes assemelha-se a um diabetes não insulino-dependente grave (NIDDM), com altas taxas glicêmicas, sem cetoacidose. No entanto, não respondem a agentes hipoglicemiantes orais, requerendo insulina na maioria dos casos. Repetindo as palavras de Baker et al., "a cirurgia é não-fisiológica e essencialmente cega".

Acresça-se a isso o fato de que muitas crianças com PHHI revertem seu quadro espontaneamente, após meses de doença, como se o desequilíbrio básico que originou o processo tivesse se resolvido. Dessa forma, se evitarmos que seqüelas neurológicas se instalem devido à hipoglicemia, teremos preservado o pâncreas dessas crianças.

Em vista disso, alguns tratamentos alternativos têm sido tentados. O diazóxido é o mais barato desses tratamentos e alguns autores o preconizam como tratamento de escolha em pacientes responsivos. Hipertricose, edema, hipertensão, hiperuricemia são efeitos colaterais freqüentes com esse tipo de agente e um bom número de pacientes não se mostra responsivo. Já os diuréticos tiazídicos também não têm-se mostrado eficazes.

Um análogo da somatostatina, o octreotide, poderia ter um papel nesse tratamento, pois tais drogas inibem a produção de insulina. Apesar de alguns autores mostrarem-se otimistas com tal terapêutica, seu uso é complicado, já que é administrado por via subcutânea em 4 injeções diárias ou por infusão contínua, o que torna complicada esta opção terapêutica. Alguns autores não o preconizam como tratamento inicial, mas propõem seu uso após uma pancreatectomia se a hipoglicemia não for controlada.

Temos tentado o uso de hormônio de crescimento nessas crianças, com o objetivo de oferecer um contra-regulador à ação da insulina. Em um de nossos casos, conseguimos evitar tanto as seqüelas neurológicas como a pancreatectomia e 4 meses após o início da terapia a criança normalizou suas glicemias, não requerendo mais tratamento. Em outros dois casos, no entanto, apesar do uso do GH e de glicocorticóides, as crianças foram submetidas a pancreatectomia (em duas abordagens cirúrgicas) e uma delas teve alta gastrostomia, enquanto a outra continuou a usar glicocorticóides.

Dessa forma, acreditamos que um esforço de evitar-se a pancreatectomia é recomendado no atual momento de conhecimento dessas formas de hiperinsulinismo, sempre com cuidadosa monitorização dessas crianças para evitarem-se seqüelas neurológicas. O conhecimento mais básico desse tipo de doença poderá, no futuro, melhor orientar a abordagem terapêutica.

Na criança maior, não se necessita usualmente de infusão contínua de glicose e uma tentativa com diazóxido por via oral (5 a 25mg/kg/dia) pode ser feita. Todavia, se a hipoglicemia recorre ou se os efeitos colaterais tais como hirsutismo, edema, hipertensão ou hiperuricemia se agravam, a cirurgia é indicada.

O tratamento das deficiências hormonais é, evidentemente, de reposição, com a administração do hormônio deficiente.

Em várias doenças que levam à hipoglicemia, o tratamento primário é dietético: alimentações freqüentes nos defeitos enzimáticos da via neoglicogênica, retirada de galactose na galactosemia, retirada de frutose na intolerância hereditária à frutose, alimentações freqüentes, incluindo dietas por sonda, enquanto a criança dorme, têm melhorado a evolução dos pacientes com glicogenose.

BIBLIOGRAFIA

BAKER, L.; THORNTON, P.S.; STANLEY, C.A. – Management of hyperinsulinism in infants. *J. Pediatr.*, **119**:755, 1991.

BOLLI, G.B.; GOTTESMAN, I.S.; CRYER, P.E.; GERICH, J.E. – Glucose counterregulation during prolonged hypoglycemia in normal humans. *Am. J. Physiol.*, **247**:E206, 1984.

COLLINS, J.E.; LEONARD, J.V. – Hyperinsulinism in asphyxiated and small-for-dates infants with hypoglycaemia. *Lancet*, **11**:311, 1984.

CORNBLATH, M.; POTH, M. – Hypoglycemia. In Kaplan, S.A. *Clinical Pediatric and Adolescent Endocrinology*. Philadelphia, W.B. Saunders Company, 1982.

CRYER, P.E.; TSE, T.F.; CLUTTER, W.E.; SHAH, S.D. – Roles of glucagon and epinephrine in hypoglycemic and nonhypoglycemic glucose counterregulation in humans. *Am. J. Physiol.*, **247**:E198, 1984.

DAMIANI, D.; DICHTCHEKENIAN, V.; SETIAN, N. – Hipoglicemia – uma abordagem prática. *Pediatria (S. Paulo)*, **10**(4):167, 1988.

DANEMAN, D.; EHRLICH, R.M. – The enigma of persistent hyperinsulinemic hypoglycemia of infancy. *J. Pediatr.*, **123**:573, 1993.

DRASH, A.L. – Causes of hypoglycemia. In Lifshitz, F. *Pediatric Endocrinology – A Clinical Guide*. New York, Marcel Dekker, Inc., 1985.

GLASER, B.; HIRSCH, H.J.; LANDAU, H. – Persistent hyperinsulinemic hypoglycemia of infancy: long-term octreotide treatment without pancreatectomy. *J. Pediatr.*, **123**:644, 1993.

HAWDON, J.M. – Neonatal hypoglycaemia: the consequences of admission to the special care nursery. *Child. Health*, **48**:51, 1993.

HAWDON, J.M.; WARD PLATT, M.P.; AYNSLEY-GREEN, A. – Neonatal hypoglycaemia – blood glucose monitoring and infant feeding. *Midwifery*, **9**:3, 1993.

HAWDON, J.M.; WARD PLATT, M.P.; AYNSLEY-GREEN, A. – Patterns of metabolic adaptation for preterm and term neonates in the first postnatal week. *Arch. Dis. Child.*, **67**:35, 1992.

HAWDON, J.M.; WARD PLATT, M.P.; AYNSLEY-GREEN, A. – Prevention and management of neonatal hypoglycaemia. *Arch. Dis. Child. (England)*, **70**(1):pF60, 1994.

HAYMOND, M.W.; PAGLIARA, A.S. – Ketotic hypoglycaemia. *Clin. Endocrinol. Metab.*, **12**(2):447, 1983.

HINDE, F.R.J.; JOHNSTON, D.I. – Hypoglycaemia during illness in children with congenital adrenal hyperplasia. *Br. Med. J.*, **289**:1603, 1984.

MEHTA, A. – Prevention and management of neonatal hypoglycaemia (Commentary). *Arch. Dis. Child. (England)*, **70**(1):pF65, 1994.

OTONKOSKI, T.; ANDERSSON, S.; SIMELL, O. – Somastotatin regulation of B-cell function in the normal human fetuses and in neonates with persistent hyperinsulinemic hypoglycemia. *J. Clin. Endocrinol. Metab.*, **76**:184, 1993.

PAGLIARA, A.S.; KARL, I.E.; HAYMOND, M.; KIPNIS, D.M. – Hypoglycemia in infancy and childhood. Part II. *J. Pediatr.*, **82**(4):558, 1973.

PHILLIP, M.; BASHAN, N.; SMITH, C.P.A.; MOSES, S.W. – An algorithmic approach to diagnosis of hypoglycemia. *J. Pediatr.*, **110**:387, 1987.

SEXSON, W.R.; PATTERSON, W. – Incidence of neonatal hypoglycemia: a matter of definition. *J. Pediatr.*, **105**(1):149, 1984.

SIMMONS, P.S.; TELANDER, R.L.; CARNEY, J.A.; WOLD, L.E.; HAYMOND, M.W. – Surgical management of hypoglycemia in children. *Arch. Surg.*, **119**:520, 1984.

SWIFT, P.G.F.; WILD, R. – Late-presenting nesidioblastosis treated with human growth hormone. *Acta Pediatr. Scand.*, **372**(Suppl.):143, 1991.

WATSON, B. – Chronic subacute hypoglycaemia. *Med. J. Aust.*, **15**:397, 1984.

SINOPSE

HIPOGLICEMIA

Todo recém-nascido pertencente ao grupo de risco (prematuridade, desnutrição intra-uterina, filho de mãe diabética ou com agravo perinatal grave) deve ter sua glicemia monitorizada nas primeiras 48 horas. Em caso de detectar-se hipoglicemia, procede-se à dosagem laboratorial de glicose e inicia-se infusão de glicose intravenosa, segundo esquema abaixo.

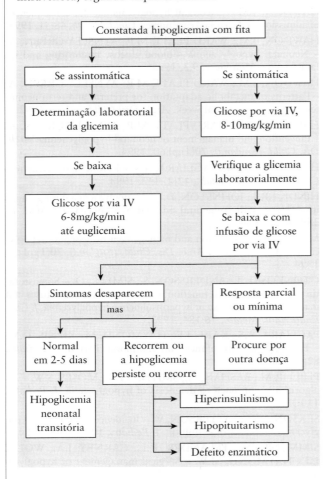

Quando a infusão de glicose não reverter os sintomas atribuídos à hipoglicemia, verifique se não há outra doença, como por exemplo: 1. doença de SNC; 2. sepse; 3. hidropisia fetal; 4. cardiopatia congênita; 5. asfixia; 6. anoxia; 7. hemorragia adrenal; 8. hipotireoidismo; 9. anomalias congênitas múltiplas; 10. tetania neonatal; 11. exposição ao frio; 12. exsangüineotransfusão recente; 13. drogas dadas à mãe, particularmente agentes beta-adrenérgicos para inibir o trabalho de parto; 14. cessação abrupta da administração de glicose hipertônica.

Na criança maior, no momento da hipoglicemia, colha uma amostra de sangue para a determinação de, pelo menos, glicose e insulina e urina para a determinação de corpos cetônicos. Se, ao lado da correção glicêmica, houver condições de se iniciar o trabalho de investigação etiológica, administre glucagon na dose de 0,03mg/kg, por via intramuscular ou intravenosa e colham-se novas amostras de sangue em tempos 30, 60 e 90 minutos, com dosagem de, pelo menos, glicose e insulina. A presença ou não de corpos cetônicos pode ser considerada um divisor de águas das causas de hipoglicemias.

Roteiro diagnóstico para hipoglicemias não-cetóticas (adaptado de Phillip et al., 1987).

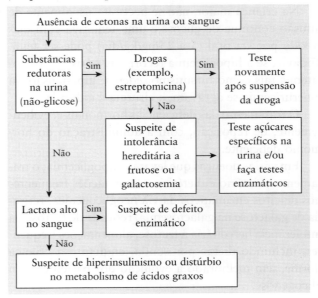

Roteiro diagnóstico para hipoglicemias cetóticas (adaptado de Phillip et al., 1987).

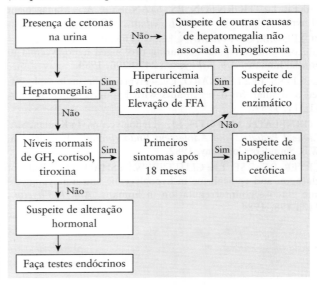

Nunca é demais reforçar que a história clínica pode desvendar situações especiais como hipoglicemia em criança diabética por administração exagerada de insulina ou um esquema alimentar inadequado e evidentemente, nesses casos, os roteiros diagnósticos acima não se aplicam.

80

DIABETE INSÍPIDO

MÁRIO ROBERTO HIRSCHHEIMER

CONCEITO

Existe uma ampla variação de débito urinário, dependente da taxa de filtração glomerular e da capacidade de concentração urinária, conforme a faixa etária (Tabela 80.1).

HORMÔNIO ANTIDIURÉTICO (HAD) – o HAD ou arginina-vasopressina é um nonapeptídeo produzido nas células dos núcleos hipotalâmicos anteriores cujos axônios terminam na hipófise posterior, passando pela eminência média, que circula, em sua maior parte, livre no plasma. Sua metabolização ocorre nos rins (60 a 70%) e no fígado (20 a 30%), sendo 10% excretado na forma ativa pela urina. Sua vida média é de 3 a 6 minutos e a duração de sua ação renal varia de 15 a 20 minutos.

O HAD atua nas porções distais dos néfrons corticais, agindo em receptores contraluminares, nos quais ativa a adenilciclase, aumentando a concentração de AMP-cíclico. Isto induz à ativação de proteinoquinases e à fosforilação da membrana do lado da luz tubular, estimulando a formação de microtúbulos e microfilamentos, com conseqüente aumento da permeabilidade à água.

O HAD conserva água, ainda, por aumentar a atividade da bomba de cloreto na porção ascendente espessa da alça de Henle e o transporte de uréia nos túbulos coletores da porção medular interna dos rins.

A regulação do HAD é feita por meio de:

1. osmorreceptores hipotalâmicos, localizados próximos aos núcleos hipofisários anteriores, nos quais um aumento de 1% na osmolalidade sérica, a partir de 285mOsm/kg, induz sua estimulação, que é máxima (ao redor de 12pg/ml) quando a osmolalidade sérica atinge 295mOsm/kg, ocasionando osmolalidade urinária ao redor de 800mOsm/kg;
2. barorreceptores localizados nos seios carotídeos e no arco aórtico, nos quais uma queda da pressão arterial de 5 a 15% estimula sua liberação;
3. receptores de volume localizados no átrio esquerdo estimulam a liberação de HAD quando há diminuição de 7 a 10% da volemia, o que é mediado pelo nervo glossofaríngeo. Vômitos e hipoglicemia também estimulam a liberação de HAD.

Tabela 80.1 – Débito urinário, taxa de filtração glomerular e capacidade de concentração urinária de acordo com a idade.

Idade	Débito urinário (ml/kg/dia)	Taxa de filtração glomerular (ml/min/1,73m^2 de superfície corpórea)	Capacidade de concentração (mOsm/kg)
RNPT	15-75	10-15	400-680
RNT	20-75	15-20	210-650
2 semanas	25-120	35-50	100-1.100
8 semanas	80-130	75-80	50-1.200
1 ano	40-100	90-110	50-1.200
Adulto	10-40	80-120	50-1.200

Oligúria = débito urinário < 1ml/kg/h ou < 240ml/m^2 de superfície corpórea/dia
Poliúria = débito urinário > 4ml/kg/h na infância e > 2,5 litros/dia no adulto
RNPT = recém-nascido pré-termo
RNT = recém-nascido de termo

Nem todos os solutos estimulam os osmorreceptores igualmente. O sódio e o manitol são os mais potentes. A uréia tem pouco efeito e a glicose só exerce este efeito na ausência de insulina.

Os três tipos de receptores nem sempre atuam independentemente, mas têm efeito sinérgico quando estimulados simultaneamente. Há elevação de HAD sempre que houver hipotensão mas, na presença de hipervolemia, elevação da osmolalidade plasmática não provoca aumento significativo de liberação de HAD.

Diminuição da volemia ou da pressão arterial, apesar de serem estímulos menos sensíveis que o aumento da osmolalidade, pode ocasionar elevação de HAD de até 50pg/ml, atingindo níveis vasopressores e concentrando a urina até em 1.400mOsm/kg.

Várias drogas e hormônios interferem com a síntese, secreção ou ação tubular do HAD (Quadro 80.1).

Quadro 80.1 – Drogas e hormônios aumentam a síntese, a secreção ou a ação tubular do HAD.

Acetoaminofeno	Éter
Adrenérgicos	Fenotiazina
Álcool	Fenitoína
Aminopirina	Glicocorticóides
Colinérgicos	Indometacina
Antimetabólicos	Meperidina
• vimblastina	Morfina
• ciclofosfamida	Nicotina
• vidarabina	Prostaglandina E
Barbitúricos	Reserpina
Carbamazepina	Tolbutamina
Clofibrato	TRH
Clorpropamida	

No quadro 80.2 são descritas as drogas que inibem a síntese, a secreção e a ação tubular do HAD.

Quadro 80.2 – Drogas que inibem a síntese, a secreção ou a ação do HAD.

Anestésicos	Colchicina
• halotano	Dolantina
• oxilorfano	Ocitocina
• butorfanol	Sais de lítio
Anticolinérgicos	Tetraciclinas
Cálcio	

MECANISMOS DE REGULAÇÃO DA SEDE – a ação antidiurética máxima é incapaz de repor o total das perdas hídricas diárias normais e muito menos reverter uma perda anormal de água, o que é possível pela satisfação da sede. Conclui-se que a sede é um mecanismo muito mais eficaz que a antidiurese na homeostasia da água.

A sede é desencadeada por osmorreceptores hipotalâmicos, próximos aos que promovem a secreção de HAD, que só são estimulados quando a osmolalidade sérica atinge valores superiores a 290mOsm/kg, quando os mecanismos antidiuréticos mediados pelo HAD já estão maximizados.

A diminuição de volume hídrico também estimula o mecanismo da sede, mesmo na ausência de hiperosmolalidade.

DIABETE INSÍPIDO (DI) – é a incapacidade de produzir urina maximamente concentrada, apesar da integridade do restante do sistema de gradiente osmótico de contracorrente do néfron, causada por insuficiente síntese, liberação ou ação do hormônio antidiurético (HAD).

DIABETE INSÍPIDO CENTRAL (DIC) – é o DI resultante da insuficiente síntese ou liberação do HAD no hipotálamo ou hipófise posterior em resposta a estímulos fisiológicos.

DIABETE INSÍPIDO NEFROGÊNICO (DIN) – é o DI resultante da incapacidade das porções distais do néfron em responder aos estímulos induzidos pelo HAD.

ETIOPATOLOGIA

Diabete insípido central

Causas de DIC estão relacionadas no quadro 80.3.

Em crianças, 37% dos casos de DIC estão relacionados a pós-operatório de tumores intracranianos, 10% devidos aos próprios tumores intracranianos antes da cirurgia e 3% ocorrem após traumatismos cranioencefálicos.

As formas idiopáticas respondem por 25 a 30% dos casos e são mais freqüentemente esporádicas, associadas à diminuição do número de neurônios dos núcleos hipotalâmicos anteriores e/ou hipotrofia da hipófise posterior. Podem ser familiares, adquiridas, como doença genética autossômica recessiva (mais raramente dominante), ou ligada ao cromossomo X. Em pelo menos 30% dos pacientes com DIC classificado como "idiopático" a etiologia é auto-imune, comprovável pela determinação de anticorpos anticélulas produtoras de vasopressina.

Mesmo quando a causa parece ser idiopática, a possibilidade de alterações funcionais ou orgânicas do eixo hipotálamo-hipofisário deve ser sistematicamente pesquisada. Não é infreqüente a concomitância dessa doença com distúrbios da adeno-hipófise, o que justifica a avaliação sistemática das funções da tireóide, das supra-renais, do hormônio de crescimento e, por ocasião da idade puberal, das gônadas.

Quadro 80.3 – Causas de diabete insípido central (DIC).

Primárias	Deficiência idiopática Familiar	
Secundárias	Malformações hipotalâmicas	Agenesia de corpo caloso Encefalocele Displasia septo-óptica Hidrocefalia Holoprosencefalia Síndrome da sela túrcica vazia
	Tumores supra-selares	Craniofaringeoma (cisto da fenda de Rathke) Digerminoma Glioma diencefálico Hamartoma Malformação cística do hipotálamo Meningeoma Pinealoma Tumor metastático (como leucemias e linfomas)
	Doenças infiltrativas e granulomatosas do hipotálamo	Granulomatose de Wegener Histiocitose de células de Langerhans (histiocitose X) Histoplasmose Sarcoidose Sifiloma Tuberculoma Xantomatose disseminada com histiocitoma eruptivo generalizado
	Doenças inflamatórias	Encefalite Meningite
	Doenças traumáticas	Cirurgia da região hipotalâmica Fratura da base do crânio com secção da haste pituitária Tocotraumatismos
	Doenças vasculares	Acidente vascular cerebral Aneurismas Êmbolos Tromboses
	Auto-imunes	
	Outras causas	Associação com síndrome de Laurence-Moon-Biedl Pós-irradiação com P^{32} da região hipotalâmica Sepse

Há pacientes nos quais a síntese de HAD ocorre normalmente, mas a capacidade de responder a estímulos hiperosmolares está prejudicada, manifestando-se com hipodipsia. A liberação de HAD pelo estímulo aos receptores de volume e pressão geralmente está intacta.

A síndrome de Wolfram, caracterizada pela tríade diabete melito insulino-dependente, atrofia óptica e DIC, é uma doença de caráter genético transmitido de modo autossômico recessivo. Os portadores dessa síndrome podem apresentar, também, hipoacusia neurossensorial, dilatação atônica do trato urinário, obstrução ureterovesical e, mais raramente, anosmia, ataxia, epilepsia e distúrbios neuropsiquiátricos. Há degeneração dos núcleos supra-ópticos e paraventriculares e atrofia da neuro-hipófise.

As manifestações endócrinas podem ser precedidas de distúrbios neurológicos, como apnéia central e espasmo neurogênico das vias aéreas superiores com crises de insuficiência respiratória, mioclonias, rigidez axial e síndrome de Parinaud. Nesses casos, a ressonância magnética de crânio mostra atrofia do tronco cerebral, afetando particularmente a ponte.

A incidência dessa doença no Reino Unido é de 1:770.000. O diabete melito insulino-dependente costuma manifestar-se ao redor dos 6 anos de idade, a atrofia óptica, ao redor dos 11 anos e o diabete insípido central e a hipoacusia, no decorrer da segunda década de vida. Outras manifestações como ataxia cerebelar, dismotilidade gastroentérica e atrofia gonadal aparecem após a puberdade. A morte devida ao processo neurodegenerativo progressivo com atrofia do tronco cerebral ocorre na quarta ou quinta décadas de vida (30 a 50 anos de idade).

Diabete insípido nefrogênico

Na maioria dos casos, é uma doença genética, mais freqüentemente ligada ao cromossomo X dominante e, mais raramente, autossômica dominante com penetrância incompleta. As células dos túbulos distais e coletores são incapazes de gerar AMP-cíclico em resposta ao HAD, sugerindo anormalidade nos receptores tubulares. O HAD é encontrado em sua forma biologicamente ativa tanto no plasma como na urina dos pacientes afetados.

Várias doenças e disfunções podem ocasionar refratariedade tubular ao HAD, manifestando-se como DIN de modo transitório ou permanente (como seqüela). Doenças que podem manifestar DIN estão relacionadas no quadro 80.4.

Quadro 80.4 – Causas secundárias de diabete insípido nefrogênico (DIN).

Doença cística medular dos rins
Glomerulonefrite crônica
Nefrite tubulointersticial
Pielonefrite crônica
Rins policísticos
Síndrome de Fanconi induzida por medicamentos
Síndrome de Sjögren
Uropatias obstrutivas
Amiloidose renal
Infiltração leucêmica dos rins
Sarcoidose renal
Anemia falciforme (conseqüência da microangiopatia)
Leiomiossarcoma (fenômeno paraneoplásico)
Mieloma múltiplo
Demeclocilina
Intoxicação por lítio
Hipercalcemia
Hipopotassemia

DIAGNÓSTICO

No DIC, as manifestações clínicas só se tornam evidentes quando a capacidade de produzir HAD cai para menos de 10%. Esta deficiência pode ser total ou parcial, definitiva ou transitória. A intensidade dos sintomas dependerá, também, da integridade dos centros da sede, da função renal, da dieta do paciente e da ocorrência de outras doenças associadas.

Poliúria, polidipsia, febre, episódios de desidratação hipertônica são os sintomas predominantes. As perdas urinárias aproximam-se de 10% do filtrado glomerular, com densidade inferior a 1.005 e osmolalidade igual ou menor a 100mOsm/kg (ver valores normais na tabela 80.1).

Seu início habitualmente é súbito (90% dos casos), o que diferencia o DIC da polidipsia psicogênica, que em geral se instala gradualmente. A nictúria e a irritabilidade noturna, observadas no início da doença, minimizam-se com o passar do tempo devido ao aumento da complacência das vias urinárias, particularmente da bexiga, quando um "bexigoma" pode ser palpável.

Quando a causa é lesão tumoral intracraniana, hemianopsia, estrabismo e/ou diplopia podem preceder ou suceder o início dos sintomas clássicos, assim como as manifestações de hipertensão intracraniana. Como nesses casos pode haver também comprometimento da adeno-hipófise, pode haver atraso de crescimento e as deficiências de ACTH e de TSH podem minimizar o quadro clínico do diabete insípido.

Os hormônios tireoidianos alteram o metabolismo da arginina-vasopressina e a hemodinâmica renal de modo a aumentar o nível plasmático de HAD. Já os glicocorticóides inibem a liberação do HAD e antagonizam seus efeitos no transporte de água livre no túbulo renal.

Quando o DIC aparece após abordagem neurocirúrgica ou traumatismo cranioencefálico afetando a região hipotálamo-hipofisária, podem ocorrer três padrões de resposta de secreção de HAD. No padrão mais freqüente (cerca de 50% dos casos), a poliúria instala-se de modo agudo nas primeiras 24 horas e regride em 3 a 5 dias (ou mais). Em outro padrão (cerca de um terço dos pacientes), o DIC instala-se de modo permanente. O padrão de resposta menos comum, mas mais traiçoeiro, é a resposta trifásica.

Na primeira fase, o DIC instala-se abruptamente e mantém-se por 1 a 5 dias. Na segunda fase, ocorre síndrome da secreção inapropriada de HAD, com diminuição da diurese e tendência a intoxicação hídrica e hiponatremia. Dura, geralmente, 2 a 7 dias, mas há relato de casos em que esta fase durou até 2 semanas. Ocorre por liberação de vasopressina do tecido neurohipofisário lesado. Na terceira fase, pode ocorrer tanto a instalação definitiva do DIC (refletindo morte dos neurônios produtores de HAD), como completa regressão do quadro.

As lesões destrutivas do núcleo supra-óptico ou dos tratos supra-ópticos hipofisários acima da eminência média cursam com DIC total e definitivo, enquanto as lesões de haste hipofisária costumam evoluir com quadro parcial, às vezes transitório, ou seguir um padrão trifásico.

Outra situação traiçoeira nos casos de DIC de origem neurocirúrgica ou pós-traumática é a associação com insuficiência adrenal secundária à lesão da adeno-hipófise. Isto ocorre em cerca de um terço dos casos. As manifestações de diabete insípido podem estar mascaradas, já que o cortisol é necessário para excretar urina maximamente diluída. O tratamento da insuficiência adrenal com glicocorticóides resultará na rápida instalação de intensa poliúria.

Já o DIN de causa hereditária manifesta-se nas primeiras semanas de vida. Durante a gravidez pode ocorrer poliidrâmnio e a mãe heterozigótica pode apresentar poliúria e polidipsia, que haviam se manifestado discretamente no início de sua puberdade e que se agravaram durante a gestação.

Lactentes jovens apresentam poliúria e polidipsia de intensidade variável, irritabilidade, obstipação intestinal, febre intermitente e aparentemente inexplicável, ausência de sudorese e lágrimas. O fato de demonstrarem nítida preferência à ingestão de água ao invés do leite, o qual vomita com freqüência, resulta em crescimento e desenvolvimento deficientes (desnutrição crônica). Estes sintomas nem sempre são adequadamente valorizados e podem, então, evoluir com crises de desidratação hipertônica (natremia de até 180mEq/l) com conseqüentes convulsões e lesões cerebrais com seqüelas variáveis que podem evoluir para a morte do paciente ou manifestar-se mais tardiamente na forma de dificuldades escolares.

A dilatação das vias urinárias e da bexiga pode mimetizar obstrução do trato urinário com refluxo vesicoureteral, dilatação ureteral e hidronefrose com perda de massa renal que, associada a episódios repetitivos de desidratação com microtromboses glomerulares, pode levar à insuficiência renal no final da primeira década de vida. A disfunção urológica, às vezes, requer cirurgia corretiva, na dependência de estudos urodinâmicos, devido a infecções urinárias de repetição e até sepse. A hiperuricemia, devida à diminuição do fluxo plasmático renal, pode levar à artrite gotosa na idade adulta.

A sede constante e a necessidade de interromper as atividades e o sono por causa da poliúria podem levar a distúrbios de comportamento como irritabilidade, desatenção e aproveitamento escolar insatisfatório.

No diabete insípido a alteração eletrolítica mais importante é a hipernatremia (sódio plasmático igual ou superior a 150mEq/l), ocasionando hiperosmolaridade extracelular e conseqüente desidratação intracelular. As alterações hemodinâmicas são minimizadas por este movimento de água (do intra para o extracelular). Se a hiperosmolaridade não ocorrer de modo súbito, há tempo para que se formem os chamados "osmóis idiogênicos" (metabólitos e íons intracelulares osmoticamente ativos) no sistema nervoso central, defendendo os neurônios da desidratação. Esse fenômeno deve ser lembrado por ocasião do tratamento dessa hipernatremia, pois sua correção muito rápida poderá ocasionar edema cerebral.

A desidratação hipertônica com repercussão neurológica pode manifestar-se no eletroencefalograma por ondas de baixa voltagem com explosões de ondas de alta voltagem, decorrentes da congestão, trombose e hemorragias intracranianas. No músculo, inclusive no miocárdio, a hiperosmolaridade pode ocasionar rabdomiólise que se manifesta por contrações musculares e até arritmias cardíacas. Tais conseqüências são observadas progressivamente, na medida em que a osmolaridade extracelular se aproxima de 340mOsm/l.

A hipernatremia hipovolêmica do diabete insípido caracteriza-se por apresentar uma hipostenúria (densidade urinária < 1.010) e natriúria menor do que 15mEq/l.

O diagnóstico diferencial deve ser feito com todas as situações clínicas que causam hipernatremia (sódio plasmático > 145mEq/l e osmolalidade plasmática > 295mOsm/kg), como as listadas no quadro 80.5.

Há situações em que a supressão da secreção do HAD é fisiológica por excesso de ingestão de água. Isto ocorre na polidipsia da causa psicogênica, por tumores ou doenças infiltrativas que estimulam o centro da sede (polidipsia neurogênica) ou por ação de drogas que o estimulam (como os antidepressivos tricíclicos). Embora estes pacientes apresentem hiponatremia e hiposmolaridade plasmática, sua capacidade de concentração urinária pode estar prejudicada pelo excesso crônico de água que "lava" o mecanismo renal de contracorrente, mantendo a osmolaridade urinária entre 450 e 800mOsm/kg.

Quando a poliúria e a polidipsia são secundárias a doenças renais, ocorre isostenúria (densidade urinária = 1.010). A osmolaridade urinária estará mais elevada após uma prova de privação hídrica do que após a administração de vasopressina exógena e as demais provas de função renal estarão alteradas (Quadro 80.6).

Várias disfunções citadas no quadro 80.6 são causas secundárias de DIC (ver Quadro 80.4) por alterarem também a ação renal do HAD.

O diagnóstico definitivo de diabete insípido será dado pela prova de privação hídrica observando-se, ao seu término, a resposta ao análogo do HAD. Antes de iniciar a prova, permite-se ao paciente ingerir tanta água quanto queira, ou infunde-se glicose a 2,5%, 20ml/kg em 1 hora, por via intravenosa. A partir daí, inicia-se a prova pesando o paciente e não lhe permitindo acesso a nenhuma forma de líquido ou alimento. A diurese e a densidade urinária são acompanhadas durante toda a prova. Peso e sinais vitais são monitorizados a cada 30 minutos. Concentrações séricas e urinárias do sódio e da osmolalidade são medidas no iní-

Quadro 80.5 – Diagnóstico diferencial das hipernatremias.

Volemia	Natriúria	Causas	Exemplos
Diminuída	< 15mEq/l	Hipovolemia	Alimentação hipertônica com vômitos e diarréia Hidratação inadequada Diabete melito Ausência de sede
		Perda de líquidos hipotônicos	Perdas cutâneas (como por queimaduras e fototerapia) Hiperventilação Hipertermia
		Perda de água livre	**Diabete insípido**
	> 20mEq/l	Diurese osmótica	Diabete melito com descompensação hipertônica
		Diálise com soluções hipertônicas	—
Normal	< 15mEq/l	Polidipsia psicogênica Polidipsia neurogênica Afogamento em água salgada	—
	> 20mEq/l	Intoxicação salina	Alimentos salgados Medicamentos (como carbenicilina e $NaHCO_3$) Clisteres
		Exsangüineotransfusão em RNBP	—
Aumentada	< 15mEq/l	Hiper-hidratação hipertônica em:	Hiponatremias prévias Insuficiência cardíaca Hipoproteinemias (como insuficiência hepática e síndrome nefrótica)
		Hiperaldosteronismo	Primário Síndrome de Cushing Corticoterapia
	> 20mEq/l	Intoxicação salina	Alimentos salgados Medicamentos (como carbenicilina, $NaHCO_3$) Clisteres
		Insuficiência renal crônica	—

Quadro 80.6 – Doenças que cursam com poliúria por deficiente concentração urinária.

Disfunção do túbulo proximal	Cistinose Glicosúria renal Nefrotoxinas Síndrome de Fanconi Síndrome de Lowe
Disfunção da alça de Henle e túbulo distal	Anemia falciforme Desnutrição grave Doenças císticas medulares Hidronefrose Insuficiência renal crônica Síndrome de Bartter
Disfunção do túbulo distal	Acidose tubular renal distal **Diabete insípido nefrogênico** Hipercalciúria renal Insuficiência adrenal Pseudo-hipoaldosteronismo Pseudo-hipoparatireoidismo
Disfunção do túbulo coletor	Doença renal policística
Distúrbios hidroeletrolíticos	Hipercalcemia Hipopotassemia

cio e, então, a cada 90 minutos. Quando possível, as concentrações plasmáticas e urinárias de HAD devem ser aferidas no início e no término. Termina-se a prova quando o paciente perder de 2,5 a 3% de seu peso inicial, com osmolalidade urinária aumentando menos que 10% por hora e menor que 200mOsm/kg ou após 6 horas de privação hídrica.

Em indivíduos normais, a diurese deve diminuir para menos que 1ml/kg por minuto, a osmolalidade urinária deve ascender a 600 a 1.400mOsm/kg e a osmolalidade plasmática permanecer entre 288 e 301mOsm/kg, com relação (osmolalidade urinária/osmolalidade plasmática) maior do que 1,5.

Se, ao interromper-se a prova, os resultados normais não forem atingidos, administra-se DDAVP (desmopressina ou 1-Desamino-8-D-Arginina-Vaso-Pressina) na dose de 10 a 15µg, por via intranasal. Nos pacientes com DIC, a resposta ocorre em minutos, com rápida diminuição da diurese e aumento da osmolalidade urinária (> 50%). Nos portadores da DIN, a urina pode chegar a ficar isostenúrica, mas não haverá resposta ao HAD exógeno. Nas mulheres heterozigóticas para DIN, a resposta à prova será parcial.

Para o diagnóstico de DIC por falha dos osmorreceptores e, portanto, com hipodipsia, a resposta antidiurética pode ser avaliada pela infusão de solução salina hipertônica, como descrito por Hickey e Hare. Uma solução de glicose a 2,5%, na dose de 20ml/kg, por via intravenosa é dada em 1 hora, seguida da administração de uma solução de cloreto de sódio a 2,5%, na dose de 0,25ml/kg/min, por via intravenosa contínua, por um período de 45 minutos. A urina é coletada com intervalos de 15 minutos e uma resposta antidiurética pode ser observada, em indivíduos normais, 30 minutos após o início da infusão hipertônica. Em pacientes com diabete insípido ocorrerá um pronunciado aumento do fluxo urinário. Este teste é muito traumático em crianças e raramente fornece informações que não seriam obtidas em uma prova de restrição hídrica. Está contra-indicado na presença de doenças cardiovasculares e renais, assim como em pacientes com DIN.

A dosagem de HAD só pode ser interpretada diante dos dados de osmolalidade plasmática e urinária. Paciente desidratado, com dosagem elevada de HAD e urina diluída é compatível com DIN. Os exemplos de valores normais estão citados na tabela 80.2.

Tabela 80.2 – Dosagem de HAD diante de dados de osmolalidade plasmática e urinária.

HAD (pg/ml)	Osmolalidade plasmática (mOsm/kg)	Osmolalidade urinária (mOsm/kg)
< 1	< 180	< 100
8	300	1.200
≥ 12	≥ 310	1.400

TRATAMENTO

Quando a polidipsia não é capaz de manter a homeostasia da água ocorre hipovolemia hipernatrêmica que pode-se constituir em uma situação de urgência.

Tratamento da urgência hipovolêmica hipernatrêmica

A correção rápida da hiperosmolaridade plasmática pode ocasionar edema cerebral agudo, com alterações do comportamento, diminuição do nível de consciência, convulsões, coma e morte. Contribuem para seu aparecimento a instalação lenta da hiperosmolaridade (que permite a formação de maior quantidade de "osmóis idiogênicos"), a expansão rápida da volemia e a correção intempestiva da acidose metabólica (por elevar rapidamente a paCO$_2$, que causa vasodilatação cerebral).

a) Iniciar a hidratação parenteral com soro fisiológico e glicosado a 5% em partes iguais (NaCl a 0,45% + glicose a 2,5%), na velocidade de 20 a 30ml/kg/h até normalização das condições hemodinâmicas.

b) Assim que o paciente estiver hidratado, instalar soro de manutenção por via intravenosa, na velocidade de 100ml/100kcal necessárias/dia, contendo 8g de glicose, 3mEq de sódio e 2,5mEq de potássio para cada 100kcal necessárias/dia.

c) Simultaneamente ao soro do item b, instalar paralelamente solução de glicose a 5% na mesma velocidade do excesso de diurese do paciente, lembrando que, para quem recebe um soro de manutenção adequado, é normal uma diurese de 2,5ml/100kcal necessárias/hora. Nos casos de DIC, manter este soro até que a vasopressina exógena comece a agir, observando que a glicosúria não ultrapasse 0,1% ou uma cruz.

d) Nos casos de DIC, o medicamento de escolha é o DDAVP, administrado por via intranasal na dose de 2,5 a 10μg/dose (0,025 a 0,1ml). Seu efeito antidiurético é rápido. A duração de sua ação varia de 6 a 24 horas (média de 18 horas). O declínio de sua ação também é abrupto. O DDAVP pode ser usado também por via sublingual. Há trabalhos que demonstram que o DDAVP usado por via intravenosa têm ação mais prolongada (24 horas ou mais). Alternativamente pode ser utilizada a vasopressina aquosa (Pitressin® – 1ml = 10 ou 20U) diluída em soro glicosado a 5%, de modo que a solução fique com 2mU/ml, por via intravenosa contínua, na dose inicial de 2mU/h para lactentes a 10mU/h para crianças maiores, aumentando a dose de 2 a 10mU/h a cada 30 a 60 minutos, até obter controle da DIC.

e) Manter o paciente em jejum até controle total do DIC, ou seja, diurese ao redor de 2,5ml/100kcal necessárias/hora, densidade urinária maior do que 1.010, osmolalidade sérica entre 280 e 300mOsm/kg, natremia menor do que 145mEq/l e natriúria maior do que 20mEq/l.

f) Durante todo o tratamento da urgência fazer balanço hídrico a cada 30 minutos e controle de sódio, potássio e cloro plasmáticos e sódio e densidade urinários a cada 60 minutos.

Tratamento de manutenção

Terapia hormonal de reposição para os casos de DIC – o DDAVP (DDAVP Ayerst® – 1ml = 100μg) é um análogo modificado do HAD, com grande atividade antidiurética e pouco efeito vasopressor. É a droga de escolha, administrada por via intranasal, na dose de 2,5 a 10μg/dose, à noite, antes de dormir. A dosagem e a freqüência de administração variam de paciente para paciente. A dose é ajustada com incrementos de 2,5 a

5µg/dose. Como a cessação do efeito do medicamento é abrupta, resultando em poliúria de início súbito, a necessidade de uma segunda dose é facilmente identificável.

Convém ter cautela no ajuste das doses nos primeiros 10 dias de tratamento, pois nos primeiros 3 a 5 dias ocorre recuperação dos mecanismos de contracorrente da medula renal e readaptação dos mecanismos da sede.

Episódios de rinite podem prejudicar o efeito do DDAVP dado por via intranasal, assim como a prática de natação, ou outros esforços físicos, nas horas subseqüentes à sua administração. Nestes casos, há indicação da via sublingual, com orientação para não deglutir o medicamento.

Os efeitos colaterais do DDAVP são os da síndrome da secreção inapropriada de hormônio antidiurético, ou seja, intoxicação hídrica com hiponatremia, hipernatriúria e edema cerebral que se manifesta com confusão mental, letargia e até convulsões e coma. Este risco é maior nas crianças muito jovens, para as quais é necessária a associação da terapia não-hormonal com doses menores de DDAVP.

Terapia não-hormonal – indicada para pacientes com DIN e para a complementação terapêutica de lactentes e crianças menores com DIC.

Os diuréticos, particularmente os tiazídicos como a hidroclorotiazida (Clorana®, Diurezin®, Drenol®, Hidroclorotiazida® – 1 comprimido = 25 ou 50mg), na dose de 3mg/kg/dia dividida em 2 a 3 doses, ao promover perda de sódio, agem aumentando a reabsorção tubular proximal de sódio de modo isotônico. Assim, a urina chega livre de sódio nas porções distais do néfron (no qual seria reabsorvido contra gradiente de pressão osmótica, gerando água livre). Não há, portanto formação de urina hipotônica e ocorre economia de água, com redução de 40 a 50% da diurese. Isso é potencializado por dietas hipossódicas (0,7mEq/kg/dia de sódio), cuja manutenção é importante para não ocorrer "escape" de natriurese. A natremia deve ser mantida entre 133 e 137mEq/l e a potassemia nos limites da normalidade. Se ocorrer hipopotassemia, há necessidade de suplementar potássio por via oral e/ou associar diuréticos poupadores de potássio, como a amilorida (Moduretic® = amilorida, 5mg + hidroclorotiazida, 50mg), na dose de 20mg/1,73m² de superfície corpórea/dia.

As dietas pobres em solutos, particularmente os protéicos, reduzem a carga osmolar para os rins, diminuindo a diurese. Tal dieta deve ser criteriosamente balanceada para suprir as necessidades nutricionais e promover crescimento e desenvolvimento adequados. Deve conter 1g de proteína/kg/dia. A oferta calórica pode ser suplementada adicionando-se açúcares à água, que deve ser oferecida à vontade e com freqüência.

Para os portadores de DIC, a clorpropamida (Clorpropamida®, Diabinese® – 1 comprimido = 250mg) reduz a poliúria por estimular a adenilciclase. É usada na dose de 150mg/m² de superfície corpórea (máximo = 500mg), por via oral, uma vez ao dia. Pode ocorrer hipoglicemia em 10 a 15% dos pacientes, principalmente naqueles com comprometimento das funções da adeno-hipófise. Isso pode ser minimizado diminuindo-se a dose. A droga diminui a diurese e estimula o centro da sede, porém não aumenta a concentração urinária, tornando-a ideal para os casos de diabete insípido por deficiência de osmorreceptores com hipodipsia. As outras drogas exemplificadas no quadro 80.1, estimuladoras da secreção do HAD ou potencializadoras de sua ação, não têm-se mostrado tão eficazes como a clorpropamida na complementação terapêutica dos portadores de DIC.

Para os portadores de DIN, os inibidores de prostaglandina E, como a indometacina (Indocid® – 1 cápsula = 25 e 50mg), na dose de 1 a 5mg/kg/dia, ajudam a diminuir a poliúria, quando associados à hidroclorotiazida.

Situações especiais

Em pacientes com DIC que necessitam de hidratação parenteral exclusiva, como nos períodos perioperatórios ou doenças gastroentéricas, é preferível mantê-los em estado de antidiurese constante. Administra-se o DDAVP e inicia-se a hidratação de manutenção com 400 a 600ml/m² de superfície corpórea/dia. A oferta hidroeletrolítica é ajustada conforme a evolução. A osmolalidade e o sódio, tanto do plasma como da urina, devem ser controlados a cada 12 horas e, se a natriúria ficar inferior a 20mEq/l, deve-se aumentar a oferta hídrica que, se for excessiva, fará com que a natriúria se eleve a valores superiores a 70mEq/l antes que ocorram alterações importantes da osmolaridade plasmática ou da hemodinâmica. Isso é particularmente aplicável no período pós-operatório imediato de neurocirurgia da região hipotálamo-hipofisária e deverá ser mantida pelo tempo necessário para verificar se houve instalação definitiva de DIC ou evolução para a síndrome da secreção inapropriada de HAD caracterizando o padrão trifásico de resposta.

MORTE ENCEFÁLICA × DIABETE INSÍPIDO

Ultimamente, a literatura tem apresentado vários trabalhos associando diabete insípido e morte encefálica. Tal associação ocorre em qualquer faixa etária, sendo mais freqüente após os 5 anos de idade.

O diabete insípido pode instalar-se antes ou depois do quadro clínico da morte encefálica, de forma transitória ou definitiva, ou seja, pode remitir apesar da instalação definitiva e irreversível da morte encefálica.

Não está esclarecido se tal remissão representa pequenas áreas hipotalâmico-hipofisárias de fluxo sangüíneo residual ou se é devida à melhora de edema cerebral preexistente.

O aparecimento de diabete insípido após agressão hipóxico-isquêmica ao cérebro prenuncia mau prognóstico e, em muitos casos, pode coincidir com a instalação da morte encefálica. O tronco cerebral é relativamente resistente a este tipo de agressão, portanto suas manifestações de insuficiência funcional (como é o caso do diabete insípido) representam lesões muito graves.

O intervalo de tempo entre a agressão encefálica e o início da poliúria varia de horas a semanas (até um mês) e é significativamente mais curto nos casos de traumatismo cranioencefálico.

Apesar do mau prognóstico associado ao aparecimento do diabete insípido por lesão cerebral grave, este não está, necessariamente, associado à morte encefálica. Há relatos de crianças que melhoraram do diabete insípido após interrupção do uso de dopamina para suporte hemodinâmico.

Devem-se excluir outras causas de poliúria nesses pacientes, uma vez que freqüentemente estão em uso de drogas diuréticas e outras que interferem com a produção, a secreção ou a ação do HAD (ver Quadro 80.2), inclusive contrastes usados em tomografia computadorizada de crânio.

Em uma série de pacientes em morte encefálica com quadro clínico e laboratorial de diabete insípido as dosagens dos níveis séricos de HAD não foram significativamente diferentes das de indivíduos normais, sugerindo quadro de DIN de mecanismo fisiopatológico obscuro.

BIBLIOGRAFIA

ANDRADE, O.V.B.; PISTELLI, I.P.; GUIDONI, E.B. et al. – Distúrbios do metabolismo da água. In Monte, O.; Longui, C.A. (eds.). *Endocrinologia para o Pediatra*. 1ª ed., Atheneu, São Paulo, 1992, p. 139.

BARRETT, T.G.; BUNDEY, S.E.; McLEOD, A.F. – Neurodegeneration and diabetes: UK nationwide study of Wolfram (DIDMOAD) syndrome. *Lancet*, 346(8988):1458, 1995.

BARZILAY, Z.; SOMEKH, E. – Diabetes insipidus in severely brain damaged children. *J. Med.*, 19(1):47, 1988.

BODE, H.H. – Disorders of the posterior pituitary. In Kaplan, S.A. (ed.). *Clinical Pediatric and Adolescent Endocrinology*. Philadelphia, W.B. Saunders Co., 1990, p. 63.

DE GROOT, L.J. – Vasopressin and its neurofisins. In De Groot, L.J. (ed.). *Endocrinology*. 1st ed., Philadelphia, W.B. Saunders Co., 1989, p. 213.

HIRSCHHEIMER, M.R.; LEIDERMAN, I.D. – Diabete insípido. In Hirschheimer, M.R.; Matsumoto, T.; Carvalho, W.B. (eds.). *Terapia Intensiva Pediátrica*, 2ª ed., Rio de Janeiro, Atheneu, 1994.

HOHONEGGER, M. – Serum vasopressin (AVP) levels in poliuric brain-dead donors. *Eur. Arch. Psych. Neurol. Sci.*, 4(239):267, 1990.

KNOERS, N.; MONNENS, L.A.H. – Amiloride-hydrochlorothiazide versus indomethacin-hydrochlorothiazide in the treatment of nefrogenic diabetes insipidus. *J. Pediatr.*, 117(3):499, 1990.

McDONALD, J.A.; MARTHA, P.M.; KERRIGAN, J. et al. – Treatment of the young child with postoperative central diabetes insipidus. *Am. J. Dis. Child.*, 143:201, 1989.

OBER, K.P. – Diabetes insipidus. *Crit. Care Clin.*, 7(1):109, 1991.

REVESZ, T.; OBEID, K.; MPOFU, C. – Severe lactic acidosis and renal involvement in a patient with relapsed Burkitt's lymphoma. *Pediatr. Hematol. Oncol.*, 12(3):283, 1995.

SCOLDING, N.J.; KELLAR-WOOD, H.F.; SSHAW, C. et al. – Wolfram syndrome: heredity diabetes mellitus with brainstem and optic atrophy. *Ann. Neurol.*, 39(3):352, 1996.

81

SÍNDROME DA SECREÇÃO INAPROPRIADA DO HORMÔNIO ANTIDIURÉTICO

Benita G. Soares Schvartsman
Jaques Sztajnbok
Cláudio Schvartsman

Em 1957, Schwartz et al. descreveram um quadro de hiponatremia persistente com perda renal de sódio em dois pacientes com carcinoma broncogênico. Esta condição poderia ser explicada por aumento da volemia secundário à retenção renal de água, associada a um aumento da secreção do hormônio antidiurético (HAD) e foi por eles chamada de síndrome da secreção inapropriada do hormônio antidiurético (SIHAD). Desde então, um grande número de situações fisiopatológicas foi associado a esta síndrome em adultos e crianças.

FISIOLOGIA DO HAD

O HAD é um nonapeptídeo produzido nos núcleos supra-ópticos e paraventriculares do hipotálamo. É formado no corpo da célula nervosa e transportado para a hipófise posterior por meio do axônio, na forma de grânulos, ligados a sua proteína transportadora (neurofisina). Permanece armazenado e pronto para ser liberado nas dilatações terminais dos neurônios secretores da neuro-hipófise.

Este hormônio regula cuidadosamente a osmolaridade dos fluidos corpóreos, de forma que, apesar de amplas flutuações da ingestão de água e solutos, esta osmolaridade se mantém dentro de limites fisiológicos muito estreitos, ou seja, entre 289 e 308mOsm/kg de água.

Sua principal função é o aumento da permeabilidade do néfron distal à água, embora pareça também influenciar a circulação renal, a microcirculação sistêmica e a absorção renal de cloreto de sódio e outros eletrólitos. No néfron distal, sua ação se faz sobre o túbulo coletor, permitindo maior reabsorção de água, resultando na excreção de urina fortemente concentrada. O hormônio interage com os receptores de membrana situados na face anteluminal da célula, ativando a adenilciclase que, por meio de uma série de reações envolvendo o AMP-cíclico e uma proteoquinase, promove aumento da permeabilidade do ducto coletor à água.

A liberação de HAD obedece a dois tipos de controle: alterações na osmolaridade plasmática e alterações na volemia efetiva. O aumento da osmolaridade estimula a sede e a liberação do HAD, com conseqüente antidiurese, permitindo a conservação de água e a normalização da osmolaridade. Pequenos aumentos da osmolaridade plasmática acima de 285-290mOsm/kg de água produzem grandes aumentos nos níveis plasmáticos de HAD. A captação das alterações osmolares é feita pelos osmorreceptores intracranianos. Alguns autores sugerem a existência de receptores ventriculares sensíveis às variações na concentração de sódio do líquido cefalorraquidiano.

A regulação de volume faz-se por meio de dois grupos de receptores:

a) Receptores localizados no átrio esquerdo, que respondem a alterações do retorno venoso, bem como a variações da parede atrial.
b) Receptores situados no seio carotídeo, que respondem a variações na pressão arterial.

Outros fatores contribuem para o controle da secreção de HAD. O sistema nervoso autônomo parece interferir diretamente na secreção desse hormônio por meio de alterações induzidas por estímulos alfa e beta-adrenérgicos nos barorreceptores vasculares. Substâncias vasoativas como angiotensina II e nicotina também afetam a liberação de HAD por meio dos barorreceptores e vias neurais aferentes. Hipercapnia, hipoxia, baixas temperaturas, dor, estresse físico e emocional, entre outros, também foram relacionados com variações na secreção de HAD. As prostaglandinas E podem influenciar a ação renal de HAD exercendo um efeito antagônico e modulando, dessa forma, a resposta renal a este hormônio.

FISIOPATOLOGIA DA SIHAD

A SIHAD caracteriza-se por uma liberação contínua de HAD, mesmo em vigência de osmolaridade plasmática normal ou reduzida. Alguns pacientes portadores de quadro clínico compatível com essa síndrome, no entanto, podem apresentar níveis normais ou até reduzidos de HAD. Robertson et al. (1976) e, posteriormente, Zerbe et al. (1980), estudando pacientes com SIHAD, observaram quatro padrões de liberação da vasopressina em resposta aos estímulos osmorregulatórios:

Tipo A (37%) – secreção errática de HAD, sem relação com a osmolaridade plasmática.

Tipo B (33%) – resposta secretora qualitativamente normal, porém com limiar de sensibilidade do osmorreceptor em nível inferior ao normal. Estes pacientes podem produzir urina maximamente diluída quando suficientemente hiponatrêmicos.

Tipo C (16%) – resposta secretora adequada ao estímulo se a osmolaridade se encontrar dentro dos limites fisiológicos. Quando esta se situa abaixo de 278mOsm, a secreção de HAD mantém-se anormalmente elevada, com níveis estáveis e não supressíveis apesar da hipotonicidade.

Tipo D (14%) – níveis de vasopressina não detectáveis pela técnica de radioimunoensaio (antidiurese hipovasopressininêmica). Os pacientes, no entanto, são incapazes de diluir maximamente a urina ou de excretar uma sobrecarga aquosa. Os autores especulam sobre a possibilidade de uma hipersensibilidade dos receptores renais ao HAD ou sobre a existência de substâncias HAD-símiles imunologicamente diferentes.

A determinação dos diferentes padrões de liberação de HAD não orienta quanto à etiologia envolvida, podendo coexistir em uma mesma doença mais de um dos tipos de resposta acima mencionados. Independentemente do tipo envolvido, os pacientes portadores dessa síndrome desenvolvem retenção da água ingerida, com expansão moderada da volemia, ganho de 5 a 10% do peso corpóreo e hiponatremia associada a natriurese aumentada.

Caracteristicamente, observa-se persistência da hiponatremia mesmo durante a administração de grandes quantidades de sódio, na presença de função adrenal e renal normais. O balanço de sódio, portanto, faz-se normalmente, com excreção de todo o sal ofertado.

Três fatores têm sido postulados para explicar a natriurese aumentada.

1. Aumento no ritmo de filtração glomerular com conseqüente aumento da carga de sódio filtrada.
2. Supressão da reabsorção tubular de sódio por fatores desconhecidos, em resposta à expansão do volume extracelular.
3. Supressão da excreção de aldosterona secundária ao aumento do volume extracelular.

O papel dos mineralocorticóides na fisiopatologia da hiponatremia não está ainda completamente esclarecido. Resultados controversos quanto à produção e à excreção da aldosterona foram relatados por vários autores; alguns estudos mostram elevação e outros diminuição dos níveis destes hormônios.

A natriurese contínua, apesar de inapropriada diante da hiponatremia, não é suficiente para explicar a intensidade desta. Pacientes com SIHAD e ingestão de líquidos aumentada progressivamente desenvolvem hiponatremia sem que ocorra balanço negativo de sódio. Por outro lado, a retenção hídrica também não explica os níveis de sódio tão baixos como são encontrados. Alguns autores sugerem que possa existir movimento de sódio do espaço extra para o intracelular, contribuindo para o desenvolvimento da hiponatremia, porém são necessários outros estudos para comprovar esta hipótese.

Hipouremia e hipouricemia são achados freqüentes na SIHAD, refletindo uma reabsorção tubular proximal diminuída de uréia e ácido úrico secundária à expansão inicial da volemia (Decaux 1985, Musch 1995).

ETIOPATOGENIA

Na infância, as doenças infecciosas acometendo as vias respiratórias e o sistema nervoso central, bem como a hipoxia neonatal são causas freqüentes, existindo, também, na literatura, referências a situações menos comuns nessa faixa etária, como a associação com drogas e as neoplasias malignas.

DOENÇAS PULMONARES

A SIHAD tem sido associada a uma série de distúrbios respiratórios, tais como pneumonias agudas, bronquiolite pelo vírus sincicial respiratório, adenoviroses, pneumotórax e atelectasia, crise asmática, tuberculose pulmonar e ventilação mecânica. Vários estímulos para a secreção excessiva de HAD podem estar presentes. Dentre eles, talvez o mais importante seja a diminuição do enchimento atrial esquerdo. Esta poderia decorrer da compressão atrial por pulmões hiperinsuflados, como ocorre na bronquiolite e na asma brônquica, ou do aumento da resistência vascular pulmonar observada na hipoxemia causada pelas doenças acima e também por pneumonias virais e bacterianas. A diminuição do enchimento atrial esquerdo estimularia os receptores de baixa pressão, desencadeando a secreção hipofisária. A fisiopatologia da liberação excessiva de HAD na atelectasia e no pneumotórax também não está esclarecida. Uma possível explicação seria a diminuição do enchimento atrial em conseqüência da redução do volume sangüíneo pulmonar, embora os barorreceptores carotídeos possam ter alguma participação. A SIHAD é uma complicação freqüentemente observada na ventilação mecânica com pressão positiva. O aumento da resistência vascular pulmonar e a diminuição do retorno venoso para o átrio esquerdo poderiam também estar implicados na hipersecreção de HAD nessa situação clínica.

Alguns autores discutiram a possibilidade de produção do HAD pelo tecido pulmonar infectado em processos pneumônicos e em tuberculose pulmonar. Não está claro se o HAD seria realmente produzido pelo tecido infectado ou captado por este a partir do fluxo sangüíneo pulmonar. Em adultos portadores de carcinoma broncogênico, a produção ectópica de substâncias HAD-símiles pelo tecido tumoral já foi demonstrada.

DISTÚRBIOS DO SISTEMA NERVOSO CENTRAL (SNC)

Entre as doenças do SNC destacam-se os processos infecciosos centrais (meningites bacterianas, tuberculose, meningoencefalites), os traumatismos cranioencefálicos, hemorragias intracranianas e a anoxia neonatal.

Kaplan e Feigin (1978), estudando crianças com meningite bacteriana encontraram níveis aumentados de HAD, quando comparados com os encontrados em crianças normais ou com doenças infecciosas de outras etiologias. O mesmo foi encontrado em uma série de outras situações clínicas envolvendo infecção de SNC, tendo sido atribuído à SIHAD que seria secundária a um escape contínuo desse hormônio causada pela lesão de SNC, a despeito da hiposmolaridade. No entanto, a natureza exata dessa secreção aumentada de HAD permanece controversa. Powell et al. (1990) demonstraram que os níveis de HAD elevados em crianças com meningite eram normalizados após a expansão da volemia, indicando, portanto, que esse aumento de HAD era apropriado para a situação de hipovolemia inicial, não podendo ser caracterizado como secundário à SIHAD.

No traumatismo cranioencefálico, vários fatores parecem estar envolvidos na SIHAD, sendo reconhecidos um quadro precoce e outro tardio. A síndrome precoce ocorreria por volta do segundo e terceiro dias e estaria relacionada a uma lesão discreta do eixo hipotálamo-hipofisário ou das zonas inibitórias da produção de HAD, com liberação errática e inapropriada. Essa forma é mais observada em pacientes com fraturas extensas da base do crânio. Segundo Born et al. (1975), a síndrome tardia é a forma mais comumente observada (84%), tornando-se aparente ao final da primeira semana (entre o 7º e o 19º dias). Esta última estaria mais relacionada aos cuidados intensivos a que esses pacientes são submetidos, como ventilação mecânica e uso de certas drogas (barbitúricos, tiazídicos), e a outros fatores como dor, imobilização prolongada em posição supina e temperatura elevada.

No período neonatal, a encefalopatia hipóxico-isquêmica pode preceder a instalação da SIHAD. Na literatura, existem relatos de níveis de HAD mais elevados no sangue de cordão umbilical de recém-nascidos de parto vaginal quando comparados com recém-nascidos de parto cesariano. Nestes estudos, os autores observaram correlação positiva entre os níveis de HAD e o grau de compressão cerebral ao nascimento. Após 24 horas, havia normalização dos níveis encontrados. Feldman et al. observaram a SIHAD após a anoxia neonatal em alguns pacientes. Embora pareça existir uma relação entre estas duas situações clínicas, os relatos na literatura são ainda insuficientes para permitir uma compreensão satisfatória dos mecanismos envolvidos nesse processo.

NEOPLASIAS

Nos pacientes adultos, conforme já mencionado, as doenças malignas são freqüentemente relacionadas à SIHAD. Esta poderia decorrer da produção ectópica de substâncias HAD-símiles, como no carcinoma broncogênico, ou por alterações no limiar da sensibilidade dos osmorreceptores ou ainda por uma liberação inapropriada do hormônio pela neuro-hipófise. A ocorrência dessa síndrome relacionada a neoplasias em crianças é reconhecida, porém são poucos os relatos na literatura.

DROGAS

Uma variedade de drogas utilizadas habitualmente na terapêutica médica pode exercer um efeito antidiurético, podendo, em casos extremos, produzir SIHAD. Essas drogas poderiam atuar promovendo maior liberação central de HAD ou ainda potencializando sua ação nos rins. Dentre as relacionadas ao primeiro mecanismo, destacam-se vincristina, ciclofosfamida e carbamazepina. Acetaminofeno e indometacina parecem aumentar a ação renal do HAD por meio do AMP-cíclico.

SIHAD associada a vincristina tem sido observada tanto em pacientes adultos como em crianças, desenvolvendo-se em geral após cerca de duas semanas de tratamento. No entanto, se houver superdosagem da droga, o quadro instala-se em poucas horas. Com relação à ciclofosfamida, a instalação dos sintomas faz-se precocemente (4-12 horas), e estes só foram observados em pacientes que receberam doses superiores a 50mg/kg. Haloperidol, usado freqüentemente em psicóticos, foi associado a SIHAD em pacientes adultos. Não existem relatos da síndrome em pacientes pediátricos tratados com esta droga até o momento.

OUTRAS CAUSAS

Infecções sistêmicas – Matherne et al. (1986) relataram dois casos de coqueluche complicados pela SIHAD.

As duas crianças desenvolveram convulsões secundárias à hiponatremia e o quadro clínico persistiu por dias apesar da melhora dos sintomas respiratórios em uma delas. Ogunye e Gradebo (1981) sugerem a possibilidade da SIHAD em crianças portadoras de sarampo e malária. Irving et al. (1983) observaram esta síndrome em um paciente com linfoma de Hodgkin e infecção disseminada pelo vírus V-Z.

Miscelânea – a SIHAD tem sido relatada em uma série de condições clínicas, como pós-operatório de doenças diversas, queimados, pós-traumatismos e anomalias craniofaciais. Sklar et al. (1985) descreveram a ocorrência crônica de SIHAD em crianças com anomalias congênitas do SNC ou neoplasias centrais. Em alguns pacientes, uma causa específica não pode ser detectada, caracterizando-se a forma idiopática.

ASPECTOS CLÍNICOS

Clinicamente, a SIHAD manifesta-se por meio de sinais e sintomas de intoxicação aquosa e hiponatremia relacionados, em sua maioria, ao SNC. A duração e o grau de hiponatremia determinam de modo grosseiro a extensão dos sintomas.

Quando a hiponatremia se instala abruptamente, os sintomas usualmente só são observados quando a concentração sérica de sódio é inferior a 125mEq/l. Sinais de hipertensão intracraniana secundária ao edema cerebral então aparecem, incluindo anorexia, náuseas e vômitos. À medida que a hiponatremia se acentua, surgem confusão mental, letargia e fasciculações, seguidos de convulsões generalizadas, reflexos diminuídos, depressão ou coma, sinal de Babinski e respiração de Cheyne-Stokes. A sensibilidade de cada paciente aos vários graus de hiponatremia é variável.

A ocorrência de óbito por herniação cerebral devido à hiponatremia é muito rara, sendo relatada apenas em casos em que uma hiponatremia grave (menos que 120mEq/l) se instalou em poucas horas. Esta situação freqüentemente é iatrogênica. Porém, nas situações agudas em que se observa edema cerebral com hipertensão intracraniana, geralmente há lesão cerebral irreversível.

Quando a hiponatremia se desenvolve gradativamente em tempo maior, as manifestações neurológicas não são tão evidentes como na situação anterior. Estudos experimentais mostram que, durante a hiponatremia crônica, o conteúdo cerebral de sódio e cloro está reduzido, podendo contribuir para o desenvolvimento de sintomas. Assim, nos processos agudos as manifestações clínicas estariam mais relacionadas ao desenvolvimento de edema cerebral, enquanto nas formas crônicas a redução do conteúdo eletrolítico cerebral teria um papel preponderante na ocorrência de sintomatologia.

Na hiponatremia de instalação lenta, os pacientes em sua maioria são assintomáticos com níveis de sódio sérico acima de 120mEq/l. Alguns pacientes podem apresentar alterações do paladar, sede, anorexia, câimbras musculares e, mais raramente, dispnéia de esforço e obnubilação, quando os níveis séricos de sódio são reduzidos de 145 para 131mEq/l. Com diminuição da natremia para 130 a 120mEq/l, podem surgir cólicas abdominais, náuseas e vômitos. Com níveis séricos inferiores a 115mEq/l, surgem sintomas semelhantes aos referidos na situação aguda.

Para que a hiponatremia se desenvolva como conseqüência de retenção de água, o peso corpóreo deve aumentar cerca de 7 a 8%, porém os pacientes geralmente não desenvolvem edema clínico apesar desse grau de retenção hídrica. A ausência de retenção concomitante de sódio (balanço normal) e o movimento de água para o interior das células são possíveis explicações para este fato.

A ocorrência de hipertensão não foi relatada em crianças. Em adultos com SIHAD, os níveis pressóricos não se encontram elevados.

Finalmente, o edema intersticial pulmonar secundário à retenção hídrica pode aumentar a fração de O_2 inspirada necessária para manter uma pO_2 arterial adequada em pacientes submetidos a ventilação mecânica.

ASPECTOS LABORATORIAIS E CRITÉRIOS DIAGNÓSTICOS

Considerando-se que a liberação do HAD é secundária a uma série de estímulos fisiológicos, a secreção excessiva pode ser inapropriada em relação a um dado estímulo (exemplo: osmolaridade), ao mesmo tempo em que seria adequada para outros (exemplo: volemia). Certos critérios diagnósticos foram então estabelecidos no sentido de se determinar quando esta secreção seria inapropriada:

1. Hiponatremia com correspondente hiposmolaridade sérica.
2. Osmolaridade urinária inapropriadamente elevada em relação à osmolaridade sérica concomitante.
3. Concentração urinária de sódio excessiva em relação ao grau de hiponatremia.
4. Funções renal e adrenal normais.
5. Ausência de hipovolemia.
6. Função tireoidiana normal.

A confirmação diagnóstica poderia ser realizada por meio da dosagem da vasopressina sérica ou urinária por técnicas de radioimunoensaio. Porém, isso não é essencial, sendo que níveis normais ou indetectáveis já foram observados em 14% dos pacientes com essa síndrome.

A natriurese persistente, um achado proeminente nessa síndrome, pode estar ausente em pacientes submetidos a restrição de sódio. A administração de uma sobrecarga desse íon a esses pacientes será rapidamente seguida de sua excreção urinária, sem que haja normalização definitiva da natremia. Dessa forma, pode-se fazer a diferenciação entre hiponatremia por ingestão diminuída de sódio e aquela secundária à SIHAD, quando existe a suspeita da primeira situação.

A melhora da hiponatremia com a restrição de líquidos é mais um dado que reforça o diagnóstico dessa síndrome.

A prova de sobrecarga hídrica para avaliar a capacidade de excreção de água livre pode agravar a hiponatremia e a intoxicação aquosa, não devendo ser realizada em pacientes pediátricos. Em recém-nascidos prematuros, pela dificuldade natural em excretar água livre, esta prova está contra-indicada.

A hipouricemia é um achado freqüente na SIHAD e tem sido considerada por alguns autores como um marcador dessa síndrome.

Outras condições clínicas podem cursar com natriurese elevada e hiponatremia, tais como insuficiência de supra-renal, uso abusivo de diuréticos e certas doenças renais, devendo ser diferenciadas de SIHAD. Cirrose hepática, insuficiência cardíaca congestiva, desidratação hipotônica, síndrome nefrótica e polidipsia psicogênica são todas causas de hiponatremia e devem ser consideradas. A ocorrência de falsa hiponatremia também deve ser lembrada em pacientes com hiperlipidemia, hiperproteinemia ou hiperglicemia.

TRATAMENTO

Na maioria dos pacientes, essa é uma condição transitória, associada à evolução da doença de base e não necessita de tratamento a longo prazo. A eliminação da causa básica e a restrição de fluidos são medidas suficientes para corrigir a hiponatremia e os demais sintomas clínicos. Recomenda-se uma restrição hídrica de 50 a 60% da manutenção normal ou apenas reposição das perdas insensíveis nos casos mais graves. À medida que ocorre normalização da natremia e da osmolaridade urinária, a oferta hídrica é gradualmente normalizada.

A infusão de solução hipertônica de cloreto de sódio não está indicada nos casos leves ou moderados, considerando-se que pode agravar a hipervolemia. Além disso, em geral, obtêm-se apenas elevações transitórias da natremia, com excreção renal de todo o sódio ofertado. Entretanto, nos casos graves, com hiponatremia sintomática, especialmente nos pacientes com convulsões ou coma, a infusão de soluções salinas hipertônicas se faz necessária. Em geral, programa-se uma correção que permita a elevação do sódio sérico de 5 a 10mEq/l a um máximo de 125mEq/l, por meio da fórmula habitual: mEq de sódio necessários = 0,6 × peso (kg) × (Na$_{desejado}$ – Na$_{atual}$). A solução utilizada é o cloreto de sódio a 3% e o tempo de infusão não deve ultrapassar a velocidade de 10ml/kg/h.

A maior parte do sódio administrado será excretada, de forma que, para aumentar a eficiência dessa medida, torna-se necessária a redução simultânea do fluido extracelular, seja pela restrição hídrica, seja pela administração de diuréticos de alça potentes, como furosemida, nos pacientes gravemente sintomáticos. A administração isolada de furosemida também pode ser utilizada desde que sejam repostas as perdas urinárias de sódio.

Após a normalização da osmolaridade e da concentração sérica de sódio, o paciente deve ser mantido com restrição de fluidos até que haja reversão total do quadro de SIHAD.

Em pacientes adultos, têm sido utilizados uréia, manitol ou glicerol como alternativas para remover o excesso de água retido, por meio de diurese osmótica. Não existem até o momento trabalhos realizados em crianças que comprovem a segurança e a eficácia desses métodos.

Nas formas prolongadas ou crônicas de SIHAD, algumas drogas que interferem com ação renal ou com a secreção central de HAD têm sido empregadas, permitindo uma oferta de água mais liberal. A eficácia dessas drogas é variável.

Difenil-hidantoína – parece agir inibindo a liberação de HAD pela neuro-hipófise, quando utilizada em altas doses por via intravenosa. Alguns autores obtiveram bons resultados em quatro pacientes adultos com SIHAD secundária a atrofia cerebral, abscesso pulmonar ou fraturas de crânio. Também em uma criança de 8 anos submetida à ressecção cirúrgica de craniofaringeoma, a SIHAD foi controlada com o uso de difenil-hidantoína. Por outro lado, nenhum efeito foi observado em dois pacientes com carcinoma broncogênico, sugerindo que essa droga não interfere com a ação do HAD ou das substâncias HAD-símiles nos túbulos renais. Portanto, o uso da difenil-hidantoína pode ser de valor nos processos centrais.

Carbonato de lítio – os trabalhos existentes na literatura sugerem que o lítio interfere na ação do HAD no túbulo renal. Entretanto, a resposta dos pacientes é muito variável, sendo eficaz em uma minoria, além de estar associada a uma série de efeitos colaterais graves, como insuficiência renal aguda, acidose tubular renal, cardiotoxicidade e disfunção tireoidiana.

Demeclociclina – é um antibiótico do grupo das tetraciclinas que, como o lítio, parece inibir a ação do HAD sobre o túbulo renal, porém de um modo mais seguro e eficaz. Em adultos, quando utilizada na dose de 600 a 1.200mg/dia, parece prejudicar tanto a geração como a ação do AMP-cíclico (mediador intracelular da vasopressina). Esse efeito é reversível e dose-dependente. Apesar de mais segura, alguns efeitos adversos podem ser observados como fotossensibilidade, distúrbios gastrintestinais, azotemia e superinfecção por bactérias resistentes. Em crianças, o uso crônico dessa droga tem os mesmos efeitos indesejáveis dos demais antibióticos do grupo das tetraciclinas, devendo ser evitada, na medida do possível, nos pacientes abaixo de 8 anos de idade.

Os esquemas terapêuticos, assim como o papel do carbonato de lítio e da demeclociclina no tratamento da SIHAD crônica em crianças, ainda não se encontram bem estabelecidos.

BIBLIOGRAFIA

BORN, J.D.; HANS, P. et al. – Syndrome of inappropriate secretion of ADH after severe head injury. *Surg. Neurol.*, **23**:383, 1985.

DECAUX, G. – The syndrome of inappropriate secretion of ADH. Recent clinical data. *Acta Clin. Belg.*, **39**:1, 1984.

DECAUX, G.; DUMONT, I. et al. – Mechanisms of hypouricemia in the syndrome of inappropriate secretion of ADH. *Nephron*, **39**:164, 1985.

DECAUX, G.; SCHLESSER, M. et al. – Uric acid, anion gap and urea concentration in the diagnostic approach to hyponatremia. *Clin. Nephrol.*, **42**:102, 1994.

KAPLAN, S.L.; FEIGIN, R.D. – The syndrome of inappropriate secretion of ADH in children with bacterial meningitis. *J. Pediatr.*, **92**:758, 1978.

LAURENO, R.; KARP, B.I. – Myelinolysis after correction of hyponatremia. *Ann. Int. Med.*, **126**:57, 1997.

MATHERNE, P.; MATSON, J.; MARKS, M.I. – Pertussis complicated by the syndrome of inappropriate ADH secretion. *Clin. Pediatr.*, **25**:46, 1986.

MUSCH, W.; THIMPONT, J. et al. – Combined fractional excretion of sodium and urea better predicts response to saline in hyponatremia than to usual clinical and biochemical parameters. *Am. J. Med.*, **99**:348, 1995.

OGUNYE, O.; GRADEBO, A.O. – Syndrome of inappropriate secretion of ADH in measles and malaria infections. *Trop. Geogr. Med.*, **33**:165, 1981.

POWELL, K.R.; SUGARMAN, L. et al. – Normalization of plasma arginine vasopressin concentrations when children with meningitis are given maintenance plus replacement fluid therapy. *J. Pediatr.*, **117**:515, 1990.

REYNODS, D.W.; DWECK, H.S.; CASSADY, G. – Inappropriate secretion of ADH in a neonate with meningitis. *Am. J. Dis. Child.*, **123**:251, 1972.

RIVERS, R.P.; FORSLING, M.L.; OLVER, R.D. – Inappropriate secretion of ADH in infants with respiratory problems. *Arch. Dis. Child.*, **56**:358, 1981.

ROBERTSON, G.L.; SHELTON, R.L.; ATHAR, S. – The osmoregulation of vasopressin. *Kidney Int.*, **10**:25, 1976.

SCHWARTS, W.B.; BENNET, W.; CURELOF, S. et al. – A syndrome with renal sodium loss and hyponatremia probably resulting from inappropriate secretion of ADH. *Am. J. Med.*, **23**:529, 1957.

SKLAR, C.; FERTIG, A.; DAVID, R. – Chronic syndrome of inappropriate secretion of ADH in childhood. *AJDC*, **139**:733, 1985.

ZERBE, R.; STROPES, L.; ROBERTSON, G.L. – Vasopressin function in the syndrome of inappropriate antidiuresis. *Ann. Rev. Med.*, **31**:31, 1980.

SINOPSE

SIHAD

Para o diagnóstico da síndrome de secreção inapropriada do hormônio antidiurético, são necessários os seguintes critérios:

1. Hiponatremia com correspondente hiposmolaridade plasmática.
2. Osmolaridade urinária inapropriadamente elevada em relação à plasmática.
3. Concentração urinária de sódio inapropriadamente elevada em relação aos níveis séricos.
4. Ausência de hipovolemia.
5. Funções renal, adrenal e tireoidiana normais.

Quando diante de um caso de síndrome da secreção inapropriada do hormônio antidiurético, deve-se tomar as seguintes condutas:

1. Pacientes com hiponatremia leve a assintomática:
   a) Restrição hídrica correspondente a 50-60% das necessidades hídricas normais.
   b) Correção da causa básica.

2. Pacientes com hiponatremia grave e/ou sintomática:
   a) Restrição hídrica correspondente às perdas insensíveis.
   b) Elevação da natremia de 5 a 10mEq/l (máximo de 125mEq/l) nos casos sintomáticos (convulsões, torpor ou coma), por meio da administração de solução de cloreto de sódio a 3%, na velocidade máxima de 10ml/kg/h, sendo que:

   mEq de sódio necessários
   $$= 0,6 \times peso\ (kg) \times (Na_{desejado} - Na_{observado})$$

   c) Furosemida, 1mg/kg/dose, por via intravenosa e reposição das perdas urinárias de sódio nos pacientes gravemente sintomáticos que não responderam às medidas descritas acima.
   d) Correção da causa básica.

82

DESIDRATAÇÃO

Sandra J.F.E. Grisi
Giuseppe Sperotto
Ana Maria de Ulhôa Escobar

CONCEITO E FISIOPATOLOGIA

Desidratação é a diminuição dos fluidos orgânicos e para seu tratamento exigem-se alguns conhecimentos básicos de fisiologia, assim como dos efeitos das perdas anormais causadas por doenças específicas.

No recém-nascido, a água corpórea total constitui cerca de 80% do peso corpóreo e o líquido extracelular representa cerca de 50%. A água corpórea total e o líquido extracelular decrescem rapidamente durante o primeiro ano de vida e lentamente até a idade adulta. O líquido intracelular aumenta lentamente durante os primeiros anos e depois permanece estável (Tabela 82.1).

Tabela 82.1 – Água corpórea total, líquido extra e intracelular e crescimento.

	Recém-nascido	Criança com 1 ano de idade	Adulto
Peso corpóreo	3	10	70
Área de superfície (m^2)	0,2	0,5	1,7
Água corpórea total (% do peso)	80	65	60
Líquido extracelular	50	25	20
Líquido intracelular	30	40	40

A fonte imediata para a perda de água corpórea é o fluido extracelular.

Por isso, as perdas de fluidos podem representar perda de maior fração de água corpórea total e determinar sintomas mais precoces na criança.

A criança apresenta maior predisposição à desidratação e, na presença de fatores desencadeantes, os sintomas da desidratação sobrevêm. Entretanto, deve-se levar em conta a fundamental importância reguladora dos rins que, sendo os órgãos da homeostase hidroeletrolítica, são capazes de limitar a perda de água e eletrólitos de maneira eficiente.

O balanço hidroeletrolítico mantém-se desde que as perdas sejam repostas. As perdas referem-se fundamentalmente às perdas insensíveis, renais e fecais.

Perdas insensíveis – referem-se às perdas através da pele e do trato respiratório e relacionam-se diretamente com o metabolismo energético.

As perdas devido à atividade respiratória são influenciadas pela intensidade da ventilação pulmonar e pela temperatura e umidade do ar respirado, enquanto as perdas pela pele são afetadas pela umidade, temperatura ambiente e circulação sangüínea.

A perda insensível na criança é de aproximadamente 50ml de água por 100cal metabolizadas, das quais dois terços referem-se às perdas através da pele e o restante pelo ar expirado.

As perdas por sudorese, em geral, são desprezíveis (0 a 20ml/100cal). No entanto, nos ambientes de temperatura elevada (acima de 30°C), uma quantidade significativa de eletrólitos e água pode ser perdida por esta via.

Perdas renais – a perda de água renal depende da carga de solutos a ser excretada e está sujeita a amplas variações, dependendo do metabolismo e da ingestão de solutos.

A concentração urinária, ou seja, a diminuição do volume urinário para excretar a mesma carga de solutos, gera uma economia de água para o organismo. Esse processo está presente quando necessário. Vale ressaltar, entretanto, que o rim conserva proporcionalmente mais água quando a urina passa da hipotonicidade à isotonicidade do que esta para a hipertonicidade (Fig. 82.1).

Damon et al. estabeleceram como média de excreção de solutos em lactentes cerca de 25mOsm por 100cal metabolizadas.

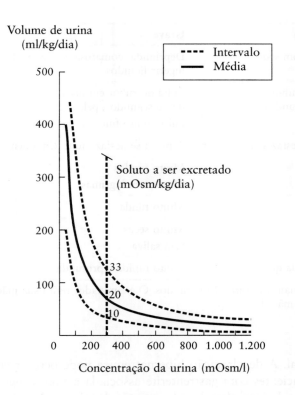

Figura 82.1 – Relação entre volume e concentração urinários baseada na carga de soluto a ser excretada durante hidratação parenteral (segundo Kooh e Metcoff, 1963).

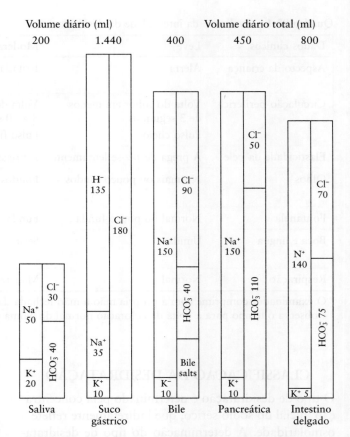

Figura 82.2 – Secreções digestivas diárias em uma criança de 7kg.

Em pacientes sob terapêutica parenteral de manutenção, as perdas renais são de aproximadamente 55ml de urina por 100cal em uma concentração de 200 a 290mOsm por litro.

Perdas fecais – o conteúdo da luz intestinal é uma mistura das secreções digestivas (gástrica, pancreática, bile e de vários segmentos do intestino) e da dieta, a partir da qual água e solutos são absorvidos.

As secreções digestivas formam-se a partir do plasma e, em condições normais, retornam ao plasma por absorção. Qualquer interferência nesse processo da absorção leva à perda de fluido extracelular. A composição e o volume das secreções digestivas estão evidenciados na figura 82.2.

A perda fecal normal de água é de 5 a 10ml por 100cal e a perda de eletrólitos é mínima. No entanto, com o aparecimento da diarréia, o conteúdo de água e eletrólitos das fezes aumenta marcadamente.

CARACTERÍSTICAS CLÍNICAS E LABORATORIAIS

A diminuição de ingestão, o aumento de excreção ou o desvio dos fluidos corporais para locais fisiologicamente inativos podem levar à desidratação. O grau e as características clínicas e laboratoriais da desidratação são determinados pela quantidade e pela composição da perda líquida. O déficit de fluidos corpóreos pode ser determinado pela variação do peso. Como o valor do peso corpóreo anterior à doença geralmente é desconhecido, estima-se o déficit do líquido orgânico total pelos sinais clínicos da desidratação (Quadro 82.1).

A caracterização laboratorial para o tratamento do paciente desidratado é dispensável na grande maioria dos casos. No entanto, nos casos de evolução tormentosa ou prolongada, de dificuldade diagnóstica ou que necessitam de monitorização pela sua gravidade, o laboratório passa a ter grande importância. As alterações de sódio, potássio, cloro, cálcio, magnésio, fósforo e do equilíbrio ácido-básico serão discutidas em outros capítulos.

Hematócrito, hemoglobina e proteínas não são exames seguros para o cálculo de mudanças no volume circulante. A análise em conjunto destes três parâmetros poderá ser útil durante a evolução do tratamento por meio de dosagens seriadas.

Sobre a uréia no desidratado, a diminuição do volume extracelular leva a uma queda da filtração glomerular e uma elevação da uréia plasmática. Com a hidratação ocorre a normalização da diurese e os níveis voltam gradativamente ao normal (cai metade a cada 24 horas).

Quadro 82.1 – Avaliação da intensidade da desidratação.

Dados clínicos	Leve	Moderada	Grave
Aspecto da criança	Alerta	Irritada com sede	Deprimida, comatosa e incapaz de ingerir líquidos
Circulação periférica*	Volta do rubor em menos de 3 segundos Pulso cheio	Volta do rubor em 3 a 10 segundos Pulso fino	Volta do rubor em mais de 10 segundos, pele fria Pulso muito fino ou impalpável
Elasticidade da pele	A prega desfaz-se lentamente	A prega desfaz-se lentamente	A prega se desfaz muito lentamente
Olhos	Normais ou pouco fundos	Fundos	Muito fundos Choro sem lágrimas
Fontanela	Normal ou pouco funda	Funda	Muito funda
Boca e língua	Úmidas	Secas	Muito secas Sem saliva
Respiração	Normal	Mais rápida que o normal	Muito rápida e profunda

* O examinador comprime com a própria mão a mão fechada da criança durante 15 segundos. O examinador retira sua mão e observa o tempo para a volta da coloração normal da palma da mão da criança.

CLASSIFICAÇÃO DA DESIDRATAÇÃO

O tipo de desidratação é determinado pela concentração inicial do sódio sérico, que indiretamente reflete a osmolaridade. A determinação do tipo de desidratação permite um ajuste no cálculo da terapia hidroeletrolítica. É denominada desidratação isonatrêmica quando a perda de água e eletrólitos é proporcional à concentração do fluido extracelular. Dessa forma, o gradiente osmótico entre o fluido extracelular e intracelular é mantido. É o tipo mais freqüente de desidratação.

A desidratação hiponatrêmica é definida por um sódio sérico inicial menor que 130mEq/l. Ocorre em condições de perda excessiva de sódio em relação à perda hídrica. Esta condição seria a diminuição da osmolaridade do líquido extracelular para níveis abaixo do líquido intracelular. Com esta diferença, a água movimenta-se do compartimento extracelular para o intracelular até que novo equilíbrio se estabeleça. O déficit extracelular é maior e os sinais e os sintomas são mais acentuados do que o esperado. Choque, letargia e crises convulsivas são mais freqüentes. A desidratação hipotônica pode ocorrer associada à gastrenterite aguda, como também em pacientes com doenças crônicas perdedoras de sal como a fibrose cística, a síndrome adrenogenital e as doenças renais.

Na desidratação hipernatrêmica, o sódio sérico inicial é superior a 150mEq/l e ocorre quando a perda de água corpórea é excessiva em relação à perda de sais. A hipertonicidade do compartimento extracelular leva a um movimento de água do espaço intracelular para o extra. A subseqüente desidratação do intracelular pode resultar em lesões graves do sistema nervoso central. A desidratação hipernatrêmica pode ocorrer em pacientes com gastrenterite associada a pouca ingestão de água e/ou elevada ingestão de sais, ser decorrente de aumento das perdas insensíveis ou de ingestão de alimentos com elevado conteúdo de sódio.

A função renal, geralmente, é capaz de compensar as disparidades entre a perda de água e a de soluto, pela absorção ou excreção do fluido de composição oposta. A desidratação hiper ou hiponatrêmica ocorre quando os mecanismos compensadores faltam ou são insuficientes.

TRATAMENTO

No tratamento da desidratação por diarréia existem duas abordagens básicas: a terapia de reidratação oral (TRO) e a reidratação intravenosa.

TERAPIA DE REIDRATAÇÃO ORAL (TRO)

A TRO é o tratamento de escolha para os pacientes com desidratação decorrente de perdas pelo trato gastrintestinal. A Organização Mundial de Saúde (OMS) recomenda a utilização de uma solução oral com a seguinte composição:

Sódio 90mEq/l
Potássio 20mEq/l
Cloro 80mEq/l
Bicarbonato 30mEq/l
Glicose 111Mol/l

A OMS recomenda, também, a administração de água adicional na proporção de uma parte de água para cada duas partes da solução principalmente em crianças de baixa idade, devido ao risco de hipernatremia, já que, na diarréia infantil inespecífica, as perdas fecais de sódio não são altas e as perdas insensíveis da criança pequena são mais elevadas.

A TRO está indicada na prevenção e no tratamento da desidratação.

Para a prevenção não é necessário utilizar um esquema terapêutico rígido. Basta orientar os familiares da criança quanto à evolução da doença diarréica e recomendar a administração da solução hidratante, água ou outros líquidos quando a criança evacuar. O melhor indicador para a necessidade de fluidos nesta fase é a própria sede da criança.

No tratamento, inicialmente com o objetivo de repor as perdas (fase de reidratação), é muito difícil estabelecer o volume total que será administrado. Como orientação genérica, recomenda-se 100ml/kg.

A solução deve ser administrada em um período de 4 a 6 horas, com copo e colher.

Se o paciente vomitar três vezes ou mais, deverá ser reduzido o volume administrado em cada tomada e aumentada a freqüência de administração. Os lactentes amamentados ao seio deverão continuar recebendo o leite materno e nas crianças com outro tipo de alimentação deverá ser administrada somente a solução hidratante.

Durante esta fase do tratamento, os pacientes devem ser reavaliados com freqüência. Quando o volume total prescrito já tiver sido administrado e os sinais clínicos da desidratação ainda persistirem, recomenda-se a prescrição de um volume adicional.

Quando houver dúvidas sobre a eficácia do tratamento no decorrer desta fase, recomenda-se pesar a criança. O ganho ponderal comparado à quantidade de solução ingerida é um indicador seguro da evolução.

Podemos considerar como satisfatório quando a retenção de líquidos por hora for superior a 20%. A retenção é calculada:

$$\text{Retenção} = \frac{P_{(atual)} - P_{(inicial)}}{\text{volume ingerido}} \times 100$$

Considera-se finda a fase de reidratação quando houver regressão de todos os sinais de desidratação e diurese abundante e clara. Completada esta fase, deve-se reiniciar a alimentação. Recomendam-se os alimentos habituais da criança, corrigindo-se os erros dietéticos.

Terminada a reidratação, a fase seguinte da TRO (fase de manutenção) visa fornecer água e eletrólitos em quantidade suficiente para compensar as perdas fisiológicas e as perdas anormais. Como o processo diarréico persiste por alguns dias, nessa fase o paciente receberá, além da alimentação normal, solução hidratante e água (ou outros fluidos) *ad libitum*.

Não se utiliza a TRO para a fase inicial do tratamento em pacientes com desidratação grave, alteração do estado de consciência, oligúria ou anúria prolongadas, vômitos incoercíveis, distensão abdominal persistente ou íleo paralítico.

REIDRATAÇÃO INTRAVENOSA

A reidratação intravenosa é subdividida em três fases com a finalidade de orientar um desenvolvimento ordenado. É necessário ter sempre presente o objetivo terapêutico de cada fase.

Fase de reparação – procura-se restabelecer em níveis mais próximos do normal possível a água e os eletrólitos corpóreos. É a fase inicial do tratamento.

O volume que será administrado nessa fase é proporcional à avaliação da intensidade da depleção (Tabela 82.2).

Tabela 82.2 – Volume administrado de acordo com a intensidade da depleção.

Intensidade	Perda aproximada	Volume aproximado
1º grau	5%	50ml/kg
2º grau	10%	100ml/kg
3º grau	15% ou mais	150ml/kg ou mais

A solução é composta de uma mistura de partes iguais de solução glicosada a 5% (SG a 5%) e solução de cloreto de sódio a 0,9% (SF). A concentração final desta solução será de 77mEq/l do sódio e cloro e glicose a 2,5%.

A velocidade de infusão deverá ser de 50ml/kg/h até que três quartos do volume prescrito tenham sido infundidos e a seguir reduzida para 20ml/kg/h.

Na desidratação hiponatrêmica, obtêm-se bons resultados com a solução em partes iguais de soro fisiológico e soro glicosado a 5%. No entanto, quando a concentração plasmática de sódio é menor do que 120mEq/l, a quantidade de sódio fornecida por esta solução é insuficiente para cobrir os déficits. Nesta situação deverá ser administrada uma solução de NaCl a 3% na velocidade de 10ml/kg/h. A quantidade de sódio a ser administrada é calculada com a seguinte fórmula:

$$(Na_{final} - Na_{inicial}) \times 0,6 \times \text{peso (kg)} = \text{mEq Na,}$$

onde:

Na_{final} = concentração de Na em mEq/l que se quer atingir
$Na_{inicial}$ = concentração de Na no início da terapêutica
$0,6 \times$ (kg) = 60% do peso corpóreo que equivale ao "espaço de distribuição" do Na no organismo

A solução de NaCl a 3% fornece 0,5mEq de Na por ml. É suficiente, para uma boa resposta hemodinâmica, que se atinja uma concentração de sódio sérico de 130 a 135mEq/l.

Após a administração da solução de NaCl a 3%, reavaliar a intensidade da desidratação e, com base nesta nova avaliação, indicar a infusão da solução de partes iguais de SF e SG a 5%. Não sendo possível obter a dosagem de sódio e havendo forte suspeita clínica de hiponatremia, podem ser administrados 12ml/kg da solução de NaCl a 3% em 1 hora. Esta quantidade é suficiente para elevar o sódio sérico em 10mEq/l.

Quando houver suspeita clínica de acidose metabólica grave, está indicada a infusão de solução composta por três partes de soro glicosado a 5%, duas partes de soro fisiológico e uma parte de bicarbonato de sódio a 1,5%. Após a confirmação da presença de acidose metabólica com determinação gasométrica e o pH for menor que 7,10 e/ou o bicarbonato for menor que 10mEq/l, deve-se manter a infusão da solução 3:2:1 até o final da fase de reparação ou até o desaparecimento dos sinais clínicos de acidose.

A fase de reparação termina quando ocorre o desaparecimento dos sinais clínicos de desidratação e a eliminação de urina com densidade menor do que 1.010 ou osmolalidade menor do que 200mOsm/kg ou, não sendo possíveis estas determinações, quando houver duas micções com urina clara.

Fase de manutenção – tem o objetivo de fornecer água e eletrólitos em quantidade suficiente para cobrir as perdas fisiológicas do organismo durante o período de tratamento. As perdas fisiológicas derivam de necessidade que o organismo tem de consumir água e eletrólitos para as trocas de calor com o meio ambiente e para a eliminação renal dos resíduos metabólicos.

As necessidades para cobrir as perdas fisiológicas podem ser estimadas por meio do consumo calórico provável, utilizando a seguinte regra:

Peso	Consumo provável
até 10kg	100cal/kg
10-20kg	1.000cal + 50cal/kg para cada kg acima de 10
acima de 20kg	1.500cal + 20cal/kg para cada kg acima de 20

Para cada 100cal calculadas com a regra acima, as necessidades estimadas são: Água = 100ml
Sódio = 3mEq
Potássio = 2,5mEq

Com a finalidade de se reduzir ao mínimo o catabolismo celular, recomenda-se a introdução de 8g de glicose para cada 100ml de água.

Durante os três primeiros dias de tratamento são indicados, além dos 2,5mEq de potássio da manutenção, mais de 2,5mEq/kg. Esta quantidade adicional de potássio tem por objetivo a correção da depleção provocada pelas perdas gastrintestinais que ocorrem antes do início do tratamento.

Considerando-se o exposto, a solução de manutenção para um consumo calórico provável de 1.000cal pode ser assim preparada:

solução glicosada a 5% 800ml
solução fisiológica de NaCl 200ml
cloreto de potássio a 19,1% 20ml
glicose a 50% 80ml

Fase de reposição – todas as perdas de água e eletrólitos maiores que as fisiológicas ou por outras vias que não as fisiológicas são consideradas anormais.

Na fase de reposição procura-se fornecer água e eletrólitos em quantidade suficiente para compensar estas perdas, evitando a reinstalação de déficits.

A solução de reposição será administrada juntamente com a solução calculada para a manutenção, cujas quantidades serão proporcionais às perdas:

- quando houver sudorese perceptível acrescentar 20ml de água/100cal;
- se houver febre (maior que 38°C), 15 a 30ml de água/100cal;
- se houver hiperpnéia acentuada, 15 a 45ml de água/100cal.

A intensidade das perdas diarréicas é muito variável e difícil de avaliar com segurança. Como recomendação inicial, podendo sofrer correções conforme a evolução do paciente pode-se indicar 50ml da mistura em partes iguais de SG a 5% e SF.

As perdas deverão ser avaliadas por meio da pesagem seriada do paciente ou da pesagem das fraldas.

É necessário ter sempre presente que os volumes e as composições das soluções recomendadas são válidos para a média dos casos, podendo não estar de acordo com a condição específica do paciente. Portanto, a reavaliação freqüente das condições clínicas do paciente é de vital importância na condução adequada da fluidoterapia.

BIBLIOGRAFIA

CARRAZA, F.; OKAY, Y. – Fisiopatologia da desidratação. In Marcondes, E. *Desidratação*. São Paulo, Sarvier, 1976.

FINBERG, L. – Isotonic and hyponatremic dehydration. In Finberg, L.; Kravath, R.E.; Fleischman, A.R. *Water and Electrolytes in Pediatrics*. Philadelphia, W.B. Saunders, 1982.

FINBERG, L. – Hypernatremic dehydration. In Finberg, L.; Kravath, R.E.; Fleischman, A.R. *Water and Electrolytes in Pediatrics*. Philadelphia, W.B. Saunders, 1982.

SPEROTTO, G.; CARRAZA, F. – Fluidoterapia da desidratação por diarréia. In Marcondes, E. *Desidratação*. São Paulo, Sarvier, 1976.

YOSHIOKA, T.; IITAKA, K.; ICHIKAWA, I. – Body fluid compartments. In Ichikawa, T. *Pediatric Textbook of Fluids and Eletrolytes*. Tennessee, Williams & Wilkins, 1990.

SINOPSE

DESIDRATAÇÃO

1. Avaliar o déficit de líquido orgânico total pelos sinais clínicos da desidratação (ver Quadro 82.1).

2. Solicitar exames de laboratório nos casos graves, de evolução prolongada ou de dificuldade diagnóstica. São úteis: dosagem de sódio, potássio, cloro, cálcio, magnésio e fósforo, determinação do equilíbrio ácido-básico; hematócrito, hemoglobina e proteínas sangüíneas.

3. Classificar a desidratação em
   - isonatrêmica
   - hiponatrêmica (sódio sérico inferior a 130mEq/l)
   - hipernatrêmica (sódio sérico superior a 150mEq/l)

4. Realizar TRO nos pacientes com desidratação decorrente de perdas pelo trato gastrintestinal.

   Fase de hidratação:

   Desidratação leve – 50-75ml/kg
   Desidratação moderada a grave – 100-150ml/kg

   Administração em intervalos de 15 a 20 minutos durante 4 a 8 horas.

   A fase termina quando houver regressão de todos os sinais de desidratação e houver diurese clara e abundante.

   Fase de manutenção:
   Realimentação do paciente, juntamente com a administração de solução hidratante e água.

5. **Reidratação intravenosa**

   Fase de reparação

   Administrar volume de líquidos proporcional à intensidade da depleção (Tabela 82.2).

   Administrar solução composta de partes iguais de soro glicosado a 5% e solução de cloreto de sódio a 0,9%.

   Velocidade da infusão – 50ml/kg/hora até infusão de três quartos do volume prescrito. Reduzir a seguir para 20ml/kg/h.

   Na desidratação hiponatrêmica, quando a concentração plasmática de sódio é menor do que 120mEq/l, administrar solução de cloreto de sódio a 3% na velocidade de 10ml/kg/h, de acordo com:

   $(Na_{final} - Na_{inicial}) \times 0,6 \times peso (kg) = mEq\ Na$

   onde:

   Na_{final} = concentração que se quer atingir
   $Na_{inicial}$ = concentração no início da terapêutica

Não sendo possível obter a dosagem de sódio, administrar 12ml/kg da solução de cloreto de sódio a 3%, que é suficiente para elevar o sódio sérico em 10mEq/l.

Havendo suspeita clínica de acidose metabólica, administrar solução com três partes de soro glicosado a 5%, duas partes de soro fisiológico e uma parte de bicarbonato de sódio a 1,5%.

A fase de reparação termina quando:

1. ocorrer desaparecimento dos sinais clínicos de desidratação;
2. ocorrer eliminação de urina com densidade menor do que 1.010 ou osmolalidade menor do que 300mOsm/kg; ou
3. houver duas micções com urina clara.

Fase de manutenção

Compensar as perdas fisiológicas por meio das regras descritas na pág. 518. Para cada 100cal consumidas calcular:

água – 100ml
sódio – 3mEq
potássio – 2,5mEq
glicose – 8g

Nos três primeiros dias acrescentar mais 2,5mEq de potássio por quilo de peso corpóreo.

Solução de manutenção para um consumo calórico provável de 1.000cal:

soro glicosado a 5% – 800ml
soro fisiológico – 200ml
cloreto de potássio a 19,1% – 20ml
glicose a 50% – 80ml

Fase de reposição

Administrar juntamente com a fase de manutenção.

Sudorese perceptível – acrescentar 20ml de água/100cal.

Febre (maior que 38°C) – 15-30ml de água/100cal.

Hiperpnéia acentuada – 15-45ml de água/100cal.

Diarréia leve – 30ml de soro glicosado a 5% + soro fisiológico.

Diarréia moderada – 30-60ml da mistura acima.

Diarréia intensa – 60-120ml da mistura acima.

83

DISTÚRBIOS ELETROLÍTICOS

Ana Maria de Ulhôa Escobar
Sandra J.F.E. Grisi
Giuseppe Sperotto

SÓDIO (Na⁺)

Aproximadamente 60% do Na⁺ corpóreo total encontram-se no espaço extracelular e os 40% restantes encontram-se nos ossos e não estão ativamente envolvidos em processos fisiológicos. O Na⁺ é o cátion em maior concentração no fluido extracelular (40-45% o do soluto total deste compartimento). Pode-se dizer que a quantidade de Na⁺ é que determina o volume de água do espaço extracelular. A concentração sérica de Na⁺ é uma medida da relação entre Na⁺ e água no organismo. Seu valor normal varia entre 130 e 145mEq/l.

HIPONATREMIA

Etiopatogenia – é definida como a concentração sérica de sódio menor do que 130mEq/l. Pode estar associada a um Na⁺ corpóreo total diminuído, normal ou aumentado, dependendo da relação entre Na⁺ e água no organismo. As causas de hiponatremia estão relacionadas no quadro 83.1.

Quadro 83.1 – Causas de hiponatremia.

Na⁺ corpóreo total *baixo* (hipovolemia)
Perdas extra-renais: vômitos, diarréia, sonda nasogástrica
Perdas renais: uso excessivo de diuréticos, insuficiência adrenal, nefropatias perdedoras de sal
Na⁺ corpóreo total *normal* (normo/hipervolemia)
Secreção inapropriada de HAD
Hipotireoidismo
Na⁺ corpóreo total *aumentado* (hipervolemia/edema)
Insuficiência cardíaca congestiva
Cirrose
Síndrome nefrótica
Insuficiência renal aguda e crônica

Hiponatremia com sódio corpóreo total diminuído ocorre quando há hipovolemia com perdas renais ou extra-renais de água e sódio, sendo a perda de sódio maior do que a de água. Dentre as perdas extra-renais, a diarréia e os vômitos são, em nosso meio, as mais importantes. Nesta situação a hipovolemia leva a uma diminuição do ritmo de filtração glomerular (RFG), gerando um estímulo à produção de renina-angiotensina-aldosterona que, por sua vez, aumenta a reabsorção tubular de sódio e água. Há também elevação da secreção de hormônio antidiurético (HAD) que aumenta a reabsorção de água. A regulação renal promove, portanto, um aumento da reabsorção de água bem maior do que a reabsorção de sódio. Dessa forma, a hiponatremia com Na⁺ corpóreo total diminuído resulta tanto das perdas excessivas de sódio como dos mecanismos de reajuste renal em que ocorre absorção de água bem maior do que a de sódio.

A hiponatremia com Na⁺ corpóreo total *normal* resulta, em geral, de um aumento na reabsorção ou redução da excreção de água. Nestes casos, a característica clínica principal é que não há depleção de volume ou edema. A secreção inapropriada de HAD (SIHAD) é o exemplo clássico dessa situação, caracterizada por aumento da secreção de HAD, levando a uma absorção de água aumentada e, conseqüentemente, hiponatremia, hiposmolaridade, excreção urinária de água diminuída e excreção urinária de sódio normal. Há várias doenças que levam ao desenvolvimento de SIHAD; sendo as mais freqüentes, em nosso meio, a meningite e as doenças pulmonares: pneumonias, tuberculose, abscessos e até mesmo o uso da ventilação mecânica.

A hiponatremia com Na⁺ corpóreo total *aumentado* resulta de um aumento na quantidade de água e sódio; sendo a quantidade de água proporcionalmente maior do que a de sódio. Ilustram esta condição as situações em que há grande edema, por exemplo, nas insuficiências cardíaca, renal e hepática, ou na síndrome nefrótica.

Quadro clínico – as manifestações clínicas da hiponatremia são, em geral, relacionadas ao sistema nervoso central e secundárias aos reajustes osmóticos decorrentes das alterações das concentrações de sódio e água. Assim, o fluido extracelular hiponatrêmico ou hipotônico gera um gradiente osmótico com movimento de água do extracelular para o intracelular, resultando em edema cerebral. O nível de gravidade do edema cerebral está relacionado à *velocidade* com que a concentração de sódio cai, sendo mais grave quanto mais rápidas ocorrerem as alterações. Os sintomas clínicos, mesmo em situações agudas, surgem quando a concentração sérica de sódio cai abaixo de 120mEq/l. As crianças podem apresentar letargia, desorientação, náuseas, vômitos, tremores, convulsões e até mesmo coma; estes últimos surgindo, em geral, com concentrações de sódio menores do que 110-115mEq/l.

Diagnóstico – a hiponatremia pode estar associada a uma série de doenças, acompanhadas de Na^+ corpóreo total alto, normal ou diminuído. O diagnóstico diferencial é importante, uma vez que o tratamento depende, essencialmente, da causa de base. O diagnóstico pode ser sugerido pelo quadro apresentado, com ênfase nos sinais clínicos que refletem a volemia, juntamente com os exames laboratoriais, de acordo com a tabela 83.1.

Tabela 83.1 – Exames laboratoriais na hiponatremia.

Na^+ corpóreo total	Hematócrito	[Na^+] Urina
Baixo (hipovolemia)		
Extra-renal	↑↑	< 10mEq/l
Renal	N/↑	> 20mEq/l
Normal		
SIHAD	N/↓	> 20mEq/l
Alto (edema)		
Cirrose, ICC, síndrome nefrótica, insuficiência renal	N/↓	> 20mEq/l

Tratamento – é dirigido à alteração primária que levou à hiponatremia. Se a criança é hiponatrêmica e hipovolêmica, então devem-se repor fluidos em solução isotônica (ver Capítulo de Desidratação). Nos casos de SIHAD que cursam com Na^+ corpóreo total normal, o tratamento deve ser dirigido à doença de base, e deve-se fazer restrição de volume. Nos grandes edemas, o tratamento deve ser o de retirar água e sódio com o uso de diuréticos.

HIPERNATREMIA

Etiopatogenia – é definida como concentração de Na^+ sérico maior do que 145mEq/l, sendo caracterizada como diminuição da concentração de água em relação à de sódio. Pode ocorrer com Na^+ corpóreo total normal, baixo ou aumentado.

Hipernatremia com Na^+ corpóreo total *normal* surge quando há perda importante de água, mas sem perda significante de sódio. São exemplos desta situação as perdas insensíveis (pele/respiração) e, mais significativas, as perdas renais: por exemplo, *Diabetes insipidus*.

Hipernatremia com Na^+ corpóreo total *baixo* resulta de perdas tanto de água como de sódio; sendo as perdas de água maiores proporcionalmente que as de sódio. São exemplos as perdas gastrintestinais e cutâneas (sudorese *intensa*, especialmente ambientes úmidos e quentes). A hipovolemia decorrente das perdas gera um estímulo ao sistema renina-angiotensina-aldosterona, com aumento da reabsorção renal de sódio e água. A concentração urinária de Na^+ é, portanto, baixa (< 10mEq/l) e a osmolaridade urinária é alta. Pode também haver perda de fluido hipotônico, especialmente nos casos de diurese osmótica, pós-manitol ou com hiperglicemia. A hipernatremia, nestas situações, surge geralmente após um período prolongado de diurese com grande perda de urina diluída.

Hipernatremia com sódio corpóreo total *alto* é quase que exclusivamente iatrogênica. Um exemplo seria a administração de grandes quantidades de bicarbonato de sódio, especialmente durante a reanimação cardiorrespiratória, hemodiálise e nutrição parenteral prolongada com altas concentrações de sódio.

Quadro clínico – as manifestações clínicas da hipernatremia relacionam-se em geral ao sistema nervoso central e são decorrentes do movimento de água do intra para o extracelular, gerado por um gradiente osmótico. Assim, as células cerebrais perdem volume, causando tração mecânica nos vasos cerebrais, predispondo a hemorragias, tromboses ou infartos cerebrais. Como ocorre em relação à hiponatremia, aqui também é a *velocidade* com que se processa a alteração da natremia o fator determinante do nível de gravidade do quadro. A hipernatremia crônica cursa com menor dano às células cerebrais devido à formação de solutos osmoticamente ativos – os osmóis idiogênicos que restabelecem os gradientes osmóticos normais pela membrana da célula, minimizando os efeitos da perda de fluidos intracelulares.

Os sintomas clínicos surgem, em geral, quando a concentração sérica de Na^+ atinge valores maiores do que 150mEq/l, e incluem: irritabilidade, letargia, convulsões e coma.

Diagnóstico – para o diagnóstico diferencial dos estados de hipernatremia, leva-se em consideração o quadro clínico apresentado, com ênfase à volemia da criança, bem como aos exames laboratoriais (Tabela 83.2).

Tabela 83.2 – Exames laboratoriais na hipernatremia.

Na⁺ corpóreo total	[Na⁺] Urina	Osmolaridade urina
Baixo (hipovolemia)		
Extra-renal	< 10mEq/l	Hipertônica
Renal	> 20mEq/l	Isotônica/hipotônica variável, usualmente
Normal		
Diabetes insipidus	> 20mEq/l	Hipotônica
Alto (hipervolemia)		
Iatrogênica	>> 20mEq/l	Variável

Tratamento – deve ser dirigido à causa básica. Nas crianças com hipernatremia e hipervolemia, deve-se retirar o excesso de Na⁺ e administrar água. Isto pode ser obtido com a administração de diuréticos e água livre.

POTÁSSIO (K⁺)

HOMEOSTASE

O K⁺ é o cátion encontrado em maior concentração no fluido intracelular do organismo. Sua homeostase depende da ingestão, das trocas entre o fluido extra e intracelular e das perdas diárias. Ainda que a ingestão de K⁺ seja totalmente interrompida, sua excreção persiste, ocorrendo diminuição gradual do K⁺ sérico em 2-3 dias. Nesta situação, a concentração de K⁺ na urina encontra-se diminuída, sugerindo, significativamente, que existe depleção como causa subjacente. A distribuição do K⁺ entre os espaços intra e extracelular depende do pH do fluido extracelular. A alcalemia promove a entrada de K⁺ para o interior das células, em troca com H⁺ e, conseqüentemente, há diminuição da concentração sérica de K⁺. Na acidemia ocorre o oposto, isto é, há saída de K⁺ das células, podendo elevar sua concentração sérica, desde que não haja aumento concomitante da excreção renal. As perdas de K⁺ fecais e através do suor são em condições normais, pouco significativas.

O rim é um importante regulador dos níveis de K⁺. É capaz de excretar grandes quantidades de K⁺ em troca de Na⁺. A maior parte do K⁺ filtrado pela membrana glomerular é reabsorvida no túbulo proximal. A reabsorção continua até o início do túbulo distal, no qual são encontradas as concentrações mais baixas do néfron (cerca de 1mEq/l). Até este local, cerca de 95% da carga filtrada é absorvida. A partir do início do túbulo distal, observa-se secreção de K⁺. Cerca de 90% de K⁺ excretado é produto da secreção tubular distal.

A reabsorção de K⁺ parece ser constante em diferentes condições, sendo que a excreção deste íon varia de acordo com as alterações no ritmo de *secreção*. Assim, a um aumento na ingestão de K⁺, por exemplo, segue-se um aumento na excreção. Este mecanismo é muito importante, uma vez que normalmente a ingestão diária supera de maneira significativa as necessidades basais de K⁺, sendo, portanto, essencial que o excesso de K⁺ seja secretado. Qualquer quantidade de Na⁺ ofertada ao túbulo distal será excretada como íon não-reabsorvível, trocada, por K⁺, dependendo da quantidade de Na⁺ no líquido tubular e de K⁺ intracelular. A perda de K⁺ tubular é, dessa forma, proporcional ao conteúdo tubular de íon não-reabsorvível. Esta troca por Na⁺ no túbulo distal é mediada pela aldosterona.

As perdas renais e gastrintestinais são as mais importantes, podendo levar a quadros graves de hipocalemia. Observa-se, porém, que as perdas gastrintestinais secundárias a vômitos ou drenagem por sondas nasogástricas usualmente não resultam em hipocalemia acentuada, dado que o fluido gástrico contém apenas 5-8mEq/l de K⁺. Nesta situação, a hipocalemia ocorre nos casos em que a perda é prolongada, sem a necessária reposição. A depleção de K⁺ de origem gastrintestinal pode resultar do seu movimento transcelular gerado pela alcalose metabólica ou, ainda, do seu aumento da excreção renal gerada pela depleção de volume e hipoaldosteronismo secundário.

A perda de K⁺ nas fezes, em condições normais, é pouco importante, sendo significativa em pacientes com diarréia profusa.

As perdas renais excessivas são freqüentes causas de hipocalemia. Nesta situação, o uso de diuréticos é a causa mais comumente encontrada. Das crianças que recebem hidroclorotiazídicos, 20 a 30% desenvolvem hipocalemia. Isto porque há uma oferta maior de Na⁺ aos túbulos distais, aumentando as trocas de Na⁺ por K⁺. Os diuréticos de alça agem na porção medular ascendente da alça de Henle, o que, por sua vez, tem um importante papel na regulação dos níveis plasmáticos de K⁺: um aumento na concentração sérica de K⁺ estimula a velocidade de produção de aldosterona, com conseqüente aumento da reabsorção de Na⁺ e da secreção de K⁺.

HIPOCALEMIA

Etiopatogenia – as causas de hipocalemia podem ser divididas em três categorias, dependendo da sua etiologia: 1. oferta inadequada; 2. perdas excessivas; 3. trocas transcelulares (Quadro 83.2).

Algumas doenças renais como acidose tubular também podem levar à hipocalemia, uma vez que à impossibilidade de secreção de K⁺ no túbulo distal segue-se uma excreção de grandes quantidades.

Quadro 83.2 – Causas de hipocalemia.

Oferta inadequada 　Caquexia/anorexia 　Infusão intravenosa de fluidos sem K⁺ **Perdas excessivas** 　Gastrintestinal 　　• vômitos 　　• drenagem por sonda nasogástrica 　　• diarréia 　Renal 　　• diuréticos hiperaldosteronismo primário ou secundário (nefrose, cirrose, ICC, depleção de volume) 　　• excesso de glicocorticóides (Cushing, hiperplasia adrenal) 　　• acidose tubular renal **Trocas transcelulares** 　Alcalose 　Paralisia periódica hipocalêmica 　Familiar

HIPERCALEMIA

Etiopatogenia – as causas de hipercalemia estão enumeradas no quadro 83.3 e resultam em geral de: 1. aumento da ingestão; 2. diminuição da excreção; 3. fluxo transcelular.

Quadro 83.3 – Causas de hipercalemia.

Aumento da ingestão 　Suplementação oral ou intravenosa de K⁺ 　Drogas que contêm K⁺ 　Transfusões ou administração do sangue hemolisado **Diminuição da excreção** 　Insuficiência renal aguda ou crônica 　Diuréticos poupadores de K⁺ 　Hipoaldosteronismo 　Doença de Addison **Fluxo transcelular**

O aumento da oferta de K⁺ raramente é causa de hipercalemia, desde que os rins tenham função normal, uma vez que qualquer sobrecarga é prontamente excretada. A insuficiência renal aguda ou crônica desenvolve hipercalemia devido à diminuição da excreção de K⁺ e também ao fluxo transcelular (sentido célula → extracelular) gerado pela acidose metabólica subjacente. Os diuréticos poupadores de K⁺ (espironolactona, amilorida, triantereno) diminuem a secreção tubular de K⁺ levando, não raro, a quadros de hipercalemia.

Quadro clínico – a sintomatologia clínica na hipo ou hipercalemia é inespecífica. As crianças podem apresentar sintomas relacionados ao sistema gastrintestinal – náuseas, anorexia, vômitos, dores abdominais –, ou manifestações neuromusculares – fraqueza muscular, confusão, letargia, tonturas e paralisias nos casos mais graves.

As alterações eletrocardiográficas na hipo ou hipercalemia estão relacionadas na figura 83.1.

HIPOCALEMIA

Tratamento – o tratamento de depleção de K⁺ consiste na restauração da sua concentração sérica, suficiente para afastar qualquer sinal de fraqueza muscular ou anormalidades eletrocardiográficas e para fazer a concentração de K⁺ corpóreo total retornar ao normal. Tal reposição pode necessitar de vários dias para se realizar. Nos casos mais leves, pode-se optar pela suplementação oral com xarope de cloreto de potássio, 2,5mEq/kg/dia. A solução de KCl pode ser a 5% (10mEq/15ml), a 10% (20mEq/15ml) ou a 20% (40mEq/15ml). Casos mais graves podem ser tratados com suplementação intravenosa, aumentando-se no soro de manutenção a oferta para 5mEq/100cal/dia ou para 7,5mEq/100cal/dia, dependendo da intensidade das perdas. Saliente-se, porém, que a velocidade de gotejamento desta solução deve ser rigorosamente controlada e não deve ultrapassar 0,5mEq/kg/h.

HIPERCALEMIA

Tratamento – a emergência do tratamento da hipercalemia depende dos níveis séricos observados, dos achados eletrocardiográficos e da sintomatologia clínica. Valores menores que 6,5mEq/l se beneficiam com a suspensão de toda administração de K⁺. Já a hipercalemia grave, com níveis séricos maiores do que 8mEq/l ou com alterações de ECG (vide Fig. 83.1), necessita de medidas vigorosas, que têm por objetivo:

1. corrigir a despolarização da fibra muscular cardíaca;
2. provocar a passagem do K⁺ do espaço extra para o intracelular;
3. livrar o organismo do excesso de K⁺;
4. prevenir o catabolismo tecidual.

Para tanto, podemos utilizar:

Solução de gluconato de cálcio a 10% – 1 a 2ml/kg por via intravenosa, lento, sob monitorização contínua. O gluconato de cálcio é útil na correção da despolarização da musculatura cardíaca. Deve ser administrado sob monitorização, lentamente, e interrompido ao primeiro sinal de bradicardia. Seu efeito é imediato, mas de curta duração.

Bicarbonato de sódio a 3% – 1-2ml/kg por via intravenosa, lento. A administração de bicarbonato de Na⁺ resulta em um movimento de K⁺ para o intracelular.

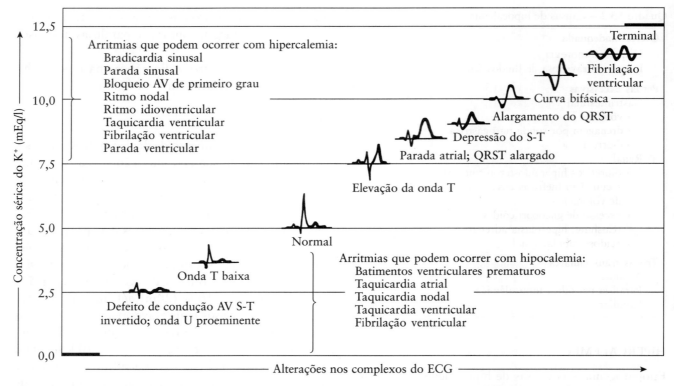

Figura 83.1 – Correlação aproximada entre a [K⁺] e o ECG. Na hipercalemia, a cardiotoxicidade a uma dada [K⁺] torna-se mais acentuada pela diminuição da [Na⁺]. Dessa forma, na hiponatremia grave uma cardiotoxicidade mais avançada pode ser vista com uma [K⁺] de 7,5mEq/l.

Seu início de ação se situa por volta de 20 a 30 minutos e o efeito pode persistir por várias horas.

Solução "polarizante" – insulina + glicose; 0,5-1g/kg de glicose, na forma de SG a 10% ou SG a 25% e 1U de insulina simples para cada 4g de glicose. A administração de insulina e glicose também provoca um movimento de K⁺ para o intracelular, com início de efeito após 20 a 30 minutos.

Resinas trocadas de K⁺ – sulfato de poliestireno sódico = 1g/kg. O K⁺ pode ser removido do organismo pela administração oral ou retal de resinas de troca com ciclos de Na⁺ ou Ca⁺⁺. Um enema de Kayexalate® pode diminuir a concentração plasmática de K⁺ de 0,5 a 2mEq/l. Seu efeito se inicia por volta de 1-2 horas após a administração.

FÓSFORO

HOMEOSTASE

O fósforo está presente em grande quantidade nos ossos e nas células. No fluido intracelular, é importante na formação do ATP.

Aproximadamente dois terços do fósforo ingerido são absorvidos no intestino, sob estímulo da vitamina D e do paratormônio (PTH). Calcitonina, hidróxido de alumínio e carbonato de cálcio diminuem a absorção intestinal de fósforo. Cabe ao rim o papel principal na regulação do fósforo sérico. Cerca de 60 a 70% da carga do fósforo é reabsorvida no túbulo proximal, e 20 a 30% nos segmentos mais distais, de tal forma que aproximadamente 90% da carga filtrada é reabsorvida. A reabsorção tubular é regulada pelo PTH, que atua no sentido de reduzir a absorção, aumentando a fosfatúria e diminuindo, portanto, a fosfatemia. Altas doses de vitamina D, porém, podem aumentar a reabsorção tubular de fósforo.

HIPERFOSFATEMIA

Etiopatogenia – a hiperfosfatemia pode resultar da administração excessiva de fósforo pela via oral ou intravenosa ou, ainda, por enemas contendo fosfatos. Resulta também do uso de drogas citotóxicas usualmente empregadas no tratamento de tumores. É característica do hipoparatireoidismo, mas raramente ocorre na ausência de insuficiência renal. Quando o ritmo de filtração glomerular cai abaixo de 25%, o fosfato inorgânico pode-se elevar, causando diminuição recíproca na concentração de cálcio (para manter o produto Ca × P).

Quadro clínico e tratamento – a sintomatologia clínica está relacionada à hipocalcemia e o tratamento deve ser dirigido à causa básica.

HIPOFOSFATEMIA

Etiopatogenia – as causas de hipofosfatemia estão relacionadas a desnutrição, síndromes de má absorção, movimentos de fosfato para o intracelular como, por exemplo, durante o tratamento da cetoacidose diabética, e após a administração de corticosteróides. O hiperparatireoidismo primário ou terciário, as alterações tubulares renais, a expansão do fluido extracelular e o uso de diuréticos também podem levar à hipofosfatemia.

Quadro clínico – normalmente, a sintomatologia é leve; porém, quando a concentração plasmática de fosfato cai a níveis menores do que 0,3mM/l ou 1mg/dl (usualmente observado em nutrição parenteral prolongada sem fosfato), o quadro clínico pode ser mais grave. Há diminuição da concentração de 2,3-DPG e de ATP, com conseqüente desvio da curva de dissociação da hemoglobina para a direita, liberando O_2 mais dificilmente aos tecidos, levando à anoxia tecidual importante. Outros sintomas incluem irritabilidade, parestesias, confusão mental, convulsões e coma. Pode ocorrer hemólise e disfunções leucocitárias e plaquetária.

Tratamento – a prevenção da hipofosfatemia é muito importante, e a terapêutica consiste na administração por via oral ou intravenosa de fosfato de potássio.

Na hipofosfatemia aguda deve ser administrado fosfato por via IV. A quantidade por via IV preconizada é de 40mEq de fosfato monobásico de potássio por litro de solução infundida. Lembrar que 1ml de KH_2PO_4 a 25% possui 1,8mEq de PO_4. Após a correção de fase aguda, pode-se administrar fosfato por VO para a manutenção. A quantidade de fósforo por VO pode ser de 30 a 90mg/kg/dia de fósforo. A solução de fosfato tricálcico fornece, para cada 5ml, 50mg de cálcio e 20mg de fósforo.

CÁLCIO

HOMEOSTASE

A maior parte do cálcio do organismo (99%) encontra-se nos ossos. A concentração sérica é de aproximadamente 2,5mM/l (8,5-10mg/dl), sendo 40% ligado à proteína, principalmente à albumina, 5-10%, a ânions, como fosfato ou citrato, e os restantes 40-50%, na forma livre ionizada. Apesar da fração ionizada é fisiologicamente ativa. Alterações no pH sangüíneo podem influenciar a concentração de cálcio ionizado, de tal forma que na acidose há aumento na sua proporção e na alcalose, diminuição. A homeostase do cálcio é controlada pelo PTH, calcitonina e metabólitos da vitamina D. O PTH é secretado pela paratireóide quando há diminuição do cálcio ionizável do plasma. Há correlação inversa altamente significante entre as concentrações de cálcio e PTH no plasma, ou seja, para cada pequena alteração na concentração de cálcio existe uma mudança inversa, linear, no ritmo de secreção do hormônio. O PTH atua no sentido de aumentar a calcemia; nos ossos promove a reabsorção pelos osteoclastos, liberando cálcio para o plasma; no rim, aumenta a reabsorção de cálcio nos túbulos renais e também ativa a transformação do 25-OH-D_3 (25-hidrocolecalciferol) em $1,25(OH)_2$-D_3 (1,25-diidrocolecalciferol), forma ativa da vitamina D que, no intestino, aumenta a absorção de cálcio. O $1,25(OH)_2$-D_3 eleva a calcemia também por meio da mobilização de cálcio a partir dos ossos, nos quais tem ação semelhante ao PTH. Sem a vitamina D, o PTH tem ação limitada em tecido ósseo. A calcitonina, produzida na tireóide, tem por objetivo diminuir a concentração sérica de cálcio, promovendo diminuição da liberação óssea por meio da inibição dos osteoclastos. Seu efeito é limitado no sentido de aumentar a calciúria.

HIPERCALCEMIA

Etiopatogenia – as causas principais de hipercalcemia em crianças são: hiperparatireoidismo primário, hipercalcemia idiopática, hipercalcemia de imobilização, intoxicação pela vitamina D, uso de diuréticos tiazídicos, hipertireoidismo e tumores.

Quadro clínico – o quadro clínico, em geral, está relacionado à causa básica, e os sintomas derivam de efeitos sobre múltiplos sistemas orgânicos. As crianças podem apresentar sinais precoces como poliúria e nictúria. A perda da capacidade de concentração renal é freqüente. É uma alteração tubular reversível que resulta em poliúria. Nesta situação, as reabsorções de Na, K e Mg estão também prejudicadas. Apresentam também fadiga, dor abdominal, náuseas, vômitos, constipação. Nos casos mais graves, há inibição da despolarização neuromuscular e miocárdica. Os pacientes que usam digitálicos, na vigência de hipercalcemia, estão mais predispostos à fibrilação ventricular.

Tratamento – o tratamento da hipercalcemia deve ser dirigido à causa de base. Em casos sintomáticos, nos quais há necessidade de diminuir rapidamente as concentrações séricas de cálcio, a terapêutica consiste em medidas gerais e específicas.

As medidas gerais incluem diminuição da ingestão de cálcio e vitamina D e evitar drogas como digitálicos e diuréticos tiazídicos.

As medidas específicas devem visar a diminuição da absorção intestinal e da reabsorção óssea e aumento da excreção de cálcio, seja através das vias urinárias, seja através de diálise.

A diminuição da reabsorção óssea pode ser obtida por meio da administração da mitramicina, isto é, um inibidor da função osteoclástica. Pode ser usada levando-se em conta que o período deve ser menor que uma semana e tem efeitos colaterais importantes e indesejáveis: náuseas, trombocitopenia, toxicidade renal e hepática. A calcitonina também é um inibidor osteoclástico e é menos tóxica que a mitramicina. Seus efeitos são obtidos em aproximadamente 12 horas, mas alguns pacientes tornam-se refratários em dois dias. Parece ter ação prolongada quando administrada juntamente com corticosteróides.

Os corticosteróides atuam por meio da inibição da reabsorção óssea e da absorção intestinal de cálcio. Seu efeito inicia-se após 12 horas e, se os resultados não são obtidos em 7-10 dias, deve-se suspender a terapêutica.

A excreção urinária de cálcio pode ser aumentada pela expansão do fluido extracelular, com aumento do ritmo de filtração glomerular. Podem-se utilizar também diuréticos de alça como furosemida. Os eventuais déficits de K e Mg devem ser repostos. Nestas condições, as crianças devem ter funções renal e cardíaca adequadas. O etileno diamina tetracetato (EDTA) também pode ser utilizado, pois aumenta a excreção urinária de cálcio por meio da formação de complexos filtráveis, solúveis, não-reabsorvidos pelo túbulo renal. Porém, o uso prolongado ou as doses excessivas induzem à insuficiência renal. Os casos mais graves ou refratários do tratamento devem ser submetidos à diálise.

A figura 83.1 resume as medidas descritas.

HIPOCALCEMIA

Etiopatogenia – as causas de hipocalcemia incluem: deficiência de vitamina D, hipoparatireoidismo, hiperfosfatemia, deficiência de magnésio, pancreatite aguda, insuficiência renal.

Em crianças, a hipocalcemia é muito comum no período neonatal, principalmente em recém-nascidos portadores de agravos como hiperbilirrubinemia, hipoglicemia, desconforto respiratório, lesões cerebrais ou asfixia.

Quadro clínico – os sinais clínicos são: irritabilidade, tremores, laringoespasmo, contrações, hipertonia e convulsões. Os recém-nascidos, além dos sintomas acima, são letárgicos e apresentam dificuldade de sucção.

Tratamento – o tratamento imediato consiste na infusão intravenosa de gluconato de cálcio a 10%, na dose de 1-2ml/kg, lentamente, sob monitorização contínua. Deve ser suspensa imediatamente se houver bradicardia. O tratamento de manutenção consiste na administração intravenosa ou oral, também do gluconato de cálcio a 10%, na dose de 4ml/kg/dia.

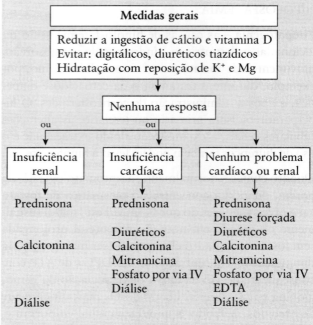

Figura 83.1 – Terapêutica da hipercalcemia.

MAGNÉSIO

HOMEOSTASE

O magnésio (Mg) é o quarto cátion mais abundante no organismo, sendo que 60% do Mg corpóreo total estão no osso e os 40% restantes no intracelular, em que é necessário para um certo número de reações enzimáticas envolvendo transfosforilação, metabolismo dos carboidratos, síntese de proteínas e ativação do ATP.

A depleção de Mg pode ocorrer em desnutridos graves, como no kwashiorkor. Nesta situação, ocorre mobilização de Mg dos ossos para a corrente sangüínea, mantendo os índices séricos de Mg dentro dos limites normais, razão pela qual a magnesemia nem sempre reflete o conteúdo corpóreo total de Mg. A concentração sérica de Mg é importante na determinação da excitação da membrana e sua diminuição induz a um aumento da excitabilidade neuronal, favorecendo a transmissão neuromuscular.

HIPOMAGNESEMIA

Etiopatogenia – a hipomagnesemia (concentração sérica menor que 1,5mEq/l) pode ocorrer nas seguintes situações: síndrome de má absorção, hipoparatireoidismo, terapia com diuréticos, hipercalcemia, acidose tubular renal, aldosteronismo primário e nutrição parenteral prolongada sem suplementação de magnésio.

Quadro clínico – a sintomatologia clínica inclui irritabilidade neuromuscular, tetania, convulsões, tremores, náuseas, anorexia, alterações do ritmo cardíaco, expressas no ECG com intervalo PR prolongado, alargamento do QRS, depressão do segmento ST e ondas T baixas.

Tratamento – o tratamento da hipomagnesemia consiste na reposição IM ou IV de sais de magnésio, da seguinte forma:

Agudo: sulfato de magnésio, 25-50mg/kg/dose, IM, 3-4 doses por dia, ou IV, em infusão que deve correr em 4-6 horas.

Dose máxima: 2g.

Manutenção: 0,25-0,5mEq/kg/dia ou 30-60mg/kg/dia, IV.

Dose máxima: 1g/24h.

Quando administrado IV, deve-se controlar a pressão arterial e a freqüência respiratória. O antídoto é o gluconato de cálcio.

HIPERMAGNESEMIA

Etiopatogenia – a hipermagnesemia ocorre geralmente associada à função renal diminuída, uma vez que o rim em condições normais é capaz de prevenir elevações séricas de Mg. Pode ser, porém, observada em situações como administração de enemas laxantes e fluidos intravenosos com alta concentração de magnésio. Recém-nascidos cujas mães receberam sulfato de magnésio para tratamento de eclampsia também podem apresentar sintomas de hipermagnesemia.

Quadro clínico – inclui hiporreflexia antecedendo depressão respiratória, torpor, coma e surge com níveis séricos maiores do que 5mEq/l.

Tratamento – as manifestações clínicas da hipermagnesemia são rapidamente revertidas pela administração intravenosa de cálcio. Portanto, deve-se:

1. suspender a administração de Mg;
2. diurese forçada;
3. gluconato de cálcio a 10%, 1-2ml/kg, IV, lento, sob monitorização cardíaca;
4. diálise.

BIBLIOGRAFIA

FINBERG, L. – Sodium, potassium, and chloride ions: metabolism and regulation. In Finberg, L. et al. *Water and Eletrolytes in Pediatrics*. Philadelphia, W.B. Saunders, 1982.

FLEISCHMAN, A.R. – Calcium, phosphorus, and magnesium: Metabolism and Regulation. In Finberg, L. et al. *Water and Eletrolytes in Pediatrics*. Philadelphia, W.B. Saunders, 1982.

JANG, T. – Sodium. *Emerg. Med. Clin. North Am.*, 4(1):110, 1986.

MARTIN, M.L.; HAMILTON, R.; WEST, M.F. – Potassium. *Emerg. Med. Clin. North Amer.*, 4(1):131, 1986.

SINOPSE

DISTÚRBIOS ELETROLÍTICOS

HIPONATREMIA

Definida como concentração sérica de sódio inferior a 130mEq/l.

Pode estar associada com sódio corpóreo diminuído, normal ou aumentado.

Sintomatologia: geralmente neurológica, podendo ocorrer edema cerebral, letargia, desorientação, náuseas, vômitos, tremores, convulsões e coma.

Tratamento

Paciente hiponatrêmico e hipovolêmico – reposição de fluidos com solução isotônica.

Paciente hiponatrêmico com sódio corpóreo normal – restrição de volume e tratamento da doença de base.

Paciente hiponatrêmico com grandes edemas-diuréticos.

HIPERNATREMIA

Definida como concentração sérica de sódio superior a 145mEq/l.

Pode estar associada com sódio corpóreo total normal, baixo ou aumentado.

Sintomatologia: predisposição a hemorragias, tromboses ou infartos cerebrais. Irritabilidade, letargia, convulsões e coma.

Tratamento

Paciente hipernatrêmico e hipervolêmico – administrar diuréticos e água livre.

Tratar a doença de base.

HIPOCALEMIA

Pode ocorrer por oferta inadequada, perdas excessivas ou pelas trocas transcelulares.

Sintomatologia: inespecífica, com manifestações gastrintestinais, neuromusculares e eletrocardiográficas.

Tratamento

Casos leves: suplementação oral com xarope de cloreto de potássio.

Casos mais graves: aumentar, no soro de manutenção IV, a oferta de potássio para 5mEq/100cal/dia ou para 7,5mEq/100cal/dia. Não ultrapassar a velocidade de 0,3mEq/kg/h.

HIPERCALEMIA

Pode ocorrer por aumento de ingestão, diminuição da excreção e pelo fluxo transcelular.

Sintomatologia: inespecífica, com manifestações gastrintestinais, neuromusculares e eletrocardiográficas.

Tratamento

Casos com calemia inferior a 6,5mEq/l beneficiam-se com a suspensão de administração de potássio.

Em hipercalemias graves (níveis sangüíneos superiores a 8,5mEq/l ou com alterações eletrocardiográficas), pode-se usar: 1-2ml/mg, IV, de solução de gluconato de cálcio a 10%; bicarbonato de sódio a 3%, 1-2ml/kg, IV, lento; solução "polarizante": 1U de insulina para cada 4g de glicose ou, então, resinas trocadoras de potássio 0,2g/kg, por via oral ou retal.

HIPERFOSFATEMIA

Pode resultar da administração excessiva de fósforo, de enemas contendo fosfatos ou do uso de drogas citotóxicas. É característica do hipoparatireoidismo, mas raramente ocorre na ausência de insuficiência renal.

A **sintomatologia clínica** está relacionada à hipocalcemia.

O **tratamento** deve ser dirigido à causa de base.

HIPOFOSFATEMIA

Pode estar relacionada com desnutrição, síndromes de má absorção, administração de corticosteróides ou diuréticos, alterações tubulares renais, expansão do fluido extracelular ou hiperparatireoidismo.

Sintomatologia: nos casos mais graves, irritabilidade, parestesias, confusão mental, convulsões e coma. Pode ocorrer hemólise e disfunção leucocitária e plaquetária.

Tratamento

Na hipofosfatemia aguda deve ser administrado fosfato por via IV. A quantidade por via IV preconizada é de 40mEq de fosfato monobásico de potássio por litro de solução infundida. Lembrar que 1ml de KH_2PO_4 a 25% possui 1,8mEq de PO_4. Após a correção de fase aguda, pode-se administrar fosfato por VO para a manutenção. A quantidade de fósforo por VO pode ser de 30 a 90mg/kg/dia de fósforo. A solução de fosfato tricálcico fornece, para cada 5ml, 50mg de cálcio e 20mg de fósforo.

HIPERCALCEMIA

As principais causas são: hiperparatireoidismo primário, hipercalcemia idiopática, hipercalcemia de imobilização, intoxicação pela vitamina D, uso de tiazídicos, hipertireoidismo e tumores.

Sintomatologia: poliúria e nictúria são sinais precoces. Fadiga, dor abdominal, náuseas, vômitos, constipação. Inibição da despolarização neuromuscular e miocárdica nos casos mais graves.

Tratamento: além do controle da doença de base, consiste em diminuir ingestão de cálcio e vitamina D. Evitar diuréticos tiazídicos e digitálicos.

Furosemida: 1mg/kg/dose, máximo de 4 doses
Prednisona: 0,5-2mg/kg/dia, via oral, em 2 ou 4 tomadas
Calcitonina: 4U/kg, SC ou IM, de 12/12h. Pode-se aumentar para 8U/kg se não se atingir o efeito desejado em 1-2 dias
EDTA: 50mg/kg, IV, em 4-6h
Mitramicina: 25µg/kg/dose, IV, diluído em 1 litro de SG a 5% ou SF em 4-8h, 1 vez ao dia, por 1-4 dias

HIPOCALCEMIA

Causas variadas incluindo deficiência de vitamina D, hipoparatireoidismo, pseudo-hipoparatireoidismo, hiperfosfatemia, deficiência de magnésio, pancreatite aguda e insuficiência renal. Comum no período neonatal.

Sintomatologia: irritabilidade, tremores, laringoespasmo, contrações, hipertonia, convulsões. Letargia e dificuldade de sucção no recém-nascido.

Tratamento: infusão IV de 1-2ml/kg de solução de gluconato de cálcio a 10%. A seguir, como manutenção, 4ml/kg/dia de solução de gluconato de cálcio a 10%, oral (pode ser dividida em 4 tomadas) ou IV, no soro de manutenção.

HIPOMAGNESEMIA

(Concentração sérica inferior a 1,5mEq/l) pode ocorrer na síndrome de má absorção, hipoparatireoidismo, hipercalcemia, acidose tubular renal, aldosteronismo primário, nutrição parenteral prolongada sem suplementação de magnésio ou com o uso de diuréticos.

Sintomatologia: irritabilidade neuromuscular, tetania, convulsões, tremores, náuseas, anorexia e distúrbios cardíacos.

Tratamento: consiste na reposição IM ou IV de sais de magnésio, da seguinte forma:

Agudo: sulfato de magnésio, 25-50mg/kg/dose, IM, 3-4 doses por dia, ou IV, em infusão que deve correr em 4-6 horas. Dose máxima: 2g.

Manutenção: 0,25-0,5mEq/kg/dia ou 30-60mg/kg/dia, IV. Dose máxima: 1g/24h.

Quando administrado IV, deve-se controlar a pressão arterial e a freqüência respiratória. O antídoto é o gluconato de cálcio.

HIPERMAGNESEMIA

Ocorre após administração de enemas laxantes e fluidos IV com alta concentração de magnésio ou na insuficiência renal.

Sintomatologia: hiporreflexia antecedendo depressão respiratória, torpor e coma.

Tratamento: as manifestações clínicas da hipermagnesemia são rapidamente revertidas pela administração intravenosa de cálcio. Portanto, deve-se: 1. suspender a administração de Mg; 2. diurese forçada; 3. gluconato de cálcio a 10%, 1-2ml/kg, IV, lento, sob monitorização cardíaca; 4. diálise,

84

DISTÚRBIOS ÁCIDO-BÁSICOS

HÉLIO MASSAHARO KIMURA
SERGIO MASSARU HORITA

Os distúrbios do equilíbrio ácido-básico estão geralmente associados à grande maioria das emergências pediátricas.

Normalmente, o organismo humano adulto produz cerca de 1mEq/kg de próton (H^+) a partir de proteínas da dieta e de carboidratos e gorduras incompletamente oxidados. A produção ácida na criança é maior, podendo chegar a 2-3mEq/kg/dia devido ao processo de crescimento.

Para contrabalançar essa produção ácida, o organismo lança mão de sistemas-tampão da função reguladora pulmonar e renal. Estes mesmos mecanismos são associados em maior ou menor grau na presença de doenças que levam à alteração do pH.

Os sistemas-tampão são soluções de um ácido fraco e de sua base conjugada, com propriedade de diminuir a magnitude da alteração do pH. O organismo dispõe dos seguintes tampões: proteínas plasmáticas, hemoglobina, fosfato, soro e sistema bicarbonato-ácido carbônico.

O sistema bicarbonato-ácido carbônico é mais importante clinicamente, sendo expresso pela equação:

$$CO_2 + H_2O \rightleftharpoons H_2CO_3 \rightleftharpoons HCO_3^- + H^+$$

É um sistema altamente eficiente por duas características:

1. é um sistema aberto (o pulmão excreta continuamente CO_2);
2. possui um processo auto-regulador por meio dos rins com absorção, excreção e regeneração de bicarbonato.

A equação de Henderson-Hasselbach aplicada ao sistema bicarbonato-ácido carbônico:

$$pH = pKa + \log \frac{[HCO_3^-]}{[H_2CO_3]}$$

onde $[H_2CO_3] = 0,03 \times pCO_2$ e $pK = 6,1$

portanto:

$$pH = 6,1 + \log \frac{[HCO_3^-]}{0,03 \times pCO_2}$$

ilustra a importância do bicarbonato e do CO_2 na manutenção do equilíbrio do pH.

Um aumento ou decréscimo do bicarbonato não vai alterar o pH se a pCO_2 for diminuída ou aumentada proporcionalmente. Portanto, o pulmão, eliminando maior ou menor quantidade de ar, é capaz de regular a pCO_2 e modificar o pH.

A superfície pulmonar da criança é 20 vezes menor que a do adulto e, mesmo corrigindo proporcionalmente a superfície corpórea, é duas vezes menor. Tal fato diminui a eficiência do sistema-tampão bicarbonato.

Outro tipo de tamponamento que ocorre no organismo humano é o tamponamento intracelular. O H^+ é trocado por Na^+ ou K^+ e neutralizado no meio intracelular. Esse mecanismo justifica o achado freqüente de hipercalemia acompanhando a acidose.

O rim participa da regulação do equilíbrio ácido-básico por meio da produção e restauração do bicarbonato consumido no tamponamento e, quando necessário, da excreção de bicarbonato.

A reabsorção do bicarbonato ocorre quase que totalmente no túbulo proximal e impede a perda do bicarbonato pela urina, não ocorrendo excreção líquida de íon hidrogênio.

A geração de bicarbonato ocorre em segmentos distais do néfron e resulta em secreção de hidrogênio. O transporte do hidrogênio da célula tubular para a luz é facilitado pela presença de tampões na urina, principalmente do fosfato e da amônia. Cerca de um terço do hidrogênio secretado liga-se ao fosfato e pode ser medido pela acidez titulável.

A outra parte do hidrogênio liga-se à amônia formando íon amônio, geralmente acoplado no cloro.

A excreção renal final de íon hidrogênio pode ser calculada pela soma da acidez titulável + amônio-bicarbonato urinário.

A reabsorção de bicarbonato está aumentada em estados de hipovolemia, depleção de potássio, hipercapnia ou de hipercalcemia.

Cabe lembrar que a criança possui função renal imatura, com menor capacidade de excreção ácida e osmótica e, portanto, com menor adaptabilidade diante dos distúrbios ácido-básicos.

Diante de qualquer distúrbio ácido-básico fica clara a necessidade de avaliação não somente gasométrica, mas também das funções renal e pulmonar.

VALORES NORMAIS

Os valores gasométricos normais são apresentados na tabela 84.1.

Tabela 84.1 – Valores gasométricos normais.

	Adulto	Lactente	Recém-nascidos (24h)
pH	7,35-7,45	7,39 ± 0,02	7,38 ± 0,03
pCO$_2$	36-444	33,8 ± 3,7	33,6 ± 3,4
pO$_2$	80-100	70 ± 10	55 ± 5
Bic	22-24	21,1 ± 1,9	21,4 ± 1,6
BE	–2 ± 2	–3,2 ± 1,7	–3,1 ± 1,7

Dos parâmetros acima apenas o pH, a pCO$_2$ e a pO$_2$ são medidos diretamente. O valor do bicarbonato é obtido por meio do pH e da pCO$_2$, utilizando-se a equação de Henderson-Hasselbach.

A "base excess" (BE) representa a diferença entre o total de bases (bicarbonato + outras bases) constatado e o total de bases normal.

Dentro dos distúrbios ácido-básicos, o sufixo "emia" refere-se ao pH sangüíneo de modo que a acidemia indica pH < normal e alcalemia indica pH > normal. Os termos acidose e alcalose referem-se aos processos primários que iniciaram os distúrbios.

Os distúrbios ácido-básicos podem ser metabólicos, nos quais o bicarbonato está alterado, ou respiratórios, nos quais a pCO$_2$ está alterada.

ACIDOSE METABÓLICA

A acidose metabólica é caracterizada pela redução primária de bicarbonato plasmático com queda do pH. Os centros respiratórios são estimulados pela queda do pH, com hiperventilação e queda de CO$_2$ na tentativa de normalizar o pH (Tabela 84.2). O rim aumenta a excreção ácida, alcançando seu máximo em três dias.

A acidose pode decorrer de acúmulo de ânions normalmente não-dosados, como sulfeto, fosfeto, ácido láctico, corpos cetônicos e substâncias tóxicas. Esse "pool" corresponde aos "anions gap" e é calculado por meio da soma de Na$^+$ + K$^+$, menos bicarbonato e cloreto. O valor normal de "anion gap" varia de 8 a 16mEq/l.

As causas de acidose metabólica são relatadas no quadro 84.1 de acordo com o "anion gap".

Na faixa pediátrica, a causa mais freqüente é a diarréia, na qual ocorre perda de bicarbonato e de bases pelas fezes.

Associados a essa perda, pode coexistir hipovolemia com hipoperfusão e hipoxia tecidual levando à acidose láctica e prejuízo da função reguladora renal. A acidose de diarréia pode ser agravada pela formação de cetoácidos, sulfetos e fosfeto provindos do consumo de lipoproteínas estimulado pelo jejum.

Tabela 84.2 – Mecanismos compensatórios dos distúrbios ácido-básicos.

Distúrbio	Características	Compensação		Limite compensatório máximo
Acidose metabólica	↓ Bicarbonato	↓ pCO$_2$	pCO$_2$ = 1,5 × Bic + 8 ± 2 ou pCO$_2$ = 2 últimos dígitos do pH	10mmHg
Alcalose metabólica	↑ Bicarbonato	↑ pCO$_2$	pCO$_2$ = 0,9 × Bic + 9 ou ↑ pCO$_2$ = 0,6mmHg para cada mEq ↑ de Bic	55mmHg
Acidose respiratória	↑ pCO$_2$	↑ Bicarbonato	Agudo → Bic/mEq/l para cada 10mmHg ↑ de pCO$_2$	30mEq/l
			Crônico → ↑ Bic 3,5mEq/l para cada 10mmHg ↑ de pCO$_2$	45mEq/l
Alcalose respiratória	↓ pCO$_2$	↓ Bicarbonato	Agudo → ↓ Bic 2mEq/l para cada 10mmHg ↓ de pCO$_2$	18mEq/l
			Crônico → ↓ Bic 5mEq/l para cada 10mmHg ↓ de pCO$_2$	12-15mEq/l

Quadro 84.1 – Causas de acidose metabólica.

> "Anion gap" normal
> Diarréia, fístulas
> Inibição de anidrase carbônica
> Acidose tubular renal
> Aminoacidúria
> Acidose pós-expansão
>
> "Anion gap" elevado
> Cetoacidose diabética
> Intoxicação por salicilatos, paraldeído, metanol
> Acidose láctica (choque, hipoxia, parada cardíaca)
> Insuficiência renal

A acidose tubular renal do tipo proximal apresenta reabsorção tubular de bicarbonato deficiente, resultando em bicarbonatúria em presença de pH normal.

A acidose tubular renal do tipo distal apresenta excreção inadequada de acidez titulável e de amônio e deve ser suspeitada na presença de pH urinário > 6 na vigência de acidose.

A acidose pós-expansão ocorre após o uso de fluidos isentos de bicarbonato que levam à diluição do extracelular com conseqüente queda do bicarbonato sérico.

A acidose da descompensação diabética deve-se principalmente ao acúmulo de cetonas, beta-hidroxibutirato e acetoacetato, com rápida correção após reposição de insulina que permite a metabolização desses cetoácidos.

A acidose láctica ocorre pela metabolização anaeróbia da glicose, podendo levar a alterações graves do pH no choque e na parada cardíaca. A acidose láctica pode ocorrer sem hipoxia tecidual evidente como na uremia, na insuficiência hepática e em convulsões.

Na fase inicial de insuficiência renal ocorre acidose com "anion gap" normal, secundária à deficiente reabsorção de bicarbonato e de excreção de amônia. Evolutivamente, ocorre excreção deficiente de sulfeto, fosfeto e de ácidos orgânicos, havendo acidose em "anion gap" elevado.

Quadro clínico – o sinal clínico de acidose metabólica é caracterizado por movimentos respiratórios rápidos e amplos (respiração de Kussmaul).

Em acidose grave a criança pode-se apresentar com respiração irregular ou até mesmo em apnéia por estafa respiratória.

Pode haver alteração de consciência, cianose e distúrbios de perfusão periférica e associados à falência ventricular.

Tratamento – o tratamento de acidose metabólica deve ser dirigido para a correção do processo inicial e para a correção de acidemia.

Nos casos de diarréia, hidratação adequada e realimentação precoce levam geralmente à correção da acidose.

Nos casos de descompensação diabética, a administração adequada de insulina torna desnecessária a administração de bicarbonato na maioria dos casos.

A administração de bicarbonato está indicada na acidose grave com pH < 7,1 ou bicarbonato < 10mEq/l. A quantidade deve ser calculada pela seguinte fórmula:

$$mEq\ Bic = (Bic\ des - Bic\ plasm) \times 0,3 \times peso\ em\ kg.$$

Nos casos em que a acidose se deu por perda de bicarbonato ou naqueles em que o processo inicial se mantém, deve-se corrigir o bicarbonato para 15mEq/l.

Nos casos em que a acidose é conseqüente a acúmulo de ácidos orgânicos metabolizáveis (cetoacidose diabética, acidose láctica), deve-se corrigir o bicarbonato para a metade da pCO_2, uma vez que a correção do processo inicial e a metabolização desses ácidos mantêm o pH dentro de limites adequados.

Metade da quantidade deve ser infundida em 1 a 2 horas e o restante em velocidade a ser ditada pelo novo controle gasométrico.

Deve-se utilizar a solução de bicarbonato de sódio a 1,4%, que é isosmolar. Cada ml contém 0,17mEq de bicarbonato.

A terapêutica com bicarbonato pode ser complicada por hipernatremia, sobrecarga hídrica, hipocalemia e alcalose pós-tratamento.

A correção rápida de acidose pode levar a tetania e convulsões pela diminuição abrupta de fração ionizada de cálcio. A infusão de 1ml/kg de gluconato de cálcio a 10% geralmente corrige o distúrbio.

A respiração de Kussmaul pode-se manter mesmo após a correção de acidemia, uma vez que o pH no sistema nervoso central se corrige mais lentamente e o estímulo ao centro respiratório se mantém. Este fato reforça a importância do controle gasométrico pós-correção.

Cabe sempre ressaltar que a administração de bicarbonato pressupõe uma função pulmonar adequada, uma vez que a via final é a produção de CO_2 que, se não eliminado totalmente, se acumula levando a um componente respiratório de acidose.

ALCALOSE METABÓLICA

A alcalose metabólica é caracterizada pelo aumento primário de bicarbonato plasmático com elevação subseqüente do pH. Como mecanismo compensatório ocorre hipoventilação alveolar com retenção de CO_2.

Normalmente, o rim excreta rapidamente qualquer sobrecarga de álcalis, portanto, para a manutenção de alcalose metabólica, devem existir fatores que levam ao aumento de reabsorção ou regeneração renal de bicarbonato.

Clinicamente, é útil dividir as alcaloses metabólicas em dois grupos (Quadro 84.2): salino-responsivo e salino-resistente, baseando-se na concentração urinária de cloreto e na resposta à terapêutica.

Quadro 84.2 – Classificação das alcaloses metabólicas.

Salino-responsivo (Cl_u < 10mEq/l)	Salino-resistente (Cl_u > 10mEq/l)
Vômitos – drenagem por sonda nasogástrica	Terapêutica com glicocorticóide
Diarréia perdedora de Cl	Síndrome de Cushing
Diuréticos	Hiperaldosteronismo
Alcalose pós-hipercapnia	Síndrome de Bartter
Ânions não reabsorvíveis (penicilina, carbenicilina)	Hipocalemia grave

A alcalose salino-responsiva é mantida pelo déficit de cloreto e de volume. Na tentativa de restaurar o volume, o rim sacrifica a homeostase ácido-básica procurando conservar o sódio por meio da reabsorção de Na^+ urinário com bicarbonato, uma vez que o cloreto está pouco disponível. Geralmente, o cloro urinário está abaixo de 10mEq/l e a infusão de volume corrige os distúrbios.

A alcalose salino-resistente é mantida pelos altos níveis de mineralocorticóides, que estimulam a secreção ácida e a regeneração de bicarbonato nos túbulos distais. Processo semelhante pode ocorrer na hipocalemia grave (K < 2mEq/l).

O cloro urinário geralmente é maior do que 10-20mEq/l e a infusão de cloreto de sódio é ineficaz.

Depleção grave de potássio ocorre nos dois tipos de alcalose.

Quadro clínico – os sintomas de alcalose estão relacionados à hipocalemia (fraqueza muscular, íleo paralítico, arritmias) e à queda da fração ionizável de cálcio (câimbras, parestesias, tetania).

Tratamento – o tratamento é dirigido contra a causa básica e contra os fatores de manutenção de alcalose.

Na alcalose salino-responsiva deve ser feita a correção da volemia por meio da infusão de solução fisiológica.

No caso de vômitos ou drenagem gástrica persistente, as perdas devem ser calculadas e adequadamente repostas. Na alcalose devida ao uso de diuréticos, estes devem ser suspensos e administra-se uma suplementação de potássio.

Na alcalose resistente a cloreto com excessiva ação mineralocorticóide, a terapêutica consiste na suplementação de potássio e no tratamento específico da causa básica. A utilização de espironolactona, antagonista da aldosterona, é rara.

Soluções acidificantes como o cloreto de amônio são raramente utilizadas, sendo reservadas para as alcaloses graves.

ACIDOSE RESPIRATÓRIA

A acidose respiratória é conseqüente à excreção inadequada de CO_2 pelos pulmões, podendo ser aguda ou crônica. Inicialmente, a pCO_2 elevada é tamponada pelos sistemas-tampões outros que não o bicarbonato. Ocorre gradualmente aumento da reabsorção renal de bicarbonato e da excreção ácida com aumento dos níveis de bicarbonato.

As causas são relatadas no quadro 84.3.

Quadro 84.3 – Causas de acidose respiratória.

Doenças neuromusculares
Lesão de medula
Síndrome de Guillain-Barré
Poliomielite
Obstrução de vias aéreas
Edema de glote
Epiglotite
Corpo estranho
Edema pulmonar
Drogas sedativas
Doenças da parede torácica
Cifoescoliose
Fratura de costelas
Obesidade extrema
Doença pulmonar obstrutiva

Quadro clínico – acidose geralmente está associada à hipoxemia, podendo haver sinais de desconforto respiratório.

O quadro clínico é caracterizado por letargia, confusão, tremores e coma com vasodilatação periférica. A pCO_2 elevada leva à vasodilatação cerebral com edema cerebral.

Tratamento – deve ser dirigido contra a causa básica, garantindo uma boa ventilação pulmonar com vias aéreas adequadamente pérvias (ver Capítulo Insuficiência Respiratória Aguda).

O uso de bicarbonato não está indicado, pois esta medida leva à maior produção de CO_2 com agravamento do quadro.

As medidas de correção da acidose respiratória crônica devem ser cautelosas, uma vez que geralmente existe compensação renal eficiente. A queda abrupta da pCO_2 pode levar à alcalose importante. A administração de oxigênio em pacientes crônicos pode levar ao desaparecimento de um estímulo respiratório importante, que é a hipoxemia, levando à hipoventilação.

ALCALOSE RESPIRATÓRIA

A alcalose respiratória é caracterizada pela excreção pulmonar excessiva de CO_2 com conseqüente elevação do pH. A compensação inicial é feita principalmente pelo sistema-tampão intracelular com liberação de íon hidrogênio. A compensação renal leva à excreção de bicarbonato por mecanismos ainda não bem definidos.

As causas são relatadas no quadro 84.4.

Quadro 84.4 – Causas de alcalose respiratória.

Hiperventilação compensatória de hipoxemia
Hiperventilação psicogênica
Hiperventilação mecânica
Fase inicial da sepse
Embolia pulmonar
Insuficiência hepática
Anemia grave
Intoxicação por salicilatos

Quadro clínico – a hipocapnia aguda leva a parestesias de membros e perioral com irritabilidade neuromuscular devido à queda da fração ionizada de cálcio. Pode haver alteração desde consciência até desmaio.

A hipocapnia grave leva à redução importante do fluxo cerebral com isquemia, portanto, atenção deve ser voltada principalmente em pacientes sob ventilação mecânica.

Tratamento – deve ser voltado contra a causa básica. Pacientes sintomáticos podem ser tratados com sedação e respiração em máscara fechada.

DISTÚRBIOS MISTOS

Os distúrbios mistos são caracterizados pela presença simultânea de mais de um processo primário de distúrbio ácido-básico. Podem ser diagnosticados gasometricamente por meio de respostas compensatórias inadequadas diante de um distúrbio ácido-básico.

O quadro 84.5 mostra exemplos de distúrbios mistos.

Quadro 84.5 – Exemplos de distúrbios mistos.

Acidose respiratória + alcalose metabólica	Doença pulmonar obstrutiva + diurético
Acidose respiratória + acidose metabólica	Parada cardíaca
Acidose respiratória aguda + crônica	Doença pulmonar obstrutiva + pneumonia
Alcalose respiratória + alcalose metabólica	Traumatismo craniano + drenagem nasogástrica
Alcalose respiratória + acidose metabólica	Intoxicação por salicilatos
Alcalose respiratória aguda + crônica	Embolia pulmonar + ICC
Acidose metabólica + alcalose metabólica	Cetoacidose diabética + vômitos

BIBLIOGRAFIA

COHEN, J.J.; KASSIER, J.P. – Acid base metabolism. In Maxwell, M.H. *Clinical Disorder of Fluid an Electrolyte Metabolism.* Los Angeles, Mc Graw-Hill, 1980.

JEHHE, D. et al. – Bicarbonate. *Emerg. Clin. North Am.*, 4:145, 1986.

RUBIN, M.N. et al. – Interpretation of acid-base balance and arterial oxygenation. *Bull. Sinai. Hosp. Detrit.*, 24:133, 1976.

WONG, A. et al. – Equilíbrio ácido-básico. *J. Pediatr.*, 51:281, 1981.

Seção XI

EMERGÊNCIAS NO PERÍODO NEONATAL

85

EFEITOS ADVERSOS DE DROGAS SOBRE O RECÉM-NASCIDO

Cléa Rodrigues Leone
Lilian dos Santos Rodrigues Sadeck
José Lauro Araújo Ramos

O uso de drogas tem constituído um elemento importante para a espécie humana, especialmente no decorrer do século XX, o que tem propiciado um contato com elas desde uma fase muito precoce e vulnerável do desenvolvimento humano, o período pré-natal.

Essa situação, associada às características de metabolismo e excreção de drogas no recém-nascido (RN), tem contribuído para um aumento do risco de ocorrência de eventos adversos sobre o RN.

Embora essa relação de causa e efeito pareça muito clara, sua comprovação científica é muito difícil, devido à falta de grupos controles e à não possibilidade de eliminação dos efeitos de outras variáveis, como por exemplo a própria doença materna que ocasionou a indicação do medicamento, além das limitações existentes quando se transpõem resultados obtidos em estudos experimentais para o ser humano.

Dessa forma, uma utilização de drogas mais segura somente pode ser obtida a partir de melhor conhecimento das características farmacológicas de cada uma delas e dos novos aspectos que lhes são incorporados, dependendo da fase em que são utilizadas.

No que se refere a suas repercussões sobre o RN, pode-se identificar pelo menos três vias pelas quais este pode ser atingido:

1. Administração de drogas à mãe durante o período gestacional.
2. Administração de drogas ao RN:
   • drogas *versus* lactação;
   • drogas *versus* RN.

ADMINISTRAÇÃO DE DROGAS À MÃE DURANTE O PERÍODO GESTACIONAL

A administração de drogas à gestante pode ocasionar o aparecimento de efeitos adversos sobre o feto, que serão permanentes se ocorrerem durante a organogênese e que poderão ser transitórios após esta.

Já foram descritos muitos acidentes clínicos conseqüentes à ação de drogas sobre o feto, embora vários sejam conhecidos de forma incompleta, devido à dificuldade em se estabelecer uma relação de causa e efeito entre o uso do medicamento durante a gestação e alguns achados no pós-parto.

Alguns processos parecem constituir determinantes críticos do movimento de drogas entre a mãe e o feto.

Características físico-químicas das drogas

Lipossolubilidade – compostos lipossolúveis difundem mais rapidamente através da placenta para a circulação fetal.

Grau de ionização – quanto maior o grau de ionização, mais lenta será a transferência placentária, ocasionando concentrações fetais muito baixas. Por exemplo, a heparina, altamente ionizável, praticamente não atinge o feto.

Ligação protéica – o equilíbrio entre a circulação materna e a fetal é atingido pela transferência placentária da droga livre. Assim, compostos que atravessam mais lentamente a placenta são afetados mais significativamente pela ligação protéica.

Peso molecular – drogas com peso molecular muito elevado (> 500) têm passagem transplacentária muito lenta.

Características da unidade materno-fetal placentária

Fluxo sangüíneo placentário – constitui um dos mais importantes determinantes da passagem de drogas ao feto. Quando está diminuído por ação de drogas, como a epinefrina, pode potencializar os efeitos de anestésicos ou analgésicos administrados à mãe.

Maturação placentária – com a maturidade, a estrutura placentária modifica-se, com diminuição de espessura e aumento da área de superfície, embora nem sempre estas se associem a aumento da permeabilidade.

Metabolismo placentário – estudos *in vitro* mostraram presença de reações de oxidação e de catalisadores para a redução de várias substâncias exógenas.

Localização e metabolismo fetal – a composição corpórea fetal modifica-se no decorrer da gestação, causando alterações no volume de distribuição de drogas, além de favorecer seu depósito em tecidos não-ativos farmacologicamente. Este fato é ilustrado pelo depósito de substâncias lipossolúveis indiscriminadamente nos depósitos de gorduras fetais, independentemente de sua ação metabólica. Também a existência de uma menor capacidade de ligação protéica de drogas no plasma fetal em relação ao neonatal associada às características da circulação fetal favorecem maior oferta de substâncias ao cérebro e ao coração, antes de sua metabolização hepática.

A capacidade de metabolização fetal é muito reduzida, descrevendo-se apenas alguma atividade enzimática para biotransformação no fígado e, especialmente, nas glândulas supra-renais, no que se refere ao metabolismo de esteróides.

PRINCIPAIS DROGAS ADMINISTRADAS À GESTANTE E SUAS REPERCUSSÕES SOBRE O FETO

Acetaminofeno (analgésico/antipirético) – em doses terapêuticas para a mãe, esta droga parece ser segura para o feto em qualquer período da gestação.

Aciclovir (antiviral) – poucos dados na literatura são disponíveis para assegurar o uso desta droga durante a gestação.

Albuterol (simpaticomimético) – hipoglicemia sintomática nos primeiros dias de vida.

Alfentanil (analgésico/narcótico) – não existem dados sobre a ação da droga sobre o feto no primeiro trimestre de gestação. O uso da droga durante o trabalho de parto pode atuar sobre o feto e causar depressão respiratória logo após o nascimento. Esta depressão pode ser revertida com naloxona.

Amicacina (antibiótico) – risco potencial de ototoxicidade no feto/RN pela exposição intra-útero, semelhante à encontrada na exposição dos outros aminoglicosídeos (canamicina, estreptomicina).

Amiodarona (antiarrítmico) – bradicardia transitória no feto e no RN. Deve ser feita a avaliação de função tireoidiana no RN, pois a droga contém 75mg de iodo em 200mg da droga.

Amoxacilina (antibiótico) – o uso durante toda a gestação não parece causar nenhum efeito adverso sobre o feto e o RN.

Anfetamina (estimulante do SNC) – o uso clínico da droga pela mãe durante a gestação apresenta significante risco para o feto e o RN, incluindo crescimento intra-uterino retardado (CIUR) e parto prematuro. Parece, também, ser responsável pelas lesões do SNC, caracterizadas por hemorragia intraventricular e leucoencefalomalacia, que estão diretamente relacionadas com a propriedade vasoconstritora das anfetaminas. Pode causar síndrome de abstinência no RN.

Anfotericina B (antifúngico) – não existem evidências de efeitos adversos sobre o feto e o RN.

Ampicilina (antibiótico) – o uso durante a gestação não parece causar nenhum efeito adverso sobre o feto e o RN.

Aspartame (adoçante) – a ingestão de produtos adoçados com aspartame pela gestante parece não causar efeitos adversos no feto e no RN.

Aspirina (analgésico/antitérmico) – doses elevadas podem estar relacionadas com aumento da mortalidade perinatal, CIUR e efeitos teratogênicos. Fenômenos hemorrágicos no RN por alteração da agregação plaquetária (petéquias, cefalo-hematoma, hematúria, hemorragia subconjuntival, sangramento em circuncisão).

Azatioprina (antineoplásico/imunossupressor) – parece ser responsável por leucopenia e deficiência imunológica grave no RN.

Beclometasona (corticóide) – não existem dados na literatura que associem o uso inalatório da droga durante a gestação de efeitos adversos sobre o feto e o RN.

Betametasona (corticóide) – leucocitose importante em sangue de cordão umbilical, com normalização até o fim da primeira semana. Hipoglicemia nos primeiros dias de vida.

Bronfeniramina (anti-histamínico) – encontrou-se uma associação estatisticamente significante entre o uso da droga no primeiro trimestre de gestação e malformações congênitas. O uso nas duas últimas semanas de gestação tem sido associado a maior risco de retinopatia da prematuridade em RN pré-termo.

Buclizina (anti-histamínico/antiemético) – o uso no primeiro trimestre de gestação parece estar associado com malformações congênitas. O uso nas duas últimas semanas de gestação tem sido associado a maior risco de retinopatia da prematuridade em RN pré-termo.

Butalbital (anti-histamínico/antiemético) – quando usado nos dois últimos meses de gestação pode levar à síndrome de abstinência no RN em dois dias de vida.

Cafeína (estimulante do SNC) – a ingestão moderada não está relacionada com efeitos adversos para o feto e o RN. O uso de doses elevadas (> 500mg/dia) parece estar relacionado com arritmias cardíacas no RN, tais como taquicardia supraventricular, "flutter" atrial, extra-sístole atrial. Foram descritos também casos de síndrome de abstinência nos primeiros dias de vida, caracterizados por tremores e taquipnéia.

Captopril (anti-hipertensivo) – o uso durante a gestação pode comprometer o sistema renal fetal e resultar em anúria grave, às vezes fatal, tanto no feto como no RN. Anúria levando a oligoidrâmnio pode causar deformidades de membros, craniofacial, hipoplasia pulmonar, CIUR, prematuridade e hipotensão arterial nos primeiros 10 dias de vida. Presença de persistência de canal arterial (PCA).

Carbamazepina (anticonvulsivante) – quando usado no primeiro trimestre de gestação pode estar associado a malformações congênitas, tais como defeitos menores craniofaciais, hipoplasia de leito ungueal, retardo de desenvolvimento, cardiopatias e meningomielocele associada com espinha bífida.

Cefaclor (antibiótico) – o uso no primeiro trimestre parece estar associado com defeitos cardiovasculares e fenda palatina.

Clemartina (anti-histamínico) – parece estar associado a defeitos de redução de membros. O uso no final da gestação está associado com retinopatia da prematuridade.

Clomipramina (antidepressivo) – quando usado no final da gestação pode causar síndrome de abstinência no RN.

Clonazepam (anticonvulsivante) – pode causar apnéia, cianose, letargia e hipotonia.

Cloranfenicol (antibiótico) – colapso cardiovascular (síndrome cinzenta) quando administrado ao final da gestação. Considerar o risco de depressão medular.

Clordiazepóxido (sedativo) – o uso prolongado pode causar síndrome de abstinência ao RN, com tremores intensos e irritabilidade, que aparece ao redor de 26 dias de vida. O uso no trabalho de parto está relacionado à depressão no RN logo após o parto, com hipotonia, hipotermia, arreatividade e sucção débil. A hipotonia pode durar até uma semana.

Clordiazepam (anticonvulsivante) – pode causar apnéia, cianose, letargia e hipotonia no RN que regridem após 5 dias.

Cloreto de amônio (expectorante/acidificante urinário) – quando usado em grande quantidade no final da gestação pode causar queda do pH e da pCO_2, aumentar o ácido láctico e reduzir a saturação de O_2, que pode ser tão grave a ponto de levar a uma apnéia fatal no RN.

Clorotiazídicos, tiazídicos (diuréticos) – pode causar hipoglicemia neonatal, trombocitopenia, anemia hemolítica e desequilíbrio hidroeletrolítico (hiponatremia e hipocalcemia).

Clorpromazina (tranqüilizante) – quando usado no final da gestação pode levar a hipotonia, letargia, reflexos diminuídos, icterícia e/ou síndrome extrapiramidal com tremores, hipertonia, espasticidade (reflexos profundos exaltados).

Clorpropamida (hipoglicemiante oral) – hipoglicemia neonatal sintomática e prolongada por 4 a 6 dias.

Codeína (narcótico/antitussígeno) – quando usado no final da gestação por 2 a 3 semanas pode levar à síndrome de abstinência no RN logo após o nascimento.

Cocaína (simpaticomimético) – associado com CIUR, sofrimento fetal (eliminação de mecônio, bradicardia ou taquicardia), anomalias congênitas (trato gastrintestinal, coração, membros e face). Parece estar associado com maior incidência de morte súbita nos 6 primeiros meses de vida.

Cumarínicos (derivados) (anticoagulante) – associado com embriopatia (síndrome de warfarina), defeitos de SNC, prematuridade, natimorto, aborto, hemorragia, retardo mental, cegueira, surdez, espasticidade, convulsões, escoliose, déficit de crescimento.

Diazepam e metildiazepam (anticonvulsivante/sedativo) – uso prolongado pode causar CIUR e, após o parto, síndrome de abstinência com tremores, irritabilidade, hipertonia, diarréia, vômitos e sucção débil. Uso no trabalho de parto pode causar hipotonia, hipotermia, letargia e dificuldade para amamentar nos primeiros dias de vida.

Diazóxido (anti-hipertensivo) – hiperglicemia persistente nos primeiros 3 dias de vida.

Difenidramina (anti-histamínico) – quando usado por tempo prolongado no final da gestação pode provocar, nos primeiros dias de vida, tremores generalizados e diarréia.

Etanol – síndrome fetal alcoólica: fenda palpebral pequena, ptose, estrabismo, epicanto, miopia, microftalmia, blefarofimose, displasia auricular, nariz pequeno, filtro fino, retrognatia, micrognatia, lábio leporino, fenda palatina, dentes pequenos, maxilar hipoplásico, retardo do desenvolvimento neuropsicomotor, microcefalia, coordenação motora pobre, hipotonia, irritabilidade, retardo de crescimento intra-útero e pós-natal, cardiopatia (CIA, CIV, tetralogia de Fallot, anomalias de grandes vasos), anormalidade geniturinária, hemangiomas, hirsutismo na infância, peito escavado, movimento restrito das articulações, hipoplasia do leito ungueal, sinostose radioulnar, xifóide bífido, hérnia diafragmática, diástese de reto.

Fenilbutazona (analgésico/antiinflamatório) – hipertensão pulmonar persistente causada pelo fechamento precoce do canal arterial intra-útero.

Fenobarbital (sedativo/anticonvulsivante) – hemorragia neonatal por diminuição dos fatores de coagulação dependentes de vitamina K. Pode causar síndrome de abstinência, que aparece no final da primeira semana de vida (3 a 14 dias), caracterizada por hiperatividade, distúrbios de sono, choro excessivo, tremores, hiperfagia, hiperflexão, instabilidade vasomotora, vômitos, diarréia, ganho de peso inadequado.

Furosemida (diurético) – quando usado no final da gestação pode levar à diurese importante.

Heroína (narcótico) – quando usado por tempo prolongado até o final da gestação pode causar síndrome de abstinência em torno de 48 horas até 6 dias de vida, caracterizada por hiperatividade, desconforto respiratório, febre, diarréia, secreção de mucosas, convulsões, choro excessivo e sudorese.

Hidantal (anticonvulsivante) – pode causar hemorragia neonatal por diminuição dos fatores de coagulação dependentes de vitamina K, trombocitopenia neonatal e síndrome fetal pela hidantoína caracterizada por alterações craniofaciais, defeitos em membros e deficiências de crescimento, desenvolvimento e intelecto.

Hidralazina (anti-hipertensivo) – pode causar trombocitopenia neonatal com quadros de hemorragia.

Ibuprofeno (antiinflamatório não-esteróide) – pode causar síndrome de hipertensão arterial persistente pelo fechamento precoce do canal arterial intra-útero.

Imipramina (anti-hipertensivo) – pode causar síndrome de abstinência que aparece na primeira semana de vida, caracterizada por irritabilidade, cianose, cólicas e retenção urinária.

Indometacina (antiinflamatório não-esteróide) – pode causar síndrome de hipertensão pulmonar persistente pelo fechamento precoce do canal arterial intra-útero.

Isoxsuprina (simpaticomimético) – pode causar hipoglicemia, hipocalcemia, íleo paralítico, hipotensão e morte.

Lítio (ansiolítico) – pode causar hipotonia, cianose, bradicardia, depressão da tireóide, cardiomegalia, sangramento gastrintestinal, *Diabetes insipidus*. A maioria dos sintomas é autolimitada, normalizando-se em 1 a 2 semanas. Quando usado no primeiro trimestre de gestação pode causar cardiopatia congênita.

Meperidina (narcótico) – quando usado no trabalho de parto pode levar à depressão respiratória, especialmente se o parto ocorrer após 60 minutos da administração até 2 a 3 horas.

Metadona (narcótico) – trombocitose (plaquetas > 1.000.000/mm^3) na segunda semana até 16 semanas. Pode apresentar síndrome de abstinência até 48 horas após o parto.

Morfina (narcótico) – quando usado no trabalho de parto pode levar à depressão respiratória. Pode causar síndrome de abstinência no RN quando a mãe usou indevidamente a droga. Presença de nistagmo até o final do primeiro ano de vida.

Ópio (narcótico/antidiarréico) – síndrome de abstinência 48 horas após o parto.

Pentazocina (analgésico) – usado durante o trabalho de parto pode causar depressão respiratória. Quando usado cronicamente pode apresentar síndrome de abstinência.

Primidona (anticonvulsivante) – pode causar hemorragias no período perinatal devido à diminuição dos fatores de coagulação dependentes de vitamina K.

Prometazina (anti-histamínico) – pode causar alteração da agregação plaquetária, manifestando-se com quadros de hemorragia.

Propoxifeno (analgésico) – quando usado por tempo prolongado pode causar síndrome de abstinência com início nas primeiras 12 horas de vida até o quarto dia.

Propranolol (bloqueador beta-adrenérgico) – pode causar CIUR, hipoglicemia neonatal precoce, bradicardia e depressão respiratória.

Quinidina (antimalárico) – trombocitopenia neonatal e anemia hemolítica nos RN com deficiência de G-6-fosfato-desidrogenase.

Reserpina (anti-hipertensivo) – pode causar obstrução nasal, letargia e anorexia nos primeiros dias de vida.

Sulfato de magnésio – quando usado no final do trabalho de parto pode causar depressão respiratória e hipotonia.

Sulfonamidas (antimicrobiano) – pode causar anemia hemolítica, icterícia e até kernicterus.

Terbutalina (simpaticomimético) – pode causar hipoglicemia neonatal persistente.

Teofilina (broncodilatador) – quando usado no final da gestação pode causar taquicardia transitória, irritabilidade e vômitos no RN.

Tolazamida (hipoglicemiante oral) – pode causar hipoglicemia persistente no RN.

Tolbutamida (hipoglicemiante oral) – pode não causar hipoglicemia no RN, mas sim trombocitopenia prolongada no RN por até 2 semanas.

ADMINISTRAÇÃO DE DROGAS AO RN

Drogas *versus* lactação

O estudo da eliminação de drogas e agentes químicos pelo leite materno e sua eventual ação sobre o organismo do recém-nascido recebeu um recente incremento, devido em parte ao aumento da incidência de aleitamento materno em diversas partes do mundo. Entretanto, continua sendo problemática a relação existente entre o uso materno de drogas e os efeitos esperados na criança amamentada, na maioria dos casos. Pode-se dizer que há um certo número de agentes químicos decididamente contra-indicados. Excetuando-se estes, os restantes distribuem-se entre drogas para as quais se suspeita de haver efeitos nocivos e aquelas em que os efeitos não têm sido demonstrados. Para a maioria destes agentes, porém, falta informação científica confiável de sua inocuidade na fase neonatal; pode-se dizer apenas quando não há contra-indicações conhecidas, e este aspecto deve ser apresentado aos pais quando a situação se apresenta.

As dificuldades que atualmente existem na avaliação dos riscos corridos pelo lactente decorrem de falhas, geralmente inevitáveis, que vieram se acumulando através dos anos neste campo, tais como: dificuldades técnicas de dosagem de drogas no leite (muitas vezes excretadas em pequeníssimas quantidades), uso de informações sobre toxicidade inferidas de estudos clínicos muitas vezes limitados a um caso apenas e falta de dados sobre efeitos neonatais decorrentes de uso crônico de drogas pela mãe (geralmente os dados referem-se a efeitos agudos conseqüentes a doses maternas esporádicas).

De qualquer modo, parece que ao se tentar examinar efeitos neonatais, melhor será, quando possível, dosar a droga ou o agente químico no sangue ou urina do recém-nascido, preferentemente a fazê-lo no leite materno.

Ao se avaliar os efeitos de uma droga contida no leite, melhor será ter acesso a uma compilação a mais completa possível das drogas e seus efeitos.

No entanto, algumas normas de ordem geral podem ser colocadas:

1. **Drogas não-ionizadas** (lipossolúveis) – passam mais facilmente para o leite (por exemplo: etanol, aspirina).
2. **Praticamente todas** as drogas com peso molecular inferior a 200 são encontradas no leite materno. Neste caso, o nível dependerá das características físico-químicas da droga e da quantidade administrada à mãe.
3. **Raramente** a quantidade de droga que aparece no leite é superior a 1-2% da dose materna. Este fato permite que *apenas um pequeno número* de agentes seja realmente contra-indicado.
4. **O procedimento** de administrar uma droga *logo após a mamada*, para tentar minimizar a quantidade administrada pelo leite (fazendo um intervalo de pelo menos 4 horas, como é indicado por alguns), nem sempre é útil. Para a maioria das drogas, o pico de concentração sangüínea (e presumivelmente láctea) irá se fazer no horário da próxima mamada ou mesmo depois.

A seguir, apresentamos as drogas que representam risco significativo ou as que indicam alguma observação ou procedimento com a mãe e/ou recém-nascido.

Drogas e aleitamento

As drogas contra-indicadas para a mãe que está amamentando estão listadas no quadro 85.1; e as que requerem interrupção temporária durante à amamentação, no quadro 85.2. As drogas que suscitam dúvidas quanto a seus efeitos e/ou que requerem cuidados de observação clínica estão indicadas no quadro 85.3.

Drogas *versus* recém-nascido

O uso de drogas no RN deverá ser acompanhado de cuidados muito especiais, principalmente no que se refere aos níveis séricos atingidos e na detecção precoce dos possíveis efeitos colaterais que possam ocorrer. Assim, é importante que os esquemas de administração destas sejam obedecidos rigorosamente (dose, intervalos, vias etc.), particularmente durante a primeira semana de vida e em RN pré-termo.

Nesse sentido, listamos no quadro 85.4 os possíveis efeitos adversos decorrentes da utilização dos medicamentos mais freqüentemente utilizados no período neonatal.

Quadro 85.1 – Drogas contra-indicadas para a mãe que amamenta.

Droga ou condição	Justificativa
Antimetabólicos (ametopterim, busulfam, ciclofosfamida)	Em geral, carcinogenicidade potencial
Bromocriptina	Suprime a lactação
Carbamazepina	Sedação, risco de depressão medular
Cimetidina	Efeitos antiendócrinos, supressão da acidez gástrica, estimulação do SNC
Clemastina	Irritabilidade, recusa de alimentos, choro agudo, rigidez de nuca
Cocaína	Contra-indicada pela Academia Americana de Pediatria
Ergotamina (doses usadas no tratamento de enxaqueca)	Vômitos, diarréia, convulsões
Fenidiona	Hemorragia
Inibidores da MAO	Potencial para a supressão da lactação e crise hipertensiva por exposição à tiramina
Lítio	Níveis altos no RN (0,33 a 0,5 do materno)
Metimazol	Potencial para interferir na função tireoidiana
Metronidazol	Droga potencialmente carcinogênica
Sais de ouro	Exantema, inflamação renal e hepática
Sulfisoxazol	Contra-indicado no RN, aceitável no lactente maior, sem deficiência de G6PD
Tiouracil	Depressão da função tireoidiana (propiltiouracil é permitido)
Mães homozigotas para doença fibrocística do pâncreas	Conteúdo de sódio no leite elevado 132-280mEq/l

Quadro 85.2 – Drogas e condições que requerem interrupção temporária do aleitamento.

Droga ou condição	Justificativa
Fármacos radioativos	Radioatividade presente no leite por tempo variável
Gálio-60	2 semanas
Iodo-125	12 dias (risco de câncer de tireóide)
Iodo-131	2-14 dias
Sódio radioativo	96 horas
Tecnécio-99m	15 horas a 3 dias

Quadro 85.3 – Drogas que suscitam dúvidas quanto a seus efeitos e/ou que requerem cuidados de observação clínica.

Droga ou condição	Justificativa
Amiodarona	8-50% da "dose terapêutica" são recebidos pelo feto
Aspirina	Doses maternas altas (3-5g/dia) possibilitam passagem significativa, dar a dose logo após a mamada, monitorizar vômitos e sangue nas fezes
Clonazepam	Deve-se monitorizar, rigorosamente, sinais de depressão do SNC ou apnéia
Cloranfenicol	Passagem de pequenas doses para o leite, insuficientes para produzir "síndrome cinzenta". Possibilidade de depressão medular
Etambutol	Possível toxicidade ocular (degeneração ocular)
Etanol	Pode causar sangramento por hipoprotrombina, síndrome pseudo-Cushing
Hidroxicloroquina	Possível toxicidade retiniana e medular
Inseticidas, antissépticos ou drogas afins, altamente lipossolúveis (DDT, bifenis) poli-halogenados (PCB, PBB), hexaclorofeno	Eliminação elevada ou exclusivamente materna
Iodetos	Usados como xaropes. Devem ser evitados durante a amamentação
Isoniazida	Atividade anti-DNA. O metabólito acetilisoniazida, responsável por toxicidade hepática, é também excretado no leite. Se se opta pela amamentação, monitorizar anemia e sinais de hepatite
Drogas neurológicas Fenitoína	Passa em níveis altos, monitorizar problemas gastrintestinais, sedação, cianose e metemoglobina
Fenobarbital	Sedação. Se dose materna > 100-200mg/dia, preferível suspender o aleitamento ou mudar a droga
Primidona	Irritabilidade
Ácido valpróico	Efeitos potenciais: hepatite e pancreatite hemorrágica. Monitorizar enzimas hepáticas, tempo de sangramento e plaquetas
Psicotrópicos Clorpromazina	Sedação, em geral sem conseqüências
Diazepam	Em altas doses (30mg/dia) leva à letargia e à perda de peso. Dose única provavelmente aceitável para a amamentação
Outros agentes	Efeitos pouco conhecidos; monitorizar sedação, distonia, enzimas hepáticas e, em tratamento a longo prazo, crescimento e desenvolvimento
Quinidina	Passa em doses altas para o leite materno; uso crônico leva a risco de neurite óptica
Laxativos Cáscara sagrada Antraquinonas (derivados)	Motilidade intestinal do RN aumentada

Quadro 85.4 – Principais drogas usadas no RN e seus possíveis efeitos adversos.

Droga Antibióticos	Justificativa
Aciclovir	Insuficiência renal transitória e cristalúria (pode ser evitado com velocidade de infusão lenta e mantendo o paciente bem hidratado)
Amicacina	Nefrotoxicidade por lesão de túbulo proximal, ototoxicidade (diminuição de audição e da função vestibular), elevação de transaminases
Ampicilina	Alcalose metabólica e convulsões quando utilizada em altas doses
Aztreonam	Contém 780mg de L-arginina por grama de droga, isto pode causar hipoglicemia se não se mantiver uma infusão de glicose adequada. Raramente pode apresentar eosinofilia, elevação de transaminases e flebite no local de aplicação
Carbenicilina	Eosinofilia, aumento de transaminases, hipocalemia e irritabilidade. Sangramento em paciente com insuficiência renal
Cefalexina	Elevação das transaminases
Cefazolina	Flebite e eosinofilia
Cefalotina/cefoxetina	Testes de Coombs direto falso-positivo
Cefotaxima	"Rash", flebite, diarréia, leucopenia, granulocitopenia e eosinofilia
Ceftriaxona	Desloca a bilirrubina da ligação com albumina, eosinofilia, trombocitose, leucopenia e aumento do tempo de sangramento
Clindamicina	Diarréia e reações alérgicas. Colite pseudomembranosa (fezes com sangue, dor abdominal e febre)
Cloranfenicol	"Síndrome cinzenta" (colapso cardiovascular) quando os níveis séricos > 500µg/ml. Depressão medular reversível (independente da dose)
Colistina	Nefrotoxicidade
Fluconazol	Elevação reversível das transaminases
Flucitosina	Toxicidade apenas com nível sérico > 100µg/ml – depressão da medula óssea, hepatite, diarréia grave e "rash"
Fosfomicina	Erupções cutâneas esporádicas
Gentamicina	Nefrotoxicidade, ototoxicidade (diminuição da audição e da função vestibular)
Canamicina	Nefrotoxicidade e ototoxicidade
Lincomicina	Intolerância gástrica quando usada por via oral
Oxacilina	Elevação de transaminases, nefrite (hematúria) e aumento de uréia
Penicilina G	Doses > 250.000U/kg/dia podem ocasionar toxicidade em SNC
Sulfadiazina	Contra-indicada na presença de icterícia (compete com a bilirrubina indireta pela ligação com albumina)
Sulfa-trimetoprima	Desloca bilirrubina na ligação com a albumina. Anemia hemolítica e "rash" cutâneo
Vancomicina	Nefrotoxicidade (quando associada com aminoglicosídeos), ototoxicidade, "rash" eritematoso com prurido na porção superior do corpo e face (síndrome do homem-vermelho) após infusões intravenosas rápidas, a droga deve ser infundida no mínimo em 60 minutos. A infusão rápida pode provocar também apnéia e bradicardia. Foram descritos casos de leucopenia após o uso prolongado, acima de 3 semanas

Quadro 85.4 – Principais drogas usadas no RN e seus possíveis efeitos adversos *(continuação)*.

Droga	Justificativa
Acetaminofeno	Hepatotoxicidade com doses excessivas, "rash", febre, trombocitopenia, leucopenia e neutropenia
Adenosina	Dispnéia, "flush" e irritabilidade
Brometo de pancurônio	Taquicardia e aumento da pressão arterial
Captopril	Diminuição do fluxo sangüíneo renal e cerebral, hipotensão, "rash", febre, eosinofilia, neutropenia e distúrbios gastrintestinais
Clorotiazídicos	Hipocalemia, hipermagnesemia, hiponatremia, dilucional, hiperglicemia, hiperuricemia, alcalose hipoclorêmica e azotemia pré-renal
Clorpromazina	Sintomas extrapiramidais, hipotensão e potencializa a ação de hipnóticos e narcóticos
Dexametasona	Hiperglicemia, glicosúria, hipertensão arterial, perfuração gástrica e duodenal e hemorragia gastrintestinal
Espirolactona	"Rash", vômitos, diarréia, parestesias e ginecomastia no sexo masculino
Fentanil	Bradicardia, rigidez muscular com redução da complacência pulmonar, apnéia, broncoespasmo e laringoespasmo
Furosemida	Calciurese, hipopotassemia, hipocloremia, potencialmente ototóxica. Compete com a bilirrubina em sua ligação com a albumina
Hidrato de cloral	Irritação gástrica (náuseas e vômitos), diarréia, depressão respiratória ou excitação paradoxal
Hidralazina	Diarréia, vômitos e agranulocitose transitória
Indometacina	Oligúria transitória, hiponatremia, hipercalemia, hipoglicemia e diminuição de agregação plaquetária
Lorazepam	Depressão respiratória e existem várias descrições de tremores em RN pré-termo
Metilxantinas – cafeína (concentração plasmática > 50mg/l) – teofilina (concentração > 20mg/l)	Irritabilidade, agitação, tremores, letargia, hiperglicemia, taquicardia e ganho de peso inadequado
Midazolam	Depressão respiratória, hipotensão e bradicardia. Monitorizar as condições hemodinâmicas
Morfina	Os efeitos adversos são doses-dependentes e incluem miose, depressão respiratória, bradicardia, hipotensão, obstipação, sedação e retenção urinária
Prostaglandina E_1	Efeitos mais comuns: apnéia, febre, "flush" cutâneo e bradicardia Efeitos incomuns: convulsões, hipoventilação, hipotensão, taquicardia, parada cardíaca, edema, sepse, diarréia e coagulação intravascular disseminada Efeitos raros: broncoespasmo, hemorragia, hipoglicemia e hipocalcemia
Tolazolina	Hipotensão, taquicardia, trombocitopenia, sangramento gastrintestinal, hemorragia pulmonar, oligúria, perfuração gástrica
Zidovudina (ZDV, AZT)	Anemia e neutropenia

BIBLIOGRAFIA

BERLIN, C.M. – Pharmacological considerations of drugs use in the lactation mother. *Obstet. Gynecol.*, 58(Suppl.):175, 1981.

BRIGGS, G.G.; FREEMAN, R.K.; YAFFE, S.J. – *Drugs in Pregnancy and Lactation*. Baltimore, Williams e Wilkins, 1994.

GIACOIA, G.P.; YAFFE, S.J. – Drugs and perinatal patient. In Avery, G.B. (ed.). *Neonatology*. Philadelphia, J.B. Lippincott, 1981.

MARX, C.M. – Medications used in the newborn. In Cloherty, J.P.; Stark, A.R. *Manual of Neonatology Care*. Boston, Little Brown, 1985.

MARX, C.M. – Drug use by nursing mothers. In Cloherty, J.P.; Stark, A.R. *Manual of Neonatology Care*. Boston, Little Brown, 1985.

McCRAKEN, G.H. – *Antimicrobial Therapy for Newborns*. New York, Grune & Stratton Inc., 1983.

MIRKIN, B.L. – Perinatal pharmacology. *Anesthesiology*, 43(2):156, 1975.

NIEBYL, J.R. – *Uso de Drogas na Gravidez*. São Paulo, Roca, 1983.

RIVERA-CALIMLIM, L. – The significance of drugs in breast milk. *Clin. Perinatol.*, 14(1):51, 1987.

86

HIPOGLICEMIA E HIPERGLICEMIA NO PERÍODO NEONATAL

José Lauro Araújo Ramos
Valdenise M.L. Tuma Calil

HIPOGLICEMIA E HIPERGLICEMIA

Metabolismo da glicose no feto e modificações neonatais

Durante a vida fetal a glicose é a maior fonte de energia, embora não a única, sendo o transporte de glicose através da placenta feito por difusão facilitada. O gradiente de glicemia maternofetal é tal que o nível da glicemia ao nascimento é cerca de 70-80% do nível materno.

Durante a vida fetal deposita-se glicogênio hepático, mais acentuadamente a partir da 36ª semana. Nessa fase, o feto pode colocar em jogo a glicogenólise, testemunhando ação de catecolaminas e/ou glucagon, aparentemente em condições de oferta insuficiente de nutrientes.

A neoglicogênese também, embora limitada, pode ser colocada em jogo durante a vida fetal. Cetonas podem ser utilizadas como fonte de energia.

Com a interrupção, ao nascimento, do suprimento de glicose através da placenta, o recém-nascido passa a mobilizar suas reservas de energia, acumuladas durante a gestação. Com 2 horas de vida, em condições normais, está estabelecida uma produção hepática de glicose de 3,5 a 5,1mg/kg/min.

Após as primeiras horas, esse mecanismo vai diminuindo por depleção das reservas de glicogênio e, até que a ingestão ou a infusão de carboidratos passe a ser adequada, entra em jogo, como principal fonte de energia, a lipólise. Esta importante modificação na produção de energia é documentada pelo aumento dos níveis séricos de ácidos graxos livres, corpos cetônicos e glicerol que acompanham a diminuição neonatal imediata da glicemia.

HIPOGLICEMIA

CONCEITO

Vários critérios já foram considerados, com base nos níveis sangüíneos ou plasmáticos de glicose. Atualmente, consideramos como hipoglicemia um valor menor que 40mg/dl de glicose plasmática, em qualquer fase do período neonatal. Para justificar esse critério, leva-se em conta que os níveis glicêmicos do feto são superiores a esse; e os recém-nascidos alimentados adequadamente também apresentam níveis superiores e alguns com sinais clínicos corrigíveis por meio da glicose a níveis entre 30 e 40mg/dl. Deve-se lembrar que os valores no sangue total são cerca de 15% mais baixos que os plasmáticos, sendo a diferença maior na vigência de hematócrito elevado.

Muito provavelmente, esses valores deverão ser diferentes para recém-nascidos de muito baixo peso. Segundo Pildes et al., para os nascidos com menos de 1.000g, hipoglicemia é o valor plasmático inferior a 25mg/dl nas primeiras 72 horas e inferior a 45mg/dl depois dessa fase.

Dados do grupo de Lucas et al. mostraram que níveis de glicemia inferiores a 2,6mmol/l (46,8mg/dl) acompanham-se de alterações do potencial evocado somatossensorial, o que vem reforçar a noção de que glicemias baixas no RN não devem ser aceitas sem intervenção terapêutica.

CAUSAS E TIPOS DE HIPOGLICEMIA NEONATAL

Podem-se mencionar de maneira esquemática algumas condições em que a hipoglicemia ocorre, porém sendo necessário lembrar que, em muitas crianças, duas ou mais das condições podem ocorrer simultaneamente.

1. Reservas limitadas de glicogênio:
   - prematuridade;
   - sofrimento fetal crônico;
   - doenças de depósito de glicogênio (raras).
2. Diminuição da produção de glicose:
   - recém-nascido pequeno para a idade gestacional (PIG);
   - anoxia perinatal;
   - exposição ao frio;
   - cardiopatia congênita cianótica;
   - septicemia.
3. Hiperinsulinismo:
   - filho de mãe diabética;
   - doença hemolítica perinatal pelo fator Rh;
   - hipoglicemia pós-exsangüineotransfusão;
   - nesidioblastose e adenoma pancreático;
   - síndrome de Beckwith-Wiedemann.
4. Erros inatos do metabolismo:
   - glicogenose tipos I, III e VI (já citados no item 1);
   - galactosemia;
   - intolerância hereditária à frutose;
   - cetoacidúria de cadeia ramificada (doença do xarope de boldo, leucinose).
5. Recém-nascidos obesos de mães obesas.
6. Hipoglicemia neonatal em situações especiais:
   - excesso de glicose administrado à mãe durante o parto (cesárea);
   - drogas usadas pela mãe: clorpropamida, benzotiazida, agentes beta-simpaticomiméticos, propranolol;
   - drogas usadas pelo RN: indometacina;
   - posição anômala de cateter umbilical;
   - policitemia neonatal.

QUADRO CLÍNICO

As hipoglicemias sintomáticas são hoje menos freqüentemente vistas, pois os cuidados neonatais imediatos prestados aos recém-nascidos de risco acabam por impedir ou minimizar a instalação de hipoglicemia (ver adiante).

Classicamente, tremores, cianose, agitação, apnéia, flacidez e letargia, convulsões e recusa de alimento são os sinais descritos. A semelhança desses sinais com os de outros sofrimentos perinatais, freqüentemente concomitantes, torna difícil sua valorização. Sendo assim, a monitorização cuidadosa da glicemia nos grupos de risco (enumerados no item anterior) é a maior defesa contra a hipoglicemia.

PROGNÓSTICO

A hipoglicemia grave não tratada pode resultar em lesão do sistema nervoso central, de graus variados e mesmo em morte. Os recém-nascidos com hipoglicemia sintomática têm incidência muito maior de seqüelas do que os assintomáticos.

Alguns autores têm encontrado diferenças de QI, eletroencefalograma e de alterações neurológicas entre hipoglicêmicos e controles, sendo que Wald avalia em 30 a 50% a incidência de seqüelas neurológicas nos casos sintomáticos. Na maioria dos casos descritos, porém, é difícil afastar como causa das seqüelas outros problemas comuns aos recém-nascidos de baixo peso. Pildes et al. demonstraram que a hipoglicemia tratada precoce e corretamente acompanha-se de bom prognóstico, embora aos 5, 6 e 7 anos de idade seus pacientes hipoglicêmicos mostrassem QI mais baixo que os controles.

PREVENÇÃO

As primeiras medidas são dirigidas à mãe durante o trabalho de parto: deve-se evitar tanto o jejum prolongado como o excesso de glicose por via intravenosa; 6g/hora, durante o parto, parecem ser o necessário e o suficiente.

Em relação ao recém-nascido, a prevenção consta da boa vigilância dos grupos de risco, monitorizando-se a glicemia, por meio do Dextrostix, ou de micrométodos, a intervalos curtos (3, 6, 12 e 24 horas de vida e depois de acordo com as necessidades, ou antes, nos casos de filhos de diabéticas).

A alimentação precoce, quando as condições o permitam, ou a ministração de solução glicosada nos demais conseguem, freqüentemente, prevenir a hipoglicemia. Impedir a hipotermia é importante.

Concomitantemente a essas medidas, deve haver um alto índice de suspeita de problemas permanentes diante das hipoglicemias dificilmente controláveis.

TRATAMENTO

Feito o diagnóstico de hipoglicemia, deve-se ministrar 200mg/kg/min de glicose, sob forma de solução a 10% (ou seja, 2ml/kg) durante 1 minuto, seguida de infusão de 8mg/kg/min, que deve ser mantida enquanto se realiza o controle de glicemia a cada hora até estabilização. A seguir, controle a cada 4 a 6 horas até que haja via oral adequada e estabilização dos níveis por cerca de um dia.

O uso de infusão mais rápida de glicose hipertônica provavelmente não é necessário, além de trazer risco de hiperglicemia, hiperinsulinemia e hiperosmolaridade, temíveis especialmente em recém-nascidos de muito baixo peso.

A retirada da infusão de glicose deve ser gradual, diminuindo-se aos poucos a quantidade e a concentração de glicose infundida para se evitar hipoglicemia "reativa".

A manutenção, em veia, é feita com soro glicosado a 10% e, em recém-nascido de muito baixo peso, com glicose a 5%, para evitar-se hiperglicemia iatrogênica. Essa manutenção e as manobras de tratamento fazem-se de preferência usando bombas de infusão do tipo volumétrico. As hipoglicemias não tratáveis dessa maneira merecem o uso de corticosteróides (hidrocortisona, 5mg/kg/dia por via intravenosa ou prednisona, 2mg/kg/dia por via oral). O uso de corticosteróides é teoricamente útil quando a baixa neoglicogênese protéica for causa importante, como se acredita ser o caso na hipoglicemia do PIG. É importante, porém, que não se insista no uso de corticosteróide na vigência de hipoglicemias que necessitam de altos níveis de infusão de glicose (mais de 10 a 12mg/kg/min, como já mencionado) e passar-se à pesquisa de outras doenças principalmente uma das formas hiperinsulinêmicas de hipoglicemia.

O uso de glucagon (300µg/kg, até no máximo de 1mg) possivelmente só está justificado entre os filhos de diabética, nos quais pode proporcionar aumento significativo, embora transitório, da glicemia. Provavelmente não há indicação formal para o uso de epinefrina em nenhuma das formas de hipoglicemia neonatal, embora seu efeito antiinsulínico pudesse justificar o emprego temporário nas formas hiperinsulinêmicas.

O glucagon tem sido tentado também na hipoglicemia do recém-nascido PIG, tendo em vista sua ação estimulando a neoglicogênese, mas a experiência nesses casos ainda é pequena, embora haja estudos como o de Collins.

HIPERGLICEMIA

Pode ser definida, no período neonatal, como a concentração plasmática de glicose de mais de 150mg/dl, ou sangüínea de mais de 125mg/dl.

É praticamente sempre iatrogênica no período neonatal, decorrendo do emprego de glicose em concentração ou velocidade relativamente elevadas por via intravenosa, inclusive no tratamento de estados de hipoglicemia. Fazem exceção a essa iatrogenia duas condições raras: o *Diabetes mellitus* transitório do recém-nascido e a agenesia de pâncreas.

FATORES PREDISPONENTES

1. Imaturidade e idade pós-natal. Quanto mais imaturo o recém-nascido maior a incidência de hiperglicemia, que também é muito mais freqüente nos 2 a 3 primeiros dias de vida.
2. Anoxia perinatal e doença de membrana hialina.
3. Infecção, mais especificamente septicemia, tem sido clinicamente associada à hiperglicemia.
4. Cirurgia, principalmente em prematuros muito pequenos. Nestes a hiperglicemia pode-se iniciar com a indução da anestesia e permanecer até 6 a 12 horas após a intervenção.
5. No recém-nascido de muito baixo peso, o uso de aminofilina intravenosa ou oral pode acompanhar-se de hiperglicemia, que desaparece com a cessação do tratamento. O mesmo provavelmente ocorre com o uso de cafeína.
6. A infusão intravenosa de lípides (Intralipid®) acompanha-se de importante elevação da glicemia, o que não ocorre com a infusão de hidrolisado de proteína.

PATOGENIA

O problema básico reside em que a produção de glicose pelo fígado não é suprimida nestes recém-nascidos, diante da oferta exógena de glicose, mesmo na vigência de níveis normais ou altos de insulina. Haveria, nos hiperglicêmicos, "sensibilidade" hepática e periférica diminuída à insulina, o que é por alguns descrito como "resistência" à insulina. Não existe, provavelmente, diminuição ou insuficiência de receptores da insulina no recém-nascido, mas faltam estudos conclusivos em prematuros.

EFEITOS INDESEJÁVEIS DA HIPERGLICEMIA

O aumento da osmolaridade plasmática pode ter efeitos nocivos. Considera-se que osmolaridade de mais de 300mOsm/l leva a diurese osmótica e desidratação e, principalmente em recém-nascidos de muito baixo peso, risco de hemorragia intracraniana. Parece certo que um aumento de osmolaridade de 25 a 40mOsm ou níveis de glicose superiores a 400mg/dl trazem alto risco dessa hemorragia.

PREVENÇÃO

Quando a infusão de glicose é necessária, deve ser controlada com bomba de infusão. Se não se dispõe de bomba, impõe-se o controle cuidadoso, com bureta e microgotas e vigilância constante, programando-se não só a infusão do volume de solução glicosada, mas também a quantidade de glicose por unidade de tempo.

Os recém-nascidos de muito baixo peso ($\leq$ 1.500g) devem receber 3-4mg/kg/min no primeiro dia e até 6mg/kg/min no segundo dia, geralmente de solução de glicose a 5%. A concentração de glicose nos fluidos dependerá da necessidade diária de água. Após o terceiro dia passarão geralmente à nutrição parenteral, devendo-se manter os níveis de glicose por volta de 6mg/kg/min.

TRATAMENTO

Detectada a hiperglicemia, diminuir a concentração de glicose usada ou a velocidade da infusão, visando infundir menos de 6mg/kg/min. Freqüentemente, em crianças muito imaturas, instala-se hiperglicemia em níveis previamente inferiores a esse. É indicado diminuir a concentração de maneira gradual. Pildes et al. recomendam diminuir 2mg/kg/min a cada 4-6 horas até a normalização, ou mais rapidamente se os níveis são superiores a 200mg/dl. Não se devem ministrar fluidos hipotônicos.

A administração de insulina é questionada. Em geral, não tem sido empregada, pela resposta variável e imprevisível da glicemia a sua administração. Pildes et al. a empregam, em recém-nascidos de muito baixo peso, se a glicemia persistir acima de 250mg/dl após as medidas acima. Utilizam 0,1-0,2U/kg a cada 6 horas, em injeção subcutânea, até estabilização. Na falta de resposta, pode-se aumentar a dose até 0,5U/kg. Não parece haver indicação de insulina em infusão intravenosa contínua.

BIBLIOGRAFIA

COLLINS, J.W.; HOPPE, M.; BROWN, K. et al. – A controlled trial of insulin infusion and parenteral nutrition in extremely low birth weight infants with glucose intolerance. *J. Pediatr.*, 118:921, 1991.

CORNBLATH, M.; SCHWARTZ, R. – *Disorders of Carbohydrate Metabolism in Infancy.* 2nd ed., Philadelphia, W.B. Saunders, 1976.

COWETT, R.M.; STERN, L. – Carbohydrate homeostasis in the fetus and newborn. In Avery, G.B. (ed.). *Neonatology.* 2nd ed., Philadelphia, J.B. Lippincott, 1981.

KENEPP, N.B.; KUMAR, S. et al. – Fetal and neonatal hazards of maternal hydration with 5% dextrose before cesarean. *Lancet*, 1:1150, 1982.

KOH, T.H.H.G.; AYNSLEY-GREEN, A.; TARBIT, M.; EYRE, J.A. – Neural dysfunction during hypoglycemia. *Arch. Dis. Childh.*, 63:1353, 1988.

LUCAS, A.; MORLEY, R.; COLE, T.J. – Adverse neurodevelopmental outcome of moderate neonatal hypoglycaemia. *BMJ*, 297:1304, 1988.

LOUIK, C.; MITCHELL, A.A.; EPSTEIN, M.F. et al. – Risk factors for neonatal hyperglycemia associated with 10% dextrose infusion. *Am. J. Dis. Child.*, 139:783, 1985.

OGATA, E.S. – Carbohydrate homeostasis. In Avery, G.B. (ed.). *Neonatology.* 4th ed., Philadelphia, J.B. Lippincott, 1944.

PILDES, R.S.; CORBLATH, M.; WARREN, I. et al. – A prospective controlled trial of neonatal hypoglicemia. *Pediatrics*, 54:5, 1974.

RAMOS, J.L.A.; CORRADINI, H.B. – Hipoglicemia do recém-nascido. In Marcondes, E. (ed.). *Pediatria Básica.* 7ª ed., São Paulo, Sarvier, 1985.

STILES, A.D.; CLOHERTY, J.P. – Hypoglycemia and hyperglycemia. In Cloherty, J.R.; Stark, A.R. (eds.). *Manual of Neonatal Care.* 2nd ed., Boston, Little Brown, 1985.

TRINDADE, C.E.P. – Hipoglicemia e hiperglicemia. In Ramos, J.L.A.; Leone, C.R. (eds.). *O Recém-nascido de Baixo Peso.* São Paulo, Sarvier, 1986.

WALD, M.K. – Problems in metabolic adaptation: glucose, calcium and magnesium. In Klaus, M.H.; Fanaroff, A.A. (eds.). *Care of the High-Risk Neonate.* 2nd ed., Philadelphia, W.B. Saunders, 1979.

SINOPSE

HIPOGLICEMIA

1. A hipoglicemia neonatal pode ser prevenida antes do nascimento evitando-se jejum prolongado da mãe antes do parto ou o excesso de glicose por via intravenosa administrada à mãe (6g/h parecem ser o ideal).

2. A alimentação precoce dos recém-nascidos (ou a administração precoce de glicose aos recém-nascidos de risco, por via intravenosa) é importante.

3. Feito o diagnóstico de hipoglicemia, ministrar 200mg/kg/min de glicose, durante 1 minuto (sob forma de glicose a 10%, ou seja, 2ml/kg), seguida de infusão de 8mg/kg/min. Controlar a glicemia até estabilização, a intervalos de 1 hora e, a seguir, a cada 4 a 6 horas, até haver via oral adequada.

4. Retirar a via intravenosa gradualmente, diminuindo a quantidade e a concentração de glicose infundida, para evitar hipoglicemia "reativa".

5. Hipoglicemias que não respondem no primeiro dia devem ser tratadas com adição de corticosteróides (hidrocortisona, 5mg/kg/dia por via intravenosa). Nestes casos, ter alto índice de suspeita de hipoglicemia hiperinsulinêmica ou de outras categorias (ver texto) e pesquisá-las (ver texto).

HIPERGLICEMIA

1. É definida por níveis > 125mg/dl de glicose sangüínea ou > 150mg/dl no plasma.

É praticamente sempre iatrogênica, mas fazem exceção: *Diabetes mellitus* transitório do recém-nascido e agenesia de pâncreas.

2. O tratamento consiste na diminuição gradual da oferta de glicose por via intravenosa: diminuir 2mg/kg/min a cada 4-6 horas até a normalização, ou mais rapidamente se os níveis são > 200mg/dl. Não administrar fluidos hipotônicos.

3. A administração de insulina pode ser tentada se a glicemia persiste > 250mg/dl após essas medidas. Dar 0,1-0,2U/kg a cada 6 horas, em injeção subcutânea, até estabilização.

4. A prevenção da hiperglicemia necessita de infusões de glicose a velocidade ≤ 6mg/kg/min. Nos recém-nascidos de muito baixo peso, no primeiro dia não se deve exceder 3-4mg/kg/min, e mesmo assim alguns muito imaturos podem desenvolver hiperglicemia.

87

HIPOCALCEMIA, HIPOMAGNESEMIA E HIPERMAGNESEMIA NO PERÍODO NEONATAL

Valdenise M.L. Tuma Calil
José Lauro Araújo Ramos

HIPOCALCEMIA

CONCEITO

Define-se hipocalcemia como nível de cálcio sérico total inferior a 7mg/100ml ou de cálcio sérico ionizado inferior a 4mg/100ml.

Podem-se dividir as hipocalcemias do período neonatal em dois grupos:

Hipocalcemia precoce – é a que ocorre durante os três primeiros dias de vida, sendo os níveis mais baixos de cálcio atingidos nas primeiras 24 e 48 horas após o nascimento.

Hipocalcemia tardia (ou tetania neonatal clássica) – é a que ocorre após o terceiro dia de vida, habitualmente entre o quinto e o sétimo dias (pode surgir até o 21º dia de vida, manifestando-se freqüentemente com tetania neonatal).

ETIOPATOGENIA

Hipocalcemia precoce

Os grupos com maior risco de desenvolver esta hipocalcemia são os seguintes (Tsang e Steichen, 1981):

- recém-nascidos pré-termo (um terço dos recém-nascidos com idade gestacional inferior a 36 semanas);
- recém-nascidos anoxiados (um terço dos casos);
- recém-nascidos filhos de diabéticas (metade dos casos insulino-dependentes).

Existem vários fatores patogenéticos importantes, a saber:

Fatores maternos
- Deficiência de cálcio ou vitamina D.
- Toxemia gravídica.
- Hiperparatireoidismo.
- Diabetes.

Fatores perinatais e fetais
- Asfixia neonatal, traumatismo obstétrico, parto cesariano por sofrimento fetal ou apresentação anormal, associados à maior liberação de cortisol e de catecolaminas.
- Prematuridade.
- Recém-nascidos do sexo masculino.

Fatores pós-natais
- Cessação abrupta da passagem transplacentária de cálcio ao nascimento.
- Oferta de cálcio inadequada ou ausente durante os primeiros dias de vida.
- Hipoparatireoidismo transitório (funcional).
- Calcitonina: existe um excesso relativo de calcitonina em relação ao PTH nos primeiros dias de vida.
- Septicemia, choque, síndrome de desconforto respiratório, traumatismo cerebral, hipoglicemia neonatal são fatores geradores de estresse, que aumentam a liberação de cortisol e catecolaminas.
- Acidose metabólica corrigida com bicarbonato de sódio.
- Alcalose respiratória (secundária à hiperventilação).
- Exsangüineotransfusão com sangue citratado.

Hipocalcemia tardia

Está associada com hiperfosfatemia em 60% dos casos e com hipomagnesemia em 50%.

Os fatores patogenéticos mais importantes são os seguintes:

1. Hiperfosfatemia – o aumento dos níveis de fosfato sérico pode ser provocado por uma série de fatores, tais como:

- ingestão de leites com elevado teor de fosfato e relação cálcio/fósforo diminuída. A relação cálcio/fósforo ideal é a encontrada no leite materno (2,25);
- aumento do catabolismo tecidual;
- imaturidade renal e das paratireóides do recém-nascido;
- doenças renais.
2. Deficiência de magnésio.
3. Déficit materno de vitamina D e cálcio.
4. Déficit no metabolismo de vitamina D – em recém-nascido com disfunção hepática ou renal.
5. Hipoparatireoidismo – existem três formas diversas:
   - causado por hiperparatireoidismo materno;
   - hipoparatireoidismo transitório idiopático (ou primário congênito);
   - hipoparatireoidismo permanente: por ausência congênita da paratireóide, é de ocorrência rara e geralmente familiar. Pode fazer parte da síndrome de Di George.
6. Infusão intravenosa de Intralipid®.
7. Fototerapia com luz branca.
8. Terapêutica com furosemida.
9. Oferta de sódio elevada: leva a aumento das perdas de cálcio.
10. Hipoproteinemia.

DIAGNÓSTICO

Clínico

A sintomatologia surge quando os níveis de cálcio ionizado caem em valores menores do que 2,5mg/100ml.

Os sinais e os sintomas são predominantemente de hiperexcitabilidade muscular: convulsões, tremores, hiper-reflexia, hipertonia, clono espontâneo ou provocado, irritabilidade, choro contínuo e agudo, apnéia, cianose, vômitos e/ou distensão abdominal, laringoespasmo.

Os sinais de Trousseau e Chvostek não são freqüentes no recém-nascido e, quando presentes, revelam a presença de tetania subclínica.

A hipocalcemia precoce, quando sintomática, pode-se manifestar clinicamente por torpor e hipotonia.

Laboratorial

1. Calcemia – a dosagem de cálcio sérico deve ser realizada em:
   - recém-nascidos sintomáticos;
   - recém-nascidos assintomáticos pertencentes aos grupos de risco citados anteriormente: verificar a calcemia entre 12 e 48 horas de vida.
2. Eletrocardiograma – a medida dos intervalos QTc (do início de Q ao final de T, corrigido para a freqüência cardíaca) e QoTc (do início de Q ao início de T, corrigido para a freqüência cardíaca) é útil não só no diagnóstico da hipocalcemia, mas também no seu seguimento, principalmente para avaliar a resposta terapêutica. Considera-se que tais intervalos estejam prolongados quando: QTc > 0,4mm e QoTc > 0,2mm no RN pré-termo (> 0,19mm no RN de termo). A medida de QoTc é mais fidedigna que a de QTc para o diagnóstico da hipocalcemia, uma vez que o segmento S-T é mais afetado que a onda T pelos níveis séricos de cálcio.
3. Radiografia de tórax – a ausência da imagem tímica pode sugerir o diagnóstico de síndrome de Di George.
4. Níveis séricos de fosfato – pode haver hiperfosfatemia (> 8mg/100ml).
5. Níveis séricos de magnésio.
6. Análises de líquor e glicemia.
7. Dosagem de $1,25(OH)_2$ – colecalciferol (calcitriol) – nos casos em que houver suspeita de deficiência materna de vitamina D ou de alteração em seu metabolismo no recém-nascido.

Diagnóstico diferencial

Faz-se principalmente com:
- outros distúrbios metabólicos (hipoglicemia, hipo e hipernatremia, hipomagnesemia);
- anomalias do sistema nervoso central;
- septicemia com meningite;
- hemorragia intracraniana;
- anoxia perinatal grave.

TRATAMENTO E PROFILAXIA

TRATAMENTO

1. Hipocalcemia assintomática

- Recém-nascido normal, sadio – não há necessidade, em geral, de tratamento. Deve-se tomar o cuidado de alimentar o recém-nascido com leite materno ou outro leite com baixo teor de fósforo.
- Recém-nascido com fatores de risco (desconforto respiratório, acidose, asfixia, peso de nascimento menor que 1.500g ou mãe diabética) – deve-se administrar cálcio por via oral ou intravenosa:
  – dose: 35 a 70mg/kg/dia de cálcio elementar. Iniciar com calcemia ou se surgirem sintomas. O objetivo da terapêutica é o aumento duradouro da calcemia;
  – por essa razão não se deve utilizar a infusão em bolo, uma vez que 50% do acréscimo obtido na calcemia decai após 30 minutos devido ao aumento da captação óssea de cálcio;
  – período de uso: 48 a 72 horas;
  – controles: avaliar o cálcio sérico a cada 24 ou 48 horas.
- Prognóstico – está relacionado ao prognóstico da doença de base, pois a hipocalcemia assintomática não provoca, até onde se sabe, danos ao sistema nervoso central.

2. Hipocalcemia sintomática

- Tratamento imediato – "push" de gluconato de cálcio a 10%, 1 a 2ml/kg (máximo de 5ml para recém-nascido pré-termo e 10ml para o de termo). Infundir por via intravenosa, lentamente (1ml/min), com monitorização eletrocardiográfica. Se houver bradicardia ou arritmia, parar imediatamente.
- Tratamento de manutenção – com gluconato de cálcio a 10% por via intravenosa:
  – dose: iniciar com 50mg/kg/dia de cálcio elementar (6ml/kg/dia de gluconato de cálcio a 10%) e aumentar, se necessário, até 75mg/kg/dia. Os controles e o tempo de administração são idênticos aos da hipocalcemia assintomática.
- Hipocalcemia tardia ou prolongada – recomenda-se utilizar cálcio por via oral após a suspensão da terapêutica intravenosa. Utiliza-se de preferência leite materno, suplementado com 35 a 70mg/100ml leite/dia de cálcio elementar, divididos em 6 doses administradas no intervalo das mamadas. Essa suplementação deve ser mantida por 2 a 4 semanas, prolongando-se no caso de haver grande depressão das paratireóides.
- Prognóstico – é importante ressaltar que o prognóstico é favorável nos casos em que há convulsões, quando estas são prontamente tratadas.

3. Riscos de administração intravenosa de cálcio

- Velocidade de infusão – a administração rápida pode ocasionar bradicardia ou outras arritmias cardíacas.
- O extravasamento de soluções com cálcio para o subcutâneo deve ser evitado devido ao risco de necrose tecidual grave.
- Quando se infunde cálcio na veia umbilical deve-se posicionar cuidadosamente o cateter na veia cava inferior, devido ao risco de necrose hepática.
- Deve-se evitar a infusão de cálcio na artéria umbilical.
- É contra-indicada a administração simultânea de gluconato de cálcio e bicarbonato de sódio, pois ocorre precipitação de carbonato de cálcio na solução.
- O cálcio potencializa a ação dos digitálicos, devendo-se monitorizar a freqüência cardíaca.

4. Hipocalcemia associada a hipomagnesemia
– a hipocalcemia não responde à terapêutica com cálcio, a não ser após a correção do déficit de magnésio sérico. O tratamento deve, pois, ser realizado conforme descrito no item "Hipomagnesemia"; com a administração isolada de magnésio, costuma haver correção concomitante da calcemia, sem necessidade da terapêutica com cálcio.

5. Hipocalcemia associada a deficiência de vitamina D

- Deficiência materna:
  – trata-se o recém-nascido com gluconato de cálcio a 10% por via intravenosa, se apresentar sintomas.
  – vitamina D_2: administra-se 8.000 a 16.000U/dia, com desmame lento a partir da melhora clínica.
- Deficiência no metabolismo da vitamina D – ao recém-nascido com disfunção hepática ou renal devem ser administradas as formas já hidroxiladas da vitamina D: 25-hidroxicolecalciferol 2g/kg/dia, por 2 a 5 dias. 1,25-diidroxicolecalciferol 0,5g/kg/dia por 2 dias.

PROFILAXIA

1. Utilizar leite materno ou fórmulas lácteas com baixo conteúdo de fosfato.
2. Administrar vitamina D suplementar às gestantes de risco.
3. Em recém-nascidos de alto risco, particularmente naqueles de muito baixo peso, anoxiados graves ou com desconforto respiratório, preconiza-se a administração de 35mg/kg/dia por via intravenosa de cálcio elementar (ou 4ml/kg/dia de gluconato de cálcio a 10%) durante 48 a 72 horas.
4. Suplementação em recém-nascido de muito baixo peso – deve ser realizada suplementação de cálcio em recém-nascido com peso de nascimento inferior a 1.500g, com o objetivo de evitar a desmineralização óssea. Após o início da alimentação, introduzir gluconato de cálcio por via oral. A quantidade administrada, incluindo dieta e suplementação, deve ser de 150 a 200mg/dia de cálcio elementar; essa suplementação é eficaz quando realizada por pelo menos 1 mês.

HIPOMAGNESEMIA

CONCEITO

Existe discrepância quanto aos valores séricos considerados diagnósticos. Sendo os níveis normais de magnésio de 1,5 a 2,8mg/100ml, pode-se considerar hipomagnesemia o nível sérico inferior a 1,5mg/100ml.

ETIOPATOGENIA

O magnésio, assim como o cálcio, é transportado ativamente da mãe para o feto através da placenta. Entretanto, este transporte é afetado por ingestão materna pobre de Mg e/ou alteração no mecanismo de transferência placentária, o que não ocorre com o cálcio.

A concentração sérica de magnésio sofre algumas influências importantes: o aumento da fosfatemia causa hipomagnesemia, além de hipocalcemia; o aumento do paratormônio e de vitamina D pode elevar o nível de magnésio sérico.

As principais causas reconhecidas de hipomagnesemia são:

1. Diminuição da oferta de magnésio: a) deficiência materna de magnésio; b) diabetes materno; c) crescimento intra-uterino retardado; d) má absorção intestinal específica para magnésio; e) cirurgias intestinais.
2. Perda de magnésio: a) exsangüineotransfusão com sangue citratado; b) doença hepatobiliar.
3. Outras causas: a) hiperfosfatemia (ingestão elevada de fósforo); b) hiperparatireoidismo materno; c) secun-

dária a diarréia ou a desnutrição (fora do período neonatal); d) hipomagnesemia por má absorção específica desse íon (em crianças do sexo masculino).

DIAGNÓSTICO

Clínico – sintomatologia semelhante à da hipocalcemia, que não responde à administração de cálcio, sendo que as convulsões não respondem à terapêutica anticonvulsiva habitual. É freqüente a ocorrência de desnutrição materna ou toxemia gravídica, primíparas jovens ou gemelaridade.

Laboratorial – nível de magnésio sérico inferior a 1,5mg/100ml. No ECG, depressão do segmento S-T e inversão de onda T.

A hipomagnesemia e a hipocalcemia coexistem freqüentemente, pois ambas as condições têm várias causas comuns (hipoparatireoidismo, diabetes, hiperfosfatemia, por exemplo) e também porque a hipomagnesemia causa depressão do paratormônio. Pode ser dito que a hipomagnesemia sem hipocalcemia praticamente inexiste no recém-nascido. Por outro lado, a administração de magnésio pode, por si só, elevar a calcemia.

TRATAMENTO

Prescreve-se sulfato de magnésio a 50%, 0,2ml/kg por via intramuscular a cada 8 a 12 horas.

Verificar o nível sérico a cada 24 horas; se normal, suspender o tratamento. Nas formas transitórias, 2 a 3 dias de tratamento são suficientes; na idiopática, o tratamento é prolongado.

Excesso de administração pode levar a hipermagnesemia, com hipotonia, torpor e apnéia.

O uso da via oral para tratamento da hipomagnesemia é uma alternativa. Pode ser usado o sulfato ou o citrato, gluconato ou cloreto de magnésio, na dose inicial de 20 a 40mg/kg/dia de magnésio. O sulfato de magnésio por via oral pode ser dado, entre as mamadas, com 0,3ml de $MgSO_4$ a 50% como dose inicial (1ml contém 10mg de magnésio elementar). Essas doses, porém, podem ter efeito laxante importante, mesmo antes que concentrações úteis tenham sido atingidas.

Assim, a seguinte fórmula pode ser usada:

$MgCl_2 \times 6H_2O$ – 12g
Citrato Mg × $5H_2O$ – 10g
Água q.s.p. – 300ml

Um ml da solução contém 0,8mEq de magnésio (10mg de magnésio). Nunca usar magnésio por via oral em hipomagnesemia na vigência de convulsões.

HIPERMAGNESEMIA

DEFINIÇÃO

Não existe um nível geralmente aceito. Os níveis normais de magnésio em geral são de 1,5 a 2,8mg/100ml no recém-nascido. Em sangue de cordão de mães que recebiam $MgSO_4$ têm-se encontrado níveis de 2 a 11,5mg/dl.

ETIOPATOGENIA

As principais causas são:

1. Terapêutica de pré-eclâmpsia materna com sulfato de magnésio.
2. Administração de antiácidos contendo magnésio ao recém-nascido.

DIAGNÓSTICO

1. Magnésio sérico elevado.
2. Sinais e sintomas (que não se correlacionam bem com os níveis de magnésio):
   - apnéia ou depressão respiratória, ao nascimento ou nas primeiras horas de vida;
   - sonolência, hipotonia, hiporreflexia;
   - retardamento na eliminação de mecônio.

TRATAMENTO

Reservado apenas aos casos sintomáticos.

1. Assistência ventilatória de acordo com as necessidades.
2. Exsangüineotransfusão em casos de depressão acentuada e prolongada, usando-se sangue citratado a fim de aproveitar a formação de complexos magnésio/citrato.
3. Diuréticos como ácido etacrínico podem acelerar a eliminação de magnésio.
4. Manutenção de adequada hidratação e equilíbrio ácido-básico.

BIBLIOGRAFIA

COOPER, L.J. – Hypocalcemia, hypercalcemia and hypermagnesemia. In Cloherty, J.P.; Stark, A.R. (eds.). *Manual of Neonatal Care*. 2nd ed. Boston, Little, Brown and Company, 1985.

DE CRISTOFARO, J.D.; TSANG, R.C. – Calcium. *Emerg. Med. Clin. North Am.*, 4(2):207, 1986.

FALCÃO, M.C. – Hipocalcemia e hipomagnesemia. In Ramos, J.L.A.; Leone, C.R. (Coords.). *O Recém-Nascido de Baixo Peso*. São Paulo, Sarvier, 1986.

RAMOS, S.R.T.S. – Hipocalcemia neonatal. *Pediat.* (S. Paulo), 7:95, 1985.

SALLE, B.; DAVID, L.; GLORIEUX, F.; DELVIN, E.E.; LOUIS, J.J.; TRONCY, G. – Hipocalcemia in infants of diabetic mothers. Studies in circulating calciotropic hormone concentrations. *Acta Paediatr. Scand.*, 71:573, 1982.

TSANG, R.; STEICHEN, J.J. – Calcium and magnesium homeostasis in the newborn. In Avery, G.B. *Neonatology, Pathophysiology and Management of the Newborn*. 2nd ed., Philadelphia, J.B. Lippincott, 1981.

VAZ, F.A.C.; BARROS, J.C.R.; CECCON, M.E.J.R.; RODRIGUES, S.H.P.; KREBS, V.L.J.; OKAY, Y. – Principais alterações metabólicas do recém-nascido. In Vaz, F.A.C. (Coord.). *Problemas Neurológicos do Recém-Nascido*. São Paulo, Sarvier, 1985.

WALD, M.K. – Problems in metabolic adaptation: glucose, calcium and magnesium. In Klaus, M.H.; Fanaroff, A.A. *Care of the High-Risk Neonate*. 2nd ed., Philadelphia, W.B. Saunders, 1979.

SINOPSE

HIPOCALCEMIA

Conceitos
- Cálcio sérico total < 7mg/100ml.
- Cálcio sérico ionizado < 4mg/100ml.

Tratamento

Hipocalcemia assintomática

Recém-nascido normal, sadio – não corrigir; alimentar com leite com baixo teor de fosfato, de preferência materno.

Recém-nascido com fatores de risco – dar 35 a 70mg/kg/dia de cálcio elementar, por 48 a 72 horas, por via oral ou intravenosa.
- via oral: dividir entre as mamadas;
- via intravenosa: adicionar ao soro de manutenção;
- gluconato de cálcio a 10%: 1ml = 9mg de cálcio elementar;
- controlar cálcio sérico a cada 24 ou 48 horas.

Hipocalcemia sintomática

Tratamento imediato – "push" de gluconato de cálcio a 10%, 1 a 2ml/kg (máximo: 5ml para recém-nascido pré-termo e 10ml para recém-nascido de termo). Infusão por via intravenosa lenta, 1ml/min, com monitorização eletrocardiográfica.

Tratamento de manutenção – 50 a 75mg/kg/dia de cálcio elementar (6 a 8ml/kg/dia de gluconato de cálcio a 10%) por via intravenosa, por 48 a 72 horas. Controlar cálcio sérico a cada 24 ou 48 horas.

Hipocalcemia tardia ou prolongada – utilizar leite materno, suplementado com 35 a 70mg/100ml leite/dia de cálcio elementar, divididos em 6 doses, nos intervalos das mamadas:
- período: 2 a 4 semanas ou mais.

Hipocalcemia associada a hipomagnesemia
Tratar antes da hipomagnesemia.

Hipocalcemia associada a deficiência de vitamina D

Deficiência materna – dar 8.000 a 16.000U/dia de vitamina D_2. Desmamar lentamente.

Deficiência no metabolismo da vitamina D (RN com disfunção hepática ou renal):
- 25-OH-colecalciferol: 2mg/kg/dia, 2 a 5 dias;
- 1,25-$(OH)_2$-colecalciferol: 0,5mg/kg/dia, 2 dias.

Profilaxia

Utilizar leite materno ou fórmulas com baixo teor de fosfato.

Administrar vitamina D suplementar às gestantes de risco.

Recém-nascido de alto risco – 35mg/kg/dia de cálcio elementar (4ml/kg/dia de gluconato de cálcio a 10%) por 48 a 72 horas.

Recém-nascido de muito baixo peso – realizar suplementação por via oral após o início da alimentação:
- dose total (dieta + suplementação) 150 a 200mg/dia de cálcio elementar;
- período de administração: pelo menos 1 mês.

HIPOMAGNESEMIA

1. Na vigência de convulsões associadas a hipomagnesemia, prescrever: sulfato de magnésio a 50%, 0,2ml/kg de peso a cada 8 a 12 horas por via intramuscular.

2. Verificar nível sérico a cada 24 horas. Se normal, suspender o tratamento.

3. Cuidados com hipermagnesemia. Se aparecerem sinais de torpor, hipotonia, perturbações respiratórias, suspender e dosar a magnesemia.

4. Na vigência de convulsões, não usar magnésio por via oral. Após melhora, ainda com níveis baixos de magnésio, pode ser tentada a via oral, usando $MgSO_4$, ou fórmula especial (ver texto).
Doses recomendadas: 20 a 40mg/kg/dia de magnésio.

HIPERMAGNESEMIA

1. A hipermagnesemia é geralmente conseqüente ao uso de $MgSO_4$ pela mãe no tratamento de pré-eclâmpsia.

2. O tratamento deve ser reservado aos casos sintomáticos. Consta de assistência ventilatória, com intubação traqueal e suporte de aparelho na medida do necessário; considerar a possibilidade de exsangüineotransfusão com sangue citratado em casos graves.

88

HIPONATREMIA E HIPERNATREMIA NEONATAIS

VALDENISE M.L. TUMA CALIL
JOSÉ LAURO ARAÚJO RAMOS

HIPONATREMIA

CONCEITO

Define-se hiponatremia como a concentração plasmática de sódio inferior a 130mEq/l. Alguns autores, entretanto, adotam um nível sérico de sódio inferior a 135mEq/l.

ETIOPATOGENIA

As hiponatremias no período neonatal podem-se dever a múltiplas causas. Podem ser classificadas de acordo com o estado hidratação do recém-nascido (RN).

Hiponatremia no RN normoidratado

1. Hiponatremia evolutiva do RN de muito baixo peso – nestes, principalmente nos com peso de nascimento inferior a 1.300g, existe risco de hiponatremia entre a segunda e a sexta semanas de vida.
2. Hiponatremia transplacentária – ocorre especialmente em RN pré-termo nos primeiros dias de vida, que tenha nascido de mãe com restrição de sódio e/ou em uso de diuréticos durante a gestação. Outro fator agravante é a infusão intravenosa no período intraparto de soluções que não contenham cloreto de sódio.
3. Hipotireoidismo.
4. Reajuste de osmostato – condição rara, ocorrendo em pacientes com infecção, principalmente tuberculosa, com acidente vascular cerebral ou desnutrição.
5. Pseudo-hiponatremia – condição que deve ser diferenciada da hiponatremia verdadeira. Nesta, a osmalalidade sérica está baixa, enquanto na pseudo-hiponatremia está próxima dos valores normais.
6. Hiponatremia factícia – é originada pela redistribuição de água entre os fluidos extra e intracelular em conseqüência da adição de solutos não-permeáveis (glicose, manitol) ao fluido extracelular; a osmolalidade sérica é, pois, elevada.

Hiponatremia no RN desidratado

1. Perda resultante de sódio maior do que a de água:
   - gastrenterocolite aguda levando à desidratação hiponatrêmica;
   - perdas por formação do terceiro espaço;
   - sudorese excessiva em crianças normais e, principalmente, em crianças com fibrose cística do pâncreas;
   - perdas renais.
2. Oferta inadequada de sódio por tempo prolongado.
3. Redistribuição de eletrólitos entre os fluidos extra e intracelular – na hipopotassemia, na alcalose metabólica e na desnutrição observa-se movimento de sódio para dentro das células, com concomitante saída de potássio e/ou hidrogênio para o extracelular.

Hiponatremia no RN hiper-hidratado

1. Distúrbios formadores de edema:
   - insuficiência cardíaca congestiva;
   - síndrome nefrótica;
   - insuficiência renal aguda, em sua fase oligúrica;
   - cirrose hepática;
   - insuficiência hepática aguda;
   - desnutrição.
2. Iatrogenia, sobrecarga de água em RN.
3. Aumento da umidade ambiental – incubadoras, tendas úmidas etc.

4. Síndrome de secreção inapropriada de hormônio antidiurético (SSIHAD):
   - afecções do sistema nervoso central: meningites, encefalite, hemorragia intracraniana, anoxia perinatal com lesão neurológica, traumatismo;
   - doenças pulmonares, pneumotórax;
   - ventilação mecânica, principalmente com PEEP;
   - dor;
   - estresse.

DIAGNÓSTICO

Clínico

Os sintomas e os sinais clínicos, mesmo nos casos agudos, só costumam se manifestar quando os níveis de sódio sérico caem abaixo de 120mEq/l (ou 130mEq/l, segundo Janz, 1986): temos então o aparecimento de letargia, anorexia, náuseas, vômitos, poliúria, câimbras musculares, agitação, hipertonia ou hipotonia (esta última é mais freqüente em RN de muito baixo peso), alterações de consciência, tremores, crises de apnéia e/ou cianose, convulsões e coma.

Na hiponatremia hipovolêmica pode haver hipotensão, taquicardia, mucosas secas e, em casos extremos, sinais de choque. Já nos casos com hipervolemia podemos encontrar desde ganho excessivo de peso e edema até sinais de insuficiência cardíaca e edema pulmonar.

Laboratorial

1. Dosagem de sódio sérico.
2. Determinação da osmolalidade sérica – é baixa na hiponatremia verdadeira, próxima do normal na pseudo-hiponatremia e elevada na hiponatremia factícia.
3. Determinação do volume urinário de 24 horas, dosagens de sódio e osmolalidade urinários.
4. Técnica de balanço – auxilia, nos casos mais difíceis, a se chegar a um diagnóstico etiológico.

Diferencial

1. Outros distúrbios metabólicos (hipoglicemia, hipocalcemia, hipernatremia, hipomagnesemia).
2. Anoxia perinatal grave.
3. Septicemia com meningite.
4. Hemorragia intracraniana.
5. Anomalias do sistema nervoso central.

TRATAMENTO

De maneira geral, acredita-se não ser prudente a administração muito rápida de soluções hipertônicas, pelos possíveis efeitos danosos, especialmente para o sistema nervoso central.

A conduta terapêutica deve-se basear no estado de hidratação do RN.

Nos casos em que os níveis de sódio plasmático encontram-se abaixo de 120mEq/l ou naqueles em que existem sintomas, preconiza-se a solução de NaCl a 3% para elevar a concentração sérica de sódio inicialmente para 125mEq/l, em um período de 30 a 240 minutos, em infusão intravenosa contínua, na velocidade de 10ml/kg/h. O cálculo da quantidade de sódio necessária é realizado pela seguinte fórmula:

$$mEqNa = (Na\ desejado - Na\ do\ paciente) \times ACT\ em\ 1$$

onde:
Na desejado = 125mEq/l
ACT = água corpórea total = 0,6 × peso corpóreo (kg)
NaCl a 3%: 1ml = 0,5mEq de Na

Por meio de controles posteriores de natremia deve ser programada nova correção, utilizando-se a mesma fórmula para as próximas 18 a 36 horas.

Na desidratação hiponatrêmica com níveis de sódio sérico inferiores a 120mEq/l torna-se necessária a administração de solução de NaCl a 3%, conforme descrito anteriormente, antes da reparação do volume extracelular. Após a correção da hiponatremia pode-se expandir adequadamente o paciente com solução isotônica, de acordo com o esquema clássico.

Na hiponatremia hipervolêmica é fundamental que se realize restrição hídrica rigorosa, administrando-se ao RN 50 a 75% do volume hídrico necessário à manutenção. Deve-se efetuar concomitantemente, quando possível, o tratamento da condição desencadeante. Na maioria dos RN com SSIHAD, a restrição hídrica por si só é eficaz; nos casos muito graves, principalmente se acompanhados de convulsões, torna-se necessária a administração de solução salina hipertônica, conforme já descrito, bem como furosemida (1mg/kg/dose por via intravenosa).

Nos RN portadores de insuficiência renal que se encontram hiponatrêmicos, hipervolêmicos e hipertensos, que não respondem a restrição de sódio e água e tampouco ao uso de diuréticos, torna-se necessária a indicação de diálise peritoneal ou hemodiálise. Uma opção a essa conduta é a realização de exsangüineotransfusão com sangue citratado.

Na hiponatremia normovolêmica, o tratamento baseia-se na oferta adequada de sódio. A hiponatremia evolutiva do RN de muito baixo peso pode ser prevenida mediante utilização de 3mEq/kg/dia de sódio; nos casos com déficit já instalado aumenta-se a quantidade de sódio para 5mEq/kg/dia, acompanhando-se diariamente a natremia.

PROGNÓSTICO

A hiponatremia é tanto mais grave quanto maior a velocidade de sua instalação. O tratamento imediato dos casos sintomáticos diminui significativamente a chance de instalação de seqüelas neurológicas permanentes.

HIPERNATREMIA

CONCEITO

Níveis de sódio sérico iguais ou superiores a 150mEq/l.

ETIOPATOGENIA

Existem duas situações clínicas principais que resultam em hipernatremia:
- perda hídrica excessiva em relação à de sódio;
- oferta de determinada quantidade de sódio ao RN, não acompanhada de volume hídrico adequado.

Da mesma forma que na hiponatremia, pode-se dividir as hipernatremias de acordo com o estado de hidratação do RN.

Hipernatremia euvolêmica

1. Erro no preparo das mamadeiras – uso inadvertido de sal ao invés de açúcar.
2. Iatrogenia – administração intravenosa ou mesmo oral de soluções contendo grandes quantidades de sódio.
3. Hemodiálise e diálise peritoneal – o preparo inadequado das soluções pode levar à perda excessiva de água em relação à de sódio.
4. Exsangüineotransfusão com sangue contendo sódio no anticoagulante, particularmente em RN de muito baixo peso.

Hipernatremia hipovolêmica

1. Gastrenterocolite aguda.
2. Perdas renais de fluido hipotônico – pode ocorrer diurese osmótica decorrente de manitol ou hiperglicemia.
3. Aumento das perdas insensíveis de água através de pulmões e pele. Nessas situações, o sódio urinário é baixo, sendo a urina hipertônica.
4. Ingestão de leite muito concentrado – tais leites podem levar à perda de fluido extracelular por provocarem vômitos e/ou diarréia.
5. *Diabetes insipidus* central ou nefrogênico – leva a consideráveis perdas de urina hipotônica. A concentração urinária de sódio é alta, maior do que 20mEq/l.
6. Reajuste de osmostato – ocorre raramente em pacientes com distúrbios de função do sistema nervoso central. Tal distúrbio pode levar à hipernatremia hipovolêmica ou euvolêmica.

Hipernatremia hipervolêmica

1. Iatrogenia – administração excessiva de soluções com elevado teor de sódio por via intravenosa.
2. Diálise com soluções contendo elevado teor de sódio.
3. Excesso de corticosteróides.
4. Perda de água em pacientes anteriormente edemaciados.

DIAGNÓSTICO

Clínico

Entre os RN com hipernatremia crônica (evolução superior a 48 horas), a maioria apresenta gastrenterocolite com diarréia; em segundo lugar vêm as infecções acompanhadas de taquipnéia e febre, sendo menos comuns as demais causas citadas.

A literatura registra em crianças com hipernatremia uma freqüência de manifestações neurológicas que oscila entre 16 e 90%. Tais manifestações são bastante variadas, a saber: letargia e torpor ou agitação e irritabilidade, ataxia, exaltação dos reflexos tendíneos profundos, febre (não comum no RN), vômitos e anorexia, choro de alta tonalidade, tremores, rigidez, opistótono, tetania, nistagmo, convulsões e coma.

Na desidratação com hipernatremia hipovolêmica, cerca de 10 a 15% do peso corpóreo podem ser perdidos antes que haja evidência clínica de depleção do volume extracelular. É freqüente entre os RN com hipernatremia, entretanto, a presença de sede intensa.

O choque hipovolêmico constitui-se em um achado bastante raro.

Laboratorial

1. Dosagem de sódio sérico – níveis de sódio iguais ou superiores a 150mEq/l nos dão o diagnóstico de hipernatremia.
2. Dosagens de sódio e osmolaridade urinários.
3. Dosagens de glicemia – foram observados níveis glicêmicos elevados (200-400mg/100ml) em cerca de 50% dos RN com desidratação hipernatrêmica que voltaram ao normal com a reidratação.
4. Verificação do pH sangüíneo – geralmente acidose metabólica.
5. Dosagem de calcemia – pode haver hipocalcemia, uma vez que a oferta elevada de sódio leva a aumento das perdas renais de cálcio.
6. Dosagem de creatinina sérica – na hipernatremia hipovolêmica pode haver queda da filtração glomerular.
7. Análise do líquor – pode mostrar hiperproteinorraquia sem pleocitose. Nos casos de hemorragia intracraniana, presença de número aumentado de hemácias e/ou xantocromia.
8. Ultra-sonografia ou estudo tomográfico do crânio.

Diferencial

O diagnóstico diferencial deve ser realizado com:

- outros distúrbios metabólicos (hipoglicemia, hipocalcemia, hiponatremia, hipomagnesemia);
- septicemia com meningite;
- anoxia perinatal grave;
- anomalias do sistema nervoso central;
- hemorragia intracraniana devida a outras etiologias.

TRATAMENTO

1. Interrompe-se imediatamente qualquer sobrecarga oral ou parenteral de sódio.
2. Trata-se, sempre que possível, a etiologia do distúrbio hipernatrêmico.
3. Corrigem-se os níveis séricos de sódio.

A velocidade de correção na natremia depende da duração do distúrbio. Na hipernatremia aguda, com duração de apenas algumas horas, a administração rápida de soluções com mínimas concentrações de sódio não provoca complicações; por outro lado, na hipernatremia mais prolongada, com possibilidade de já ter havido formação de osmóis idiogênicos, a correção deve ser efetuada mais lentamente (48 a 72 horas) para evitar o risco de intoxicação hídrica.

Hipernatremia hipovolêmica

1. RN em choque – realiza-se inicialmente infusão rápida, em 15 a 45 minutos, de solução semelhante ao fluido extracelular: plasma (15ml/kg), sangue total (20ml/kg) ou albumina (1g/kg).
2. RN oligúrico, mas não em choque – realiza-se inicialmente expansão com soro fisiológico e soro glicosado a 5% em partes iguais (solução com 75mEq-Na/l), sem potássio, na velocidade de 15-20ml/kg/h até ocorrer diurese.
3. Após a fase de reparação – inicia-se solução de manutenção habitual, com 3mEq/kg/dia de sódio e 2,5mEq/kg/dia de potássio. Se for necessária a reposição das perdas, usar dois terços de soro glicosado a 5% e um terço de soro fisiológico; a dose de potássio será aumentada para 5mEq/kg/dia, na dependência das perdas ou concentrações obtidas. Tais soluções serão administradas por cerca de 48 a 72 horas.
4. Correção da acidose metabólica – realizada da maneira habitual, descontando-se das soluções de reparação ou manutenção a quantidade de sódio administrada como bicarbonato.

Hipernatremias euvolêmica e hipervolêmica

1. Devem-se utilizar diuréticos saluréticos para auxiliar a eliminação do excesso de sódio.
2. Realiza-se concomitantemente a reposição do volume urinário excretado por meio da utilização da mesma solução de manutenção supracitada.
3. Em pacientes com função renal comprometida – lança-se mão da diálise peritoneal, da hemodiálise ou da exsangüineotransfusão com sangue heparinizado.

PROGNÓSTICO

Quando não há nenhuma manifestação neurológica, a possibilidade de recuperação completa é excelente; se, no entanto, o paciente apresenta rigidez, convulsões ou comprometimento de consciência durante a fase hipernatrêmica, a probabilidade de recuperação completa fica reduzida a menos de 50%.

BIBLIOGRAFIA

ALTSTATT, L.B.; MAJOR, N.C. – Transplacental hyponatremia in the newborn infant. *J. Pediatr.*, 66(6):985, 1965.

FEFERBAUM, R.; OKAY, Y.; VAZ, F.A.C. – Hiponatremia em recém-nascidos: um importante desvio metabólico. *Pediat. (S. Paulo)*, 1:333, 1979.

FEFERBAUM, R. – Hiponatremia e hipernatremia. In Ramos, J.L.A.; Leone, C.R. (Coords.). *O Recém-nascido de Baixo Peso*. São Paulo, Sarvier, 1986.

GRUSKIN, A.B.; BALUARTE, H.J.; PREBIS, J.W.; POLINSKY, M.S.; MORGENSTERN, B.Z.; PERLMAN, S.A. – Serum sodium abnormalities in children. *Pediatr. Clin. North Am.*, 29(4):907, 1982.

JANZ, T. – Sodium. *Emerg. Med. Clin. North Am.*, 4(1):115, 1986.

KREBS, V.L.J.; OKAY, Y.; VAZ, F.A.C. – Hipernatremia no período neonatal. Análise de 18 casos. *Pediat. (S. Paulo)*, 6:179, 1984.

SIMMONS Jr., C.; JOSE, J.H. – Fluid and electrolyte management of the newborn. In Cloherty, J.P.; Stark, A.R. (eds.). *Manual of Neonatal Care*. 2nd ed., Boston, Little, Brown Co., 1985.

TACLOB, L.T.; NEEDLE, M.A. – Hyponatremic syndromes. *Med. Clin. North Am.*, 57(6):1425, 1973.

VAZ, F.A.C.; BARROS, J.C.R.; CECCON, M.E.J.R.; RODRIGUES, S.H.P.; KREBS, V.L.J.; OKAY, Y. – Principais alterações metabólicas do recém-nascido. In Vaz, F.A.C. (Coord.). *Problemas Neurológicos do Recém-nascido*. São Paulo, Sarvier, 1985.

SINOPSE

HIPONATREMIA

Conceito

Concentração sérica de sódio < 130mEq/l.

Tratamento

1. Na < 120mEq/l e/ou hiponatremia sintomática
   - Corrigir com solução salina hipertônica de NaCl a 3% pela fórmula:

   mEqNa = (Na desejado − Na do paciente) × ACT em 1

   - Na desejado: 125mEq/l.
   - ACT = água corpórea total = 0,6 × peso (kg).
   - NaCl a 3%: 1ml = 0,5mEq de Na.
   - Correr em 30 a 240 minutos por via intravenosa: 10ml/kg/hora.
   - Realizar controles posteriores: programar nova correção para as próximas 18-36 horas.

2. Desidratação hiponatrêmica com Na > 120mEq/l
   - Administrar, em primeiro lugar, solução de NaCl a 3% conforme item 1: obtém-se melhora dos sinais clínicos de desidratação.
   - A seguir, realizar expansão com solução isotônica, conforme esquema clássico.

3. Hiponatremia hipervolêmica
   - Restrição hídrica rigorosa: administrar 50 a 75% do volume necessário à manutenção.
   - Tratamento da condição desencadeante, quando possível.
   - SSIHAD: casos muito graves, com convulsões: administrar solução de NaCl a 3%, conforme descrito no item 1, e furosemida: 1mg/kg/dose.
   - Insuficiência renal refratária ao tratamento clínico: realizar diálise peritoneal ou hemodiálise ou exsangüineotransfusão com sangue citratado.

4. Hiponatremia normovolêmica
   - Oferta adequada de sódio.
   - RN de muito baixo peso: prevenir hiponatremia com 3mEq/kg/dia de sódio:
     – hiponatremia já instalada: aumentar para 5mEq/kg/dia, com controle diário da natremia.

HIPERNATREMIA

Conceito

Concentração de sódio ≥ 150mEq/l.

Tratamento

1. Interrompe-se imediatamente qualquer sobrecarga oral ou parenteral de sódio.
2. Trata-se, sempre que possível, a etiologia do distúrbio.
3. Corrigem-se os níveis séricos de sódio. Velocidade de correção: 48 a 72 horas na hipernatremia crônica, menor na aguda.

Hipernatremia hipovolêmica

- RN inicialmente em *choque*: infusão rápida, em 15 a 45 minutos, de plasma (15ml/kg), sangue total (20ml/kg) ou albumina (1g/kg ou 4ml/kg de solução a 25%).
- RN inicialmente *oligúrico, não em choque*: expansão com solução meio a meio de soro glicosado a 5% e soro fisiológico: 15 a 20ml/kg/h, até ocorrer diurese. Colher urina para dosar sódio e osmolalidade urinários.
- Após reparação: iniciar solução de manutenção habitual. Se for necessário reposição, fazê-la com dois terços de soro glicosado a 5% e um terço de soro fisiológico.
- Administrar solução de manutenção por 48 a 72 horas.
- Monitorizar níveis séricos de eletrólitos pelo menos duas vezes ao dia.
- Correção da acidose: da maneira habitual, descontando a quantidade de sódio administrada das soluções de reparação ou manutenção.

Hipernatremias euvolêmica e hipervolêmica

- Utilizar diuréticos saluréticos: furosemida, 1mg/kg/dose a cada 4 a 6 horas por via intravenosa.
- Administrar concomitantemente a solução de manutenção habitual.
- Pacientes com função renal comprometida: realizar diálise peritoneal, hemodiálise ou exsangüineotransfusão com sangue heparinizado.

89

ANEMIA NO PERÍODO NEONATAL

Flávio Adolfo Costa Vaz

CONCEITO

Anemia do recém-nascido é conceituada como sendo uma insuficiência de oxigenação tecidual por deficiência absoluta ou relativa de oxigênio.

ETIOPATOGENIA

As alterações hematológicas sofridas pelos recém-nascidos pré-termo (RNPT) sadios nos primeiros meses de vida têm sido objeto de inúmeras pesquisas; no entanto, dúvidas ainda persistem concernentes a vários aspectos da "anemia fisiológica" dessas crianças.

Em razão do seu nascimento antecipado, essas crianças não se encontram perfeitamente preparadas para a vida extra-uterina, necessitando de uma rápida adaptação ao meio exterior. Essa adaptação se traduz por uma série de modificações que tornam os RNPT possuidores de índices hematológicos, em sua maioria, diferentes daqueles encontrados nos adultos e mesmo nos recém-nascidos de termo (RNT). O importante é distinguir quando essas modificações se afastam da normalidade, caracterizando uma verdadeira anemia, uma vez que os valores hematimétricos baixos são normalmente encontrados em prematuros.

Ao nascimento, o RNT e o RNPT são policitêmicos, eritroblastêmicos, hipervolêmicos, hipersiderêmicos, apresentando ainda altos níveis de hemoglobina, de hematócrito e de saturação da transferrina, tendo seus eritrócitos elevado volume corpuscular médio. Estes valores caem progressivamente no decurso das primeiras 8 a 12 semanas de vida, mais acentuadamente ainda nos RNPT, voltando a se elevar em seguida: é a chamada "anemia fisiológica" ou precoce do recém-nascido (Tabelas 89.1 e 89.2).

Aceita-se que a eritropoiese seja uma função dependente das necessidades teciduais do oxigênio e mediada pelos fatores eritropoiéticos renais, responsáveis pelo estímulo das células primitivas nas células da linhagem vermelha.

Na vida fetal, em razão do regime de hipoxia, no qual normalmente vive o feto, níveis elevados dos fatores eritropoiéticos e, conseqüentemente, elevada eritropoiese devem constituir a regra. No sangue do cordão de recém-nascidos normais, de termo e pré-termo e em situações de intensa hipoxia intra-uterina, esta assertiva já foi demonstrada. Depois da primeira semana de vida, os níveis de eritropoetina caem acentuadamente, não sendo mais detectáveis, o que está de acordo com a súbita elevação do teor de oxiemoglobina decorrente da expansão pulmonar ao nascimento. É provável que, posteriormente, quando a queda do nível de hemoglobina atingir um valor muito baixo, insuficiente para satisfazer as necessidades metabólicas teciduais de oxigênio, a atividade eritropoiética retorne de modo significante e, com isto, a eritropoiese.

À semelhança do que acontece com os cardiopatas congênitos cianóticos que apresentam níveis elevados de hemoglobina e de eritropoetina, no período em que deveriam ser baixos em razão do baixo teor de oxiemoglobina, as crianças que nascem em países localizados em grandes altitudes geralmente não apresentam a "anemia fisiológica" das primeiras semanas, uma vez que necessitam produzir mais transportadores de oxigênio para compensar a rarefação ambiental a que são submetidas.

Alguns autores, em recentes trabalhos, mostraram claramente que o nível de hemoglobina total circulante depende, fundamentalmente, das necessidades de transporte de oxigênio requeridas pela massa protéica tecidual ativa existente por quilograma de peso corpóreo, a qual é menor no RNT e no prematuro do que no adulto. Os desnutridos apresentam valores hematimétricos baixos por terem a massa tecidual ativa por quilograma de peso corpóreo menor que o normal; estes índices aumentam com a terapêutica protéica porque a caseína faz aumentar a relação massa tecidual ativa/ kg. Por outro lado, essas crianças respondem à hipoxia com aumento de concentração de hemoglobina,

Tabela 89.1 – Dados hematológicos para recém-nascidos pré-termo – valores médios (Vaz, 1971).

Dados	Nascimento	30 dias	60 dias	70 dias
Ferro (μg/100ml)	180,2	166,5	110,0	–
Siderofilina (μg/100ml)	342,8	347,1	348,6	–
Saturação de siderofilina (%)	64,4	49,3	31,8	–
Hemoglobina (g/100ml)	16,2	10,9	9,2	10,2
Hematócrito (%)	51,4	32,2	27,2	30,9
Eritrócitos (10^6/mm^3)	4,8	3,3	3,0	3,3
Volume corpuscular médio (micracúbica)	105,3	96,1	90,6	90,8
Reticulócitos (%)	2,2	0,8	2,4	3,0
Eritroblastos (por 1.000 células de medula óssea)	309,0	136,5	205,7	–
Mielograma: índice de maturação	5,65	3,62	4,90	–
Mielograma: relação grânulo-eritroblástica	3,93	3,60	2,33	–
Hemoglobina total (g)	24,46	20,46	23,09	27,23
Ferro hemoglobínico total (mg)	83,16	69,56	77,50	92,58
Índice reticulocitário de produção (IRP)* em relação ao normal: Ht = 45% e reticulócitos = 0,5%	2,51	0,38	0,74	1,37

* $IRP = \dfrac{Ht\,(\%) \times reticulócito\,(\%)}{45 \times K}$ K = constante dependente do hematócrito e do tempo de maturação eritrocitário.

Tabela 89.2 – Valores hematológicos médios de recém-nascidos normais de termo e prematuros no período neonatal.

	Sangue do cordão	15 dias de vida		30 dias de vida	
	RN de termo*	Prematuros**	RN de termo*	RN de termo***	Prematuros**
Hemoglobina (g/100ml)	16,8 (137,7-20,1)	15,9 (12,6-21,9)	16,8	13,1 (10,8-15,5)	10,9 (8,7-13,6)
Hematócrito (%)	53,0 (51,3-56,0)	50,2 (40,0-68,0)	52,0	40,5 (31,0-49,0)	32,3 (24,0-38,0)
Nº de eritrócitos (milhões/mm^3)	5,2 (4,6-5,4)	4,8 (3,4-6,1)	5,1	4,3 (3,4-4,7)	3,3 (2,9-4,2)
Volume corpuscular médio (μ^3)	107 (104-118)	104,7 (80,0-127,0)	96,0	93,5 (89,0-100,0)	95,0 (80,0-116,0)
Hemoglobina corpuscular média (μμg/eritr.)	34,0 (33,5-41,4)	33,1 (27,0-39,0)	31,5	30,6 (27,0-34,0)	32,5 (29,0-39,0)
Concentração hemoglobina corpuscular média (%)	31,7 (30,0-35,0)	31,7 (27,0-38,0)	33,0	32,4 (29,0-36,0)	34,1 (29,0-37,0)
Nº de reticulócitos	4,7 (2,7-6,7)	2,7 (0,3-6,8)	0,5	1,4 (0,7-1,5)	0,7 (0,2-2,0)
Nº de eritroblastos (%)	500	1.500	0	0	0
Nº de plaquetas (1.000/mm^3)	200 (85-450)	195,8 (100,0-370,0)	250	250	325,8 (67,0-660,0)
Ferro sérico (μg/100ml)	145,2 (73,0-292,0)***	162,0 (47,0-318,0)	–	124,8 (90,0-168,0)	166,0 (97,0-298,0)
Siderofilina total (mg/100ml)	346,8 (238,0-576,9)***	328,4 (154,0-716,0)	–	286,2 (165,0-400,0)	348,1 (218,0-736,0)
Saturação de siderofilina (%)	43,9 (26,0-79,0)	64,7 (20,0-94,0)	–	44,3 (38,0-61,0)	48,4 (23,0-84,0)

* Diversos autores
** Vaz, F.A.C. (1972)
*** Carelli, C.R. (1972)

demonstrando que a produção dessa substância se encontra limitada por uma menor demanda de oxigênio e não por uma incapacidade de síntese ou carência de elementos necessários para consegui-la.

A diminuição da eritropoiese e, portanto, da produção de eritrócitos leva a um predomínio da hematocatérese, deslocando o equilíbrio dinâmico destruição ⇌ produção para a esquerda. O ferro resultante da destruição dos eritrócitos será armazenado para ulterior utilização, demonstrando não ocorrer, nesse período, carência do metal e sim falta de seu aproveitamento.

Cerca de 75% do ferro do organismo encontra-se nos eritrócitos, constituindo seu patrimônio parcial. Publicações recentes sugerem que o feto se resguarda bem da deficiência de ferro, retirando-o da circulação materna, inclusive quando a ferremia for baixa. Este fato explica o alto e constante nível siderêmico do recém-nascido, particularmente do pré-termo, no sangue do cordão.

A redução da vida média do eritrócito do RNT e do RNPT em relação à da criança de mais idade provocada por mecanismos ainda não perfeitamente conhecidos, porém, seguramente fisiológicos, mostra que essas crianças requerem níveis menores de hemoglobina para ótimas condições de vida.

O RNPT comporta-se de modo semelhante ao RNT, diferindo apenas no grau da "anemia" que é mais acentuada, continuando a ser um processo autolimitado. Por que a "anemia fisiológica" do RNPT é uma variante quantitativamente mais acentuada que a do RNT ainda é uma questão insolúvel.

A anemia no período neonatal pode ser decorrente de três causas: a) hemorragia; b) hemólise; c) hematopoiese deficiente.

a) Anemia por hemorragia

Acidentes obstétricos
- Ruptura do cordão umbilical
- Ruptura de vasos anômalos do cordão umbilical na placenta
- Ruptura das inserções filamentosas do cordão
- Ruptura de vasos em placenta multilobulada
- Placenta prévia
- Descolamento prematuro da placenta
- Incisão da placenta (cesárea)
- Varizes e aneurismas
- Hemorragia feto-materna
- Hemorragia feto-feto
- Hemorragia interna
    intracraniana
    cefalo-hematoma
    retroperitoneal
    ruptura hepática
    ruptura esplênica
    supra-renal

Outros
- Coagulação intravascular disseminada
- Trombocitopenia
- Deficiência de coagulação
- Doença hemorrágica do recém-nascido

b) Anemia por hemólise

Anomalias de membrana das hemácias
- Esferocitose
- Eliptocitose
- Estomatocitose
- Picnocitose

Isoimunização
- Por Rh
- Por ABO
- Outros grupos

Deficiências enzimáticas
- Deficiência de G6PD
- Deficiências de piruvatoquinase

Hemoglobinopatias: HB Zurich

Intoxicações

c) Anemia por hematopoiese deficiente

DIAGNÓSTICO

A anemia que ocorre no período neonatal é devida a uma de três causas: hemorragia, hemólise e hematopoiese deficiente.

Sempre que a causa da anemia não for evidente à primeira vista, sua pesquisa começará na anamnese em que se destacam a história familiar, a materna e a obstétrica; aí, freqüentemente, encontramos elementos importantes para auxiliar a conduta diagnóstica, tais como anemias em outros familiares, episódios inexplicáveis de icterícia ou colelitíase, de esferocitose e até mesmo de eritroenzimopatias. A ingestão de drogas durante o final da gestação, a existência de hemorragias vaginais durante a gravidez, a ocorrência de placenta prévia, o descolamento prematuro de placenta, o tipo de parto, o parto normal ou traumático, único ou múltiplo e as condições de assistência ao parto são situações que devem ser pesquisadas obrigatoriamente.

Evidentemente, o momento em que se configura a anemia tem valor diagnóstico, uma vez que a hemorragia aguda neonatal, a crônica intra-útero ou mesmo a hemolítica grave, por isoimunização, são notadas já às primeiras horas de vida. A anemia de manifestação tardia, geralmente depois dos primeiros dois a três dias, deve-se a processos hemolíticos e quase sempre é associada à icterícia.

A exploração laboratorial é relativamente simples e a sistematização utilizada é a proposta por Oski e Naiman (modificada). Tal sistematização é utilizada como roteiro diagnóstico e diagnóstico diferencial.

ANEMIAS POR HEMORRAGIA

Por hemorragia aguda – encontra-se história de sangramento ou acidente obstétrico. O recém-nascido apresenta palidez na sala de parto ou poucas horas depois. Se a hemorragia for muito intensa, o recém-nascido nasce deprimido, com Apgar baixo e com sinais de choque hipovolêmico.

Nas hemorragias internas encontram-se palidez e hipovolemia sem história de sangramento. Dependendo do local de sangramento, observam-se abaulamento de fontanela (hemorragia intracraniana) e distensão abdominal (ruptura de vísceras parenquimatosas). O laboratório informa apenas a anemia normocrômica normocítica.

Coagulação intravascular disseminada – a CIVD é uma condição clínica que ocorre na presença de uma grande variedade de doenças, na qual existe geração de trombina *in vivo*, com aceleração da conversão de fibrinogênio em fibrina. No processo de formação de fibrina ocorre consumo e diminuição dos níveis de vários fatores da coagulação (fibrinogênio, fatores II, V, VIII, XIII) e de plaquetas. É a causa mais comum de sangramento em recém-nascidos gravemente doentes, sendo mais freqüentes no período neonatal do que em qualquer outra fase da idade pediátrica.

Deve ser suspeitada quando ocorrem sangramentos espontâneos ou por meio de punções de vasos ou ainda na vigência de tromboses em recém-nascidos com algumas das condições predisponentes: hipotensão mantida, septicemia, vírus (herpes, citomegalovírus, rubéola), fungos (*Candida*), protozoários (toxoplasmose), acidose grave, hipoxemia, hipotermia, policitemia, retardo de crescimento intra-uterino, parto pélvico com asfixia neonatal grave, sofrimento fetal intraparto, uso de cateteres vasculares, hemangioma cavernoso, complicações obstétricas (descolamento prematuro de placenta, pré-eclâmpsia, feto morto gemelar, embolia amniótica), lesão cerebral, enterocolite necrotizante, hemólise intravascular, reações antígeno-anticorpo.

Dados laboratoriais:
- anemia;
- plaquetopenia (< 100.000);
- aumento dos produtos de degradação da fibrina;
- tempo de protrombina elevado;
- eritrócitos fragmentados ou distorcidos;
- tempo de tromboplastina parcial ativado elevado;
- fibrinogênio diminuído e também fatores II, V e VIII;
- tempo de trombina elevado.

Trombocitopenias – as causas de plaquetopenia do recém-nascido são numerosas e podem apresentar no quadro clínico uma anemia importante, acompanhado de sangramento gastrintestinal, umbilical e púrpura.

Doença hemorrágica do recém-nascido – resulta na deficiência transitória e grave de fatores dependentes da vitamina K, caracteriza-se por sangramento, que tende a ser gastrintestinal, nasal, subgaleal ou intracraniano. Os TP, TC e TR do plasma estão prolongados, níveis dos fatores II, VII, IX e X estão significativamente diminuídos.

ANEMIAS POR HEMÓLISE

Anemias hemolíticas por alteração de membrana

Esferocitose – pode manifestar-se no período neonatal com anemia, icterícia devido à bilirrubina indireta (que pode ser suficientemente intensa para causar kernicterus) e raramente esplenomegalia.

Dados laboratoriais:
- anemia moderada;
- reticulocitose (5 a 15%);
- bilirrubina indireta desde normal até níveis elevados;
- esfregaço de sangue com esferócitos;
- prova de fragilidade osmótica: os esferócitos são hemolisados em soluções menos hipotônicas do que as hemácias normais;
- teste de auto-hemólise: verifica-se ruptura espontânea após incubação a 37°C por 48 horas (o normal é que ocorra hemólise em menos de 4% das hemácias, sendo que, no caso de esferocitose, ocorre em 10 a 50% das hemácias). Recomenda-se fazer os testes nos pais e nos irmãos.

Eliptocitose – assintomáticos na maioria dos casos. Raramente pode haver anemia no período neonatal, que freqüentemente desaparece até o primeiro ano de vida.

Dados laboratoriais:
- hemoglobina normal ou pouco diminuída;
- reticulocitose < 4%;
- esfregaço de sangue com mais de 15% de eliptócitos;
- as provas de fragilidade osmótica e auto-hemólise estão alteradas apenas nos casos muito graves.

Estomatocitose – assintomática na maioria dos casos. Nos casos graves pode haver anemia, icterícia e reticulocitose.

Dados laboratoriais:
- hemoglobina normal ou baixa;
- reticulocitose < 4%;
- esfregaço de sangue periférico com 10 a 50% de estomatócitos (a área central da hemácia se parece com uma fenda alongada).

Picnocitose – doença rara. Pode haver anemia, icterícia, reticulocitose e raramente esplenomegalia. Geralmente, manifesta-se na primeira semana de vida e a hemólise tende a progredir até atingir um máximo por volta da terceira semana.

Dado laboratorial:
- esfregaço de sangue periférico com mais de 5% de picnócitos (hemácias deformadas de contornos irregulares, intensamente coradas, com múltiplas projeções em forma de espinho).

Anemias hemolíticas do recém-nascido por incompatibilidade sangüínea materno-fetal

INCOMPATIBILIDADE Rh – pode apresentar-se sob três formas:

1. Hidropisia fetal: palidez profunda, anasarca, petéquias, taquicardia, acentuada hepatoesplenomegalia. Placenta geralmente aumentada e cordão umbilical edemaciado.
2. Anêmica: predomínio da palidez (que já pode estar presente ao nascimento), sendo necessário fazer diagnóstico diferencial com hemorragia feto-materna, ou de aparecimento mais insidioso, atingindo uma anemia importante em torno da segunda ou terceira semana de vida. Pode ser acompanhada de hepatoesplenomegalia discreta ou acentuada.
3. Ictérica: é a forma mais comum. Apresenta icterícia já nas primeiras 24 horas de vida, atingindo seu máximo no terceiro ou quarto dia de vida. Associada com palidez progressiva e hepatoesplenomegalia.

Dados laboratoriais:
- anemia (Hb < 13g% no cordão);
- aumento de reticulócitos e eritroblastos;
- plaquetopenia;
- aumento de bilirrubinas devido à bilirrubina indireta;
- tipagem sangüínea materna Rh negativo;
- tipagem sangüínea do RN Rh positivo;
- Coombs direto do RN positivo;
- Coombs indireto da mãe positivo.

INCOMPATIBILIDADE ABO – icterícia de aparecimento precoce, nas primeiras 24 horas de vida, geralmente menos intensa do que a verificada na incompatibilidade do sistema Rh. A anemia é moderada, raramente determinando palidez clinicamente detectável. Pode ocorrer hepatoesplenomegalia. Hidropisia fetal praticamente não existe.

Dados laboratoriais:
- anemia moderada;
- aumento de reticulócitos e eritroblastos;
- aumento de bilirrubinas devido à bilirrubina indireta;
- tipagem sangüínea materna O;
- tipagem sangüínea do RN A, B ou AB;
- Coombs direto freqüentemente negativo;
- pesquisa de anticorpos anti-A ou anti-B no recém-nascido de grupo A ou grupo B (prova de eluato);
- pesquisa de anticorpos IgG anti-A e/ou anti-B no sangue materno (pesquisa de hemolisinas).

Deficiências enzimáticas

DEFICIÊNCIAS DE G6PD – doença hereditária, de caráter ligado ao sexo, de dominância incompleta. Algumas drogas e estados mórbidos são responsáveis pela hemólise nos indivíduos com deficiência dessa enzima: primaquina, cloroquina, quinidina, ácido acetilsalicílico, nitrofurantoína, furazolidona, sulfas, probenecid, vitamina K, cloranfenicol, acidose, viroses, pneumonias bacterianas.

Esses agentes podem desencadear hemólise e o recém-nascido apresentará quadro de anemia discreta associada com icterícia por hiperbilirrubinemia indireta. Pode aparecer já na primeira semana de vida.

Dados laboratoriais:
- hemoglobina normal ou discreta diminuição;
- reticulose aumentada;
- bilirrubinas aumentadas devido à bilirrubina indireta;
- dosagem de G6PD menor do que 12 ± 1, 17 un. va. dens. ot./min/gHb.

DEFICIÊNCIA DE PIRUVATOQUINASE – entidade rara, com quadro clínico de anemia acompanhado de icterícia por hiperbilirrubinemia indireta, com esplenomegalia. É de herança autossômica recessiva.

Dados laboratoriais:
- anemia;
- bilirrubina indireta elevada;
- dosagem de enzima baixa.

Hemoglobinopatias

A única importante que pode dar sintomatologia no período neonatal é a hemoglobina de Zurich. Foi descrita em uma família suíça, inicialmente em uma criança e depois no pai. A crise hemolítica ocorreu poucos dias após o uso de sulfamídicos. Os eritrócitos apresentam corpúsculos de inclusão ou corpos de Heinz que podem ser demonstrados logo após o nascimento e não necessariamente associados com a administração de drogas ou outros fatores. A esplenectomia melhora sensivelmente a hemólise da hemoglobina instável, dando ao paciente melhores condições de vida.

Dados laboratoriais:
- anemia;
- reticulocitose;
- icterícia devido à bilirrubina indireta;
- eletroforese de hemoglobina: mostra uma fração migrando na mesma posição da hemoglobina S. Em estudo estrutural, a hemoglobina de Zurich tem arginina na posição 63, enquanto na hemoglobina A tem nessa posição a histidina.

Intoxicação

Uso de doses elevadas de vitamina K sintética no recém-nascido ou em sua mãe antes do trabalho de parto pode levar a uma hemólise tóxica e icterícia por hiperbilirrubinemia indireta.

TRATAMENTO

O uso de transfusões de sangue, a partir das primeiras semanas de vida, em RNPT sadios, foi proposto principalmente pelos autores franco-italianos. Eles indicavam transfusões de sangue total ou de concentrado de glóbulos em doses únicas ou múltiplas, visando ao rápido aumento da massa eritrocitária, das reservas de sais e hormônios, da curva ponderal e da concentração de hemoglobina. Isso, no entanto, postergava o reinício da eritropoiese, além de submeter o RNPT ao risco transfusional: preferiu-se, portanto, reservar tal medida a situações em que ocorressem sinais clínicos característicos de anemia não acompanhados de reticulocitose adequada.

Com relação ao uso profilático ou terapêutico de ferro nesse período, numerosos autores não obtiveram melhora da anemia precoce do RNPT pela sua administração em diferentes formas, como oral, parenteral ou dieta enriquecida pelo metal, parecendo, entretanto, reduzir o número dos casos de anemia tardia ferropênica. Outros autores defendem a administração de ferro nas primeiras semanas de vida do RNPT sadio, argumentando que o metal contido na dieta normal é insuficiente e que tal conduta elevaria o nível de hemoglobina e mesmo beneficiaria o desenvolvimento pondo-estatural.

O Comitê de Nutrição da Academia Americana de Pediatria, em 1969, recomendou a administração profilática de ferro na dose de 2mg/kg/dia desde o segundo mês de vida a RNPT sadios e recém-nascidos de baixo peso (RNBP) ao nascer. Evidentemente, o ferro administrado nessa ocasião não irá alterar a queda do nível de hemoglobina dessas crianças, nem antecipar o reinício da eritropoiese. Uma vez que não há carência do metal, havendo mesmo nível plasmático elevado, todo ferro administrado será absorvido e estocado em tecidos parenquimatosos, providenciando recurso para ulterior síntese de hemoglobina.

Fornecer ferro além do que lhes é ofertado pela dieta láctea rotineira ou transfundir sangue a RNPT que nasceram bem e evoluem normalmente antes dos 60 dias de vida parece ser desnecessário. Se não houver distúrbios nutricionais ou doenças capazes de alterar a crase sangüínea e o nível sérico de ferro se mantiver, a redução dos valores hematimétricos não significará carência de elementos necessários à eritropoiese, sendo, portanto, absolutamente fisiológica.

Acreditamos que nesse período a criança não necessita de maior quantidade de hemoglobina e, portanto, de ferro, pois sendo capaz de metabolizar e intensamente não o faz, apesar de lhe sobrar matéria-prima. Isto provavelmente ocorre por ter ela, nesse período, menor atividade, massa protéica ativa por quilograma de peso corpóreo relativamente pequena (Viteri et al.) e, por conseguinte, sua oxigenação poder se satisfazer com baixa concentração de hemoglobina e baixo número de eritrócitos.

Na anemia verdadeira do RNPT, a quantidade de hemoglobina presente não é suficiente para transportar a quantidade de oxigênio necessária ao seu metabolismo. Na "anemia" precoce do RNPT existem apenas valores hematológicos abaixo daqueles aceitos como normais para crianças de mais idade. Assim, anemia é igual à deficiência de transportadoras de oxigênio; os RNPT por nós estudados, em um local de altitude igual a 750 metros em relação ao nível do mar, não apresentam uma verdadeira anemia, mas sim valores hematológicos baixos.

Todo RNPT que, em nosso meio, tenha como único fator desfavorável o nascimento antecipado, que evolua normalmente sem intercorrência, deverá ser apenas controlado periodicamente quanto a seus valores hematimétricos, particularmente concentração de hemoglobina, hematócrito, contagem de reticulócitos no sangue periférico, ferritina e ferro séricos. Até o 60º dia, ele poderá apresentar valores hematimétricos baixos, sem que na realidade apresente deficiência de oxigenação tecidual por falta de transportador desse elemento, tendo capacidade e substrato para a síntese de hemoglobina, executando-a apenas à medida de suas necessidades.

Sugerimos utilizar, a fim de agirmos com o máximo de segurança, os valores de 7g/100ml para a concentração de hemoglobina, 50g/100ml para o ferro sérico e 1% para o número de reticulócitos, no 60º dia de vida do RNPT como limites normais mínimos, abaixo dos quais uma investigação minuciosa deverá ser realizada.

Uma situação caracterizada por comprometimento da produção de hemoglobina, levando o RNPT a uma real anemia, é sugestiva quando encontramos índices normais referentes à morfologia corpuscular, concentração de hemoglobina e número de reticulócitos baixos e ferro sérico elevado.

Quando o distúrbio for caracterizado pelo aumento da destruição dos eritrócitos, comparados aos valores propostos, encontramos concentração de hemoglobina baixa, índices referentes à morfologia corpuscular normais, número de reticulócitos aumentado e ferro sérico igual ou aumentado.

A deficiência de produção de hemoglobina por carência de ferro é sugestiva quando, em relação aos valores propostos, encontramos concentração de hemoglobina, índices referentes a morfologia corpuscular e ferro séricos baixos e número de reticulócitos igual ou discretamente aumentado. A ferroterapia, nesse caso, é obrigatória. Prescrever ferro elementar na dose de 5mg/kg/dia, dividido em 2 ou 3 doses e administrado entre as refeições. A administração deve ser mantida até um mês após a correção dos níveis de hemoglobina. Com isso, há reposição também dos estoques de ferro no organismo.

O ferro elementar pode ser encontrado nas formas:

Sulfato ferroso – 25mg equivale a 5mg de Fe.
Gluconato ferroso – 40mg equivale a 5mg de Fe.
Fumarato ferroso – 15mg equivale a 5mg de Fe.

Alguns RNPT extremos podem desenvolver anemia sintomática, apresentando dificuldade para alimentarem-se, taquicardia, letargia, dispnéia após alimentação e taquipnéia.

Para se avaliar o grau de anemia do RNPT que não tenha recebido transfusões, nem apresente outras doenças no momento, utiliza-se não apenas o nível de hemoglobina, mas também o "índice de oxigênio disponível" calculado pela seguinte fórmula:

$$OD = (0,54 + 0,005 \times \text{idade em semanas}) \times Hb$$

OD = oxigênio disponível em ml/dl de sangue;
idade em semanas; pré-natal + pós-natal.

RN com valores de "oxigênio disponível" menores do que 7ml/dl podem tornar-se sintomáticos e, portanto, devem receber transfusão de sangue.

Freqüentemente, surge a necessidade de transfusão de sangue e/ou derivados. Colocamos a seguir algumas normas usadas para regulamentar a transfusão de sangue, de plasma e de albumina.

NORMAS PARA TRANSFUSÕES NA ANEMIA

Transfundir papa de eritrócitos (10ml/kg) nas seguintes situações:

- Todo RN com níveis de hemoglobina menores ou iguais a 12g% nas primeiras 48 horas de vida e menores ou iguais a 10g% nas 48 horas subseqüentes.
- Todo RN com níveis de hemoglobina menores ou iguais a 7g% em qualquer idade.
- RNT entre a 1ª e a 12ª semanas de vida, níveis de hemoglobina menores e iguais a 9g%, reticulócitos menores ou iguais a 0,5%, particularmente ao portador de processo infeccioso e/ou hemorrágico/hemolítico.
- RNPT entre a 1ª e a 8ª semanas de vida, com níveis de hemoglobina menores ou iguais a 8%, reticulócitos menores ou iguais a 0,5%, particularmente ao portador de processo infeccioso e/ou hemorrágico/hemolítico.

Transfundir papa de eritrócitos (10ml/kg) usando eritrócitos "lavados" nas seguintes situações:

- Casos de forma anêmica de incompatibilidade sangüínea Rh e casos de incompatibilidade sangüínea ABO:
  – se nos primeiros dias de vida, hemoglobina menor ou igual a 12g% com reticulócitos maior ou igual a 0,5%;
  – até o fim da 4ª semana se hemoglobina menor ou igual a 11g% com reticulócitos maior ou igual a 0,5%;
  – para RNPT os níveis de hemoglobina são de 12 e 10g%, respectivamente, mantendo a porcentagem de reticulócitos.
- Em RNT com o objetivo de inibir a eritropoiese.

Transfundir sangue total, fresco de preferência (15ml/kg) nas seguintes situações:

- Anemia por hemorragias.
- Anemia grave por intensa hemólise.
- Anemia grave que acompanha processos infecciosos graves e persistentes.
- Colheitas seriadas de exames de sangue em RN sob cuidados intensivos.

Transfundir albumina humana (1 a 2g/kg), solução a 25%, nas seguintes situações:

- Hipoalbuminêmicos: repetir até três vezes/semana.
- Hipoalbuminêmicos com distúrbios hidroeletrolíticos, edemaciados.
- Ictéricos graves, precedendo a exsangüineotransfusão.

Observações:

a) Contra-indicado na presença de anemia com hipervolemia.
b) Na falta de albumina, tem-se usado plasma, cerca de 15ml/kg, com o objetivo de elevar a albumina plasmática e a conseqüente capacidade de ligação com a bilirrubina, diminuindo a porcentagem da bilirrubina livre, difusível, potencialmente tóxica. A diminuição dessa fração difusível no plasma ainda determina um gradiente, do extra para o intravascular.

Nas síndromes hemorrágicas a abordagem terapêutica é a seguinte:

Doença hemorrágica do RN

- Administrar Kanakion® 1 a 2mg por VO ou IM, sendo esta última a via de preferência. Em RNPT extremos pode ser necessária a utilização de 2 a 3mg.
- Prescrever plasma (15ml/kg) ou sangue fresco (20ml/kg) se a perda tiver sido de intensidade tal que comprometa o volume plasmático.

Coagulação intravascular disseminada

- Realize sempre que possível exsangüineotransfusão com sangue fresco estocado no máximo há 48 horas.

Repetir o procedimento sempre que os valores laboratoriais (coagulograma e plaquetas) se mostrem alterados e os sinais clínicos retornarem.
- Não sendo possível a realização da exsangüineotransfusão, utilize heparina na dose inicial de 100UI/kg/dose por IV. Dose de manutenção: 100UI/kg/dose a cada 4 horas. TC = 20 a 30 minutos; TTP = 60 a 70s, se o normal for 40s.

Deficiência congênita de fatores VIII e IX
- Administre o concentrado de fatores na dose de 15-20UI/kg/dia durante 2 a 4 dias por via IV, considerando que 1UI de fator VIII ou IX/kg de peso eleva em 1% o nível sangüíneo desses fatores.
- O crioprecipitado pode ser usado na dose de 20UI/kg/dia por via IV, na deficiência de fator VIII e nas afibrinogenemias congênitas, mas não na hemofilia por deficiência do fator IX, já que não contém esse fator.
- Não dispondo dos tratamentos acima, utilize plasma fresco, obedecendo à correlação de que 1ml de plasma tem atividade de coagulação semelhante a 1UI do fator.

Trombocitopenias (exceto CIVD)
- Administre concentrado de plaquetas na dose de 1UI/5kg de peso se os níveis estiverem abaixo de 25.000/mm^3 e/ou o RN estiver apresentando sangramento.

RN com púrpura trombocitopênica
- Isoimune: a infusão de 1UI de plaquetas maternas eleva rapidamente (1 hora) as plaquetas do RN a níveis normais, com sobrevida de até 7 dias. A plaquetoferese deve ser repetida se os sinais clínicos (sangramento ou comprometimento neurológico) e laboratoriais (plaquetas abaixo de 25.000) persistirem.
- O uso de corticosteróides é muito controverso: quando utilizado, só o é em crianças com grandes hemorragias: prednisona na dose de 2mg/kg/dia ou sua dose equivalente de dexametasona durante 1 a 2 semanas.

RN submetido a anoxia
- Administre Kanakion® 1 a 2mg IM, uma vez.
- Infunda plasma fresco na dose de 15ml/kg ou sangue fresco 20ml/kg se o sangramento tiver sido muito intenso ou persistir.

Ingestão materna de drogas – barbitúricos, fenotiazídicos e aspirinas – durante a gestação, e meperidina durante o trabalho de parto: procedimento semelhante ao da doença hemorrágica do RN. Outras drogas associadas a trombocitopenias em crianças são as seguintes:

Antibióticos: Cloranfenicol
Cefalosporinas
Sulfisoxasol
Rifampicina

Sedativos anticonvulsivantes:
Difenilhidantoína
Carbamazepina
Clonazepam
Valproato de sódio
Primidona

Quando a plaquetopenia se desenvolve enquanto a criança está tomando a medicação, a terapêutica deve ser modificada quando possível.

Afibrinogenemia congênita
- Concentrado de fibrinogênio na dose 50-100mg/kg IV lento fornece nível plasmático hemostático.
- Atualmente o tratamento dessa doença está sendo realizado com o crioprecipitado na dose acima referida.

MEDIDAS PROFILÁTICAS A SEREM TOMADAS

No caso da doença hemorrágica do RN, administrar sempre, após o nascimento, vitamina K na dose de 1mg por via IM.

Nos casos de anemias hemolíticas raramente há necessidade de indicar transfusão sangüínea. Ocasionalmente é necessário indicar exsangüineotransfusão para prevenir kernicterus. A esplenectomia nos casos de anemia por alteração de membrana de hemácia deve ser protelada até a idade mínima de 4 anos, devido ao risco de infecções.

BIBLIOGRAFIA

BUCHANAN, G.R. – Hemophilia. *Pediatr. Clin. North Am.*, 27:309, 1980.

GROSS, S.J. – Hematologic problems. **In** Klaus, M.H.; Fanaroff, A.A. (eds.). *Care of the High-Risk Neonate*. Philadelphia, Saunders, 1979, p. 341.

GROSS, S.J.; STUART, M.J. – Hemostasis in the premature infants. *Clin. Perinatol.*, 4:259, 1977.

LIGHTSEY, A.L. – Thrombocytopenia in children. *Pediatr. Clin. North Amer.*, 27:293, 1980.

MONTGOMERY, R.R.; HATHAWAY, W.E. – Acute bleeding emergencies. *Pediatr. Clin. North Am.*, 27:327, 1980.

OSKI, F.A.; NAIMAN, J.R. – *Hematologic Problems in the Newborn*. 2nd ed., Philadelphia, W.B. Saunders, 1982.

RAMOS, J.L.A.; LEONE, C.R. – Doença hemorrágica do recém-nascido. **In** Marcondes, E. (Coord.). *Pediatria Básica*. 7ª ed., São Paulo, Sarvier, 1985.

SABIO, H. – Anemia in the high-risk infant. *Clin. Perinatol.*, 11:59, 1984.

VAZ, F.A.C. (Coord.) – *Hematologia Neonatal*. S. Paulo, Sarvier, 1980.

VAZ, F.A.C. – Anemia no período neonatal. **In** Marcondes, E. (Coord.). *Pediatria Básica*. 7ª ed., São Paulo, Sarvier, 1985, p. 396.

VAZ, F.A.C. – *Manual de Atendimento a Recém-Nascidos Normais e Patológicos*. S. Paulo, Sarvier, 1986.

VAZ, F.A.C. – *Problemas Neurológicos do Recém-Nascido*. S. Paulo, Sarvier, 1985.

VAZ, F.A.C.; MANISSADJIAN, A.; ZUGAIB, M. – *Assistência à Gestante de Alto Risco e ao Recém-Nascido nas Primeiras Horas*. São Paulo, Atheneu, 1993.

SINOPSE

ANEMIA NO PERÍODO NEONATAL

ANEMIA FERROPRIVA

Profilaxia

Nos casos de RNPT extremos, que têm menor estoque de ferro em seu organismo, após completar 8 semanas de vida, iniciar o complemento de ferro com 2mg/kg/dia, com seguimento ambulatorial.

Terapêutica

Prescrever ferro elementar na dose de 5mg/kg/dia, dividido em 2 doses diárias, administrados entre refeições e mantido até um mês após a correção dos níveis de hemoglobina.

ANEMIA ASSOCIADA À DEFICIÊNCIA DE VITAMINA E

Nos casos de RNPT extremos, a fim de evitar a anemia, utilizamos, rotineiramente, após as primeiras 48 horas de vida 25mg de vitamina E por dia, por via oral, durante 6 a 8 semanas.

SÍNDROMES HEMORRÁGICAS

Doença hemorrágica do RN
- Administre Kanakion® 1 a 2mg, VO ou IM
- Dê plasma (15ml/kg) em sangue (20ml/kg) fresco se a perda tiver sido grande.

Coagulação intravascular disseminada
- Realize exsangüineotransfusão com sangue fresco (estocado no máximo há 48 horas; repeti-la se necessário).
- Se não for possível a realização da exsangüineotransfusão, use heparina. Dose inicial de 100UI/kg, IV; dose de manutenção: 100UI/kg dose a cada 4 horas, IV, lentamente. Manter TC = 20 a 30 minutos e TTPA = 60 a 70 segundos se o normal for 40 segundos.

Deficiência congênita de fatores VIII e IX
- Administre concentrado de fatores na dose de 15 a 20UI/kg/dia, durante 2 a 4 dias, IV. Observe que 1UI/kg de peso de fator VIII ou IX eleva em 1% o nível sangüíneo desses fatores.
- Crioprecipitado pode ser usado na dose de 20UI/kg/dia por via IV na deficiência de fator VIII e nas afibrinogenemias congênitas, porém não na hemofilia por deficiência do fator IX.
- Não dispondo dos tratamentos anteriores, utilize plasma fresco (1ml de plasma tem atividade de coagulação semelhante a 1 UI do fator).

Trombocitopenias (exceto CIVD)
- Administre concentrado de plaquetas na dose de 1UI/5kg de peso se os níveis estiverem abaixo de 25.000/mm³ e/ou se o RN estiver com sangramento.

RN com púrpura trombocitopênica
- Isoimune: a infusão de 1UI de plaquetas maternas eleva rapidamente (1 hora) as plaquetas do RN a níveis normais, com sobrevida de até 7 dias. A plaquetoferese deve ser repetida se os sinais clínicos e laboratoriais persistirem. O uso de corticóides é controverso.

RN submetido a anoxia
- Administre Kanakion® 1 a 2mg por via IM.
- Infunda plasma fresco (15ml/kg) ou sangue (20ml/kg) fresco se o sangramento for intenso ou persistir.

Ingestão materna de drogas
- Barbitúricos, fenotiazídicos e aspirinas durante a gestação e meperidina durante o trabalho de parto: procedimento igual ao da doença hemorrágica.

Afibrinogenemia congênita
- Concentrado de fibrinogênio na dose de 50-100mg/kg por via IV, lento, fornece nível plasmático hemostático. Pode ser usado o crioprecipitado na dose já referida.

ANEMIAS HEMOLÍTICAS

1. Anemias hemolíticas por alteração de membrana.
2. Anemia hemolítica por incompatibilidade sangüínea materno-fetal.
3. Eritroenzimopatias.
4. Hemoglobinopatias.
5. Intoxicação.

No caso de anemias hemolíticas, raramente há necessidade de indicação de transfusão de sangue. Ocasionalmente é necessário indicar exsangüineotransfusão.

90

DOENÇA HEMOLÍTICA DO RECÉM-NASCIDO

FLÁVIO ADOLFO COSTA VAZ
VERA LÚCIA JORNADA KREBS

INCOMPATIBILIDADE Rh

Na espécie humana, a isoimunização dos indivíduos Rh negativos pode ser produzida por dois mecanismos:
a) hemoterapia, isto é, administração de sangue Rh positivo por via intravenosa, subcutânea, muscular ou intraperitoneal;
b) gestação de filhos Rh positivos.

ISOIMUNIZAÇÃO CAUSADA PELA ADMINISTRAÇÃO DE SANGUE **Rh** POSITIVO – a ocorrência de resposta imunológica à introdução do fator Rh foi confirmada em diversos estudos realizados em voluntários. Os principais fatores na imunização são a repetição do estímulo e o intervalo entre eles. Atuam como fatores secundários o volume de sangue Rh positivo e a via de introdução (intravenosa, subcutânea, muscular ou intraperitoneal). A primeira injeção é conhecida como dose imunizante e as demais, como doses estimulantes. Atualmente, a transfusão de sangue Rh incompatível não é a causa significativa de isoimunização Rh, que ocorre quase exclusivamente como resultado de gestação de feto Rh positivo.

ISOIMUNIZAÇÃO CAUSADA POR GESTAÇÕES DE FETOS **Rh** POSITIVOS – nessa situação, as hemácias do feto Rh positivo, filho de mãe Rh negativa, atravessam a placenta, penetrando na circulação materna, onde estimulam a produção de anticorpos anti-Rh, que são transferidos ao feto durante a gestação e/ou durante o trabalho de parto. O volume de sangue que leva à imunização primária geralmente é de 0,05 a 0,1ml. Os eritrócitos fetais podem ser encontrados na circulação materna no segundo mês de gestação. A isoimunização Rh tende a ocorrer mais freqüentemente em gestações complicadas por toxemia, cesárea ou remoção manual da placenta. Nessas situações, as hemorragias transplacentárias ocorrem mais freqüentemente e em maiores volumes. Na primeira gestação, o risco de sensibilização é pequeno, inferior a 0,5%.

HERANÇA E NOMENCLATURA – há duas teorias para explicar a herança dos antígenos Rh:

Teoria de Fischer e Race (D, C, E, d, c, e) – a hereditariedade dos antígenos é regulada por três pares de genes alelos, muito próximos. Assim, cada indivíduo herda de cada um dos pais três genes: D ou d, C ou c, E ou e. Dessa forma, há dois *loci* para cada gene em cada pessoa, e, quando os dois genes ocupam os dois *loci*, o indivíduo é considerado homozigoto para este gene. De acordo com essa teoria, os três *loci* dos genes Rh nunca se separam, sendo transmitidos como complexos gênicos, ou seja, o indivíduo de genótipo DCE/dce transmite somente DCE ou dce. Os antígenos são reconhecidos pelos anticorpos específicos contra cada um deles (anti-D, anti-C, anti-E, anti-d, anti-c e anti-e).

Teoria de Wiener (Rh-hr) – o sistema Rh é controlado por um único gene, cujo produto imediato, chamado de aglutinógeno, caracteriza-se por especificidades sorológicas que determinam os fatores. Cada fator é reconhecido por um anticorpo específico. Os dois genes, no mesmo indivíduo, podem ser iguais (homozigoto) ou diferentes (heterozigoto). Assim, por exemplo, o gene R° produz o aglutinógeno Rh_o e este, por sua vez, é composto pelos fatores Rh_o, hr' e hr". O quadro 90.1 mostra a comparação entre as duas nomenclaturas do sistema Rh.

Quadro 90.1 – Antígenos Rh – nomenclatura de Fischer (DCE), Wiener (Rh-hr) (Mollison, 1979).

CDE	Rh-hr	CDE	Rh-hr	CDE	Rh-hr
D	Rh$_o$	–	Rh^A	LW	–
C	rh'	–	Rh^B	DEAL	–
E	rh"	–	Rh^C	cE	–
c	hr'	–	Rh^D	–	hr^H
e	hr"	–	Hr$_o$	total Rh	–
f, ce	hr	–	Hr	Go^a	–
Ce	rh$_i$	–	hr^s	–	hr^B
C^w	rh^{wl}	VSe^s	–	R^N	–
C^x	rh^x	C^G	–	Ro^{Har}	–
V, ce^s	hr^v	CE	–	Bas	–
E^w	rh^{w2}	D^w, Wiel	–	1114	–
G	rh^G	E^T	–	–	–

FENÓTIPO E GENÓTIPO – na prática, cinco anticorpos são disponíveis para detectar os antígenos Rh mais importantes, sendo o antígeno D o mais valorizado, e o termo Rh positivo e Rh negativo é usado como sinônimo na ausência ou na presença de D. A determinação dos antígenos presentes na superfície dos glóbulos vermelhos constitui o fenótipo do indivíduo. Entretanto, nem sempre é possível determinar com certeza o genótipo, uma vez que cada antígeno pode ser produto de numerosas combinações de genes. Em geral, o genótipo é determinado por dedução, baseado nas combinações gênicas mais freqüentemente encontradas na população, as quais variam de acordo com a origem racial do indivíduo. Como exemplo, o genótipo CDe/cde aparece com freqüência em 31,1% em brancos e 8,8% em negros. Por outro lado, a freqüência de Rh negativo (D negativo) em japoneses e chineses é cerca de 1%.

D^u E VARIANTES DE D – os indivíduos classificados como D^u são aqueles cujos glóbulos vermelhos não reagem com todos os soros anti-D da mesma maneira que os D positivos, só o fazendo por meio do teste indireto da antiglobulina ou após tratamento dos glóbulos com enzimas. Os glóbulos D^u podem diferir tanto qualitativa quanto quantitativamente dos D positivos. O gene D^u é 12 vezes mais freqüente em negros do que em brancos. Embora apresente baixa antigenicidade, pode ocorrer anemia hemolítica grave em recém-nascido D^u se o soro materno contiver anti-D; da mesma forma, o recém-nascido negativo que tenha anti-D circulante pode apresentar reação hemolítica caso receba transfusão de sangue D positivo. Portanto, o indivíduo D^u positivo deve ser considerado D negativo para receber transfusão, embora a possibilidade de o D^u provocar o aparecimento de anti-D seja remota.

VARIANTES DE D – o antígeno D é composto por várias subunidades, denominadas Rh^a, Rh^b, Rh^c e Rh^d. O indivíduo cujo antígeno D não tenha uma ou mais dessas unidades pode desenvolver anticorpos contra elas que, na prática, são indistinguíveis do anti-D. Isso explica o fato de alguns indivíduos D positivos terem anticorpos anti-D, que não reagem com suas próprias células.

VARIANTES DE C, E, e, c – estes antígenos também apresentam variantes, embora raramente sejam encontrados na população. Alguns desses são: C^w, C^x, E^w, C^u e E^u, E^t e hr^s.

ANTÍGENO G (rh^G) – o antígeno G acompanha os antígenos C ou D; raramente o antígeno G pode estar presente em glóbulos D negativos, ou glóbulos D positivos não possuem G. Os anticorpos anti-G reagem com C e com D. A existência de G explica por que algumas pessoas D negativas desenvolvem anti-C + D, embora tenham sido sensibilizadas com células D positivas, porém C negativas. Explica ainda o fato de algumas pessoas D negativas desenvolverem anticorpos que reagem com D ao receberem glóbulos D negativos e C positivos. Os glóbulos G positivos reagem com soros anti-CD, mas não reagem com os soros anti-C e anti-D isoladamente.

ANTICORPO ANTI-Rh – alguns casos de anticorpos naturais do sistema Rh foram descritos, como o anti-E e o anti-C^w. Em geral, são anticorpos IgM, que ocorrem em pessoas sem história anterior de transfusão e/ou gravidez.

Com exceção desses anticorpos mencionados, na maior parte dos casos os anticorpos anti-Rh são conseqüência de imunização anterior. O antígeno D é o mais imunogênico de todos, seguido dos antígenos c e E. A maior parte dos anticorpos anti-D descritos são da classe IgG, cujas subclasses mais freqüentemente observadas são IgG$_1$ e IgG$_3$.

INCOMPATIBILIDADE ABO

Os anticorpos anti-A e anti-B são imunoglobulinas G que se desenvolvem sob a ação de diversos estímulos imunológicos: transfusão de sangue incompatível, ação de diversas vacinas e soros e gravidez heteroespecífica, que é o estímulo mais comum para a formação de anticorpos. Ao lado dos anticorpos, as hemolisinas anti-A ou anti-B estão presentes no soro da gestante imunizada na incompatibilidade ABO, podendo levar à hemólise no recém-nascido. O quadro 90.2 apresenta os anticorpos séricos envolvidos no sistema ABO, e o quadro 90.3, os fenótipos, os genótipos, os antígenos eritrocitários.

Quadro 90.2 – Anticorpos naturais (IgM) e imunes (IgG) do sistema ABO.

Anticorpos naturais (IgM)	Anticorpos imunes (IgG)
Completos	Incompletos, bloqueadores
19S	7S
Peso molecular = 1.000.000	Peso molecular = 160.000
Aglutinam eritrócitos em meio salino: com outras técnicas não se observa elevação do título	Aglutinam eritrócitos em meio coloidal, com o soro de Coombs e sob ação enzimática
Neutralizáveis mediante substâncias solúveis dos grupos sangüíneos	Não completamente neutralizáveis mediante substâncias solúveis dos grupos sangüíneos
Não-hemolítico em presença de complemento	Ação hemolítica em presença de complemento
Atividade ótima *in vitro* a baixa temperatura (4°C)	Atividade ótima *in vitro* a temperatura normal (37°C)

Quadro 90.3 – Fenótipos, genótipos, antígenos eritrocitários séricos envolvidos no sistema ABO.

Fenó-tipo	Genó-tipo	Antígenos eritrocitários	Anticorpos séricos	Reage com antígeno
O	OO	Ausentes	IgM anti-A IgM anti-A$_1$ IgM anti-B	A$_1$ e A$_2$
A$_1$	A$_1$A$_1$ A$_1$O	A$_1$	IgM anti-B IgM anti-A$_2$	B A$_2$ e O
A$_2$	A$_2$A$_2$ A$_2$O	A$_2$	IgM anti-B	B
B	BB BO	B	IgM anti-A IgM anti-A$_1$	A$_1$ e A$_2$ A$_1$
A$_1$B	A$_1$B	A$_1$ B	Ausentes IgM anti-A$_2$ (rara)	A$_2$ e O A$_2$ e O
A$_2$B	A$_2$B	A$_2$ B	Ausentes	–

DIAGNÓSTICO CLÍNICO DA INCOMPATIBILIDADE SANGÜÍNEA MATERNO-FETAL

Sistema Rh

Os recém-nascidos portadores de incompatibilidade sangüínea materno-fetal pelo sistema Rh apresentam quatro sinais clássicos: icterícia, anemia, edema e hepatoesplenomegalia, sendo mais importantes os dois primeiros. A icterícia raramente é observada ao nascimento, tornando-se evidente geralmente nas primeiras horas de vida e intensificando-se progressivamente, podendo surgir sinais de encefalopatia bilirrubínica nos primeiros dias de vida.

Com relação à anemia, nota-se em geral palidez cutânea moderada. Os casos gravemente anêmicos podem-se acompanhar de insuficiência cardíaca congestiva, anasarca, ascite, derrames pleurais e pericárdicos, abafamento de bulhas, petéquias, taquicardia e hepatoesplenomegalia, caracterizando a hidropisia fetal.

Freqüentemente, esses fetos nascem mortos ou falecem horas após o nascimento. O recém-nascido com doença hemolítica pelo sistema Rh pode desenvolver a chamada forma anêmica da doença, com icterícia discreta, sem atingir níveis de exsangüineotransfusão, e queda progressiva da concentração de hemoglobina, podendo ocorrer anemia grave. Essas crianças apresentam níveis elevados de anticorpos anti-Rh.

O hemograma traduz a intensidade do processo hemolítico e a capacidade de compensação medular e do sistema retículo-endotelial. Observa-se diminuição acentuada da concentração de hemoglobina: níveis inferiores a 13g/100ml indicam gravidade. No hidrópico, os valores podem ser tão baixos quanto 3 a 5g/100ml. Os esferócitos podem chegar a 6% e os eritroblastos até 20/100 leucócitos. Plaquetopenia é achado freqüente nos casos mais graves. Os níveis de bilirrubina no cordão iguais ou superiores a 3,5g/100ml indicam gravidade, sendo indispensável a determinação seriada, que constitui o parâmetro para indicação de exsangüineotransfusão. No quadro 90.4 está apresentada a comparação entre os dois tipos de incompatibilidade sangüínea materno-fetal Rh e ABO.

Sistema ABO

Cerca de 30% das gestações podem apresentar incompatibilidade pelo sistema ABO, sendo 75% desse grupo constituído por mães do grupo O e recém-nascido do grupo A ou B; somente um pequeno número de casos se traduz por doença hemolítica. O sinal clínico fundamental é a icterícia, de aparecimento precoce, nas primeiras 24 horas de vida, e menos intensa do que a verificada na incompatibilidade pelo sistema Rh. A anemia é moderada, raramente determinando palidez; pode ocorrer hepatoesplenomegalia.

O hemograma revela discreta diminuição da hemoglobina, raramente abaixo de 10g/dl, com aumento dos reticulócitos e dos eritroblastos. Eventualmente, encontram-se microesferócitos, responsáveis pelo aumento da fragilidade osmótica. A alteração mais importante é o aumento dos níveis de bilirrubina. A de-

Quadro 90.4 – Comparação entre incompatibilidade Rh e ABO (Oski e Naiman, 1982).

Grupo sangüíneo	Rh	ABO
Mãe	Negativo	O
Recém-nascido	Positivo	A ou B
Tipo de anticorpos	IgG	IgG
Aspectos clínicos		
– ocorrência no 1º filho	5%	40-50%
– previsão de gravidade nas gestações seguintes	Possível	Nenhuma
– recém-nascido natimorto e hidrópico	Freqüente	Raro
– anemia grave	Freqüente	Rara
– grau de icterícia	+++	+
– hepatoesplenomegalia	+++	+
Quadro laboratorial		
– Coombs direto	+	±
– anticorpos maternos	Sempre presentes	Difícil detecção
– esferócitos	–	+
Tratamento		
– necessidade de profilaxia	Sim	Não
– valor da fototerapia	Limitado	Grande
– exsangüineotransfusão		
– freqüência	2/3	1%
– grupo sangüíneo do doador	Rh negativo, grupo específico quando possível	Rh o mesmo do RN, grupo O
– anemia tardia	Comum	Rara

terminação dos tipos sangüíneos materno e do recém-nascido revelam quase sempre mãe do grupo O e recém-nascido do grupo A ou B. O teste de Coombs direto geralmente é negativo. Quanto ao teste de Coombs indireto no soro do recém-nascido, a presença de anticorpos livres anti-A no soro do recém-nascido do grupo A, ou anti-B em recém-nascido do grupo B, filhos de mães do grupo O, constitui evidência de incompatibilidade ABO. Por outro lado, o teste de Coombs indireto no soro materno deve revelar a presença de anticorpos imunes anti-A ou anti-B.

TRATAMENTO

Identifique, por meio dos seguintes exames de sangue, o tipo de incompatibilidade e a presença e a intensidade da anemia e da hiperbilirrubinemia:

a) Sangue materno: grupo sangüíneo, Coombs indireto, dosagem de hemolisinas anti-A e anti-B.
b) Sangue do recém-nascido: hemograma, hematócrito, grupo sangüíneo, Coombs direto, bilirrubinas totais e frações.

O tratamento inclui medidas gerais, fototerapia e exsangüineotransfusão.

Medidas gerais

O recém-nascido deve receber alimentação por via oral sempre que possível, para diminuir o ciclo entero-hepático da bilirrubina. Se a via oral não for possível, administrar soro glicosado por via parenteral. Qualquer medicação que possa interferir com o metabolismo da bilirrubina ou com sua ligação com a albumina (por exemplo: ácidos graxos por via intravenosa) deve ser descontinuada. Todos os fatores associados que possam tornar o sistema nervoso central mais suscetível à toxicidade da bilirrubina (por exemplo: hipoxia, acidose) devem ser corrigidos.

Fototerapia

Os níveis de bilirrubina sugeridos para indicar fototerapia estão apresentados na tabela 90.1.

Tabela 90.1 – Níveis de bilirrubina indireta (mg%) sugestivos da indicação de fototerapia (Ramos et al., 1993)*.

Peso de nascimento (g)	Idade		
	> 24h	> 48h	> 72h
> 2.500	12	14	16
2.001-2.500	10	12	14
1.500-2.000	6	8	8
< 1.500	6	6	6

* Na incompatibilidade Rh, a indicação deve ser mais liberal e precoce. Na presença de fatores agravantes (asfixia, acidose, hipotermia, alterações do sistema nervoso central), reduzir 2mg%.

Os aparelhos utilizados podem ser os convencionais (lâmpada fluorescente branca) ou aqueles com lâmpada de quartzo halógena.

Indicações da exsangüineotransfusão

1. Sem necessidade de exames (logo ao nascimento):
   – recém-nascido ictérico e/ou pálido, hepatoesplenomegalia, edema, insuficiência cardíaca congestiva, hemorragias, petéquias;
   – antecedentes de kernicterus, feto morto, hidrópico, dados laboratoriais de sensibilização materna e/ou recém-nascido de alto risco.
2. Nas primeiras 24 horas de vida, depois dos resultados de exames:
   – sangue do cordão umbilical: teste de Coombs direto positivo, bilirrubina indireta > 4mg/dl (≥ 3,5mg/dl no recém-nascido de baixo peso), hemoglobina ≤ 13g/dl, elevação da bilirrubina indireta ≥ 0,5mg/dl/h.
   Observação: se os exames acima estiverem nos limites perigosos e o recém-nascido em bom estado, indicam exsangüineotransfusão a referência de antecedentes de feto morto, hidrópico ou RN com kernicterus.
3. Após as primeiras 24 horas de vida:
   – bilirrubina indireta de acordo com os valores da tabela 90.2;
   – a exsangüineotransfusão deverá ser repetida se os valores de bilirrubina atingirem os níveis que indicaram a primeira exsangüineotransfusão.
4. Nos recém-nascidos cuja indicação de exsangüineotransfusão é duvidosa, são fatores agravantes:
   – reticulócitos e/ou eritroblastos elevados;
   – hemoglobina igual a 13g/dl e diminuindo nas primeiras 24 horas;
   – recém-nascido pré-termo;
   – existência de doenças: asfixia perinatal, hipoxemia prolongada, hipotermia persistente, hemólise, infecções, hipoglicemia, aumento dos ácidos graxos livres;
   – sinais de sofrimento cerebral: torpor, sucção e/ou deglutição fracas, ausência de reflexos arcaicos, opistótono;
   – ingestão de drogas pela mãe ou pelo recém-nascido capazes de deslocar a ligação bilirrubina-albumina (sulfas, diazepínicos, cefalosporinas).
5. Repetição da exsangüineotransfusão:
   – bilirrubina indireta de acordo com os valores da tabela 90.1.
6. Controles laboratoriais:
   – sangue do doador: Na, K, Hb, Ht. Contra-indicam Na > 170mEq/l, K = 10mEq/l, Hb < 13g/dl;
   – RN: bilirrubinas, Hb, Ht, glicemia – nos horários pré-exsangüineotransfusão, pós, 6, 12 e 24 horas após. Na, K: pré e pós (repetir a dosagem de eletrólitos se o resultado pós estiver anormal).

BIBLIOGRAFIA

BECK, M.L.; DIXON, J.; LAWSON, N.S.; OBERMAN, H.A. – Anti-C as a naturally ocorring antibody. *Transfusion*, 8:387, 1968.

CLOHERTY, J.P. – Neonatal hyperbilirrubinemia. In Cloherty, J.P.; Stark, A.R. (eds.). *Manual of Neonatal Care*. 3nd ed., Boston, Little Brown, 1991, p. 298.

LANDSTEINER, K.; WIENER, A.S. – Na agglutinable factor in human blood recognizable by imune sera for Rhesus blood. *Proc. Soc. Exp. Biol.*, 43:223, 1940.

LEVINE, P.; CELANO, M.J.; WALLACA, J.; SANGER, R. – A human "D like" antibody. *Nature*, 198:596, 1963.

RAMOS, J.L.A.; VAZ, F.A.C.; DE ARAÚJO, M.C.; QUINTAL, V.S. – Recém-nascido com icterícia. In Vaz, F.A.C. Manissadjian, A.; Zugaib, M. (eds.). *Assistência à Gestante de Alto Risco e o Recém-Nascido nas Primeiras Horas*. São Paulo, Atheneu, 1993, p. 277.

ROZENBLIT, J.; SALOMÃO, A.J.; VAZ, F.A.C. – Anemia hemolítica do recém-nascido por incompatibilidade sanguínea materno-fetal. In Vaz, F.A.C. (ed.). *Hematologia Neonatal*. São Paulo, Sarvier, 1980, p. 164.

ZIPURSKY, A.; BOWMAN, J.M. – Isoimmune hemolytic diseases. In Nathan, D.G.; Oski, F.A. (eds.). *Hematology of Infancy and Childhood*. Philadelphia, W.B. Saunders Company, 1993, p. 44.

Tabela 90.2 – Sugestões para a indicação de exsangüineotransfusão.

Peso de nascimento	< 1.000g	1.000-1.249	1.250-1.499	1.500-1.999	2.000-2.499	≥ 2.500
BI*	9-10	10-13	13-15	15-17	17-18	18-20

* Bilirrubina indireta (mg/dl) no plasma.

Observações:
a) Os valores numéricos da bilirrubinemia não são apresentados como indicação absoluta; na presença de fatores agravantes, considerar os níveis mínimos para indicar a exsangüineotransfusão; na ausência desses fatores, considerar o nível máximo.
b) Os fatores agravantes são: asfixia perinatal, hemólise importante, infecção grave, acidose, hipoglicemia, hiperglicemia, história de hipotermia grave, alterações do sistema central.
c) Esses níveis são válidos durante o período neonatal.
d) Em geral, não se tem indicado exsangüineotransfusão com níveis inferiores a 10mg/dl. A sobrevida cada vez maior de crianças com peso de nascimento inferior a 1.000g e a ocorrência de encefalopatia bilirrubínica com níveis < 10mg/dl sugerem que seja considerada essa indicação em crianças desse grupo.
e) A idade pós-natal não está sendo valorizada nessas sugestões por ser duvidoso que o risco de encefalopatia seja menor com alguns dias de idade em relação ao primeiro e ao segundo dia.

SINOPSE

DOENÇA HEMOLÍTICA DO RECÉM-NASCIDO

O tratamento inclui medidas gerais, fototerapia e exsangüineotransfusão.

Medidas gerais

O recém-nascido deve receber alimentação por via oral sempre que possível para diminuir o ciclo entero-hepático da bilirrubina. Se a via oral não for possível, administrar soro glicosado por via parenteral. Qualquer medicação que possa interferir com o metabolismo da bilirrubina ou com sua ligação com a albumina (por exemplo: ácidos graxos por via intravenosa) deve ser descontinuada.

Todos os fatores associados que possam tornar o sistema nervoso central mais suscetível à toxicidade da bilirrubina (por exemplo: hipoxia, acidose) devem ser corrigidos.

Fototerapia

Os níveis de bilirrubina sugeridos para indicar fototerapia estão apresentados na tabela 90.1.

Os aparelhos utilizados podem ser os convencionais (lâmpada fluorescente branca) ou aqueles com lâmpada de quartzo halógena.

Indicações da exsangüineotransfusão

1. Sem necessidade de exames (logo ao nascimento):
   – recém-nascido ictérico e/ou pálido, hepatoesplenomegalia, edema, insuficiência cardíaca congestiva, hemorragias, petéquias;
   – antecedentes de kernicterus, feto morto, hidrópico, dados laboratoriais de sensibilização materna e/ou recém-nascido de alto risco.

2. Nas primeiras 24 horas de vida, depois dos resultados de exames:
   – sangue do cordão umbilical: teste de Coombs direto positivo, bilirrubina indireta > 4mg/dl (≥ 3,5mg/dl no recém-nascido de baixo peso), hemoglobina ≤ 13g/dl, elevação da bilirrubina indireta ≥ 0,5mg/dl/h.

   Observação: se os exames acima estiverem nos limites perigosos e o recém-nascido em bom estado, indicam exsangüineotransfusão a referência de antecedentes de feto morto, hidrópico ou recém-nascido com kernicterus.

3. Após as primeiras 24 horas de vida:
   – bilirrubina indireta de acordo com os valores da tabela 90.2;
   – a exsangüineotransfusão deverá ser repetida se os valores de bilirrubina atingirem os níveis que indicaram a primeira exsangüineotransfusão;
   – bilirrubina indireta de acordo com os valores da tabela 90.1.

4. Nos RN cuja indicação de exsangüineotransfusão é duvidosa, são fatores agravantes:
   – reticulócitos e/ou eritroblastos elevados;
   – hemoglobina igual a 13g/dl e diminuindo nas primeiras 24 horas;
   – recém-nascido pré-termo;
   – existência de doenças: asfixia perinatal, hipoxemia prolongada, hipotermia persistente, hemólise, infecções, hipoglicemia, aumento dos ácidos graxos livres;
   – sinais de sofrimento cerebral: torpor, sucção e/ou deglutição fracas, ausência de reflexos arcaicos, opistótono;
   – ingestão de drogas pela mãe ou pelo recém-nascido capazes de deslocar a ligação bilirrubina-albumina (sulfas, diazepínicos, cefalosporinas).

5. Repetição da exsangüineotransfusão:
   – bilirrubina indireta de acordo com os valores da tabela 90.1.

6. Controles laboratoriais:
   – sangue do doador: Na, K, Hb, Ht. Contra-indicam Na > 170mEq/l, K = 10mEq/l, Hb < 13g/dl;
   – recém-nascido: bilirrubinas, Hb, Ht, glicemia – nos horários pré-exsangüineotransfusão, pós, 6, 12 e 24 horas após. Na, K: pré e pós (repetir a dosagem de eletrólitos se o resultado pós estiver anormal).

91

SÍNDROME HEMORRÁGICA NO RECÉM-NASCIDO

CLÉA RODRIGUES LEONE

CONCEITO

Os distúrbios de coagulação, particularmente os que ocasionam hemorragia no recém-nascido, constituem problemas freqüentes e, devido à possibilidade de se acompanharem de repercussões mais graves, constituem uma preocupação constante para o neonatologista, tanto sob o ponto de vista de sua prevenção, quanto de sua detecção e terapêutica precoces.

As síndromes hemorrágicas podem traduzir-se clinicamente pelo aparecimento de sangramento para o exterior (trato gastrintestinal, vias aéreas superiores etc.) ou para cavidades (hemotórax) e/ou órgãos (pele, cérebro etc.) e laboratorialmente por um alargamento dos testes de coagulação sangüínea, acompanhado ou não de trombocitopenia.

ETIOPATOGENIA

O mecanismo de coagulação sangüínea implica o estabelecimento de uma cadeia complexa e seqüencial de fatores que se reveste de uma grande vulnerabilidade devido ao grande número de locais a partir dos quais podem ocorrer distúrbios, com bloqueio da cadeia e/ou retardamento desta.

Acrescentando-se a isso as características hematológicas do recém-nascido, especificamente do seu sistema de coagulação, ou seja, menores concentrações dos fatores dependentes da vitamina K (fatores II, VII, IX e X), especialmente no recém-nascido pré-termo; diminuição de atividade dos fatores envolvidos na ativação inicial do sistema intrínseco de coagulação e dos fatores XIII e antitrombina III; tempo de trombina alargado e atividade fibrinolítica aumentada, tornam-se mais evidentes os motivos pelos quais os distúrbios de coagulação têm maior freqüência no período neonatal.

Múltiplos fatores podem causar sangramento nesse período, desde causas intrínsecas, tipo deficiência congênita de fatores de coagulação, até alterações decorrentes da ação de drogas administradas à mãe. Assim, as causas de hemorragia podem ser divididas em:

DEFICIÊNCIAS DE FATORES DE COAGULAÇÃO

Transitórias

Deficiência de fatores dependentes de vitamina K – classicamente denominada doença hemorrágica do recém-nascido, constitui um distúrbio conseqüente à deficiente produção de fatores dependentes da vitamina K (fatores II, VII, IX e X), que pode ser acentuado pelo jejum prolongado, não administração de vitamina K₁ ao nascimento, presença de anoxia perinatal, especialmente em recém-nascidos pré-termo, e doenças crônicas ou síndromes de má absorção que estão ligadas à utilização de nutrição parenteral por tempo prolongado.

O início dos sintomas costuma ocorrer no segundo ou terceiro dia de vida ou bem mais tardiamente naqueles casos mais crônicos, mantidos em ventilação assistida e/ou portadores de doenças crônicas carenciais.

O sintoma mais freqüente é a presença de hemorragia no trato gastrintestinal, cordão umbilical, locais de circuncisão e nasal.

Observe-se que a administração de determinadas drogas à mãe (fenitoína, fenobarbital, hidantal, primidona, salicilatos e compostos cumarínicos) pode ocasionar um quadro semelhante a este, decorrente também da diminuição dos fatores dependentes de vitamina K.

Congênitas

Hemofilia clássica – herança recessiva ligada ao sexo, que se traduz por deficiência de fator VIII e antígeno pró-coagulante de fator VIII. Ocorre em aproximadamente 1 para 10.000 meninos.

Doença de Christmas – herança recessiva ligada ao sexo, caracterizada por deficiência de componente de tromboplastina plasmático (fator IX). Sua incidência é de um quinto da hemofilia clássica.

Doença de von Willebrand – herança autossômica dominante, que causa diminuição dos níveis de fator VIII e da adesividade plaquetária.

Disfibrinogenemia – herança autossômica dominante, expressa por disfunção do fibrinogênio (fator I).

Deficiência de antecedente plasmático da tromboplastina (fator XI) – herança autossômica dominante.

Deficiência de fatores V, VII, X, XII e XIII – herança autossômica recessiva.

Deficiência de protrombina (fator II) ou fibrinogênio (fator I) – herança autossômica recessiva.

Disprotrombinemia por produção anormal de fator II – herança autossômica recessiva.

Deficiência de fator XI ou do antecedente plasmático da tromboplastina – herança autossômica recessiva incompleta.

DISTÚRBIO DE COAGULAÇÃO ASSOCIADO A OUTRAS DOENÇAS

Coagulação intravascular disseminada

Costuma estar associada a infecção, especialmente septicemias, choque, anoxia peri e neonatal, presença de trombose venosa, enterocolite necrotizante, utilização de cateteres vasculares, acidoses graves e várias outras situações nas quais possa haver ativação dos sistemas intrínseco e extrínseco de coagulação.

DISTÚRBIOS DE PLAQUETAS

Qualitativo – pode ocorrer por herança ou devido ao uso de salicilatos pela mãe.

Quantitativo
1. **Causas imunológicas** – ocorre na trombocitopenia isoimune e nas eritroblastoses fetais; nos recém-nascidos de mães com doença auto-imune (púrpura trombocitopênica idiopática e lúpus eritematoso disseminado); nos recém-nascidos de mães que receberam determinadas drogas (quinino, quinidina, sulfonamidas e digitálicos).
2. **Infecções.**
3. **Hipoplasia megacariocítica congênita** – pode acompanhar-se de outras alterações como na síndrome de Fanconi.
4. **Leucemia.**
5. **Trombocitopenia congênita.**
6. **Hemangioma gigante.**
7. **Pletora neonatal.**
8. **Trombose de veia renal.**
9. **Enterocolite necrotizante.**

OUTRAS CAUSAS

Vasculares – hemorragias de sistema nervoso central e pulmonar, conseqüentes a traumatismos obstétricos, prematuridade, hipoxemia e acidose.

Miscelâneas – associadas a ruptura traumática de fígado ou baço, hemorragias retro ou intraperitoneais, ou a doenças hepáticas (hepatite, galactosemia, tirosinemia).

DIAGNÓSTICO

Constituem elementos importantes para o diagnóstico etiológico da presença de hemorragia os seguintes dados:

a) Informações relativas à existência na família de portadores de deficiências congênitas de fatores de coagulação.
b) Utilização de drogas pela mãe durante a gestação, especificando tipo, doses e época de uso.
c) Antecedentes maternos de trombocitopenia, rubéola (primeiro trimestre de gestação), lues, diabetes, lúpus eritematoso disseminado ou história de pré-eclâmpsia ou eclâmpsia, descolamento prematuro de placenta, toxemia gravídica etc.
d) Existência de incompatibilidade sangüínea materno-fetal.
e) Ocorrência de traumatismo de parto e/ou anoxia perinatal.
f) Idade de aparecimento da hemorragia, sexo e idade gestacional do recém-nascido.
g) Caracterização da intensidade do sangramento e se é localizado ou não.
h) Se existem outros sinais de comprometimento do estado geral, com aparecimento de icterícia, hepatoesplenomegalia e/ou outros sinais de septicemia.
i) Presença de cefalo-hematoma, petéquias ou trombose.
j) Existência de cateterismo umbilical.
l) Quadro clínico de insuficiência respiratória.

Nos recém-nascidos que se encontram em bom estado geral, sem sinais de doença, e que apresentam sangramento localizado no trato gastrintestinal, é importante afastar inicialmente a ocorrência de deglutição de sangue durante o trabalho de parto. Para tal, pode ser realizado o Apt Teste, que indica o tipo de hemoglobina presente, se do tipo adulto ou fetal. Se esta hipótese não for confirmada, uma outra possibilidade é a deficiência de fatores de coagulação dependentes da vitamina K. Nesta segunda hipótese, o tempo de protrombina costuma estar alargado, e a atividade dos fatores II, VII, IX e X, reduzida.

Se o sangramento for generalizado e não houver outros sinais de comprometimento do estado geral, inicialmente deve-se verificar como se encontra o número de plaquetas. Se estiver normal, a hipótese mais provável é a de deficiência específica de fatores de coagulação. Se houver trombocitopenia, caso a mãe não seja portadora de púrpura trombocitopênica idiopática ou de alguma colagenose, tipo lúpus eritematoso disseminado, nem tenha recebido drogas durante a gestação que pudessem ter esse efeito, deve-se suspeitar de púrpura trombocitopênica isoimune, que somente poderá ser comprovada por meio da determinação de anticorpos específicos contra as plaquetas deste recém-nascido.

Quando o estado geral não é bom e os sinais de sangramento forem generalizados, acompanhados de outros sinais e comprometimento sistêmico (icterícia, hepatoesplenomegalia, anemia), a hipótese mais provável é de uma septicemia, e o distúrbio mais freqüente, a coagulação intravascular disseminada que pode ser diagnosticada pelo achado de trombocitopenia (< 100.000/mm^3), aumento do tempo de protrombina, tempo de trombina e de tromboplastina parcial, diminuição do fibrinogênio, fatores V e VIII, elevação de produtos de degradação do fibrinogênio (nem sempre presentes no RN) e encontro de hemácias crenadas no esfregaço sangüíneo.

TERAPÊUTICA

Doença hemorrágica do recém-nascido

Administrar 1 ou 2mg de vitamina K$_1$ por intravenosa preferentemente. A resposta deverá ser imediata, com elevação dos fatores diminuídos em 2 a 4 horas e correção completa do distúrbio em 24 horas. Em recém-nascidos pré-termo, quando o sangramento tiver sido muito intenso, pode-se infundir plasma fresco ou sangue total (15 a 20ml/kg), a fim de repor os fatores deficitários.

Coagulação intravascular disseminada

Inicialmente, deve-se tratar a causa básica, seja a infecção, a anoxia, a enterocolite necrotizante ou outras.

Realiza-se exsangüineotransfusão com sangue fresco (pelo menos 48 horas) e repete-se o procedimento a cada 8 ou 12 horas, até normalização dos parâmetros laboratoriais, com níveis de plaquetas superiores a 50.000/mm^3 e tenham cessado os fenômenos hemorrágicos.

Nos casos de trombose associada, utiliza-se heparina na dose de 100U/kg/dose a cada 4 horas ou em dose de 25 a 35U/kg, seguida de infusão contínua de 10 a 15U/kg/h. O objetivo desta terapêutica é a manutenção do tempo de tromboplastina parcial de 1 ½ a 2 vezes o valor normal. As plaquetas deverão ser mantidas em níveis superiores a 50.000/mm^3.

Deficiência congênita de fator VIII

Para efeitos de hemostasia, devem-se elevar os níveis plasmáticos deste fator em pelo menos 20%. A infusão de 1U/kg de fator VIII produzirá elevação de 2% deste, sendo indicada, então, 10U/kg. Este efeito também poderá ser obtido pela utilização de 10ml/kg de plasma fresco ou de crioprecipitado (10U/kg), que poderá ser repetido a cada 12 horas.

Deficiência congênita de fator IX

A infusão de uma unidade de fator IX elevará sua atividade plasmática em 1 a 1,5%, havendo necessidade de elevá-la em pelo menos 20%. A utilização de plasma fresco (10 a 30ml/kg a cada 24 horas) pode ser suficiente para a manutenção da hemostasia.

Trombocitopenia secundária à púrpura trombocitopênica idiopática materna

Quando a contagem de plaquetas revelar níveis inferiores a 25.000/mm^3, utilizam-se concentrados de plaquetas na dose de 1 a 2U/dia, acompanhando seus níveis séricos após estes procedimentos, que serão interrompidos quando os níveis forem superiores a 50.000/mm^3.

Se os níveis iniciais forem muito baixos (< 10.000/mm^3), utiliza-se prednisona na dose de 2mg/kg/dia durante pelo menos duas semanas.

Púrpura isoimune

Indica-se infusão de uma unidade de plaquetas maternas lavadas, obtidas por plaquetoferese, quando a contagem de plaquetas estiver inferior a 25.000/mm^3.

BIBLIOGRAFIA

BERNARD, D.R. – Inherited bleeding disorders in the newborn infant. *Clin. Perinatol.*, 11(2):309, 1984.

GOORIN, A.M.; CLOHERTY, J.P. – Bleeding. In Cloherty, J.P.; Stark, A.R. *Manual of Neonatal Care.* 2nd ed., Boston, Little Brown, 1985.

LEONE, C.R. – Síndromes hemorrágicas no período neonatal. In Marcondes, E.; Manissadjian, A. *Terapêutica Pediátrica 93*, S. Paulo, Sarvier, 1993.

OSKI, F.A.; NAIMAN, J.L. – *Hematologic Problems in the Newborn.* 3rd ed., Philadelphia, W.B. Saunders Co., 1982.

RAMOS, J.L.A.; LEONE, C.R. – *O Recém-Nascido de Baixo Peso.* S. Paulo, Sarvier, 1986.

SINOPSE

SÍNDROME HEMORRÁGICA NO RECÉM-NASCIDO

A conduta no recém-nascido que sangra inclui as seguintes etapas:

1. Avaliação criteriosa quanto a localização, intensidade e idade de início do sintoma.

2. Presença de outros sinais de acometimento sistêmico (mau estado geral, petéquias, hepatoesplenomegalia, insuficiência respiratória e outros).

3. História familiar quanto à presença de alterações de hemostasia em outros membros da família e utilização de drogas pela mãe durante a gestação.

4. Se o RN estiver em bom estado geral e apresentar sangramento localizado (gastrintestinal, locais de punção), nos primeiros dias de vida, administre 1mg de vitamina K_1 por via intravenosa.

5. Se não houver melhora imediata da sintomatologia, verifique a contagem de plaquetas.

6. Se o número de plaquetas estiver normal, investigue presença de deficiência congênita de fatores.

7. Se houver deficiência de fatores VIII ou IX, utilize concentrado de fatores (10U/kg), crioprecipitado (10 a 30U/kg – 12/12 horas) ou plasma fresco (10 a 30ml/kg/dia a cada 24 horas).

8. Se houver trombocitopenia mais intensa (< 25.000/mm^3), administre 1 ou 2U de concentrado de plaquetas a cada 12 ou 24 horas, conforme a necessidade de cada caso.

9. Se a mãe tiver recebido drogas tipo quinino, quinidina, sulfonamidas e digitálicos, continue o procedimento anterior até que a contagem de plaquetas esteja superior a 50.000/mm^3.

10. Se a mãe tiver púrpura trombocitopênica idiopática ou lúpus eritematoso disseminado, caso os níveis se mantenham muito baixos, utilize prednisona (2mg/kg/dia) durante mais ou menos duas semanas e continue o procedimento anterior.

11. Se a trombocitopenia não se encaixar em nenhuma destas alternativas, verifique a presença de anticorpos maternos antiplaquetas no RN e infunda apenas plaquetas maternas lavadas. Se o processo for muito intenso, utilize exsangüineotransfusão.

12. Se o RN apresentar-se em mau estado geral, com sinais de infecção sistêmica e trombocitopenia, realize coagulograma, determinação de fibrinogênio, produtos de degradação do fibrinogênio e esfregaço sangüíneo. Se a coagulação intravascular disseminada for confirmada, realize exsangüineotransfusão com troca de duas volemias a cada 8 ou 12 horas, utilizando sangue fresco ou estocado no máximo há 48 horas. Repita o procedimento até cessarem os sintomas e/ou ocorra normalização laboratorial.

13. Se houver trombose associada, use heparina na dose de 100U/kg/dose a cada 4 horas.

92

POLICITEMIA NEONATAL

José Lauro Araújo Ramos
Mário Cícero Falcão

DEFINIÇÃO E ETIOPATOGENIA

É caracterizada por hemoglobina intravenosa superior a 22% ou hematócrito maior do que 65% (é preciso notar que o hematócrito de sangue de punção do calcanhar é 5 a 10% superior ao de uma veia).

Quando ocorre elevação no hematócrito, ocorre também aumento na viscosidade sangüínea e, portanto, diminuição do fluxo sangüíneo. Ao ser atingido um hematócrito de 60%, o transporte de oxigênio será prejudicado.

A relação entre o hematócrito e a viscosidade sangüínea é praticamente linear até ser atingido 60%; a partir daí, esta relação se torna exponencial, significando que pequenos aumentos do hematócrito a partir de 60 a 65% elevam muitíssimo a viscosidade sangüínea. Alguns recém-nascidos com policitemia apresentam, segundo Gross, eritrócitos rígidos, que determinam viscosidade superior à esperada para um dado hematócrito.

O aumento da viscosidade sangüínea, além de comprometer a oxigenação tecidual, provoca hipoglicemia por consumo da glicose intra-eritrocitária e propicia a formação de microtrombos, principalmente em córtex cerebral, rins e supra-renais.

A incidência de policitemia varia bastante em função da idade gestacional, do peso ao nascimento, das condições maternas e placentárias e da altitude. Em média, tem-se encontrado sua incidência entre 2 e 5% (os valores mais baixos ao nível do mar). Em recém-nascidos de menos de 34 semanas, a policitemia, em geral, não ocorre.

CAUSAS

1. Transfusão excessiva de sangue placentário:
   - clampeamento tardio, voluntário ou não, do cordão umbilical;
   - transfusão gêmeo-gêmeo;
   - transfusão materno-fetal.
2. Hipoxia intra-uterina e insuficiência placentária:
   - recém-nascido pequeno para a idade gestacional;
   - mãe com toxemia gravídica;
   - pós-maturidade;
   - doença cardíaca materna grave.
3. Distúrbios endócrinos e metabólicos:
   - hiperplasia congênita de supra-renal;
   - tireotoxicose neonatal;
   - diabetes materno.
4. Outras causas:
   - síndrome de Down;
   - trissomia 13;
   - trissomia 18;
   - síndrome de Beckwith-Wiedemann (visceromegalia hiperplásica);
   - eritrodermia ictiosiforme congênita;
   - deformidade diminuída do eritrócito.

DIAGNÓSTICO

Faz-se inicialmente pelo quadro clínico, embora muitos recém-nascidos com policitemia sejam assintomáticos. Assim sendo, os recém-nascidos de risco devem ter determinados hemoglobina e hematócrito. Os sinais mais importantes são: cianose, insuficiência cardíaca congestiva, desconforto respiratório, convulsões, priapismo, icterícia e trombose de veia renal. Hipoglicemia e hipocalcemia parecem ser comuns entre essas crianças.

A elevada viscosidade sangüínea, já mencionada, responde pela maioria dos sinais clínicos. No prematuro, em especial, o risco de enterocolite necrotizante parece nitidamente aumentado quando há hiperviscosidade.

A história obstétrica é muito importante para despistar condições enumeradas entre as causas de policitemia, especialmente o tratamento dado ao sangue de reserva placentário. A possibilidade de transfusão materno-fetal poderá ser estudada pelos níveis de hemoglobina A e de IgA no sangue e por aglutinação diferencial dos eritrócitos do recém-nascido. Segundo Gross, diferença superior a 4g/100ml no sangue dos gêmeos sugere transfusão gêmeo-gêmeo.

A radiografia de tórax pode mostrar cardiomegalia ou sinais da presença de líquido interlobar.

TRATAMENTO

Os recém-nascidos sintomáticos devem ser tratados visando baixar seu hematócrito para menos de 60%. Usa-se exsangüineotransfusão parcial empregando-se plasma congelado. O volume de plasma é calculado pela seguinte fórmula:

$$\text{Volume trocado (em ml)} = \frac{\text{volemia} \times (\text{Ht achado} - \text{Ht desejado})}{\text{Ht achado}}$$

Nessa fórmula, considera-se a volemia igual a 100ml/kg.

Fazer essa exsangüineotransfusão em alíquotas de 10ml. No final, antes da remoção do cateter, verificar o hematócrito.

Existe, na literatura, a indicação de se fazer a exsangüineotransfusão parcial com sangue total com hematócrito de 36%, em lugar de plasma fresco.

O tratamento de recém-nascidos assintomáticos é discutível. Babson et al. recomendam que se trate com exsangüineotransfusão parcial com plasma fresco (20ml/kg) os recém-nascidos sintomáticos com hematócrito intravenoso superior a 65% e todos aqueles que apresentem esse hematócrito superior a 70%.

Albumina a 5% e soro fisiológico têm sido usados em lugar de plasma, devido aos riscos potenciais deste.

Embora o critério para o tratamento dos assintomáticos seja discutível, sabe-se que não se deve tentar reduzir o volume sangüíneo por simples flebotomia, a não ser que se possa demonstrar a presença de hipervolemia. Isto porque muitos policitêmicos apresentam, devido à hiperviscosidade, débito cardíaco diminuído, que poderia agravar-se no caso de uma redução do volume circulante determinado pela simples flebotomia.

BIBLIOGRAFIA

BABSON, S.G.; BENSON, R.C.; PERNOLL, M.L.; BENDA, G.I. – *Management of High-Risk Pregnancy and Intensive Care of the Neonate*. 3rd ed., St. Louis, C.V. Mosby, 1975.

BLACK, V.D. et al. – Neonatal hiperviscosity: randomized study of effect of partial exchange transfusion on long-term outcome. *Pediatrics*, 75:1048, 1985.

BLANCHETTE, V.; DOYLE, J.; SCHMIDT, B.; ZIPURSKY, A. – Hematology. In Avery, G.B. (ed.). *Neonatology*. 4th ed., Philadelphia, J.B. Lippincott, 1994.

GOORIEN, A.M. – Policythemia. In Cloherthy, J.P.; Stark, A.R. (eds.). *Manual of Neonatal Care*. 2nd ed., Boston, Little Brown, 1985.

GROSS, S. – Hematologic problems. In Klaus, M.; Fanaroff, S. (eds.). *Management of the High-Risk Neonate*. 2nd ed., Philadelphia, W.B. Saunders, 1979.

OSKI, F.A. – Hematologic problems. In Avery, G.B. *Neonatology*. 2nd ed., Philadelphia, J.B. Lippincott, 1981.

OSKI, F.A.; NAIMAN, J.L. – *Hematologic Problems in the Newborn*. 3th ed., Philadelphia, W.B. Saunders, 1982.

RAMOS, J.L.A. – Policitemia neonatal. In Vaz, F.A.C. (Coord.). *Hematologia Neonatal*. São Paulo, Sarvier, 1980.

SINOPSE

POLICITEMIA NEONATAL

1. Policitemia deve ser sempre pesquisada nos grupos de risco (ver "Causas", no texto) por meio da dosagem de hemoglobina e hematócrito.

2. A policitemia neonatal (hematócrito intravenoso superior a 65% ou hemoglobina superior a 22g/100ml) sintomática deve ser tratada, bem como a assintomática, com hematócrito superior a 70%.

3. Deve-se fazer exsangüineotransfusão parcial com plasma fresco congelado, usando-se a fórmula:

$$\text{Volume trocado (em ml)} = \frac{\text{volemia} \times (\text{Ht achado} - \text{Ht desejado})}{\text{Ht achado}}$$

(onde a volemia é considerada 100ml/kg de peso para cálculo do volume de plasma a ser usado). Verificar, ao fim do procedimento, se se atingiu o hematócrito desejado.

4. A flebotomia pura e simples é contra-indicada, salvo na vigência de hipervolemia.

93

DOENÇAS DE MEMBRANAS HIALINAS

EDUARDO JUAN TROSTER

A melhora significativa no prognóstico da doença de membranas hialinas (DMH) pode ser atribuída principalmente à aceleração farmacológica da maturidade pulmonar e à terapia com surfactantes. Como a população de sobreviventes constitui-se dos recém-nascidos pré-termo mais imaturos e doentes, a incidência de complicações permanece significante. Estas incluem hemorragia intracraniana (HIC), persistência de canal arterial (PCA), hemorragia pulmonar, sepse e displasia broncopulmonar (DBP). Freqüentemente é impossível saber se estas complicações são seqüelas da DMH, do seu tratamento ou da prematuridade subjacente.

INCIDÊNCIA

A incidência de DMH é discretamente predominante no sexo masculino. O maior fator de risco parece ser a baixa idade gestacional. Outros fatores de risco incluem diabetes materna e asfixia perinatal. Hack et al. relataram incidência de 56% dos RN entre 500 e 1.500g de peso de nascimento com DMH e/ou insuficiência respiratória da prematuridade.

DESENVOLVIMENTO DO PULMÃO

Durante a vida fetal, a placenta atua como órgão de troca gasosa. Após o nascimento, uma série complexa de alterações deve ocorrer nos pulmões e na circulação para que a troca gasosa possa ocorrer. A capacidade para a captação de oxigênio e a eliminação de gás carbônico pelos pulmões e a viabilidade do feto estão relacionadas diretamente com o grau de maturação pulmonar presente ao nascimento. O RN com desenvolvimento pulmonar inadequado geralmente demonstra sinais clínicos da DMH. Portanto, a compreensão do processo da maturação pulmonar fetal é fundamental para a terapia apropriada de DMH.

Antes de 23 a 24 semanas de gestação, a proliferação capilar e de vias aéreas é insuficiente para a troca gasosa. Como resultado, esta idade gestacional permanece como o limite inferior de viabilidade para o RN humano. O período de 8 a 16 semanas pós-concepcionais é referido como o estágio glandular ou pseudoglandular do desenvolvimento pulmonar. Com 16 semanas, inicia-se o estágio canalicular, quando a canalização das vias aéreas progride. Com 28 semanas, inicia-se o estágio sacular. O epitélio cubóide começa a adelgaçar-se, diminui o tecido conjuntivo e há proliferação dos capilares em torno dos espaços aéreos terminais. Com 36 semanas, os alvéolos verdadeiros começam a surgir dos ductos alveolares.

ACELERAÇÃO FARMACOLÓGICA DA MATURAÇÃO PULMONAR

Os efeitos de várias catecolaminas bem como da aminofilina e do hormônio tireoidiano foram estudados; entretanto, o método mais bem sucedido é a administração pré-natal de corticosteróides. Quando a mãe recebe esta medicação pelo menos 24 a 48 horas antes do parto, reduz tanto a incidência quanto a gravidade da DMH. Os corticosteróides parecem ser mais eficientes antes de 34 semanas de gestação, e pelo menos por 24 horas e não mais que 7 dias antes do parto. Como a terapia com corticosteróides pelo menos por 24 horas está associada com redução significativa da mortalidade neonatal, DMH e hemorragia intraventricular, os esteróides antenatais devem ser sempre considerados, exceto quando o parto imediato é antecipado.

FISIOPATOLOGIA

Os pulmões dos recém-nascidos que morrem de DMH apresentam uma aparência sem ar, macroscopicamente lembrando tecido hepático. No exame microscópico, a peculiaridade notável é a atelectasia difusa. Linhas de membrana eosinofílica revestem os espaços aéreos que geralmente constituem os bronquíolos terminais e os ductos alveolares.

A síntese de surfactante é um processo dinâmico que depende de fatores, tais como pH, temperatura e perfusão, e pode ser comprometida por estresse de frio, hipovolemia, hipoxemia e acidose. Outros fatores desfavoráveis, tais como exposição a concentrações elevadas de oxigênio e efeitos do barotrauma e volutrauma da ventilação mecânica, podem agravar a lesão do epitélio alveolar, resultando em redução da síntese e/ou função dos surfactantes. A deficiência de surfactantes resulta em redução da complacência pulmonar, hipoventilação alveolar e desbalanço ventilação/perfusão. Hipoxemia intensa resultará em acidose láctica secundária a hipoperfusão sistêmica e metabolismo anaeróbio. A hipoxemia e a acidose também resultam em hipoperfusão secundária à vasoconstrição pulmonar; com isso há agravo da hipoxemia como resultado do "shunt" direito-esquerdo.

CARACTERÍSTICAS CLÍNICAS

Os sinais clássicos de DMH incluem:
- prematuridade;
- início dos sintomas antes das 6 horas de vida, geralmente antes das 2 horas;
- taquipnéia;
- retrações;
- cianose;
- gemidos expiratórios;
- menos freqüentemente, hipotensão e edema generalizado.

Na avaliação diagnóstica da DMH, os exames iniciais sugeridos são:
a) Radiografia torácica – o aspecto típico de DMH consiste em infiltrado reticulogranular alveolar com broncograma aéreo, progredindo para uma imagem de massa de vidro moído.
b) Hemograma – para diagnóstico da anemia, policitemia e infecção.
c) Glicemia.
d) Hemocultura – para afastar sepse, pneumonia.
e) Gasometria – medidas da oxigenação e do estado ácido-básico.

TRATAMENTO

SURFACTANTES

Nenhuma terapia introduzida em neomatologia foi submetida ao desempenho de ensaios clínicos randomizados como a terapia com surfactantes exógenos. Desde os esforços iniciais de Avery e Mead em 1959 mostrando que os RN que morriam de DMH tinham diminuição ou inativação de surfactantes pulmonares, avanços importantes foram realizados para a compreensão da bioquímica, da fisiologia e do uso terapêutico dos surfactantes exógenos. O primeiro uso clínico de surfactantes exógenos foi realizado por Fujiwara et al. em 1980.

A composição química dos surfactantes consiste de 80 a 90% de lípides neutros e fosfolípides. Dos fosfolípides, 70% é do dipalmitoilfosfaticilcolina e 5 a 10% é de fosfatidilglicerol. Fosfatidilinositol, fosfatidilserina e fosfatidiletalamina geralmente estão presentes e são responsáveis por menos de 10% dos lípides.

As proteínas representam menos de 10% da massa de surfactante pulmonar quando isoladas de lavado alveolar e incluem tanto proteínas séricas como não-séricas. Estas foram denominadas de proteínas surfactantes: SP-A, SP-B, SP-C e SP-D. Elas têm papel importante na homeostase dos surfactantes, função dos surfactantes e mecanismos de defesa do hospedeiro.

As preparações de surfactantes naturais normalmente são de origem bovina ou porcina. Exemplos de nomes comerciais: Alveofact®, Curosurf®, Survanta®. Dos preparados sintéticos, o mais conhecido comercialmente é o Exosurf®.

Nem todas as crianças respondem à terapia com surfactantes. Em análise retrospectivas de vários ensaios, sugere-se que RN com asfixia perinatal ou DMH grave no momento do tratamento podem demonstrar a pior resposta. Relapso após a resposta inicial pode ser devida ao edema pulmonar secundário à PCA. A resposta pode ser afetada por outros tratamentos, incluindo esteróides pré-natais, momento da dose inicial, retratamento e manuseio ventilatório.

A administração de surfactantes naturais é efetiva na profilaxia e no tratamento da DMH. Benefícios significativos advêm de melhorar a evolução da DMH, diminuindo a necessidade de suplementação de oxigênio e suporte ventilatório. Na metanálise dos ensaios clínicos realizados, constatou-se redução em pneumotórax, displasia broncopulmonar ou morte com 28 dias e mortalidade.

SUPORTE VENTILATÓRIO

Pressão de distensão contínua

A pressão de distensão contínua (PDC) pode ser definida como a manutenção de uma pressão transpulmonar aumentada (positiva ou negativa) durante a fase expiratória da respiração. PDC é um termo genérico utilizado para CPAP (pressão positiva contínua) nas vias aéreas quando o paciente está respirando espontaneamente e PEEP quando é submetido à ventilação mecânica.

PEEP e CPAP são muito utilizadas para corrigir a insuficiência ventilatória caracterizada por atelectasia, redução da capacidade residual funcional, anormalidades da ventilação/perfusão, edema pulmonar e "shunt" intrapulmonar.

Do ponto de vista técnico, a CPAP para o tratamento da DMH é realizada em nosso meio através dos tubos nasais, que apresentam como vantagens: facilidade de aplicação e minimiza a necessidade de equipamentos, evita as complicações de intubação endotraqueal, a boca serve como válvula de segurança ("pop-off") e custo mínimo. As principais desvantagens são: invasiva, pode produzir erosão ou irritação nasal, durante os períodos de choro perde-se pressão e o RN inala ar ambiente, exige fluxos elevados para manter altos valores de CPAP, resultando em esfriamento e ressecamento das secreções.

Considerações fisiológicas da PDC

Efeitos pulmonares – os efeitos relatados da PDC na fisiologia pulmonar são os seguintes:

1. aumento do volume de gás intratorácico e da capacidade residual funcional (CRF);
2. redução da resistência das vias aéreas;
3. diminuição da complacência pulmonar dinâmica;
4. redução da freqüência respiratória, do volume corrente e do volume minuto;
5. regularização da inspiração;
6. efeito protetor no surfactante.

A CPAP melhora a oxigenação pelo aumento da CRF por meio do recrutamento de alvéolos colapsados que aumentam a superfície alveolar para troca gasosa e reduzem o "shunt" intrapulmonar. A diminuição da CRF a valores próximos do volume residual é associada a aumento da resistência das vias aéreas. A aplicação de PEEP aumenta o calibre das vias aéreas, resultando em melhora da ventilação. O colapso alveolar resulta em consumo maior de surfactantes devido a redução da superfície, e a CPAP pode conservar o surfactante por prevenir colapso ou aumentar a liberação de surfactantes por meio de um mecanismo colinérgico. A prevenção do colapso alveolar também reduz o "shunt" intrapulmonar e diminui o espaço morto. PEEP melhora a paO$_2$ e diminui o "shunt" intrapulmonar de forma mais eficiente em indivíduos com doenças pulmonares do que em indivíduos com pulmões normais. Isto provavelmente é devido ao desbalanço maior da ventilação/perfusão e ao grau de colapso das vias aéreas encontradas em pacientes com doenças pulmonares. Além disso, pulmões doentes (com complacência reduzida) estão associados à transmissão reduzida da PEEP e o débito cardíaco é menos afetado.

Efeitos cardiovasculares – a pressão de distensão contínua apresenta inúmeros efeitos cardiovasculares que dependem do nível (cmH$_2$O), da complacência pulmonar e da volemia. A pressão intratorácica aumentada pode reduzir o retorno venoso e secundariamente diminuir o débito cardíaco, particularmente em pacientes com complacência pulmonar adequada. O grau de depressão circulatória é mais pronunciado em pacientes hipovolêmicos, porém também pode ocorrer em estados normovolêmicos. A complacência pulmonar diminuída pode ter um efeito protetor às alterações hemodinâmicas.

Efeitos na função renal – a ventilação mecânica com PEEP geralmente produz: 1. redução do ritmo de filtração glomerular; 2. redução da excreção urinária de sódio; 3. diminuição da diurese. A disfunção renal durante PEEP e CPAP é conseqüência das alterações hemodinâmicas sistêmicas (tais como redução do débito cardíaco e pressão sangüínea).

Efeitos no trato gastrintestinal – o fluxo sangüíneo gatrintestinal diminui discretamente com a aplicação da CPAP. Além disso, a CPAP está associada com o desenvolvimento de distensão intestinal acentuada. Portanto, o uso da CPAP nasal é contra-indicação relativa para iniciar a alimentação enteral.

Efeitos na pressão intracraniana – PEEP aumenta a pressão intracraniana (PIC). Este aumento está diretamente relacionado com a quantidade de PEEP aplicada e varia inversamente com a complacência pulmonar. Alterações na PIC correlacionam-se com mudança na pressão venosa central e pressão pleural. A pressão de perfusão cerebral diminui quando a PEEP é aplicada, devido tanto à redução da pressão arterial como ao aumento da PIC. A redução da pressão de perfusão cerebral relaciona-se com a quantidade de PEEP aplicada e a complacência pulmonar.

Aplicação clínica da pressão de distensão contínua na DMH – o tratamento da DMH foi revolucionado em 1971 com a publicação do trabalho de Gregory et al., descrevendo melhora na paO$_2$ e na sobrevida associada com o uso da CPAP.

O uso precoce da CPAP em doenças atelectasiantes é mais benéfico do que sua aplicação tardia e pode prevenir mais colapso alveolar quando os alvéolos ainda estão abertos (no início da doença), melhorando a conservação de surfactantes.

Bancalari e Sinclair resumiram quatro ensaios do uso de CPAP *versus* seu não-uso no tratamento de DMH moderada. Mostraram redução na duração de oxigenoterapia e nas taxas de mortalidade em RN tratados, porém um aumento na taxa de pneumotórax em RN tratados com CPAP. O uso precoce de CPAP reduzia a necessidade de IMV em 20%, porém isso não ocorreu em RN com PN < 1.500g.

Na comparação de doença pulmonar crônica em RN com PN entre 700 e 1.500g em 8 hospitais-escolas, a Universidade de Colúmbia apresentava a melhor sobrevida e a menor incidência de displasia broncopulmonar. Uma das explicações é a utilização precoce de CPAP: 5cmH$_2$O com duplo tubo nasal logo após o nascimento nos RN com sinais de desconforto respiratório.

Ventilação mecânica

Os aparelhos normalmente utilizados para o período neonatal são ciclados a tempo e limitados a pressão. Exemplos:

- Bourns BP 200;
- Bear Cub 2001;
- Sechrist IV-100;
- Baby Bird;
- Vip Bird;
- Infant Star;
- Newport Breeze;
- Newport Wave;
- Drager Babylog 8000.

A abordagem correta para a ventilação mecânica é 5% relacionado ao dispositivo e 95% à fisiologia. Infelizmente, muitos neonatologistas ficam preocupados com o "hardware" da ventilação mecânica e negligenciam o "software", as decisões de como usar os parâmetros que são muito mais importantes.

Os parâmetros ventilatórios incluem:

1. concentração de oxigênio inspirado (FiO$_2$);
2. pico de pressão inspiratório (PPI);
3. pressão positiva no final da expiração (PEEP);
4. freqüência respiratória (FR);
5. fluxo;
6. tempo inspiratório (TI), tempo expiratório (TE), relação inspiração/expiração (I/E);
7. volume corrente (somente nos ventiladores volumétricos).

Critérios para ajuste dos parâmetros:

FiO$_2$ – tentar mantê-lo abaixo de 0,6.

PPI – na DMH, a doença caracteriza-se por redução na complacência, constante de tempo menor e equilíbrio das pressões ocorrem durante ciclos mais curtos. O princípio fisiológico básico de usar o menor PPI que ventile adequadamente o RN com remoção de CO$_2$ (manutenção de oxigenação) é geralmente apropriado.

PEEP – na maior parte das situações clínicas, existe uma faixa de "PEEP ótima", abaixo da qual os volumes pulmonares são pequenos, e acima deste os pulmões ficam hiperinsuflados. Valores baixos de PEEP (2 a 3cmH$_2$O) são geralmente utilizados durante o desmame. Na maioria das DMH, os valores médios de PEEP (4 a 7cmH$_2$O) são apropriados. Tais valores permitem manter um volume pulmonar adequado, sem os efeitos hemodinâmicos adversos da PEEP nem hiperinsuflação pulmonar.

FR – é um dos dois principais determinantes de volume minuto na ventilação mecânica (ventilação minuto = FR × volume corrente). Não parece haver estudos conclusivos que demonstrem a FR ótima para o tratamento da DMH. Na escolha da FR ideal, o objetivo da terapêutica é a redução do barotrauma. Aconselha-se iniciar com FR próxima de 40/minuto.

Fluxo – é um determinante importante para o ventilador atingir os níveis necessários de PPI, forma da onda, relação I/E e até FR. Um fluxo mínimo de pelo menos duas vezes o volume minuto do RN é necessário. No entanto, a faixa habitual de trabalho é de 4 a 10 litros/minuto.

I/E – inicialmente ajustar o tempo inspiratório de 0,5 a 0,7 segundo. A mudança da FR é realizada modificando o TE.

As manifestações da insuficiência respiratória na DMH que indicam ventilação mecânica são:

1. Critérios clínicos:
   - retrações (intercostal, supraclavicular, supra-esternal);
   - FR > 60/min;
   - cianose;
   - apnéia refratária a medicação e/ou CPAP.
2. Critérios gasométricos:
   - paCO$_2$ > 60mmHg;
   - paO$_2$ < 50mmHg ou saturação de hemoglobina < 80% com FiO$_2$ ≥ 60% após uso da CPAP;
   - pH < 7,25.

O manuseio da ventilação mecânica é baseado na gasometria arterial. A paCO$_2$ depende do volume minuto [FR × volume corrente (pico de pressão inspiratório)] e do volume pulmonar na expiração (PEEP). Portanto, para baixar a paCO$_2$ (↑ FR ou ↑ PPI) e ajustar a PEEP, lembrando que se muito alta ou muito baixa pode elevá-la. Quanto à paO$_2$ baixa, aumentar a PEEP ou a FiO$_2$ até 0,6.

Ser conservador na abordagem ventilatória, isto é, manter a paCO$_2$ na faixa de 50mmHg desde que pH >7,2 e paO$_2$ entre 50 e 60mmHg.

As principais complicações da ventilação mecânica são:

1. lesões das vias aéreas;
2. complicações do tubo endotraqueal;
3. displasia broncopulmonar;
4. barotrauma;
5. cardiovascular: PCA, redução do débito cardíaco e hemorragia intraventricular;
6. retinopatia da prematuridade;
7. infecções.

BIBLIOGRAFIA

AHUMADA, C.A.; GOLDSMITH, J.P. – Continuous distending pressure. **In** Goldsmith, J.P.; Karotkin, E.H. *Assisted Ventilation of the Neonate*. 3rd ed., Philadelphia, W.B. Saunders, 1996, p. 151.

AVERY, M.E.; TOOLEY, W.H.; KELLER, J.B. et al. – Is chronic lung disease in low birth weight infants preventable? A survey of eight centers. *Pediatrics*, 79:26, 1987.

BANCALARI, E.; SINCLAIR, J.C. – Mechanical ventilation. **In** Sinclair, J.C.; Brachen, M.B. (eds.). *Effective Care of the Newborn Infant*. Oxford, Oxford University Press, 1991, p. 200.

HACK, M. et al. – Very low birth weight outcomes of the NICHD neonatal network November 1989 – October 1990. *Am. J. Obstet. Gynecol.*, 172:457, 1995.

LIBBINS, G.C. – A controlled trial of antepartum glucocorticoid treatment for prevention of the respiratory distress syndrome in premature infants. *Pediatrics*, 50:515, 1972.

MARTIN, R.J.; FANAROFF, A.A. – The respiratory distress syndrome and its management. **In** Fanaroff, A.A.; Martin, R.J. *Neonatal-Perinatal Medicine. Diseases of the Fetus and Infant*. 6th ed., St. Louis, C.V. Mosby, 1997, p. 1018.

MERCIER, C.E.; SOLL, R.F. – Clinical trials of natural surfactant extract in respiratory distress syndrome. *Clin. Perinatol.*, 20(4):711, 1993.

SPITZER, A.R. – Mechanical ventilation. **In** Spitzer, A.R. *Intensive Care of the Fetus and Neonate*. St. Louis, C.V. Mosby, 1996, p. 553.

SPITZER, A.R.; STEFANO, J. – Respiratory distress syndrome. **In** Polin, R.A.; Yoder, M.C.; Burg, F.D. *Workbook in Practical Neonatology*. 2nd ed., Philadelphia, W.B. Saunders, 1993, p. 151.

SOLL, R.F.; MERRITT, T.A.; HALLMAN, M. – Surfactant in the prevention and treatment of respiratory distress syndrome. **In** Boynton, B.R.; Carlo, W.A.; Jobe, A.H. *New Therapies for Neonatal Respiratory Failure: A Physiological Approach*. 1st ed., New York, University of Cambridge, 1994, p. 49.

94

MENINGITE BACTERIANA NO RECÉM-NASCIDO

Sonia Regina Testa da Silva Ramos
Flávio Adolfo Costa Vaz

CONCEITOS

Alguns conceitos são importantes para a compreensão e a delimitação das infecções sistêmicas do recém-nascido (RN) e serão adotados neste capítulo:

Sepse ou **septicemia** (termo este que deve ser abandonado) – caracteriza-se por evidências clínicas de infecção e presença de resposta sistêmica com hipotermia ou hipertermia, taquicardia, taquipnéia e anormalidades nos leucócitos. No RN, a sepse de origem bacteriana é definida como uma síndrome clínica caracterizada por sinais sistêmicos de infecção, acompanhada por bacteriemia, com início no primeiro mês de vida.

Bacteriemia – caracteriza-se pela presença de bactérias na corrente sangüínea.

Colonização – implica a presença de um microrganismo em indivíduo assintomático sem que haja resposta imunológica do hospedeiro.

Infecção assintomática – caracteriza-se pela presença de um microrganismo em paciente sem sintomatologia de doença, mas que possui resposta imunológica contra ele.

Meningite – é a inflamação das meninges que pode ser identificada por meio de um número anormal de leucócitos no líquor. Na **meningite bacteriana** há evidências de invasão do sistema nevoso central por bactérias.

A invasão do sistema nervoso central por bactérias durante o primeiro mês de vida extra-uterina não está limitada às meninges na maioria dos casos. Engloba várias alterações anátomo-patológicas e funcionais, tais como aracnoidite, ventriculite, vasculite, infartos e encefalopatia, caracterizando um quadro de **meningoencefalite** aguda, responsável pela gravidade da doença nesta faixa etária.

A **ventriculite**, uma das complicações mais freqüentes da meningite neonatal, consiste na presença de exsudato inflamatório e bactérias nas paredes e no líquido ventriculares.

ETIOPATOGENIA

A sepse ocorre em 1 a 8 recém-nascidos/1.000 nascidos vivos, e a meningite, em cerca de 25% dos que desenvolvem sepse.

Os microrganismos habitualmente atingem o sistema nervoso por meio de uma bacteriemia, mas é possível que o façam a partir de uma válvula de derivação ventrículo-peritoneal ou, por contigüidade, de um cefalo-hematoma, de uma meningomielocele ou do ouvido médio infectados. O sangue é invadido a partir de um local colonizado, habitualmente o trato respiratório ou o coto umbilical.

Após a invasão da corrente sangüínea, é provável que as bactérias atravessem as barreiras hematocerebral e hematoliquórica pelos capilares cerebrais e plexo coróide. Isso afeta as células endoteliais e estimula a produção de citoquinas. A multiplicação rápida das bactérias no líquor e a lise bacteriana, que ocorre após o início da antibioticoterapia, resultam na liberação de produtos (endotoxinas, ácido teicóico e peptidoglicano) que estimulam a produção de mediadores do processo inflamatório (como o fato de necrose tumoral, a interleucina-1 e outras interleucinas, o fator ativador das plaquetas, os metabólitos do ácido araquidônico, entre outros). Os eventos inflamatórios propiciam um aumento da permeabilidade da barreira hematocerebral, a formação de edemas vasogênico, intersticial e citotóxico e trombose, o que resulta em aumento da pressão intracraniana, diminuição do fluxo sangüíneo cerebral e edema cerebral grave.

São essas alterações que produzem as lesões neuronais e a lesão cerebral focal ou difusa irreversível responsáveis pelas complicações e pelas seqüelas da meningite. Entretanto, Volpe acredita que a progressão neuropatológica da meningite neonatal inicia-se com a localização das bactérias no plexo coróide e, depois, sua entrada no sistema ventricular e daí atingem a aracnóide por meio do fluxo liquórico normal. Isso pode ter implicações terapêuticas, pois o sistema ventricular seria um reservatório de bactérias relativamente inacessível aos antibióticos sistêmicos.

A aquisição de uma infecção sistêmica, nesse período de vida, pode ocorrer por via transplacentária, por via ascendente com infecção intra-uterina, no canal de parto durante o nascimento ou, posteriormente, por meio de comunicantes e equipamentos hospitalares contaminados.

A **via transplacentária** é excepcional, sendo mais freqüente na listeriose. Os procedimentos que alteram a integridade do conteúdo uterino (amniocentese, cerclagem cervical, coleta de amostras de vilosidades coriônicas por via transcervical, coleta de sangue por via umbilical e percutânea) podem causar amnionite e infecção fetal. Na **aquisição perinatal**, alguns fatores de risco maternos e obstétricos podem estar presentes: baixo nível sócio-econômico, ausência de cuidados pré-natais, infecção urinária durante a gravidez, infecção genital próxima ou durante o parto, corioamnionite, ruptura prolongada das membranas amnióticas (> 24 horas), além de um parto contaminado ou traumático. As manifestações clínicas da doença, nessa situação, costumam aparecer nos primeiros quatro dias de vida – **síndrome precoce** – e as bactérias presentes na flora vaginal materna – o estreptococo do grupo B e a *Escherichia coli* – são, habitualmente, as implicadas. A transmissão vertical do estreptococo do grupo B ocorre em 40 a 70% dos partos em que a mãe está colonizada. A maioria desses recém-nascidos ficará somente colonizada, mas cerca de 2 a 4% dos colonizados desenvolvem doença precoce invasiva.

Após os primeiros 4 dias de vida, passa a ter maior importância a **aquisição horizontal** por meio de comunicantes e do ambiente hospitalar e domiciliar. As bactérias envolvidas podem ser as citadas no parágrafo anterior, mas também devem ser mencionadas aquelas que colonizam o ambiente úmido das incubadoras e ventiladores como a *Klebsiella* spp., *Enterobacter* spp., *Serratia marcescens*, *Citrobacter* spp. e *Pseudomonas* spp. Esses microrganismos e também o *Flavobacterium meningosepticum*, o *Staphylococcus aureus*, os estafilococos coagulase-negativos e as bactérias enteropatogênicas, como o *Salmonella typhimurium*, podem causar surtos epidêmicos nos berçários, acometendo, em especial, os recém-nascidos de baixo peso e aqueles debilitados por alguma doença de base. Algumas espécies pouco usuais nas infecções neonatais, como a *Pseudomonas cepacea*, a *Malassesia furfur*, e espécies de *Candida* e de estafilococos coagulase-negativos podem contaminar cateteres e os líquidos de nutrição parenteral e estes últimos também as válvulas de derivação ventrículo-peritoneal. O estreptococo do grupo A pode ser transmitido durante o parto, mas a aquisição hospitalar é significante e, em geral, ocorre em epidemias. O enterococo pode causar doença precoce ou tardia e, neste último caso, a maioria é de aquisição hospitalar.

Os fatores ambientais (epidemias no berçário e na comunidade e a negligência com os cuidados tomados na prevenção das infecções hospitalares nos berçários) e determinados procedimentos invasivos, como a cateterização de vasos umbilicais, intubação endotraqueal e outras cirurgias, aumentam a probabilidade de o recém-nascido adquirir uma infecção sistêmica porque estão associados com bacteriemia durante sua realização.

Algumas peculiaridades do recém-nascido como a prematuridade e o baixo peso ao nascimento, o sexo masculino, a raça e a imaturidade dos mecanismos de defesa imunológica, própria dessa faixa etária, e mais os agravos metabólicos como a acidose, a hipoglicemia e a hipoxemia grave, as soluções de continuidade na pele e nas mucosas, os defeitos congênitos do sistema nervoso central, os erros inatos do metabolismo e a gemelaridade são condições individuais que predispõem à sepse e, conseqüentemente, à meningite.

Algumas bactérias têm maior poder invasivo para o sistema nervoso, como as cepas de *Escherichia coli* que possuem o antígeno capsular K1, o estreptococo do grupo B do tipo III e a *Listeria monocytogenes* do tipo IVb. O tamanho do inóculo também parece ser importante. Na doença precoce causada pelo estreptococo do grupo B, os recém-nascidos densamente colonizados têm um risco quatro vezes maior de desenvolver doença invasiva.

Os agentes etiológicos envolvidos na meningite neonatal são inúmeros e variam conforme a época e o local analisados. Assim, é primordial o conhecimento das bactérias isoladas dos casos de meningite neonatal em cada localidade, bem como sua sensibilidade aos antimicrobianos, para que se possa selecionar de modo adequado a antibioticoterapia empírica inicial. Em 109 recém-nascidos com meningite bacteriana estudados no Instituto da Criança Prof. Pedro de Alcantara do Hospital das Clínicas da FMUSP, no período de janeiro de 1977 a abril de 1987, o agente etiológico foi o bacilo gram-negativo em 38 casos (34,9%), com o predomínio de *Klebsiella* spp. (16 casos – 14,7%), *Salmonella* spp. (12 casos – 11%) e *Escherichia coli* (14 casos –

12,8%). O *Streptococcus* spp. foi isolado em 7 casos (6,4%), o *S. pneumoniae* em 7 (6,4%) e a *Listeria monocytogenes* em 3 (2,8%).

Deve ser ressaltado que os microrganismos responsáveis pela meningite bacteriana em crianças de mais idade e no adulto – o *Streptococcus pneumoniae*, o *Haemophilus influenzae* e a *Neisseria meningitidis* – são raros no recém-nascido e devem ser lembrados quando a contaminação for domiciliar. Entretanto, em algumas localidades, a incidência das infecções sistêmicas causadas pelo *S. pneumoniae* e pelo *H. influenzae* parece ter aumentado no recém-nascido. A maioria das cepas de *H. influenzae* são não-tipáveis. Ambos podem colonizar o trato genital materno e causar uma doença precoce indistinguível daquela produzida pelo estreptococo do grupo B.

DIAGNÓSTICO

CLÍNICO

As manifestações clínicas da meningite neonatal não são características e podem aparecer em outras afecções de etiologia infecciosa ou não.

A sintomatologia pode ser dividida em duas síndromes dependentes da época do aparecimento.

– A doença precoce, que surge nos primeiros 4 dias de vida, habitualmente nas primeiras 48 horas de vida, é caracterizada por sinais de comprometimento sistêmico: alterações da temperatura (hipotermia ou hipertermia); problemas respiratórios com apnéia, cianose, taquipnéia, dispnéia; icterícia e hepatoesplenomegalia; vômitos e recusa alimentar. Os sinais neurológicos não são proeminentes. O exame do líquor é indispensável nessas crianças, uma vez que cerca de 30% delas desenvolvem meningite.

– A doença tardia, que aparece após os primeiros 4 dias de vida, apresenta sinais neurológicos mais evidentes, quando há comprometimento do sistema nervoso central. Letargia, irritabilidade, convulsões (às vezes, como a primeira manifestação da doença), crises de apnéia e abaulamento de fontanela são os principais. O sinais sistêmicos da infecção manifestam-se à semelhança da síndrome precoce.

Os sinais de comprometimento meníngeo, que aparecem nas crianças de mais idade e nos adultos – rigidez de nuca, sinais de Kerning e de Brudzinski – são excepcionais no recém-nascido.

Os principais sinais e sintomas gerais, observados por ocasião do diagnóstico, nos 109 recém-nascidos estudados no Berçário do Instituto da Criança foram: recusa alimentar em 70 (64,2%), febre em 55 (50,5%), desidratação em 39 (35,8%), diarréia em 30 (27,5%), vômitos em 27 (24,8%), hipotermia em 27 (24,8%) e acidose metabólica em 19 (17,4%). Os principais sinais neurológicos foram: letargia em 70 (64,2%), convulsões em 58 (53,2%), fontanela abaulada em 41 (37,6%), irritabilidade em 39 (35,8%), apnéia em 22 (20,2%) e nistagmo em 9 (8,3%).

O diagnóstico de meningite nesta faixa etária é quase impossível se for baseado exclusivamente em dados clínicos.

LABORATORIAL

A confirmação da presença de meningite bacteriana no primeiro mês de vida é feita por meio do exame do líquor e implica o isolamento do agente etiológico neste local. Como a evolução pode ser fulminante e o prognóstico depende do estabelecimento precoce da terapêutica, é importante não retardar a coleta dos exames. Devemos lembrar que a administração prévia de antimicrobianos pode impedir o crescimento das bactérias nos meios de cultura. Nesta situação, a detecção de antígenos bacterianos no líquor pode ser muito útil.

Inúmeros exames laboratoriais têm sido utilizados para a triagem dos recém-nascidos com suspeita de sepse e meningite. Eles não confirmam o diagnóstico e a maioria é pouco sensível e específica, requerem uma quantidade apreciável de sangue, quando não forem feitos por técnicas de microdosagem, e sua valorização individual deve ser cautelosa. Incluem hemograma (leucopenia < 5.000 leucócitos/mm^3 ou leucocitose > 20.000/mm^3, neutropenia < 2.500/mm^3, plaquetopenia < 100.000mm^3, índice de neutrófilos – neutrófilos imaturos/neutrófilos totais > 0,2 sugerem infecção bacteriana), velocidade de hemossedimentação (valor normal – adicionar 2 ou 3 à idade do recém-nascido em dias, por exemplo 17mm/h no 14º dia), proteína C (valor normal – negativa), fibrinogênio plasmático (valor normal = 340mg/dl nos 2 primeiros dias de vida e depois se eleva progressivamente até 500mg/dl; pode estar elevado nas infecções graves), haptoglobina (valor normal – 10mg/dl no sangue de cordão, 50mg/dl após o nascimento; eleva-se na sepse), IgM no cordão umbilical (valor normal < 20mg/dl, podendo estar elevada na sepse). Dentre as citoquinas, estudos preliminares mostram que a interleucina-6 e o fator de necrose tumoral α (> 15pg/ml) estão elevados em recém-nascidos com infecções sistêmicas e podem ser úteis no diagnóstico precoce da sepse bacteriana.

Nas infecções sistêmicas neonatais, é desejável que a sensibilidade (se a infecção estiver presente, com que freqüência o teste é anormal) e o valor preditivo negativo (se o teste for normal, com que freqüência a infecção está ausente) dos exames laboratoriais sejam de 100%. Desse modo, sempre que a infecção estiver presente, o teste será anormal, e toda vez que o teste for normal a infecção estará ausente. Entretanto, embora seja o ideal, na prática isso não é observado na maioria dos exames citados anteriormente.

A sensibilidade e o valor preditivo negativo desses exames laboratoriais variam amplamente conforme o estado evolutivo da doença sistêmica e a idade gestacional e pós-natal do recém-nascido. Alguns autores sugerem a utilização de painéis de exames para melhorar sua utilidade no diagnóstico da sepse e, dentre eles, os escores hematológicos (número de leucócitos, neutrófilos e de plaquetas, índice neutrofílico e vacuolização dos neutrófilos) parecem ser os melhores pela sua simplicidade e baixo custo.

O exame do líquido cefalorraquidiano está indicado em todo recém-nascido com quadro septicêmico. Entretanto, a punção lombar é tecnicamente mais difícil de ser realizada no recém-nascido e resulta, com maior freqüência, em acidentes de punção (contaminação com sangue) que prejudicam a interpretação dos resultados. Sugere-se que a oxigenação prévia e a coleta do líquor no recém-nascido em posição sentada ou em decúbito lateral modificado (decúbito lateral esquerdo com os quadris fletidos em 90 graus) diminuem os riscos de hipoxemia durante o procedimento. Nos recém-nascidos com comprometimento cardiorrespiratório significante, naqueles com síndrome hemorrágica, incluindo a plaquetopenia grave, e naqueles com infecções de pele e subcutâneo no local da punção, esta pode ser adiada até que as condições sejam mais adequadas. Sabe-se que, nessa eventualidade, a pesquisa etiológica da meningite ficará prejudicada, pois cerca de 15% dos recém-nascidos com meningite bacteriana apresentam hemocultura negativa.

Os valores normais dos parâmetros liquóricos variam muito no recém-nascido, especialmente no prematuro e na primeira semana de vida. É prudente considerar anormal e indicativo de meningite bacteriana uma celularidade $\geq$ 20 leucócitos/mm^3, com um número total de neutrófilos > 20% do total de células; proteínas > 100mg/dl; glicorraquia < 50 a 75% da glicemia colhida imediatamente antes da punção. O líquor deve ser sempre enviado para bacterioscopia e cultura.

Os **achados liquóricos devem ser sempre analisados em conjunto** e sempre à luz dos dados clínicos e epidemiológicos.

O diagnóstico etiológico é fundamental para um tratamento adequado. As culturas obtidas de localizações ditas fechadas – hemocultura, urocultura, cultura de líquor e de material de supurações (tórax, abscessos) – podem sugerir ou concluir o diagnóstico. As bactérias isoladas de material de superfície como pele, orofaringe, nariz, fezes, coto umbilical indicam colonização e podem não ser responsáveis pelo processo sistêmico. Com o emprego de técnicas automáticas e semi-automáticas para a realização das hemoculturas, na grande maioria delas pode-se evidenciar crescimento bacteriano em 48 horas e, em particular, para o estreptococo do grupo B e a *Escherichia coli* em 24 horas. A coleta das culturas, em especial da urocultura, **não** deve retardar o início da antibioticoterapia.

Algumas técnicas de detecção rápida de antígenos bacterianos, de produtos elaborados pelas bactérias ou dosagens bioquímicas no líquor podem orientar o diagnóstico etiológico. A bacterioscopia do líquor, a contra-imunoeletroforese e a aglutinação do látex podem ser positivas, mesmo quando não há mais bactérias viáveis após o uso de antibióticos. O teste de *Limulus* no líquor identifica a presença de endotoxinas em cerca de 60% dos recém-nascidos com meningite causada por bactérias gram-negativas. Estes exames não dispensam a realização das culturas e do antibiograma.

RADIOLÓGICO

A ultra-sonografia (US) de crânio, a tomografia computadorizada (TC) e a ressonância magnética (RM) são utilizadas para a detecção precoce das complicações da meningite neonatal.

A US é simples, inócua e tem a vantagem de poder ser realizada no próprio leito do paciente com o uso de aparelhos portáteis. É útil na apreciação das alterações ventriculares, especialmente dilatações (hidrocefalia) e ventriculite (áreas mais densas na parede e dentro dos ventrículos, indicando a presença de lesões ependimárias e exsudato inflamatório, respectivamente).

As lesões parenquimatosas são mais bem analisadas pela TC e pela RM. Entretanto, seu custo é bem maior, a primeira expõe a criança à radiação, há necessidade de se imobilizar o paciente por meio de sedação e não pode ser realizada na enfermaria. As principais alterações que podem ser verificadas são: abscessos, áreas de baixa densidade (infartos e cistos porencefálicos), alterações difusas do parênquima (cerebrite e encefalomalacia difusa), atrofia cortical, hidrocefalia e coleções subdurais.

Temos por norma no Serviço de Pediatria Neonatal do Instituto da Criança realizar uma US de crânio logo após a admissão de todo recém-nascido com meningite bacteriana e depois semanalmente, durante o seguimento. Se forem detectadas anormalidades parenquimatosas, estas serão mais bem caracterizadas por meio da TC.

DIFERENCIAL

As manifestações clínicas de inúmeras afecções, infecciosas ou não, podem ser superponíveis às da meningite neonatal. O diagnóstico de um processo infeccioso do sistema nervoso central deve ser lembrado e excluído toda vez que estivermos diante de um recém-nascido com quadro clínico, fatores predisponentes e epidemiológicos sugestivos.

A icterícia e a hepatoesplenomegalia podem estar presentes na isoimunização, na atresia de vias biliares, nas infecções congênitas, nas doenças metabólicas como galactosemia, deficiência de α_1-antitripsina, hipotireoidismo e mucoviscidose. As alterações de temperatura são freqüentes no recém-nascido de baixo peso devido à imaturidade dos mecanismos reguladores centrais, nas lesões cerebrais decorrentes de hemorragia intracraniana, hipoxemia, desidratação, nas infecções localizadas como pneumonias e infecções do trato urinário. A insuficiência respiratória, inclusive as apnéias, pode ser decorrente de pneumonias, doença de membranas hialinas, aspiração de mecônio e anormalidades congênitas dos aparelhos respiratório, cardiovascular e digestivo e de distúrbios metabólicos como a hipoglicemia e a hipotermia. Os sinais neurológicos também não são patognomônicos da meningite e podem ser encontrados nos distúrbios metabólicos (hipoglicemia, hipocalcemia, hiponatremia, hipernatremia, hipo e hipermagnesemia), nas lesões anóxicas e isquêmicas, hemorragias intracranianas, kernicterus, malformações do sistema nervoso, entre outros.

TRATAMENTO

GERAL

O tratamento geral inclui desde a manutenção adequada da temperatura, do estado nutricional, da hidratação, do equilíbrio ácido-básico e eletrolítico, da glicemia e do estado circulatório, até a ventilação assistida e a terapia de apoio imunológico. Todos os agravos metabólicos, bem como hipotermia, hipoxemia e hipotensão podem causar lesões cerebrais, contribuindo para as alterações precoces e seqüelas da meningite neonatal. Assim, o tratamento geral está no mesmo nível de importância do específico nos cuidados a essas crianças.

Na manutenção da temperatura podem ser utilizados os berços aquecidos e as incubadoras, estas últimas possibilitando também uma observação melhor do recém-nascido.

Sempre que possível, fornecer a oferta calórico-protéica por via oral, e o alimento de escolha é o leite materno. Na fase inicial de observação, nos pacientes que se apresentam comatosos ou com convulsões repetidas ou ainda em outras situações nas quais a alimentação por via oral é desaconselhável, deve ser instituída a nutrição parenteral se o período de jejum for prolongado.

O estado de hidratação deve ser aferido rigorosamente por meio de sinais clínicos, peso e densidade ou osmolalidade urinárias duas ou três vezes ao dia. A densidade urinária > 1.010 não indica necessariamente desidratação, e a síndrome de secreção inadequada do hormônio antidiurético deve ser lembrada, em particular nas crianças que ganham peso ou estão edemaciadas (ver item Tratamento das complicações). A hiper-hidratação também é perigosa, pois pode agravar o edema cerebral. Por este motivo, a oferta hídrica inicial deve ser reduzida para cerca de 80ml/kg/dia, como manutenção, e mais as perdas anormais. Não se deve fazer restrição hídrica nos pacientes com hipovolemia ou choque hipovolêmico.

A acidose metabólica grave e persistente pode levar à hipotensão sistêmica e à diminuição da perfusão cerebral, além de interferir com a função dos sistemas enzimáticos e dos mecanismos de defesa. A correção está indicada quando o pH for ≤ 7,10 e/ou o bicarbonato ≤ 10mEq/l.

O recém-nascido com infecção grave, em especial o prematuro, está sujeito a hipo ou hiperglicemia, ambas lesivas para o sistema nervoso central. Durante a fase inicial da doença, é necessário verificar a glicemia a cada 8 ou 12 horas.

As deficiências nos mecanismos de defesa imunológica no recém-nascido são mais acentuadas durante as infecções sistêmicas. A terapia de apoio imunológico pode suplementar fatores de defesa por meio da administração de sangue, plasma, transfusão de granulócitos e exsangüineotransfusão (ver Capítulo Sepse no Período Neonatal).

O seguimento clínico e neurológico deve ser realizado diariamente com o objetivo de detectar precocemente as complicações.

ESPECÍFICO

A terapêutica antimicrobiana deve ser instituída o mais precocemente possível, logo após a obtenção das culturas. Deve ser dada preferência às drogas bactericidas, que atravessem bem a barreira hematoliquórica e que alcancem concentrações bactericidas também no líquor nas doses usuais. É importante que apresentem baixa toxicidade.

As bactérias gram-positivas são sensíveis, habitualmente, aos antibióticos beta-lactâmicos. A grande dificuldade está no tratamento das infecções causadas pelos bacilos gram-negativos, pois parte dos antimicrobianos, em especial os aminoglicosídeos, não atinge concentração adequada para uma esterilização liquórica rápida. É freqüente a presença de ventriculite que funciona como reservatório bacteriano. O uso de aminoglicosídeos por via intratecal e intraventricular não melhorou o prognóstico dessas infecções.

Atualmente, novas penicilinas e cefalosporinas estão disponíveis e entre elas as cefalosporinas de terceira geração têm mostrado grande utilidade no tratamento das meningites causadas por bacilos gram-negativos, pois são ativas contra grande parte dessas bactérias, atingem concentrações bactericidas no líquor e têm toxicidade baixa. Entretanto, devemos lembrar que algumas bactérias são sistematicamente resistentes a estas cefalosporinas e, entre elas, a *Listeria monocytogenes* e os enterococos. Também, seu uso rotineiro no tratamento das infecções neonatais tem levado a um aumento da resistência dos bacilos gram-negativos em unidades fechadas, como são as Unidades de Terapia Intensiva Neonatal.

Os estudos de seguimento das meningites neonatais, realizados por McCracken et al., não mostraram diferença no prognóstico de recém-nascidos tratados com ampicilina mais amicacina ou ampicilina e moxalactam (uma cefalosporina de terceira geração).

O esquema de tratamento utilizado no Serviço de Pediatria Neonatal do Instituto da Criança é o seguinte:

penicilina cristalina ou ampicilina
+
cefotaxima, ceftriaxona* ou ceftazidima**
(ver posologia na Tabela 94.1)

* Não utilizar em RN com icterícia.
** Na suspeita de *Pseudomonas aeruginosa*.

Após 24 a 48 horas repetir o exame do LCR com bacterioscopia e cultura:

- se a bacterioscopia for negativa, manter o esquema até a identificação do agente etiológico. Quando a bactéria for um gram-positivo sensível aos penicilínicos, a cefalosporina pode ser suspensa, e a penicilina deve ser mantida por 21 dias. No caso de ser um gram-negativo sensível à cefalosporina utilizada, suspender a penicilina e manter o esquema terapêutico por no mínimo 21 dias;

Tabela 94.1 – Principais antimicrobianos e esquema de administração na meningite neonatal.

Antibióticos	Via	Peso < 1.200g 0-4 semanas	Peso 1.200-2.000g 0-7 dias	Peso 1.200-2.000g > 7 dias	Peso > 2.000g 0-7 dias	Peso > 2.000g > 7 dias
Amicacina**	IV, IM	15 (2)	15 (2)	22,5 (3)	20 (2)	30 (3)
Ampicilina	IV, IM	100 (2)	100 (2)	150 (3)	150 (3)	200 (4)
Aztreonam	IV, IM	60 (2)	60 (2)	90 (3)	90 (3)	120 (4)
Carbenicilina	IV, IM	–	200 (2)	300 (3)	300 (3)	300-400 (3)
Cefotaxima	IV, IM	100 (2)	100 (2)	150 (3)	100 (2)	150 (3)
Ceftazidima	IV, IM	100 (2)	100 (2)	150 (3)	150 (3)	150 (3)
Ceftriaxona	IV, IM	50 (1)	50 (1)	100 (2)	100 (2)	100 (2)
Cloranfenicol	IV, IM	25 (1)	25 (1)	50 (2)	50 (2)	50 (2)
Gentamicina**	IV, IM	2,5 (a cada 18 horas)	5 (2)	7,5 (3)	5 (2)	7,5 (3)
Metronidazol	IV, VO	7,5 (a cada 48 horas)	7,5 (1)	15 (2)	15 (2)	30 (2)
Netilmicina**	IV, IM	2,5 (a cada 18 horas)	5 (2)	7,5 (3)	5 (2)	7,5 (3)
Oxacilina	IV, IM	100 (2)	100 (2)	150 (3)	150 (3)	200 (4)
Penicilina G	IV, IM	100.000 (2)	100.000 (2)	150.000 (3)	150.000 (3)	200.000 (4)
Rifampicina	VO	–	10 (1)	10 (1)	10 (1)	10-15 (1)
Ticarcilina	IV, IM	150 (2)	150 (2)	225 (3)	225 (3)	300 (4)
Tobramicina**	IV, IM	2,5 (a cada 18 horas)	4 (2)	6 (3)	4 (2)	6 (3)
Vancomicina**	IV	15 (1)	20 (2)	20 (2)	30 (3)	30 (3)

* O número de doses diárias está entre parênteses.
** Se possível, dosar o nível sérico.

• se a bacterioscopia ou a cultura forem positivas ou se houver piora clínica acentuada, considerar a necessidade de rever a antibioticoterapia ou de uma punção ventricular para o diagnóstico e o tratamento da ventriculite, se estiver presente. Acompanhar os parâmetros liquóricos a cada 48 horas até a esterilização do líquor. A duração da terapêutica é de no mínimo 21 dias ou 15 dias após a esterilização do líquor (o que for mais prolongado).

A mudança do esquema antimicrobiano deve ser sempre orientada pela sensibilidade da bactéria isolada. Algumas delas são, com freqüência, resistentes ao esquema proposto inicialmente. As alternativas são: *Staphylococcus aureus* e estafilococo coagulase-negativo – oxacilina ou vancomicina; *Listeria monocytogenes* – ampicilina; *Pseudomonas aeruginosa* – carbenicilina ou ceftazidima associadas ou não a um aminoglicosídeo; *Flavobacterium meningosepticum* – rifampicina, cloranfenicol ou vancomicina; *Campylobacter fetus* – cloranfenicol; *Bacteroides fragilis* – cloranfenicol ou metronidazol; enterococo – ampicilina + aminoglicosídeo (ver posologia na Tabela 94.1).

No caso de microrganismos pouco usuais ou quando a droga utilizada alcança níveis insatisfatórios no líquor, além da sensibilidade em disco aos antimicrobianos, a concentração inibitória e bactericida mínimas do microrganismo isolado, os testes de sinergismo *in vitro*, a dosagem dos antimicrobianos e o poder bactericida do líquor podem auxiliar as mudanças terapêuticas. McCracken recomenda que se mantenha o poder bactericida do líquor > ⅛ ou ¹/₁₆. O índice bactericida no líquor (menor nível liquórico do antibiótico dividido pela maior concentração bactericida encontrada para o microrganismo) deve ser > 8 ou 16 para que o antibiótico seja uma boa escolha para o tratamento da meningite neonatal.

Embora sejam úteis para melhorar o prognóstico da meningite em crianças de mais idade, ainda não há estudos que indiquem o uso de corticóides no tratamento da meningite neonatal.

TRATAMENTO DAS COMPLICAÇÕES

São freqüentes na meningite neonatal. Nos 109 recém-nascidos estudados no Instituto da Criança verificamos as seguintes complicações: síndrome convulsiva em 71 (65,1%), coma em 32 (29,4%), ventriculite com dilatação ventricular significante (não foi feita punção ventricular de rotina em todos os casos de meningite por gram-negativos) em 38 (34,9%), síndrome de secreção inadequada de hormônio antidiurético (Na sérico < 130mEq/l) em 30 (27,5%), coleção subdural em 9 (8,3%), abscesso cerebral em 5 (4,6%) e infarto cerebral em 3 (2,8%).

– A **síndrome convulsiva** na fase inicial da doença pode ser conseqüente a distúrbios metabólicos como hiponatremia, hipoglicemia, hipocalcemia, que devem ser corrigidos. Pode também estar relacionada a alterações inflamatórias, isquêmicas e ao edema cerebral. As drogas de escolha no controle das convulsões são: fenobarbital (15mg/kg, por via intravenosa, seguidos após 12 a 24 horas, por via oral ou intramuscular, em dose única ou divididos em 2 doses diárias) ou a difenil-hidantoína (15mg/kg, por via intravenosa, como dose inicial, seguidos após 12 a 24 horas de 10mg/kg/dia por via intravenosa, divididos a cada 8 a 12 horas). Devido à grande variação na farmacocinética destas drogas no recém-nascido e à interação com os antimicrobianos, em especial com o cloranfenicol, é aconselhável a dosagem da concentração sérica durante o tratamento.

– Na **síndrome inadequada de hormônio antidiurético** (SIHAD), a criança apresenta-se edemaciada, com diminuição da diurese e pode exibir sinais neurológicos decorrentes da hiponatremia.

O tratamento consiste na restrição hídrica (300ml/m²/dia, mais perdas anormais). Nos recém-nascidos com hiponatremia sintomática ou sódio sérico ≤ 120mEq/l deve ser feita a correção do sódio:

mEq de Na a ser administrado =
$$(130 - Na\ inicial) \times 0,6 \times peso\ (em\ kg)$$

Administrar sob a forma de NaCl a 3% na velocidade de 10ml/kg/h. Quando houver edema proeminente, é recomendada a administração concomitante de furosemida na dose de 0,5 a 1mg/kg (dose única).

– A **ventriculite** é a complicação mais freqüente da meningite neonatal, principalmente quando o agente etiológico é um bacilo gram-negativo. O quadro clínico superpõe-se ao da meningite, mas os sinais de hipertensão intracraniana como abaulamento de fontanela e opistótono podem ser mais evidentes. Devemos considerar o diagnóstico de ventriculite naquelas crianças com evolução clínica desfavorável, bacterioscopia ou cultura de líquor positivas 4 dias após a antibioticoterapia eficaz e ultra-sonografia de crânio com dilatação ventricular. Diante deste quadro clínico e laboratorial está indicada a punção ventricular. Os dados liquóricos ventriculares sugestivos incluem: aumento das proteínas (> 150mg/dl), diminuição da glicose (< ½ a ⅔ da glicemia), pleocitose (> 100 células/mm³, com predomínio de neutrófilos na fase aguda) e bacterioscopia e culturas positivas (estas confirmam o diagnóstico).

O tratamento sistêmico da ventriculite é semelhante ao da meningite. Com o emprego dos novos antimicrobianos que atingem concentrações elevadas no líquor ventricular, habitualmente não há necessidade de terapêutica local. Nos casos em que houver dilatação acentuada, quando não ocorrer esterilização liquórica ou quando o material da punção ventricular for purulento e espesso, pode ser utilizada a instalação de antibióticos no sistema ventricular por meio de câmara externa ou de punções diárias (pode ocorrer a formação de cistos porencefálicos no trajeto da agulha usada para as punções repetidas). Ao sistema de câmara externa pode ser acoplada uma válvula de derivação externa para controlar a pressão intraventricular, com a vantagem adicional de propiciar a coleta diária de líquor sem outros traumatismos. Exige a presença de um neurocirurgião.

Quando, no líquido ventricular, a glicose estiver normal, a celularidade for < 100 células/mm^3 (com predomínio de linforreticulomonócitos) e a bacterioscopia e a cultura forem negativas em três coletas em dias sucessivos, o tratamento é suspenso e é avaliada a necessidade de uma derivação ventrículo-peritoneal. A terapêutica sistêmica deve durar no mínimo 21 dias ou 15 dias após a esterilização do líquor ventricular.

– A **coleção subdural e os abscessos** são raros na meningite neonatal e devem ser suspeitados diante da persistência de febre, alterações liquóricas, abaulamento de fontanela e sinais de comprometimento cerebral localizado. Alguns microrganismos, como o *Citrobacter* spp. e, em menor freqüência, o *Proteus* spp., a *Pseudomonas* spp. e a *Serratia* spp., têm maior capacidade de invadir o tecido cerebral, causar necrose e a formação de abscessos. A piora clínica súbita em um recém-nascido com meningite e o aparecimento de muitas células no líquor (> 1.000/mm^3) sugerem ruptura de abscesso para o espaço liquórico. O diagnóstico é feito pela tomografia computadorizada ou pela ressonância magnética e o tratamento pode ser cirúrgico.

– A **hidrocefalia** é decorrente de alterações na circulação e reabsorção do líquor e é uma complicação freqüente. Na fase aguda da doença, se houver hipertensão intracraniana apreciável e ventriculite, a descompressão é feita por meio de uma ventriculostomia externa. Nos casos em que a dilatação ventricular se desenvolve lentamente, a derivação ventrículo-peritoneal, após a cura da meningite, é o tratamento de escolha.

PROGNÓSTICO

A letalidade na meningite neonatal ainda é elevada, em torno de 20 a 30%. É maior entre os recém-nascidos de baixo peso.

Seqüelas significativas são observadas em 20 a 60% dos recém-nascidos que sobrevivem e incluem problemas motores, síndrome convulsiva, hidrocefalia, perda da audição e problemas de fala e de comportamento.

Os fatores de risco associados ao óbito ou seqüelas graves nos recém-nascidos com meningite causada pelo estreptococo do grupo B são: estado comatoso ou semicomatoso, diminuição da perfusão (choque), leucócitos totais < 5.000/mm^3 e neutrófilos < 1.000/mm^3 nos sangue periférico e proteína no líquor > 300mg/dl.

Os fatores de risco associados com prognóstico reservado nos recém-nascidos com meningite por bacilos gram-negativos são: trombocitopenia, leucócitos no líquor > 2.000/mm^3, proteínas no líquor > 200mg/dl, relação glicose líquor/sangue < 0,5, culturas de líquor positivas > 48 horas, concentrações de endotoxina e interleucina-1β elevadas no líquor.

Entretanto, como vários fatores estão em jogo, o melhor é um acompanhamento cuidadoso de todo recém-nascido com meningite.

BIBLIOGRAFIA

BONE, R.C.; BALK, R.A.; CERRA, F.B. et al. – ACCP/SCCM Consensus Conference: Definitions for sepsis and organ failure. *Crit. Care Med.*, 20:864, 1992.

FEFERBAUM, R.; VAZ, F.A.C.; KREBS, V.L.J.; DINIZ, E.M.A.; RAMOS, S.R.T.S.; MANISSADJIAN, A. – Meningite bacteriana no período neonatal. Evolução clínica e complicações em 109 casos. *Arq. Neuropsiquiatr.*, 51:72, 1993.

FEIGIN, R.D.; McCRACKEN Jr., G.H.; KLEIN, J.O. – Diagnosis and management of meningitis. *Pediatr. Infect. Dis. J.*, 11:785, 1992.

KLEIN, J.O.; MARCY, S.M. – Bacterial sepsis and meningitis. In Remington, J.S.; Klein, J.O. (eds.). *Infectious Diseases of the Fetus & Newborn Infant*. Philadelphia, W.B. Saunders Company, 1995, p. 835.

RAMOS, S.R.T.S.; FEFERBAUM, R.; MANISSADJIAN, A.; VAZ, V.A.C. – Meningite bacteriana neonatal. Agentes etiológicos em 109 casos durante um período de dez anos. *Arq. Neuro-Psiquiat. (São Paulo)*, 50:289, 1992.

RAMOS, S.R.T.S.; VAZ, V.A.C. – Meningites bacterianas no período neonatal. In *Problemas Neurológicos do Recém-Nascido*. São Paulo, Sarvier, 1985, p. 219.

SÁEZ-LlORENZ, X.; McCRACKEN Jr., G.H. – Sepsis syndrome and septic shock in pediatrics: current concepts of terminology, pathophisiology, and management. *J. Pediatr.*, 123:497, 1993.

SÁEZ-LlORENZ, X.; McCRACKEN Jr., G.H. – Clinical pharmacology of antibacterial agents. In Remington, J.S.; Klein, J.O. (eds.). *Infectious Diseases of the Fetus & Newborn Infant*. Philadelphia, W.B. Saunders Company, 1995, p. 1287.

VOLPE, J.J. – Bacterial and fungal infections. In Markowitz, M. (ed.). *Neurology of the Newborn*. Philadelphia, W.B. Saunders Company, 1987, p. 596.

SINOPSE

MENINGITE BACTERIANA NO RECÉM-NASCIDO

1. Obter dados de anamnese, dando ênfase aos fatores de risco maternos, perinatais, do próprio recém-nascido e situações epidemiológicas especiais.
2. Realizar um exame físico minucioso, incluindo o exame neurológico.
3. Verificar a necessidade de assistência respiratória e de acesso venoso e de hidratação intravenosa. Conforme a gravidade do caso, estes devem ser os procedimentos iniciais.
4. Colher todos os exames necessários para o diagnóstico e a terapêutica:
   – hemograma;
   – hemocultura;
   – urocultura;
   – coprocultura (se houver diarréia);
   – líquor: quimiocitológico, bacterioscopia e culturas (se possível incluir cultura para fungos, contra-imunoeletroforese, aglutinação do látex e teste do *Limulus*);
   – eletrólitos (sódio, potássio e cálcio séricos) e glicemia;
   – gasometria (se houver insuficiência respiratória ou suspeita de acidose metabólica).
5. Iniciar a antibioticoterapia com: penicilina ou ampicilina + uma cefalosporina de terceira geração (ver posologia na Tabela 94.1).
6. Corrigir os distúrbios hidroeletrolíticos e do equilíbrio ácido-básico.
7. Manter a glicemia nos limites da normalidade.
8. Tratar as convulsões, se presentes, com fenobarbital ou difenil-hidantoína, inicialmente.
9. Estabelecer um balanço calórico-protéico adequado por via oral ou, na impossibilidade desta, por meio de nutrição parenteral.
10. Considerar a necessidade de suplementação de fatores de defesa imunológica por meio de sangue, plasma, transfusão de granulócitos, administração de gamaglobulina por via intravenosa ou exsangüineotransfusão.
11. Assim que as condições clínicas do paciente permitirem, solicitar ultra-sonografia de crânio. Se houver suspeita de alterações parenquimatosas, complementar a exploração radiológica com tomografia computadorizada.
12. Realizar exame neurológico diário com a medida do perímetro cefálico, com o objetivo de detectar as complicações e as seqüelas.
13. Acompanhar o estado de hidratação com peso e densidade urinária, três vezes ao dia, e glicemia com a mesma freqüência, até a estabilização do paciente. Dosar os eletrólitos diariamente até a normalização.
14. Colher líquor de controle 24-48 horas após o início da antibioticoterapia, solicitando bacterioscopia e cultura:
    – se a bacterioscopia for negativa, repetir o líquor no final do tratamento;
    – se a bacterioscopia e/ou as culturas forem positivas ou se houve piora clínica acentuada, considerar a necessidade de rever a antibioticoterapia ou de uma punção ventricular e um possível tratamento para a ventriculite. Repetir o líquor a cada 48 horas, até a esterilização e, depois, no final do tratamento ou antes se houver indicação clínica.
15. Manter o esquema antimicrobiano efetivo no mínimo por 21 dias ou 15 dias após a esterilização das culturas.
16. Acompanhar com consultas seriadas, após a alta, todo recém-nascido que teve meningite neonatal.

95

OSTEOMIELITE E PIOARTRITE NO PERÍODO NEONATAL

Maria Esther J.R. Ceccon
Flávio Adolfo Costa Vaz

CONCEITOS

Osteomielite é uma infecção localizada em tecido ósseo, atingindo com maior freqüência ossos longos, de origem hematogênica, de foco contíguo ou por inoculação direta de germes.

Pioartrite ou também chamada de **artrite séptica** é a extensão do processo osteomielítico atravessando a cartilagem epifisária de crescimento e estendendo-se até a epífise.

ETIOPATOGENIA

As infecções ósseas ocorrem por meio de três mecanismos:

1. Disseminação hematogênica, após septicemia ou bacteriemia, caracterização de vasos umbilicais, exsangüineotransfusão.
2. Inoculação direta dos ossos após um ferimento de punção ou uma fratura aberta. Pode ocorrer após punção de veia femoral. No recém-nascido (RN) pode haver infecção do calcâneo secundária à punção do calcanhar para colheita de amostras de sangue, causada pela utilização do local inadequado. O calcâneo poderá ser evitado: colheita na extremidade plantar lateral ou medial do calcanhar.
3. Propagação contínua de um foco de infecção adjacente, como observado na osteomielite de ossos cranianos após infecção de um cefalo-hematoma.

No RN, a maior parte das infecções é de origem hematogênica; a metáfise é a mais freqüentemente envolvida. A distribuição anatômica dos vasos epifisários, durante os primeiros 12 meses de vida, com capilares que produzem comunicação entre a metáfise e o espaço articular e a dinâmica do fluxo sangüíneo na região (mais lento) permitem às bactérias se alojarem e proliferarem. Os exsudatos bacterianos e inflamatórios aumentam a pressão metafisária e comprometem a circulação; sem tratamento ocorre descompressão via sistema de Havers para o córtex e depois para o espaço subperiostal.

O contínuo acúmulo de material purulento subperiostal desloca do osso o periósteo e interrompe o suprimento sangüíneo cortical. Como resultado, grandes áreas do osso ficam desvascularizadas e servem como local de infecção crônica. A infecção pode propagar-se para dentro do espaço articular adjacente provocando artrite séptica secundária. Pode também haver destruição da placa de crescimento ou por propagação direta da infecção ou pelo comprometimento permanente ou deformidade do membro afetado.

AGENTES ETIOLÓGICOS

Nos RN, os agentes costumam ser os mesmos responsáveis pela sepse neonatal. Antes de 1940: estreptococo hemolítico do grupo A; 1940-1960: *Staphylococcus aureus* em 85% dos casos, embora a maioria dos casos de sepse nessa época fosse produzida pela família das enterobactérias. No início de 1970: estreptococo do grupo B. Atualmente, o germe mais freqüente nos Estados Unidos é ainda o estreptococo do grupo B, seguido pelo *Staphylococcus aureus* e, em terceiro lugar, germes gram-negativos como *Klebsiella* sp., *Proteus* sp. e *Escherichia coli*.

Em trabalho realizado na Unidade de Recém-nascidos Externos em 1983, o germe mais freqüente foi o *Staphylococcus aureus*, seguido da *Salmonella typhimurium* e em terceiro lugar *Klebsiella* sp. Naquela época, a importância da *Salmonella* foi devida ao alto índice de sepse por este agente. Uma nova revisão dessa doença no período de 1992-1994 realizada no mesmo Berçário revelou que ainda o *Staphylococcus aureus* é o germe mais freqüente, seguido pelo estreptococo do grupo B, e em terceiro lugar, os germes gram-negativos.

DIAGNÓSTICO

Os sinais e os sintomas mais freqüentes são hipomotilidade e/ou dor à movimentação de um membro ou articulação afetada, edema, eritema, calor local e flutuação acompanhados ou não de febre. Ocasionalmente, a dor pode ser difusa e não ser localizada facilmente.

O diagnóstico baseia-se no encontro de uma cultura positiva, o qual acontece em 70% dos casos, a partir do material de punção do local afetado.

O achado de uma ou mais hemoculturas positivas, o que acontece em 60% dos casos, reforça o diagnóstico.

O hemograma revela leucocitose polimorfonuclear e VHS elevada. Do ponto de vista radiológico, o primeiro sinal é a presença de uma ou várias zonas de hipotransparência, o que é indicativo dos lugares onde está havendo necrose óssea. Podemos encontrar aumento de partes moles e lesões líticas em osso, aumento do espaço interarticular e levantamento do periósteo.

Embora exames com radioisótopos como tecnécio e gálio possam ser úteis como diagnóstico precoce de osteomielite em crianças maiores, quando positivos é de grande auxílio, porém, quando negativos, não afastam infecção no RN.

A punção do local afetado com saída de material purulento confirma o diagnóstico. O local mais apropriado para aspiração por agulha é o ponto de máxima sensibilidade óssea. O diagnóstico diferencial deve ser feito com celulite, fraturas e sífilis congênita.

TRATAMENTO

Deve ser iniciado o mais precocemente possível.

Cirúrgico – realização de punção e drenagem cirúrgica do local afetado. A remoção cirúrgica é tão importante quanto a antibioticoterapia.

Clínico – logo que seja obtido material para culturas, deverá ser iniciada a antibioticoterapia (Tabela 95.1) de acordo com a etiologia presuntiva ou de certeza e o antibiograma. Como o agente etiológico mais freqüente é o *Staphylococcus aureus*, o estreptococo do grupo B e os germes gram-negativos, antes que se tenha isolado o agente inicia-se o tratamento com associação de duas drogas: oxacilina e amicacina. O tratamento definitivo será baseado na cultura e no antibiograma.

Tabela 95.1 – Esquema antibiótico usado no tratamento de osteomielite e pioartrite.

Antibióticos	RN pré-termo ou RN Idade < 7 dias	RN de termo Idade > 7 dias
Oxacilina IV	100mg/kg/dia 12/12h	200mg/kg/dia 6/6h
Penicilina G cristalina IV	50.000-100.000U/ kg/dia 12/12h	100.000-200.000U/ kg/dia 6/6h
Amicacina IM e IV	15mg/kg/dia 12/12h	15mg/kg/dia 12/12h
Vancomicina IV	30mg/kg/dia 12/12h	45mg/kg/dia 8/8h

Tratamento inicial – sempre deve ser realizado por via parenteral; caso a hemocultura revele germe resistente aos antibióticos utilizados inicialmente, fazer a mudança adequada, se possível monitorizar nível sérico de antibióticos, concentração inibitória mínima e bactericida.

A utilização de via parenteral para a administração dos antibióticos deverá ser mantida durante 3 semanas do desaparecimento dos picos febris, geralmente um total de 4 a 6 semanas, sempre com acompanhamento de hemograma e VHS, este último exame tem-se mostrado, em nossa experiência, um bom marcador de cura do processo infeccioso.

BIBLIOGRAFIA

ASMAR, B.I. – Oteomyelitis in the neonate. *Infect. Dis. Clin. North Am.*, 6:117, 1992.

BISHARA, J.F.; McCRAKEN Jr., G.H. – Acute infections. **In** Avery, G.B.; Fletcher, M.A.; MacDonald, M.G. *Neonatology, Pathophysiology and Management of the Newborn*. Philadelphia, 4th ed., J.B. Lippincott Company, 1994, p. 1082.

CECCON, M.E.J.; ARAUJO, M.C.K.; DINIZ, E.M.A.; VAZ, F.A.C.; RAMOS, J.L.A. – Osteomielite e pioartrite no período neonatal. Trabalho apresentado no XIV Congresso Brasileiro de Perinatologia, XI Reunião de Enfermagem Perinatal, publicado no Resumo de Temas livres, 1994.

KLEIN, J.O.; MARCY, M. – Bacterial infections. **In** Remington, J.S.; Klein, J.O. (eds.). *Infections Disease of the Fetus and Newborn Infant*. Philadelphia, W.B. Saunders, 1990.

LEONE, C.R. – Osteomielite e pioartrite no período neonatal. *Pediat. (S. Paulo)*, 2:324, 1980.

McCRAKEN, G.H.; NELSON, J.D. – *Antimicrobial Therapy for Newborn*. New York, Grune e Stratton Inc., 1983.

OGDEN, J.A. – Pathophysiology of neonatal osteomyelitis and septic arthritis. **In** Polin, R.A.; Fox, W.M. (eds.). *Fetal and Neonatal Physiology*. Philadelphia, W.B. Saunders, 1992, p. 1679.

SALOMÃO, O.; CECCON, M.E.J.; DINIZ, E.M.A.; VAZ, F.A.C.; MANISSADJIAN, A. – Osteomielite e pioartrite no período neonatal – estudo clínico de 17 casos. *Rev. Bras. Ortoped.*, 18:51, 1983.

SINOPSE

OSTEOMIELITE E PIOARTRITE NO PERÍODO NEONATAL

1. Suspeita de osteomielite e/ou pioartrite em RN que apresente hipomotilidade e/ou dor à movimentação de um membro ou articulação acompanhada ou não de febre.

2. Solicitar hemograma, hemocultura, VHS, cultura e bacterioscópico do material de punção do local afetado.

    Exame radiológico – poderá ser normal mesmo uma semana após o início da doença.

    Primeiro sinal – presença de uma ou várias zonas de hipotransparência, o que é indicativo dos lugares onde está havendo necrose óssea. A punção do local afetado com saída de material purulento confirma o diagnóstico.

    Mapeamento ósseo com tecnécio ou gálio – se alterado ajuda no diagnóstico precoce, porém se normal não afasta a infecção no RN.

3. Logo após colheita de culturas, iniciar tratamento com antibióticos, de acordo com a etiologia presuntiva, até a chegada de culturas e antibiograma. Iniciar tratamento com associação de duas drogas. Como os germes mais freqüentes em nossa experiência são o *Staphylococcus aureus*, o estreptococo do grupo B e os germes gram-negativos, usamos inicialmente oxacilina + amicacina. Se o *S. aureus* for resistente à oxacilina, usamos a vancomicina e suspendemos a oxacilina.

4. A utilização de antibióticos por via parenteral deverá ser mantida durante 3 semanas e a suspensão está indicada após 3 semanas do desaparecimento dos picos febris e normalização do VHS, geralmente um total de 4 a 6 semanas de terapêutica.

5. O tempo previsto de permanência no hospital é de pelo menos 3 a 4 semanas. Os critérios para a alta hospitalar são a melhora das condições locais do edema e outros sinais flogísticos, movimentação indolor do membro afetado e criança afebril e com esquema antibiótico por via parenteral já completo.

TÉTANO NEONATAL

Maria Esther J.R. Ceccon
Flávio Adolfo Costa Vaz

CONCEITO

Tétano é uma doença aguda com alto índice de mortalidade, resultante de infecção pelo *Clostridium tetani*, o qual se encontra disseminado pelo solo e em fezes de animais.

O tétano pode surgir como complicação de queimaduras, infecções puerperais e, em recém-nascidos (RN), principalmente por infecção do coto umbilical.

ETIOPATOGENIA

O *Clostridium tetani* é um bacilo gram-positivo anaeróbio que desenvolve um esporo terminal assumindo a forma de uma baqueta de tambor.

Os esporos são muito resistentes ao calor e aos antissépticos comuns, podendo permanecer, em tecidos por muitos meses em condições viáveis, latentes.

O bacilo tetânico não é invasivo, multiplica-se no local de penetração e produz doença pela elaboração de uma exotoxina solúvel, a qual é responsável pela manifestação da doença.

A porta de entrada do *Clostridium tetani*, geralmente, é no local de feridas mínimas ou arranhaduras, feridas profundas, queimaduras e lesões favoráveis ao crescimento de genes anaeróbios.

No RN, a principal porta é a infecção do coto umbilical. Se as condições forem favoráveis, os bacilos multiplicam-se no local da infecção e produzem a toxina que progride inicialmente pelos troncos nervosos motores e daí à medula espinal. A toxina impregna firmemente os tecidos nervosos, e as contrações musculares são produzidas por seus efeitos nas placas neuromusculares terminais e nas células dos corpos anteriores do sistema nervoso central. A combinação toxina-tecido não é desfeita pela antitoxina tetânica, que somente neutraliza a toxina que circula sobre a forma livre. As manifestações incluem taquicardia, vasoconstrição periférica, arritmias cardíacas, sudorese profusa, hipercapnia e excreção urinária aumentada de catecolaminas.

Os recém-nascidos mais suscetíveis são os nascidos de parto domiciliar, onde não existem condições assépticas para a ligadura cordão, que é feita com tesouras não-esterilizadas. Uso de pó de café, terra e outras crendices da população rural para a cicatrização do umbigo são meios propícios para o crescimento do *Clostridium*. Salas de parto e material não-esterilizado também são fatores favorecedores.

DIAGNÓSTICO

CLÍNICO

O período de incubação é variável, podendo oscilar de um dia a três ou mais semanas. No RN é, mais freqüente entre 3 e 10 dias.

O aspecto do local de origem da infecção, se evidente, não fornece informação quanto à toxemia iminente.

A doença manifesta-se por sucção deficiente e choro excessivo, a mandíbula da criança torna-se muito rígida, impedindo-a de fazer sucção e também de deglutir alimentos; pouco depois surge rigidez pelo corpo e podem ocorrer abalos, graus variáveis de trisma, contração muscular, espasmos e convulsões.

Os espasmos podem ocorrer espontaneamente ou em resposta a estímulos. Os reflexos tendíneos podem estar exaltados ou ausentes em função da rigidez existente e generalizada. O opistótono pode estar ausente ou ser tão intenso a ponto de a cabeça tocar os calcanhares. O choro pode ser rouco, curto, repetido ou sufocado, quase afônico ou não. A cor da pele varia de normal a pálida (oxigenação deficiente, choque iminente) ou cianótica. Aos espasmos intensos seguem-se coloração acinzentada da pele, flacidez, anoxia e exaustão.

LABORATORIAL

O achado do *Clostridium tetani* no material infectado confirmará o diagnóstico. Na maioria das vezes não se consegue detectar o microrganismo.

DIFERENCIAL

Como diagnóstico diferencial considera-se poliomielite, meningite, encefalite, raiva, envenenamento por estricnina, reações colaterais às fenotiazinas e hipocalcemia.

TRATAMENTO GERAL

Colocar o RN em incubadora para observação da freqüência e da intensidade dos espasmos e diminuir os estímulos visuais e tácteis. Fluidoterapia parenteral devido à impossibilidade de alimentação oral.

MEDICAMENTOS

Penicilina G cristalina – na dose de 100.000UI/kg/dia por via IV, de 12/12h, durante a primeira semana de vida. É eficiente contra o bacilo, mas não tem nenhuma ação sobre a toxina. Dez dias de tratamento.

Globulina hiperimune contra tétano – é a fração liofilizada, obtida de doadores altamente imunizados contra tétano. Substitui com vantagem os soros heterólogos, pois não há perigo de sensibilização, reações alérgicas ou anafiláticas. Dose: 500UI por via IM em dose única; não deve ser usada por via IV.

Diazepínico – deve ser usado inicialmente para controle dos espasmos. Dose: 5mg/kg/dia em infusão contínua no soro de manutenção; 5mg/kg/dia por via IV, em doses intermitentes de 2,5mg em caso de espasmos intensos.

Fenobarbital – é usado nos casos em que a administração dos diazepínicos se mostra ineficaz, associando-se a estes. Dose: 5mg/kg/dia por via IV, dividido em 4 administrações, lentamente.

Clorpromazina – é usualmente acrescentada por último de acordo com a gravidade dos espasmos. Para alguns autores seria a droga de eleição no tratamento de manutenção. Atualmente estamos usando doses iniciais de 10mg por via IV, de 6/6h, independente do peso. Se persistirem os espasmos prolongados eleva-se a dose para 12,5mg por via IV, de 6/6h. Quando desaparecerem totalmente os espasmos, reduzir 1mg diariamente a dose individual, isto é, 10mg de 6/6h no primeiro dia, 9mg de 6/6h no segundo dia e assim por diante, até que o paciente comece a apresentar espasmos esporádicos pouco intensos e de curta duração (ausência de bradicardia e/ou cianose). Quando se chegar a este ponto, mantém-se esta dose de clorpromazina.

Com o desaparecimento dos espasmos, tenta-se novamente diminuir a dose, até que se consiga sua suspensão total. Se, por outro lado, quando se estiver tentando a diminuição houver recrudescimento dos espasmos, elevar a dose novamente. Esta elevação será de 1mg por via IV a cada 6h (por exemplo: 2mg às 6h, 3mg às 12h, 4mg às 18h etc.) até a obtenção de condição de relaxamento muscular ideal. Em caso de melhora clínica, volta-se a diminuir paulatinamente a dose.

Em média, depois de se chegar a uma dose que leve a bom relaxamento muscular, há necessidade de mantê-la até por 10 a 15 dias, antes de iniciar o processo de retirada gradativa. Doses de 10-12,5mg por via IV a cada 6 horas, normalmente utilizadas, podem deixar a criança em coma, reagindo pouco ou nada aos estímulos. Esse fato não contra-indica sua utilização, a não ser quando houver apnéia por hipotonia generalizada ou por depressão respiratória (não confundir com apnéia causada pelos espasmos) ou quando surgirem outros efeitos colaterais não atribuíveis a outros medicamentos em uso.

A curarização somente é utilizada quando a intensidade dos espasmos é tal que leva a criança à falência respiratória. A administração requer que o paciente esteja intubado. Dose de 0,5mg/kg como dose inicial e, a seguir, de acordo com a necessidade, 0,25mg/kg/dose.

BIBLIOGRAFIA

ADAMS, E.B.; LAURENCE, D.R.; SMITH, J.W.G. – *Tetanus*. Oxford, Blackwell, 1969.

FREDDI, N.A.; KATAYAMA, D.M.; SAKANE, P.T. – Tétano. **In** Marcondes, E. (Coord.) *Pediatria Básica*. 7ª ed., São Paulo, Sarvier, 1985.

KRUGMAN, S.; WARD, R.; KATZ, S.L. – *Infection Disease of Children*. 6th ed., St. Louis, C.V. Mosby, 1979.

PINHEIRO, D. – Tétano do recém-nascido. **In** Marcondes, E.; Manissadjian, A. (eds.). *Terapêutica Pediátrica* – 93, São Paulo, Sarvier, 1993.

SINOPSE

TÉTANO NEONATAL

1. Colocar o RN em incubadora – observar freqüência cardíaca e intensidade dos espasmos.

2. Fluidoterapia parenteral.

3. Induzir penicilina cristalina – 100.000U/kg/dia por via IV de 12/12h na primeira semana, IV de 6/6h após primeira semana de vida.

4. Globulina hiperimune contra tétano
   Dose: 500UI por via IM, dose única.

5. Diazepínico – usado em primeiro lugar para o controle dos espasmos.
   Dose: 5mg/kg/dia por via IV no soro de manutenção, e 5mg/kg/dia por via IV em doses intermitentes de 2,5mg.

6. Fenobarbital – se a administração de diazepínicos se mostrar ineficaz, deve ser associado a estes.
   Dose: 5mg/kg/dia por via IV dividido em 4 vezes.

7. Clorpromazina – usualmente acrescentada por último, de acordo com a gravidade dos espasmos.
   Doses iniciais de 10mg por via IV de 6/6h, independente do peso, se persistirem espasmos prolongados elevar a dose para 12,5mg por via IV de 6/6h.
   Quando desaparecerem totalmente os espasmos, reduzir 1mg diariamente a dose individual até a suspensão total.

8. Curarização somente utilizada quando a intensidade dos espasmos é tal que leva a criança à falência respiratória. Requer intubação do paciente.
   Dose: 0,5mg/kg. Dose de ataque e a seguir de acordo com a necessidade, 0,25mg/kg/dose.

97

SEPSE NO PERÍODO NEONATAL

Rubens Feferbaum
Vera Lúcia Jornada Krebs
Flávio Adolfo Costa Vaz

CONCEITO

Apesar dos avanços na terapêutica e nos cuidados de terapia intensiva, a incidência de sepse neonatal permanece elevada, de 1 a 8 casos/1.000 nascidos vivos, associada a uma letalidade variável de 10 a 50%. Nos últimos anos ampliou-se significativamente o conhecimento dos fatores envolvidos na resposta sistêmica à infecção, com o aparecimento de novos conceitos baseados em mecanismos fisiopatológicos. Dessa forma, o termo *septicemia*, classicamente utilizado para definir a presença de infecção com isolamento do microrganismo na hemocultura, tem sido abandonado. Apresentaremos a seguir os conceitos atuais estabelecidos pelo Comitê da Sociedade Americana de Terapia Intensiva em 1992:

Sepse – resposta sistêmica à infecção caracterizada pela evidência clínica de infecção associada aos seguintes achados: hipertermia ou hipotermia, taquicardia, taquipnéia, anormalidades na contagem de leucócitos.

Choque séptico – é definido pela presença de sepse associada à hipotensão ou diminuição na perfusão periférica (enchimento capilar lento). O choque séptico pode ser identificado em duas fases: inicial, hiperdinâmica ou quente, que responde rapidamente à infusão de fluidos e suporte farmacológico; e fase fria ou hipodinâmica, quando a melhora não ocorre após 1 hora do início do tratamento, necessitando de suporte vasopressor (choque refratário).

Síndrome da disfunção de múltiplos órgãos – é a presença de alterações na função de órgãos em um paciente agudamente doente, no qual a homeostase não pode ser mantida sem intervenção. Observam-se alterações em dois ou mais dos sistemas orgânicos, podendo ocorrer insuficiência cardiocirculatória, insuficiência respiratória, coagulação intravascular disseminada, insuficiência renal aguda, alterações neurológicas, hemorragia gastrintestinal ou insuficiência hepática. Para lactentes e crianças maiores, Wilkinson et al., em 1987, preconizaram uma série de critérios para definir o estado de disfunção de diferentes órgãos, mostrando que a taxa de mortalidade está diretamente relacionada com o número de órgãos acometidos. No período neonatal, devido às particularidades fisiológicas, ainda não foram estabelecidos os critérios para classificar a síndrome da disfunção de múltiplos órgãos.

ETIOPATOGENIA

O recém-nascido pode-se infectar através da contaminação durante o trajeto do canal de parto pelas bactérias aí existentes, através da via ascendente pela contaminação da cavidade intra-uterina ou através da via transplacentária, de pouca importância no caso de infecções bacterianas. Após o nascimento, adquire grande importância o contato com o meio ambiente (hospital, ambiente domiciliar etc.) que poderá levar à colonização com cepas bacterianas potencialmente causadoras de sepse.

A etiologia da sepse varia de acordo com o tempo de aparecimento e as particularidades da ecologia bacteriana do microambiente a que o recém-nascido é exposto. Na sepse precoce, que ocorre durante a primeira semana de vida, as bactérias envolvidas são aquelas que colonizam o trato geniturinário materno como *Escherichia coli* e *Streptococcus agalactiae*; na sepse tardia ocorre predomínio dos microrganismos ambientais, principalmente bactérias gram-negativas, como *Salmonella* sp., *Klebsiella-Enterobacter*, *Pseudomonas*, e gram-positivas como o *Staphylococcus aureus*. Ressalte-se a importância do conhecimento das bactérias encontradas nas diferentes unidades neonatais, que determinam o perfil etiológico das infecções, isoladas ou epidêmicas, que acometem os recém-nascidos que ali permanecem. No caso das unidades de prematuros ou terapia intensiva neonatal, podem ocorrer surtos epidêmicos de sepse causados por bactérias de contaminação, como é o caso da *Serratia marcescens* e *Citrobacter* sp., entre outras, que dificilmente causam doença no recém-nascido de termo sadio.

Nos últimos anos, bactérias consideradas pouco patogênicas como *Staphylococcus epidermidis* têm sido isoladas como agentes etiológicos importantes de sepse neonatal, assim como os fungos, especialmente do gênero *Candida* em recém-nascidos pré-termo submetidos a procedimentos invasivos e prolongados como cateterismo vascular, nutrição parenteral, ventilação mecânica e tratados com antibióticos de amplo espectro.

As alterações fisiopatológicas na sepse não dependem exclusivamente da presença de bactérias na corrente sangüínea, mas também da resposta do hospedeiro às toxinas liberadas pelos microrganismos na circulação. Nas infecções por bactérias gram-negativas já está bem determinado o papel da *endoxina* constituída pela cápsula bacteriana (lipopolissacáride), na precipitação da coagulação intravascular disseminada (CIVD) e do choque séptico. Esta endotoxina estimula o hospedeiro a produzir mediadores humorais denominados *monocinas*, como o fator de necrose tumoral (TNF – "tumor necrosis factor") e a interleucina-1 (IL-1), produzidos pelos macrófagos e monócitos ativados e também por outras células, como os astrócitos e as células gliais.

A liberação de TNF desencadeia a ativação dos mecanismos de coagulação. No endotélio, há bloqueio da ação da trombomodulina, que é essencial para a ativação da proteína C. Na ausência de proteína C, os fatores de coagulação ativados Va e VIIIa não são neutralizados; além disso, a produção do fator tecidual ativador do plasminogênio é inibida, ficando prejudicados os mecanismos anticoagulantes. O TNF age também estimulando a produção de fatores pró-coagulantes, como o inibidor do plasminogênio ativado, o tecidual e o de ativação plaquetário. Paralelamente, há ativação dos polimorfonucleares, com aumento da quimiotaxia e aderência às células endoteliais, levando a dano tecidual, exposição ao fator tecidual e liberação do fator inibidor do plasminogênio ativado. Em conseqüência, deflagra-se o processo de coagulação intravascular disseminada, facilitado pela dissociação entre os mecanismos pró-coagulantes, com predomínio dos pró-coagulantes.

Simultaneamente às alterações da coagulação sangüínea, instala-se o quadro clínico de choque séptico. A endotoxemia induz a atividade da fosfolipase A_2, enzima que age sobre os fosfolípides da membrana celular, com formação do fator de ativação plaquetário e ácido araquidônico. O metabolismo do ácido araquidônico produz três tipos de substâncias: prostaglandinas, tromboxano e leucotrienos. As prostaglandinas E_2 e I_2 (prostacilina) são mediadores importantes na resposta inflamatória. A prostacilina I_2 provoca vasodilatação e desagregação plaquetária, enquanto o tromboxano, além de aumentar a agregação plaquetária, é um potente vasoconstritor e desestabilizador da membrana lisossômica. Os leucotrienos produzem aumento da agregação dos leucócitos ao endotélio vascular, aumento da permeabilidade vascular e broncoconstrição.

A IL-1, também denominada pirogênio endógeno, é responsável pela indução da febre, alterações no número de leucócitos e síntese de reagentes da fase aguda que acompanham a infecção.

Por ação da endotoxina é ativada a cascata do complemento, tanto pela via clássica como pela via alternada. Os produtos resultantes podem causar citotoxicidade e aumento da permeabilidade vascular, além de induzir a quimiotaxia, agregação e ativação de leucócitos.

Na vigência de endotoxemia, tem sido registrado aumento da produção de bradicinina, que provoca vasodilatação e aumento da permeabilidade vascular, e de serotonina, que causa hipertensão pulmonar em animais. Há estímulo hipofisário para a liberação de endorfinas, que contribuem para a vasodilatação e a hipotensão.

DIAGNÓSTICO

CLÍNICO

A sepse neonatal pode apresentar sinais e sintomas clínicos bastante escassos e de difícil avaliação, especialmente no recém-nascido pré-termo. Assim, desde a criança que "não vai bem" no berçário, excluídas as alterações metabólicas (hipocalcemia, acidose, resfriamento, baixa ingestão protéico-calórica), até aquela que apresenta rápida deterioração do estado geral, icterícia, hepatoesplenomegalia, sangramento, choque e óbito são indicativos de sepse.

A avaliação da história perinatal é importante, destacando-se a presença de processos infecciosos maternos (infecção urinária, por exemplo) e a manipulação excessiva do recém-nascido (intubação, vaporização, respiradores etc.) que podem indicar a presença de infecção. Os sinais clínicos mais importantes incluem: desconforto respiratório, choque, respiração acidótica, instabilidade de temperatura (hipo ou hipertermia), sintomas gastrintestinais como diarréia, vômito, resíduo gástrico à alimentação e distensão abdominal; sinais neurológicos (convulsões, coma, nistagmo) podem indicar disseminação da infecção para o sistema nervoso central; e as sufusões hemorrágicas (púrpura ou petéquias) sugerem a presença de coagulação intravascular disseminada. Todos esses sinais e sintomas podem estar presentes tanto na síndrome precoce como na tardia.

No diagnóstico diferencial, é importante frisar que os distúrbios metabólicos (hipocalcemia, hipovolemia, acidose, resfriamento) podem mimetizar quadros iniciais de sepse. Deve-se ter em mente a possibilidade de sepse em qualquer recém-nascido que apresente deterioração clínica de causa não explicável.

LABORATORIAL

A pesquisa sistemática de foco bacteriano, ou seja, o isolamento da bactéria por meio da hemocultura, coprocultura, urocultura, cultura de pus de abscesso ou lesões de impetigo, cultura de líquido cefalorraquidiano ou de outros locais e secreções em que se suspeita de infecção é condição fundamental para o estabelecimento do diagnóstico de sepse.

Entretanto, em decorrência da demora em aferir resultados por meio das culturas, alguns exames laboratoriais de realização rápida podem ser úteis na detecção precoce da sepse, dos quais destacamos: hemograma – deve-se considerar em relação ao número de leucócitos os grandes desvios da normalidade, ou seja, leucopenias (< 5.000 leucócitos/mm^3) ou leucocitoses (> 20.000 leucócitos/mm^3) sugerem o diagnóstico de sepse, bem como a relação entre neutrófilos imaturos/ número total de neutrófilos > 0,2 (índice neutrofílico). Alterações inespecíficas como anemia e trombocitopenia podem estar presentes no hemograma.

Provas inespecíficas, como velocidade de hemossedimentação e mucoproteínas aumentadas e proteína C reativa, podem sugerir a presença de infecção sistêmica. Outros exames como radiografia de tórax e exame quimiobiocitológico de líquido cefalorraquidiano contribuem para o diagnóstico.

Em relação à possível etiologia, detectada por meio de testes rápidos, adquirem importância: esfregaços corados pelo método de Gram, especialmente em secreções purulentas da pele, abscessos, líquor, aspirados dos derrames pulmonares podem conter as bactérias e sugerir a etiologia da infecção bacteriana.

Testes de detecção rápida de antígenos bacterianos ou de produtos elaborados pelas bactérias bem como dosagens bioquímicas podem orientar o diagnóstico etiológico. Seu maior valor é a rapidez na realização do exame, porém não dispensam a colheita das diversas culturas. Dentre estes exames, assumem importância a contra-imunoeletroforese, especialmente em líquido cefalorraquidiano, a prova de aglutinação do látex, sensível para estreptococo do grupo B, e o teste do *Limulus* que indica a presença de endotoxinas circulantes no sangue ou no LCR.

Na detecção da sepse precoce é auxiliar diagnóstico a histopatologia da placenta e da membrana amniótica, bem como do coto umbilical (funisite).

No diagnóstico da sepse neonatal, pode ser aplicado um escore hematológico, que conta *um ponto* para cada um dos seguintes achados (total = 7):

a) número anormal de leucócitos (≤ 5.000/mm^3 ou ≥ 25.000/mm^3 ao nascimento; ≥ 30.000/mm^3 entre 12 e 24 horas de vida; ≥ 21.000/mm^3 a partir de 48 horas de vida);

b) número anormal de neutrófilos;

c) elevação do número de neutrófilos imaturos;

d) aumento da relação J/T;

e) relação entre neutrófilos imaturos e total de segmentados superior a 0,3;

f) alterações degenerativas dos neutrófilos: vacuolização e granulações tóxicas e plaquetopenia (≤ 150.000/mm^3).

Quando o total de pontos for 0, 1 ou 2, o diagnóstico de infecção poderá ser excluído.

A utilização isolada dos valores de proteína C reativa, da velocidade de hemossedimentação (VHS), do fibrinogênio, da haptoglobina ou da fibronectina é de pouco valor no diagnóstico da sepse neonatal. Porém, segundo Gerdes (1991), anormalidades no número total de leucócitos, proteína C reativa superior a 1mg/dl, relação J/T alterada e VHS elevada, em conjunto, identificam todos os recém-nascidos sépticos.

TRATAMENTO
Medidas gerais

O sucesso do tratamento da sepse neonatal depende tanto do uso de antibióticos adequados como do suporte oferecido a essas crianças. O tratamento deve ser efetuado em condições que permitam o controle da temperatura, das perdas renais e extra-renais (diarréia, vômitos, secreções), da ingestão calórico-protéica adequada e outros parâmetros clínicos que podem ser monitorizados eletronicamente, como freqüência cardíaca e respiratória.

A manutenção do estado de termoneutralidade pode ser conseguida por meio de incubadoras ou berços de calor irradiante. Os desvios do equilíbrio hidroeletrolítico devem ser monitorizados e prontamente restabelecidos por meio da dosagem de eletrólitos, controle das perdas renais e extra-renais, densidade e/ou osmolaridade urinária e plasmática e variação do peso. Da mesma forma, as correções dos distúrbios do equilíbrio ácido-básico devem ser feitas, assim como os distúrbios da glicemia (hipo ou hiperglicemia) que esses recém-nascidos tendem a apresentar, especialmente hiperglicemia, que pode ocorrer no início do quadro de sepse.

O suporte nutricional é de grande importância; no caso de a criança tolerar alimentação por via digestiva, o leite materno é aquele que deve ser utilizado. A nutrição parenteral, especialmente por veias periféricas, previne o catabolismo protéico e mantém o estado nutricional nas crianças que não toleram alimentação por via digestiva.

A oxigenação adequada, para manter a saturação de hemoglobina entre 95 e 97% ou a paO$_2$ entre 50 e 70mmHg, deve ser realizada pela oxigenoterapia ou, se indicada, ventilação mecânica.

Tratamento do choque séptico

Deve ser iniciado o mais precocemente possível, evitando-se a instalação do choque refratário e/ou síndrome de disfunção dos múltiplos órgãos. Inicialmente, é fundamental assegurar uma ventilação adequada, instalando ventilação mecânica se necessário. O acesso venoso central deve ser obtido para infusão de fluidos e controle da pressão venosa central (PVC). As medidas terapêuticas devem ser tomadas rapidamente e incluem:

Expansão da volemia – administração rápida de solução cristalóide, isto é, soro fisiológico, no volume de 20ml/kg em 30 a 60 minutos, ou solução colóide (plasma fresco ou albumina), para corrigir os sinais hemodinâmicos de choque e elevar a PVC até 5 a 8mmHg. A solução cristalóide apresenta vantagens do menor custo e ausência de risco de doenças transmitidas por transfusão de plasma, embora provoque expansão da volemia duas vezes menor do que as soluções colóides. O uso de albumina a 5%, na dose de 1g/kg, pode levar a uma sobrecarga de volume nos recém-nascidos pré-termo ou naqueles com função cardíaca muito comprometida. Na criança em fase avançada de choque, a infusão de soluções colóides pode levar ao extravasamento de fluido para o compartimento extravascular, agravando o quadro.

Correção da acidose – a acidose metabólica, que acompanha com freqüência o choque séptico, exerce ação inotrópica negativa, tornando ineficaz o uso de drogas para melhorar o débito cardíaco. Na vigência de pH menor ou igual a 7,1 e/ou HCO$_3^-$ menor ou igual a 10mEq/l, deve ser administrado bicarbonato de sódio, de acordo com a fórmula:

mEq HCO$_3^-$ =
(HCO$_3^-$ desejado – HCO$_3^-$ do paciente) 0,3 peso (kg)

O uso de grandes volumes de bicarbonato pode provocar hipernatremia e hemorragia intracraniana, especialmente em recém-nascidos pré-termo, ou provocar alcalose metabólica, com desvio da curva de dissociação oxigênio-hemoglobina para a esquerda e diminuição da liberação de O$_2$ aos tecidos. Nas crianças com acidose respiratória, a administração de bicarbonato de sódio pode elevar ainda mais a pCO$_2$.

Drogas inotrópicas – o uso de agentes inotrópicos está indicado se houver necessidade de incrementar o débito cardíaco e melhorar a perfusão tecidual. Devem ser administrados sempre após a correção da volemia, de preferência através de cateter venoso central, em infusão contínua rigorosamente controlada. As aminas simpaticomiméticas são os agentes inotrópicos mais conhecidos, produzindo também efeitos sobre o cronotropismo e ações complexas sobre o tônus vascular.

A dopamina estimula os receptores alfa, beta e dopaminérgicos. Em baixas doses (1-3µg/kg/min) age primariamente produzindo vasodilatação esplâncnica e renal (efeito dopaminérgico), com ação diurética e protetora da perfusão renal. Com doses médias (4-15µg/kg/min) tem ação inotrópica positiva moderada (efeito beta-1) e algum efeito sobre a vasculatura sistêmica (efeito beta-2). Em doses altas (> 15µg/kg/min) provoca vasoconstrição importante (efeito alfa).

A dobutamina tem ação predominantemente inotrópica, com pouco efeito na freqüência cardíaca e resistência vascular sistêmica. A dose recomendada para recém-nascidos é de 5-20µg/kg/min, podendo ser diminuída a resposta às drogas simpaticomiméticas nessas crianças devido, provavelmente, à imaturidade e ao menor número de receptores.

Antibioticoterapia

Deve ser iniciada o mais precocemente possível, logo após a colheita de material para culturas. Na sepse precoce, o tratamento inicial deve incluir uma penicilina e um aminoglicosídeo (penicilina ou ampicilina + amicacina); na sepse tardia, oxacilina e aminoglicosídeo. Se houver meningite, o tratamento inicial consiste em ampicilina ou penicilina associada a cefalosporina de terceira geração (ceftaxima ou ceftriaxona). O tratamento deve ser revisto após a obtenção do resultado das culturas. Nas infecções intra-hospitalares, é importante conhecer os agentes mais freqüentes responsáveis pelas infecções nosocomiais em cada hospital. A tabela 97.1 apresenta os antibióticos usados com mais freqüência.

Para o tratamento da sepse por *Staphylococcus* de aquisição intra-hospitalar, a vancomicina é a droga de escolha. Nas infecções por bactérias gram-negativas multirresistentes é de grande importância a análise do antibiograma, para evitar a utilização incorreta ou o uso indiscriminado de antimicrobianos. Nas infecções por anaeróbios, está indicado o uso de cefoxitina ou

Tabela 97.1 – Dose dos antibióticos utilizados mais freqüentemente na sepse neonatal (Young e Magnum, 1996).

Antibiótico		Amicacina*		Cefotaxima		Ceftriaxona		Ampicilina**		Penicilina G**		Vancomicina (considerar apenas IG)	
Idade gestacional (semanas)	Idade pós-natal (dias)	Dose mg/kg/dose	Intervalo (horas)	Dose mg/kg/dose	Intervalo (horas)	Dose mg/kg/dose	Intervalo (horas)	Dose mg/kg/dose	Intervalo (horas)	Dose mg/kg/dose	Intervalo (horas)	Dose mg/kg/dose	Intervalo (horas)
29	0-28	7,5	24	50	12	50-75	24	50-100	12	25.000-50.000	12	20	24
	28	10	24	50	8	50-75	12	50-100	8		8		
30-36	0-14	10	24	50	12	50-75	24	50-100	12	25.000-50.000	12	20	12
	> 14	7,5	12	50	8	50-75	12	50-100	8		8		
37-44	0-7	7,5	12	50	12	50-75	24	50-100	12	25.000-50.000	12	15	8
	> 7	7,5	8	50	8	50-75	12	50-100	8		8		
≥ 45	Todos	–	–	50	6	50-75	12	50-100	6	25.000-50.000	6	10	6

* Monitorização da função renal.
** As doses maiores deverão ser utilizadas na meningite ou sepse por estreptococo do grupo B.

do metronidazol. A duração do tratamento é de 10 a 14 dias, ou 21 dias nas infecções estafilocócicas e na meningite.

Tratamento de apoio imunológico

Em decorrência da resposta imunológica inadequada que os recém-nascidos apresentam em função das suas deficiências imunológicas, principalmente humorais, vários esquemas de reposição de fatores imunológicos têm sido propostos como auxiliar no tratamento da sepse, dos quais destacamos:

Transfusão de gamaglobulinas – são predominantemente da classe IgG e não específicas. A gamaglobulina hiperimune contra o estreptococo do grupo B contendo anticorpos contra os tipos I, II e III tem sido empregada de forma experimental. A gamaglobulina tem sido utilizada como coadjuvante terapêutico da sepse neonatal, não tendo efeito profilático. A dose recomendada, sempre de uso intravenoso, é de 500mg/kg/dose com tempo de infusão de 6 horas, com o objetivo de atingir níveis séricos de IgG de 700mg/dl, 1 vez por semana, durante 4 semanas.

Transfusão plasma fresco – pode ser indicada em casos graves, de evolução arrastada, com o objetivo de fornecer fatores humorais (IgG, IgM e opsoninas) ao recém-nascido. Dose: 15ml/kg. Considerar sempre o risco da transmissão de infecções com o uso de hemoderivados. A exsangüineotransfusão foi utilizada para o tratamento da sepse, tratando-se hoje de um procedimento de desuso.

GM-CSF ou G-CSF – recentemente vêm sendo realizados estudos sobre o uso de GM-CSF (fator estimulante de colônias de granulócitos, macrófagos e eosinófilos) e G-CSF (fator estimulante de colônias de granulócitos e macrófagos) no tratamento da sepse neonatal. Estes fatores aumentariam a liberação de neutrófilos medulares para o sangue periférico, agindo também nos neutrófilos maduros, melhorando a quimiotaxia, a opsonização e a fagocitose.

BIBLIOGRAFIA

BHUTTA, Z.A.; NAQVI, S.H.; MUZAFFAR, T.; FAROOQUI, B.J. – Neonatal sepsis in Paquistan. Presentacion and pathogens. *Acta Pediatr. Scand.*, 80:596, 1991.

CECCON, M.E.J. – Marcadores imunológicos em recém-nascidos com fatores de risco para infecção precoce. Tese de doutorado, São Paulo, 1995.

De BONT, E.S.; MARTENS, A.; Van RAAN, J.; SAMSON, G.; FETTER, W.; OKKEN, A.; LEIJ, L. – Tumor necrosis factor-alfa, interleukin-1 beta, and interleukin-6 plasma levels in neonatal sepsis. *Pediatr. Res.*, 33:380, 1993.

GERDES, J.S. – Clinicophatological approach to the diagnosis. *Clin. Perinatol.*, 18:361, 1991.

KLEIN, J.O.; MARCY, J. – Bacterial sepsis and meningitis. In Remington, J.S.; Klein, J.O. (eds.). *Infectious Diseases of the Fetus and Newborn Infant*. Philadelphia, W.B. Saunders, 1995.

KREBS, V.L.J.; FEFERBAUM, R.; SANTORO, A.L. – Sepse neonatal: atualização. *Pediatr. Mod.*, 5:754, 1994.

Members of the American College of Chest Physicians Society of Critical Care Medicine Consensus Conference Committee. Definitions for sepsis and organ failure and guidelines for the use of innovative therapies in sepsis. *Crit. Care Med.*, 20:864, 1992.

MIALL-ALLEN, V.M.; WHITELAW, A.G. – Response to dopamine and dobutamine in the preterm infant less than 30 weeks gestation. *Crit. Care Med.*, 17:1166, 1989.

SÁEZ-LÖRENS, X.; Mc CRACKEN, G.H. – Sepsis syndrome and septic shock in pediatrics: current concepts of terminology, pathophysiology and management. *J. Pediatr.*, 123:497, 1993.

VAZ, F.A.C.; CECCON, M.E.J.R.; DINIZ, E.M.A. – Imunoterapia no recém-nascido. *Pediatr. Mod.*, 5:743, 1994.

WILKINSON, J.D.; POLLACK, M.M.; GLASS, N.L.; KANTER, R.K.; KATZ, R.W.; STEINHAR, C.M. – Mortality associated with multiple organ system failure and sepsis in pediatric intensive care unit. *J. Pediatr.*, 111:324, 1987.

SINOPSE

SEPSE NO PERÍODO NEONATAL

Diagnóstico clínico

- Sepse precoce: história perinatal, bolsa rota > 24 horas, infecção urinária materna, fisometria.
- Sepse tardia: manipulação do recém-nascido (respiradores, vaporizadores, cateteres, sondas); valorizar a ecologia bacteriana local.
- Sinais e sintomas: hipotermia, febre, recusa alimentar, ausência de ganho de peso, apnéia, taquipnéia, diarréia, vômitos, icterícia, petéquias, tremores, convulsões.

Diagnóstico laboratorial

- Pesquisa sistemática de foco infeccioso: hemocultura, coprocultura, urocultura, cultura de líquido cefalorraquidiano, secreção umbilical, pus de abscesso, cateteres.
- Hemograma: valorizar leucocitose (> 25.000 leucócitos/mm^3), leucopenia (< 5.000 leucócitos/mm^3), índice neutrofílico > 0,2, anemia, plaquetopenia.
- Provas de fase aguda: VHS elevada, proteína C reativa positiva.
- Líquido cefalorraquidiano: quimiocitológico alterado.

Tratamento

1. Monitorização

- Temperatura, freqüências cardíaca e respiratória.
- Hidratação (líquidos e eletrólitos). Com perdas acentuadas: técnica de balanço (anotar perdas de fezes, urina, suco gástrico e outras secreções). Densidade e/ou osmolaridade urinária e plasmática, eletrólitos, albumina e gasometria, conforme a necessidade.
- Pressão venosa central: choque, dificuldade de hidratação, falência circulatória.

2. Tratamento geral

- Manutenção da termoneutralidade por meio da incubadora ou berço de calor irradiante.
- Hidratação adequada.
- Suporte nutricional: evitar jejum prolongado. Introduzir precocemente a nutrição parenteral para prevenir o "autocanibalismo" (utilização de proteínas musculares como fonte energética) e prover as necessidades básicas, complementando a via digestiva. Dar preferência ao leite materno.

3. Tratamento do choque séptico

- Expansão da volemia: soro fisiológico ou plasma fresco.
- Correção dos distúrbios metabólicos: acidose metabólica, hiponatremia, hiperpotassemia.
- Drogas inotrópicas.

4. Antibioticoterapia

- Sepse precoce: penicilina ou ampicilina e amicacina.
- Sepse tardia: oxacilina e amicacina.
- Sepse com meningite: ampicilina e cefalosporina de terceira geração. Após a identificação da bactéria e antibiograma, rever o tratamento se necessário.
- Duração do tratamento: 14 a 21 dias.

5. Tratamento de apoio imunológico

- Transfusão de plasma fresco.
- Imunoglobulinas.
- G-CSF ou GM-CSF.

Seção XII

EMERGÊNCIAS CIRÚRGICAS

98

CONDUTA GENÉRICA NA SUSPEITA DE EMERGÊNCIA CIRÚRGICA

João Gilberto Maksoud

As emergências cirúrgicas representam cerca de 30% do movimento cirúrgico de um serviço de Cirurgia Pediátrica, incluindo-se os pequenos procedimentos cirúrgicos de emergência tais como drenagem de abscesso, dissecções de veia, traqueostomia, drenagem pleural e outros procedimentos menores.

Nesta primeira parte abordaremos a conduta básica, genérica, diante de um quadro suspeito de afecção cirúrgica de urgência. Em primeiro lugar, estar atento *aos sinais de alerta* para identificar uma afecção cirúrgica de urgência na criança.

VÔMITO

É o sintoma mais freqüente nas afecções abdominais agudas, de caráter obstrutivo ou não. Pode ou não se acompanhar de distensão abdominal, dependendo do nível da obstrução. A obstrução intestinal alta (volvo do "mid-gut, por exemplo) pode não vir acompanhada de distensão abdominal. Por outro lado, pode-se quase afirmar que a distensão abdominal não acompanhada de vômitos não se trata de obstrução intestinal. Assim, do ponto de vista prático não há obstrução intestinal sem vômitos. São tanto mais precoces quanto mais alta a obstrução. Este é um fato de grande importância prática, pois é um aspecto básico no diagnóstico diferencial entre doenças clínica e cirúrgica.

DISTENSÃO ABDOMINAL

Como vimos, geralmente vem acompanhada de vômitos. No período neonatal, a distensão abdominal é mais discreta, de aparecimento do segundo ao terceiro dia de vida, exceto quando há íleo meconial e/ou peritonite meconial quando o RN já nasce com distensão abdominal. Lembrar que apenas quando há distensão abdominal a radiografia simples pode trazer algum dado de valor.

INSUFICIÊNCIA RESPIRATÓRIA

Inúmeras afecções cirúrgicas de urgência na criança levam à insuficiência respiratória, quer primariamente, como nas hérnias diafragmáticas e no enfisema lobar congênito, quer secundariamente, por aspiração de conteúdo gástrico, ou associada a crises de apnéia e sufocação, como nos casos de atresia do esôfago.

AUSÊNCIA DE ELIMINAÇÃO DE FEZES OU MECÔNIO

Este é um sinal de alerta que deve ser encarado com reservas, pois muitas vezes a simples ausência de eliminação de fezes nada significa. É uma condição muitas vezes transitória e supervalorizada, mas sem nenhum significado. Quando a ausência de eliminação de fezes tem significado no diagnóstico do abdômen agudo, outros sintomas tais como vômitos, distensão abdominal estarão também presentes e de modo mais significativo. No RN, classicamente, a ausência de eliminação de mecônio é sugestiva de megacolo aganglionar, na ausência de outras malformações visíveis (anomalia anorretal).

HEMORRAGIA DIGESTIVA

Este é um sintoma de valor variado. Pode ocorrer desde simples presença de laivos de sangue nas fezes até hematêmese ou enterorragia intensa. Este sintoma é, talvez, o único que pode representar condição de real emergência pela alteração hemodinâmica que pode causar. A hemorragia digestiva alta ocorre mais freqüentemente como conseqüência de ruptura de varizes do esôfago, gastrite hemorrágica (ambas na hipertensão portal), na gastrite medicamentosa e na úlcera péptica sangrante. A hemorragia digestiva baixa é causada mais freqüentemente por infecção intestinal ou dispepsia, não tendo maior significado cirúrgico. Outras vezes, é a manifestação de um pólipo (solitário, hamartomatoso) do reto, de invaginação intestinal ou enterocolite necrotizante. O toque retal e a história clínica permitem o diagnóstico diferencial.

MALFORMAÇÃO VISÍVEL

As malformações congênitas no RN podem ou não necessitar de tratamento cirúrgico de emergência. As mais comuns são a onfalocele e a gastrosquise, rotas e não-rotas, e as anomalias anorretais.

Estes sinais de alerta constituem a primeira orientação a partir da qual o diagnóstico deve ser conduzido de modo direto e mais objetivamente possível.

O mais importante para o diagnóstico é o exame físico. A simples palpação abdominal permite fazer o diagnóstico na grande maioria dos casos. No abdômen infeccioso há sinais clássicos de dor à compressão, descompressão brusca dolorosa, podendo ou não haver defesa antálgica associadamente.

Nestas circunstâncias, o problema que se impõe é fazer o diagnóstico diferencial entre as diversas causas do abdômen infeccioso na criança. São quadros clínicos caracterizados geralmente por dor abdominal, em cólica, ou surda, espontânea ou à palpação, e por febre. Habitualmente não há distensão abdominal. Logo se percebe que a radiografia simples de abdômen não trará nenhum auxílio no diagnóstico e o hemograma sempre indicará leucocitose com desvio à esquerda, também não trazendo nenhum subsídio ao diagnóstico diferencial. Erro muito freqüente é a solicitação de radiografia simples na suspeita de apendicite aguda. O diagnóstico de apendicite aguda é feito pela história e pelo exame físico ou apenas pelo exame físico. Não há o que se observar à radiografia simples na suspeita de apendicite aguda. Todos os eventuais sinais radiográficos, tais como alça sentinela, bloqueio de alças, sinais de abscessos etc., são indiretos e diagnosticados de modo mais objetivo pelo exame físico. Não é necessário radiografia simples para diagnosticar peritonite aguda localizada ou generalizada. Aliás, é importante saber o que esperar de uma radiografia simples. Em criança com abdômen doloroso, porém flácido, sem distensão abdominal, sem suspeita de obstrução intestinal, é pouco provável que a radiografia simples possa ser de alguma valia, embora seja o exame mais solicitado nestas circunstâncias. A radiografia simples indica essencialmente a distribuição gasosa no abdômen e a diferença de calibre entre as alças intestinais. O edema de alças e a presença de líquido, classicamente conhecidos como sinais de peritonite, são sinais indiretos às vezes não muito claros e que nunca têm o peso da decisão.

Na emergência cirúrgica, o mais importante é a oportunidade da indicação do ato operatório e a manutenção das condições vitais, notadamente a perfusão tecidual e a ventilação pulmonar. Não há emergência cirúrgica que impeça um preparo pré-operatório adequado. Assim, como conduta genérica, vale mais a manutenção do estado geral do que um diagnóstico etiológico preciso, o que pode ser obtido por métodos mais diretos e até durante o próprio ato operatório.

99

APENDICITE AGUDA E HÉRNIA INGUINAL ENCARCERADA

João Gilberto Maksoud

APENDICITE AGUDA

É o quadro abdominal infeccioso mais freqüente da infância.

A ênfase que daremos a este capítulo será eminentemente prática e representa nosso procedimento rotineiro. A apendicite aguda é uma doença de extremos não só do ponto de vista de diagnóstico como também de gravidade. Pode ser uma doença cirúrgica simples, sendo que a criança recebe alta hospitalar em 24 a 48 horas ou uma doença muito grave, com peritonite difusa com choque séptico e alta mortalidade. O diagnóstico, como referido, é essencialmente clínico. A história clássica é a de dor abdominal inicialmente periumbilical e/ou epigástrica, na grande maioria das vezes acompanhada de vômitos ou apenas náuseas. A seguir, a dor localiza-se na fossa ilíaca direita e o quadro torna-se típico. Outras vezes, o quadro abdominal é muito inespecífico, principalmente nas primeiras fases da evolução. Pode haver dor abdominal difusa, em cólica, a qual nunca se localiza e a doença não se torna típica jamais. Quando o apêndice é retrocecal, a instalação do quadro é mais lenta e confusa. Isto geralmente induz a um processo mais extenso de mais longa duração e a evolução não é habitualmente curta.

A dor espontânea da apendicite aguda é geralmente suave. As crianças não choram de dor, ficam quietas, mexem pouco e reagem à palpação abdominal. Quando a dor é muito intensa, em cólica, incomodativa, as crianças não encontram posição, geralmente não se trata de apendicite aguda. Costumo dizer que a dor da apendicite aguda não causa choro espontâneo.

Outro aspecto prático de importância é a febre. Da mesma forma que a dor, a febre na apendicite aguda é igualmente discreta. Gira em torno de 37,7 a 37,9°C. Raramente sobe acima de 38,5°C. Assim, dor abdominal intensa, muito forte, acompanhada de febre muito alta, geralmente não é apendicite aguda.

Verdadeiro tabu da propedêutica cirúrgica é a temperatura axilar-retal. A temperatura diferencial axilar-retal não tem nenhum valor no diagnóstico diferencial da apendicite aguda. Existem tantas situações que levam a conclusões errôneas que este dado deve ser simplesmente excluído do exame clínico. É interessante notar que em casos de crianças com suspeita de apendicite aguda o mais comum é pesquisar e solicitar a famosa tríade: radiografia simples de abdômen, hemograma e temperatura retal. Nenhum dos três é decisivo ou tem maior valor que o próprio exame físico. O hemograma não será útil para o diagnóstico diferencial da apendicite aguda, pois sempre indicará maior ou menor leucocitose com desvio à esquerda em todos os casos com dor abdominal e febre.

Na dúvida, o mais prudente é aguardar a evolução, o que tornarão mais claros e decisivos os sintomas. Lembrar que, se houver dúvida quanto à indicação cirúrgica naquele momento, isto significa que o quadro infeccioso está no início e que não há risco em se aguardar a evolução.

Diagnosticada a apendicite aguda, a cirurgia está indicada. Há duas condutas diante de casos de apendicite aguda hiperplásica. Este termo é clássico mas, na realidade, indica apenas bloqueio de alças de epíploon. Há quem sempre prefira fazer tratamento clínico e operar quando o processo estiver quiescente. Outros preferem o tratamento cirúrgico. Sou de opinião que ambas as condutas podem ser adotadas. Se a criança está bem, sem toxemia, sem sinais de infecção pode-se aguardar. Caso contrário, operar.

A cirurgia da apendicite aguda pode ser muito difícil. Quando há pus, abscesso e bloqueio, pode haver dificuldade até para se localizar o apêndice cecal. Nestas circunstâncias, aumentar a extensão da incisão para se ter melhor acesso e facilidade para a manipulação das estruturas e, principalmente, para melhor limpeza da cavidade abdominal. Este é um aspecto fundamental. A limpeza da cavidade é obrigatória. Na presença de pus, utilizar vários litros de solução salina (soro fisiológico) para lavar a cavidade. Há nítidas diferenças entre a evolução de casos nos quais este procedimento foi ou não utilizado. Antes de lavar a cavidade abdominal é aconselhável colher material (pus e tecido necrótico) para cultura e antibiograma. Na maioria das vezes estes dados nem chegam a ser utilizados, mas serão muito úteis quando houver má evolução, peritonites e abscessos recidivantes.

Nos casos em que há pus na cavidade, na apendicite flegmonosa ou perfurada, geralmente prescrevemos a associação de aminoglicosídeo e metronidazol, iniciando já no pré-operatório imediato. Nos casos de apendicite catarral, portanto, nas fases iniciais, fazemos apenas limpeza da cavidade abdominal e não prescrevemos antibióticos.

As complicações pós-operatórias da apendicite aguda são peritonite, abscessos intraperitoneais e abscessos de parede abdominal. As peritonites são muitas vezes graves, cujo tratamento pode exigir laparotomias repetidas. Nos casos de peritonite por *Pseudomonas*, as laparotomias subseqüentes são programadas.

HÉRNIA INGUINAL ENCARCERADA

É a mais freqüente complicação da hérnia inguinal. Significa exteriorização e permanência de alças intestinais (e/ou ovário e trompas) no saco herniário, com difícil redução. Com a progressiva dificuldade do retorno venoso, há edema das alças e, quando a dificuldade de fluxo sangüíneo for mais intensa, ocorre necrose das alças (hérnia inguinal estrangulada).

É mais freqüente em crianças com menos idade do que nas maiores. Quem não está habituado com o exame da bolsa escrotal da criança tem dificuldades no diagnóstico diferencial entre hérnia inguinal encarcerada e cisto de cordão, torção de testículo, torção da hidátide de Morgagni e, até, hidrocele.

Lembrar que a torção de testículo e da hidátide são doenças muito dolorosas, enquanto a hérnia encarcerada tem um componente de dor mais discreto. Por sua vez, o cisto de cordão e a hidrocele são doenças indolores.

O tratamento da hérnia encarcerada é a redução incruenta ou cirúrgica. É muito raro não se conseguir redução manual, incruenta, da hérnia encarcerada. Para facilitar a redução, os dedos indicador e polegar de uma mão devem fixar o orifício inguinal externo, enquanto a outra comprime progressivamente o saco herniário habitado procurando esvaziá-lo. Ao se conseguir mesmo pequena passagem de ar para o intestino acima, a redução completa-se quase espontaneamente. É raro novo encarceramento nos próximos dias. É também raro se conseguir redução de alças em sofrimento. Assim, se a redução for conseguida, estar seguro de que a manobra foi segura e eficaz. Após redução, a cirurgia definitiva é indicada de modo eletivo. Quando não se obtém redução manual da hérnia, a herniorrafia de urgência está, obviamente, indicada.

100

ENTEROCOLITE NECROTIZANTE

João Gilberto Maksoud

A enterocolite necrotizante (EN) caracteriza-se por lesões necróticas, progressivas, no intestino delgado e/ou grosso, em extensões variáveis, conseqüentes a uma série de eventos biológicos que culminam em baixo fluxo sangüíneo mesentérico.

A clínica da EN é variável, desde uma simples distensão abdominal, muitas vezes denominada de íleo anóxico da EN, até necrose intestinal extensa. A EN é, classicamente, doença do período neonatal. No Brasil e em outros países da América Latina, a EN ocorre também em lactentes portadores de diarréia crônica, desnutrição, deficiência imunológica secundária e infecção intestinal. No Brasil, nos últimos anos, a incidência de EN está diminuindo em lactentes e aumentando em recém-nascidos (RN). Isto se deve especialmente ao melhor tratamento do período neonatal, permitindo que RN graves sobrevivam, aumentando os riscos do aparecimento da EN. Neste capítulo abordaremos principalmente a EN do RN.

ETIOPATOGENIA

A doença é multifatorial: 1. prematuridade; 2. hipoxia, hipotermia; 3. insuficiência vascular mesentérica; 4. alteração da imunidade da mucosa intestinal; 5. dieta hiposmolar, alimentação láctea não-materna; e 6. infecção bacteriana.

O fator primário desencadeante da EN é o baixo fluxo mesentérico. A asfixia, a hipotermia e a hipoxia provocam reflexo fisiológico de redistribuição sangüínea a áreas nobres (coração e cérebro) em detrimento da circulação mesentérica. Na EN sempre há lesão da mucosa intestinal decorrente da hipoperfusão mesentérica. A prematuridade, a ausência de IgA secretora, de defesa humoral passiva e de substâncias antibacterianas tornam o intestino no RN particularmente sujeito a lesão por baixo débito. É raro o aparecimento de EN em RN não alimentados previamente, mesmo com glicose. A participação da dieta na patogenia da doença é controvertida, mas a hiperosmolaridade parece colaborar decisivamente na etiopatogenia da doença. Soluções hipertônicas habitualmente não lesam o intestino normal. Porém, quando a integridade mucosa está comprometida, a dieta hiperosmolar produz lesão mucosa com absorção maciça de proteínas estranhas, condicionando o aparecimento de fenômenos imunológicos hiper-reativos. O leite materno confere ao RN excepcional proteção. O colostro (pelo menos até 60 horas após o parto) contém grande teor de IgA secretora, promovendo eficiente defesa imunitária local passiva. Embora a infecção possa ser um dos fatores agravantes, não é o fator primário. Na ausência de proteção imunológica, microrganismos têm acesso na parede intestinal lesada e aí proliferam. O resultado final é a septicemia conseqüente à invasão sangüínea de bactérias entéricas através da mucosa intestinal lesada.

Em resumo, a EN é doença multifatorial. Na figura 100.1 apresentamos uma série de eventos em cascata que culminam com a necrose intestinal.

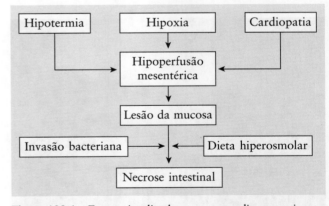

Figura 100.1 – Fatores implicados na enterocolite necrotizante.

DIAGNÓSTICO

O diagnóstico da EN inicia-se no reconhecimento dos fatores de risco. Geralmente, a EN inicia-se do terceiro ao quarto dia de vida e na maioria absoluta dos casos é diagnosticada nos primeiros 10 dias de vida. O quadro clínico é variável e essencialmente progressivo. Inicia-se com distensão abdominal discreta, recusa alimentar, letargia, hipotermia e vômitos de pequena intensidade e freqüência. Com a progressão do quadro há sinais de infecção sistêmica, diarréia sanguinolenta ou enterorragia franca. Ambas as manifestações são decorrentes de lesão da mucosa. Com o tempo, há agravamento da distensão abdominal e da infecção sistêmica. A hemocultura pode ser positiva em cerca de 85% dos casos, com a identificação de *E. coli*, *Pseudomonas* sp., *Klebsiella* sp. e inclusive *S. aureus*. Pode-se palpar massa abdominal, o que significa perfuração e bloqueio. O eritema e o edema da parede abdominal são sinais de mau prognóstico e indicam necrose intestinal extensa. Em qualquer dessas fases, a alimentação oral desencadeia piora abrupta e, muitas vezes, fulminante do quadro.

O exame radiográfico é fundamental não só para o diagnóstico, como também para o acompanhamento evolutivo. Inicialmente, notam-se apenas os sinais radiográficos de distensão discreta e inespecífica. Com o agravamento do quadro surge distensão gasosa. Pode ocorrer perfuração intestinal com aparecimento de pneumoperitônio franco ou sinais de obstrução intestinal quando houver bloqueio. Radiografias seqüenciais do abdômen, a cada 6 a 8 horas, são decisivas para o diagnóstico e, principalmente, para a evolução e eventual indicação cirúrgica. O sinal radiológico específico da EN é a pneumatose intestinal (Fig. 100.2). Corresponde à presença de ar (provavelmente H_2) na parede intestinal, abaixo da serosa. A pneumatose intestinal pode ser achado radiológico transitório, podendo desaparecer com a melhora do quadro abdominal. Se houver piora, pode-se estender a várias outras alças intestinais, o que é sempre sinal de mau prognóstico.

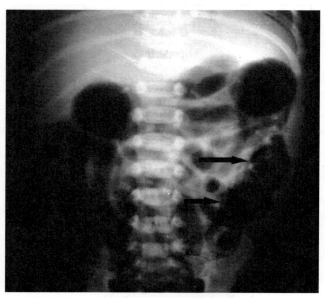

Figura 100.2 – Enterite necrotizante extensa. Notar pneumatose intestinal.

A presença de ar no sistema venoso portal intra-hepático (pneumoporta ou portograma aéreo) é também sinal de mau prognóstico.

Feito o diagnóstico de EN, é importante a avaliação dos fatores perpetuantes e agravantes. Prestar atenção na função renal, na ventilação pulmonar (hipoxia), na perfusão tecidual (acidose metabólica) e na viscosidade sangüínea (por meio do hematócrito e hemoglobina). A infecção sistêmica deve ser adequadamente avaliada, particularmente visando à indicação de exsangüineotransfusão.

TRATAMENTO

O tratamento da EN inclui o clínico e o cirúrgico. Ambos não competem entre si, mas se completam.

O tratamento da EN é essencialmente clínico e a cirurgia é indicada apenas para as eventuais complicações (necrose e perfuração com ou sem bloqueio).

A indicação cirúrgica na EN é uma das decisões mais difíceis da Cirurgia Pediátrica. A dúvida é freqüente e os parâmetros clínicos e radiográficos para a indicação nem sempre são absolutamente definidos. Vale, por isso, a experiência de cada um. Existem, no entanto, alguns critérios bem definidos que serão expostos quando tratarmos do tratamento cirúrgico.

CLÍNICO

Os objetivos do tratamento clínico são: 1. impedir a progressão da doença; 2. tratar a doença de base; 3. permitir repouso prolongado ao trato intestinal; 4. tratar a septicemia concomitante.

Um dos pontos básicos do tratamento é a normalização da perfusão tecidual. A EN é doença desencadeada por baixo fluxo mesentérico e a normalização da perfusão tecidual é prioritária. A viscosidade aumentada do sangue, a julgar pelo hematócrito e pela hemoglobina, deve ser também normalizada com a administração de plasma e hidratação parenteral. Havendo boa resposta renal à expansão de volume, administrar altos volumes, sempre acima de 150ml/kg/dia, podendo atingir até 200ml/kg/dia. Com isso, consegue-se perfusão e oxigenação tecidual satisfatórias. Nesta fase inicial é utilizada a solução glicosada a 5% com solução fisiológica (SGF ½ a ¼, mais potássio e cálcio), associada ou não a albumina humana (5%), na dependência exclusiva da taxa de albumina plasmática e da resposta renal.

Normalizada a temperatura corpórea, a acidose metabólica (raramente é necessária a administração de bicarbonato de sódio), a oxigenação e a perfusão tecidual, atenta-se ao repouso entérico. A alimentação oral é suspensa e passa-se sonda nasogástrica, curta, para a descompressão gástrica, a qual permanece pelo menos por 7 dias, desde que o diagnóstico de EN seja confirmado. No íleo anóxico (pródromo da EN), a sonda nasogástrica pode ter duração mais curta. Nunca insistir na alimentação oral. Na dúvida, indicar jejum por mais 24-48 horas. Aspecto fundamental é que nunca se deve tentar antecipar a alimentação oral antes que se normalize integralmente o quadro abdominal, isto é, quando a drenagem gástrica desaparecer, a distensão regredir e ocorrerem evacuações normais, sem sangue. Se na realimentação (ver abaixo) houver nova distensão abdominal, o tratamento é reiniciado. Durante o tempo que o RN permanece em jejum, é instalada a nutrição parenteral (NP) por via central ou periférica. A NP ocupa papel muito importante, decisivo e indispensável na terapêutica da EN. A mortalidade na EN diminuiu substancialmente quando se tornou possível o suporte nutricional através da NP.

A EN pode não estar inicialmente associada a infecção sistêmica, mas com a progressão do processo sempre há invasão bacteriana pela mucosa lesada, com disseminação sistêmica e septicemia.

Antibióticos são administrados por via oral e por veia sistêmica. Administra-se metronidazol (7mg/kg/dia) e gentamicina (10mg 4 vezes ao dia) por via oral, completando-se pela administração parenteral de gentamicina (3 a 5mg/kg/dia) associada ou não a uma cefalosporina, dependendo de cada caso.

A exsangüineotransfusão é um método terapêutico excepcional nas infecções sistêmicas graves do período neonatal e deve sempre ser lembrada como opção terapêutica adicional.

A duração das medidas clínicas é determinada pela evolução de cada caso. A EN é talvez a única entidade na qual se admite obter radiografias tão freqüentes para controles. São solicitadas radiografias simples de abdômen a cada 4 a 8 horas, quando são anotados os aspectos comparativos e evolutivos.

A realimentação deve ser lenta, utilizando-se alimentos simples e diluídos. A alimentação enteral é reiniciada pela sonda nasogástrica, por meio da qual é testado o resíduo da refeição anterior. A retenção gástrica persistente é indicação para novamente cessar a alimentação oral. Ao mesmo tempo que a alimentação enteral aumenta, diminui-se a oferta por via parenteral. O Pregestimil® é excelente opção para a realimentação, mas não é disponível no Brasil. Deve-se reiniciar com o dobro da diluição recomendada e concentrar progressivamente, testando a tolerância individual. Podem-se utilizar leites de soja ou Isolac®, sempre diluídos, nunca ultrapassando, no início da realimentação, a osmolaridade de 400 a 450mOsm/l. Não é raro o aparecimento de intolerância a carboidratos durante a realimentação. Se persistir a intolerância, a administração oral deve ser novamente suspensa por vários dias.

CIRÚRGICO

O grande enigma do tratamento da EN são os critérios para a indicação cirúrgica. A cirurgia é indicada apenas nas complicações (perfurações e necrose), devendo ser segura e baseada sempre em mais de um critério. Enumeramos abaixo os critérios mais importantes para a indicação cirúrgica:

Critérios clínicos

Piora clínica com piora abdominal – a piora de condições clínicas isoladamente pode significar agravamento septicemia, da broncopneumonia ou da acidose metabólica.

Evolução prolongada – a ausência de melhora clínica após a instituição das medidas clínicas é importante critério a ser levado em conta. Se esta evolução lenta se acompanhar de "alças fixas" à radiografia (ver abaixo), a indicação cirúrgica é reforçada.

Massa abdominal palpável – significa perfuração com bloqueio. Algumas vezes, o estado geral é tão crítico que o bom senso recomenda apenas simples drenagem do abscesso peritoneal para ulterior reavaliação.

Eritema da parede abdominal – o eritema da parede é sinal de perfuração e peritonite extensa, acompanhada de grandes áreas de necrose intestinal.

Critérios radiográficos

Pneumoperitônio – é óbvio de perfuração. Deve-se indicar cirurgia após um preparo pré-operatório adequado.

Obstrução intestinal – a indicação cirúrgica é também óbvia e ditada mais pela obstrução intestinal do que pela EN em si.

Alças "fixas" – o acompanhamento radiográfico periódico do abdômen, a cada 4 a 8 horas, permite verificar a presença de alças "fixas" em radiografias subseqüentes. Alças viáveis têm peristaltismo e tendem a mudar de posição. Alças "fixas", inalteradas radiograficamente, são geralmente rígidas e significam comprometimento de viabilidade. Representam, geralmente, alças necróticas. Habitualmente, têm correspondência à palpação abdominal.

Critérios bacteriológicos

A punção abdominal é outro método para o diagnóstico da perfuração e/ou necrose na EN. Deve ser utilizada apenas quando os outros meios não permitiram estabelecer o diagnóstico definitivo. A saída fácil de pelo menos 0,5ml de líquido purulento ou de cor achocolatada é indicativo de cirurgia. O exame bacterioscópico direto deste líquido peritoneal permite observar a presença de bactérias e fungos. Este método pode mostrar resultados falso-negativos e, por isso, deve ser interpretado com cautela.

101

EMERGÊNCIAS CIRÚRGICAS NO PERÍODO NEONATAL

João Gilberto Maksoud

O conceito de emergência cirúrgica na doença cirúrgica pediátrica de modo geral e em particular no período neonatal sofreu algumas alterações de ordem conceitual nos últimos anos, tendo em vista principalmente a valorização de um preparo pré-operatório mais adequado. Isto foi possível graças à utilização rotineira e eficiente da nutrição parenteral (NP). Assim, afecções como atresia do esôfago, atresia intestinal (íleo, jejuno, duodeno), hérnias diafragmáticas e várias outras são hoje em dia operadas de modo eletivo e não de emergência. Os recém-nascidos (RN) são submetidos a um preparo prévio para a melhora das condições ventilatórias e hemodinâmicas, ganho ponderal e apenas após isto são levados à cirurgia.

Daremos a seguir os dados clínicos e a conduta básica das doenças cirúrgicas mais comuns do período neonatal.

ATRESIA DE ESÔFAGO

A grande maioria dos casos de atresia do esôfago apresenta uma fístula distal. Isto significa que o coto proximal é um fundo cego e o distal comunica-se com a traquéia ou brônquio direito. O sintoma mais evidente é a salivação arejada abundante e as crises de sufocação. A conduta inicial imediata mais importante é a proteção do pulmão: aspiração da orofaringe e colocação de uma sonda no coto do esofagiano proximal para aspiração freqüente. A partir deste ponto só resta a confirmação diagnóstica. O melhor que se pode fazer é evitar a (freqüente) aspiração de contraste. Não utilizar contraste para o diagnóstico da atresia do esôfago. O diagnóstico pode e deve ser feito com radiografia simples, quando se nota a bolha de ar no esôfago proximal (Fig. 101.1). Isto, acrescido à dificuldade em se

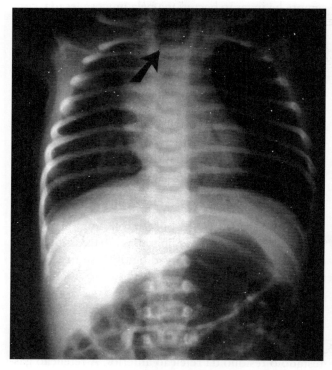

Figura 101.1 – Atresia de esôfago. Diagnóstico radiográfico sem contraste. A presença de ar no abdômen indica a existência de fístula distal, a variedade mais comum.

introduzir o cateter em direção ao estômago, fecha o diagnóstico. O primeiro ponto a observar é o estado dos pulmões e o peso corpóreo. São as duas condições que fazem com que, em princípio, se adie a cirurgia para ocasião mais oportuna. Neste primeiro tempo, o RN é submetido a gastrostomia descompressiva e dissecção de veia central. O RN é levado à cirurgia após cura da broncopneumonia aspirativa e com peso em torno de 2.500g.

ATRESIA DUODENAL E INTESTINAL

A atresia, isto é, a interrupção completa da luz do intestino pode ocorrer em diferentes níveis: no duodeno, no jejuno ou no íleo. A atresia pode ainda ser múltipla. O sintoma principal são os vômitos incoercíveis, com ou sem distensão abdominal, dependendo do nível da obstrução. O diagnóstico e a identificação do nível da obstrução são feitos pela radiografia simples do abdômen, quando é observada distribuição irregular de ar no abdômen (Fig. 101.2). O tratamento é cirúrgico e consiste na anastomose término-terminal com ressecção da porção mais dilatada junto à atresia (Fig. 101.3). A cirurgia da atresia intestinal exige técnica aprimorada e delicadeza de manuseio das estruturas. Algumas vezes, notadamente na atresia de jejuno alto, é necessário proceder-se à redução do calibre da porção proximal, muito dilatada, para melhor adequar a anastomose. O pós-operatório é mais prolongado quanto mais alta a atresia. No pós-operatório utilizamos a nutrição parenteral, o que melhorou substancialmente a morbidade e o prognóstico dessa afecção, pois permite aguardar que o trânsito intestinal se normalize sem ocorrer desnutrição.

ANOMALIA ANORRETAL

Sob esta denominação se enquadram várias malformações do reto e/ou do canal anal englobadas no termo mais popular e menos científico de "ânus imperfurado". Representam anomalias apenas do canal anal e por isso são baixas ou incluem também o reto e, como conseqüência, são anomalias mais altas, chamadas de intermediárias ou altas (Fig. 101.4). As anomalias bai-

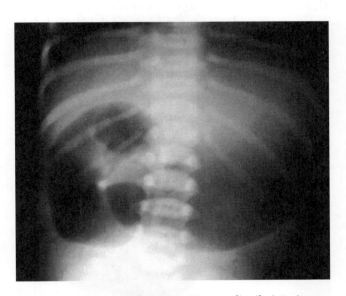

Figura 101.2 – Atresia de jejuno. Notar a distribuição irregular de ar no abdômen.

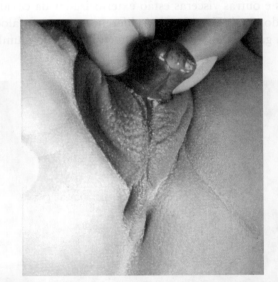

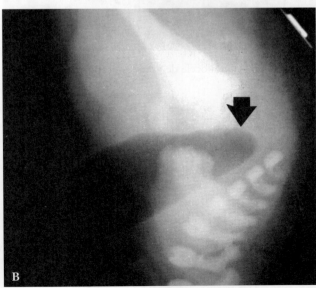

Figura 101.4 – **A)** Anomalia anorretal, variedade alta. **B)** Após exames, revelou-se tratar de atresia retal com fístula retouretral. Radiografia simples para avaliação da altura da atresia.

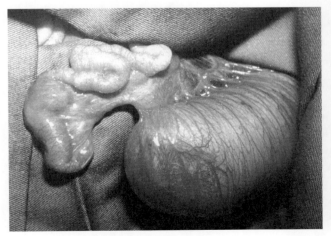

Figura 101.3 – Atresia de jejuno. Campo operatório. Grande desproporção entre os segmentos proximal e distal.

xas podem ser operadas por via baixa, não necessitando, portanto, de colostomia prévia. Ao contrário, as anomalias intermediárias ou altas necessitam, como primeira medida, de colostomia descompressiva. A cirurgia definitiva é realizada pela via posterior, por meio de uma técnica descrita por Peña que é a anorretoplastia sagital posterior. Esta técnica representou grande avanço na correção cirúrgica dessas anomalias, conseguindo-se bons resultados funcionais e notadamente estéticos. É uma técnica interessante que exige boa perícia cirúrgica. Aguardamos mais anos de evolução para a avaliação definitiva do valor dessa técnica.

ONFALOCELE E GASTROSQUISE

São malformações da parede abdominal na qual as alças e outras vísceras estão exteriorizadas da cavidade abdominal (Fig. 101.5). A diferença entre a onfalocele e a gastrosquise é que na primeira o defeito é umbilical; o cordão umbilical localiza-se acima do defeito da parede, havendo membrana amniótica (a qual pode estar rota) (Fig. 101.6) que recobre as alças, enquanto na gastrosquise o defeito é paraumbilical, à direita do cordão umbilical, o qual é tópico e não há nenhuma membrana envolvendo as alças. O tratamento cirúrgico sofreu progressivas modificações nos últimos anos e atualmente o melhor tratamento é a redução cirúrgica primária do conteúdo para a cavidade abdominal, a qual é alargada por manobras digitais. O tratamento atual da onfalocele e da gastrosquise representa a evolução ordenada de táticas que foram se somando umas às outras até se atingir o estado presente que nos parece, sem dúvida, o melhor. Como há grande tensão intra-abdominal prejudicando a ventilação pulmonar, o recém-nascido é mantido sob respiração controlada por alguns dias até um lento e progressivo desmame. Até que a criança adquira função intestinal adequada, ela permanece sob nutrição parenteral.

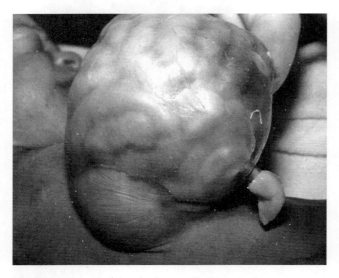

Figura 101.5 – Onfalocele de grandes proporções.

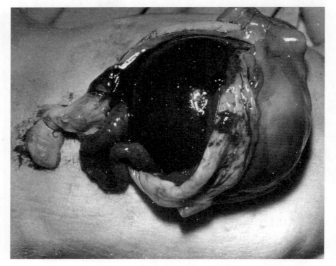

Figura 101.6 – Onfalocele rota mostrando a membrana amniótica rota com exposição do fígado e alças intestinais.

Seção XIII

EMERGÊNCIAS ORTOPÉDICAS

102

ARTRITE SÉPTICA

Denise Ballester
Marcia Kodaira

CONCEITOS E EPIDEMIOLOGIA

A artrite séptica ou pioartrite é uma infecção bacteriana grave. A maioria dos casos ocorre antes dos 5 anos de idade (> 50%); não há predileção por raça e é mais comum entre os meninos (2:1). O crescimento esquelético é muito rápido nesta faixa etária, portanto, tal infecção pode comprometer o crescimento normal das crianças. Daí a importância do diagnóstico precoce e manuseio correto da infecção.

É comum ser uma infecção monoarticular e de grandes articulações. Alguns autores relatam como sendo o joelho a articulação mais freqüentemente acometida, seguido pelo quadril, tornozelo, cotovelo e ombro.

PATOGÊNESE

A maioria das infecções articulares é de origem hematogênica (disseminação de um foco a distância). A bactéria pode também atingir a articulação por contigüidade como nos casos de osteomielite ou por meio de inoculação direta por traumatismo ou procedimentos como punções ou artrotomia.

A membrana sinovial é bastante vascularizada e, portanto, é possível que um grande número de bactérias entre em contato com o líquido sinovial. No entanto, o fator determinante para que a infecção se desenvolva ainda não é conhecido. O traumatismo na região, mesmo que leve, pode ter um papel na patogênese. Talvez existam receptores na membrana sinovial específicos para determinados agentes infecciosos.

A anatomia dos ossos longos com grande vascularização da região metafisária justifica a predileção das infecções por esta área. Nos recém-nascidos e nos lactentes menores de 1 ano há vasos sangüíneos comunicando a metáfise e a epífise. Isto explica a freqüência da associação osteomielite-artrite nesta faixa etária. Por volta do final do primeiro ano de vida, há aparecimento da cartilagem de crescimento e essa comunicação é interrompida.

ETIOLOGIA

O *S. aureus* é o agente etiológico mais freqüente de artrite séptica em todas as faixas etárias. Outros gram-positivos também devem ser mencionados, como estreptococo do grupo A e pneumococo. No entanto, nos últimos anos vem crescendo o número de casos por *H. influenzae*, principalmente nas crianças abaixo de 2 anos de idade, além de outros gram-negativos como as enterobactérias. A *Salmonella* mostra-se constante como agente etiológico de pioartrite e é um microrganismo importante entre os pacientes portadores de anemia falciforme. Agentes como *Pseudomonas aeruginosa*, *Enterobacter*, *Bacteroides* são raros. Nos recém-nascidos e nos adolescentes com atividade sexual, a *Neisseria gonorrhoeae* deve ser lembrada.

QUADRO CLÍNICO

Os sinais e os sintomas clínicos podem ser muitas vezes discretos, passando até despercebidos principalmente no período neonatal. A grande maioria destes casos não tem febre nem aparência toxêmica. Muitas vezes nota-se apenas uma pseudoparalisia e dor à movimentação da região acometida.

As crianças de mais idade, no entanto, apresentam febre e sinais localizatórios como edema, eritema e dor na articulação acometida. O quadril pode ser exceção pela profundidade da infecção. É comum assumirem posição antálgica e recusarem-se a deambular quando a articulação acometida estiver no membro inferior. Os casos de osteomielite não cursam, em geral, com esses sinais localizatórios. Se durante a evolução estes sinais aparecerem, é provável que a infecção tenha progredido e acometido a articulação subjacente.

Sintomas sistêmicos inespecíficos não são comuns, a não ser nos casos de processo disseminado para outros órgãos. Isto pode ocorrer com o *S. aureus* e o *H. influenzae*.

DIAGNÓSTICO

O diagnóstico diferencial de artrite séptica deve ser feito com outros casos de artrite (reacional, transitória e colagenoses) e também com traumatismo, celulite, piomiosite, tumores malignos e osteomielite.

Na suspeita clínica evidente de artrite séptica, a punção da articulação acometida é obrigatória. O diagnóstico definitivo é dado pela presença de material purulento. Este deve ser sempre enviado para pesquisa pelo método de Gram e cultura para elucidação etiológica.

Exames inespecíficos auxiliam o diagnóstico. O hemograma pode mostrar leucocitose com neutrofilia e desvio à esquerda. VHS e PCR devem estar aumentados. A diferença entre a glicose do líquido articular e a glicemia deve ser no máximo 20mg/100ml. Nos casos em que a sintomatologia clínica não é clara e o diagnóstico diferencial é mandatório, métodos diagnósticos complementares podem auxiliar. A radiografia simples pode evidenciar aumento do espaço articular pela presença de líquido anormal, além de mostrar fraturas se existirem. A ultra-sonografia tem sido usada com sucesso na identificação de líquido intra-articular e na orientação de punções diagnósticas, principalmente nos casos de acometimento coxofemoral. A cintilografia óssea (tecnécio ou gálio) é pouco sensível e específica. Tem sido usada nos casos em que há dúvida diagnóstica, principalmente em relação à localização exata do processo. A ressonância magnética parece ser promissora, principalmente devido a sua clareza e precisão de imagens.

TRATAMENTO

O tratamento da artrite séptica tem como objetivo a esterilização articular e sua recuperação anatômica e funcional, necessitando esforços colaborativos do pediatra, do ortopedista, do fisiatra e da família.

ANTIBIOTICOTERAPIA

O tratamento empírico inicial é baseado no conhecimento do agente bacteriano mais provável nas diferentes faixas etárias e do resultado do exame bacterioscópico obtido no material aspirado.

Levando-se em conta que em recém-nascidos os agentes mais freqüentemente envolvidos na gênese da doença são *Staphylococcus aureus*, estreptococo do grupo B e bacilos gram-negativos, preconiza-se nessa faixa etária como terapêutica inicial a associação de penicilina antiestafilocócica e cefalosporina de terceira geração. O uso de aminoglicosídeo pode ser considerado em substituição à cefalosporina, porém, os aminoglicosídeos apresentam atividade bactericida reduzida em locais de oxigenação deficiente e pH baixo, condições essas presentes em tecidos inflamados.

Em crianças com idade inferior a 5 anos, fora do período neonatal, os principais patógenos encontrados são *S. aureus*, *H. influenzae* do tipo B e estreptococo. Nesses casos, pode-se empregar a associação de oxacilina e cloranfenicol ou cefalosporina (mais comumente usadas: cefuroxima, cefotriaxona e cefotaxima) como substitutos do cloranfenicol.

O *S. aureus* é o agente mais freqüente em crianças com mais de 5 anos de idade, sendo a antibioticoterapia de escolha a oxacilina.

A clindamicina é a droga alternativa no tratamento dos pacientes que não toleram a oxacilina. Essa droga apresenta boa atividade contra anaeróbios, além do *S. aureus*, podendo ser útil no tratamento de infecções secundárias a traumatismos perfurantes.

Em casos de infecção intra-hospitalar, opta-se pela vancomicina, tendo em vista a cobertura dos *Staphylococcus* multirresistentes.

Após uma semana de terapêutica via parenteral, pode-se considerar a administração de antibióticos por via oral, caso o paciente esteja estável. Uma vez instituída a antibioticoterapia por via oral, deve-se verificar se a concentração inibitória mínima é maior ou igual a 1:8 ou a concentração sérica do beta-lactâmico é maior do que 20mg/l, antes de encaminhar o paciente para tratamento domiciliar.

A duração da antibioticoterapia deve ser individualizada; nos casos de infecção por *Staphylococcus*, *Streptococcus* e *H. influenzae*, mantém-se o tratamento por no mínimo três semanas, desde que os sinais flogísticos tenham desaparecido. Em casos nos quais a resposta clínica é lenta, muitas vezes se faz necessário curso de quatro a seis semanas da antibioticoterapia.

A administração direta de antibiótico na cavidade articular não é necessária, tendo em vista sua excelente penetração, e está formalmente contra-indicada para determinadas drogas, como no caso das cefalosporinas, por agravar o processo inflamatório.

TRATAMENTO CIRÚRGICO

A artrite séptica do quadril é considerada uma emergência cirúrgica, sendo imperativo sua drenagem tão logo se diagnostique, pois o aumento da pressão intra-articular pode levar rapidamente a grave prejuízo circulatório local e conseqüentemente necrose avascular de cabeça do fêmur, além de luxação patológica da articulação coxofemoral.

Com exceção da articulação do quadril, em todas as demais realiza-se punção aspirativa do fluido sinovial. Geralmente é necessário repetir o procedimento por duas ou três vezes; se após quatro ou cinco dias ainda existir líquido na cavidade articular, está indicada a artrotomia e a lavagem com solução salina.

Toda articulação lesada deve ser mantida imobilizada em extensão.

A fisioterapia motora com movimentos passivos pode ser iniciada após dois ou três dias da melhora da dor.

BIBLIOGRAFIA

CHUNG, W.K. et al. – Treatment of Septic Arthritis of Hip by Arthroscopic Lavage. *J. Pediatr. Orthop.*, **13**:444, 1993.

COSTA VAZ, F.A. et al. – Osteomielite e pioartrite no período neonatal, análise de 13 casos. *Pediat. (São Paulo)*, **2**:324, 1980.

GLORION, C. et al. – Les arthritis aiguës infectieuses du genou de l enfant. Prognostic et discussion thérapeutique à propos de 51 cas ayant un recul moyen de 5 ans. *Rev. Chir. Orthop.*, **79**:650, 1993.

HENSINGER, R.N.; JONES, E.T. – *Neonatal Orthopedics*. New York, Grunes & Stratton, 1981.

JACKSON, M.A.; NELSON, J.D. – Etiology and medical management of acute suppurative bone and joint infections in pediatric patients (review). *J. Pediatr. Orthop.*, **2**:313, 1982.

KUNNAMO, I. et al. – Clinical signs and laboratory tests in the differential diagnosis of arthritis in children. *Am. J. Dis. Child.*, **141**:34, 1987.

LIM-DUNHAM, J.E. et al. – Septic arthritis of the elbow in children: the role of sonography. *Pediatr. Radiol.*, **25**:556, 1995.

MAH, E.T. et al. – Ultrasonic features of acute osteomyelitis in children. *J. Bone Joint Surg.*, **76-B**:969, 1994.

MUDUN, A. – Tc-99m nanocolloid and Tc-99m MDP three-phase bone imaging in osteomyelitis and septic arthritis. *Clin. Nucl. Med.*, **20**:772, 1995.

NELSON, J.D. – The bacterial etiology and antibiotic management of septic arthritis in infants and children. *Pediatrics.*, **50**:3, 1972.

TACHDJIAN, M.O. – *Pediatric Orthopedics*. Philadelphia, W.B. Saunders, 1972.

TUSON, C.E. et al. – Isotope bone scanning for acute osteomyelitis and septic arthritis in children. *J. Bone Joint Surg.*, **76-B**:306, 1994.

UNKILA-KALLIO, L. et al. – The usefulness of C-reative protein levels in the identification of concurrent septic arthritis in children who have acute hematogenous osteomyelitis. *J. Bone Joint Surg.*, **76-A**:848, 1994.

WELKON, C.J. et al. – Pyogenic arthritis in infants and children: a review of 95 cases. *Pediatr. Infect. Dis.*, **5**:669, 1986.

WYSOKI, M. et al. – Osteomyelitis and septic arthritis in children: guidelines for the use of imaging (letter). *Am. J. Roentgenol.*, **166(3)**:725, 1996.

YAGUPSKY, P. et al. – Epidemiology, etiology, and clinical features of septic arthritis in children yonger than 24 months. *Arch. Pediatr. Adolesc. Med.*, **149**:537, 1995.

SINOPSE

ARTRITE SÉPTICA

1. O *Staphylococcus aureus* é o agente etiológico mais freqüente de artrite séptica em todas as faixas etárias. Nos recém-nascidos e nos adolescentes com atividade sexual, lembrar a *Neisseria gonorrhoeae*.

2. A sintomatologia pode ser discreta, passando despercebida, principalmente no período neonatal.

3. Fazer o diagnóstico diferencial com outros casos de artrite (reacional, transitória e colagenoses) e também com traumatismo, celulite, piomiosite, tumores malignos e osteomielite.

4. O tratamento tem como objetivo a esterilização articular e sua recuperação anatômica e funcional.

5. Preconiza-se como terapêutica inicial em recém-nascidos a associação de penicilina antiestafilocócica e cefalosporina de terceira geração.

6. Em crianças com menos de 5 anos de idade, pode-se empregar a associação oxacilina e cloranfenicol ou cefalosporinas.

7. Clindamicina é a droga alternativa nos pacientes que não toleram oxacilina.

8. Administração direta do antibiótico na cavidade articular não é necessária.

9. Artrite séptica do quadril é considerada emergência cirúrgica. Feito o diagnóstico, a drenagem é obrigatória.

10. Toda a articulação lesada deve ser mantida imobilizada em extensão.

11. Iniciar fisioterapia motora, dois ou três dias após a melhora da dor.

103

PRONAÇÃO DOLOROSA

Roberto Guarniero

CONCEITO

O termo pronação dolorosa é usado na criança pequena para caracterizar a entidade clínica em que ocorre uma subluxação traumática da cabeça do rádio na articulação do cotovelo. Na realidade, é uma lesão da articulação radioumeral, ocorrendo limitação do movimento de supinação do antebraço.

A pronação dolorosa é uma das mais freqüentes lesões do aparelho locomotor nas crianças menores de 4 anos, sendo extremamente rara nas crianças com mais de 5 anos de idade (a faixa etária preferencial é entre os 2 e os 3 anos). Salter e Zaltz (1971) relatam a freqüência de 112 casos no Hospital for Sick Children em Toronto, Canadá, no período de 1 ano (média de dois casos por semana). Snellman (1959) relata 1.000 casos em um período de 12 anos em um mesmo hospital (média de aproximadamente dois casos por semana).

ETIOPATOGENIA

A lesão é ocasionada por uma força de tração exercida no punho da criança, estando o cotovelo em extensão e o antebraço em pronação (Fig. 103.1). A lesão anatômica é um estiramento do ligamento orbicular, com a interposição de algumas de suas fibras entre o capítulo umeral e a cabeça do rádio.

A pronação dolorosa pode ocorrer, por exemplo, quando a criança é segura pelo punho e mão na tentativa de se evitar que caia ao chão ou quando é "puxada" com excessiva força pela mão ao vestir a manga de uma blusa ou agasalho; raramente a lesão poderá advir de uma queda sobre a mão e o punho.

DIAGNÓSTICO

O quadro clínico é bem característico e o diagnóstico é eminentemente clínico. Após a lesão, a criança recusa-se a usar o membro superior atingido e chora, devido à dor. Um "estalido" pode ser ouvido ou sentido na re-

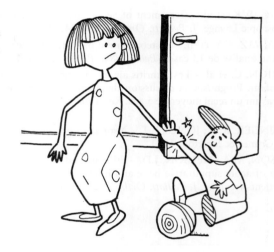

Figura 103.1 – Mecanismo pelo qual a pronação dolorosa é ocasionada.

gião do cotovelo pela pessoa que puxou o membro superior da criança. Às vezes, é difícil para a criança fazer a indicação da localização precisa da dor.

O antebraço apresenta-se, caracteristicamente, *em pronação* e a criança sustenta o membro atingido com a outra mão, evitando qualquer movimentação da área afetada. O cotovelo pode estar em posição de leve flexão.

À palpação, a criança refere dor na região ânterolateral do cotovelo, correspondente à localização da cabeça do rádio.

Não há limitação dos movimentos de flexão e extensão do cotovelo, mas a supinação do antebraço está limitada e a criança impede ativamente as tentativas de movimento de supinação do antebraço.

Não há comprometimento neurológico.

As radiografias do cotovelo são normais.

O diagnóstico, então, baseia-se na história do traumatismo e nos achados clínicos bem característicos.

TRATAMENTO

Deve-se fazer a redução incruenta da subluxação da cabeça do rádio, que é obtida da seguinte maneira: fletir suavemente o cotovelo do paciente até 90°, segurando o antebraço acima do punho com uma das mãos, enquanto com a outra deve-se manter o cotovelo e o úmero firmemente, evitando-se a rotação do braço; o polegar é colocado na região da cabeça do rádio para a palpação e para exercer leve pressão local (quando necessário). A seguir, o antebraço é rápida e firmemente levado à posição de plena supinação; se a redução for obtida sentir-se-á (ou ouvir-se-á) um "estalido" característico na região da cabeça do rádio.

Quando a criança é atendida e tratada logo após a ocorrência da lesão, o alívio da dor e a recuperação funcional ocorrem imediatamente e de forma marcante. Uma imobilização leve do membro superior, com o cotovelo em flexão, por uma semana, é aconselhável. Pode-se usar, por exemplo, uma tipóia. A imobilização é aconselhável para se prevenir um quadro doloroso e/ou um novo episódio de pronação dolorosa.

Um aspecto importante é a orientação que se deve dar aos responsáveis pela criança no sentido de se evitar novos episódios em que o paciente seja "puxado" pela mão e o punho, pois assim o fazendo a lesão poderá ocorrer novamente.

BIBLIOGRAFIA

DE PALMA, A.F. – *The Management of Fractures and Dislocations*. Philadelphia, W.B. Saunders, 1970.

ROCKWOOD Jr., C.A.; WILKINS, K.E.; KING, R.E. – *Fractures in Children*. Philadelphia, J.B. Lippincott, 1984.

SALTER, R.B.; ZALTZ, C. – Anatomic investigations of the mecanism of injury and pathologic anatomy of "pulled elbow" in young children. *Clin. Orthop.*, 77:134, 1971.

TACHDJIAN, M.O. – *Pediatric Orthopedics*. Philadelphia, W.B. Saunders, 1972.

SINOPSE

PRONAÇÃO DOLOROSA

Diagnóstico clínico – história característica. Criança "puxada" pela mão e punho, com cotovelo em extensão.

Radiografia do cotovelo – normal.

Difícil localização exata da dor pela criança.

Limitação funcional do membro superior.

Tratamento – redução incruenta.

Fletir o cotovelo até 90°; polegar da outra mão na região da cabeça do rádio, leve pressão local.

Antebraço levado rapidamente para plena supinação.

Imobilização leve (tipóia) por uma semana.

104

LESÕES TRAUMÁTICAS DA COLUNA EM CRIANÇAS

Tarcisio Eloy Pessoa de Barros Filho

Embora todos os segmentos da coluna possam ser afetados, as lesões traumáticas que mais ocorrem em crianças localizam-se na coluna cervical alta, atingindo o atlas e o áxis, sendo relativamente incomuns as lesões abaixo da terceira vértebra cervical (C3), ao contrário do que ocorre nos adultos.

Algumas destas lesões merecem ser analisadas isoladamente em virtude de sua freqüência e as dúvidas que ocorrem quanto ao seu diagnóstico e tratamento: a luxação atlas-áxis, a "fratura" do processo odontóide, a chamada "pseudo-subluxação" C2-C3, a subluxação rotatória atlas-áxis ou síndrome de Grisel e a espondilólise traumática.

LESÕES DA COLUNA CERVICAL EM CRIANÇAS

1. Luxação atlas-áxis.
2. "Fratura" do processo odontóide.
3. Síndrome de Grisel.
4. Pseudo-subluxação C2-C3.
5. Espondilólise traumática.

LUXAÇÃO ATLAS-ÁXIS

Conceito – luxação entre o atlas e o áxis é caracterizada por ruptura do ligamento transverso do atlas, sendo provocada por traumatismos indiretos. Muitas vezes a criança apresenta ferimentos de face e/ou couro cabeludo associadamente.

Diagnóstico – a criança queixa-se de dor no pescoço, com dificuldade para sustentar a cabeça. Em geral não apresenta déficits neurológicos por compressão medular.

O diagnóstico é feito basicamente por meio da radiografia da coluna cervical que deve ser realizada nas incidências de frente transoral e perfil. Na radiografia transoral devemos observar a presença de paralelismo das massas laterais do atlas em relação ao áxis.

Na incidência de perfil devemos medir a distância entre a massa anterior do atlas e o processo odontóide (Fig. 104.1).

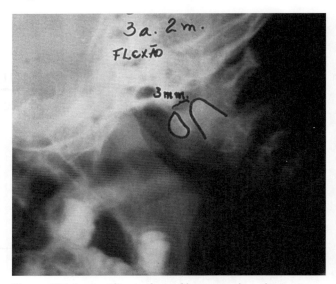

Figura 104.1 – Incidência de perfil mostrando a distância entre a massa anterior do atlas e o processo odontóide.

Quando esta distância for maior do que 5mm é indicação de ruptura do ligamento transverso (Fig. 104.2). Nos casos em que esta distância for menor do que 5mm e persistir dúvidas quanto ao diagnóstico, devem ser feitas as radiografias dinâmicas em perfil, ou seja, radiografias na incidência de perfil com o pescoço em flexão e em extensão, quando então poderá observar-se a instabilidade entre o atlas e o áxis. Estas radiografias devem ser feitas sob supervisão do médico.

Outras doenças não-traumáticas que podem provocar aumento da distância atlas-áxis na radiografia de perfil são: hipoplasia do processo odontóide, como observado na síndrome de Mórquio, artrite reumatóide e malformação congênita.

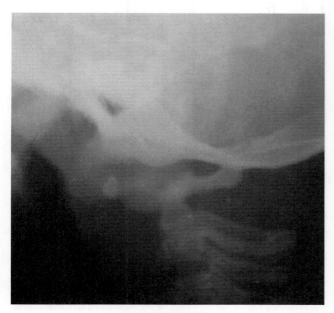

Figura 104.2 – Distância entre a massa anterior do atlas e o processo odontóide indicativa de ruptura do ligamento transverso.

Tratamento – uma vez estabelecido o diagnóstico, deve ser feita imobilização do pescoço com um colar bem apoiado que bloqueie tanto a flexão como a extensão. Pode-se tentar tratamento conservador por meio de tração e posterior imobilização com aparelho gessado tipo Minerva ou halo-gesso, até que se completem 3 a 4 meses, quando, ao ser retirada a imobilização, devem ser repetidas as radiografias dinâmicas de perfil, e se persistir a instabilidade deve ser indicada artrodese atlas-áxis por via posterior. Como acreditamos ser pequena a chance de bom resultado com tratamento conservador na luxação atlas-áxis em criança, optamos pelo tratamento cirúrgico de imediato.

"FRATURA" DO PROCESSO ODONTÓIDE

Conceito – trata-se, na verdade, não de uma fratura propriamente dita do processo odontóide, mas sim de um escorregamento do processo odontóide da *sincondrose* que o une ao corpo do áxis, provocada também por traumatismos indiretos.

Diagnóstico – o quadro clínico é semelhante ao da luxação atlas-áxis anteriormente descrito e o diagnóstico é feito por meio do estudo radiográfico da coluna cervical observando-se melhor na incidência de perfil. No diagnóstico diferencial deve ser lembrado o odontóide bipartido.

Tratamento – neste tipo de lesão, ao contrário da luxação pura atlas-áxis, o resultado é bom com o tratamento conservador, em geral ocorrendo consolidação em torno de 2 a 3 meses de imobilização com aparelho gessado ou halo-gesso.

SÍNDROME DE GRISEL

Conceito – caracteriza-se por instabilidade rotatória entre o atlas e o áxis observada em crianças com processos infecciosos de orofaringe.

Etiopatogenia – acredita-se que pelo processo infeccioso ocorre frouxidão das estruturas ligamentares que unem o atlas ao áxis, ocorrendo com isso subluxação rotatória do atlas sobre o áxis.

Diagnóstico – criança em geral com história de quadro infeccioso da orofaringe iniciando-se 2 ou 3 dias antes e que passa a apresentar deformidade rotatória da cabeça, assemelhando-se a um torcicolo, porém não acompanhado de contratura da musculatura cervical unilateralmente.

O diagnóstico é confirmado por meio das radiografias, principalmente na incidência transoral, na qual se observa ausência de paralelismo entre as massas laterais do atlas e o áxis com assimetria nítida. Quando houver dificuldade, a tomografia axial computadorizada pode confirmar o diagnóstico.

Tratamento – além do tratamento adequado da infecção da orofaringe, deve-se imobilizar o pescoço com colar bem moldado e após alguns dias, em geral, ocorre melhora do quadro. Quando isto não ocorrer, deve-se instalar tração com mentoneira nos casos mais leves ou com halo craniano para que se obtenha a redução da deformidade, seguida de imobilização por cerca de 2 a 3 meses com aparelho gessado ou halo-gesso. Nos casos mais graves diagnosticados tardiamente pode haver recidiva da deformidade, sendo necessária artrodese atlas-áxis.

PSEUDO-SUBLUXAÇÃO C2-C3

Conceito – não se trata de lesão traumática, mas sim de mobilidade normal observada entre C2 e C3 que muitas vezes é confundida com a subluxação traumática.

Etiopatogenia – devido à frouxidão ligamentar observada nas crianças quando se realizam os movimentos de flexão da coluna cervical, pode-se observar certo grau de escorregamento fisiológico de C2 sobre C3, que se corrige em extensão, observado em cerca de 40% das crianças, sendo mais freqüente abaixo dos 8 anos de idade.

Diagnóstico – criança, em geral, com grande frouxidão ligamentar, que após traumatismo passa a queixar-se de dor no pescoço. Nas radiografias dinâmicas de perfil observa-se escorregamento de C2 sobre C3 na incidência de perfil e alinhamento normal em extensão (Fig. 104.3). A angulação entre ambas as vértebras não deve exceder 11° e o escorregamento não ser maior do que 3,5mm, indicativo de instabilidade verdadeira a este nível, que, apesar de não ser freqüente, pode ocorrer.

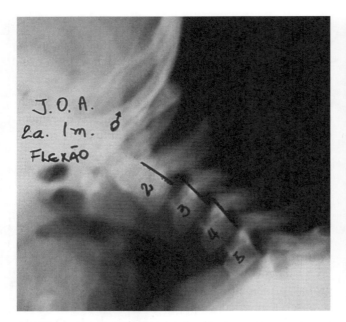 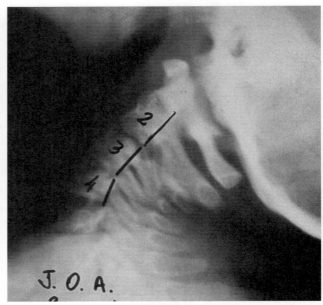

Figura 104.3 – Radiografias dinâmicas de perfil para diagnóstico de pseudo-subluxação C2-C3.

Tratamento – deve-se imobilizar o pescoço com colar até melhora do quadro doloroso do paciente, que em geral ocorre em alguns dias, ao contrário da subluxação verdadeira, na qual a dor persiste. Após a melhora da dor, antes de liberar o paciente definitivamente recomendamos que sejam repetidas as radiografias dinâmicas para que se afaste de vez a possibilidade de tratar-se de subluxação verdadeira.

ESPONDILÓLISE TRAUMÁTICA

Conceito – ocorre fratura de fadiga do istmo ou *pars interarticulares* da vértebra (em geral, em L5) em conseqüência da intensa atividade física (Fig. 104.4).

Diagnóstico – em geral, a criança ou adolescente encontra-se em programa de intensa atividade esportiva e começa a se queixar de dor na região lombossacra. Como característica, a dor costuma piorar com a atividade e melhora com o repouso.

Para diagnóstico nem sempre a radiografia da coluna lombossacra permite sua confirmação, pois, como se trata de fratura de fadiga, a imagem da espondilólise demora para aparecer.

Nos casos de suspeita diagnóstica, a tomografia axial computadorizada é o exame mais adequado para a visualização da lesão, porém deve ser ressaltada a necessidade de solicitar o exame com inclinação invertida da ampola em relação aos cortes habitualmente feitos (Fig. 104.5).

Para estabelecer se estamos diante de uma lesão aguda ou não, a cintilografia óssea é o exame mais adequado, pois, quando a lesão é recente, observa-se aumento da captação local.

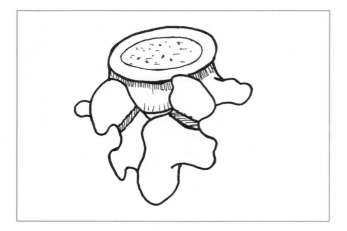 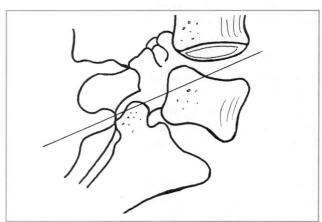

Figura 104.4 – Fratura de fadiga do istmo.

Figura 104.5 – Tomografia com inclinação invertida.

Tratamento – para se orientar o tratamento devemos antes estabelecer se a lesão é recente ou não.

Nas lesões recentes, o afastamento das atividades físicas e a imobilização com colete toracolombossacro, em geral, levam à consolidação da fratura de fadiga em período de 3 a 4 meses.

Nas lesões antigas, orienta-se inicialmente para a reabilitação muscular e postural com afastamento das atividades físicas e retorno progressivo. Quando houver dor persistente, rebelde às medidas conservadoras, indica-se o tratamento cirúrgico, com artrodese local.

BIBLIOGRAFIA

BARROS Fº, T.E.P.; MENDONÇA Nº, A.B.F.; SILVA, J.S.; PÉCORA, J.R.; OLIVI, R. – Avaliação radiológica da coluna cervical em crianças. *Rev. Bras. Ortop.*, **21**:5, 1986.

BOHLMAN, H.H.; DUCKER, T.B.; LUCAS, J.T. – Spine and Spinal Cord Injuries. **In** Rothman, R.H.; Simeone, F.A. *The Spine*, Philadelphia, Scandin, 1982.

BONETTI, C.J. – **In** Barros Fº, T.E.P.; Basile Jr., R. – Coluna Vertebral – Diagnóstico e Tratamento das Principais Patologias. São Paulo, Sarvier, 1995.

FIELDING, J.W.; HENSINGER, R.N. – Fractures of the spine. **In** Rockwood Jr., C.A.; Wilkins, K.E.; King, R.E. *Pediatrics Fractures*. 2nd ed., Philadelphia, J.B. Lippincott, 1984.

SINOPSE

LESÕES TRAUMÁTICAS DA COLUNA EM CRIANÇAS

LUXAÇÃO ATLAS-ÁXIS

1. Fazer radiografia da coluna cervical (frente, transoral e perfil).
2. Fazer radiografia dinâmica se necessário procurando por distância atlas-processo odontóide em perfil maior do que 5mm.
3. Imobilizar a coluna cervical, com colar, provisoriamente ou com aparelho gessado ou halo-gesso para tratamento definitivo. Como alternativa preferimos indicar a artrodese atlas-áxis de imediato.
4. Após 3 a 4 meses retirar a imobilização e repetir radiografias dinâmicas.
5. Persistindo instabilidade → artrodese atlas-áxis.

FRATURA DO PROCESSO ODONTÓIDE

1. Fazer radiografia de coluna cervical (frente, transoral e perfil).
2. Tratamento
   a) Provisório → imobilização da coluna cervical com colar tipo Schanz.
   b) Definitivo:
   – Fratura com desvio: tração → imobilização gessada (minerva ou halo-gesso).
   – Fratura sem desvio: imobilização gessada.
   Em geral, ocorre boa consolidação após 2 a 3 meses.

SÍNDROME DE GRISEL

1. Criança com torcicolo com infecção de orofaringe – fazer radiografia de coluna cervical (frente, transoral e perfil).
2. Observando-se subluxação rotatória entre o atlas e o áxis imobilizar o pescoço com colar (além do tratamento da infecção da orofaringe) e aguardar alguns dias.
3. Não havendo melhora de deformidade, instalar tração com mentoneira ou halo-gesso para a correção da deformidade.
4. Nos casos graves com recidiva da deformidade ou casos diagnosticados tardiamente – artrodese atlas-áxis.

PSEUDO-SUBLUXAÇÃO C2-C3

1. Criança com dor no pescoço após traumatismo – radiografia da coluna cervical (frente e perfil) e radiografias dinâmicas mostram escorregamento entre C2 e C3 em perfil, com alinhamento normal em extensão.
2. Imobilizar com colar até melhora do quadro doloroso – melhora alguns dias. Repetir a radiografia dinâmica para afastar subluxação verdadeira. Se persiste a dor ou se a distância C2-C3 > 3,5mm ou angulação > 11° → subluxação verdadeira – imobilizar com aparelho gessado ou halo-gesso por 2 a 3 meses.

ESPONDILÓLISE TRAUMÁTICA

1. Criança ou adolescente com dor lombossacra após atividade física intensa, com radiografias da coluna lombossacra normal, solicitar tomografia computadorizada da região com inclinação da ampola. Havendo espondilólise, solicitar cintilografia óssea.
2. Nos casos com hipercaptação, colocar colete e afastar das atividades físicas até ocorrer a consolidação. Nos casos sem hipercaptação, orientar para a reabilitação muscular e postural.
3. Nos casos de dor rebelde ao tratamento conservador, indicar tratamento cirúrgico, com artrodese lombossacra.

# 105

FRATURAS E LUXAÇÕES

Roberto Guarniero

CONSIDERAÇÕES GERAIS

As lesões do aparelho locomotor representam, geralmente, 10 a 15% das lesões traumáticas que ocorrem nas crianças. A avaliação radiográfica, às vezes, poderá ser trabalhosa para a exata definição diagnóstica, pela presença de zonas e cartilagens de crescimento de criança.

Como regra geral, as fraturas na criança devem ser tratadas, de preferência, conservadoramente, isto é, pela redução incruenta e pela imobilização. As exceções a esta regra são as fraturas do epicôndilo umeral lateral, do colo do fêmur e as expostas.

Segundo a faixa etária, temos fraturas com localização característica na criança: lesões obstétricas (crânio e clavícula); no primeiro ano de vida as fraturas são geralmente raras (exceto os casos de "síndrome da criança espancada"); quando a criança começa a andar, são comuns as fraturas do rádio, dos ossos da mão e da clavícula; na faixa dos 2 aos 5 anos de idade, fraturas na região distal da tíbia; e em qualquer idade podem ocorrer fraturas causadas em acidentes com máquinas, instrumentos de trabalho ou nos acidentes automobilísticos ou com equipamentos e brinquedos para lazer (bicicletas, patins, "skates" etc.).

O tratamento de qualquer fratura deve ser encarado à luz dos três princípios terapêuticos básicos: redução, fixação e imobilização. Nas crianças, as etapas de fixação e imobilização geralmente se confundem e podem ser denominadas de etapa de contenção, quando podem ser usados vários dispositivos e aparelhos tais como talas, goteiras, aparelhos modelados e gessados e tração contínua.

As fraturas estáveis geralmente não exigem um tratamento especial. É suficiente a colocação da extremidade atingida em repouso durante certo tempo, por exemplo mediante o uso de tipóia, repouso no leito ou colocação de goteira gessada.

As fraturas expostas devem ser transformadas em fechadas. Os princípios básicos para seu tratamento são: desbridamento do ferimento de partes moles e imobilização.

A dor é o sintoma mais freqüente, presente na maioria das fraturas. A impotência funcional não é sintoma de grande valia, pois freqüentemente nos induz a erros. Uma contusão simples poderá acarretar impotência funcional, assim como nas fraturas sem desvio poderá estar ausente a limitação funcional.

O sintoma mais objetivo é a deformidade na região atingida, quase constante nas fraturas completas e com desvio. A crepitação, ruído característico que ao tato dá a sensação de atrito entre os fragmentos ósseos, também é um dado secundário diante da evidência oferecida pela radiografia.

O único meio de diagnóstico de certeza é a radiografia, à qual devemos recorrer sempre ao lado do exame físico bem feito.

As luxações são mais raras nas crianças, tornando-se mais freqüentes à medida que o esqueleto se aproxima dos estágios finais da maturidade. São mais comuns no cotovelo e no quadril. As lesões ligamentares e as luxações no joelho são, também, muito raras. As demais articulações raramente sofrem luxação na criança durante o crescimento.

FRATURA DA CLAVÍCULA

A clavícula é o osso mais freqüentemente fraturado nas crianças. A fratura ocorre como resultado de transmissão de força em uma queda acidental com a criança apoiando a mão espalmada ou diretamente no ombro.

Diagnóstico – é fácil, graças à localização subcutânea da clavícula. O quadro clínico é característico: ocorre assimetria dos ombros (o lado afetado está mais baixo que o normal), a criança mantém o membro superior de encontro ao tórax e impede qualquer movimentação, tanto da região cervical como do membro superior. À palpação, há edema e dor local e, às vezes, crepitação. As fraturas do terço médio da clavícula são bem evidenciadas nas radiografias do ombro em posição ântero-posterior.

Tratamento – nas crianças com menos de 6 anos de idade as fraturas da clavícula, geralmente, não requerem redução. O objetivo do tratamento é principalmente o alívio da dor. Decorridos 6 a 9 meses da fratura, os desvios e até mesmo a formação maciça de calo ósseo desaparecem. Então, é necessário apenas imobilização do ombro.

Nas crianças menores, o membro superior é imobilizado por enfaixamento toracobraquial, mantendo-se o braço imobilizado junto ao tórax com o cotovelo em 90° de flexão. Mantém-se esta imobilização por 10 a 15 dias. Este mesmo tratamento pode ser usado no *recém-nascido*.

Nas crianças com mais de 3 anos emprega-se a imobilização pelo enfaixamento "em 8". A fratura é imobilizada por 3 a 4 semanas.

Há autores, como Tachdjian, que acreditam ser suficiente apenas a utilização de uma tipóia nas fraturas sem desvio da clavícula.

Nos adolescentes podem ocorrer fraturas da clavícula com desvio dos fragmentos (angulação) para as quais será necessária a redução incruenta sob anestesia local. Após a redução, deve-se usar a mesma imobilização por enfaixamento, sendo rara a necessidade de gesso.

FRATURAS DO ÚMERO

As fraturas da diáfise do úmero são mais raras nas crianças que nos adultos.

A maioria das fraturas do úmero são tratadas conservadoramente, corrigindo-se ao encurtamento e a rotação anormais.

Tratamento – nas crianças menores, após a redução da fratura, emprega-se a imobilização por enfaixamento toracobraquial, durante 4 a 6 semanas; nas crianças maiores e adolescentes, deve-se utilizar o aparelho gessado toracobraquial pelo mesmo período de tempo. Uma *imobilização provisória* que pode ser útil o primeiro atendimento da criança, até que ela passe aos cuidados do ortopedista, é a colocação do membro atingido em uma goteira gessada, axilopalmar e com o cotovelo em 90° de flexão.

FRATURAS E LUXAÇÕES DO COTOVELO

As lesões do cotovelo são muito comuns nas crianças, sendo importantes porque:
1. às vezes, ocorrem dificuldades para a correta interpretação da imagem radiográfica;
2. podem ocorrer complicações graves, como as lesões vasculares ou nervosas no membro superior;
3. em muitos casos, às vezes, a redução cirúrgica é a única forma de se obter um bom resultado;
4. o cotovelo é uma articulação que pode-se tornar rígida após um traumatismo.

Diagnóstico – quando uma criança se apresentar com o cotovelo inchado e doloroso, após uma queda, o exame físico da articulação poderá pouco acrescentar para o diagnóstico e, entretanto, causar mais dor e aumentar o edema local.

O exame clínico é importante para o diagnóstico das complicações possíveis, vasculares ou nervosas. A radiografia é a chave para o diagnóstico exato da lesão. Uma medida auxiliar é a radiografia do cotovelo normal para comparação.

Tratamento – o cotovelo geralmente é imobilizado em posição de 90° de flexão, com o antebraço em posição neutra de prono-supinação. Não se usa aparelho gessado circular no cotovelo se a articulação estiver muito edemaciada; nesta situação é melhor e mais seguro usar as goteiras gessadas para a imobilização. *Nunca* se imobiliza o cotovelo em 90° de flexão se a fratura *não* estiver reduzida corretamente pela possibilidade de ocorrer compressão arterial. A criança, então, é *imobilizada com o cotovelo em extensão* até ser atendida em um centro ortopédico.

FRATURA SUPRACONDILIANA DO ÚMERO

Esta é uma fratura muito comum nas crianças nas várias faixas etárias, sendo mais rara naquelas menores de 3 anos de idade. É uma fratura resultante da queda com a mão espalmada. Ocorrem fraturas sem desvio e com desvios, às vezes, graves. Para as sem desvio o tratamento é a simples imobilização do membro superior, não havendo necessidade de redução. As com desvio podem até necessitar de tratamento cirúrgico para sua correta redução.

Diagnóstico – nesta lesão, a criança apresenta-se com o cotovelo bastante edemaciado e com muita dor local. Não movimenta a articulação e fica muito apreensiva em relação ao exame físico devido à dor. A radiografia é fundamental para o diagnóstico e deve ser tirada em duas projeções: em PA e perfil. Na figura 105.1 mostra-se radiografia de uma fratura supracondiliana do úmero.

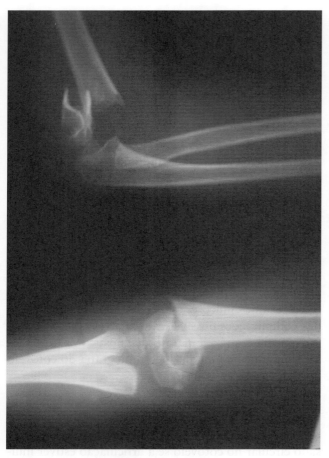

Figura 105.1 – Exemplo de fratura supracondiliana do úmero.

Tratamento – como foi referido, na fratura supracondiliana sem desvio é suficiente a imobilização do membro superior por 3 a 4 semanas, podendo-se para tal usar uma goteira gessada ou um aparelho gessado circular axilopalmar.

As fraturas com desvio exigem a redução incruenta com a criança sob anestesia geral. Uma vez obtida a redução, o membro superior é imobilizado em aparelho gessado circular por 3 a 4 semanas, com controle semanal da evolução do caso.

Nas fraturas supracondilianas é muito importante tanto o diagnóstico como o controle de uma possível complicação com lesão vascular, pois a artéria braquial pode ser lesada no momento da fratura ou, ocasionalmente, nas tentativas de redução. Os sinais e os sintomas de *lesão* vascular são: *dor* intensa no antebraço e na mão; *diminuição da temperatura* dos dedos da mão; *cianose* nos dedos: *paralisia* na tentativa de movimentação dos dedos; *ausência de pulso radial* (não obrigatoriamente). Em face da lesão vascular, há indicação da exploração cirúrgica da artéria braquial.

É importante lembrar que nas fraturas supracondilianas há possibilidade da lesão nervosa. Na ocasião da fratura, podem ser lesados os nervos ulnar e mediano.

As figuras 105.2 e 105.3 mostram fratura supracondiliana tratada com fixação com fio metálico percutâneo após a redução incruenta.

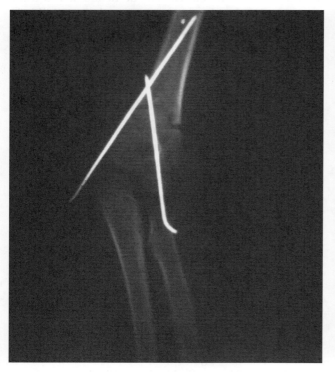

Figura 105.2 – Exemplo de fratura supracondiliana do úmero com fixação metálica percutânea. Radiografia em PA.

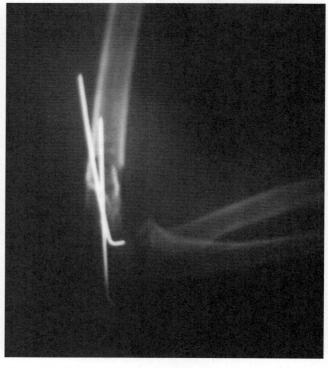

Figura 105.3 – Mesmo caso da figura 105.2. Radiografia em perfil.

FRATURA DE MONTEGGIA

Consiste, basicamente, na associação de uma fratura no terço proximal da ulna com a luxação da cabeça do rádio.

Diagnóstico – nos casos mais graves, a deformidade no antebraço é óbvia; porém, é importante lembrar que a luxação da cabeça do rádio poderá passar despercebida, sem diagnóstico, quando se dá muita ou única atenção para a fratura da ulna.

Tratamento – a maioria das lesões tipo Monteggia na criança pode ser tratada pela redução incruenta sob anestesia, seguindo-se a imobilização do membro superior em aparelho gessado por 4 a 6 semanas. Porém, se houver perda da redução durante a evolução do tratamento ou se a fratura se mostrar instável no primeiro atendimento, a opção é a redução cirúrgica.

LUXAÇÃO DO COTOVELO

A luxação do cotovelo é a mais freqüentemente descrita em crianças. Ocorre pela queda com a mão espalmada e com o cotovelo em posição de flexão parcial. Podem ocorrer fraturas associadas à luxação.

Diagnóstico – em geral, a luxação do cotovelo é diagnosticada clinicamente. A criança mantém o membro superior imóvel, com muita dor na região do cotovelo e com a articulação em posição de flexão parcial. Há nítida e indubitável proeminência do olécrano, constituindo a deformidade característica da lesão. Na radiografia, confirma-se a luxação com o típico desvio posterior da ulna.

As figuras 105.4 e 105.5 mostram o aspecto da luxação do cotovelo.

Tratamento – a redução incruenta da luxação do cotovelo é obtida com facilidade.

A criança é submetida à anestesia local ou geral. Esta redução é realizada com uma força de tração contínua – longitudinal – aplicada no antebraço do paciente enquanto um assistente exerce a contração segurando na extremidade proximal do membro superior.

As radiografias pós-redução são importantes para confirmar a posição dos ossos na relação anatômica normal da articulação.

O membro superior do paciente é imobilizado então em aparelho gessado por três semanas.

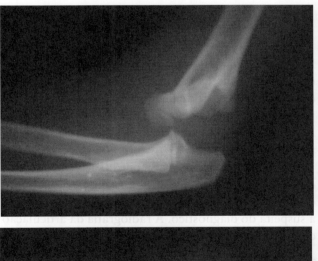

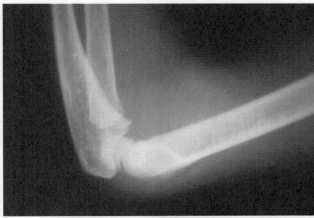

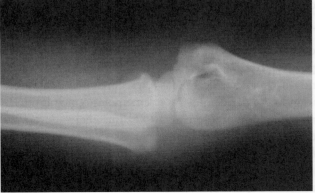

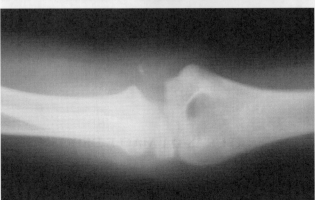

Figura 105.4 – Exemplo de luxação do cotovelo.

Figura 105.5 – Mesmo caso da figura 105.4. Radiografia após a redução.

FRATURAS DO ANTEBRAÇO E DO PUNHO

Estas fraturas são muito comuns nas várias faixas de idade. Podem ocorrer em todos os níveis dos ossos do antebraço, mas são muito mais comuns nas porções distais das diáfises (região do punho). É muito freqüente a fratura ocorrer em níveis diferentes no rádio e na ulna.

Na maioria dos casos, o diagnóstico torna-se fácil pela história do traumatismo (geralmente uma queda com a mão apoiada) e pela deformidade presente na região atingida. Confirma-se o diagnóstico pela radiografia feita em duas projeções.

Tratamento – quando a fratura da região do punho apresentar desvio, faz-se a redução, geralmente sob anestesia local nas crianças maiores e sob anestesia geral nas menores, e a imobilização com aparelho gessado. Nas fraturas sem desvio é suficiente a imobilização com goteira gessada. Estas fraturas consolidam em 3 a 6 semanas.

Do mesmo modo, as fraturas sem desvio dos ossos do antebraço são imobilizadas com goteira gessada ou aparelho gessado circular por 3 a 4 semanas. As com desvio necessitam de redução sob anestesia.

A figura 105.6 mostra fratura sem desvio do rádio, cujo tratamento é a simples mobilização do membro superior.

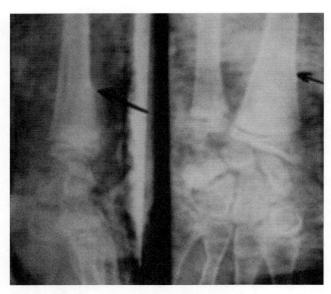

Figura 105.6 – Exemplo de fratura sem desvio do terço distal do rádio. Radiografia no aparelho gessado.

FRATURAS DA MÃO E DEDOS

Nas crianças, as fraturas e luxações da região da mão e dos dedos são mais raras que nos adultos. A consolidação geralmente é rápida nesta região e complicações, tais como rigidez articular e aderências tendíneas, raramente ocorrem.

A maior parte das fraturas e luxações da mão e dos dedos nas crianças são originadas nas atividades de esporte ou nas brincadeiras. As fraturas expostas e as que ocorrem nas crianças que estão começando a andar são originadas quando a criança prende o dedo em uma porta ou em um portão.

Estas lesões poderão ser facilmente tratadas, em sua grande maioria, pela redução incruenta e imobilização por um período que não ultrapassa 3 semanas. Quando necessário, um bloqueio anestésico, local ou regional, é suficiente.

Os dedos da mão devem ser imobilizados em posição funcional, ou seja, com as articulações interfalângicas em flexão de 15 a 20°. Assim, os abaixadores de língua, os palitos de sorvete, talas de metal ou enfaixamento do dedo com rolo de gaze servem apenas como *imobilizações provisórias* e *não como tratamento definitivo*, pois estas mantêm as articulações dos dedos em posição de extensão.

Após o período de imobilização, a recuperação funcional nas crianças faz-se pelo próprio uso e atividade da mão e dedos, sendo, como regra, desnecessário o encaminhamento do paciente para terapia ocupacional ou fisioterapia, como acontece quase sempre neste grupo de lesões nos adultos.

LUXAÇÃO TRAUMÁTICA DO QUADRIL

Esta luxação não é tão freqüente nas crianças, mas pode ocorrer em conseqüência de acidentes automobilísticos ou, às vezes, de acidentes não tão graves, como, por exemplo, quedas durante as brincadeiras infantis. É uma lesão mais encontrada nos meninos, em uma proporção de 4:1.

Clinicamente, a criança com luxação traumática do quadril apresenta-se com a coxa em flexão, adução e rotação interna, posição esta característica e que leva à suspeita do diagnóstico. A radiografia da articulação coxofemoral confirmará o mesmo.

Tratamento – redução sob anestesia geral. A redução deverá ser efetuada *prontamente*, o mais rapidamente possível. Após a redução, a criança é mantida em tração no leito por cerca de 15 dias e, a seguir, poderá caminhar usando um par de muletas e sem apoiar o membro inferior atingido por 4 semanas. O exame clínico deverá ser cuidadoso para se afastar lesões associadas: *fraturas na bacia, no colo do fêmur ou na diáfise femoral.*

A figura 105.7 mostra o aspecto da luxação traumática do quadril, enquanto a figura 105.8, a associação da luxação traumática do quadril e a fratura diafisária do fêmur do mesmo lado.

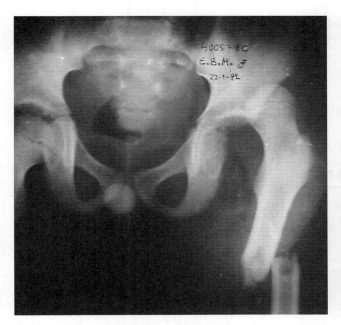

Figura 105.7 – Exemplo de luxação do quadril.

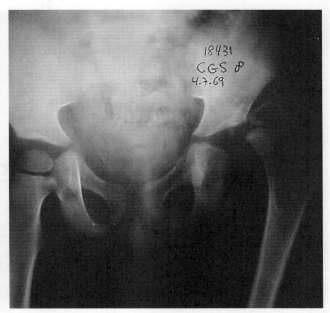

Figura 105.8 – *Atenção* – no mesmo segmento, associação da luxação traumática do quadril e fratura diafisária do fêmur.

FRATURAS DIAFISÁRIAS DO FÊMUR

Nas crianças menores são ocasionadas por quedas acidentais e nas maiores, geralmente, por vários tipos de acidentes automobilísticos.

No tratamento destas fraturas toda a atenção deve ser dirigida para a correção das deformidades de rotação e angulares que podem estar presentes e para a manutenção do comprimento do fêmur, evitando-se os encurtamentos.

Nas crianças menores (abaixo de 3 anos de idade), o tratamento geralmente inclui tração cutânea vertical no leito – para a correção das possíveis deformidades – por 2 a 3 semanas. A seguir, pode ser efetuada a imobilização em aparelho gessado por mais 2 a 3 semanas. Nas crianças maiores, a tração é efetuada ao longo do leito ou utilizando-se suportes para o membro inferior. Neste grupo de pacientes usa-se a tração esquelética.

FRATURAS DA TÍBIA E DA FÍBULA

Entre as fraturas que ocorrem nos membros inferiores, as da tíbia e da fíbula são as mais comuns nas crianças, podendo ocorrer em todas as idades.

O diagnóstico é fácil. Atenção deve ser dada para as fraturas espiraladas sem desvio, que podem apresentar sinais clínicos mínimos e, com isto, passar despercebidas. A melhor conduta é, mesmo sem a sintomatologia clássica, radiografar o membro inferior do paciente e ter certeza de que todo o segmento ósseo está visível no filme.

Tratamento – as fraturas sem desvio são tratadas com aparelhos gessados inguinopodálicos, colocados desde a raiz da coxa até a base dos dedos do pé. Não é permitido o apoio do membro inferior por 4 semanas. Em seguida, a criança usará um aparelho gessado de marcha por mais 3 a 4 semanas. As fraturas com desvio deverão ser submetidas à redução incruenta sob anestesia. Na redução corrigem-se as possíveis deformidades de angulação e rotacionais. A seguir, usa-se o mesmo esquema de imobilização descrito para as fraturas sem desvio.

FRATURAS DO PÉ

As fraturas nesta região não são muito freqüentes nas crianças. Geralmente são causadas por traumatismo direto, por exemplo, queda de um objeto pesado sobre o pé, queda de altura (árvore, muro etc.) com apoio direto do pé no solo ou a passagem das rodas de um veículo sobre os pés da criança.

No tratamento destas lesões o primeiro passo é a adoção de medidas para melhorar o estado das partes moles locais, para a diminuição do edema. Isto pode ser obtido com a imobilização pelas *goteiras gessadas* ou *pelos enfaixamentos compressivos* com algodão ortopédico e ataduras de crepe. Uma vez desaparecido o edema das partes moles, utilizamos as botas gessadas. Estas fraturas respondem muito bem ao tratamento conservador. Para tal, será suficiente a imobilização da região por 4 a 6 semanas.

Nas fraturas dos dedos do pé, o tratamento se faz facilmente pela contenção dos dedos por imobilização com esparadrapo.

BIBLIOGRAFIA

BUCHOLZ, R.W.; LIPPERT III, F.G.; WENGER, D.R.; EZAKI, M. – *Orthopedic Decision Making*. Philadelphia, Decker, 1984.

POLLEN, A.G. – *Fractures and Dislocations in Children*. London, Churchill Livingstone, 1973.

ROCKWOOD Jr., C.A.; WILKINS, K.E.; KING, R.E. – *Fractures in Children*. Philadelphia, J.B. Lippincott, 1984.

TACHDJIAN, M.O. – *Pediatric Orthopedics*. Philadelphia, W.B. Saunders, 1972.

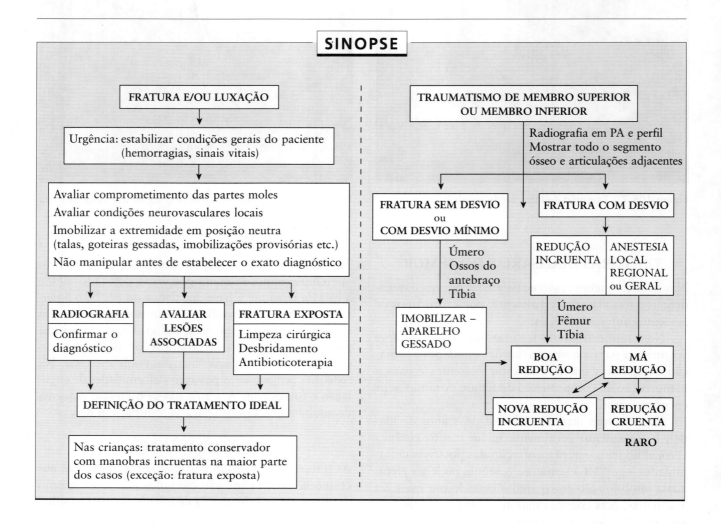

Seção XIV

EMERGÊNCIAS GINECOLÓGICAS

106

VULVOVAGINITES

Laudelino de Oliveira Ramos
Amélia Gorete A.C. Reis

Vulvovaginite é a inflamação da vulva e da vagina; é responsável por cerca de 80% dos problemas ginecológicos da mulher antes da menarca.

DIAGNÓSTICO

É importante saber distinguir a presença de conteúdo vaginal de causa fisiológica da de causa inflamatória. Há períodos da vida em que a quantidade de conteúdo vaginal está aumentada em decorrência do maior estímulo estrogênico: recém-nascido do sexo feminino pode apresentar descarga vaginal muitas vezes sanguinolenta devido à transferência transplacentária dos hormônios maternos, durante de 7 a 19 dias com resolução espontânea. Próximo à menarca e adolescentes que menstruam podem apresentar aumento de conteúdo vaginal nos períodos de ovulação e menstruação.

Fora dos períodos acima citados, a queixa de descarga vaginal deve ser interpretada como anormal e convenientemente tratada. Para se chegar ao diagnóstico correto, a história deve ser dirigida para os caracteres do corrimento (quantidade, cor, odor) e para os fatores predisponentes.

No exame físico é mandatório o exame ginecológico: inspeção da pele perineal, ânus, meato uretral, vulva, hímen e, se a abertura himenal permitir, mucosa vaginal. Se necessário usar vaginoscópio ou espéculo de virgem para exame da vagina; este é indispensável quando há suspeita de corpo estranho e neoplasia genital; nesses casos um outro recurso é o exame bimanual retoabdominal.

Amostras dos conteúdos vaginais colhidos e enviados para pesquisa de bactérias (Gram e cultura), pesquisa de fungos (na suspeita de candidíase), pesquisa de protozoários (na suspeita de tricomoníase), além de protoparasitológico de fezes e exame de material obtido por "swab" anal, podem ser úteis no diagnóstico.

FATORES PREDISPONENTES

Vários fatores conferem grande vulnerabilidade do trato genital feminino infantil às infecções, contribuindo para elevada incidência das vulvovaginites. A anatomia dos genitais durante esse período da vida caracteriza-se por grandes lábios pobremente desenvolvidos e com menor coxim de tecido adiposo, conferindo menor fechamento ao intróito vaginal. O epitélio vulvar e vaginal é frágil, mais suscetível a escoriações, traumatismos e conseqüentemente infecções. A vagina da criança tem pH alcalino, o qual favorece o crescimento de bactérias. Isto é devido à menor quantidade de células produtoras de glicogênico, conseqüente ao baixo estímulo estrogênico. Há maior proximidade com a região anal propiciando maior contaminação com material fecal.

Além desses determinantes anatômicos, a higiene precária também é fator importante que contribui para as infecções genitais; muitas meninas têm o hábito errôneo de fazer a higiene perineal após evacuar, de trás para a frente, contaminando a vulva com fezes; por outro lado, muitas mães têm receio de fazer ou orientar a higiene adequada por medo de lesão himenal (não é incomum encontrar grande quantidade de secreções e muitas vezes material fecal na vulva de lactentes e recém-nascidas). As crianças podem ainda adquirir o hábito de manipulação dos genitais (por simples curiosidade ou com intuito masturbatório) e o fazem com as mãos sujas propiciando a contaminação com bactérias e outros infectantes. A manipulação com objetos infectados ou a colocação de corpos estranhos na vagina também deve ser lembrada. Mulheres adultas infectadas também podem ser responsáveis pela transmissão para as crianças.

ETIOLOGIA E CLASSIFICAÇÃO

De acordo com os agentes encontrados nas culturas de secreções vaginais, pode-se classificar as vulvovaginites em inespecíficas (bactérias não relacionadas a doenças específicas) e específicas (microrganismos responsáveis por doenças específicas como *Neisseria gonorrhoeae, Candida albicans* e *Trichomonas vaginalis*). A grande maioria dos casos em criança são vulvovaginites inespecíficas, ficando as específicas para casos particulares, geralmente devido à transmissão por uma mulher adulta contaminada ou ao abuso sexual.

VULVOVAGINITES INESPECÍFICAS

Acometem a vulva, a mucosa vestibular e o terço inferior da vagina, sendo mais freqüentes em crianças entre os 2 e os 7 anos de idade. A queixa mais comum é o corrimento associado à hiperemia e edema da genitália externa; pode ou não haver desconforto para a criança como prurido, queimação local ou disúria. O principal fator implicado nesse tipo de vulvovaginite é a má higiene perineal, correspondendo de 70 a 80% dos casos. As culturas revelam *E. coli* e outras bactérias do trato gastrintestinal.

Parasitas intestinais como o *Enterobius vermicularis* são causadores de vulvovaginites muitas vezes intratáveis e recorrentes. Os ovos e os vermes são eliminados pelo ânus e migram para a vagina carregando bactérias intestinais; a leucorréia é profusa com ardor e prurido vulvar e anal intensos e os vermes podem ser vistos no local. É comum haver outras pessoas da família infestadas. A confirmação diagnóstica é feita pela pesquisa desses parasitas em amostras obtidas pelo "swab" anal, já que o protoparasitológico pode ser falsamente negativo.

A transferência de secreções das vias aéreas superiores para os genitais, através dos dedos, também é aceita como causadora de vulvovaginite. Em cerca de 12% dos casos é possível fazer essa associação pela constatação de infecções de vias aéreas superiores precedendo de 7 a 10 dias o quadro de infecção genital. Nestes casos os principais agentes cultivados são: estreptococos hemolíticos, estafilococos e *Haemophilus influenzae* tipo B. A sintomatologia tem início abrupto com desconforto importante para a paciente e ao exame há intenso processo inflamatório local.

Infecções de pele (impetigo, escoriações) podem ser responsáveis por alguns casos de vulvovaginite também por meio da manipulação. Os principais agentes encontrados são estafilococos, estreptococos hemolíticos e *Proteus mirabilis*.

A relação entre vulvovaginite e infecção do trato urinário não está bem estabelecida. Durante a micção a urina pode entrar na vagina e se houver piúria poderá causar inflamação; por outro lado, a vulvovaginite pode causar infecção do trato urinário devido principalmente ao pequeno comprimento da uretra. Quando há concomitância dessas entidades, os sintomas confundem-se e é difícil saber qual iniciou primeiro. A presença de bactérias na urina de criança com vulvovaginite só pode ser valorizada se colhida através de punção suprapúbica ou cateterismo vesical com rigorosa assepsia.

Corpo estranho na vagina ou vulva também é causa de vulvovaginite, correspondendo a aproximadamente 5% dos casos, sendo a maioria entre 3 e 7 anos de idade. A leucorréia geralmente é abundante, purulenta, fétida e, às vezes, com laivos de sangue; a cultura deste material revela bactérias não-específicas. Podem ser encontrados vários tipos de objetos (alfinetes de segurança, lápis, moedas, brinquedos etc.), sendo os mais comuns partículas de papel higiênico e de roupas. A suspeita é feita pela inspeção dos genitais e a confirmação por meio da colpovirgoscopia.

Tratamento – o item principal do tratamento é a orientação, às crianças e às mães, de uma boa higiene perineal: banhos pelo menos duas vezes ao dia com soluções antissépticas, retirada de resíduos de urina e fezes, limpeza perineal correta após defecação e troca freqüente de roupas.

Vulvovaginites resistentes às medidas higiênicas podem ser tratadas com cremes tópicos a base de nitrofurazona ou sulfa, aplicados na vulva e na vagina à noite por 14 dias.

Nos casos de suspeita de oxiuríase, deve-se fazer tratamento específico associado às medidas citadas; o tratamento antiparasitário deve ser instituído a todas as pessoas que tiverem contato íntimo com a criança. Medidas higiênicas gerais devem ser recomendadas como lavagem das mãos, limpeza dos brinquedos que as crianças levam à boca e cuidado no preparo dos alimentos.

Vulvovaginites conseqüentes a corpo estranho só serão tratadas com sua remoção. Deve-se pensar nesta possibilidade quando há resistência ao tratamento com as medidas higiênicas.

VULVOVAGINITES ESPECÍFICAS

Em crianças este tipo de vulvovaginite é menos comum que a inespecífica, totalizando uma média de 20 a 30% dos casos. Os principais agentes etiológicos são bactérias (*Neisseria gonorrhoeae, Gardnerella vaginalis* e *Treponema pallidum*), fungos (*Candida albicans*) e protozoários (*Trichomonas vaginalis*).

Vulvovaginite gonocócica – pouco freqüente em criança; o contágio é feito por meio de mulheres adultas infectadas ou intercurso sexual.

Ao exame genital, nota-se reação inflamatória intensa com hiperemia e edema vaginal e himenal pronunciados. A leucorréia é abundante, podendo ser purulenta. O diagnóstico é feito pelo método de Gram e cultura do conteúdo vaginal.

Há boa resposta ao tratamento com penicilina (penicilina procaína 100.000U/kg por via intramuscular, seguida de 25mg/kg de probenecid oral. Em crianças acima de 45kg usa-se 4.800.000U de penicilina procaína e 1g de probenecid. A amoxicilina, 50mg/kg, com máximo de 3g, por via oral pode substituir a penicilina procaína. Meninas alérgicas à penicilina podem ser tratadas com eritromicina, 40mg/kg/dia, por via oral, dividida em quatro doses diárias por 7 dias.

Vulvovaginite por *Gardnerella vaginalis* – a *Gardnerella vaginalis* é agente etiológico extremamente raro de vulvovaginite na infância, sendo mais comum em mulheres púberes, nas quais a transmissão é feita sexualmente.

A leucorréia não tem caracteres específicos e o diagnóstico é feito pela cultura do esfregaço vaginal. O tratamento é feito com ampicilina, cloranfenicol ou metronidazol, por via oral, por 7 a 10 dias; cremes tópicos a base de sulfa ou cloranfenicol são coadjuvantes do tratamento.

Vulvovaginite por *Candida albicans* – embora seja mais comum em mulheres púberes, é responsável por considerável número de casos de vulvovaginite em criança. A transmissão pode ser feita pelas próprias mães e mulheres que cuidam da criança. A infecção por fungos pode ainda estar relacionada ao uso de antibióticos de amplo espectro durante tempo prolongado, ao diabetes melito e à ingestão de grandes quantidades de carboidratos. Fora da faixa etária pediátrica outros fatores que propiciam a candidíase são a gravidez e o uso de pílulas anticoncepcionais.

A leucorréia é de moderada intensidade, cor branca, às vezes em forma de placas e aderente à mucosa vaginal e vulvar, o prurido é intenso e a hiperemia difusa. O diagnóstico é feito pela confirmação de hifas de *C. albicans* em esfregaços de conteúdo vaginal com adição de KOH, ou pela cultura em meios adequados.

O tratamento consiste em banhos e limpeza perineal quatro vezes ao dia e aplicação vulvar de cremes a base de nistatina duas vezes ao dia por 14 dias. Aplicação intravaginal deve ser feita todas as noites, também por 14 dias, com aplicador para virgem sob orientação médica. Nistatina por via oral deve ser recomendada para diminuir a contaminação do trato digestivo por esses fungos. Em casos resistentes, podem-se usar cremes com miconazol. É importante não esquecer de afastar os fatores causais acima citados, sem o que as recidivas ocorrerão.

Vulvovaginite por *Trichomonas vaginalis* – rara na faixa etária pediátrica, sendo o principal meio de transmissão a via sexual e mais raramente a via indireta por meio de roupas e objetos contaminados.

A sintomatologia é pronunciada, com leucorréia profusa, fétida, cor amarela esverdeada. O desconforto é razoável e muitas vezes há disúria. A hiperemia local é difusa e intensa, comprometendo inclusive a cérvix uterina. O diagnóstico é feito pela observação do protozoário em amostras de conteúdo vaginal.

O tratamento é feito com metronidazol, 35 a 50mg/kg/dia em três tomadas diárias, por 10 a 14 dias.

Outras – na faixa etária pediátrica podem-se encontrar, embora raramente, outros agentes etiológicos de vulvovaginites específicas isoladas ou fazendo parte de infecções sistêmicas: *Diplococcus pneumoniae*, *Salmonella*, *Shigella*, *Corynebacterium diphtheriae* e *Entamoeba histolytica*. Doenças exantemáticas como sarampo e varicela freqüentemente comprometem a mucosa dos genitais.

BIBLIOGRAFIA

WALD, E.R. – Gynecologic infections in the pediatric age group. *Pediatr. Infect. Dis.*, 3:10, 1984.

SINOPSE
VULVOVAGINITES

1. Vulvovaginite é a inflamação da vulva e da vagina. Pode ser inespecífica (bactérias não relacionadas a doenças específicas) ou específica (*N. gonorrhoeae*, *C. albicans*, *T. vaginalis* etc.).
2. Sintomatologia mais comum – corrimento associado a hiperemia e edema da genitália externa; prurido, queimação local e disúria.
3. Vulvovaginite causada por corpo estranho determina leucorréia abundante, purulenta, fétida e, às vezes, com laivos de sangue.
4. O item principal do tratamento é uma boa higiene perineal. As vulvovaginites resistentes às medidas higiênicas podem ser tratadas com cremes tópicos a base de nitrofurazona ou sulfa, aplicados durante 14 dias.
5. Vulvovaginite gonocócica pode ser tratada com penicilina procaína, 100.000U/kg por via intramuscular, seguida de 25mg de probenecid por via oral. Crianças maiores: 4.800.000U de penicilina procaína e 1g de probenecid.
Amoxicilina, 50mg/kg, ou eritromicina, 40mg/kg/dia durante 7 dias podem ser usadas como alternativas.
6. Vulvovaginite por *Gardnerella vaginalis* – ampicilina, cloranfenicol ou metronidazol, por via oral durante 7 a 10 dias.
7. Vulvovaginite por *Candida albicans* – aplicação vulvar de cremes a base de nistatina, 2 vezes por dia, durante 14 dias. Em casos resistentes podem-se usar cremes com miconazol.
8. Vulvovaginite por *Trichomonas vaginalis* – metronidazol, 35-50mg/kg/dia durante 10 a 14 dias.

107

HEMORRAGIAS VAGINAIS

Laudelino de Oliveira Ramos
Ulysses Doria Filho

CONCEITO

Qualquer perda de sangue exteriorizada através da vagina antes da menarca ou ainda perda excessiva ou continuada de sangue no decorrer (hipermenorragia) ou fora do período menstrual.

ETIOPATOGENIA

No período neonatal, cerca de 25% das meninas têm sangramento vaginal ao microscópio, que se torna visível em 2 a 3% dos casos. Este sangramento fisiológico sempre ocorre na primeira semana de vida, com um máximo de freqüência ao redor do quinto dia e é devido à retirada dos hormônios maternos e conseqüente processo de descamação do endométrio; nessa idade, deve-se considerar também a possibilidade de traumatismo obstétrico como causa do sangramento.

No grupo etário pré-menarca, constituem os corpos estranhos as causas mais comuns de sangramento vaginal. Os traumatismos também são relativamente comuns e devidos a auto-exploração, escaladas em árvores, quedas à cavaleiro ou abuso sexual e, nestes casos, a origem do sangramento é lesão da mucosa vaginal com ruptura de vasos. Neste grupo deve-se considerar também a possibilidade rara de tumores (sarcoma botrióide e adenocarcinoma), de puberdade precoce, prolapso de uretra e vaginite por tricomonas.

No grupo pós-menarca a causa mais importante é o sangramento uterino disfuncional, secundário a ciclos menstruais anovulatórios. Neste caso, a adeno-hipófise secreta FSH e LH em níveis inadequados, não ocorrendo a ovulação, e os ovários produzem níveis baixos de estrógenos, fazendo com que a reepitelização do endométrio ao término do período menstrual seja lenta, propiciando a ocorrência de hemorragias importantes e prolongadas.

Em pacientes com atividade sexual, considerar no diagnóstico diferencial complicações próprias da gravidez tais como ameaça de aborto, abortamento incompleto, gravidez ectópica e gravidez molar.

Na puberdade também constituem causa de sangramentos os traumatismos locais, as neoplasias e as inflamações.

DIAGNÓSTICO

A suspeita diagnóstica é feita habitualmente pela mãe que observou o sangramento ou notou sangue nas vestes da criança ou ainda por meio de informações da própria paciente, quando se trata de crianças maiores.

A inspeção da vagina e da cérvix e o exame bimanual são obrigatórios para crianças e adolescentes com sangramento vaginal.

Nos casos de corpos estranhos, o sangramento é usualmente discreto e associado a corrimento vaginal; o grupo etário mais freqüentemente envolvido é o de 5 a 9 anos e geralmente esta informação não é obtida na anamnese. Os corpos estranhos mais freqüentemente encontrados são constituídos de material mole, tais como papel e algodão.

Os sangramentos decorrentes de traumatismos locais ocorrem por lacerações da parede vaginal, de extensão e profundidade variáveis, podendo ser muito profusos, a ponto de levar a paciente ao choque hipovolêmico. O exame deve ser sempre acurado, pois lesões internas importantes podem ocorrer sem praticamente alterar o aspecto exterior da genitália. Nestes casos a história do traumatismo é facilmente obtida, porém, nos casos de abuso sexual, esta informação pode faltar por motivos vários como medo, pudor e fatores culturais.

Quando o sangramento é acompanhado de maturação precoce das mamas e do aparecimento de pêlos pubianos antes dos 9 anos de idade, pode resultar de puberdade precoce e requer um diagnóstico diferencial preciso por meio de estudos hormonais.

As hemorragias uterinas disfuncionais geralmente ocorrem nos dois primeiros anos após a menarca. Usualmente, a adolescente apresenta sangramento importante de uma ou duas semanas após uma ou duas falhas no ciclo menstrual. O diagnóstico somente é feito por exclusão das demais causas orgânicas.

Em pacientes com atividade sexual declarada ou suspeitada, ponderar a possibilidade de complicações obstétricas e procurar sinais clínicos e laboratoriais de gravidez.

A suspeita de neoplasia é feita quando por visualização ou palpação identifica-se uma massa tumoral e, nestes casos, biopsia será necessária para a elucidação diagnóstica.

TRATAMENTO

Sangramentos vaginais na primeira semana de vida, decorrentes da supressão dos hormônios maternos, não requerem nenhum tratamento.

Corpos estranhos devem ser removidos mediante o uso de instrumental adequado; se a paciente não permitir o exame e o tratamento adequados, estando consciente, justifica-se o emprego de sedação ou anestesia geral.

No caso de lacerações vaginais, o primeiro passo é obter a hemostasia. Deve-se proceder à limpeza local com água e sabão, procurando-se a origem do sangramento; se forem pequenas lesões da mucosa, sem sangramento significativo, não é necessário nenhum reparo. Lesões mais importantes da mucosa vaginal devem ser suturadas com fios absorvíveis, sendo aconselhável que a sutura se inicie acima do ápice da laceração, uma vez que os vasos rompidos tendem a se retrair; quando há necessidade de suturar lesões cutâneas da vulva, utilizar fios não-absorvíveis. Habitualmente estes procedimentos se executam sob anestesia local em adolescentes, mas, quando decorrentes de abuso sexual ou em crianças, a anestesia geral é recomendada.

Quando se trata de hemorragias disfuncionais, o tratamento visa transformar um endométrio tipo estrogênico em outro, do tipo progestínico. Só devem ser tratadas as hemorragias realmente profusas, que comprometem o estado geral da paciente.

O tratamento inicial consiste de repouso e ocitócicos, por via oral ou parenteral, durante 3 a 5 dias (ergometrina, 0,2mg por via oral ou intramuscular a cada 6-8 horas). Na falha deste recurso ou no caso de sangramento intenso, está indicada a estrogenioterapia intensiva, oral ou intravenosa, também durante 3 a 5 dias, utilizando-se estrógenos conjugados (2,5mg por via oral, 8/8 horas ou 20mg por via intravenosa, 12/12 horas).

Na falha dos tratamentos acima pode-se usar um progestágeno como o acetato de noretindrona na dose de 10 a 30mg/dia por via oral, durante 5 dias. Se não houver parada do sangramento resta o recurso da curetagem, que só deverá ser praticada em último caso.

Ao final do tratamento de urgência, seguir-se-á sempre uma fase de manutenção. Deve-se reduzir gradativamente a dose de estrógenos para, após 20 dias do início do tratamento, a paciente estar recebendo 2,5mg/dia, dose esta que deverá ser mantida por mais 5 dias, quando então será interrompida. Aguarda-se a próxima menstruação e, no sexto dia desta, iniciar tratamento cíclico que deverá durar 4 a 6 meses, empregando-se estrógenos e progestágenos. Não se deve usar anticoncepcionais hormonais no tratamento da hemorragia disfuncional devido à inibição hipotalâmica que causam, sendo desaconselhável em pacientes com órgãos ainda em amadurecimento.

Nos casos de complicações da gravidez, confirmar o diagnóstico laboratorialmente se necessário; prescrever repouso, evitando tratamentos hormonais.

Quando se trata de abortamento incompleto é obrigatório o esvaziamento uterino, para assegurar a hemostasia e prevenir infecção, constituindo a curetagem o procedimento de escolha.

O tratamento de problemas tumorais escapa aos objetivos deste capítulo.

BIBLIOGRAFIA

BASTOS, A.C.; ALMEIDA, J.A.; RAMOS, L.O.; COLABONE, P.; GIANFALDONI, A. – Abnormal uterine bleeding at puberty. *Pediatr. Adolescent Gynecol.*, 3(1):49, 1985.

BASTOS, A.C.; RAMOS, L.O.; TAKIUTI, A.D. – *Ginecologia Infanto-puberal.* São Paulo, Manole, 1976.

FISCHL, F.; VYTISKA-BINSTORFER, E. – Diagnosis and therapy of genital bleeding in infancy and childhood. *Pediatr. Adolescent Gynecol.*, 3(1):39, 1985.

SINOPSE

HEMORRAGIAS VAGINAIS

As hemorragias vaginais freqüentemente se constituem em motivos de atendimento de urgência e causam apreensão nas pacientes e responsáveis.

Antes da menarca decorrem descamação endometrial pós-parto, traumatismos, corpos estranhos, prolapso de uretra, puberdade precoce e neoplasias.

Após a menarca são devidas à hemorragia uterina disfuncional, traumatismos, complicações de gravidez, neoplasias e inflamações.

O diagnóstico inclui obrigatoriamente o exame ginecológico completo com visualização da vagina (exame especular ou colpovirgoscopia) se necessário com sedação ou anestesia geral. A quantidade de sangue perdida nem sempre está relacionada com a gravidade do quadro, principalmente quando se trata de traumatismo.

O tratamento depende, evidentemente, da causa e pode ser cirúrgico e suceder a investigação diagnóstica sob anestesia em casos de traumatismos, corpos estranhos, complicações de gravidez e prolapso de uretra. As neoplasias, geralmente, são tratadas convenientemente em um segundo tempo. A hemorragia vaginal também pode ser tratada clinicamente, quando o agente é inflamação, distúrbio hormonal (puberdade precoce, hemorragia uterina disfuncional), ou nem ser tratada em casos de descamação endometrial de recém-nascidas.

Seção XV

EMERGÊNCIAS OFTALMOLÓGICAS

108

INFECÇÕES E INFLAMAÇÕES OFTÁLMICAS

Carlos Alberto Rodrigues-Alves

CONJUNTIVITES

São inflamações conjuntivais agudas ou crônicas, em geral bilaterais, nem sempre concomitantes em ambos os olhos. As causas das conjuntivites são inúmeras (infecciosas, alérgicas, químicas, associadas a outras doenças etc.). As mais comuns são as bacterianas inespecíficas, as relacionadas a obstrução congênita de via lacrimal, conjuntivite neonatal, conjuntivite secundária à presença de corpos estranhos conjuntivais ou corneanos, as alérgicas e as virais.

CONJUNTIVITES BACTERIANAS INESPECÍFICAS

São agudas, bilaterais, associadas a discreto edema palpebral, hiperemia conjuntival, no início pouco intensa, que piora rapidamente ao longo dos dias. É característica destas conjuntivites a produção intensa de pus. Pode haver comprometimento de familiares. É comum acompanhar doenças sistêmicas agudas (viroses). O diagnóstico é dado pela história e pelo exame físico. Em geral, dispensa-se a consulta ao laboratório em virtude dos problemas de ordem prática aí envolvidos.

Tratamento – em crianças até 3 anos de idade pode-se efetuar o tratamento usando apenas pomada oftálmica de antibióticos: cloranfenicol, tetraciclina, gentamicina, tobramicina, quinolonas etc. A grande vantagem de se empregar apenas pomada é que se reduz o número de aplicações, além de haver boa permanência da droga nos sacos conjuntivais. A secreção purulenta é removida com água boricada, fervida ou soro fisiológico. Aplica-se, a seguir, 1cm de pomada nos sacos conjuntivais. As aplicações devem ser repetidas a cada 4-5 horas durante 1 semana, mesmo que o quadro esteja assintomático antes deste prazo. Em crianças maiores de 3 anos o uso da pomada será reservado para o período do sono.

O veículo oleoso perturba muito a visão durante a vigília. Assim sendo, durante o dia utiliza-se colírio antibiótico – 1 gota em cada olho a cada 2-4 horas durante 1 semana.

É absolutamente contra-indicado o uso de associações com corticóides. É inútil o emprego tópico de vasoconstritores (nafazolina e afins), corantes (azul-de-metileno) e vitaminas. Os dermatologistas contra-indicam o uso tópico de sulfas, de modo que colírios e pomadas com estas drogas são preferencialmente utilizados em condições muito particulares mencionadas a seguir.

CONJUNTIVITES BACTERIANAS BANAIS ASSOCIADAS A OBSTRUÇÃO CONGÊNITA DE VIAS LACRIMAIS

Ao nascer, a maioria das crianças apresenta vias lacrimais permeáveis. É muito comum, todavia, a presença de septos no conduto lácrimo-nasal que impedem o trânsito da lágrima desde o saco conjuntival até o nariz. Esta situação anatômica anormal explica o aparecimento dos sintomas e dos sinais: lacrimejamento por estase com subseqüente infecção. Damos a este quadro o nome de dacriocistite crônica. A manifestação clínica inicia-se entre 5 e 30 dias de vida uni ou bilateralmente, sendo comum assimetria na intensidade do processo. Logo, seguindo-se ao lacrimejamento, desenvolve-se purgação discreta. O quadro normaliza-se espontaneamente em algumas semanas, na maioria das vezes. Quando isto não ocorre, será indicada a sondagem das vias lacrimais entre 6 e 8 meses de idade. Há exceções a esta regra. Clinicamente, recomenda-se limpeza com água fervida, boricada ou soro fisiológico, massagens durante 20 segundos – 3 vezes ao dia – sobre o saco lacrimal, por longos períodos (meses). O uso de pomada oftálmica de antibióticos sem corticóides deve ser feito 3 ou 4 vezes ao dia durante poucas semanas, se houver pus. Depois do período expectante, se a resolução ainda não tiver ocorrido, será recomendada a sondagem. Ocasionalmente estas obstruções congênitas de via lacrimal evoluem para abscesso de saco lacrimal. Haverá história de lacrimejamento crônico – epífora – com purgação em criança de meses. Subitamente há agudização unilateral e formação de tumor inflamatório no canto interno, no qual se localiza o saco lacrimal. Nesta circunstância é preferível que o paciente seja encaminhado ao oftalmologista. Se não houver esta possibilidade, o pediatra poderá empregar antibioticoterapia sistêmica (penicilinas, eritromicina etc.). A indicação de drenagem através de paracentese do abscesso deve ser postergada. De fato, esta conduta extrema favorecerá o desenvolvimento de fístula lacrimal para a face. O melhor será reduzir a infecção-inflamação com antibióticos sistêmicos e depois sondar as vias lacrimais para estabelecer o trânsito lacrimal pelas vias anatômicas normais.

CONJUNTIVITE NEONATAL

Considera-se hoje conjuntivite neonatal qualquer conjuntivite que se desenvolva no primeiro mês de vida. Dentro deste conceito teremos então.

Conjuntivite química – não é infecciosa. Trata-se de inflamação conjuntival bilateral, discreta, com pus, que decorre de estímulo químico do nitrato de prata a 1% empregado classicamente na maternidade após o nascimento. Surge 24 a 48 horas após a instilação da solução de Credé, dura 3 a 4 dias e resolve-se espontaneamente.

Conjuntivites bacterianas e por clamídia – a este grupo pertence a forma clássica e grave de conjuntivite neonatal por gonococo, mas estão também englobados outros agentes causais: estafilococos, estreptococos, clamídia etc. Esta abordagem mais ampla é importante para que não se pressuponha que toda a conjuntivite grave do primeiro mês de vida é de causa gonocócica.

O quadro clínico é bilateral, desenvolve-se entre o segundo e o sétimo dias de vida com edema bipalpebral, purgação, hiperemia conjuntival intensos. O edema impede a abertura da fenda palpebral, o que só se conseguirá com a ajuda de cotonetes ou afastadores palpebrais utilizados depois da instilação de colírio anestésico (proparacaína a 0,5% e proximetacaína a 0,5%). A abertura da fenda palpebral deve ser feita para se verificar o estado da córnea. Pode ocorrer ulceração da córnea pela própria infecção. O examinador tomará cuidado para não ser atingido no seu próprio olho por pus que espirre do saco conjuntival no momento da abertura da fenda palpebral.

Antes de qualquer conduta terapêutica será colhido material – pus e raspado conjuntival – para coloração pelo método de Gram e Giemsa, citologia, bacterioscopia, cultura e antibiograma. Mesmo antes de vir o resultado do laboratório inicia-se o tratamento com colírio de penicilina cristalina. Preparar no início da instilação – penicilina cristalina 100.000U para 1ml de soro fisiológico. Instilar a cada 3-5 minutos em ambos os olhos. Depois de algumas horas, a freqüência de instilação pode ser abreviada para cada 15 minutos, quando a purgação diminuir. Depois de um dia de uso reduzir mais a freqüência. A retirada da droga depende da resposta clínica. O colírio de penicilina cristalina deve ser preparado a cada 4-6 horas porque a penicilina degrada-se rapidamente em solução.

Esta conduta será alterada se surgir indicação laboratorial de clamídia. Usa-se pomada oftálmica de tetraciclina a 1%, 4 vezes ao dia. Associa-se eritromicina 50mg/kg/dia sistemicamente por 2 semanas.

CONJUNTIVITES ASSOCIADAS À PRESENÇA DE CORPOS ESTRANHOS

Quando corpos estranhos encravados na córnea ou conjuntiva aí permanecem, há tendência para desenvolver infecção ulceroinfecciosa de córnea e conjuntivite catarral. Clinicamente ocorre quadro unilateral de edema palpebral, hiperemia conjuntival com purgação e turvação focal da córnea, se houver úlcera bacteriana. A suspeita de presença de corpo estranho encravado na córnea é dada principalmente pela opacificação corneana focal. O médico deverá inspecionar cuidadosamente, visando ao achado de corpo(s) estranho(s), por vezes muito pequeno(s) – vegetal, plástico, metal, vidro, pedra etc. Usar iluminação intensa e focal. Inspecionar também as conjuntivas palpebrais, evertendo as pálpebras. Nem sempre o corpo estranho é visível a olho nu ou a "olho não treinado".

Conduta emergencial para o pediatra: instile colírio anestésico, inspecione sob anestesia, remova o corpo estranho com agulha hipodérmica de comprimento 25 a 30, curete o leito do corpo estranho, coloque pomada oftálmica de antibiótico a cada 6 horas por 4 dias. Se já existirem sinais de infecção corneana ao redor do corpo estranho, o tratamento é mais complexo e demorado.

Convém sugerir que a remoção do corpo estranho pelo pediatra só deve ser feita em caso de impossibilidade de se conseguir oftalmologista para executar esse trabalho. Outro aspecto a destacar: não é raro termos que recorrer à sedação ou mesmo anestesia geral da criança para se efetuarem as manobras citadas.

CONJUNTIVITES ALÉRGICAS

Compõem ampla gama de conjuntivites que têm em comum algumas manifestações básicas: cronicidade, sazonalidade, prurido, lacrimejamento, fotofobia e bilateralidade. Têm apresentações clínicas freqüentemente banais, por vezes muito intensas, desenvolvendo-se em crianças com padrão alérgico. Assim sendo, é usual coexistirem pródromos de urticária, eczema, rinite e asma. O quadro ocular, em geral, surge depois dos 2 anos de idade e melhora na adolescência. O exame dessas crianças mostra fotofobia variável, edema palpebral leve, conjuntivas discretamente edemaciadas (aspecto gelatinoso) com pouca hiperemia.

Secreção escassa branca não é rara, mas não há pus. As conjuntivas palpebrais podem ter aspecto morulado, lembrando superfície de "sagu" – sinal este pouco específico para o diagnóstico, já que surge em muitas condições normais e anormais da criança. O diagnóstico é fortemente sugerido pela história e pelo exame ocular. Há sinais biomicroscópicos clássicos da conjuntivite alérgica grave – conjuntivite ou ceratoconjuntivite primaveril – que o oftalmologista avaliará oportunamente.

Existem duas condições uni ou bilaterais que devem ser lembradas para o diagnóstico diferencial com as conjuntivites alérgicas: obstrução congênita de via lacrimal e glaucoma congênito.

A obstrução congênita de via lacrimal, já descrita, desenvolve o quadro clínico muito precocemente – semanas de vida –, não promove fotofobia, coça pouco, mas provoca lacrimejamento óbvio.

O glaucoma congênito também costuma ser precoce – semanas ou meses de vida – nos seus sintomas e sinais. Provoca lacrimejamento e fotofobia importantes, mas não há prurido. Ao exame desarmado, a característica básica é o achado de córnea(s) grande(s), com transparência normal ou reduzida. A biomicroscopia em lâmpada de fenda e a tonometria confirmarão o diagnóstico. Portanto, na suspeita de "conjuntivite alérgica", examine córnea e requeira biomicroscopia e tonometria posteriormente.

Tratamento – anti-histamínico sistêmico, cromoglicato dissódico em colírio a 2-4%, 1 gota em cada olho de 3/3 horas, durante vários dias. Outros colírios não-corticóides são: N-acetil-aspartil-glutamato de magnésio (Naaxla® e Alomide®).

Retirar do quarto do paciente tapetes, cortinas, quadros, livros, almofadas, papéis, produtos químicos. Envolver travesseiros e colchões em plásticos. Passar pano úmido no chão, rodapés e janelas diariamente. Tudo isto é recomendado para diminuir o contato com o pó caseiro – sabidamente alérgeno. Exigir lavagem das mãos e escovação das unhas várias vezes ao dia. Evitar brinquedos em ambientes com muito pó (futebol) ou produtos químicos (piscinas tratadas). Estimular vida ao ar livre.

Nos casos extremos de conjuntivite alérgica usa-se colírio de corticóide (fluormetolona a 0,1%, dexametasona a 0,1% etc.) a cada 2-3 horas durante poucos dias para reduzir os sintomas, substituindo-o gradativamente pelas drogas citadas antes. Está absolutamente contra-indicado o uso crônico de colírios com corticóide puro ou associado a antibióticos, em face do perigo de desenvolvimento de grave iatrogenia – o glaucoma cortisônico.

CERATITES

São inflamações corneanas decorrentes de infecções (vírus, clamídias, bactérias, protozoários, fungos) ou de anomalias imunológicas não relacionadas à presença de agentes infecciosos detectáveis na córnea. É comum a associação de inflamações conjuntivais concomitantes, de tal modo que o termo ceratoconjuntivite é comumente empregado como sinônimo clínico de ceratite. Outro fator causal importante de ceratites na infância é o traumatismo com ou sem corpo estranho retido. As ceratites mais freqüentes na infância são: traumáticas e virais.

CERATITES TRAUMÁTICAS

O atrito corneano provocado por instrumento (lápis, unha, talher, tesoura, palito, gravetos etc.) induz solução de continuidade no órgão. Este traumatismo arranca parcialmente o epitélio corneano – desepitelização da córnea – ou lesa também o parênquima, perfurando ou não o olho. Nesta lesão poderá ou não restar corpo estranho. A infecção secundária, nem sempre presente, promoverá o desenvolvimento de úlcera infecciosa de córnea ou panoftalmia. São muito afeitos a se infectarem os ferimentos oculares causados por vegetais.

Conduta – anestesie com colírio anestésico, efetue inspeção cuidadosa. Se houver corpo estranho remova-o, conforme a conduta citada antes. Se houver apenas erosão da córnea oclua com pomada oftálmica de antibiótico renovada a cada 8 horas, mantendo a oclusão por 24-48 horas. Nos traumatismos recentes com menos de 12 horas de duração, o fator infeccioso costuma ser banal. Acima deste período, porém, passa a ser comumente importante, exigindo o uso de colírios antibióticos de hora em hora.

A presença de pus ou infiltrado branco na córnea caracteriza infecção. Recomenda-se também a instilação de colírio de ciclopentolato a 1% a cada 6 horas. Se você, pediatra, tiver dúvidas, mande pingar colírio antibiótico de hora em hora até que o oftalmologista veja o caso. Não permita o uso repetido de colírio anestésico, porque é tóxico para o epitélio da córnea. Não use corticóides tópicos de forma alguma. Analgesia e sedação são convenientes.

CERATITES VIRAIS

Dois grupos de vírus contribuem para a maioria das infecções oculares virais: os adenovírus e o herpes simples.

Adenoviroses oculares – muitas vezes têm características epidêmicas e sistêmicas, comprometendo o aparelho respiratório e o sistema linfático. Lembram "quadro gripal" banal. São condições benignas na evolução, não têm tendência à recidiva e não deixam seqüelas funcionais.

Quadro clínico – edema palpebral, hiperemia conjuntival, fotofobia, gânglio pré-auricular aumentado. Ausência de pus. A bilateralidade é a regra, porém, um olho pode ser comprometido 1-7 dias antes do outro. A gravidade do processo costuma ser menor no segundo olho lesado.

Diagnóstico – dado pela história de 1-2 dias, ausência de traumatismo, edema palpebral, hiperemia conjuntival, ausência de pus, presença, nem sempre absoluta, de gânglio pré-auricular.

Conduta – mantenha o paciente longe de atividades comunitárias, isole objetos de uso pessoal e cuide do seu contato pediatra-paciente, para que você não se contamine e nem dissemine a infecção a outros clientes. Lave os olhos do paciente 4-5 vezes ao dia com água fervida, boricada ou soro fisiológico. Não é necessário outra prescrição. A resolução costuma-se dar no período de 3-15 dias. Há casos de adenoviroses (ou enteroviroses) em que o quadro clínico é mais flórido. De fato, podem surgir petéquias ou mesmo grandes hemorragias vermelho-escuras na conjuntiva cobrindo a esclera, nunca a córnea. Apesar de ser muito impressionante o aspecto dos olhos, o quadro continua sendo francamente benigno e evolui para a reabsorção em 1-2 semanas. A visão em nenhuma das fases evolutivas é comprometida. Ainda aqui a conduta é expectante e higiênica.

Herpes ocular – o *Herpesvirus hominis* compromete a córnea e a conjuntiva unilateralmente, na maioria das vezes sem lesões cutâneas. O vírus varicela-zoster também atinge ocasionalmente conjuntiva e córnea, sendo muito mais freqüentes as lesões cutâneas unilaterais no território de inervação do ramo oftálmico do trigêmeo (pálpebra superior, pele da região frontal).

Os dois grupos virais citados provocam ceratite herpética com vários tipos de apresentação clínica, potencialmente graves. Outros tecidos oculares podem ser envolvidos além de pele, conjuntiva e córnea. A lesão corneana típica do herpes é a ceratite dendrítica unilateral, associada a edema palpebral, hiperemia conjuntival, lacrimejamento, alguma dor, intensa fotofobia e ausência de pus. A evolução é caprichosa, durando várias semanas com vários tipos de complicações tardias possíveis e recidivas.

O diagnóstico de emergência é dado pela história aguda, unilateralidade, fotofobia intensa, dor, lacrimejamento, ausência de pus e de traumatismo. O exame físico é difícil por causa da intensa fotofobia. Constatam-se hiperemia conjuntival e pericorneana moderada e alguma área da córnea com aspecto turvo e aproximadamente linear. Todavia, somente o exame em lâmpada de fenda dará segurança ao diagnóstico. O diagnóstico diferencial é feito com úlceras de córnea de outras etiologias virais, bacterianas, e com os corpos estranhos encravados. As ceratites virais mais freqüentes são por adenovírus; bilaterais, muito menos sintomáticas que as herpéticas e provocam alterações corneanas só visíveis à lâmpada de fenda. Ocasionalmente o diagnóstico diferencial entre as ceratites virais exigirá o auxílio do laboratório. As ceratites bacterianas – úlceras bacterianas – são, em geral, unilaterais, únicas, pequenas ou grandes, visíveis a olho nu, com infiltrado branco, periulceração, pus no saco conjuntival e intensa hiperemia conjuntival e pericorneana. As úlceras de córnea bacterianas podem originar-se de um corpo estranho encravado. Este, se não tiver saído espontaneamente, ocupará o centro da úlcera.

Conduta – pomada oftálmica de aciclovir a 3% aplicada de 3/3 horas e colírio de ciclopentolato a 1% a cada 3-6 horas. Se houver dúvida diagnóstica é preferível não usar nenhum medicamento, já que os colírios antibióticos são inúteis. Os colírios com corticóide são absolutamente contra-indicados. O oftalmologista deverá posteriormente ser consultado porque é indispensável o esclarecimento etiológico e a administração regulada das drogas em função da resposta terapêutica.

HORDÉOLOS E CALÁZIOS

Hordéolos ou terçóis são infecções agudas de pequenas glândulas sebáceas palpebrais. Únicos ou múltiplos, apresentam-se como pequenas pérolas amarelas na margem palpebral. O agente mais comum é o estafilococo. O diagnóstico é dado pelo quadro agudo, pela forma e pela localização da lesão.

Há tendência para ruptura espontânea. Prescrevem-se compressas quentes e aplicação de pomada oftálmica de antibiótico 4 vezes ao dia.

Calázios são inflamações granulomatosas de glândulas de Meibomios. Comumente múltiplos, formam tumorações pequenas (2-3 milímetros) ou grandes (10 ou mais milímetros) nas pálpebras. O processo pode ser "frio" ou "quente". Neste último caso, rubor, calor e edema difundem-se pela pálpebra e há dor.

O diagnóstico é dado pelo achado desta tumoração palpebral, arredondada, elevada e bem delimitada à palpação. São comuns os quadros múltiplos, uni ou bilaterais, assim como as recidivas.

Tratamento – quando há sinais de inflamação aguda recomende compressas quentes 4 a 6 vezes ao dia. Se não ceder, indica-se a curetagem cirúrgica do calázio. Nos casos em que não há inflamação aguda, as compressas são inúteis. Há indicação de curetagem cirúrgica, sem urgência, dos grandes calázios que podem induzir a fechamento parcial da abertura da pálpebra, ou mesmo deformidade na curvatura da córnea com conseqüente astigmatismo.

CELULITES ORBITÁRIAS

São infecções difusas orbitárias, usualmente unilaterais, agudas, originando-se na criança quase sempre a partir de etmoidite, raramente após traumatismo local.

Clinicamente surge edema bipalpebral unilateral, rubor, calor, pouco envolvimento conjuntival. Se houver exoftalmo, não é reconhecido, em geral, porque o edema palpebral simula mesmo enoftalmo. Pode haver febre. O quadro clínico confunde-se facilmente com muitas outras condições oftalmológicas e o diagnóstico diferencial é difícil em mãos inexperientes. Os diagnósticos diferenciais mais importantes são: conjuntivite bacteriana e viral (nestas há bilateralidade; há hiperemia conjuntival importante e pus nas conjuntivites bacterianas), calázio (a inspeção mostra o calázio e a palpação evidencia a tumoração), edema traumático e alérgico (história, ausência de calor e rubor; pode haver hematoma).

Tratamento – antibióticos sistêmicos.

SINOPSE

INFECÇÕES E INFLAMAÇÕES OFTÁLMICAS

Conjuntivites purulentas em recém-nascido
Conjuntivite neonatal
- Colha pus e raspado conjuntival para bacterioscopia, citologia, cultura e antibiograma.
- Prepare colírio de penicilina cristalina 100.000U/1ml de soro fisiológico. Pingue nos dois olhos a cada 5 minutos.
- Reveja a conduta de acordo com os resultados laboratoriais e terapêuticos.

Conjuntivites purulentas na infância
- Procure corpos estranhos conjuntivais e corneanos.
- Remova-os, se houver.
- Instile colírio antibiótico de 2/2 horas e pomada oftálmica para dormir. Depois de 3-4 dias reduza a medicação.

Conjuntivites não-purulentas com forte prurido
- Sugerem quadro alérgico.
- Instile cromoglicato dissódico a 2 ou 4%, 6 a 8 vezes/dia.
- Anti-histamínico sistêmico.
- Afaste alérgenos.
- Colírios com corticóide são usados em casos extremos, poucos dias.

Conjuntivites não-purulentas não-pruriginosas
- Possivelmente causadas por adeno ou enterovírus.
- Apenas higiene local com gotas de água boricada ou fervida ou soro fisiológico.

Conjuntivites unilaterais não-purulentas, não-pruriginosas com dor e muita fotofobia
- Examine córnea. Se houver área turva, sugere ulceração.
- Procure corpo estranho. Renova-o com agulha hipodérmica, pós-anestesia, com colírio de proparacaína ou proximetacaína a 0,5%.
- Não havendo corpo estranho é possível que se trate de herpes ocular. Use pomada de aciclovir a 3% de 3/3 horas.
- Nos dois casos pingue colírio cicloplégico a 1% 3 vezes ao dia.
- *Não use corticóide.*

Lacrimejamento e purgação leve e crônica em criança de meses
- Obstrução congênita de vias lacrimais é o diagnóstico provável.
- Massagens sobre o saco lacrimal 3 vezes/dia.
- Pomada oftálmica antibiótica 3 vezes/dia, durante os períodos de purgação mais intensa.
- Não resolvendo, encaminhe para sondagem.

Hordéolos e calázios
- Compressas quentes locais, 5-10 minutos, 3 a 4 vezes/dia.
- Há casos renitentes que vão para cirurgia.

Celulites orbitárias
- Antibioticoterapia sistêmica.
- Faça fundo de olho.
- Encaminhe ao otorrinolaringologista e ao oftalmologista.

109

TRAUMATISMOS MECÂNICOS OFTÁLMICOS

Carlos Alberto Rodrigues-Alves

INTRODUÇÃO

Os traumatismos mecânicos na região oftálmica podem ou não determinar solução de continuidade dos tecidos. As conseqüências mais comuns das contusões oftálmicas, sem solução de continuidade, são os hematomas palpebrais, as hemorragias subconjuntivais e os hifemas. Por outro lado, os ferimentos cortocontusos provocam vários tipos de lesão descritos resumidamente a seguir.

HEMATOMAS PALPEBRAIS

Surgem quase sempre após traumatismos locais. Ocasionalmente os traumatismos e as lesões daí conseqüentes estão localizados a distância (couro cabeludo, fratura de base de crânio). Hematomas palpebrais espontâneos são raros na criança; sugerem presença de metástases de neuroblastoma ou angiomas orbitários.

O diagnóstico é óbvio. Deve-se atentar para eventuais pequenas perfurações cutâneas por onde possam ter entrado corpos estranhos. Presença de crepitação constatável pela palpação faz o diagnóstico de fratura de parede de seios paranasais ou células etmoidais, com passagem de ar para o subcutâneo palpebral. Presença de sinais de infecção (hematoma infectado, evoluindo para abscesso) e de integridade do globo ocular. Inspecione o olho e avalie a visão. Ocluindo o olho contralateral, apresente dedos e peça para a criança contá-los, mande ler algumas letras ou números. Em crianças muito pequenas você pode apresentar brinquedos e pedir para o paciente pegá-los. É avaliação muito grosseira da acuidade visual mas, indiscutivelmente, útil. Recomenda-se a avaliação fotomotora da função pupilar e o exame de fundo de olho. Pode haver complicações intra-oculares.

Conduta – como regra geral, desde que haja apenas hematoma palpebral, a conduta é expectante. Se houver solução de continuidade, poderá ser necessário de tomografia computadorizada ou ecografia orbitária. Havendo corpo estranho retido, discutiremos sua necessidade de remoção. A presença de infecção requer antibioticoterapia sistêmica.

HEMORRAGIAS SUBCONJUNTIVAIS

São muito comuns, levando muitas mães alarmadas à procura de atendimento de urgência. Estas hemorragias decorrem de sangramento de vasos conjuntivais com acúmulo plano de sangue entre a conjuntiva e a esclerótica. Aparecem então como mancha vermelho-vivo ou vermelho-escuro que esconde a esclerótica na área envolvida. Eventualmente o sangue acumulado não provém de vaso conjuntival, mas de vaso a distância (hemorragia orbitária, traumatismo de crânio).

As causas mais comuns de hemorragias subconjuntivais na criança são: traumatismos locais, tosse de qualquer origem, destacando-se a coqueluche, vômitos e as conjuntivites virais.

Diagnóstico – é feito pelo achado de mancha vermelha uni ou biocular sobre a esclera. Deve-se verificar a presença de outras lesões oculares, particularmente quando há início de traumatismo. Neste caso, verificar o item anterior.

Conduta – nada a fazer. A hemorragia será resolvida em período de 1-2 semanas.

HIFEMAS

São hemorragias na câmara anterior. O sangramento provém de vaso da úvea anterior, podendo ser de origem traumática ou "espontânea". Os traumáticos são muito mais comuns que os espontâneos. Estes últimos associam-se a tumores e a neovascularizações intra-oculares de várias origens.

Os hifemas traumáticos são provocados por pancadas de moderada ou grande intensidade na base da órbita, pálpebras ou diretamente no globo ocular com ou sem perfuração. A quantidade de sangue acumulado na câmara anterior é variável, desde microvolumes invisíveis a olho nu, até grandes volumes, preenchendo toda a câmara anterior – hifema total. O evento hemorrágico, em geral único, às vezes é recidivante mesmo sem a ocorrência de novos traumatismos. Uma vez liberado o sangue na câmara anterior ele ali permanece coagulado, se for em grande volume, ou liquefeito, se o volume for pequeno. Há tendência à reabsorção nos pequenos hifemas, mas os grandes hifemas não se resolvem assim e provocam forte hipertensão intra-ocular – hifema hipertensivo. Após alguns dias, a córnea adquirirá coloração amarelo-esverdeada por impregnação de produtos degradados da hemoglobina – impregnação hemática da córnea.

O quadro clínico é bastante característico: referência ao recente traumatismo local, redução discreta ou drástica da acuidade visual, dor banal ou acentuada. A inspeção evidencia o sangramento na câmara anterior. Veremos nível líquido horizontal vermelho-escuro que se forma pelo efeito da gravidade, quando o paciente está sentado ou em pé. Se o hifema for total, o coágulo preenche toda a câmara anterior e não existe nível. Pode haver hiperemia pericorneana e turvação da córnea.

Conduta – após o exame desarmado, a pressão intra-ocular deve ser medida, a córnea estudada com lâmpada de fenda para sabermos se há sinais incipientes da impregnação hemática referida acima. Evidentemente que tentaremos saber o máximo a respeito de outras lesões porventura existentes (rupturas de úvea, luxação do cristalino, catarata traumática, hemorragias vítreas, corpo estranho intra-ocular, descolamento de retina, rupturas de esclera e córnea etc.). Muitas destas informações são dadas por meio da ecografia e da radiologia.

Uma vez estabelecida a extensão do problema definiremos a conduta terapêutica. Nos hifemas puros, líquidos que ocupam até metade da câmara anterior ou pouco mais, em que não há hipertensão ocular importante nem evidências de impregnação hemática de córnea, a conduta é expectante. Recomenda-se repouso relativo, exames diários ambulatoriais, esperando a reabsorção espontânea. Nos grandes hifemas a conduta tende a ser cirúrgica: abertura da câmara anterior, lavagem do coágulo. A cirurgia é feita sob anestesia geral depois de poucos dias de observação. O uso tópico de drogas é controverso. Se houver hiperemia pericorneana convém utilizar colírios de corticóide (dexametasona a 0,1%) 6-8 vezes ao dia e ciclopentolato a 1% ou atropina a 1% 4 vezes ao dia.

FERIMENTOS CORTOCONTUSOS DA REGIÃO OFTÁLMICA

Em linhas gerais um corpo em movimento que atinge e penetra os tecidos da região palpebral e/ou ocular determina inúmeros tipos de lesões. Para o pediatra no seu atendimento de emergência convém agir de acordo com o seguinte: obter o máximo de informações a respeito da circunstância do acidente e da natureza do agente agressor (tesoura, faca, bastão, galho de árvore, pedaço de vidro, arame, bala de revólver ou afim, acidente de carro com pancada do paciente nas paredes do veículo, manipulação de martelo em pedra, metais etc.). Estes dados levantarão eventuais suspeitas quanto à presença de corpos estranhos encravados, probabilidade maior ou menor de infecção etc. Ao efetuar a inspeção evite manobras intempestivas tais como abertura forçada das pálpebras contra a vontade da criança, contenção violenta do paciente. Este tipo de conduta pode ser desastroso porque, no caso de haver perfuração ocular, haverá expulsão de tecidos oculares pelo ferimento e piora de lesões já existentes. Portanto, quando o doente se opõe ao exame é preferível deixar para efetuá-lo na sala de cirurgia sob anestesia geral. Se o acidentado não puder ter atendimento oftalmológico precoce, sugerimos ao pediatra a seguinte conduta: inspecione, remova gentilmente os corpos estranhos evidentes depois de anestesiar topicamente, administre antibioticoterapia sistêmica, mantenha a criança em repouso relativo, longe de riscos de novos traumatismos, não oclua o olho traumatizado ou coloque apenas algumas gazes durante o transporte. Não permita o uso repetido de colírio anestésico – isto lesa o epitélio corneano. Recomenda-se solicitar radiografia simples de crânio que mostrará o velamento das células etmoidais. Trata-se com antibioticoterapia sistêmica (penicilinas, eritromicina etc.). Recomenda-se visita ao otorrinolaringologista. Eventualmente a drenagem cirúrgica de coleções purulentas orbitárias terá de ser feita.

Nos casos em que a região ocular for atingida por produtos cáusticos ou irritantes, siga este procedimento:
– Instile várias gotas de colírio anestésico.
– Lave abundantemente com soro fisiológico.
– Remova corpos estranhos. Repita.
– Coloque pomada oftálmica antibiótica.
– Encaminhe ao especialista.

SINOPSE
TRAUMATISMOS MECÂNICOS OFTÁLMICOS

Hemorragias subconjuntivais
- Avalie a acuidade visual grosseiramente. Nada a fazer.

Traumatismo corneano ou conjuntival
- Anestesie topicamente.
- Procure corpos estranhos. Havendo, remova-os com cotonete ou agulha hipodérmica, se encravados.
- Oclua com pomada oftálmica de antibiótico. Renove o curativo a cada 6-8 horas.
- Não use corticóide.

Traumatismo perfurante oculopalpebral
- Examine com cuidado para não lesar mais. Se houver lesões importantes não insista.
- Ministre antibioticoterapia sistêmica.
- Encaminhe ao oftalmologista.

Hifemas
- Se menores que metade da câmara anterior, tendem a se resolver espontaneamente.
- Repouso relativo e espere.
- Se maiores, provavelmente deverá ser feita cirurgia.
- Obtenha medida da pressão intra-ocular e biomicroscopia da córnea.

110

EXAME DE FUNDO DE OLHO NO DIAGNÓSTICO DIFERENCIAL DOS COMAS

Carlos Alberto Rodrigues-Alves

Entre os inúmeros fatores causais dos comas há algumas condições que alteram agudamente o fundo de olho. A fundoscopia poderá revelar anormalidades decorrentes de doenças crônicas, o que contribuirá para o diagnóstico diferencial da condição.

HIPERTENSÃO INTRACRANIANA

Quando aguda, e de qualquer causa, determinará em poucas horas, mas às vezes depois de muitos dias, hiperemia da papila, apagamento da escavação papilar e desaparecimento de pulso venoso espontâneo. Hemorragias papilares pequenas e filiformes em forma de vírgulas também podem estar presentes. Estas alterações são precoces e não muito fáceis de serem reconhecidas pelo examinador inexperiente.

As alterações subseqüentes são a progressão do edema de papila, iniciando-se pelos pólos, depois avançando pelas bordas nasal e temporal.

A papila eleva-se e a retina peripapilar, eventualmente, mostra linhas curvas anelares, concêntricas à papila – linhas de Patton.

Na papila, na retina peripapilar e na retina papilomacular podem surgir "exsudatos floconosos". As veias estão variavelmente tortuosas e dilatadas.

A retina periférica não se altera no edema de papila por hipertensão intracraniana aguda. Este aspecto é muito importante para o diagnóstico diferencial com hipertensão arterial grave. De fato, a hipertensão arterial também é causa de edema de papila bilateral, mas a retina está franca e difusamente edemaciada, rica em hemorragias e "exsudatos floconosos".

Existe, porém, a possibilidade de a hipertensão intracraniana ocasionar grandes hemorragias de fundo de olho. São as chamadas hemorragias pré-retinianas ou sub-hialóides. Apresentam-se com grandes manchas vermelho-escuras com meio a vários diâmetros papilares, arredondadas, escondendo a retina na área hemorrágica. Este aspecto oftalmoscópico tão característico de hemorragia pré-retiniana decorre do local onde o sangue se acumula, ou seja, entre a membrana hialóide posterior do vítreo e a retina, portanto na frente da retina.

Nas hipertensões intracranianas crônicas o aspecto fundoscópico é mais complexo. Realmente, se o edema de papila cronifica, haverá tendência para evolução gradativa de atrofia de papila. Neste estado o aspecto hiperemiado se desvanece e assume coloração esbranquiçada. A papila, de elevada que era na fase de edema, aplana-se à medida que atrofia. Concomitantemente, os vasos estreitam-se. Em fases avançadas de atrofia pós-edema a papila é branca, turva, plana, de limites imprecisos; os vasos retinianos são estreitados difusamente e embainhados nas proximidades da papila. Esta papila atrófica não mais se edemacia. Este fato deve ser lembrado nos pacientes neurológicos com derivação liquórica e que têm atrofia de papila. Mesmo que a hipertensão intracraniana se refaça não se desenvolverá novamente edema de papila no fundo de olho.

Para que a papila se atrofie em decorrência de hipertensão intracraniana crônica é preciso, em geral, que o processo dure muitas semanas ou meses.

Há um aspecto fundoscópico normal que se confunde comumente com o edema de papila verdadeiro – é o chamado pseudopapiledema. Neste caso, a papila é intensamente rósea com limites imprecisos. Estes dois aspectos, cor e imprecisão de limites da papila, fazem a dificuldade no diagnóstico diferencial entre o verdadeiro e o pseudopapiledema. O que contribuirá para diferenciá-los é a ausência de elevação papilar e de vasos dilatados no pseudopapiledema, podendo haver pulso venoso espontâneo; enquanto no verdadeiro existe elevação da papila, os vasos costumam estar tortuosos e dilatados, sem pulso venoso espontâneo. Hemorragias filiformes papilares e peripapilares e linhas de Patton apresentam-se freqüentemente no edema de papila.

Há outras condições oftalmológicas que simulam edema de papila, não sendo sempre suficiente o exame com oftalmoscópio para se chegar à conclusão definitiva.

DIABETES

O coma do diabético, seja hipo, seja hiperglicêmico, não altera o fundo de olho. Se existirem alterações fundoscópicas de diabetes, estas decorrem da condição crônica da doença e não do evento agudo do coma. Nestas condições, o exame de fundo de olho contribui para sabermos se há alterações compatíveis com aquelas que surgem no diabetes e que auxiliam para elucidar se o paciente é diabético.

Estas possíveis alterações fundoscópicas não dirão, todavia, se o coma é causado pelo diabetes ou se por outra condição. Há situações clínicas que podem confundir o médico na interpretação dos achados fundoscópicos. É o caso de um diabético portador de retinopatia diabética no qual se desenvolve hipertensão intracraniana aguda. Neste caso, o oftalmoscópio revela retinopatia diabética e sinais de edema de papila.

É fundamental lembrar que é raro a criança apresentar alterações oftalmoscopicamente detectáveis de retinopatia diabética antes da adolescência, mesmo que o diabetes exista como entidade clínica há muitos anos.

INTOXICAÇÕES

Já foram descritas alterações fundoscópicas em casos de envenenamento por várias substâncias. Analisando-se as estatísticas do Centro de Controle de Intoxicações da Prefeitura do Município de São Paulo em 1979, verificamos que aquelas drogas mais freqüentemente causadoras de intoxicações acidentais agudas não promovem alteração de fundo de olho.

BIBLIOGRAFIA

HAVENER, W.H. – *Ocular Pharmacology*. St. Louis, C.V. Mosby, 1978.

HELVESTON, E.M.; ELLIS, F.D. – *Pediatric Ophthalmology Practice*. St. Louis, C.V. Mosby, 1980.

MARCONDES, E. – *Pediatria Básica*. 7ª ed., São Paulo, Sarvier, 1985.

MILLER, N.R. – *Clinical Neuro-ophthalmology*. 4ª ed., Baltimore, Williams & Wilkins, 1982.

TAYLOR, D. – *Pediatric Ophthalmology*. London, Blackwell Scient. Public., 1990.

Parte D

PROCEDIMENTOS

111

VENTILAÇÃO MECÂNICA

WERTHER BRUNOW DE CARVALHO

PRINCÍPIOS BÁSICOS

Antes de se iniciar um estudo dos usos ou aplicações clínicas da ventilação mecânica em pediatria, há necessidade de um entendimento básico das características físicas de um respirador. Muitos apresentam características operacionais comuns entre si, como veremos no desenvolvimento deste capítulo.

Habitualmente, a ventilação mecânica é feita por meio da aplicação de pressão subatmosférica ao redor do tórax ou pela aplicação de uma pressão positiva acima da pressão atmosférica nas vias aéreas superiores.

O suporte ventilatório mecânico por pressão negativa pode ser aplicado por meio de três tipos básicos de respiradores. Até o meio da década de 50, os respiradores usados para ventilação eram predominantemente os de pressão negativa, sendo o chamado "pulmão de aço" que envolvia completamente o corpo do paciente o mais freqüentemente usado. Existem outros tipos, como os que envolvem o tórax ou o abdômen do paciente. Estas unidades são chamadas de respiradores "em couraça", sendo o mais comumente usado o que envolve o tórax.

Usualmente, estes tipos de respiradores com pressão negativa são usados em pacientes com doenças neuromusculares, sendo que em adultos são freqüentemente empregados em pacientes criticamente enfermos com outros tipos de falência respiratória.

Os respiradores que se utilizam de sistemas de pressão positiva são os mais usados.

FONTE DE FORÇA E CONTROLE DOS SISTEMAS

A fonte de força necessária para o funcionamento dos respiradores mecânicos pode ser fornecida por meio da compressão de gases, pelo uso de eletricidade ou pela associação de ambos. O controle de sistemas refere-se aos componentes lógicos do aparelho que iniciam e terminam a inspiração e a expiração.

Os ventiladores podem ser controlados eletrônica e pneumaticamente por meio fluídico ou por uma combinação dos três.

Respiradores pneumáticos – necessitam de uma fonte de gás comprimido para fornecer uma respiração por meio de pressão positiva. O gás comprimido usado pode ser ar e/ou oxigênio, sendo habitualmente pressurizado a 50 PSIG. Esta pressão não pode ser fornecida diretamente ao paciente, havendo necessidade de mecanismos internos no respirador constituídos de válvulas redutoras (por exemplo: Bennett PR-2) ou válvulas em agulha ou ainda pelo uso do mecanismo de Venturi (por exemplo Bird Mark 7) para reduzir substancialmente esta pressão. Alguns destes respiradores se utilizam de controles fluídicos para seu funcionamento (por exemplo Monaghan 225/SIMV).

Respiradores eletrônicos – necessitam apenas de uma fonte elétrica para fornecer a ventilação mecânica. O oxigênio comprimido é necessário apenas para fornecer uma fração inspirada de oxigênio (FiO_2) maior do que a do ar ambiente, não funcionando portanto como uma fonte de força para o seu funcionamento (por exemplo Bennett MA-1, Emerson 3-PV).

Respiradores com fonte de força combinada – alguns respiradores se utilizam de ambas as fontes de força (pneumática e elétrica). Certos respiradores pediátricos possuem um fluxo contínuo de gás em seus circuitos enquanto se utilizam de uma fonte eletrônica ou de uma combinação de componentes eletrônicos e fluídicos para controlar as fases inspiratória e expiratória. Exemplificando, o Bear Cub BP 2.001 e os respiradores da série Servo 900 funcionam com uma fonte pneumática e elétrica, sendo eletronicamente controlados; o Sechrist IV-100B funciona pneumática e eletricamente, sendo controlado por uma combinação de componentes eletrônicos e fluídicos.

MECANISMOS DE CONDUÇÃO

Cada respirador mecânico possui um sistema especial que fornece a força por meio da qual a pressão positiva de gás é gerada. O mecanismo gerador de força é considerado como sendo o sistema de condução.

Sistemas de circuito simples ou duplo – se os gases que entram no sistema de condução do aparelho forem diretamente para o paciente, ele é considerado um respirador com sistema de circuito simples. Se o gás que entra no sistema de condução é usado para comprimir outro sistema (por exemplo uma bolsa ou um fole), o qual libera o gás para o paciente, teremos então um sistema com circuito duplo.

Exemplos de respiradores com circuito simples usando um pistão incluem: o Emerson 3-PV e os modelos 3-MV. Os circuitos simples com condução pneumática são exemplificados pelos respiradores Bird e Bennett PR. Os respiradores da série Siemens Servo 900 são exemplos de circuitos simples com sistema de fole. Exemplos de respiradores com circuito duplo dirigidos por pistão são dados pelo Engstrom 150 e 300. O Bennett MA-1 e o Monaghan 225/SIMV são respiradores com duplo circuito que usam um fole colapsável.

TIPOS DE RESPIRADORES

Uma classificação adequada não pode ser condensada por meio de simples frases, como: "respirador a volume"; "respirador a pressão", "respirador a fluxo", que consideram apenas a maneira como termina a fase respiratória de acordo com uma classificação proposta por Mushin et al. Atualmente tal classificação tem um uso clínico muito pequeno, preferindo-se um método de classificação de respiradores (de acordo com Desautels) que levam em conta:

I – Variáveis de funcionamento do respirador
   A) Diferencial de pressão
      1. Pressão subatmosférica
      2. Pressão positiva
   B) Fonte para seu funcionamento
      1. Elétrica
         a) mecânica
         b) eletrônica
      2. Gasosa
         a) pneumática
         b) fluídica
      3. Mista
   C) Transmissão gasosa
      1. Direta
      2. Indireta
   D) Mecanismos internos
      1. Pistão com anel excêntrico
      2. Pistão com mecanismo direto
      3. Válvula solenóide
      4. Sistema Venturi
      5. Compressor
      6. Bolsa fole
      7. Gás sob alta pressão
      8. Sistema guarnecido de molas
      9. Por gravidade

II – Variáveis de fase do respirador
   A) Fase inspiratória
      1. Geradores normais
         a) pressão constante
         b) pressão não-constante
         c) fluxo constante
         d) fluxo não-constante
      2. Modificados: platô inspiratório
   B) Alteração da inspiração para a expiração
      1. Métodos clássicos
         a) ciclado a tempo
         b) ciclado a pressão
         c) ciclado a volume
         d) ciclado a fluxo
         e) ciclagem mista
      2. Limites
         a) a pressão
         b) a volume
         c) mistos
   C) Fase expiratória
      1. Métodos clássicos
         a) pressão constante
         b) pressão não-constante
         c) fluxo não-constante
         d) fluxo constante
      2. Métodos modificados
         a) pressão de distensão
         b) pressão subatmosférica
         c) fluxo com diminuição gradual
   D) Alteração da expiração para a inspiração
      1. Métodos clássicos
         a) ciclado a tempo
         b) ciclado a pressão
         c) ciclado a volume
         d) ciclagem mista
      2. Tradicionais
         a) controlada
         b) assistida
         c) assistida/controlada
         d) ventilação mandatória intermitente
         e) ventilação mandatória intermitente sincronizada

3. Ventilação de alta freqüência
   a) ventilação de alta freqüência com pressão positiva
   b) ventilação a jato de alta freqüência
   c) oscilação de alta freqüência

FASE INSPIRATÓRIA

Atualmente dispomos de vários mecanismos em um respirador para o início da inspiração. A palavra "ciclar" é um termo adequado para classificar os modos de ventilação atualmente disponíveis. Estes modos variam desde ventilação feita somente pelo respirador até uma combinação de respirações desencadeada pelo respirador e pelo paciente para uma combinação de respirações espontâneas do paciente juntamente com respirações dadas pelo aparelho (Fig. 111.1).

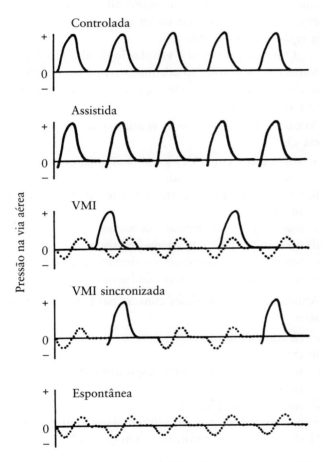

Figura 111.1 – Alterações na pressão de via aérea com vários modos de ventilação.

Ventilação controlada – é fornecida quando o respirador inicia automaticamente, por meio de um mecanismo de tempo, respirações com pressão positiva independentes de qualquer esforço inspiratório do paciente. Nesta modalidade de ventilação os pacientes são totalmente dependentes do respirador e freqüentemente encontram-se em apnéia devido a sua doença primária ou ao uso de drogas (sedativos e curare).

Ventilação assistida – o modo assistido é dado por meio de um sensor presente no respirador, que detecta esforços respiratórios do paciente (mesmo que sejam mínimos) e cicla uma respiração mandatória. Na ventilação assistida há necessidade que o paciente tenha um esforço inspiratório que possa providenciar através do respirador uma respiração com pressão positiva.

No modo assistido não há (ao contrário do modo controlado) um número fixo de respirações por minuto, pois este será determinado pelo paciente.

Existe um sistema que nos permite ajustar a sensibilidade ou o esforço do paciente para haver a ciclagem do aparelho.

Ventilação assistida/controlada – neste modo existe uma combinação de respirações dadas por uma freqüência fixa no aparelho juntamente com a do tipo assistido. Esta modalidade de respiração permite que o paciente adquira gradualmente seu padrão respiratório, enquanto se mantém uma freqüência mínima de ventilações mandatórias para o caso de ocorrer apnéia.

Ventilação mandatória intermitente (VMI) – é uma forma de ventilação mecânica que fornece um volume corrente predeterminado a intervalos de tempo específicos, enquanto fornece um fluxo contínuo de gases para a respiração espontânea do paciente.

O número de respirações feitas espontaneamente dependerá unicamente do paciente. As respirações mandatórias feitas a intervalos regulares são idênticas àquelas do modo controlado.

Por meio do quadro 111.1 enumeramos as vantagens e as possíveis desvantagens da ventilação mandatória intermitente, de acordo com Luce et al.

Ventilação mandatória intermitente sincronizada (VMIS) – as respirações mecânicas durante a VMI são fornecidas por um mecanismo assistido, estando portanto sincronizadas com o esforço respiratório do paciente.

Para fornecer essa sincronização, alguns esforços do paciente são ignorados pelo respirador (respiração espontânea), enquanto outros desencadeiam uma respiração mecânica.

Não existe nenhum estudo que demonstre vantagens fisiológicas da VMIS comparada à VMI. Outros termos usados para a VMIS são: ventilação assistida intermitente (VAI) e ventilação de demanda intermitente (VDI).

Volume minuto mandatório (VMM) – é um outro modo recente que combina ventilação espontânea e mecânica.

Quadro 111.1 – Possíveis vantagens e desvantagens do uso da ventilação mandatória intermitente.

Vantagens
1. Previne a respiração assíncrona ("briga com o respirador")*
2. Previne a alcalose respiratória e permite ao paciente controlar sua própria paCO$_2$*
3. Diminui o consumo de oxigênio
4. Encurta o tempo de "desmame"*
5. Beneficia psicologicamente alguns pacientes e permite o "desmame" de outros em que não se conseguia a retirada gradual do respirador*
6. Mantém a função dos músculos respiratórios*
7. Melhora a resposta ventilatória do CO$_2$
8. Diminui os efeitos cardiovasculares da ventilação mecânica com PEEP*
9. Diminui as complicações devido ao respirador e a quantidade de equipamentos para o suporte ventilatório
10. Menor necessidade de medidas ventilatórias freqüentes e de monitorização

Desvantagens
1. Não pode responder às alterações no estado do paciente e portanto requer mais monitorização*
2. Aumenta o consumo de oxigênio devido a um aumento do trabalho ventilatório durante a respiração espontânea*
3. Prolonga o tempo de "desmame", especialmente se não for adequadamente usado*
4. Aumenta o custo econômico para o paciente se não fizer parte do respirador ou se usado inadequadamente*
5. Aumenta o risco de barotrauma

* Com base em dados de experiência clínica.

A eficácia clínica deste tipo de ventilação não é ainda bem documentada. Consiste em um sistema que fornece um fluxo constante de gás de acordo com um mínimo requerido pelo volume minuto do paciente. O paciente respira a quantidade que é capaz e o excesso de fluxo é armazenado em uma bolsa. Desde que essa bolsa contém uma quantidade predeterminada deste excesso de fluxo, um mecanismo desencadeado pelo respirador libera o conteúdo como um volume corrente sob pressão para o paciente. Se este respira mais do que o volume minuto predeterminado, existe um sistema adicional de válvula que permite a entrada de gás.

Ventilação de alta freqüência (VAF) – atualmente os respiradores convencionais (Sechrist IV-100B, Healthdyne 102 IV e Bear Cub) possuem sistemas para ventilação de alta freqüência que, entretanto, poderá ser feita também com sistemas de alta freqüência independentes dos respiradores convencionais. Existem três subcategorias de ventilação de alta freqüência que têm sido definidas baseadas primeiramente na sua variação de freqüência, volume corrente e características operacionais.

A ventilação e alta freqüência com pressão positiva (VAFPP) permite freqüências de 60 a 110 por minuto com o uso de uma válvula pneumática especial. O volume corrente fornecido em cada ciclo é menor do que o normal.

A ventilação a jato de alta freqüência (VJAF) é usada habitualmente com freqüências de 100 a 200 por minuto, embora alguns sistemas possam produzir freqüências muito maiores. Habitualmente, estas freqüências estão relacionadas em Hertz, sendo que cada Hertz corresponde a 60 ciclos.

A oscilação de alta freqüência (OAF) produz freqüências de até 3.000 por minuto. Os volumes fornecidos por esse sistema são muito difíceis de ser medidos, mas acredita-se que sejam iguais ou menores que o espaço morto anatômico.

O modo pelo qual a ventilação de alta freqüência fornece uma ventilação adequada não é bem conhecido, mas acredita-se que se faça pelo aumento da difusão axial e radial.

As características do uso da ventilação de alta freqüência são:

a) volume corrente (VC) geralmente menor que o espaço morto anatômico;
b) tempo inspiratório curto (variando de 0,001 a 0,1 segundo);
c) pico de pressão inspiratória baixo;
d) pressão média em via aérea reduzida;
e) interferência mínima com o sistema cardiovascular;
f) diminuição na incidência de barotraumas.

Atualmente as indicações clínicas para sua aplicação são:

a) cirurgia de laringe;
b) cirurgia torácica;
c) síndrome de desconforto respiratório do recém-nascido;
d) fístula broncopleural;
e) pacientes com pressão intracraniana aumentada;
f) síndrome de desconforto respiratório agudo do adulto.

FIM DA FASE INSPIRATÓRIA

Vários termos têm sido usados para indicar a passagem da inspiração para a expiração na vigência de ventilação mecânica, sendo que os mais comumente usados são "ciclar" e "limite". Entretanto, nenhum deles é muito adequado porque o termo ciclar também é usado para indicar a passagem da expiração para a inspiração e o termo limite, para indicar o valor máximo conseguido pelos componentes do aparelho.

O término da inspiração pode ser acompanhado por uma ciclagem a pressão, a volume, a fluxo, a tempo ou uma combinação destes.

Respiradores ciclados a pressão – a fase inspiratória termina quando uma pressão predeterminada é obtida. Quando existe piora da complacência pulmonar ou da resistência de vias aéreas, essa pressão predeterminada pode ser obtida mais rapidamente, resultando em um tempo respiratório e um volume corrente menores. Portanto, esses respiradores são habitualmente usados para curtos períodos de respiração com pressão positiva intermitente, sendo seu uso muito limitado em pediatria.

Respiradores ciclados a volume – esses respiradores terminam a fase inspiratória quando um volume predeterminado tenha sido fornecido, tornando, desse modo, o pico de pressão inspiratória variável.

Ao contrário do que muitos acreditam, nem todo volume predeterminado vai para o paciente, porque parte dele é perdido no circuito, dependendo do tempo de uso do material e de sua elasticidade, no umidificador, dependendo da quantidade de água disponível, e através do tubo endotraqueal, dependendo do escape ao redor deste. Observar sempre que depois de algum uso do respirador sem reposição de água no umidificador haverá liberação de volume corrente menor para o paciente.

Respiradores ciclados a tempo – neste caso, a fase inspiratória termina quando se obtém um tempo predeterminado. Os mecanismos de tempo podem ser obtidos pneumática ou eletronicamente. O Baby-Bird utiliza um circuito pneumático de tempo, enquanto o Sechrist IV-100B possui um sistema eletrônico de tempo.

Respiradores ciclados a fluxo – a fase inspiratória termina quando um nível específico de fluxo é obtido. Os respiradores Bennett PR-1 e PR-2 são algumas vezes considerados ciclados a fluxo; entretanto, podem ser considerados também como ciclados a pressão.

Combinação dos mecanismos de ciclagem – muitos respiradores utilizam mais do que um mecanismo de ciclagem, por exemplo: um respirador ciclado a volume pode usar um dispositivo de ciclagem a pressão (Bennett MA-1 MA-2 + 2). O respirador BEAR-1 utiliza um mecanismo de ciclagem a tempo como retaguarda secundária ao seu controle de ciclagem a volume.

Limite inspiratório – o respirador Bourns LS 104-150 é um aparelho volumétrico com limite de pressão durante a fase inspiratória. O Baby Bird e Baby Bird-2 também são respiradores limitados a pressão que utilizam sistema de tempo como mecanismo de ciclagem.

Platô inspiratório – alguns respiradores têm a propriedade de fornecer um período estático no final da inspiração antes de iniciar a expiração. Esta característica é também conhecida como pausa no final da inspiração. Este tipo de manobra tem sido usado para melhorar a distribuição dos gases, para diminuir a relação VD/VT e para monitorizar alterações na complacência estática e na resistência das vias aéreas. Dependendo do platô utilizado, se a volume ou a pressão, nota-se uma diferença clínica básica se houver alteração na complacência pulmonar. A pressão variará no respirador que utiliza platô a volume, permanecendo igual ao volume liberado; no respirador que utiliza o sistema de platô a pressão, a pressão permanece a mesma, mas o volume varia (Fig. 111.2).

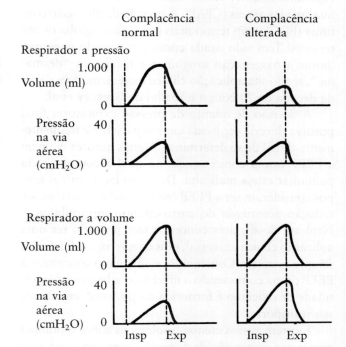

Figura 111.2 – Modificações na pressão de via aérea e do volume corrente com a alteração da complacência pulmonar.

FASE EXPIRATÓRIA

Em condições normais, a expiração é feita por um mecanismo passivo, entretanto as alterações na fase expiratória têm um significado clínico muito importante.

Retardo ou resistência expiratória – é freqüentemente observado quando existe acúmulo de ar no circuito, devendo, desse modo, não ser usados tempos expiratórios muito curtos para que tal fato não ocorra. Quando se quer obter uma resistência ao fluxo de ar expirado, habitualmente se diminui o tamanho do orifício de exalação. É importante colocar que todos os circuitos de qualquer respirador possuem resistência adicional ao fluxo expiratório quando comparamos com uma respiração espontânea normal. Esta resistência é determinada primariamente pelo diâmetro dos tubos e seus conectores, pelo comprimento do circuito e pelas válvulas.

Pressão negativa no final da expiração – nesta manobra existe a aplicação de uma pressão subatmosférica durante a fase expiratória. Seu uso pode ocasionar colapso de vias aéreas e, portanto, sua aplicação clínica é praticamente nula.

Pressão expiratória final positiva (PEEP) – há manutenção de uma pressão positiva em vias aéreas durante a expiração. Pode ser utilizada apenas quando o paciente estiver em ventilação mecânica. Quando respira espontaneamente, existe uma pressão positiva contínua em vias aéreas (CPAP). A pressão de distensão contínua (PDC) é um termo mais geral que engloba os anteriores. Tem sido usada como um método para melhorar a oxigenação sangüínea e facilitar o "desmame", tendo sua aplicação clínica incrementada a partir da década de 70 com o trabalho de Gregory et al.

A decisão de quanto de pressão expiratória final positiva deveria ser usada em um paciente é freqüentemente difícil de se determinar. Alguns autores definem a PEEP ótima como aquela na qual a complacência pulmonar esteja mais alta. De outro lado, outros grupos consideram ser a PEEP ótima aquela na qual existe redução acentuada do curto-circuito intrapulmonar. Nenhum desses dois conceitos tem provado ter uma aplicação clínica universal, pois envolvem medidas nem sempre factíveis. Concluindo, é adequado conceituar a PEEP ótima como sendo o nível no qual a menor quantidade de oxigênio é fornecida ao paciente sem alterar seu transporte.

Existem vários efeitos fisiológicos sobre o pulmão com o uso da pressão de distensão contínua, conforme os itens a seguir.
a) aumento da capacidade residual funcional (CRF);
b) aumento da tensão arterial de oxigênio;
c) diminuição do curto-circuito fisiológico pulmonar;
d) aumento do transporte de oxigênio;
e) aumento da complacência pulmonar;
f) redução da pressão pleural negativa;
g) diminuição da resistência total da via aérea;
h) diminuição da freqüência respiratória, volume corrente e volume minuto;
i) efeito protetor sobre o surfactante;
j) regulariza a respiração.

O uso de PEEP não diminui a água extravascular pulmonar, podendo apenas redistribuir os fluidos nos pulmões e normalizar a área pulmonar disponível para as trocas gasosas.

Os efeitos colaterais devidos ao uso da pressão de distensão contínua são:
a) aumento da relação espaço morto/volume corrente (VD/VT) com elevação da $paCO_2$;
b) aumento do curto-circuito intrapulmonar com diminuição da relação ventilação/perfusão (V/Q) e diminuição da paO_2;
c) diminuição do retorno venoso com diminuição secundária do débito cardíaco;
d) aumento da resistência vascular pulmonar com elevação da pressão de artéria pulmonar e pós-carga aumentada em ventrículo direito;
e) diminuição do fluxo plasmático renal efetivo, mantendo a taxa de filtração glomerular inalterada em adultos;
f) aumento da pressão intracraniana devido à alteração na pressão venosa central e pressão pleural;
g) aumento dos níveis de hormônio antidiurético (HAD);
h) barotraumas.

Nos pacientes com insuficiência respiratória refratária têm sido usados níveis altos de PEEP (super-PEEP), acima de 15cmH_2O, com resultados favoráveis. Seu uso clínico em pediatria é muito limitado, à exceção dos pacientes com a síndrome de angústia respiratória do adulto na criança, necessitando, neste caso, de monitorização adequada com o uso do cateter de Swan-Ganz.

INDICAÇÕES DE VENTILAÇÃO MECÂNICA

Freqüentemente as indicações para ventilação mecânica em pediatria não estão ligadas a doenças primárias no pulmão, como por exemplo a parada cardiorrespiratória com apnéia devido a uma alteração metabólica, arritmias, infecções, hipotermia e herniação cerebral. Devido a isto vamos especificar as indicações de ventilação mecânica conforme as diversas alterações, como se segue.

Hipoventilação e apnéia – nessa situação existe diminuição do volume minuto (volume corrente *versus* freqüência respiratória por minuto) com hipercapnia devido a uma série de condições que causam depressão do sistema nervoso central ou falência neuromuscular periférica.

São condições associadas à depressão do SNC o uso de drogas (anestésicos, analgésicos, hipnóticos, tranqüilizantes), a apnéia do prematuro, traumatismo craniano, herniação cerebral, hemorragia intracraniana, tumores cerebrais, síndrome de quase morte súbita e asfixia neonatal.

Nos pacientes com estado de mal epiléptico e tétano existe aumento acentuado do tônus muscular que leva a um estado ventilatório inadequado com retenção de CO_2.

A presença de falência neuromuscular periférica pode ser devido a: miopatias, síndrome de Guillain-Barré, miastenia grave. Outras entidades (uso de curare despolarizante e não-despolarizante e intoxicação por organofosforado) causam bloqueio neuromuscular.

Hipoxemia e doença pulmonar intrínseca – habitualmente nesta condição indica-se a ventilação mecânica aplicando-se a regra dos 50: $paO_2 < 50mmHg$; $paCO_2 > 50mmHg$ com uma $FiO_2 > 50\%$. Considerar que se existe hipoxemia com $paO_2 < 60mmHg$ para um lactente, esta pode não ser verdadeira para um recém-nascido, desde que os valores de normalidade da pressão parcial de oxigênio variam conforme a idade.

Doenças que necessitam de hiperoxia e hipocapnia – são freqüentes indicações de ventilação mecânica as doenças que causam aumento de pressão intracraniana e que necessitam, por meio da hiperventilação, de redução do fluxo sangüíneo cerebral. Um outro exemplo refere-se à hipertensão pulmonar persistente, na qual a hiperoxia e a hipocapnia causarão vasodilatação vascular pulmonar.

Perda da integridade mecânica do sistema respiratório – neste grupo, não tão freqüente em pediatria, inclui-se o tórax flácido, a ruptura de diafragma e a instabilidade do esterno após cirurgia torácica com esternotomia que freqüentemente necessita do uso de pressão de distensão contínua.

Doenças com cardiopatia congênita – neste grupo, as indicações para o uso de CPAP e ventilação mecânica com pressão positiva intermitente dependerão do tipo de alteração anatômica cardíaca e conseqüente do comprometimento pulmonar, aumentando o espaço morto fisiológico (cardiopatias com curto-circuito D-E) ou o curto-circuito E-D, cardiopatias com obstrução da via de saída do ventrículo esquerdo e cardiopatias com curto-circuito bidirecional com aumento do fluxo pulmonar. Nas cardiopatias que aumentam o espaço morto fisiológico, a indicação de ventilação mecânica deve ser evitada ao máximo, a não ser que haja uma doença pulmonar associada.

Nos pacientes com cardiopatia congênita cianótica e grande grau de insaturação arterial a indicação de ventilação mecânica dependerá, no caso de uma crise de hipoxemia, da falta de resposta ao tratamento clínico. Em cardiopatas cianóticos, nos quais existe elevação na pressão parcial de CO_2, esta poderá se tornar, juntamente com as alterações clínicas, uma indicação para ventilação mecânica.

BIBLIOGRAFIA

CARVALHO, W.B. – Insuficiência respiratória aguda. Ventilação mecânica. In Ramos, O.L. (ed.). *Atualização Terapêutica*. 14ª ed., São Paulo, Artes Médicas, 1987.

DESAUTELS, D.A. – Ventilator performance evolution. In Kirby, R.R.; Smith, R.A.; Desautels, D.A. (eds.). *Mechanical Ventilation*. 1ª ed., New York, Churchill Livingstone, 1985.

EGAM, D. – *Fundamentals of Respiratory Therapy*. 2nd ed., St. Louis, C.V. Mosby, 1973.

FOX, W.W.; SHUTACK, J. – Positive pressure ventilation. In Goldsmith, J.P.; Karotkin, E.H. (eds.). *Assisted Ventilation of the Neonate*. Philadelphia, W.B. Saunders, 1981.

GREGORY, G.A.; KITTERMAN, J.A.; PHIBBS, R.H.; TOOLEY, W.H. – Treatment of the idiopathic respiratory distress syndrome with continous positive airway pressure. *N. Engl. J. Med.*, 284:1333, 1971.

HEIRONIMUS, T.W.; BOGEAUT, R.A. – *Mechanical Artificial Ventilation*. 3rd ed., Springfield, Charles C. Thomas, 1977.

KRONE, R.K. – Assisted ventilation in children. In Gregory, G.A. (ed.). *Respiratory Failure in the Child*. 1st ed., New York, Churchill Livingstone, 1981.

LUCE, J.M.; PIERSON, D.J.; HUDSON, L.D. – Critical reviews: intermittent mandatory ventilation. *Chest*, 79:678, 1981.

Mc PHERSON, S.P. – *Respiratory Therapy Equipament*. 2nd ed., St. Louis, C.V. Mosby, 1981.

MOORE, G.L.; PERKIN, R.M. – Assisted ventilation. In Levin, D.L. (ed.). *A Pratical Guide to Pediatric Intensive Care*. 2nd ed., St. Louis, C.V. Mosby, 1984.

NUSSBAUM, E. – Respiratory failure. In Nussbaum, E. (ed.). *Pediatric Intensive Care*. 1st ed., New York, Futura Publishing Company, 1984.

POPOVICH, J. – Mechanical ventilation. Physiology, equipment design and management. *Postgrad. Med.*, 79(1):217, 1986.

SMITH, B.E.; HANNING, C.D. – Advances in respiratory support. *Br. J. Anaesth.*, 58:138, 1986.

WENG, F.T. – Assisted ventilation. In Zimmerman, S.S.; Gildea, J.H. (eds.). *Critical Care Pediatrics*. 1st ed., Philadelphia, W.B. Saunders, 1985.

112

CATETERIZAÇÃO VENOSA PERCUTÂNEA

Toshio Matsumoto
Fabio Ricardo Picchi Martins

INTRODUÇÃO

O atendimento da criança em caráter emergencial ou eletivo requer, com freqüência, a instalação de um acesso a vasos de grande calibre. Em muitas ocasiões esse acesso deve ser rapidamente providenciado. A utilização de cateteres por punção percutânea "intracath" veio solucionar com êxito tal necessidade. A técnica é simples, dispensando equipamento sofisticado, exigindo apenas a habilidade e adestramento do operador.

INDICAÇÕES

As principais indicações estão relacionadas a seguir.

1. No atendimento de emergência nas situações de instabilidade hemodinâmica ou na previsão de sua ocorrência, principalmente aquelas crianças cuja doença demonstre piora progressiva das funções vitais. Como exemplo podemos citar as seguintes situações:
   - Parada cardiorrespiratória*.
   - Choque de variada etiologia:
     séptico;
     hemorrágico;
     desidratação grave;
     grande queimado;
     cardiogênico.
   - Insuficiência respiratória grave.
   - Intoxicação.
   - Mal convulsivo.
   - Traumatismo cranioencefálico.
2. Nas situações não-emergenciais as principais indicações são:
   - Monitorizações de PVC (pressão venosa central).
   - Infusão de medicamentos irritativos por longo período.
   - Infusão uniforme de drogas.
   - Nutrição parenteral prolongada.
   - Acesso venoso para exsangüineotransfusão.
   - Impossibilidade real de obtenção de veia periférica.

CONTRA-INDICAÇÕES

São inúmeras as contra-indicações e nem todas inerentes ao paciente. Uma delas é justamente a inexperiência do operador com a técnica, principalmente por ter a criança estruturas menores e mais delicadas.

As principais contra-indicações são:
- Inexistência da indicação.
- Presença de quadros hemorrágicos graves.
- Condições inadequadas do local de punção (lesões infectadas, flebites, malformações).
- Pneumopatia grave predominante no lado contralateral à punção.
- Crianças com peso inferior a 5kg (dependente da habilidade do operador).

CATETERES

Em nosso meio, utilizamos basicamente cateteres de PVC (cloreto de polivinila) de calibre e comprimentos variados. Na faixa pediátrica utilizamos cateteres de calibre 17G ("verde") em lactentes e pré-escolares. Nos escolares podemos utilizar cateteres mais calibrosos, como o de 14G ("amarelo").

---

*Na parada cardiorrespiratória, a prioridade deve ser dada às técnicas de reanimação (massagem/ventilação), reservando-se a passagem do cateter percutâneo ao momento e ao acesso apropriados, não interferindo portanto com a eficiência da reanimação. Nestes casos, a infusão de drogas e de volume pode ser eventualmente realizada por outras vias (venóclise periférica, venodissecção cateterização femoral percutânea ou via intra-óssea).

ESCOLHA DA VIA DE ACESSO

A escolha da punção em vasos superficiais ou profundos depende da experiência do operador e das condições inerentes ao próprio paciente. No quadro 112.1 estão descritas as principais veias utilizadas e as vantagens e as desvantagens de cada via.

PUNÇÃO DE VEIAS SUPERFICIAIS

1. Obtenção de maior repleção venosa para melhor visualização do vaso:
    - Jugular externa – Trendelenburg e choro.
    - Basílica e cefálica – garroteamento do membro acima da punção.
2. Punção lateral ao vaso após curto trajeto subcutâneo (tunelização).
3. Se houver dificuldade na progressão do cateter, infundir soro fisiológico durante sua introdução.
4. Após a cateterização do vaso, seguir as mesmas orientações descritas na técnica.

PUNÇÃO DE VEIAS PROFUNDAS

O grande inconveniente desta via é a punção de vasos calibrosos sem visualização direta, ficando orientada apenas por referências anatômicas. Este fato não fornece segurança no êxito da punção e cateterização, tornando o procedimento restrito ao pessoal habilitado.

VEIA JUGULAR INTERNA

A veia jugular interna emerge da base do crânio em posição posterior à carótida interna. Durante seu trajeto, torna-se lateral e ântero-lateral. É recoberta em quase toda a sua extensão pelo músculo esternocleidomastóideo e termina confluindo com a veia subclávia formando a veia inominada e a veia cava superior.

São três as vias de acesso para a punção da veia jugular interna, tomando como referência justamente o músculo esternocleidomastóideo: a anterior, a lateral e a posterior.

A figura 112.1 mostra a posição da agulha em relação ao vaso e o músculo em cada uma das punções.

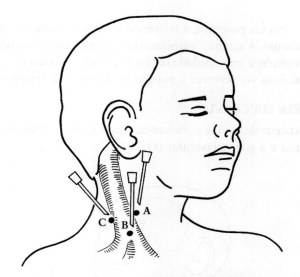

Figura 112.1 – Punção de jugular interna. Posicionamento adequado do paciente e locais de punção. A) Via anterior. B) Via lateral. C) Via posterior.

A via de eleição é a anterior, por permitir punção tangencial ao vaso, facilitando a progressão do cateter. O lado preferencial na punção da jugular interna é o direito, no qual a veia tem um trajeto mais retificado e a cúpula pleural é mais distante. O lado esquerdo será preferido quando houver pneumopatia predominante do mesmo lado, protegendo assim o lado menos comprometido.

No acesso à jugular interna, o segmento cefálico e o pescoço devem ser estendidos com a colocação de um coxim sob as espáduas e a face ligeiramente voltada para o lado oposto ao da punção.

Na via anterior, a agulha é introduzida na borda anterior do músculo em direção à base do triângulo de Sedellot. A palpação da artéria carótida também orienta a punção. A jugular nesta região está em posição lateral e em plano anterior em relação à artéria.

Na punção por via lateral, a agulha é introduzida no ápice do triângulo, em direção ao centro da sua base, ou a própria inserção clavicular do músculo. O trajeto é obviamente mais curto que o da via anterior.

Quadro 112.1 – Vias de acesso venoso – vantagens/desvantagens.

	Vantagens	Desvantagens
Veias superficiais Jugular externa Basílica Cefálica	Menor risco de acidentes Pode ser utilizada em quadros hemorrágicos Via preferencial para operadores iniciantes	Insucesso freqüente Dificuldade na progressão e localização central do cateter Demora no procedimento
Veias profundas Jugular interna Subclávia Femoral*	Rapidez na instalação Localização adequada do cateter com freqüência Cateterização possível em situações de choque	Punção inadvertida de estruturas nobres Uso restrito ao operador experiente

* O acesso venoso por via femoral fica restrito a situações de emergência como por exemplo a parada cardiorrespiratória.

Na via posterior, a referência é a borda posterior do músculo. A agulha é introduzida na altura do terço médio, dirigindo a extremidade da agulha para a fúrcula esternal. Esta via favorece a punção inadvertida da traquéia.

VEIA SUBCLÁVIA

Existem duas vias para sua cateterização: a infraclavicular e a supraclavicular (Fig. 112.2).

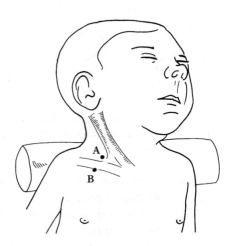

Figura 112.2 – Punção de subclávia. A) Via supraclavicular (Yoffa). B) Via infraclavicular (Aubaniac).

Para a punção da veia subclávia, o paciente deve ter um coxim sob as espáduas, permanecendo a cabeça em posição neutra ou com a face ligeiramente voltada para o mesmo lado da punção (via infraclavicular), ou com a face levemente voltada para o lado oposto ao da punção (via supraclavicular).

Na via infraclavicular (Aubaniac), a agulha é introduzida sob a clavícula na altura do terço médio, ou na junção deste com o terço interno. Dirige-se a punção para a fúrcula esternal, ou no caso de crianças menores para a base do triângulo de Sedellot próximo a fúrcula.

Na via supraclavicular (Yoffa), a agulha é introduzida entre a borda lateral do feixe clavicular do músculo esternocleidomastóideo e a clavícula, dirigindo a extremidade para o terço superior do esterno, abaixo da fúrcula, sem aprofundar mais que 1 ou 2cm na criança menor e cerca de 3cm na criança maior e adultos. Em crianças pequenas não recomendamos a via supraclavicular.

MATERIAL NECESSÁRIO

O "intracath" foi idealizado para a utilização no atendimento de urgência em ambiente não necessariamente hospitalar, podendo, nesta situação, prescindir-se da técnica rigorosamente asséptica. Em pediatria, este método não é recomendado. O menor calibre dos vasos requer, na maioria das vezes, a punção com auxílio de uma seringa, fazendo necessária a técnica com máscara, gorro, luvas e avental estéreis.

O material necessário para a técnica asséptica deve incluir:
1. cateter de calibre e comprimento adequados;
2. agulhas 25/7, 15/5;
3. seringas 5ml;
4. lidocaína a 2% sem vasoconstritor;
5. gazes;
6. campo fenestrado;
7. fio agulhado (mononáilon 5-0);
8. soro glicosado ou fisiológico com equipo.

TÉCNICA

Todo procedimento deve ser efetuado por pelo menos um médico e um auxiliar e, se possível, um terceiro elemento para a disposição do material.

A seqüência do procedimento inclui:
1. Imobilização e posicionamento adequados, preferencialmente em Trendelenburg, obtendo-se maior repleção venosa e prevenindo a embolização gasosa.
2. Cuidados na ventilação, oxigenação e manutenção da temperatura corpórea.
3. Sedação do paciente, se necessário.
4. Monitorização cardiorrespiratória.
5. Assepsia local com solução degermante de iodopovidona, seguida de álcool iodado a 2%.
6. Colocação de campo fenestrado estéril.
7. Infiltração anestésica local.
8. Punção propriamente dita com os seguintes cuidados:
   - manter leve pressão negativa durante a introdução da agulha;
   - na punção adequada do vaso obtém-se refluxo fácil do sangue, devendo-se então imobilizar a agulha para a introdução do cateter;
   - o cateter deve ter progressão fácil, indicando localização intravenosa adequada.
9. Conexão ao equipo de soro e verificação de refluxo.
10. Posicionamento do cateter na altura do segundo espaço intercostal esquerdo (corresponde aproximadamente à desembocadura da cava superior no átrio direito).
11. Fixação do cateter com mononáilon 5-0. O ponto de ancoragem na pele pode ser dado antes do posicionamento definitivo do cateter, evitando o risco de perda acidental quando da fixação.
12. Curativo: recomendamos o curativo compressivo após a instalação, pois pode haver formação de hematoma. Os curativos subseqüentes devem ser diários com uso de antisséptico (por exemplo: iodopovidona).
13. Localização radiológica do cateter com uso de contraste.

Quadro 112.2 – Principais complicações de cateteres percutâneos.

Vasculares	Infecciosas	Respiratórias
Lesões vasculonervosas Trombose Lesão de ducto torácico Embolização (gasosa, pelo próprio cateter, por coágulos) Hemorragias Fístula arteriovenosa Arritmias cardíacas Perfuração cardíaca	Septicemia Flebites Bacteriemia Infecção local Osteomielite clavicular Artrite séptica	Parada cardiorrespiratória Pneumotórax Hidrotórax Hemotórax Quilotórax Apnéia Enfisema subcutâneo Perfuração traqueal

COMPLICAÇÕES

Os cateteres percutâneos não estão isentos de complicações e quem os utiliza deve estar ciente. Muitas das complicações poderiam ser evitadas se respeitadas as principais orientações descritas neste capítulo.

O quadro 112.2 mostra as principais complicações.

BIBLIOGRAFIA

AUBANIAC, R. – Intraveineuse sousclaire. *Presse Med.*, **60**:1456, 1952.

BURRI, C.; AHNEFELD, F.W. – *The Caval Catheter*. 1st ed., New York, Springer Verlag, 1978.

EICHELBERGER, M.R.; ROUS, P.G.; HOELZER, D.J. et al. – Percutaneous subclavian venous catheters in neonates and children's. *J. Pediatr. Surg.*, **16**(Suppl. 1):4, 1981.

ENGLISH, L.C.W.; FREW, R.M.; PIGOTT, J.F. et al. – Percutaneous catheterization of the internal jugular vein. *Anaesthesia*, **24**:521, 1969.

NICHOLSON, S.C.; SWEENEY, M.F.; MOORE, R.A. et al. – Comparison of internal and external jugular cannulation of central circulation in pediatric patient. *Crit. Care Med.*, **13**:147, 1985.

DUDRICK, S.J.; WILMORE, D.W.; FARS, H.M. et al. – Long term total parenteral nutrition with growth, development and positive nitrogen balance. *Surgery*, **64**:134, 1968.

MORGAN, B.C. – Complications from intravascular catheters. Editorials. *AJDS*, **138**:425, 1984.

PETERS, J.L. – Current problems in central venous catheters systems. Editorial. *Crit. Care Med.*, **8**:205, 1982.

RICARD, P.; MARTIN, R.; MARCOUX, A. – Protection of indwelling vascular catheters, incidence of bacterial contamination and catheter related sepsis. *Crit. Care Med.*, **13**:541, 1985.

KANTER, R.K. et al. – Pediatric emergency intravenous acess. *AJDS*, **140**:132, 1986.

CARVALHO, W.B.; CARVALHO, M.F.; MATSUMOTO, T. – Técnicas freqüentemente utilizadas em terapia intensiva. In Wong, A. *Terapia Intensiva em Pediatria*. 1ª ed., São Paulo, Sarvier, 1982.

YOFFA, D. – Supraclavicular subclavian venepuncture and catheterization. *Lancet*, **2**:614, 1965.

SINOPSE

CATETERIZAÇÃO VENOSA PERCUTÂNEA

1. Indicação criteriosa.

2. A passagem de cateteres percutâneos deve ser feita necessariamente por pessoal habilitado, ou sob sua supervisão, notadamente na punção de vasos profundos.

3. Observar técnica rigorosamente asséptica.

4. Na presença de quadros pulmonares, preferir sempre a punção no lado mais acometido.

5. Evitar punções repetidas e intempestivas.

6. Jamais tracionar o cateter através da agulha (embolismo pelo cateter) ou insistir na introdução quando houver resistência (falso pertuito).

7. Observar a oclusão da agulha e do cateter para evitar embolismo aéreo.

8. Fixação cuidadosa do cateter na pele, evitando estrangulamento (pele e cateter).

9. Não admitir dúvidas quanto à localização correta do cateter.

10. Troca de curativos diária, com observação rigorosa de hiperemia ou secreção purulenta e das indicações para a retirada do cateter.

11. Retirada do cateter quando houver sinais de trombose ou tromboflebite no trajeto venoso.

12. Utilizar os cateteres venosos pelo menor tempo necessário, de acordo com a indicação inicial.

13. Na presença de febre sem outros focos infecciosos aparentes, proceder à colheita de culturas: "swab" do pertuito, hemocultura por veia periférica, e na retirada do cateter realizar a cultura de sua ponta.

113

LAVAGEM GÁSTRICA

Cláudio Schvartsman

EQUIPAMENTO

Sonda gástrica – de maior calibre possível para ser introduzida sem grandes traumatismos no paciente que está sendo atendido. Geralmente n°s 12 a 22 para crianças pequenas e 24 a 36 para crianças maiores. Na sua parte distal deve ter, além do orifício da extremidade, diversos orifícios laterais.

Quando possível, podem ser usadas sondas conectadas por um tubo "em Y": uma introduzida, outra ligada no recipiente contendo o líquido de lavagem e a terceira a um dispositivo de sucção (Fig. 113.1). Podem ser utilizadas também sondas duplas, com uma via ligada ao recipiente contendo o líquido de lavagem e a outra ao dispositivo de sucção (Fig. 113.2).

Seringa – com 20 a 50ml de capacidade.

Líquido de lavagem – geralmente soro fisiológico ou então, se facilmente disponíveis, soluções específicas. Não sendo encontradas, pode-se utilizar apenas água.

"Clamp" – quando for utilizado o sistema de sondas conectadas por tubo "em Y".

Dispositivo de sucção – quando for utilizado o sistema de sondas conectadas por tubo "em Y" ou sistema de sonda dupla.

Bomba de pressão (pêra de borracha) – quando for utilizado o sistema de sonda dupla.

Frascos – limpos de vidro, de boca larga, com tampa protegida com papel de alumínio, para a colocação de amostras do material removido. Quando for utilizado o dispositivo de sucção, é suficiente o material coletado no próprio frasco de sucção.

Equipamento para restrição do paciente – lençóis, ataduras e esparadrapo.

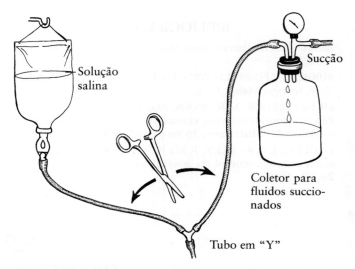

Figura 113.1 – Equipamento para lavagem gástrica constituído por três sondas conectadas por tubo "em Y".

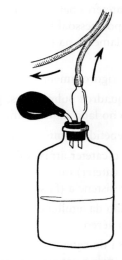

Figura 113.2 – Equipamento para lavagem gástrica constituído por sonda dupla.

TÉCNICA

– Restringir firmemente a criança pequena que não colabora (Fig. 113.3). Se necessário, administrar um sedativo.

– Marcar na sonda com fita adesiva ou esparadrapo a distância nariz-ponta do apêndice xifóide.

– Examinar a boca e remover corpos estranhos porventura existentes.

– Introduzir a sonda pelo nariz em crianças maiores ou por via oral em crianças menores. Verificar se o posicionamento está correto. Pode ocorrer reflexo nauseoso, mas o aparecimento de tosse intensa ou sufocação é sugestivo de introdução incorreta na árvore respiratória. O borbulhar produzido através da ponta da sonda imergida em água também é indicativo de posicionamento inadequado (Fig. 113.4). Se o paciente colaborar, deve ser solicitado para realizar movimentos repetidos de deglutição.

– Quando possível e/ou necessário (por exemplo: criança torporosa ou em coma), solicitar a intubação traqueal prévia por especialista habilitado.

– Colocar o paciente sobre a mesa de procedimentos, em decúbito lateral esquerdo, com a cabeça pendente além da extremidade da mesa e com a face voltada para baixo (Fig. 113.5).

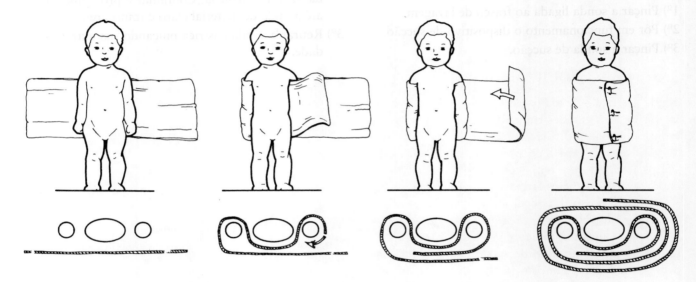

Figura 113.3 – Técnica para restrição da criança pequena.

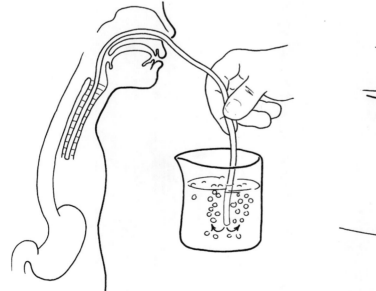

Figura 113.4 – Manobra para verificação do posicionamento incorreto da sonda gástrica.

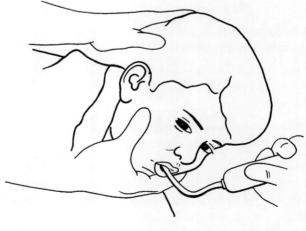

Figura 113.5 – Restrição e posição adequada da criança submetida à lavagem gástrica.

Procedimento com a seringa (situação mais comum)
Adaptar a seringa na ponta da sonda:
1º) Aspirar o conteúdo gástrico.
2º) Introduzir o líquido.
3º) Aspirar o líquido juntamente com o conteúdo gástrico.
4º) Colocar amostras, particularmente do primeiro aspirado, nos frascos de vidro com tampa. Repetir a manobra 10 e 12 vezes ou até que o material aspirado esteja claro e transparente.
5º) Retirar a sonda, realizando com a seringa o movimento de aspiração.

Procedimento com as sondas conectadas "em Y"
1º) Pinçar a sonda ligada ao frasco de lavagem.
2º) Pôr em funcionamento o dispositivo de sucção.
3º) Pinçar a sonda de sucção.
4º) Introduzir cerca de 20 a 50ml da solução de lavagem.
5º) Pinçar a sonda ligada ao frasco de lavagem.
6º) Pôr em funcionamento o dispositivo de sucção. Repetir a manobra 10 a 12 vezes ou até que o material aspirado esteja claro e transparente.
7º) Retirar a sonda gástrica pinçando sua extremidade proximal.

Procedimento com a sonda dupla
1º) Pôr em funcionamento intermitente o dispositivo de sucção.
2º) Introduzir ar no frasco de lavagem com o auxílio da pêra de borracha. Continuar o procedimento até a saída de material claro e transparente.
3º) Retirar a sonda gástrica pinçando sua extremidade.

114

PERICARDIOCENTESE

Helio Massaharo Kimura

CONCEITO

É a introdução percutânea de uma agulha no espaço pericárdico. É utilizada para a remoção de líquido (exsudato ou sangue) para fins diagnóstico ou terapêutico.

MATERIAL

- Solução antisséptica de tintura de iodo em álcool a 70°
- Xilocaína a 1%
- Agulha 15 × 5
- Agulhas de punção liquórica 60 × 8 ou 40 × 8
- Seringas de 3-5-10ml
- Torneira de 3 vias
- Campos cirúrgicos
- Tubos estéreis

LOCAL DE PUNÇÃO (Fig. 114.1)

Subxifoideana, a mais indicada para derrames e a mais comumente utilizada.

PREPARAÇÃO DO PACIENTE

- Se possível sedação.
- Posição sentada em ângulo de 60°.
- Retirada de vestimenta torácica e abdominal.
- Assepsia ampla.
- Anestesia local da pele.

MÉTODO (SUBXIFOIDEANA) (Fig. 114.2)

1. Agulha de LCR sem mandril conectada à seringa de 10ml com soro fisiológico.
2. Introduzir a agulha em ângulo de 90° com a pele.
3. Após o subcutâneo, orientar a agulha para cima e para a esquerda em direção ao ombro esquerdo.
4. Agulha quase que paralela à pele em ângulo de 10-20°.
5. Avançar cautelosamente, com monitorização eletroencefalográfica.
6. A penetração do saco pericárdico é precedida por aumento da resistência ao avanço da agulha.
7. Após sua penetração há uma sensação de penetração em um espaço vazio.

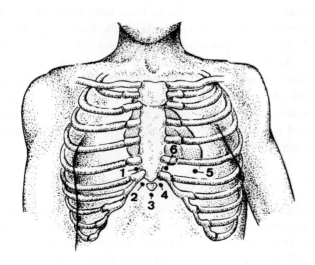

Figura 114.1 – Locais de punção na pericardiocentese.

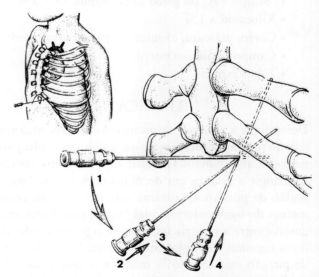

Figura 114.2 – Direção da agulha na pericardiocentese.

115

PARACENTESE ABDOMINAL

Solange S. Rocha

CONCEITO

É uma punção da parede abdominal com agulha ou cateter para aspiração de líquido contido na cavidade peritoneal.

INDICAÇÕES

Terapêutica – ascite com insuficiência respiratória restritiva.

Diagnóstica – obter líquido peritoneal estéril para estudo citológico e cultura.

CONTRA-INDICAÇÕES

Infecção superficial da pele no local de punção; grande distensão de alças intestinais; existência de tumoração próxima; diástese hemorrágica.

MATERIAL

- Solução antisséptica de povidine, álcool a 70%
- Gazes estéreis, seringas de 3 e 5ml
- "Scalp" 19G ou gelco 22G, agulha 15 × 5
- Xilocaína a 1%
- Gorro, máscara, avental e 1 par de luva estéril
- Campo oftálmico estéril
- Tubos estéreis

TÉCNICA

Determinar a presença de ascite em cavidade abdominal (percussão abdominal e/ou auxílio por ultra-sonografia abdominal). Garantir esvaziamento vesical. Restringir a criança em decúbito dorsal. Localizar a região de punção: quadrante inferior a alguns centímetros do ligamento inguinal (traçar uma linha imaginária entre a cicatriz umbilical e o ponto médio da linha inguinal, dividi-la em três partes iguais; o ponto de punção está entre o $1/3$ médio e o distal) ou linha média (ponto médio entre a cicatriz umbilical e a sín-

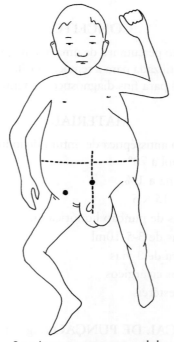

Figura 115.1 – Locais para paracentese abdominal.

fise púbica). Fazer assepsia com povidine, retirar o excesso com álcool a 70%. Colocar campo estéril. Fazer anestesia local com xilocaína a 1%. Para evitar a saída de fluido após a punção, pode ser utilizada a técnica de punção em "Z". Inserir a agulha ou gelco no local, mantendo em um ângulo a 90° em relação à pele. Aprofundar a agulha com firmeza. Aspirar vagarosamente e atentar para a entrada de líquido peritoneal na seringa. Ao término, retira-se a agulha e processa-se o curativo.

COMPLICAÇÕES

Sangramento, perfuração de vísceras abdominais (alças intestinais, bexiga, fígado, baço), infecção (bacteriemia, abscesso de parede abdominal, peritonite), risco de precipitar colapso intravascular, distúrbio eletrolítico, sepse e síndrome hepatorrenal na punção esvaziadora.

116

PUNÇÃO SUPRAPÚBICA DA BEXIGA

BENITA G. SOARES SCHVARTSMAN

A punção suprapúbica (PSP) é método de colheita de urina freqüentemente utilizado em pediatria, provavelmente em decorrência da facilidade de sua execução e grande confiabilidade quanto à obtenção de urina não-contaminada. É aplicável a lactentes devido à localização abdominal da bexiga nesta faixa etária. Em crianças maiores, sua execução somente é possível na vigência de distensão vesical, estando a bexiga acessível à palpação.

INDICAÇÕES

A PSP está indicada para a realização de urocultura e/ou análise laboratorial da urina nas seguintes situações:
- bacteriúria persistente de significado duvidoso;
- pacientes gravemente enfermos, nos quais um diagnóstico rápido e preciso é essencial antes de se iniciar o tratamento;
- obstrução do fluxo urinário uretral;
- febre de origem indeterminada antes do início do tratamento com antibióticos.

ASPECTOS TÉCNICOS

A presença de bexiga cheia é pré-requisito para o início do procedimento e pode ser confirmada por meio da palpação, transiluminação da região pélvica ou ultra-sonografia. A PSP deve ser realizada com a criança imobilizada em posição supina, com as pernas entreabertas e ligeiramente flexionadas para permitir o relaxamento adequado da musculatura abdominal. O equipamento necessário inclui luvas estéreis, antissépticos (iodopovidona e álcool a 70%), agulha 23 ou 25 e seringas de 3 ou 5ml.

Após a limpeza da região suprapúbica com os antissépticos, deve-se palpar a sínfise púbica e introduzir a agulha 1 a 2cm acima, na linha média, com movimento firme e rápido, segurando-se a seringa em ângulo de 70 a 80° com a parede abdominal (Fig. 116.1).

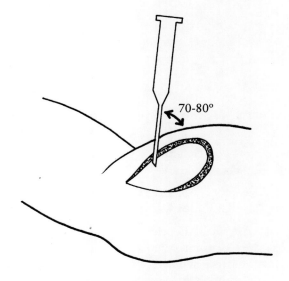

Figura 116.1 – Punção suprapúbica.

Assim que a agulha penetrar na pele, deve-se aspirar suavemente à medida que esta se aprofunda. Quando a bexiga é atingida, surge urina no interior da seringa.

Após a introdução de 2,0 a 2,5cm, se não se obtiver urina, pode-se fazer uma nova tentativa, direcionando-se um pouco mais a agulha para a pélvis. Se houver insucesso novamente, outras tentativas só deverão ser realizadas após um certo tempo, de forma a permitir o enchimento adequado da bexiga. Após a retirada da agulha, deve-se colocar um esparadrapo no local.

Embora a anestesia local possa ser inicialmente realizada, esta não parece ser necessária e pode, na realidade, causar mais dor que a própria punção.

Muitas vezes a criança urina logo no início do procedimento. Isto pode ser evitado pela compressão suave da uretra peniana nos meninos e da região retal anterior (introduzir o dedo mínimo através de toque retal) nas meninas antes e durante a aspiração.

COMPLICAÇÕES

A PSP é na maioria das vezes um procedimento seguro, sendo rara a ocorrência de complicações. Hematúria transitória, no entanto, é comumente observada. Complicações graves, provavelmente decorrentes de punção intestinal, como abscesso da parede abdominal anterior, peritonite e bacteriemia por anaeróbios, já foram descritas. Tais complicações, embora raras, reforçam a conclusão de que a presença de bexiga palpável é um pré-requisito fundamental para sua realização.

BIBLIOGRAFIA

HUGHES, W.T.; BUESCHER, E.S. – *Pediatric Procedures*. 2nd ed., Philadelphia, W.B. Saunders, 1982.

NELSON, J.Q.; PETERS, P.C. – Suprapubic aspiration of urine in premature and term infants. *Pediatrics*, 36:132, 1965.

POLNAY, L.; FRASER, A.M.; LEWIS, J.M. – Complications of suprapubic bladder aspiration. *Arch. Dis. Child.*, 50:80, 1975.

117

EXSANGÜINEOTRANSFUSÃO

Sergio Massaru Horita

INDICAÇÕES

- Hiperbilirrubinemia neonatal.
- Septicemia.
- Coagulação intravascular disseminada.
- Intoxicações (salicilatos, aminofilina, metemoglobinemia).

MATERIAL

- Seringas 5-10-20ml.
- Duas torneiras de 3 vias.
- Equipo para sangue.
- Equipo simples.
- Frasco graduado para desprezo.
- Solução fisiológica e heparinizada (1µg/ml).
- Gluconato de cálcio a 10%.
- Campo estéril fenestrado.
- Gorro, máscara, avental cirúrgico.
- Luvas estéreis.
- Frascos para hemograma, coagulograma, eletrólitos, bilirrubinas.

SANGUE

Volume de troca – duas volemias (volemia = 80ml × peso em kg).

Tipo sangüíneo:
Incompatibilidade Rh: O Rh negativo.
Incompatibilidade ABO: O Rh específico.
Outras indicações: tipo específico.

Características – sangue com anticoagulante CPD, o mais fresco possível.

Dosar eletrólitos – não utilizar se K > 10mEq/l e Na > 160mEq/l.

Cuidados – aquecer o sangue a 32°C; homogeneizar o sangue durante todo o processo.

CUIDADOS COM A CRIANÇA

1. Jejum prévio de 3 horas ou passar sonda nasogástrica.
2. Imobilização em incubadora ou berço aquecido.
3. Manter temperatura e oxigenação adequadas.
4. Monitorização da freqüência cardíaca.
5. Freqüência respiratória e perfusão periférica.

MÉTODO

1. Conectar as duas torneiras de 3 vias em série.
2. Conectar a seringa à extremidade distal.
3. Conectar o equipo de sangue, já devidamente preenchido, a uma das saídas laterais.
4. Conectar o equipo simples que leva ao frasco de desprezo a outra saída lateral.
5. Testar o sistema para detectar vazamentos.
6. Antissepsia do cateter venoso e da área cirúrgica.
7. Colocação do campo estéril fenestrado.
8. Iniciar procedimento sempre com retirada de uma alíquota.
9. Ajustar as torneiras e desprezar o sangue.
10. Reajustar as torneiras e encher a seringa com a mesma quantidade com sangue do doador.
11. A alíquota em prematuros é de 5ml, em recém-nascidos de termo de 5-10ml e em lactentes maiores de 10-20ml.
12. A velocidade do procedimento deve ser ajustada para uma duração de 1-2 horas.
13. Checar a quantidade trocada a cada 100ml.
14. Agitar a bolsa de sangue freqüentemente para homogeneização.
15. Em caso de obstrução ou dificuldade de fluxo, lavar o sistema com soro fisiológico heparinizado.
16. O balanço final pode ser positivo nos casos de crianças anêmicas e hipovolêmicas ou negativo em crianças hipervolêmicas, sendo feito o ajuste gradualmente durante o procedimento.

17. A primeira e última alíquotas retiradas podem ser utilizadas para exames laboratoriais.
18. Infundir gluconato de cálcio a 10%, 1ml/kg em caso de sintomas de hipocalcemia.

COMPLICAÇÕES

Metabólicas
Hipercalemia.
Hipernatremia.
Hipocalcemia.
Toxicidade por citrato.
Acidose.
Hipoglicemia.
Hipotermia.

Mecânicas

Infecciosas
SIDA (AIDS).
Hepatite.
CMV.
Sífilis.
Doença de Chagas.

Tromboembólicas

Cardíacas
Hipervolemia.
Hipovolemia.
Arritmias.
Parada cardíaca (< 1% em recém-nascidos ictéricos; 6,5% em lactentes sépticos).

Hematológicas
Plaquetopenia.
Anemia.
Leucopenia.
Reação enxerto *versus* hospedeiro.

Em recém-nascidos
Fibroplasia retrolental.
Hemorragias intracranianas.
Enterocolite necrotizante.
Trombose de veia porta.

BIBLIOGRAFIA

HUGHES, W.T.; BNESCHER, E.S. – *Pediatric Procedures*. Philadelphia, W.B. Saunders, 1980.

118

ADMINISTRAÇÃO CONTÍNUA DE DROGAS

Ulysses Doria Filho

A moderna terapêutica cada vez mais exige a administração contínua de drogas, no sentido de que a manutenção dos níveis plasmáticos dentro da faixa terapêutica ideal confere à droga administrada o máximo de eficiência com o mínimo de efeitos colaterais. É necessário que a infusão realmente ocorra na velocidade prevista e que se tenha condições, seja por meio da monitorização dos níveis plasmáticos, seja por meio de parâmetros clínicos, de avaliar a adequação da quantidade infundida.

As drogas mais comumente usadas por infusão contínua na emergência pediátrica são: aminofilina, dobutamina, dopamina, insulina, isoproterenol, lidocaína e nitroprussiato. Deve-se diluir estas drogas em volumes práticos, que facilitem os cálculos tanto da velocidade de infusão, como das eventuais alterações que se tornem necessárias, a exemplo da proposição abaixo (Tabela 118.1).

Tabela 118.1 – Diluição de drogas para administração contínua.

Droga	Diluição	Administração
Dobutamina	6mg/kg/100ml	1µg/kg/min = 1ml/h
Dopamina	6mg/kg/100ml	1µg/kg/min = 1ml/h
Isoproterenol	0,06mg/kg/100ml	0,01µg/kg/min = 1ml/h
Lidocaína	12mg/kg/100ml	10µg/kg/min = 5ml/h
Nitroprussiato	3mg/kg/250ml	1µg/kg/min = 5ml/h
Insulina	0,5U/kg/250ml	0,1U/kg/h = 50ml/h
Aminofilina	5mg/kg/250ml	1mg/kg/h = 50ml/h

O gotejamento deve ser calculado de acordo com o equipamento utilizado. É comum o uso de equipos com microgotejadores (geralmente 1ml = 60µgotas) e neste caso o cálculo pode ser feito por meio da tabela 118.2, na qual deve-se observar que o número de µgotas/min corresponde ao número de ml/h.

Tabela 118.2 – Correspondência das microgotas.

µgt/min	ml/min	ml/h	ml/24h
5	0,08	5	120
10	0,17	10	240
20	0,33	20	480
30	0,50	30	720
40	0,60	40	960
50	0,84	50	1.200
60	1,00	60	1.440
70	1,16	70	1.680
80	1,20	80	1.920
90	1,50	90	2.160
100	1,67	100	2.400
110	1,83	110	2.640
120	2,00	120	2.880

1ml = 60µgotas.

A infusão pode também ser feita por meio de bombas elétricas de infusão contínua, que permitem a administração de volumes variáveis de 7 a 1.000ml/h ou de equipamentos próprios para infusão de pequenos volumes, que, utilizando seringas de volume variável, permitem a administração extremamente lenta de até 0,125ml/h. A regulagem da velocidade de infusão é feita de acordo com tabelas fornecidas com os aparelhos, sendo aconselhável a aferição do volume realmente infundido antes de cada utilização.

O uso destes aparelhos automáticos, quando utilizados cateteres centrais para a infusão, não é isento de riscos, uma vez que qualquer extravasamento demorará muito mais para ser percebido e, nestes casos, é conveniente a confirmação radiológica para assegurar a localização exata da extremidade do cateter e também evitar utilizar cateter em que não se obtém refluxo de sangue.

Estas bombas de infusão contínua têm sido utilizadas para a administração lenta de drogas (por exemplo, 30-60 minutos) e, nesses casos, estudos relativamente recentes sobre cinética de drogas, sob condições variáveis de fluxo e do local onde a droga é introduzida no sistema de infusão (por exemplo, antes ou depois da bomba de infusão) revelaram que a velocidade real de liberação da droga para o organismo varia grandemente em função desses fatores, cuja importância sempre deve ser considerada em estudos de farmacocinética.

A influência da adsorção das diferentes drogas ao vidro, ao plástico ou aos filtros dos sistemas de infusão, assim como os efeitos de seus pesos específicos, reduzindo a quantidade de fármaco efetivamente disponível para o paciente, ainda não é bem conhecida para a maioria delas.

BIBLIOGRAFIA

LEFF, R.D.; ROBERTS, R.J. – Methods for intravenous drug administration in the pediatric patient. *J. Pediatr.*, 98:631, 1981.

RAJCHGOT, P.; RADDE, I.C.; MacLEOD, S.M. – Influence of specific gravity on intravenous drug delivery. *J. Pediatr.*, 99:658, 1981.

119

MEDICAMENTOS DE URGÊNCIA MAIS UTILIZADOS EM PEDIATRIA

Cláudio Schvartsman

Acetaminofeno
Dosagem: 10mg/kg/dose, a cada 4-6 horas, VO, conforme necessário. Toxicidade: ver texto. Dose máxima 3,6g/dia. Usar com cuidado em pacientes com afecções hepáticas.

Ácido aminocapróico
Dosagem: 100mg/kg, VO, IV. A seguir, 20-25mg/kg/h. Máximo 30g/dia.
Não deve ser usado no tratamento de sangramento vesical devido a hemofilia.

Adenosina
Dosagem: 0,1mg/kg, por via IV. Repetir, se necessário, a cada 2 minutos, 0,05mg/kg, até um máximo de 0,35mg/kg/dose. A injeção deve ser rápida, com monitorização ECG e da pressão arterial.
Toxicidade: disritmias cardíacas, principalmente bradicardia sinusal e ectopia ventricular.
Não confundir com o vasodilatador fosfato de adenosina.

Adrenalina
Dosagem:
- 0,01ml/kg da solução 1:1.000, por via SC, repetido a cada 15-20 minutos, até 3 vezes ou a cada 4 horas;
- 0,1ml/kg da solução 1:10.000, por via IV, a cada 5 minutos, até a restauração do ritmo cardíaco ou desaparecimento da emergência hipotensiva;
- é inativada por soluções alcalinas.

Toxicidade: ansiedade, tremores, taquicardia, hipertensão arterial, aumento do consumo de oxigênio pelo miocárdio, diminuição do fluxo sangüíneo esplâncnico e renal, disritmias cardíacas.
Contra-indicações: doença coronariana, hipertireoidismo, aterosclerose cerebral, hipertensão arterial.

Albuterol
Dosagem:
- VO – crianças de 2 a 6 anos de idade: 0,1mg/kg/dose, 3 vezes por dia. Aumentar gradualmente, se necessário, até 0,2mg/kg, 3 vezes por dia (máximo 12mg/dia);
- crianças de 6 a 14 anos de idade: 2mg, 3-4 vezes por dia. Máximo 24mg/dia.

Nebulização – crianças com mais de 6 anos de idade: 0,15mg/kg (dose máxima 5mg). A seguir, 0,05mg/kg/dose (dose máxima 1,7mg), que pode ser repetida até 6 vezes.
Toxicidade: nervosismo, tremor, taquicardia, palpitações, alterações da glicemia.

Alcurônio
Dosagem:
- inicial: 0,2-0,3mg/kg/dose;
- subseqüente: 0,05-0,1mg/kg/dose, conforme necessário;
- com halotano, diminuir as doses.

Toxicidade: ver texto.

Aminofilina
Ver *teofilina*, pois é o sal de etilenodiamina ligado à teofilina (contém 85% de teofilina anidra).

Aspirina
Dosagem:
- como antitérmico e analgésico: 30-65mg/kg/dia, dividido em 4 doses;
- como antiinflamatório: 65-100mg/kg/dia, dividido em 4 doses; para doses superiores, deve-se monitorizar o nível sérico.

Toxicidade: ver texto.

Atropina
Dosagem:
- 0,01mg/kg/dose, cada 2-5 minutos, até 2-3 vezes, IM ou IV; dose mínima: 0,10mg; dose máxima: 0,40mg;
- em intoxicação por organofosforados ou carbamatos: 0,03-0,05mg/kg/dose, conforme necessário, até melhora clínica ou sinais de atropinização.

Toxicidade: ver texto.

Azul-de-metileno
Dosagem: 1-2mg/kg/dose, IV, em infusão em 5 minutos, quando metemoglobinemia for superior a 30%.

Toxicidade: náuseas, vômitos, diarréia, dor precordial, cefaléia, confusão mental, metemoglobinemia.

Contra-indicações: deficiência de G6PD.

Beclometasona
Dosagem:
- crianças de 6 a 12 anos de idade: 1-2 inalações, 3-4 vezes por dia (máximo 10 inalações/dia).

Boca seca, dor de garganta, candidíase oral.

Bretílio
Dosagem:
- nas arritmias ventriculares com risco de vida, administrar 5mg/kg da solução não-diluída, em injeção IV, durante 1 minuto.

Toxicidade: hipotensão, bradicardia, diarréia, náuseas e vômitos.

Bretílio não deve ser administrado em pacientes que estejam tomando digitálicos.

Captopril
Dosagem:
VO
- crianças com menos de 2 meses de idade: 0,05-0,1mg/kg/dose;
- crianças com mais de 2 meses de idade: 0,15mg/kg/dose.

Toxicidade: hipotensão, podendo ser acentuada, principalmente quando houver administração simultânea de diuréticos ou outros hipotensores. Proteinúria, neutropenia, erupção cutânea.

Cardioversão
Dosagem:
- fibrilação atrial ou "flutter" atrial: 0,5 watt-segundo/kg. Dobrar em cada tentativa infrutífera, até 4 watt-segundo/kg;
- fibrilação ventricular: 2 watt-segundo/kg (em pacientes digitalizados). Aumentar para 4 se a primeira tentativa for infrutífera.

Toxicidade: disritmias cardíacas, aumento de TGO e CPK, hipotensão, lesão miocárdica, êmbolos, edema pulmonar, queimaduras de pele.

Carvão ativado
Dosagem:
- 1g/kg, por gavagem, até 100g/dose;
- uso em múltiplas doses: 0,2-0,4g/kg/dose, a cada 4-6 horas;
- não usar quando o antídoto for dado por VO.

Toxicidade: ver texto.

Cetoprofeno
Dosagem:
- crianças abaixo de 12 anos: não recomendado;
- crianças acima de 12 anos: 150-200mg/dia, VO, IM ou VR, dividido em 2-3 doses.

Toxicidade: ver texto.

Cimetidina
Dosagem: 20-40mg/kg/dia em 3-4 doses, VO, IV (máximo 2,4g/dia).

Toxicidade: cimetidina atua nas enzimas microssomais hepáticas, alterando a farmacocinética de outros medicamentos como teofilina, fenitoína, propranolol, warfarina.

Clonazepam
Dosagem: 0,1-0,4mg/kg/dia, em infusão, IV contínua.

Toxicidade: ver texto.

Clorpromazina
Dosagem: 0,5mg/kg/dose, a cada 8 horas, até 40mg/dia, por via IM ou IV.

Toxicidade: ver texto.

Codeína
Dosagem: 0,5mg/kg/dia, VO, IM ou IV, a cada 6 horas, conforme necessário, até 60mg/dose.

Toxicidade: ver texto.

Dexametasona
Dosagem:
- antiinflamatório: 0,03-0,2mg/kg/dia, dividido a cada 6 horas;
- edema cerebral: 1-1,5mg/kg/dose, a cada 6 horas, conforme necessário;
- edema de vias aéreas: 0,25-0,5mg/kg/dose, a cada 6 horas, conforme necessário;

Toxicidade: ver texto.

Dexclorofeniramina
Dosagem: 0,15mg/kg/dia, dividido em 4 doses, VO, IM ou IV.
Toxicidade: semelhante à prometazina.

Diazepam
Dosagem: 0,25-0,3mg/kg/dose, IV, não-diluído; repetir até 2 vezes se necessário, com intervalo de 5-10 minutos. Via retal: 0,5mg/kg/dose.
Toxicidade: ver texto.

Diazóxido
Dosagem: 2-5mg/kg/dose, IV, em bolo, podendo ser repetido, se necessário, até 2 vezes, após 20 minutos e a seguir até 4 vezes ao dia.
"Minidoses": 1mg/kg, IV, em bolo, a cada 5 minutos, até se obter o efeito desejado, ou até 5 doses.
Toxicidade: ver texto.

Diclofenaco
Dosagem: 0,5-2mg/kg/dia, dividido em 3 doses, VO ou VR.
Toxicidade: ver texto.

Difenidramina
Dosagem: 5mg/kg/dia, VO, IM, IV, em 3-4 doses divididas (máximo 300mg/dia).
Toxicidade: sonolência, sedação, boca seca.

Digoxina
Dosagem:
Via parenteral
- Digitalização
  - prematuros e recém-nascidos com menos de 2 semanas: 15-30µg/kg;
  - recém-nascidos com mais de 2 semanas e lactentes: 25-40µg/kg;
  - crianças de 2 a 10 anos: 15-30µg/kg;
  - crianças maiores de 10 anos: 1-1,5mg;
- Aplicar ½ ou ¼ da dose, seguido por ¼ a cada 6 horas.
- Manutenção: 20-30% da dose de digitalização.
Via oral
- Digitalização
  - recém-nascidos de baixo peso: 20-30µg/kg;
  - recém-nascidos de termo: 30µg/kg;
  - crianças de 1-12 meses: 35µg/kg;
  - crianças de 1-10 anos: 40µg/kg;
  - crianças maiores de 10 anos: 1-1,5mg;
  - aplicar ½ da dose e a seguir ¼ a cada 8 horas.
- Manutenção: 30% da dose de digitalização.
Toxicidade: ver texto.

Dimenidrinato
Dosagem: 5mg/kg/dia, dividido em 4 doses.
Toxicidade: semelhante à prometazina.

Dipirona
Dosagem: 6-15mg/kg/dose, a cada 4-6 horas, VO, IM ou IV.
Toxicidade: ver texto.

Dobutamina
Dosagem:
- 2,5-10µg/kg/dia, IV, em infusão contínua;
- incompatível com soluções alcalinas.
Toxicidade: hipertensão arterial, taquicardia, disritmias cardíacas, náuseas, cefaléia.

Domperidona
Dosagem:
- 0,3-0,4mg/kg/dose, VO, 3 a 4 vezes ao dia;
- 0,1-0,2mg/kg/dose, IM, 3 a 4 vezes ao dia.
Toxicidade: sonolência e manifestações extrapiramidais.

Dopamina
Dosagem:
- 2-5µg/kg/minuto: efeito dopaminérgico – aumenta o fluxo sangüíneo renal, com pouco efeito sobre freqüência e débito cardíaco;
- 5-15µg/kg/minuto: aumento do fluxo sangüíneo renal, freqüência, débito e contratilidade cardíaca;
- maior que 20µg/kg/minuto: predomínio de efeito alfa-adrenérgico, com diminuição da perfusão renal.
Diluir 3mg × peso (kg) em 50ml de SG a 5% ou 15mg × peso (kg) em 250ml de SG a 5%. Nesta diluição, a velocidade de infusão em µg/kg/min = ml/h = µgota/min.
É incompatível com soluções alcalinas.
Toxicidade: náuseas, vômitos, taquicardia ou bradicardia, disritmias cardíacas, hipertensão arterial.
Contra-indicações: feocromocitoma, hipovolemia.

Espironolactona
Dosagem: 1,5-3mg/kg/dia, VO, dividido em 2-4 doses.
Toxicidade: ver texto.

Fenobarbital
Dosagem:
- de ataque: 10-15mg/kg, IM ou IV;
- manutenção: 3-5mg/kg/dia, dividido em 2 doses, VO, IM ou IV, até 150-250mg/dia.
Toxicidade: ver texto.

Fenoterol
Dosagem: 0,5mg/kg/dia, dividido em 3-4 doses, VO.
Inalação: 1 gota/4-5kg da solução a 0,5%.
Toxicidade: semelhante à terbutalina.

Furosemida
Dosagem: 0,5-2mg/kg/dose, VO ou IV, 1-4 vezes ao dia.
Toxicidade: ver texto.

Heparina
Dosagem: 100U/kg, IV. A seguir, 5-25U/kg/h por infusão IV contínua.
Toxicidade: hemorragia.

Hidantal
Dosagem:
– ataque: 18mg/kg, IV, em 5 minutos, diluído em água destilada;
– manutenção: iniciar 24 horas após o ataque; 5-10mg/kg/dia, dividido em 2 doses.
Toxicidade: ver texto.

Hidralazina
Dosagem: 0,1-0,2mg/kg/dose, a cada 4-6 horas, IM ou IV; manutenção por VO: 0,2-0,3mg/kg/dose, 2 vezes ao dia, aumentando 0,2mg/kg/dose, a cada 2-3 dias, até um máximo de 3,5g/dia.
Toxicidade: ver texto.

Hidrato de cloral
Dosagem: 10-15mg/kg/dose, até a cada 8 horas.
Toxicidade: hipotensão, depressão respiratória, sonolência e coma.

Hidrocortisona
Dosagem:
– insuficiência adrenal aguda: 1-2mg/kg/dose, IV, em bolo, com máximo de 25-150mg/dia para lactentes e 150-250mg/dia para crianças maiores;
– ação antiinflamatória: 0,8-4mg/kg/dia, dividido a cada 6 horas;
– choque séptico: 35-50mg/kg/dose, IV, até 2 vezes;
– mal asmático: 20-40mg/kg/dia, dividido a cada 4-6 horas.
Toxicidade: ver texto.

Hidroxizina
Dosagem:
– VO – 2mg/kg/dia em 4 doses divididas (máximo 100mg/dia);
– IM – 0,5-1mg/kg/dose (máximo 100mg). Repetir, se necessário, a cada 4-6 horas.
Toxicidade: sonolência, boca seca.

Ibuprofeno
Dosagem: 30-70mg/kg/dia, dividido em 3-4 doses.
Toxicidade: ver texto.

Ipeca, xarope
Dosagem:
– crianças menores de 1 ano: 10ml;
– crianças de 1-12 anos: 15ml;
– crianças maiores de 12 anos: 30ml, pode ser repetido 1 vez após 30 minutos.

Isoproterenol
Dosagem: 0,1-1,5µg/kg/min, IV, iniciar com 0,1µg/kg/min e aumentar 0,1µg/kg/min a cada 10-15 minutos, até atingir o efeito desejado. Diluir 0,3mg × peso (kg) em 50ml de SG a 5% ou 1,5mg × peso (kg) em 250ml de SG a 5%. Nesta diluição, a velocidade em µg/kg/min = 0,1ml/hora = 0,1µgota/min. É incompatível com soluções alcalinas.
Solução 1:200 (0,5%) – 5mg/ml.
Toxicidade: semelhante à epinefrina. Aumenta o fluxo muscular.
Exige monitorização de ECG, não devendo-se permitir que a freqüência cardíaca ultrapasse 180.

Lidocaína
Dosagem:
– ataque: 1mg/kg/dose, cada 5-10 minutos, até o efeito desejado ou 5mg/kg;
– manutenção: 20-50µg/kg/minuto. Diluir 150mg × peso (kg) em 250ml de SG a 5%. Nesta diluição, a velocidade de infusão em µg/kg/min = 10ml/hora = 10µgota/minuto.
Toxicidade: convulsões, coma, depressão respiratória, ansiedade, bradicardia, hipotensão, disritmias cardíacas.

Lorazepam
Dosagem: sedação – 0,04-0,05mg/kg/dose (máximo 2mg), VO, IV. Estado de mal epiléptico – 0,05mg/kg/dose, IV (dose máxima 4mg). A seguir, se necessário, até atingir 0,1mg/kg.
Toxicidade: sonolência, sedação, hipotensão arterial.

Meperidina
Dosagem: 1-2mg/kg/dose, a cada 4-6 horas, conforme necessário.
Toxicidade: ver texto.

Metaproterenol
Dosagem:
– VO – crianças com menos de 6 anos de idade (usar com cuidado): 1,3-2,6mg/kg/dia em doses divididas;

- crianças de 6 a 9 anos de idade: 10mg, 3-4 vezes por dia;
- crianças com mais de 9 anos de idade: 20mg, 3-4 vezes por dia.

Inalação – duas inalações a cada 4 horas.

Toxicidade: náuseas, cefaléia, tremores, tontura, taquicardia, rubor.

Metilprednisolona
Dosagem: choque – 30mg/kg em infusão IV durante 15-30 minutos. Crise asmática – 1-2mg/kg, IV, em 5-10 minutos. Repetir a cada 4-6 horas se necessário.
Toxicidade: ver texto.

Metoclopramida
Dosagem: 0,5-1mg/kg/dia, VO, IM ou IV, não ultrapassando 15mg/dia, dividido em 3 doses.
Toxicidade: manifestações extrapiramidais, caracteristicamente opistótono e desvio conjugado do olhar.

Metopimazina
Dosagem: 0,5-1mg/kg/dia, VO ou IM, dividido em 3-4 doses; crianças maiores: 2-5mg/dose, 3 vezes ao dia.
Toxicidade: sonolência e manifestações extrapiramidais.

Morfina
Dosagem: 0,1-0,2mg/kg/dia, a cada 4-6 horas, conforme necessário.
Toxicidade: ver texto.

N-acetil-cisteína
Dosagem: intoxicação por acetaminofeno – dose inicial de 140mg/kg e a seguir 70mg/kg/dose, a cada 4 horas, por 3 dias.

Naloxona
Dosagem: 0,01-0,02mg/kg/dose, repetido conforme necessário, por via SC, IM ou IV.

Nifedipina
Dosagem: crises hipertensivas – 0,25-0,5mg/kg/dose, VO, SL.
Toxicidade: hipotensão, particularmente quando administrada simultaneamente com outros anti-hipertensivos. Tontura, edema periférico.

Nitroprussiato de sódio
Dosagem: 0,5-8µg/kg/min, IV, com bomba de infusão e monitorização de todos os sinais vitais.
Diluir 3mg × peso (kg) em 50ml de SG a 5% ou 15mg × peso (kg) em 250ml de SG a 5%. Dessa forma, a velocidade em µg/kg/min = ml/hora = µgota/minuto.
Toxicidade: ver texto.

Pancurônio
Dosagem: adultos e crianças – inicial de 0,04-0,1mg/kg; subseqüente de 0,01-0,02mg/kg, conforme necessário (geralmente a cada 20-40 minutos).
Recém-nascidos são muito sensíveis; fazer dose teste de 0,02mg/kg.
Com anestésicos potentes: diminuir a dose.
Toxicidade: ver texto.

Paraldeído
Dosagem: estado de mal epiléptico – 0,3ml/kg, VR.
Toxicidade: depressão respiratória, edema pulmonar, acidose metabólica, hepatite tóxica, irritação retal.

Piroxicam
Dosagem: 0,4mg/kg/dia, em 1 a 2 doses diárias, até 20mg/dia.
Toxicidade: ver texto.

Prednisona
Dosagem:
Síndrome nefrótica – 2mg/kg/dia, VO.
Artrite reumatóide – 1-2mg/kg/dia, VO, em 1-4 doses divididas.
Toxicidade: ver texto.

Prometazina
Dosagem: 0,5mg/kg/dose, no máximo a cada 12 horas, VO, IM ou IV. Quando IV, diluir para 25mg/ml e infundir em velocidade inferior a 25mg/min.
Toxicidade: sonolência, depressão neurológica, alergia e efeitos atropínicos.

Propranolol
Dosagem: arritmias
- 0,01-0,1mg/kg/dose, IV, lentamente (dose máxima 1mg);
- 0,5-1mg/kg/dia, VO, em 4 doses divididas.

Toxicidade: depressão miocárdica, náuseas, vômitos, hipoglicemia.

Reserpina
Dosagem: 0,04-0,07mg/kg/dose, IM; dose máxima de 2mg pode ser repetida a cada 8 horas, conforme necessário.
Toxicidade: ver texto.

Succinilcolina
Dosagem:
- recém-nascidos: 2mg/kg/dose;
- crianças maiores: 1mg/kg/dose;
- adultos: 0,6-1mg/kg/dose;
- dose prévia de atropina: 0,01mg/kg, com mínimo de 0,10mg.

Toxicidade: ver texto.

Teofilina

Dosagem: estado de mal asmático
- dose de ataque: 5-7mg/kg, IV, em 20 minutos;
- manutenção em infusão IV contínua:
  - crianças menores de 1 ano: 0,2-0,8mg/kg/h;
  - crianças de 1 a 9 anos: 0,85mg/kg/h;
  - crianças maiores de 9 anos: 0,65mg/kg/h;
- uso ambulatorial: 16mg/kg/dia, dividido em 4 doses, para um máximo de 400mg/dia;
  - crianças de 6-24 semanas: 8mg/kg/dia;
- sempre que possível monitorizar o nível sérico, especialmente nos casos de mal asmático.

Toxicidade: ver texto.

Terbutalina

Dosagem:
- VO: 0,05mg/kg/dose, 3 vezes ao dia, até 0,1mg/kg/dose ou 5mg/dia;
- SC: 0,005-0,01mg/kg/dose (máximo de 0,4mg/dose) a cada 15-20 minutos, até 2 vezes.

Toxicidade: tremores, nervosismo, ansiedade, náuseas, cefaléia, taquicardia e disritmias cardíacas.

Tiopental

Dosagem:
- ataque: 2-5mg/kg, IV, lentamente;
- manutenção: 20-100µg/kg/min, com monitorização do nível sérico, bomba de infusão, assistência ventilatória e monitorização de sinais vitais.

Toxicidade: ver texto.

Xilocaína

Ver lidocaína.

120

INFORMÁTICA NA EMERGÊNCIA MÉDICA

ULYSSES DORIA FILHO

A aplicação da computação à Medicina é relativamente recente, mas já não se consegue viver sem as facilidades que ela propicia. A administração de um hospital moderno encontra na Informática um aliado, sem o qual já não é possível sobreviver, tal a complexidade, o número de funções e o volume avassalador de novas informações que devem ser analisadas, processadas e disponibilizadas diariamente.

Uma série de sistemas, com os quais muitos convivem sem perceber, dá suporte ao funcionamento dos hospitais e, assim, serviços como cadastro de pacientes, etiquetas, prontuário eletrônico, acesso "on line" a resultado de exames de laboratório etc. existem, sustentados por uma estrutura de "softwares" e por redes de computadores.

A figura 120.1 mostra aplicações atuais da Informática à Medicina, dividida em 13 sistemas.

Dentre estes, três merecem especial consideração pela sua grande participação nos serviços de emergência:

1. **Sistemas de radiologia** – as atividades de um serviço de radiologia incluem a geração de imagens, sua interpretação, manuseio e informação, sendo que cada uma destas está, em maior ou menor grau, ligada à computação. Em várias modalidades (tomografia, ultra-sonografia, ressonância magnética, alguns exames de Medicina Nuclear etc.) a computação participa da obtenção de imagens digitais e do processo de criação da imagem final. Recursos da Informática são muito usados para ampliar, rodar e melhorar a qualidade de imagens e, também, no seu armazenamento e recuperação.
2. **Sistemas de monitorização** – a atenção freqüente a determinados parâmetros dos pacientes tornou-se aspecto característico do cuidado daqueles criticamente enfermos. A monitorização não só alerta os

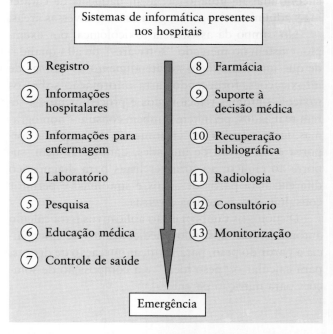

Figura 120.1 – Aplicações atuais da Informática à Medicina, dividida em 13 sistemas.

profissionais quanto a eventos ameaçadores da vida, como também possibilita o controle de alguns aparelhos que ajudam na sua manutenção, a exemplo de respiradores. Muitas dessas técnicas, altamente dependentes da computação e que só eram utilizadas em UTI, podem, hoje, ser usadas nos serviços de pronto-socorro como ferramentas de diagnóstico e nos centros cirúrgicos com propostas terapêuticas.

3. **Sistemas de suporte à decisão clínica** – o processo de decisão médica é complexo e envolve "saber" que perguntas fazer, que exames pedir, que procedimentos executar, determinar o valor relativo dos resulta-

dos obtidos e associá-los a riscos e custos. O médico deve decidir quando tratar o paciente e, inclusive, se o diagnóstico está errado. No suporte a este processo decisório a Informática ajuda:
- fornecendo dados e permitindo acesso fácil a conhecimentos necessários ao clínico;
- provendo ferramentas que chamam a atenção para detalhes como um resultado anormal de exame, apresentando listas de possíveis explicações para aquele achado;
- por intermédio de assistentes de diagnóstico que, por meio de um grupo de informações de determinado paciente, sugerem um diagnóstico diferencial ou acrescem informações que ajudam a estreitar as possibilidades etiológicas e inclusive fornecem recomendações terapêuticas.

As aplicações disponíveis, mais freqüentemente encontradas na atualidade, além daquelas de caráter mais administrativo, abrangem as mais diversas áreas.

No campo da assistência toxicológica, por exemplo, existem no mercado "softwares" de alta qualidade que muito auxiliam no atendimento às vítimas de intoxicações, fornecendo farta informação sobre os tóxicos, sintomas relacionados e procedimentos a serem realizados; permitem também consultar nomogramas, fazer cálculos de "clearances", de superfície corpórea e conversão de unidades, dando, também, suporte ao clínico, ao fornecer listas para diagnóstico diferencial (a partir de sinais e sintomas) e permitir consultas a monografias diversas.

Disponíveis também estão aplicativos para cálculo automático das doses dos medicamentos de emergência a partir do peso, para verificar interação de drogas, para calcular o "peso ideal" e a composição de soluções para nutrição parenteral.

Consultas a banco de dados os mais diversos (CID, DEF etc.) também são possíveis e, além disso, livros básicos, como de Medicina Interna, de Farmacologia, de Emergência Pediátrica, Atlas diversos (Anatomia, Histologia, Fundo de Olho etc.) e vários outros, já estão totalmente convertidos em "softwares" e podem ser disponibilizados.

"Cartões Inteligentes" contendo informações sobre o paciente já começam a ser utilizados, constituindo uma espécie de prontuário eletrônico portátil e de rápido acesso.

Mais recentemente, tornaram-se disponíveis recursos de teleconferência, permitindo assessorar, visualmente e a distância, procedimentos os mais diversos.

São inúmeros os recursos de que a Informática já dispõe e passará a oferecer em curtíssimo prazo, facilitando o atendimento médico, quer por meio da agilização dos processos, quer melhorando o desempenho.

A disponibilidade atual de conexão fácil à Internet e aos seus recursos permite, não só acessar bancos de dados em outras instituições, como também a troca eficiente e rápida de informações por meio do sistema internacional de correio. A entrada desta nova tecnologia, cuja rápida evolução tem surpreendido até mesmo aos especialistas, causará uma revolução nesta ciência da informação (Informática) que, seguramente, continuará encontrando profícuo campo de aplicação dentro dos hospitais.

BIBLIOGRAFIA

GIUSE, D.A. – *The Future of Human-Computer Interaction in Medical Applications*. Journal of Medical Education Technologies, Winter, 1993.

SHORTLIFFE, E.H. (ed.). et al. – *Medical Informatics: Computer Applications in Health Care*. Reading, Addison-Wesley, 1990.

ÍNDICE REMISSIVO

Abelha, 112
Abuso infantil, 133
Acetaminofeno, 21, 681
Acetilcisteína, 92
Aciclovir, 186
Acidente
  botrópico, 106
  crotálico, 106
  elapídico, 106
  vascular cerebral, 209, 364
Acidentes
  por inalação de fumaça, 81
  por submersão, 71
Ácido
  aminocapróico, 681
  clavulâmico, 178
Acidose
  metabólica, 378, 530
  respiratória, 378, 532
Adenosina, 681
Adrenalina, 41, 681
Afecções
  cerebrais, 209
  medulares, 211
  neurais, 212
  radiculares, 212
Aféreses, 425
Afogamento, 71
Agentes hiperosmolares, 46
AHAI
  do tipo misto, 387
  por anticorpos frios, 387
  por anticorpos quentes, 387
AIDS, 164
Albuterol, 681
Alcalose
  metabólica, 531
  respiratória, 378, 533
Alcurônio, 681
Amantadina, 186
AMBU, 38
Ambulância terrestre, 58
Amicacina, 180
Aminobenzilpenicilinas, 177
Aminofilina, 681
Aminoglicosídeos, 179
Amoxicilina, 177
Ampicilina, 177
Anafilaxia, 191
Analgesia, 19
Analgésicos narcóticos, 25

Anemia
  de Cooley, 399
  falciforme, 162
  no período neonatal, 560
    diagnóstico, 562
    etiopatogenia, 560
Anemias
  hemolíticas auto-imunes, 387
    diagnóstico, 388
    etiologia, 388
    fisiopatologia, 387
    incidência, 387
    quadro clínico, 388
    tratamento, 388
  por hemólise, 563
  por hemorragia, 563
Anfotericina B, 185
Angioedema, 194
Anomalia anorretal, 617
Antagonistas dos opiáceos, 92
Anticolinérgicos, 268
Antídotos do cianeto, 82
Antifúngicos, 185
Antiinflamatórios não hormonais, 20
Anti-retrovirais, 171
Antivirais, 185
Apendicite aguda, 611
Aplasia medular, 403
  diagnóstico laboratorial, 405
  epidemiologia, 403
  etiologia, 403
  exames laboratoriais, 404
  fisiopatologia, 405
  quadro clínico, 404
  tratamento, 405
Aranha-marrom, 100
Aranhas, 100
Armadeira, 100
Artrite séptica, 621
Asma, 264
  conceito, 264
  diagnóstico, 265
  farmacoterapia, 266
  fatores desencadeantes, 265
  fisiopatologia, 264
  patologia, 265
  tratamento, 266
    da crise asmática, 272
Aspiração de corpo estranho, 254
Aspirina, 21, 681
Asplenia congênita, 162

Ataxias
  agudas, 206
  cerebelares, 206
  sensitivas, 207
Atracúrio, 31
Atresia
  de esôfago, 616
  duodenal, 617
  intestinal, 617
Atropina, 42, 93, 682
Avaliação
  da consciência, 14
  da coordenação dos membros, 15
  da motricidade, 15
  da sensibilidade, 18
  da visão, 18
  do equilíbrio, 14
  do estado da consciência, 231
  do estado dos músculos
    extra-oculares, 234
  do padrão respiratório, 235
  do sistema motor, 235
  neurológica, 14
  respiratória, 3
Avião, 59
Azalídeos, 180
Azitromicina, 180
Azlocilina, 178
AZT, 187
Aztreonam, 179
Azul de metileno, 93, 682

Bacampicilina, 177
BAL, 93
"Baraka", 38
Barbitúricos, 46
Barorreceptores, 370
Beclometazona, 682
Benzidamina, 25
Benzilpenicilina, 176
Bicarbonato, 41
Bloqueadores do canal de cálcio, 46
Bloqueio atrioventricular, 337
  tratamento, 337
Bloqueio neuromuscular, 29
Botulismo, 96
Bretílio, 682
Bronquiolite, 259
  complicações, 262
  conceito, 259
  diagnóstico, 261
    diferencial, 261

etiopatogenia, 259
fisiopatologia, 260
quadro clínico, 261
tratamento, 261
Bronquite aguda, 257
definição, 257
diagnóstico, 257
etiopatogenia, 257
quadro clínico, 257
tratamento, 257

Calázios, 650
Cálcio, 42, 525
Canamicina, 179
Captopril, 367, 682
Caranguejeiras, 100
Carbacefems, 179
Carbapenems, 179
Carbenicilina, 177
Carboxilpenicilinas, 177
Carbunculose, 156
Cardioversão, 42, 682
Carvão ativado, 90, 682
Cascavel, 106
Cateter de Swan-Ganz, 376
Cateterização, 666
Cefaclor, 178, 179
Cefadroxila, 178, 179
Cefalexina, 178, 179
Cefaloridina, 178, 179
Cefalosporinas, 178
de primeira geração, 178
de segunda geração, 178
de terceira geração, 178
Cefalotina, 178, 179
Cefamandol, 178, 179
Cefapirina, 178, 179
Cefazolina, 178, 179
Cefixima, 178, 179
Cefmetazol, 178, 179
Cefoperazona, 178, 179
Ceforanida, 178, 179
Cefotaxima, 178, 179
Cefotetam, 178, 179
Cefoxitina, 178, 179
Cefprozila, 178, 179
Cefradina, 179
Ceftazidima, 178, 179
Ceftriaxona, 178, 179
Cefuroxima, 178
acetil, 178, 179
Celulites orbitárias, 651
Centro respiratório, 6
Ceratites, 649
traumáticas, 649
virais, 650
Cetoacidose diabética, 485
conceito, 485
diagnóstico, 485
etiopatogenia, 486
tratamento, 487
Cetoconazol, 186
Cetoprofeno, 23, 682

Chlamydia
pneumoniae, 281
trachomatis, 281
Choque, 370
autotransfusão, 371
cardiogênico, 373
cateterização arterial, 377
classificação, 373
considerações fisiológicas, 370
débito urinário, 377
definição, 370
diagnóstico, 376
distributivo, 374
elétrico, 83
etiologia, 373
fatores humorais, 371
hipovolêmico, 373
mecanismos de lesão celular, 371
monitorização do paciente, 376
pressão venosa central, 376
receptores cerebrais, 370
séptico, 374
compensado, 375
descompensado, 375
irreversível, 375
tratamento, 378
Cianose aguda, 11
Cimetidina, 682
Ciprofloxacina, 181
CIVD, 414
Claritromicina, 180
Clavulanato, 178
Clindamicina, 182
Clonazepam, 218, 682
Cloranfenicol, 182
Clorpromazina, 682
Clotrimazol, 186
Cloxacilina, 177
Coagulação intravascular disseminada, 414, 563
conceito, 414
diagnóstico laboratorial, 417
etiologia, 414
fisiopatologia, 414
investigação laboratorial, 416
prognóstico, 418
quadro clínico, 415
terapêutica, 417
Coagulopatia, 445
Cobras, 103
Codeína, 26, 682
Cólera, 97, 139
quadro clínico, 139
tratamento, 140
Coma, 228
conceitos, 228
diagnóstico, 229
etiopatogenia, 228
investigação laboratorial, 236
prognóstico, 237
tratamento, 236
Compressão raquimedular, 211
Concentrado
de granulócitos, 425
de plaquetas, 423

Conjuntivite neonatal, 548
Conjuntivites, 647
alérgicas, 649
Contrathion, 93
Controle da febre, 19
Convulsão febril, 217
tratamento, 218
Convulsões, 215
classificações, 215
clínica, 216
conceitos, 215
etiologia, 217
fisiopatologia, 215
tratamento, 217
Coral, 106
Corpo
estranho
na laringe, 115
na traquéia, 116
nas vias digestivas, 120
nos brônquios, 116
Corticosteróides, 268, 274
Co-trimexazol, 183
CPAP, 583
Crioprecipitado, 425
Crise
álgica, 398
aplástica, 397
de perda do fôlego, 219
de seqüestro, 397
hipertensiva, 354
apresentações clínicas, 359
tratamento, 362
Crises
em doenças sistêmicas, 217
epilépticas, 217
falciformes, 397
generalizadas, 216
hipoxêmicas, 329
conceito, 329
conseqüências clínicas, 330
estado hipoxêmico, 329
fatores precipitantes, 329
prevenção, 331
quadro clínico, 329
tratamento, 330
isoladas, 217
parciais, 216
Crupe, 248
diftérico, 253
espasmódico, 252
pseudomembranoso, 252
viral, 248
diagnóstico, 250
fisiopatologia, 248
quadro clínico, 250
tratamento, 250
Curarização, 29

DDAVP, 505
DDC, 187
DDI, 186
Deferoxamina, 93

Deficiência
    de G6PD, 392
    de piruvatoquinase, 564
    de PK, 393
Deficiências
    de fatores de coagulação, 575
    de G6PD, 564
    enzimáticas hereditárias, 392
Demeclociclina, 181
Dengue, 141
    quadro clínico, 141
    tratamento, 142
Derrame pericárdico, 349
    métodos diagnósticos, 349
    quadro clínico, 349
    tratamento, 350
Derrames pleurais, 286
    anatomia patológica, 287
    classificação geral, 287
    diagnóstico, 288
    drenagem pleural, 291
    estudo laboratorial, 289
    etiopatogenia, 286
    punção pleural, 288
    tratamento, 290
Desidratação, 514
    características
        clínicas, 515
        laboratoriais, 515
    classificação, 516
    fisiopatologia, 514
    tratamento, 516
Dexametasona, 682
Dexclorfeniramina, 683
Diabete
    insípido, 499
    insípido central, 500
    insípido nefrogênico, 502
        diagnóstico, 502
        etiopatogenia, 500
        tratamento, 505
Diarréia aguda, 436
    conceito, 436
    diagnóstico, 436
        laboratorial, 436
    etiopatogenia, 436
    tratamento, 437
Diazepam, 218, 683
Diazóxido, 366, 683
Diclofenaco, 24
Dicloxacilina, 177
Didanozina, 186
Difenidramina, 683
Digital, 322
Digoxina, 683
Dimenidrinato, 683
Dipirona, 683
Disritmias cardíacas, 334
    conduta inicial, 335
    etiologia, 334
    extra-sístoles, 335
    tratamento, 335
Distúrbios
    ácido-básicos, 529
    de plaquetas, 576

Diurese forçada, 91
    iônica, 91
    medicamentosa, 91
Diuréticos, 46, 324, 462, 471
Dobutamina, 380, 683
Doença
    da hemoglobina H, 400
    de Christmas, 576
    de Devic, 212
    de von Villebrand, 576
    neoplásica, 172
        febre, 172
        granulocitopenia, 172
Doenças
    falciformes, 395
        fisiopatologia, 396
        quadro clínico, 396
        tratamento, 398
    renovasculares, 465
Domperidona, 683
Dopamina, 42, 380, 683
Dor torácica, 4
Doxacúrio, 32
Doxiciclina, 181
Drogas, 537
    administração
        à mãe, 537
        ao RN, 541
        contínua, 679
    beta-2-agonistas, 266
    broncodilatadoras, 274
    características da unidade materno-
        fetal placentária, 538
    características físico-químicas, 537

Edema, 461
    cerebral, 445
EDTA cálcico, 93
Eliptocitose, 563
Embolia pulmonar, 298
    etiologia, 298
    exames laboratoriais, 299
    fisiopatologia, 298
    quadro clínico, 299
    tratamento, 300
Emergências hipertensivas, 359, 363
Empiema peridural, 211
Encefalopatia, 443
Encefalopatias hipertensivas, 363
Endocardite, 157
Enoxacina, 181
Enterocolite necrotizante, 613
    diagnóstico, 613
    etiopatogenia, 613
    tratamento, 614
Epiglotite, 254
Epilepsias, 217
Epinefrina, 380
Eritroenzimopatias, 391
Eritromicina, 180
Erucismo, 113
Escala de coma de Glasgow, 231
Esclerose múltipla, 212
Escorpiões, 110

Escroto agudo, 480
Esferocitose, 563
Espironolactona, 683
Espondilose traumática, 628
Estado de mal asmático, 272
    abordagem inicial, 273
    tratamento, 273
Esteróides, 46
Estomatocitose, 563
Estreptomicina, 179
Estupro, 129
Esvaziamento gástrico, 89
Etanol, 93
Exame da pupila, 231
Expectoração, 4
Exsangüineotransfusão, 92, 677

Febre
    amarela, 144
        quadro clínico, 144
        tratamento, 144
    hemorrágica com síndrome
        renal, 143
        quadro clínico, 143
        tratamento, 143
Fenitoína, 218
Fenobarbital, 218, 683
Fenoterol, 684
Fentanil, 27
Fentolamina, 367
FHSR, 143
Fisostigmina, 93
Flucitosina, 185
Fluconazol, 186
Flumazenil, 93
Foliculite, 156
Formiga, 112
Foscarnet, 187
Fósforo, 524
Fragmento Fab antidigoxina, 93
Fratura
    da clavícula, 630
    de Monteggia, 633
    do processo odontóide, 627
    supracondiliana do úmero, 631
Fraturas
    da fíbula, 635
    da tíbia, 635
    das mãos, 634
    de antebraço, 634
    diafisárias do fêmur, 635
    do cotovelo, 631
    do pé, 635
    do punho, 634
    do úmero, 631
    dos dedos, 634
Freqüência respiratória, 3
Furosemida, 367, 684
Furunculose, 156

Ganciclovir, 187
Gastrenterite
    por *Campylobacter jejunii*, 98
    por *Salmonella* spp., 98

por *Shigella* spp., 98
por *Vibrio parahemoliticus*, 98
por *Yersinia enterocolitica*, 98
Gastrosquise, 618
Gentamicina, 180
Glicose, 41
Glomerulopatias, 465
Glucagon, 93
Griseofulvina, 185

HAD, 499
Haemophilus influenzae, 277, 278
Hantavirose, 143
Helicópteros, 58
Hemangiomas hepáticos, 326
Hematomas palpebrais, 652
Hemiplegia aguda, 209
    diagnóstico, 210
    fatores predisponentes, 209
    quadro clínico, 210
    tratamento, 211
Hemoderivados, 425
Hemofilia, 409
    diagnóstico, 411
    fisiopatologia, 409
    quadro clínico, 411
    tratamento, 411
Hemoglobinopatias, 395, 564
Hemorragias
    subconjuntivais, 652
    vaginais, 642
Heparina, 684
Hérnia inguinal encarcerada, 612
Hidantal, 684
Hidralazina, 366, 684
Hidrato de cloral, 684
Hidrocortisona, 684
Hidropisia fetal, 400
Hidroxizina, 684
Hifemas, 652
Himenópteros, 112
Hipercalcemia, 525
Hipercalemia, 523
Hiperfosfatemia, 524
Hiperglicemia no período neonatal, 546, 548
    efeitos indesejáveis, 548
    fatores predisponentes, 548
    patogenia, 548
    prevenção, 548
    tratamento, 548
Hipermagnesemia, 527
    no período neonatal, 553
Hipernatremia, 521
    neonatal, 557
Hipertensão
    acelerada, 364
    aguda grave, 364
    endocraniana, 655
    maligna, 364
Hiperventilação neurogênica central, 235
Hipocalcemia, 327, 526
    no período neonatal, 550

Hipocalemia, 522, 523
Hipofosfatemia, 525
Hipoglicemia, 490
    definição, 490
    diagnóstico, 494
    etiologia, 492
    no período neonatal, 546
        causas, 546
        conceito, 546
        prevenção, 547
        prognóstico, 547
        quadro clínico, 547
        tipos, 546
        tratamento, 547
    quadro clínico, 494
    tratamento, 496
Hipomagnesemia, 526
    no período neonatal, 552
Hiponatremia, 520
    neonatal, 555
Hipotermia, 62
Hipoventilação, 45
Homeostasia intracraniana, 45
Hordéolos, 650
Hormônio antidiurético, 499, 508

Ibuprofeno, 23, 684
ICC, 363
IHA, 440
Imidazóis, 185
Imipenem, 179
Impetigo
    bolhoso, 156
    não-bolhoso, 156
Imunodeficiência
    de fagócitos, 161
    humoral, 160
Imunodeficiências
    celulares, 160
    combinadas, 160
    primárias, 159
    secundárias, 162
Incesto, 129
Incompatibilidade
    ABO, 564, 570
    Rh, 564, 569
Indometacina, 326
Infecção
    pelo HIV, 164
        classificação, 164
        clínica, 164
        complicações cardiovasculares, 168
        complicações gastrintestinais, 168
        complicações pulmonares, 167
        complicações neurológicas, 169
        febre, 166
    por *Staphylococcus*, 154
        epidemiologia, 155
        identificação, 155
        patogênese, 155
        quadro clínico, 156
        tratamento, 157

Insuficiência
    cardíaca, 317
        definição, 317
        etiologia, 318
        fisiopatologia, 318
        mecanismos de compensação, 317
        quadro clínico, 319
        tratamento, 321
    cardíaca congestiva, 363
    hepática aguda, 440
        complicações, 443
        conceito, 440
        etiologia, 440
        exames laboratoriais, 442
        patogenia, 440
        quadro clínico, 442
        tratamento, 447
    renal aguda, 464
        etiologia, 464
    respiratória aguda, 303
        classificação, 304
        definição, 303
        diagnóstico, 305
        tratamento, 307
Insulinoterapia, 488
Intoxicação
    aguda, 87
    alimentar
        estafilocócica, 97
        por *Bacillus cereus*, 97
    digitálica, 323
Intoxicações alimentares bacterianas, 96
Intubação traqueal, 39
Ipeca, xarope, 684
Isoproterenol, 42, 274, 684
Itraconazol, 186

Jararaca, 106

Laringotraqueobronquite, 248
Larvas de mariposas, 113
Lavagem gástrica, 90, 670
Legionella pneumophila, 281
Lepidópteros, 113
Leucotrienos, 20
Lidocaína, 42, 684
Lincomicina, 182
Lomefloxacina, 181
Lonomia, 113
Loracarbef, 179
Lorazepam, 218, 684
Luxação
    atlas-áxis, 626
    do cotovelo, 633
    traumática do quadril, 634

Magnésio, 526
Malária, 144
    quadro clínico, 145
    tratamento, 145
Malformação arteriovenosa medular, 212
Marimbondos, 112
Mariposas, 113
Massagem cardíaca externa, 39

Maus-tratos infantis, 133
  avaliação familiar, 134
  definição, 133
  formas, 133
  prognóstico, 135
  roteiro diagnóstico, 133
  tratamento, 134
Mecânica respiratória, 4
Medidas
  dialisadoras, 92
  emetizantes, 89
Meningite bacteriana do recém-nascido, 586
  conceitos, 586
  diagnóstico, 588
  etiopatogenia, 586
  tratamento, 590
Meningites, 199
  complicações, 204
  diagnóstico, 200
    laboratorial, 201
  etiopatologia, 199
  fisiopatologia, 199
  tratamento, 202
Meningomielorradiculopatia esquistossomótica, 212
Meperidina, 26, 684
Metaproterenol, 684
Metilprednisolona, 685
Metoclopramida, 685
Metopimazina, 684
Metronidazol, 183
Mezlocilina, 178
Miconazol, 186
Mielite transversa, 212
Mielopatias agudas não-traumáticas, 211
Minoxidil, 367
Miocardite linfocitária ativa, 341
  diagnóstico, 341
  exames complementares, 341
  tratamento, 342
Miocardites, 327, 340
  bacterianas, 340
  infecciosas, 340
  por protozoários, 340
  virais, 340
Mivacúrio, 32
Monobactams, 179
Morfina, 25, 685
Mycoplasma pneumoniae, 279, 280

n-acetilcisteína, 685
Nafcilina, 177
Naloxona, 381, 685
Naproxeno, 24
Narcolepsia, 219
Necrose tubular aguda, 465
Nefrites tubulointersticiais, 465
Nefropatias
  tubulares, 465
  tubulointersticiais, 465
Neomicina, 180
Neoplasia, 211

Netilmicina, 180
Nifedipina, 366, 685
Nistatina, 186
Nitroprussiato de sódio, 365, 685
Norepinefrina, 380
Norfloxacina, 181

Ofloxacina, 181
Onfalocele, 618
Osteomielite, 595
Otite média aguda, 244
  complicações, 246
  diagnóstico, 245
  etiologia, 244
  fisiopatologia, 244
  oxacilina, 177
  quadro clínico, 245
  tratamento, 245
Oxitetraciclina, 181

Pancurônio, 32, 685
Paracentese abdominal, 674
Parada cardiorrespiratória, 36
Parafimose, 478
Paraldeído, 685
Paralisia facial periférica, 213
Pararama, 113
Pararamose, 113
Paromomicinas, 180
PDC, 582
Pedofilia, 129
PEEP, 582, 664
Penicilamina, 93
Penicilina G, 176
  benzatina, 177
  cristalina aquosa, 176
  procaína, 176
Penicilina V, 177
Penicilinas, 176
Pentazocina, 27
Pentoxifilina, 381
Perda de fôlego, 226
Pericardiocentese, 673
Pericardite aguda, 346
  diagnóstico etiológico, 347
  etiologia, 346
  exames complementares, 347
  quadro clínico, 347
  tratamento, 347
Picnocitose, 563
Pielonefrite aguda, 455
  aspectos laboratoriais, 456
  etiopatogenia, 455
  quadro clínico, 456
  tratamento, 458
Pioartrite, 596
Piomiosite, 156
Pipecurônio, 32
Piperacilina, 178
Piroxicam, 24, 685
Plasma fresco congelado, 424
Pneumocystis carinii, 173, 281
Pneumonia por *P. carinii*, 173, 282

Pneumonias
  agudas, 276
    diagnóstico etiológico, 276
      análise do líquido pleural, 277
      biópsia pulmonar a céu aberto, 277
      biópsia pulmonar transbrônquica, 277
      hemoculturas, 276
      lavado broncoalveolar, 277
      métodos imunológicos, 276
      punção aspirativa transtraqueal, 276
      punção pulmonar aspirativa, 276
    etiologia, 277
    medidas terapêuticas gerais, 283
    tratamento, 278
  atípicas, 280
  de aquisição intra-hospitalar, 282
  em situações especiais, 283
  virais, 280
Pneumotórax, 62, 293
  aspectos radiográficos, 294
  patogênese, 293
  quadro clínico, 294
  tratamento, 295
Policitemia neonatal, 579
  causas, 579
  diagnóstico, 579
  etiopatogenia, 579
  tratamento, 580
Poliomielite, 212
Polirradiculoneurite, 212
Potássio, 522
Prednisona, 685
Pressão
  de distensão contínua, 582
  expiratória final positiva, 664
Prometazina, 685
Pronação dolorosa, 624
Propoxifeno, 26
Propranolol, 685
Prostaglandinas, 20
Pseudoluxação C2-C3, 627
Punção suprapúbica da bexiga, 675

Quase-afogamento, 71
Queimaduras, 75
Queladores, 93
Quimiorreceptores, 370
Quinolonas, 181

Reações transfusionais, 423
Reflexos
  cutâneos, 16
  miotáticos, 16
  oculocefálicos, 234
  oculovestibulares, 234
Reidratação intravenosa, 517
Reserpina, 686
Respiração
  apnêustica, 235
  atáxica, 235

controle químico, 7
de Cheyne-Stokes, 9, 235
papel do oxigênio no controle, 8
periódica, 9
receptores no controle, 7
Respiradores, 659, 663
Ribavirina, 187
Rocurônio, 32
Rouquidão, 4

Sepse no período neonatal, 601
   diagnóstico, 602
   etiopatogenia, 602
   tratamento, 603
Septicemia, 156
Síncope, 219, 226
Síndrome
   da pele escaldada, 156
   da pneumonia afebril, 281
   de Beckwitch-Wiedemann, 493
   de Down, 162
   de Fisher, 207
   de Grisel, 627
   de Guillain-Barré, 212
   de imersão, 71
   de Kinsbourne, 207
   de Münchausen, 135
   de Reye, 22, 221
     achados laboratoriais, 223
     apresentação clínica, 222
     diagnóstico diferencial, 224
     epidemiologia, 221
     etiologia, 221
     fisiopatologia, 221
     histologia, 222
     prognóstico, 225
     tratamento, 224
   do choque tóxico, 157
   nefrótica, 461
     alterações laboratoriais, 468
     apresentação clínica, 467
     complicações, 461
     diagnóstico, 468
     fisiopatologia, 466
     tratamento, 470
   pulmonar por hantavírus, 143
     quadro clínico, 143
     tratamento, 144
   séptica, 147, 374
     aspectos clínicos, 148
     conceito, 147
     diagnóstico, 148
     etiopatogenia, 147
     fisiopatologia, 147
     tratamento, 149
Sinusite aguda, 241
   complicações, 243
   definição, 241
   diagnóstico, 242
   etiologia, 241
   fatores predisponentes, 242

fisiopatologia, 241
quadro clínico, 241
tratamento, 242
Sisomicina, 180
Sistema ABO, 571
Sistema Rh, 571
Sódio, 520
Spectinomicina, 180
SPH, 143
Succinilcolina, 30, 686
Sulbactam, 178
Sulfametoxazol + trimetoprima, 183
Suporte ventilatório, 582
Suporte vital avançado, 40
Surfactantes, 582

Talassemia β-intermédia, 400
Talassemia *major*, 399
Talassemia *minor*, 400
Talassemias, 398
   classificação, 399
   complicações agudas, 401
   fisiopatologia, 399
   quadro clínico, 399
   tratamento, 400
Tamponamento cardíaco, 352
   etiologia, 352
   quadro clínico, 352
   tratamento, 353
Taquicardias supraventriculares, 336
   tratamento, 336
Taquicardias ventriculares, 337
Taturanas, 113
Tazobactam, 178
Teofilina, 268, 686
Terbutalina, 686
Terra de Fuller, 90
Terror noturno, 219
Tétano neonatal, 598
Tetraciclina, 181
Tetraciclinas, 181
Ticarcilina, 177
Tiopental, 686
Tityus
   bahiensis, 110
   serrulatus, 110
   stigmurus, 110
   trinitatis, 110
   trivittatus, 110
Tobramicina, 180
Tonturas, 227
Torção
   do cordão espermático, 480
   dos apêndices intra-escrotais, 481
Tosse, 4, 310
   conceito, 310
   diagnóstico, 311
   etiopatogenia, 310
   tratamento, 312
Toxiinfecção por *Clostridium perfringens*, 98

Toxiinfecções alimentares, 97
Traço beta-talassêmico, 400
Transfusão de concentrado de hemácias, 420
Trauma da coluna vertebral, 62
Traumatismo de uretra, 476
Trombocitopenias, 563

Ureidopenicilinas, 177
Urgências hipertensivas, 359, 361, 364
Urocultura, 456
Urticária, 194

VAF, 662
VAFPP, 662
Vancomicina, 182
Vecurônio, 31
Ventilação
   assistida, 661
   controlada, 661
   de alta freqüência, 662
   mandatória intermitente, 661
     sincronizada, 661
   mecânica, 584, 659
Vertigem
   paroxística
     benigna, 227
     noturna, 219
Vertigens, 227
Vidarabina, 187
Vírus varicela zoster, 174
Vitamina K_1, 93
Vitimização sexual, 129
   aspectos médico-legais, 131
   avaliação laboratorial, 130
   conceitos, 129
   diagnóstico, 129
   exame ginecológico, 129
   tratamento, 131
Viúva negra, 100
VMI, 661
VMIS, 661
VMM, 661
Vômitos, 429
   complicações, 433
   doenças associadas, 431
   etiopatogenia, 429
   fisiopatologia, 429
   tratamento, 433
Vulvovaginites, 639
   classificação, 639
   diagnóstico, 639
   específicas, 640
   etiologia, 639
   fatores predisponentes, 639
   inespecíficas, 640

Xilocaína, 686

Zalcitabina, 187
Zidovudina, 187